Paul Ridder

Craniomandibuläre Dysfunktion

Paul Ridder

Craniomandibuläre Dysfunktion

Interdisziplinäre Diagnose- und Behandlungsstrategien

5. Auflage

Mit einem Geleitwort von:

Dr. med. Florian Maria Alfen, Würzburg

Dr. med. dent. Jürgen Dapprich, Düsseldorf

Prof. Dr. rer. nat. Frank Bittmann, Potsdam

Prof. Dr. med. Rolf Hauser, Freiburg

Prof. Dr. Dr. h.c. Georg Meyer, Greifswald

Prof. Dr. med. Michael Otte, Hamburg

ELSEVIER

Elsevier GmbH, Bernhard-Wicki-Str. 5, 80636 München, Deutschland
Wir freuen uns über Ihr Feedback und Ihre Anregungen an kundendienst@elsevier.com

ISBN 978-3-437-58634-7
eISBN 978-3-437-05429-7

5. Auflage 2024

Wichtiger Hinweis
Die medizinischen Wissenschaften unterliegen einem sehr schnellen Wissenszuwachs. Der stetige Wandel von Methoden, Wirkstoffen und Erkenntnissen ist allen an diesem Werk Beteiligten bewusst. Sowohl der Verlag als auch die Autorinnen und Autoren und alle, die an der Entstehung dieses Werkes beteiligt waren, haben große Sorgfalt darauf verwandt, dass die Angaben zu Methoden, Anweisungen, Produkten, Anwendungen oder Konzepten dem aktuellen Wissensstand zum Zeitpunkt der Fertigstellung des Werkes entsprechen.
Der Verlag kann jedoch keine Gewähr für Angaben zu Dosierung und Applikationsformen übernehmen. Es sollte stets eine unabhängige und sorgfältige Überprüfung von Diagnosen und Arzneimitteldosierungen sowie möglicher Kontraindikationen erfolgen. Jede Dosierung oder Applikation liegt in der Verantwortung der Anwenderin oder des Anwenders. Die Elsevier GmbH, die Autorinnen und Autoren und alle, die an der Entstehung des Werkes mitgewirkt haben, können keinerlei Haftung in Bezug auf jegliche Verletzung und/oder Schäden an Personen oder Eigentum, im Rahmen von Produkthaftung, Fahrlässigkeit oder anderweitig übernehmen.
Obwohl alle Werbemittel mit ethischen (medizinischen) Standards übereinstimmen, stellt die Erwähnung in dieser Publikation keine Garantie oder Anerkennung der Qualität oder des Wertes dieses Produkts oder der Aussagen der Herstellerfirmen dar.

Für die Vollständigkeit und Auswahl der aufgeführten Medikamente übernimmt der Verlag keine Gewähr.
Geschützte Warennamen (Warenzeichen) werden in der Regel besonders kenntlich gemacht (®). Aus dem Fehlen eines solchen Hinweises kann jedoch nicht automatisch geschlossen werden, dass es sich um einen freien Warennamen handelt.

Bibliografische Information der Deutschen Nationalbibliothek
Die Deutsche Nationalbibliothek verzeichnet diese Publikation in der Deutschen Nationalbibliografie; detaillierte bibliografische Daten sind im Internet über https://www.dnb.de abrufbar.

24 25 26 27 28 5 4 3 2 1

In ihren Veröffentlichungen verfolgt die Elsevier GmbH das Ziel, genderneutrale Formulierungen für Personengruppen zu verwenden. Um jedoch den Textfluss nicht zu stören sowie die gestalterische Freiheit nicht einzuschränken, wurden bisweilen Kompromisse eingegangen. Selbstverständlich sind **immer alle Geschlechter** gemeint.

Planung: Laura Eichhorn, München
Projektmanagement: Andreas Rumpf, München
Redaktion: Dr. Nikola Schmidt, Berlin
Rechteklärung: David Seeliger, Brannenburg
Herstellung: Dietmar Radünz, Leipzig
Satz: abavo GmbH, Buchloe
Druck und Bindung: EGEDSA, Sabadell (Barcelona)/Spanien
Umschlaggestaltung: SpieszDesign, Neu-Ulm
Titelfotografie: Paul Ridder

Aktuelle Informationen finden Sie im Internet unter **www.elsevier.de**

Geleitwort zur fünften Auflage

Dank akribischer Pionierarbeit über Jahrzehnte ist es Herrn Dr. Ridder gelungen, die craniomandibulären Dysfunktion und ihre Therapie immer weiter in das Rampenlicht zu rücken.

Die genaue wissenschaftliche Aufarbeitung dieses komplexen Themas erscheint heute schon fast als Mainstream und liefert vor allem in der Kiefer- und Zahnheilkunde die Argumentationskette, Bissfehlstellungen in das Visier zu nehmen. Dabei wird häufig der Interdisziplinarität des Fachgebiets CMD viel zu wenig Rechnung getragen. Wir sind leider in der Zwischenzeit zunehmend, sowohl in der Wirbelsäulenchirurgie als auch der konservativen Wirbelsäulentherapie, mit durch Kieferfehlbehandlung induzierten juvenilen Skoliosen mit teilweisen katastrophalen Cobb-Winkelveränderungen konfrontiert. Immer häufiger führt dies zu aufwendigen Korrekturoperationen, die vermieden werden könnten.

Einmal mehr ist zu konstatieren, dass eine isolierte Betrachtungsweise eines Fachgebiets zu sehr großem Schaden führen kann und eine ganzheitliche Betrachtungsweise den Heilungserfolg am ehesten garantiert. Kieferorthopädische Behandlung sollte eben nicht ohne Osteopathie erfolgen, Osteopathie wiederum sollte nicht ohne Berücksichtigung der tiefen muskulären Verhältnisse der gesamten Wirbelsäulenmuskulatur und im speziellen der subokzipitalen Muskeln erfolgen. Chirurgische Eingriffe müssen sorgfältig unter neuromuskulären Gesichtspunkten und allen angrenzenden Teilgebieten abgewogen werden.

Die wissenschaftliche Aufarbeitung dieser Zusammenhänge ist die einzige Möglichkeit, auf breiter Ebene eine Akzeptanz für grundlegendes interdisziplinäres Denken und daraus resultierendes Handeln zu erreichen. Wenn aber eine quasi „ideopathische juvenile Skoliose“ nicht unter dem Aspekt einer kieferorthopädischen oder wirbelsäulenorthopädischen Behandlung betrachtet wird, weil schlichtweg der Zusammenhang durch Unwissen nicht hergestellt werden kann, dann ist dies für sehr viele Menschen fatal.

Solange wir in der deutschen Medizin weiter eine symptombezogene, immer weniger multimodale oder auch kausale Behandlung betreiben und uns in multiplen und v. a. teuren Messungen ohne jede Therapiekonsequenz verlieren, wird der nachhaltige Heilungserfolg in immer weitere Ferne rücken.

Seitens der Politik werden leider zu oft falsche Anreizsysteme geschaffen, die ein vernünftiges Durchdringen der Materie auf oberflächlicher Basis liegen lassen. Die Selbstheilungskräfte des menschlichen Körpers sind einzigartig und wir müssen lernen diese einzusetzen, indem wir die Zusammenhänge begreifen. Dieses Buch leistet einen sehr großen Betrag dazu, denn auch in dieser fünften Auflage wird neuen Erkenntnissen aus anderen Fach- und Forschungsgebieten Raum gegeben und Zusammenhänge werden schlüssig dargestellt.

Unser Forschungsteam hat sich in den letzten 18 Jahren in intensiver Weise mit dem Muskelapparat der Wirbelsäule, im Speziellen der autochthonen Rückenmuskulatur und deren effektiver Stärkung wissenschaftlich beschäftigt. So konnten wir bestätigen, dass die CMD in fast allen Fällen auch mit einem Abbau der tiefen autochthonen HWS-Muskulatur einhergeht.

Diese Erkenntnisse hat Herr Dr. Ridder unmittelbar umgesetzt und damit erneut Maßstäbe in der CMD-Behandlung gesetzt.

Würzburg, im Juli 2023
Dr. med. Florian Maria Alfen

Präsident der Gesellschaft für medizinische Kräftigungstherapie
Int. TES-WS-Operateur
Int. Faculty endoskopische Wirbelsäulenchirurgie
Facharzt für Orthopädie-Sportmedizin-Chirotherapie

Geleitwort zur vierten Auflage

Regelmäßig kommen in meine CMD-Praxis auch sehr junge Patienten, die viele Ärzte und Zahnärzte vergeblich behandelt haben. Teilweise können sie nicht mehr oder nur weniger arbeiten. Sie fragen mich, ob sie sich mit ihrem Schicksal abfinden müssen und ihr weiteres Leben mit unerträglichen Schmerzen ertragen müssen. Wenn nach meiner Diagnose eine CMD bestätigt ist, kann ich ihnen sagen, dass ein ca. 90%iger Erfolg bei der interdisziplinären Therapie besteht.

Nach Schätzungen der Krankenkassen sind 10 bis 17% aller Deutschen Schmerzpatienten und trotz steigender Ärztezahlen, besonders der Schmerztherapeuten, wird die Zahl der Schmerzpatienten immer größer. Eine häufig nicht erkannte Ursache ist eine CMD und die Unwissenheit der meisten Ärzte darüber, die diese Patienten in Schmerzkliniken oder zu Psychologen überweisen. Beispiel Rückenschmerzen: 39% aller Deutschen klagen oft oder ständig über Rückenschmerzen, 29% empfinden sie ab und zu, nur 20% hatten noch nie Rückenschmerzen. Orthopäden können aber nur bei 15% aller Patienten mit MRT und CT feststellen, woher die Schmerzen kommen, weil ca. 80% aller Kopf-, Nacken- und Rückenschmerzen von einer CMD ausgelöst werden. Jedes Jahr hören und lesen wir eine neue Theorie, woher die Rückenschmerzen kommen sollen, zuletzt waren es die „Faszien". Dabei ist meistens eine CMD schuld. Das aber wollen Orthopäden und Medien nicht hören, denn sie verstehen nur schwer, dass „Zähne" Rückenschmerzen auslösen können.

Die ganzheitliche CMD-Therapie funktioniert nur interdisziplinär mit Orthopäden, Zahnärzten, Osteopathen, Physiotherapeuten, Chiropraktikern und Logopäden. Paul Ridder war einer der ersten Orthopäden, der sich seit Mitte der 1970er-Jahre nicht nur interdisziplinäres medizinisches Wissen, sondern auch zahnmedizinisches Kenntnisse angeeignet hat und seine Patienten gegen enormen Widerstand vieler Kollegen erfolgreich behandelt hat. Durch sein äußerst erfolgreiches Buch in der mittlerweile vierten Auflage wird diese interdisziplinäre CMD-Therapie weiter verbreitet.

Deshalb hoffe ich, dass viele Kollegen ihre Behandlung umstellen, zum Wohle der unzähligen chronisch erkrankten Patienten.

Düsseldorf, Oktober 2018
Dr. med. dent. Jürgen Dapprich

CMD-Spezialist und Ehrenmitglied der DGFDT

Geleitwort zur dritten Auflage

Reduktionistisches Denken hat die Wissenschaft in den vergangenen Jahrhunderten entscheidend geprägt und uns gelehrt, immer tiefer in einzelne Zusammenhänge einzudringen, um das komplexe Ganze zu verstehen. Spezialisierung und Subspezialisierung brachten – nicht nur in der Medizin – enorme Fortschritte und Erfolge mit sich. Inzwischen sind wir auf der molekularen Ebene angelangt. Forschungsthemen in den Lebenswissenschaften sind inzwischen oft so spezifisch, dass sich Wissenschaftler benachbarter Disziplinen kaum noch inhaltlich verständigen können. In den Life Sciences geht es nicht mehr um das Kiefergelenk selbst – den Gegenstand dieses Buches –, sondern beispielsweise um die schmerzmodulierende Wirkung von Haplotypen der Genkodierenden Catechol-O-Methyltransferase bei temporomandibulärer Störung (Tchivileva et al. 2010). Zweifellos wird solche High-End-Forschung so manche bislang verschlossene Tür für neue Therapien öffnen. Daher ist sie unverzichtbar.

Jedoch: Je tiefer der Blick in eine Materie geht, desto enger wird er eben auch. Wo bleibt dann das periphere Sehen? Wer hat noch den Überblick über das Ganze? Wer bringt noch die Flut an Detailwissen zusammen? Je mehr Spezialisierung es gibt, desto schwieriger wird es, den Überblick zu behalten. Reduktionismus und Holismus sind die beiden Seiten einer Medaille, ein Gegensatzpaar, das sich ausschließt und dennoch zugleich bedingt.

Zwar sind sich alle darin einig, Patienten als komplexe biopsychosoziale Wesen zu verstehen. In der Praxis kommt dennoch meist der limitierte fachspezialisierte Blickwinkel zum Einsatz. Man fokussiert sich zu oft auf den locus dolendi, hinterfragt nur selten die Kausalität von Beschwerden, gibt sich mit den Verlegenheitsdiagnosen „idiopathisch" oder „essentiell" zufrieden. Dabei erlauben andere Disziplinen neue Perspektiven. Nicht zufällig sind seelische Belastungen der statistisch am besten gesicherte Faktor in der Entstehung von Rückenschmerz.

Dr. Paul Ridder gehört zu jenen Orthopäden, die nicht den Tunnelblick pflegen, sondern weit über das eigene Gebiet hinaus schauen. Sein Buch versteht das stomatognathe System holistisch als integralen Bestandteil eines komplexen Organismus. Es ist ein Paradebeispiel für integrative Medizin, die unselige Grenzen überwindet, Grenzen zwischen Zahn- und Humanmedizin (welche ein Unsinn!), Grenzen zwischen schulmedizinischen Disziplinen und solche zur komplementären Medizin. Das Buch ist für alle, die sich ihre – gerne auch kritische – Offenheit für andere Perspektiven bewahrt haben. Der geneigte Leser ist eingeladen, sich von den mannigfach angebotenen Sichtweisen auf die CMD inspirieren zu lassen und auszuprobieren. Und er wird von der reichen praktischen Erfahrung Dr. Paul Ridders profitieren.

Potsdam, im Juni 2016

Prof. Dr. rer. nat. Frank Bittmann

Leiter Abteilung Regulative Physiologie und Prävention
Department Sport- und Gesundheitswissenschaften
Universität Potsdam
Integrative Medizin Bittmann, Potsdam

Geleitwort zur zweiten Auflage

Als Hals-Nasen-Ohrenärzte sind wir täglich mit Patienten konfrontiert, die je nach Ausprägungsgrad über häufig schwer einzuordnende Symptome klagen, wie Kopfschmerzen, Schmerzen im Gesichtsbereich, Schluckbeschwerden, Globusgefühl, Räusperzwang, Stimm- und Sprechstörungen, Ohrschmerzen, Hörstörungen, Ohrgeräusche und Schwindel. Alle diese Beschwerden können auch im Rahmen einer craniomandibulären Dysfunktion beobachtet werden. Dabei kommt es zu komplexen Fehlregulationen zusammengehörender Gewebestrukturen, die nicht unmittelbar einem Organ zugeordnet werden können. Die Ursache hierfür muss innerhalb eines Wirkgefüges von Veränderungen des muskulären, skelettalen, artikulären, fascialen, nervalen, lymphatischen und vaskulären Systems gesucht werden.

Zur Klärung der oft komplexen ursächlichen Zusammenhänge bedarf es neben umfassender praktischer Erfahrung einer strukturierten diagnostischen Analyse und einer qualifizierten, patientengerechten Auswahl geeigneter therapeutischer Maßnahmen. Diese müssen nach interdisziplinärer, mehrdimensionaler Betrachtung Eingang in das individualisierte, ganzheitliche Therapiekonzept finden.

Die fachrichtungsübergreifende, vorurteilslose und den Patienten als wesentlichen Wirkfaktor einbeziehende Darstellung der äußerst schwierigen Materie ist ein besonderes Verdienst dieses interessanten Buches.

Dabei bleibt es gut lesbar und ist kurzweilig. Die stringente Konzeption des Autors ist beim Studium des Buches überall zu spüren. Trotz der oft „chamäleonartigen" Auswirkung einer craniomandibulären Dysfunktion auf den gesamten Körper bleiben die Darstellung des Themas und die abgeleiteten Schlussfolgerungen des Autors klar und logisch nachvollziehbar.

Mir persönlich hat es viel Spaß gemacht, das Buch zu lesen. Es basiert auf einem langjährigen Erfahrungsschatz, von dem wir alle für unsere Patienten profitieren können. Der Autor bezieht sich in immer wieder nachvollziehbarer, anschaulicher und somit Verständnis fördernder Weise auf wenige Grundannahmen, die sich in seinem gesamten Werk widerspiegeln. So werden die Struktur und Funktion des Körpers als in vielfältiger Weise eng vernetzt dargestellt. Hieraus leitet sich klar verständlich ab, dass die Beeinträchtigung einer Körperregion störende Veränderungen im übrigen Körper verursachen kann. Schließlich wird überall die medizinphilosophische Grundhaltung des Autors erkennbar, dass der Körper über ihm innewohnende Kräfte zur Regeneration und Heilung verfügt, die durch oft nur geringe therapeutische Einwirkung von außen positiv beeinflusst werden können. Die Aufgabe des Arztes ist es, mit seiner ganzen Erfahrung im interdisziplinären Miteinander das gesamte angeborene Potenzial der Regulationskräfte des Körpers zu heben und für den individuellen Patienten aus ganzheitlicher Sicht auszuschöpfen.

Ich wünsche diesem wegweisenden Buch eine möglichst weite Verbreitung. Es sollte mit seinen vielen Anregungen deutlich erkennbare Wirkungen auch in der Hals-Nasen-Ohrenheilkunde zeigen. Dies gilt für die ärztliche Ausbildung, die tägliche Praxis, aber auch für die wissenschaftliche Forschung, die hier noch ein weites Feld ungeklärter Fragen vorfindet.

Freiburg im Breisgau, im Juli 2013
Prof. Dr. med. Rolf-Dieter Hauser

Facharzt für Hals-, Nasen-, Ohrenheilkunde

Geleitworte zur ersten Auflage

Das vorliegende Buch ist eine bemerkenswerte, aktuelle und gelungene Symbiose von Praxis und Wissenschaft in einem medizinischen Fachgebiet, das in der Vergangenheit häufig nur der Zahn-Mund-Kieferheilkunde zugeordnet wurde. Infolgedessen könnte es für Außenstehende überraschend sein, dass ein praktizierender Arzt für Orthopäde das Buch „Craniomandibuläre Dysfunktion" verfasst hat.

Interdisziplinär denkenden, behandelnden und forschenden Kolleginnen und Kollegen ist aber seit langem klar, dass sich gerade im Kopf-, Gesichts- und Schulterbereich viele Schnittstellen unterschiedlichster medizinischer Fachgebiete treffen und gegenseitig in vielfältiger Form beeinflussen. Dadurch können sowohl krankheitsauslösende Risikofaktoren als auch die resultierenden Krankheitsbilder in jeweils verschiedenen Fachdisziplinen zu suchen und zu finden sein.

Das Leitsymptom der in der Regel multifaktoriell bedingten craniomandibulären Dysfunktion ist die neuromuskuläre Inkoordination, die häufig eine hyperaktive und andere Körpergewebe schädigende Muskulatur nach sich zieht.

Alle wesentlichen fachübergreifenden Zusammenhänge der hieraus resultierenden komplexen und vielschichtigen Krankheitsbilder werden in diesem Buch anhand zahlreicher Patientenbeispiele unter Hinzuziehung der entsprechenden und bis in die Grenzbereiche der Medizin reichenden umfangreichen Literatur sehr anschaulich und gut nachvollziehbar dargestellt.

Ich wünsche diesem sehr empfehlenswerten Werk eine große und vor allem interdisziplinäre Verbreitung. Möge es dazu beitragen, dass der wahrhaft unterstützenswerte Wunsch des Autors in Erfüllung geht, indem der bisher noch vorherrschende Anachronismus, dass ein Großteil der Ärzte, der Gutachter und der Kassen diese Zusammenhänge immer noch ignoriert, nun endlich gestoppt und zukünftig durch eine interdisziplinär ausgerichtete und systematisch koordinierte Medizin ersetzt wird. Auf diese Weise wären insbesondere viele leidvolle Patientenschicksale vermeidbar, aber auch eine Kostendämpfung wäre von hoher Wahrscheinlichkeit.

Greifswald, März 2011
Prof. Dr. Dr. h.c. Georg Meyer

Geschäftsführender Direktor
Zentrum für Zahn-, Mund- und Kieferheilkunde
Ernst-Moritz-Arndt-Universität, Greifswald

Eine Suchanfrage bei PubMed erbringt unter dem Stichwort „temporomandibular disorder" mehr als 13.000 Nennungen – darunter 1.400 Übersichtsarbeiten. Im Gegensatz zu der Vielzahl von Publikationen sind die craniomandibuläre Dysfunktion (CMD) und ihre Symptomatologie in der Öffentlichkeit weitgehend unbekannt und auch vielen Ärzten und Therapeuten nicht geläufig. Das erstaunt umso mehr, als die CMD eine beachtliche Prävalenz in der Bevölkerung hat.

Es ist daher sehr zu begrüßen, dass jetzt mit dem vorliegenden Buch ein Werk erscheint, das umfassend informiert und dem weite Verbreitung zu wünschen ist.

Die Darstellung beschränkt sich aber nicht auf den temporomandibulären Bereich, sondern zeigt in faszinierender Weise auf, dass der Kauapparat nicht nur mit dem knöchernen Schädel, der lokalen Muskulatur und dem Gehirn verknüpft ist, sondern mit dem gesamten Organismus kommuniziert. Ist die Funktion des temporomandibulären Bereichs gestört, so werden die Organe des Brust- und Bauchraums beeinträchtigt, überraschend für einen Gastroenterologen. Eine persistierende Störung der CMD kann zu Rücken-, Hüft- und Knieproblemen führen, was wiederum für den Orthopäden von Interesse ist.

Diese ganzheitliche Sicht ist bestechend. Die Erklärung dieser unvermuteten Zusammenhänge lässt sich aus der Anatomie ableiten. Eine Fülle neuer Erkenntnisse zu Interaktionen der Körperstrukturen liegt der neuen Sicht zu Grunde. Insbesondere die Faszien, die sich überall im Körper in und um die Organe finden, spielen neben Nerven eine enorme Rolle in der Kommunikation der unterschiedlichen Körperregionen und bei ihrer wechselseitigen Beeinflussung.

Belegt durch exzellente Abbildungen und neueste Literatur zeigt Paul Ridder, wie die Strukturen des Körpers in ein umfassendes Funktionssystem eingebunden sind. Aus diesem völlig neuen Blick auf die Anatomie ergeben sich unter Einbeziehung zahlreicher Berufsgruppen Hoffnungen auf ganzheitliche Diagnostik und Therapien, die teilweise schon skizziert werden, die aber auch noch nach weiterer intensiver klinischer Forschung verlangen, um auch den Ansprüchen evidenzbasierter Medizin zu genügen.

Es sind daher diesem Buch viele unvoreingenommene, aber nicht unkritische Leser zu wünschen, die die Anregungen aufnehmen und ihre Erfahrungen in die Diskussionen einbringen, die sich zwingend aus dem vorgestellten Konzept ergeben werden.

Hamburg, März 2011
Prof. Dr. med. Michael Otte

Ehemaliger Ltd. Arzt der II. Medizinischen Abteilung
Allgemeines Krankenhaus Wandsbek, Hamburg

Vorwort zur fünften Auflage

Die Tatsache, dass jetzt bereits die fünfte Auflage diese Buches gedruckt wird, veranschaulicht die Dringlichkeit der Aufklärung sowohl der Fachwelt wie auch der gesamten Bevölkerung bezüglich der craniomandibulären Störungen. Es vergeht kein Tag in der Praxis, an dem wir uns nicht mit diesen Problemen konfrontiert sehen, Hilferufe von Patienten erhalten, denen es trotz Behandlung bei mehreren Fachärzten immer schlechter geht, bei denen keine Ursache für ihre Symptome gefunden wird und sie daher in die psychische Ecke geschoben werden.

Auf der anderen Seite steigt bei den (Zahn-)Ärzten und Physiotherapeuten die Nachfrage nach fundierter Ausbildung bezüglich der CMD. Hatte ich in den letzten Jahren die Hoffnung, dass sich auch in den maßgeblichen Fachgesellschaften diesbezüglich ein Wandel einstellt, so wurde ich durch die letzten Veröffentlichungen der Deutschen Gesellschaft zur Zahn-, Mund- und Kieferheilkunde enttäuscht, da hier ein Rückschritt zu verzeichnen ist. Darauf wird in diesem Buch im Kapitel Psyche genauer eingegangen.

Dem Elsevier Verlag und hier vor allem Herrn Schweizer, der mich in den letzten Jahren hervorragend mit seinem Team betreute und unterstützte, sei an dieser Stelle mein herzlicher Dank ausgesprochen, denn es sind auch kritische Bemerkungen in meinem Buch vorhanden, die nicht unbedingt von jedem Verlag veröffentlicht werden, da man sich Kritik aus verschiedenen Richtungen anhören muss. Allen meinen Patienten, den Kursteilnehmern der letzten Jahre, Freunden und Bekannten, die mich immer wieder ermutigen, doch weiterzumachen, sei ebenfalls an dieser Stelle gedankt, denn dies gibt die Kraft, auch diesen Weg weiter zu beschreiten.

Das Wort „Querdenker“ hat ja in letzter Zeit durch die politische Entwicklung vor allem durch Corona einen negativen Beigeschmack erhalten, trotzdem möchte ich dieses Wort benutzen, denn es drückt genau die so nötige Interdisziplinarität aus, die oft im Alltag verloren geht! Quer zu denken, bedeutet zu hinterfragen, auch die eigene Lehre und das eigene Denken, sich auszutauschen mit anderen Disziplinen auf kollegiale Art und Weise, um Forschung voranzubringen. Diese Art des Querdenkens scheint in der Medizin stark verloren gegangen zu sein, man wird – und hier liegen mir einige Beispiele vor – gerade auch im universitären Bereich angegriffen, wenn man eine andere Meinung als den Mainstream vertritt.

Aus diesen Gründen habe ich in dieser fünften Auflage fünf Unterkapitel verändert bzw. erweitert: das Thema Schleudertrauma und die Auswirkungen auf den Menschen, Gehörsturz, die extrem wichtige suboccipitale Region mit dem gesamten neuronalen Netzwerk, das Thema der autochthonen Rückenmuskeln und letztendlich Zahnmedizin und Psyche.

Bei all diesen Themen stehen die neuralen Verbindungen im Vordergrund, nicht unbedingt ein Kapitel, mit dem sich bereits die Medizinstudenten und später auch die Ärzte gerne allzu intensiv beschäftigen. Aber gerade dies wäre so wichtig.

- Allein bei der gutachterlichen Bewertung von Patienten nach Schleudertrauma werden diese neuralen Verbindungen der suboccipitalen Region mit dem Gehirn und den Gehirnnerven so gut wie gar nicht mit in die Betrachtung einbezogen.
- Beim Thema Hörsturz stößt man regelmäßig bei den HNO-Ärzten auf Unverständnis oder Ablehnung, wenn man vielleicht die CMD oder andere craniale Störungen anführt, deren Therapie dann zum Erfolg führt, was die klassische Therapie in der HNO nicht bewirken konnte. Zwei Fallbeispiele von etlichen werden hier im Buch angeführt.
- Kopfschmerzen, Schwindel, Augendruck etc. bei denen kein anatomisches Korrelat bei den klassischen schulmedizinischen Untersuchungen festgestellt wird, können ebenfalls durch eine CMD oder durch ein Schleudertrauma verursacht werden, da die kurzen Nackenmuskeln wie der Rectus capitis und Obliquus capitis über den 5. Hirnnerv, den Trigeminus, mit den Augenmuskeln in Verbindung stehen und der über das Ganglion perygopalatinum wiederum Verbindungen zur Dura (Kopfschmerz) und zum Gleichgewichtsorgan hat.
- Auf die Funktion der autochthonen Rückenmuskeln bezüglich Stabilität der gesamten Wirbelsäule wird ebenfalls genau eingegangen, denn bei einer Atrophie dieser Muskeln kommt es aufgrund der Instabilität zu Schmerzen, vermehrten Spondylarthrosen, foraminalen Engen und Bandscheibenvorfällen.

Ich wünsche allen Lesern dieses Buches viel Spaß und Erfolg beim Querdenken!

Freiburg, im April 2024
Dr. med. Paul Ridder

Danksagung

Ein Vorhaben wie dieses Buch kann nicht ohne die Hilfe und Anregung vieler Personen entstehen. Mein Dank gebührt den Mitarbeitern des Elsevier-Verlags, insbesondere Christl Kiener und Sonja Frankl für Planung und Lektorat und Elisabeth Harth für die Redaktion. Gemeinsam wurde in den letzten Monaten vor dem Druck eine enorme Leistung vollbracht – wurde das Buch doch doppelt so umfangreich wie zunächst geplant, da eine immer größere Fülle von Details und Fachwissen verarbeitet werden musste.

Meinen Eltern habe ich aufrichtig zu danken, denn ohne sie wäre ich nicht das, was ich jetzt bin, und dieses Buch wäre nicht entstanden.

Meinen Lehrern, die mich auf meinem langen medizinischen Weg begleitet haben und von denen ich viel lernen konnte, möchte ich an dieser Stelle ein herzliches Dankeschön aussprechen. Um nur einige von sehr vielen zu nennen: mein Doktorvater Prof. Dr. med. Michael Otte aus Hamburg, mein osteopathischen Lehrer Dr. med. Johannes Fossgreen aus Aarhus in Dänemark und Dr. med. Heinz-Dieter Neumann aus Bühl, die mich während meiner osteopathischen Ausbildung auf die Zusammenhänge zwischen Zahnmedizin und Orthopädie aufmerksam gemacht haben, Ken Lossing, David Eland und weiteren DOs, die in den USA leben und lehren und die uns zu Lehrern der Osteopathie innerhalb der DGOM (Deutsche Gesellschaft für osteopathische Medizin) ausgebildet haben.

Ein weiterer Dank geht an Dr. Hans Garten und Jeff Farkas aus München, bei denen ich die Applied Kinesiology lernte, an Prof. Dr. med Jochen Fanghänel und Privatdozent Thomas Koppe aus Greifswald für ihre phantastischen anatomischen Lehrstunden und an viele andere mehr. Johannes Fossgreen und Jeff Farkas sind leider mittlerweile verstorben. Des Weiteren gilt mein Dank Herrn Prof. Stefan Kopp, bei dem ich meine ersten Kurse in CMD machen konnte, und der mich als begnadeter Dozent in diese Thematik einführte.

Auch die vielen Kolleginnen und Kollegen, die mir in den vergangenen zwei Jahren beim Schreiben der einzelnen Kapitel dieses Buches mit guten Ratschlägen, Kritik und Anregungen zur Seite standen, sollen nicht unerwähnt bleiben. Allen voran möchte ich Dr. med. Meinolf Schneider (Orthopädie), Dr. med. dent. Marita Zensen (Zahnmedizin), Dr. med. Inga Waninger (HNO) und Dr. med. Dirk Breuing (Innere Medizin) an dieser Stelle herzlich danken. Ebenfalls danken möchte ich allen anderen Ärzten, die mir Fotos und Abbildungen aus ihrem Fundus überlassen haben, hier vor allem Dr. med. Christian Przetak für die radiologischen Bilder und Dr. med. Anke Steinmetz für Abbildungen aus ihrer Dissertation und anderen Studien.

Last, but not least möchte ich meiner Partnerin Sybille Flaig meinen enormen Dank für ihr Verständnis dafür ausdrücken, dass in den vergangenen beiden Jahren die gemeinsame Freizeit oft viel zu kurz kam. Und ohne meine beiden sich unermüdlich einsetzenden Medizinischen Fachangestellten Martina Grüber und Martina Hummel, die mir einen Großteil der Schreib- und Kopierarbeit abgenommen haben, wäre ich nie so schnell fertig geworden. Ein Riesendank an beide!

Freiburg, im Mai 2011
Dr. med. Paul Ridder

Adresse

Dr. Paul-H. Ridder – Ärzte GmbH
Zentrum für integrative Orthopädie
Ensisheimerstr. 2a
79110 Freiburg

Abkürzungen

ACTH	adrenocorticotropic hormone
ADHS	Aufmerksamkeitsdefizit-Hyperaktivitätsstörung
AF	Adaptive Force
AK	Applied Kinesiology
AMPA	Amino-3-hydroxy-5-methyl-4-isoxazolpropionat
ap	anterior-posterior
ATP	Adenosintriphosphat
BSG	Blutkörperchensenkungsgeschwindigkeit
BWS	Brustwirbelsäule
CT	Computertomographie
CMD	craniomandibuläre Dysfunktion(en)
CRH	corticotropin releasing hormone
CRI	cranialer Rhythmusimpuls
CTÜ	cervicothorakaler Übergang
DÄGAK	Deutsche Ärztegesellschaft für Applied Kinesiology
DF	Dornfortsatz
DGFDT	Deutsche Gesellschaft für Funktionsdiagnostik und -therapie
DGSS	Deutsche Gesellschaft zum Studium des Schmerzes
DGZMK	Deutsche Gesellschaft für Zahn-, Mund- und Kieferheilkunde
EMG	Elektromyographie
ERS	Extension-Rotation-Seitneigung
EZM	extrazelluläre Matrix
FBA	Finger-Boden-Abstand
FEM	Finite Element Method
FT	Fast Twitch
GABA	Gammaaminobuttersäure
GAS	general adaption syndrome
GD	Gesamtdosis
ggf.	gegebenenfalls
Gl., Gll.	Glandula, Glandulae
Hg	Quecksilber
HIKP	habituelle Intercuspidationsposition
HNO	Hals-Nasen-Ohren-Heilkunde
HWK	Halswirbelkörper
HWS	Halswirbelsäule
Hz	Hertz
ICCMO	International College of Cranio-Mandibular Orthopedics
ICP	Intercuspidation
IHS	International Headache Society
ILA	inferior lateral angle
IPR	intraoral process registration
ITMR	Institut für temporo-mandibuläre Regulation
KG	Krankengymnastik
kSRP	kontrollierbarer Stressreaktionsprozess
Lig., Ligg.	Ligamentum, Ligamenta
LL	Laterallinie
L/L	(Sacrumbasis nach links anterior über die linke diagonale Achse gedreht)
LLA	Ligamentum longitudinale anterius (vorderes Längsband)
L/R	(Sacrumbasis über die rechte diagonale Achse nach links anterior gedreht)
LWK	Lendenwirbelkörper
LWS	Lendenwirbelsäule
MB	Multibandapparatur
MET	Muskel-Energie-Techniken
MFR	myofascial release technique
mm	Millimeter
MMA	Methylmethanacrylat
MMG	Mechanomyografie
MMT	Manueller Muskeltest
MRT	Magnetresonanztomografie
MT	manuelle Therapie
N., Nn.	Nervus, Nervi
NMDA	N-Methyl-D-Aspartat
OFL	oberflächliche Frontallinie
OMD	oromandibular dysfunction
ORL	oberflächliche Rückenlinie
OSG	oberes Sprunggelenk
OSS	Occiput-Sacrum-Schaukel
PET	Positronenemissionstomografie
PMMA	Polymethylmethanacrylat
Proc., Procc.	Processus
R., Rr.	Ramus, Rami
SEA	Schallemissionsanalyse
SIG	Sacroiliacalgelenk
SRP	Stress-Reaktions-Prozess
ST	Slow Twitch
TCM	Traditionelle Chinesische Medizin
TENS	transkutane elektrische Nervenstimulation
TEP	Totalendoprothese
TFL	tiefe Frontallinie
TMD	temporomandibular disorders
TMG	Temporomandibulargelenk
TMJD	temporomandibular joint dysfunction
USG	unteres Sprunggelenk
uSRP	unkontrollierbarer Stressreaktionsprozess
u. U.	unter Umständen
v. Chr.	vor Christus
WDR	white dynamic range neuron

Abbildungsnachweis

Der Verweis auf die jeweilige Abbildungsquelle befindet sich bei allen Abbildungen im Werk am Ende des Legendentextes in eckigen Klammern. Alle nicht besonders gekennzeichneten Grafiken und Abbildungen © Elsevier GmbH, München.

E588	Hülse, Neuhuber, Wolf: Die obere Halswirbelsäule. Pathophysiologie und Klinik, Springer Verlag 2005
E669	Myers T.: Anatomy Trains: Myofascial Meridians for Manual and Movement Therapists 2. ed., Churchill Livingstone, 2008
E946	Piekartz/Bryden: „Craniofacial Dysfunction and Pain: Manual Therapy, Assessment and Management“, 8th ed., Elsevier 2000
E947	Eastland Press: Craniosacral Therapy“ by John Upledger, 1983, 1st ed. Eastland Press
E953	Hochschild, Jutta, „Strukturen und Funktionen begreifen. Funktionelle Anatomie – Therapierelevante Details, Teil 1“, Georg Thieme Verlag, 1. A., Stuttgart 1998
E1342	Otte A, Audenaert K, Peremans K, Otte K, Dierckx R. The Late Whiplash Syndrome: Current aspects of functional Neuroimaging. In: Springer eBooks.; 2004:273–288. DOI:10.1007/978-3-642-18773-5_16
F490	Tinnitus bei „Hirnstamm-Irritations-Syndrom“, W. v. Heymann and C. Köneke, Manuelle Medizin, 2009; 47 (4):239–246, Springer Science and Business Media
F789-003	Meßlinger et al., Innervation extrakranialer Gewebe durch Kollateralen von Hirnhautafferenzen, Manuelle Medizin 2016; 54: 307–314
G338	Carreiro, J.E.: An Osteopathic Approach to Children, 2nd ed. Elsevier, 2009/ Willard & Carreiro Collection
H391-001	Pekçevik Y, Pekçevik R. Why should we report posterior fossa emissary veins?. Diagn Interv Radiol. 2014;20(1):78–81. doi:10.5152/dir.2013.13203
L106	Henriette Rintelen, Velbert
L108	Rüdiger Himmelhan, Heidelberg
L126	Dr. med. Katja Dalkowski, Buckenhof
L190	Gerda Raichle, Ulm
L231	Stefan Dangl, München
L243	Peter Sommerfeld, Wien
M592	Dr. med. Paul-H. Ridder, Freiburg
M593	Dr. med. Hans Garten, München
O567	Dr. med. Ingrid Wancura-Kampik, Bayreuth
O890	Dr. med. Christian Przetak, Freiburg
O1019	Dr. med. dent. Gerd Christiansen, Ingolstadt
O1020	Dr. med. Hans-Werner Schauer, Aachen
S700	Sobotta-Archiv: Sobotta. Atlas der Anatomie des Menschen, div. Aufl., Elsevier Urban & Fischer
S700-L238	Sonja Klebe, Großhelfendorf in Sobotta Atlas der Anatomie
S700-L284	Marie Davidis, München in Sobotta Atlas der Anatomie
T594	Dres. Agné und Roseli Luppinp Perres, Sociedade de Odontologia Sistêmica, Sao Paulo/ Brasilien
T1355	Integrative Medizin Bittmann, Potsdam
V545	Lucamed International GmbH, Bad Säckingen
W1067	Zahnretter Berlin, BAG G. Pawlik & S. Aksoy

Fehler gefunden?

An unsere Inhalte haben wir sehr hohe Ansprüche. Trotz aller Sorgfalt kann es jedoch passieren, dass sich ein Fehler einschleicht oder fachlich-inhaltliche Aktualisierungen notwendig geworden sind. Sobald ein relevanter Fehler entdeckt wird, stellen wir eine Korrektur zur Verfügung. Mit diesem QR-Code gelingt der schnelle Zugriff.

https://else4.de/978-3-437-58634-7

Wir sind dankbar für jeden Hinweis, der uns hilft, dieses Werk zu verbessern. Bitte richten Sie Ihre Anregungen, Lob und Kritik an folgende E-Mail-Adresse: kundendienst@elsevier.com

Inhaltsverzeichnis

KAPITEL

1 Einführung in die craniomandibuläre Dysfunktion

Interdisziplinäre Zusammenarbeit zwischen den Fachrichtungen

Horst W. Danner führt in dem ausgezeichneten Buch „Klinische Funktionsanalyse" von Oliver Ahlers und Holger Jakstat (2000) in dem Kapitel über die orthopädischen Einflüsse auf die Funktionen des Kauorgans an, dass die Zusammenhänge zwischen Funktionsstörungen des Kauorgans und anderen Organen, speziell der Halswirbelsäule (HWS), in der Literatur bereits seit Längerem beschrieben worden sind. Trotzdem habe sich die Kenntnis dieser Zusammenhänge bislang kaum in der täglichen Behandlungspraxis durchgesetzt. Nach Danner ist dies wahrscheinlich auf die historische Trennungslinie zwischen Medizin und Zahnmedizin zurückzuführen. Er belegt anhand zahlreicher Studien die Existenz der Wechselbeziehungen zwischen der Funktionsstörung des Kauorgans und dem übrigen Körper und plädiert für geeignete Kommunikationsstrukturen zwischen den einzelnen Fachrichtungen mit einem hinreichenden gegenseitigen Verständnis der Fachdisziplinen, gerade auch der funktionellen Anatomie (v. a. der Wirbelsäule) als Voraussetzungen für ein in die Praxis umsetzbares Konzept.

Veränderungen von Körperhaltung und Dysfunktionen im Bereich des Kauorgans können ätiologisch verknüpft sein. Deshalb ist die interdisziplinäre Zusammenarbeit zwischen den verschiedenen Fachdisziplinen bei der craniomandibulären Dysfunktion (CMD) zwingend erforderlich.

In dem genannten Buch von Ahlers und Jakstat wird ebenfalls ausgeführt, *„dass es die unglückliche Trennung zwischen Medizin und Zahnmedizin lange verhindert hat, dass Zusammenhänge jenseits der einzelnen Fachgebiete in der täglichen Praxis ausreichend Berücksichtigung finden. Angesichts der vorliegenden Literatur ist schon heute unstrittig, dass Veränderungen der Körperhaltung und Dysfunktionen im Kauorgan ätiologisch verknüpft sein können."* (Ahlers et al. 2000)

Die Autoren führen weiterhin die Erkenntnis an, *„dass enge funktionelle Zusammenhänge zwischen Körperhaltung, Statik und Beweglichkeit der Halswirbelsäule sowie des gesamten Achsenorgans einerseits und des Kauorgans andererseits gegeben sind."* (Ahlers et al. 2000)

Daher sollte die Behandlung der CMD auch die fachlichen Beschränkungen überschreiten. Die interdisziplinäre Zusammenarbeit zwischen den verschiedenen Gebietsärzten sollte selbstverständlich sein.

Obwohl bereits 1933 von Goodfriend und 1934 von Costen das **Temporomandibulargelenk-Syndrom** (➤ Kap. 2.1.1) mit nach vorn und in die Schläfe ausstrahlenden Gesichtsschmerzen, Globusgefühl, Glossalgie, Hörstörungen und Tinnitus beschrieben wurde, hat es über 60 Jahre gedauert, bis intensivere Studien zu diesem Thema durchgeführt wurden. Trotz der Fülle von Studien in den vergangenen 20 und v. a. in den vergangenen 5–6 Jahren, die diese eindeutigen Wechselwirkungen zwischen CMD und Körperperipherie nachweisen, besteht immer noch ein erhebliches Ausbildungs- und Informationsdefizit an den Universitäten und bei den meisten niedergelassenen Ärzten.

Es fehlt ein übergeordneter Fachbereich, der die Zusammenhänge zwischen dem stomatognathen System und dem übrigen Körper untersucht, dokumentiert, auswertet – und lehrt.

Diese Lücke wurde in den vergangenen Jahren bzw. Jahrzehnten eher von Einzelpersonen und Gruppierungen außerhalb der Universität kompensiert, es mangelt aber auch hier sowohl an der Zusammenarbeit dieser Gruppen untereinander wie auch zwischen diesen Gruppen und den Hochschulen.

Zwar hat es in den vergangenen 3 Jahrzehnten immer wieder neue Ansätze und Initiativen gegeben, letztlich existiert aber kein einheitliches Konzept für den Bereich „stomatognathes System und Körperdysfunktionen". Die Existenz von Gruppen wie die ICCMO (International College of Cranio-Mandibular Orthopedics), das ITMR (Institut für temporomandibuläre Regulation), die DÄGAK (Deutsche Ärztegesellschaft für Applied Kinesiology) sowie die wachsende Zahl von Einzelpersonen in Praxen, Praxisorganisationen oder sogar an Universitäten zeigen aber deutlich, dass diese Problematik dringend eines gemeinsamen Konzepts und einer übereinstimmenden Herangehensweise bedarf.

Auch wenn die Thematik der CMD zunehmend in das Bewusstsein der verantwortlichen Zahnmediziner, Kieferorthopäden und Ärzte anderer Fachrichtungen gelangt, ist es nach wie vor eine Tatsache, dass eine CMD noch immer entweder nicht als solche erkannt oder nur mangelhaft bzw. gar nicht therapiert wird. Weder die Diagnostik noch die Therapie der CMD werden einheitlich gehandhabt.

Studienlage

Nach Schätzungen von Carlson, Kopp, Türp und anderen Autoren muss weltweit von einer Prävalenz zwischen 35 und 80 % ausgegangen werden (➤ Kap. 2.1.2). Ein Großteil dieser Patienten kompensiert die mit einer CMD verbundenen Probleme durch sportliche Betätigungen oder Körperübungen wie Alexander-Technik oder Feldenkrais über Jahre. Allerdings erschöpft sich irgendwann dieser Kompensationsmechanismus und dann stellen sich diese Patienten mit einer Fülle von Symptomen in der Praxis vor, ohne dass der rote Faden, der zur CMD führen könnte, gesehen wird (Carlson 1999, Kopp 1999, Türp 1998).

Zahnärzte diagnostizieren häufig Schmelzdefekte, Schliffspuren und ausgeprägte keilförmige Defekte an den Zähnen. Sie können über die Anamnese erfragen, dass der Patient ein „Knirscher“ ist, und verordnen dann eine Knirscherschiene. Wenn jedoch die typischen Beschwerden des Patienten wie z. B. Kopfschmerz, Sehstörungen, Haltungsschäden, Knieschmerzen etc. nicht durch die Schiene behoben werden können, gilt dies häufig als erfolgreiche Ausschlussdiagnostik, sodass die Ursache der Beschwerden in anderen Bereichen gesucht wird. Dies kann zu einer jahrelangen Ärzte-Odyssee führen.

Es sollte stattdessen eine grundsätzlich andere Herangehensweise gewählt werden: Durch eine manualtherapeutische bzw. osteopathische Behandlung verändert sich nicht nur die Körperhaltung, sondern auch die Position des Unterkiefers, sodass sich eine andere Bisslage einstellt. Bei Patienten mit CMD kommt es im Lauf der Jahre zu **Dysfunktionen, körperlichen Fehlhaltungen, muskulären Dekompensationen** etc., die deswegen zunächst suffizient manualtherapeutisch, orthopädisch, osteopathisch oder auch mit anderen Behandlungsmethoden therapiert werden. Am besten geschieht dies innerhalb einer einzigen Behandlungssitzung. Unmittelbar danach sollte am besten von demselben Arzt eine Bissnahme durchgeführt werden, die oft ein ganz anderes Okklusionsergebnis aufzeigt als vor der Behandlung (➤ Kap. 4.2.3).

Marxkors und Wolowski haben bereits 1991 aufgezeigt, dass bei vielen Patienten eine **Verlagerung des Unterkiefers nach dorsal oder dorsocranial** vorliegt, was eine Erklärung z. B. für Kopfschmerzen, Schwindel oder andere sensorische Störungen ist. Sie beschreiben viele lange und vergebliche Behandlungskarrieren von Patienten, die keine Einzelfälle sind und oft falsch therapiert oder sogar als „Psychosomatiker“ abgestempelt werden (Marxkors und Wolowski 1991). Nach Marxkors und Wolowski ist vielen dieser Patienten gemeinsam, dass die Beschwerden auch iatrogen verursacht wurden, z. B.

- nach prothetischer Versorgung oder zu später zahnärztlicher Versorgung (und dann vorliegender Kippung und Elongation der Zähne),
- nach kieferorthopädischer Behandlung oder Versorgung mit (Teil-)Prothesen sowie nicht optimal passenden Brücken, Einschleiftherapie etc.

Dies hat häufig eine **Verlagerung des Unterkiefers nach dorsal** zur Folge oder bedingt eine „Infraokklusion“ durch zu kurze Seitenzähne. Die **Infraokklusion** ist eine nicht ausreichende posteriore Abstützung, die eine vertikal-craniale, unter Umständen sogar sagittal-dorsale Verlagerung des Unterkiefers bewirkt. Hierdurch kommt es zu einer Übersteuerung und einem vermehrten Einsatz der als Retraktoren wirkenden Kaumuskeln, was zu einer zunehmenden Belastung und Kompression der Kiefergelenke führt.

Die **Occlusion** wurde an den Universitäten bis weit in die 1980er-Jahre oft aus rein gnathologischer Sicht beurteilt und behandelt. Die Gnathologie wurde v. a. seit den 1970er-Jahren intensiv entwickelt und versuchte, die knöchernen Strukturen des Schädels und des dentalen Apparats in ein technisches Gerät, den sog. Artikulator, zu übertragen. Diese Übertragung erfolgte dann anhand von Referenzpunkten. Dieses wurde wiederum als Grundlage für funktionelle Rekonstruktionen oder anderen Arbeiten in der Zahnmedizin bzw. Kieferorthopädie verwendet. In Deutschland wurde dieses Konzept v. a. durch Axel Bauer und Alexander Gutowski weiterentwickelt. Ihnen gebührt der Dank für den Versuch, die kinematischen Aspekte des Unterkiefers in den Artikulator übertragen und die exakte Kondylenposition bestimmen zu wollen sowie die Nachvollziehbarkeit von Unterkieferbewegungen oder anderen komplexen Bewegungen beim Kauen zu erfassen. In den letzten Jahren hat sich die Gnathologie allerdings vermehrt den Erkrankungen des Kiefergelenks zugewendet und geht vom rein mechanistischen Konzept weg.

Zwar gebührt der Gnathologie und deren Entwicklern Dank für diese gesamte Forschung, das Konzept steht allerdings auch stark in der Kritik, da es weiterhin an fundierten Daten fehlt. Außerdem stammen aus dieser Zeit leider umfangreiche Einschleifprogramme, die den Patienten massive Zahnhartverluste eingebracht haben. Wie Boisserée gezeigt hat, wird durch ein gnathologisches Einschleifen der Okklusion zwar oft ein Vorkontakt beseitigt, damit wird aber eine andere Höhe (zu niedrig) eingestellt, sodass es zu einer Infraokklusion kommt (Boisserée 2003).

Die dauernde Anspannung und damit **Überforderung der Retraktoren** zeigt sich z. B. auch in einer ausgeprägten Druckdolenz des Mundbodens, häufig vergesellschaftet mit Spannungen der gesamten supra- und infrahyoidalen Muskulatur und einer Verlagerung des Hyoids, womit teilweise Schluckbeschwerden und Dysphonie einhergehen. Marxkors beschreibt auch den Zusammenhang von einer Dorsalverlagerung des Unterkiefers und Zungenbrennen (Marxkors 1991).

Untersuchungen an Sängern in der Praxis des Autors haben ebenfalls gezeigt, dass die gesamte **Kau-, Rachen- und Kehlkopfmuskulatur** bei CMD-Störungen häufig in die dysfunktionale Kette mit eingebunden ist und daher erhebliche Probleme bei der Sing- und Sprechstimme verursachen kann. Auch Sprachstörungen von Lehrern, Schauspielern oder Angehörigen anderer Berufsgruppen, die viel sprechen müssen, fallen in diese Kategorie.

Wie eng die Zusammenhänge zwischen einer CMD und dem Körper sind, zeigen neben einer älteren Studie von Kobayashi auch mehrere aktuelle Studien wie z. B. die von Bernateck und Fischer, die eine prospektive kontrollierte Interventionsstudie durchführten, um die Störfähigkeit des craniomandibulären Systems bei einem komplexen regionalen Schmerzsyndrom zu untersuchen (Kobayashi 1988, Bernateck und Fischer 2008).

Patienten mit komplexem regionalem Schmerzsyndrom weisen einen signifikant erhöhten Grad an Dysfunktionen im craniomandibulären System auf. Diese Fehlfunktion bedeutet eine signifikant stärkere Beeinflussung der variablen Beinlängendifferenz als bei gesunden Kontrollpersonen – ein Hinweis auf eine erhöhte Störfähigkeit des craniomandibulären Systems bei Patienten mit chronischen Schmerzsyndromen (Kobayashi 1988, Bernateck und Fischer 2008).

Der Zusammenhang zwischen dem Kau- und Schluckorgan, dem Schlund und dem gesamten Muskel-/Bandapparat der Kopf-/Nackenregion wird mehr als deutlich, wenn man sich die embryologische Entwicklung ansieht (➤ Abb. 2.12 und ➤ Abb. 2.61).

Der als Baby auf die Welt kommende Mensch verfügt zunächst über ein reines Saug-/Schluckorgan, welches sich im Verlauf des Wachstums funktionell weiterentwickelt und enge Funktionsbeziehungen vom Schlund zu den dorsalen wie ventralen Muskel- und Faszienzügen zwischen Schädel, Schultern (z. B. M. omohyoideus) und der HWS besitzt. Nicht umsonst sprechen wir hier vom Viscerocranium.

Der Wissenschaftsrat hat bereits 2005 zum Ausdruck gebracht, dass das **gesamte Kauorgan** fachübergreifend als Bindeglied zwischen Zahnmedizin und Medizin für eine neue Form der Medizin stehen sollte. Mit dem gesamten Kauorgan muss aber das gesamt Viscerocranium gemeint sein und damit auch sämtliche Zusammenhänge zwischen Kau-/Schluckapparat und dem restlichen Körper. Eine integrative Medizin kann bezüglich des gesamten Kauorgans demnach nicht nur auf die Zahnmedizin und Kieferorthopädie beschränkt sein, sondern muss zwingend alle Fachbereiche mit einbeziehen. Dies ist ein besonderes Anliegen dieses Buches, in dem es darum geht, diese Zusammenhänge zwischen Zahnmedizin und den anderen medizinischen Disziplinen aufzuzeigen und Lösungen anzubieten.

Eine weitere Studie von Bernateck und Mitarbeitern (2008) sollte die „Abhängigkeit von extracranieller Schmerzlokalisation und Dysfunktion im craniomandibulären System" mittels einer prospektiven klinischen Querschnittsstudie prüfen. Die Autoren konnten zeigen, dass **einseitige Beschwerden am Bewegungsapparat** vermehrt mit pathologischen Funktionsbefunden im ipsilateralen Kiefer-Kau-System korrelieren. Es gibt ebenfalls einen hochsignifikanten Zusammenhang zwischen der **Höhe der Schmerzintensität** (unabhängig von der Schmerzlokalisation) und der Höhe der Dysfunktionen im craniomandibulären System.

In einer weiteren Arbeit haben Ohlendorf, Pusch und Kopp den Zusammenhang von „**Beinlängendifferenz** versus zentrische Lage des Unterkiefers" untersucht (Ohlendorf et al. 2008). Hierzu wurde den Probanden eine 1 cm bzw. 3 cm dicke Holzplatte abwechselnd unter den linken und rechten Fuß gelegt. Vorher und nachher wurden definierte Bewegungen des Unterkiefers durchgeführt und mit einem dreidimensionalen Spurschreibsystem aufgezeichnet. Es ergab sich ein eindeutiger Zusammenhang zwischen der Funktionalität des Bewegungssystems und der dreidimensionalen Lage des Unterkiefers. Sowohl die Seite der Erhöhung als auch ihr Ausmaß ist entscheidend für Veränderungen der Kiefergelenkposition. Darüber hinaus veränderte sich die Fähigkeit der Mundöffnung.

In einer anderen Studie von Ohlendorf und Mitarbeiter wurde der Frage nachgegangen, ob experimentell herbeigeführte Veränderungen der Okklusion das menschliche Gleichgewicht beeinflussen können (Ohlendorf et al. 2008). Zu diesem Zweck wurde bei den Probanden eine Bisslage verändert, während sie auf einer Druckmessplatte standen. Die Ergebnisse zeigten, dass eine Veränderung im stomatognathen System die **Auslenkung des Körperschwerpunkts** verbessern oder verschlechtern kann, je nachdem, wie die Bisslage verändert wurde.

Die Liste der Veröffentlichungen zu diesem Thema ist lang. Umso erstaunlicher ist der Anachronismus, dass ein Großteil der Ärzte, der Gutachter und der Kassen diese Zusammenhänge weiterhin ignorieren.

KAPITEL

2 Essenzielle Fakten zum Verständnis der craniomandibulären Dysfunktion

2.1 Was ist craniomandibuläre Dysfunktion?

2.1.1 Terminologie

Bereits in den 1930er-Jahren haben Goodfriend und Costen erstmals das **Temporomandibulargelenk-Syndrom** beschrieben (Goodfriend 1933, Costen 1934). Es ist gekennzeichnet durch
- nach vorn und in die Schläfe ausstrahlende Gesichtsschmerzen,
- Globusgefühl,
- Glossalgie,
- Hörstörungen und Tinnitus.

Aus der Beschreibung dieses Syndroms wird ersichtlich, dass der Begriff „Kiefergelenkdysfunktion" zu kurz greift. Im angloamerikanischen Sprachraum wird meist mit dem Begriff „Temporomandibular Joint Dysfunction" (TMJD) gearbeitet. Neben dem von Costen geprägten Begriff der TMJD spricht man im angloamerikanischen Sprachbereich auch von **„Temporomandibular Disorders" (TMD),** worunter klinische Probleme verstanden werden, die die Kaumuskulatur, das Kiefergelenk oder beides involvieren (Carlsson 1999). Teilweise wird eine primär myogene oder eine primär arthrogene Komponente unterschieden; auch die Koexistenz muskulärer und arthrogener Störungen wird diskutiert (Ahlers und Jakstat 2000).

Letztlich greift dieser Begriff immer noch zu kurz, ebenso wie die Einschränkung auf Kiefergelenk und Kaumuskulatur den beschriebenen Beschwerden nicht gerecht wird (➤ Kap. 2.1.3). Costen hatte mit der TMJD bereits einen weiter gefassten Begriff eingeführt (Costen 1934).

Im deutschsprachigen Bereich werden Schmerzsyndrome im Bereich der Kaumuskulatur und der Kiefergelenke gemäß der von der Deutschen Gesellschaft für Zahn-, Mund- und Kieferheilkunde (DGZMK) bevorzugten Terminologie unter dem Begriff **„craniomandibuläre Dysfunktionen"** (CMD) zusammengefasst.

> Bei der CMD wird die Störung im Bereich des Kauapparats nicht isoliert betrachtet, sondern als ein komplexes Zusammenspiel vieler verschiedener Funktionsabläufe im gesamten Körper verstanden, das sich nicht nur im muskuloskelettalen oder dentalen Bereich abspielt, sondern durch zahlreiche neurogene Verbindungen Auswirkungen auf alle Regionen des Körpers zeigt.

2.1.2 Epidemiologie

Die **Prävalenz** der CMD schwankt in den verschiedenen Studien zwischen 33 und 86 %. Carlsson (1999) errechnete aus den Daten von 16.000, in klinischen Studien untersuchten, Personen eine durchschnittliche Prävalenz von 44 % für klinisch diagnostizierte Dysfunktionen. Die unterschiedlichen Prozentangaben kommen durch die unterschiedlichen Kriterien zustande, die den Studien zugrunde gelegt waren: Je nachdem, welche **Leitsymptome** in die nähere Auswahl einbezogen wurden (➤ Kap. 2.1.3), ergaben sich andere Prozentwerte. Einige Studien nahmen z. B. als Leitsymptom ein Kiefergelenkgeräusch erst dann mit in die Bewertung auf, wenn dieses aus 3 m Entfernung hörbar war; andere Studien bewerteten ein Kiefergeräusch schon dann als Leitsymptom, wenn es durch ein aufgesetztes Stethoskop gehört werden konnte.

> Es ist davon auszugehen, dass die Prävalenz der CMD im Durchschnitt bei 40 % liegt.

Dies deckt sich auch mit den Erfahrungen des Autors in seiner Praxis und in den Kursen für Ärzte und Physiotherapeuten, die er für verschiedene Gesellschaften gehalten hat: Berichte der Kursteilnehmer aus ihren eigenen Praxen und die systematische Untersuchung der Kursteilnehmer ergaben eine Inzidenz für CMD von ca. 40 % pro Kurs.

Weitere Gründe für die Schwankungsbreite der Angaben zur Prävalenz (33–86 %) sind in den **unterschiedlichen genetischen Voraussetzungen** der untersuchten Patienten in den verschiedenen Ländern zu suchen, in denen die Studien durchgeführt wurden, in unterschiedlichen Ernährungsgewohnheiten, Hygienezuständen der Zähne etc. So findet man bei Schwarzafrikanern mit genetisch bedingtem breiterem Unter- und Oberkiefer seltener eine CMD als bei Japanern mit engeren Kieferverhältnissen (wie der Autor durch mehrere Aufenthalte in Japan und Afrika feststellen konnte). Diese Faktoren müssen noch in epidemiologischen Studien genauer untersucht werden.

In einer Literaturübersicht von Nilner (1992) schwankt die Prävalenz je nach Studie bei subjektiven Befunden zwischen 12 und 54 %, bei objektiven Befunden sogar zwischen 28 und 93 %. Nach Ahlers und Jakstad (2000) sind diese enormen Schwankungsbreiten v. a. auf die unterschiedlichen Untersuchungsmethoden und auf Art und Anzahl der Symptome, die gewertet wurden, sowie auf die Variablen Geschlecht, Alter, geografische Herkunft, sozioökonomischer Hintergrund etc. zurückzuführen.

2.1.3 Leitsymptome

Auch im Hinblick auf die Leitsymptome gibt es weltweit unterschiedliche Klassifikationen, die in den vergangenen 5 Jahren einem ständigen Wechsel unterworfen waren. Trotzdem kann man aktuell von folgender Triade von Leitsymptomen ausgehen:
- **Schmerz im Kiefergelenk,** präaurikulär oder in der Kaumuskulatur: im Ruhezustand, beim Kauen und Beißen

- **Mandibuläre Dysfunktion:** Einschränkungen oder Abweichungen der Unterkieferbewegung
- **Kiefergelenkgeräusche:** Knacken, Krepitationen

Zusätzlich kommen neuerdings drei Parameter hinzu:

- **Anormale Kieferbewegung:** Deviation
- **Eingeschränkte Interzisialöffnung**
- **Psychosoziale Faktoren**

Die CMD ist durch drei Leitsymptome und drei zusätzliche Parameter definiert. Für die Diagnosestellung müssen nach Angaben der International Headache Society (IHS) drei von sechs Parametern erfüllt sein. In den meisten Fällen von craniomandibulären Beschwerden handelt es sich um Mischformen.

Die IHS beschreibt differenzialdiagnostisch nach Ausschluss einer Trigeminusneuralgie außerdem die **oromandibuläre Dysfunktion,** die nach IHS-Kriterien dem Kopfschmerz vom Spannungstyp zugeordnet ist. Diese Dysfunktion war früher bekannt als:

- Kiefergelenksyndrom
- Myofasziales Schmerzsyndrom
- Kosten-Syndrom
- Craniomanibuläre Dysfunktion
- Temporomandibuläres Gelenksyndrom (temporo-mandibular joint pain [TMJDS])

Zur Diagnosestellung müssen nach Angaben der IHS drei der folgenden sechs Bedingungen erfüllt sein:

- Gelenkgeräusche bei Kieferbewegungen
- Eingeschränkte oder ruckartige Kieferbewegungen
- Schmerz bei Kieferbewegungen
- Sperre bei Kieferöffnung
- Zusammenpressen oder Knirschen der Zähne
- Orale Fehlfunktion wie Beißen oder Pressen im Bereich von Zunge, Lippen, Wange

Diese sechs Punkte sind nahezu identisch mit den oben genannten Leitsymptomen und zusätzlichen Parametern.

2.1.4 Ätiologische Faktoren

Das diagnostische System basiert auf fünf Säulen, die den häufigsten Ursachen craniomandibulärer Beschwerden entsprechen, die allerdings meist als Mischformen auftreten:

- Primär dento-/okklusiogene Ursachen
- Primär myogene/ligamentöse Ursachen
- Primär ossäre Ursachen
- Primär neurogene Ursachen
- Primär arthrogene Ursachen

Dento-/okklusiogene Faktoren

Mit **Okklusion** wird diejenige Stellung beschrieben, die die Zähne des Ober- und Unterkiefers beim Kieferschluss zueinander einnehmen. Maßgeblichen Anteil an der Okklusionsstellung haben die Form, der Zustand und die Stellung der Zähne.

Nach Ansicht von Levy gehen die temporomandibulären und auch die damit einhergehenden myofaszialen Dysfunktionsketten überwiegend auf Okklusionsstörungen zurück (Levy 1981).

Okklusionsstörung durch Frühkontakte oder diskludierende Bereiche der Seitenzähne werden hervorgerufen durch:

- Nicht passgenaue Füllungen, Kronen, Brücken, Prothetik
- Dysfunktionen einzelner Zähne nach Biss auf harten Gegenstand oder zahnärztlicher Behandlung (oft des Nachbarzahns)

Die Okklusionsstörung beeinflusst über afferente Impulse aus dem Desmodontium, die dem Trigeminus und dem ZNS über die Position und die Qualität dieser Belastung Auskunft geben, letztlich die Ruheposition des Unterkiefers. Es erfolgt eine Anpassung der Kaumuskulatur – teils pathologischer Art –, um eine Überlastung der Zähne und der Kiefergelenke möglichst zu vermeiden, was allerdings nur in den seltensten Fällen gelingt. Der Patient versucht hauptsächlich durch nächtliches Knirschen, seinen Biss regelrecht „einzubeißen". Der Biss wird somit „falsch" korrigiert.

In der folgenden Kette ergeben sich damit zusätzlich zum Hypertonus in den Kaumuskeln und zur Verschiebung der Mandibula folgende Dysfunktionen:

- Kiefergelenkdysfunktion
- Dysfunktion der Ossa temporalia
- Damit einhergehend eine Occiput-Atlas-Axis-Dysfunktion
- Deszendierende Dysfunktionskette in die Körperperipherie

Nicht selten wird durch eine suffiziente craniosacrale Therapie, eine Behandlung der Körperstatik und der Kaumuskulatur einschließlich der Triggerpunkte die Dysfunktion behoben, sodass die Okklusionsstörung wieder zum Vorschein kommt.

Myogene/ligamentöse Faktoren

Myogene/ligamentöse Ursachen craniomandibulärer Beschwerden sind charakterisiert durch Verspannungen von Kau- und Mundbodenmuskeln aufgrund von:

- Körperfehlhaltung mit aufsteigender myofaszialer Spannung
- Traumata: persistierender Muskelspasmus nach Sturz oder Schlag auf Mandibula oder Kopf oder nach Zahnextraktionen
- Psychogen: Bruxismus

Sowohl **Körperfehlhaltungen** als auch insbesondere **Kopffehlhaltungen** haben einen erheblichen Einfluss auf Spannungssituationen und -verhältnisse der Kau- und Mundbodenmuskulatur. Kapandji beschreibt die Gleichgewichtshaltung des Kopfs auf dem Hals folgendermaßen: *„Der*

Schwerpunkt des Kopfes liegt genau anterior vor den Hinterhauptkondylen; als mechanische Anordnung würde der Kopf nach vorne kippen, würde er nicht durch eine Kraft aufrecht gehalten. Diese Kraft wird von den posterioren Halsmuskeln erzeugt. Diese Muskeln müssen nicht nur der Schwerkraft widerstehen, die den Kopf nach vorn zieht, sondern auch der Zugspannung entgegenwirken, die in der Kaumuskulatur und in der supra- und infrahyalen Muskulatur bei funktionellen Bewegungen des Kopfes und Halses, wie dem Essen und Schlucken und Sprechen, entsteht." (Kapandji 1992)

Die häufigste Fehlhaltung des Kopfes im klinischen Alltag ist die Translation des Kopfes nach ventral (➤ Abb. 2.1), die sowohl Ursache wie auch Folge unterschiedlichster manifester Symptome sein kann. Durch die **Kopfvorhalteposition** entsteht eine Abnahme der Lordose der mittleren HWS und eine Kyphose der oberen BWS.

Die Halsextensoren verkürzen sich, während die Halsflexoren überdehnt werden. Die meisten Patienten haben deshalb eine **muskuläre Schwäche der tiefen Halsflexoren,** v. a. des M. longus colli (Krout 1966, Silverman 1991). Durch die Veränderung der Kopfhaltung sowie durch die damit einhergehende Überdehnung der Halsflexoren und der infrahyoidalen Muskulatur kommt es zu einer Verlagerung des Hyoids mit entsprechenden Störungen (➤ Kap. 3.1). Die ligamentären Dysfunktionen haben meist eine sekundäre Ursache.

Verspannungen in den Ligg. sphenomandibulare und stylomandibulare sind bei den CMD-Störungen ebenfalls nicht selten und treten oft nach Zahnextraktionen oder länger dauernden Zahnbehandlungen im hinteren Molarbereich auf, wenn es über längere Zeit zu einer maximalen Öffnung des Mundes und damit zur Überdehnung der Faszien, Muskeln und Bänder kommt (➤ Abb. 2.2).

Reizzustände der Gelenkkapsel und eine Verspannung des Lig. laterale werden hingegen oft durch Entzündungen oder schwere Dysfunktionen des Temporomandibulargelenks (TMG) hervorgerufen. Die Nervenbahnung erfolgt hier über sensible Afferenzen in das Ganglion trigeminale, die Efferenz läuft schließlich über motorische Äste des mandibulären Anteils des N. trigeminus, was zu einem Hypertonus der Kau- und Mundbodenmuskulatur führt.

Ossäre Faktoren

Mandibula

Primäre Ursachen sind Traumata, die eine asymmetrische Verschiebung der Mandibula verursachen können, wobei das Os temporale auf der anterior positionierten Seite der Mandibula in eine Innenrotation geführt wird. Auf der pos-

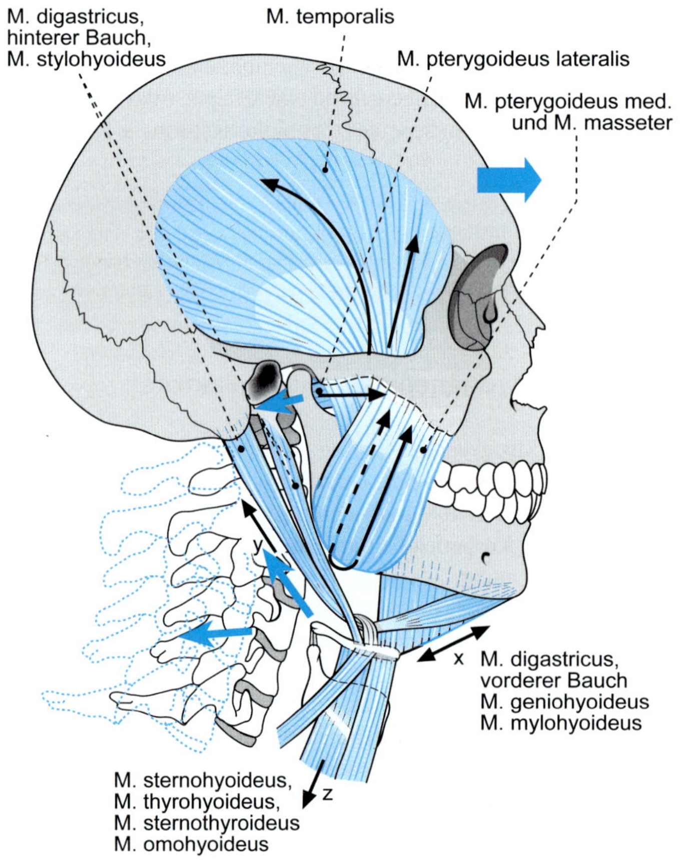

Abb. 2.1 Bei der Translation des Kopfs nach ventral werden die Halsflexoren überdehnt, das Hyoid verlagert sich nach dorsal-cranial und die Mandibula nach dorsal (blaue Pfeile). [L106]

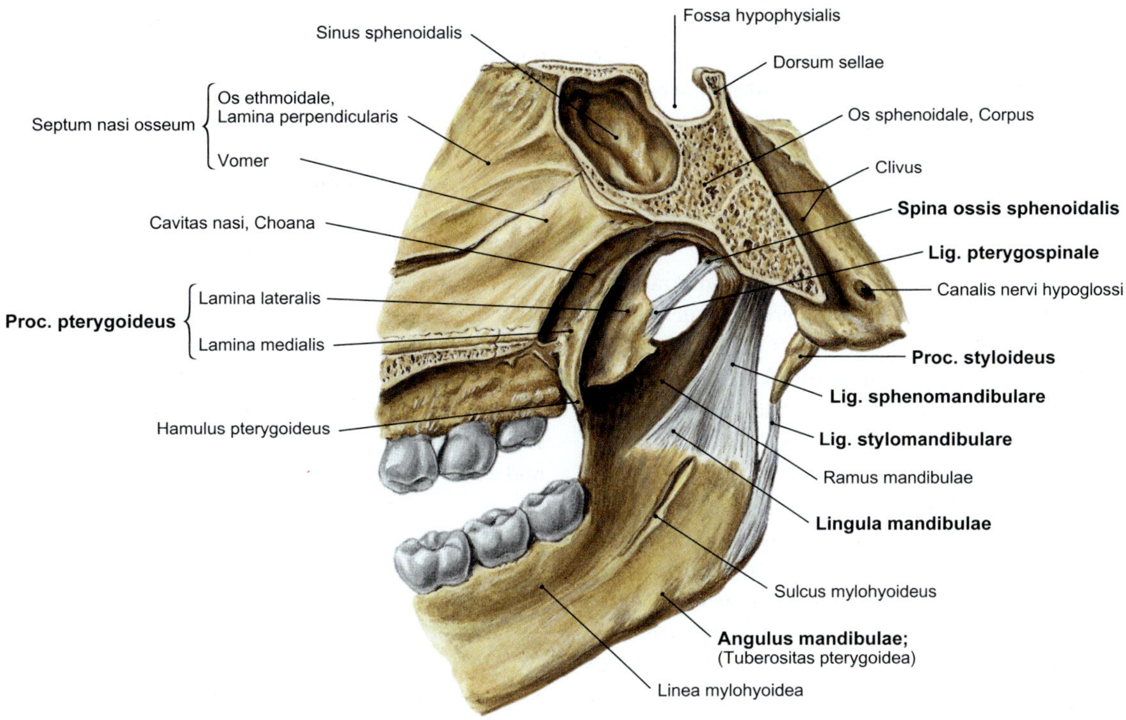

Abb. 2.2 Ligg. stylomandibulare und sphenomandibulare von der Innenseite der Mandibula aus gesehen [S007-3-23]

terior positionierten Seite der Mandibula dreht das Os temporale in eine Außenrotation.

Sekundäre Fehlstellungen der Schädelknochen werden entweder durch Verspannungen der suprahyoidalen Muskeln und der Halsfaszien ausgelöst oder durch Okklusionsstörungen, die oft zu einer Dysfunktion der Mandibula führen.

Os temporale

Durch die im Arcus zygomaticus des Os temporale gelegene Fossa mandibulae bewirken alle signifikanten Dysfunktionen des Os temporale eine **TMG-Dysfunktion,** ebenso alle aufsteigenden Dysfunktionsketten im Körper, die bis zum Os temporale reichen (die primäre Dysfunktion kann dabei z. B. im Fuß liegen!).

Störungen im Bereich der Maxilla oder des Palatinums werden oft über die Zähne, über das Zygoma oder den Proc. pterygoideus des Sphenoids weitergeleitet. Diese Störungen können auch posttraumatisch entstehen.

Neurogene Faktoren

Neurogene Störungen werden meist durch eine **Parese von Kau- und Mundbodenmuskeln** der Pars motorica des N. mandibularis des N. trigeminus hervorgerufen oder sie treten nach einer Deinnervierung aufgrund einer Trigeminusneuralgie auf.

Arthrogene Faktoren

Primäre Ursachen für eine Arthrose sind – unabhängig von der Lokalisation der Gelenke – v. a. traumatischer oder entzündlicher Art und führen zu einer Zerstörung des Knorpels, eingeschränkter Ernährung und schließlich zu einer Arthrose.

Eine weitere Ursache ist eine ständige **Fehlbelastung,** die zu disharmonischen Druck- und Kraftverteilungen innerhalb des Gelenks führt. Dies hat einen schnelleren Verschleiß bestimmter Gelenkareale und damit die Zerstörung des Knorpels oder – wie in einigen Gelenken vorhanden – des Meniskus bzw. Diskus zur Folge. So führt eine Diskusverlagerung oder Diskuszerreißung auf lange Sicht zu einer Arthrose des (Kiefer-)Gelenks und diese wiederum zu einer Behinderung des Bewegungsablaufs.

Auch eine **inadäquate Stellung der Mandibula,** die zu einer Rückverlagerung des Kondylus führt und damit zu einer Dekompression der bilaminären Zone, wird auf lange Sicht eine Arthrose des Kiefergelenks zur Folge haben, da die Ernährung des Diskus und des Knorpels in der Fossa mandibulae über die bilaminäre Zone nicht mehr gewährleistet ist.

Nicht vergessen werden sollten **Tumoren der vorderen Schädelgrube,** die ins Kiefergelenk einbrechen können, Tumoren der Mundboden- und Rachenmuskulatur mit Beteiligung des Kiefergelenks oder Tumoren der angrenzenden Gewebe.

Hinweise für die Anamnese

Nur selten können die Symptome direkt dem Kiefergelenk oder den Zähnen zugeordnet werden. Das heißt, der Patient kann seine Beschwerden nicht mit der CMD in Verbindung bringen. Daher sollte die Anamnese neben dem Fragenkatalog über subjektive Symptome auch folgende Punkte überprüfen:

- Vorausgegangene **Kieferoperationen**
- **Vorausgegangene Unfälle** (v. a. HWS-Schleudertrauma) und **Operation** im HWS- bzw. Kopfbereich, andere schwere Unfälle
- Kurze Zeit zurückliegende **zahnärztliche Behandlung,** ggf. mit Extraktionen, neuer Prothetik, neuen Brücken etc.
- **Morgendliche Müdigkeit**
- **Nächtliches Knirschen**

Aus der Fülle der subjektiven Symptome, die der Patient berichtet, und aus der unterschiedlichen Lokalisation derselben wird leicht nachvollziehbar, warum diese Symptome die meisten Patienten zunächst zu unterschiedlichen Fachärzten führen und warum häufig eine Odyssee von Fachdisziplin zu Fachdisziplin über mehrere Jahre hinter ihnen liegt, bevor die richtige Diagnose „CMD“ gestellt wird. Folgende Diagnosen unterschiedlicher Fachrichtungen sind am häufigsten anzutreffen:

- Migräne
- Schwindel
- Tinnitus
- Sehstörungen
- Globusgefühl
- Kopfschmerz
- Herzrhythmusstörungen
- Bauchschmerzen
- HWS-Syndrom
- Gonalgien
- Lumbalgien
- Fußschmerzen bei Senk-Spreiz-Fuß
- Muskelkrämpfe
- Fibromyalgiesyndrom
- Müdigkeit
- ADHS
- Ständiges „Unter-Strom-stehen“
- Rezidivierende Tenosynovitis

Plato und Kopp (1999) fanden z. B. bei einer Untersuchung heraus, dass alle Patienten mit chronischen Schmerzen und den Diagnosen „atypischer Gesichtsschmerz“ und „chronischer Kopfschmerz“ Dysfunktionen im Bereich der Okklusion und der Kiefergelenke aufwiesen. Dies galt ebenso für Schmerzen im Bereich des Beckenbodens. 85 % der chronisch kranken Patienten mit Schmerzen im Bereich des Nackens und 50 % der Patienten mit tiefem Kreuzschmerz wiesen ebenfalls Dysfunktionen im craniomandibulären System auf.

Die Forschungsergebnisse der vergangenen Jahre zeigen, dass die drei oberen Segmente der HWS und die Kiefergelenke für 45 % des propriozeptiven Inputs aus dem Bewegungsapparat in das zentrale Nervensystem verantwortlich sind (Okeson 1996, Wolff 1996, Zilles und Rehkämper 1994, Hülse et al. 2005).

Der **N. trigeminus** nimmt eine Schlüsselposition beim Verständnis der vielfältigen Auswirkungsmöglichkeiten und assoziierten Symptome einer CMD ein: Die exterozeptive Schmerzinformation aus dem Kiefergelenk gelangt über das Ganglion trigeminale in den unteren Trigeminuskern (Nucleus spinalis nervi trigemini pars caudalis), der kaudal bis Höhe C2/3 absteigt und ohne definierte Grenze in die Substantia gelatinosa des Rückenmarks übergeht.

Die beschriebenen Zusammenhänge zwischen Kiefergelenk, Okklusion, ZNS und absteigenden nervalen Bahnen sind verantwortlich für die Vielzahl der aufgeführten Symptome und werden in den folgenden Kapiteln näher erläutert.

2.2 Craniomandibuläres und craniosacrales System

Dieses Kapitel kann nicht das Studium anatomischer Lehrbücher über das craniomandibuläre System ersetzen. Es bietet die für das Verständnis wichtigen anatomischen und physiologischen Grundlagen des craniomandibulären Systems und arbeitet Besonderheiten heraus, die das Verständnis der CMD fördern.

2.2.1 Unterkiefer und Kiefergelenk

Die wesentlichen knöchernen Anteile des Schädels und die craniosacrale Bewegung werden an anderer Stelle näher ausgeführt (➤ Kap. 2.4). Im Folgenden werden die Knochen vorgestellt, die für die Okklusion zuständig sind, sowie die wichtige Articulatio temporomandibularis.

Mandibula

Caput und Collum mandibulae

Der aufsteigende Ramus mandibulae zeigt nach cranial hin zwei wichtige Fortsätze:

- **Proc. coronoideus** als Ansatz für den M. temporalis
- **Proc. condylaris** mit dem schlanken Collum mandibulae, das an der Innenseite im Bereich der **Fovea pterygoidea** den Ansatz für den M. pterygoideus lateralis hat. Das schlanke Collum mandibulae frakturiert relativ häufig bei Schlägen oder Stürzen auf das Kinn.

Die Gelenkfläche am Caput mandibulae ist walzenförmig aufgebaut und nach sagittal wie frontal konvex gekrümmt. Die Achse verläuft von latero-ventral nach dorso-medial.

Würde man die Achsen des Caput mandibulae auf beiden Seiten verlängern, würden sie sich im Bereich des ersten Halswirbels schneiden.

Manualtherapeuten bezeichnen das Kiefergelenk häufig als den eigentlich ersten Halswirbel, um damit die enge Korrelation zwischen HWS und Kiefergelenk zu dokumentieren.

Angulus mandibulae

Der Angulus mandibulae bietet an der Außenseite im Bereich der **Tuberositas masseterica** den Ansatz für den M. masseter, einen der stärksten Muskeln des Körpers. Auf der Innenseite befindet sich als Pendant die Tuberositas pterygoidea, an der der M. pterygoideus medialis ansetzt. Oberhalb der Tuberositas pterygoidea befindet sich das Foramen mandibulae für den N. alveolaris inferior. Hier setzt auch das Lig. sphenomandibulare an.

Corpus mandibulae

Am Corpus mandibulae findet man v. a. die **Pars alveolaris** mit den Alveoli dentales für die Verankerung der Zahnwurzeln. Ebenso wie am Oberkiefer bildet sich auch am Corpus mandibulae der Knochen in den Bereichen zurück, die unter einer verminderten funktionellen Belastung stehen, z. B. nach Zahnverlusten. Etwa in Höhe des fünften Zahns findet sich kaudal das **Foramen mentale** für den Durchtritt des N. mentalis und der Vasa mentalia (➤ Abb. 2.2).

Maxilla

Beide Maxillae sind durch die Sutura palatina mediana verbunden (➤ Abb. 2.3), die eine wichtige Funktion bei der craniosacralen Bewegung erfüllt, da sich in der Flexionsphase der Zahnbogen weitet. Die Weitung des Zahnbogens wird wiederum durch die Lateralbewegung der Procc. pterygoidei verursacht. Unterstützt wird diese Bewegung durch das Os zygomaticum, das die Maxilla an seiner lateralen Fläche nach außen schiebt. Zusätzliche Bewegung erfahren die beiden Teile des Oberkiefers durch die Bewegung des Vomers, der weiter unten detaillierter dargestellt wird (➤ Kap. 2.4).

Die Beweglichkeit der Maxilla und der Sutura palatina mediana wird insbesondere dann behindert, wenn die Mittellinie durch Brücken oder Spangen überbrückt wird. Dies hat eine negative Auswirkung auf die Beweglichkeit der anderen Schädelknochen und auf das gesamte craniosacrale System, da die Maxilla Kontakt zu einer Vielzahl von Knochen des Viscerocraniums und des parietalen Craniums besitzt und auch einen großen Anteil der Augenhöhle bildet.

Fossa mandibularis

Die Gelenkfläche für das Caput mandibulae des Unterkiefers liegt im Os temporale am Übergang zum Proc. zygomaticus. Die Gelenkfläche am Os temporale ist konkav geformt. Die ventrale Begrenzung des Gelenks wird durch das Tuberculum articulare gebildet, der dorsale Anteil liegt extrakapsulär und bildet die laterale Wand des äußeren Gehörgangs.

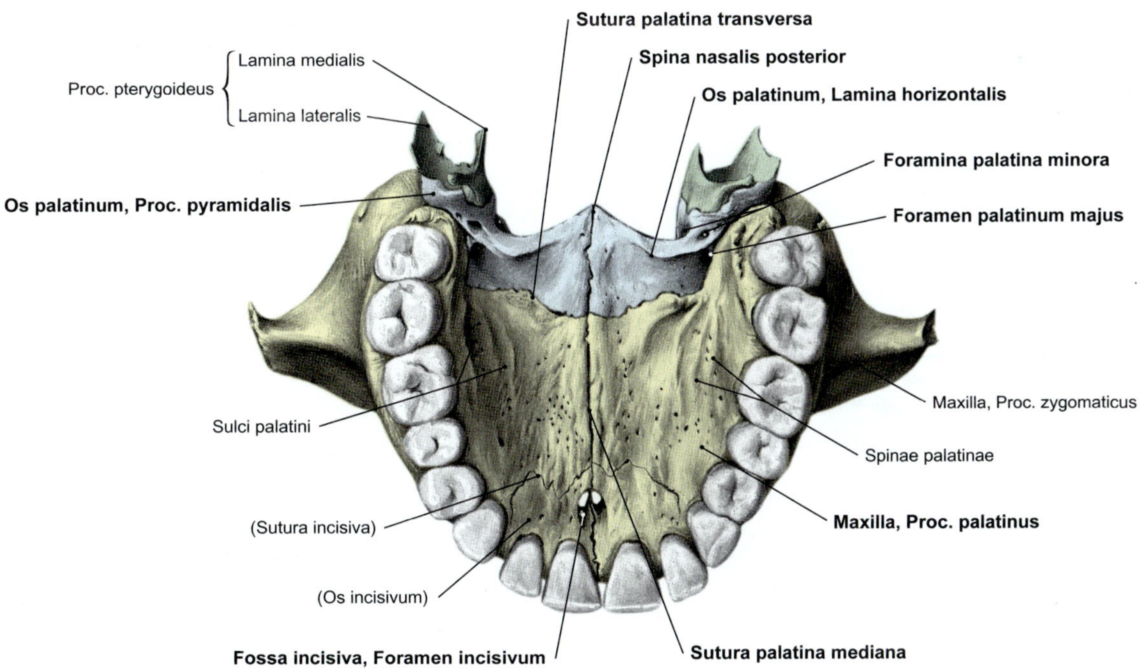

Abb. 2.3 Maxilla: Die Sutura palatina mediana verknöchert – wenn überhaupt – erst jenseits des 70. Lebensjahres. [S007-3-23]

Die Fossa mandibularis ist etwa zwei- bis dreimal größer als die Gelenkfläche am Caput mandibulae. Diese Größenverhältnisse sind die notwendige Voraussetzung für die Bewegung des Caput mandibulae beim Reden und Kauen. Die **Ausbildung der Gelenkform** richtet sich – wie in den meisten Fällen beim Knochen – nach der Belastung und folgt der Regel „Belastung bildet die Form". Beim Säugling ist die Pfanne noch relativ flach und vertieft sich dann zunehmend, bis die permanenten Zähne durchbrechen. Diese Formveränderung spielt eine wichtige Rolle bei der kieferorthopädischen Behandlung, da die Pfanne auch bei einer kieferorthopädischen Therapie ihre Form verändern kann. Bei älteren Personen ohne eigene Zähne oder mit zu wenig Belastung im Zahnbereich kann sich die Pfanne hingegen auch wieder abflachen.

Discus articularis

Der Discus articularis besteht aus straffem, kollagenem Bindegewebe und Faserknorpel, ist wie ein Knochen an beiden Enden verdickt und in der Mitte sanduhrförmig eingeschnürt. Dorsal ist er deutlich dicker. Anatomisch ist der Discus articularis dem Kondylus zugeordnet, da er über Fasern im medialen und lateralen Anteil am Kondylus befestigt ist. Im dorsalen Anteil geht der Diskus in die bilaminäre Zone über, im anterioren Anteil in den M. pterygoideus lateralis pars superior und zum Teil in den M. temporalis. Die Verbindung zum **M. pterygoideus lateralis** ergibt eine Dynamisierung der Beweglichkeit des Diskus (➤ Abb. 2.4).

Der Faserverlauf des Knorpels ist dreidimensional. Dadurch kann der Diskus erhebliche Kräfte aufnehmen und wegpuffern. Als deutlicher Nachteil wirkt sich allerdings das Fehlen von Schmerzrezeptoren als Warnfunktion aus, da es somit oft zu Zerreibungen und Perforationen des Diskus kommt. Die Ernährung des Diskus erfolgt über die bilaminäre Zone per diffusionem.

Gelenkkapsel

Wie bei allen Gelenken umgibt die Kapsel das Kiefergelenk zirkulär zu den umliegenden Geweben. Sie schließt ebenfalls das Tuberculum articulare ein, lässt aber den dorsalen Fossabereich frei.

Die Gelenkkapsel besteht sowohl aus lockeren als auch aus elastischen Fasern und ist relativ schlaff. Dadurch lässt sie große Verschiebungen zu, ohne dabei zu zerreißen.

Im lateralen Bereich ist sie durch kollagene Fasern angereichert, weshalb man diese Gewebeverstärkung auch als **Lig. laterale** bezeichnet. Neben dem Lig. laterale verstärken auch die **Ligg. sphenomandibulare et stylomandibulare** die Kapsel (➤ Abb. 2.2).

Die Kapsel verfügt über neuroreflektorische und neurale Versorgungen. Einerseits übernimmt sie durch die vorhandenen Zugrezeptoren (Mechanorezeptoren) eine neuroreflektorische Funktion. Überlastungsphänomene werden zentralnervös weitergeleitet, um die Funktion der Kaumuskulatur zu begrenzen. Andererseits sitzen in der Gelenkkapsel die Nozizeptoren, die dem ZNS Überlastungsfunktionen des Kiefergelenks rückmelden.

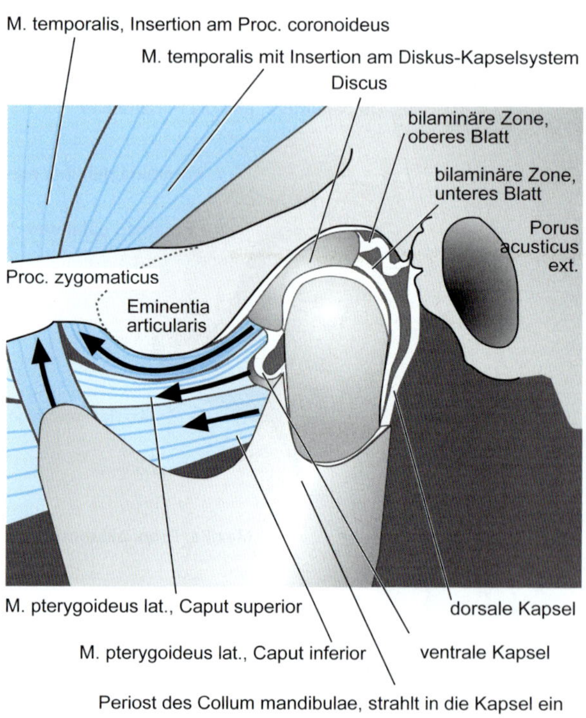

Abb. 2.4 Kiefergelenk: Schematisch dargestellt sind die Einstrahlungen des M. temporalis und des M. pterygoideus lateralis in den Discus articularis. Ebenfalls dargestellt ist der Bereich der bilaminären Zone – ein wichtiges Puffersystem für die Abfederung der Kieferbewegungen. [M593/L126]

Bilaminäre Zone

Die bilaminäre Zone ist das posteriore Befestigungsband des Diskus zur Schädelbasis und zum Kondylus. Die Hauptaufgabe der elastischen Fasern des oberen Bereichs besteht darin, eine **Rückholkraft bei Vorwärtsbewegungen** auf den Diskus auszuüben, damit er im Bewegungsablauf **hinter** der Bewegung des Kondylus bleibt. Der untere Bereich besteht aus lockerem Bindegewebe, das sich bei Öffnung des Mundes entfaltet und mit Flüssigkeit füllt. Bei der **Rückwärtsbewegung** des Kondylus müssen diese Gewebespalten wieder entleert werden, was zu einer Dämpfung der Bewegung führt (➤ Abb. 2.4).

In der bilaminären Zone befinden sich ebenso wie in der Kapsel Zugrezeptoren (Golgi-Rezeptoren) und Schmerzrezeptoren (Nozizeptoren). Die **Nozizeptoren** melden Traumatisierungen, Entzündungen oder Überlastungen an das ZNS weiter und lösen oft reflektorisch eine Ruhigstellung der Muskulatur aus. Die von Patienten oft geschilderten Schmerzen im Kiefergelenk sind auf diese pathophysiologischen Reaktionen in der bilaminären Zone zurückzuführen. Die **Golgi-Rezeptoren** hingegen geben die Spannungen in der bilaminären Zone an das ZNS weiter und üben dadurch unmittelbaren Einfluss auf die Muskelfunktion aus.

Kondylus

Bei der **initialen Mundöffnung** kommt es zu einem Rotationsgleiten des Kondylus nach anterior, was eine relative Translation des Diskus nach posterior bewirkt (➤ Abb. 2.5).

Die Kondylus-Diskus-Einheit bewegt sich an der Eminentia nach anterior und kaudal, wobei der Diskus durch Zugwirkung der elastischen Fasern der bilaminären Zone in der Bewegung etwas zurückbleibt und diese dadurch eine relative Translation nach posterior erfährt. Gleichzeitig entfaltet sich die bilaminäre Zone, die obere und untere Gelenkkammer öffnen sich und werden mit Synovialflüssigkeit gefüllt.

Bei der **intermediären Mundöffnung** kommt es zu einer weiteren Rotation und Translation des Kondylus nach anterior aus der Fossa mandibularis zum Tuberculum articulare (➤ Abb. 2.5). Dieses bewirkt eine Translation des Diskus nach anterior, jedoch weniger weit als die des Kondylus (= erneute relative Translation des Diskus nach posterior).

Bei der **maximalen terminalen Mundöffnung** hat sich das Caput mandibulae aus der Fossa herausgedreht und weiter aus der Mulde auf den ventralen Diskusanteil geschoben, der sich in Höhe des Tuberculum articulare befindet (➤ Abb. 2.6).

Durch die Spannung der Fasern in der bilaminären Zone sowie durch die Spannung in der Kapsel und in den Ligg. sphenomandibulare und stylomandibulare wird normalerweise die Vorwärtsbewegung gehemmt und abgeschlossen.

Bei der **anschließenden Rückwärtsbewegung des Kondylus in die Fossa** werden die vorher gefüllten Gewebespalten der bilaminären Zone langsam ausgepresst. Sie fungieren dadurch als Puffer und dämpfen den Bewegungsablauf des Mundschlusses. Diese Dämpfungsfunktion ist zur Vermeidung einer Traumatisierung der bilaminären Zone notwendig.

Die Okklusion muss gelenkprotektiv gestaltet sein, damit keine retrusiv wirkenden Kräfte auf das Kiefergelenk einwirken, die aufgrund des mangelnden Spielraums im Kiefergelenk nach dorsal die bilaminäre Zone schädigen und im weiteren Verlauf zu einer irreversiblen Verlagerung des Diskus und des Kondylus führen können. Retrusive Kräfte können zusätzlich die Muskulatur schädigen, die der Retroposition des Kondylus entgegenwirken soll.

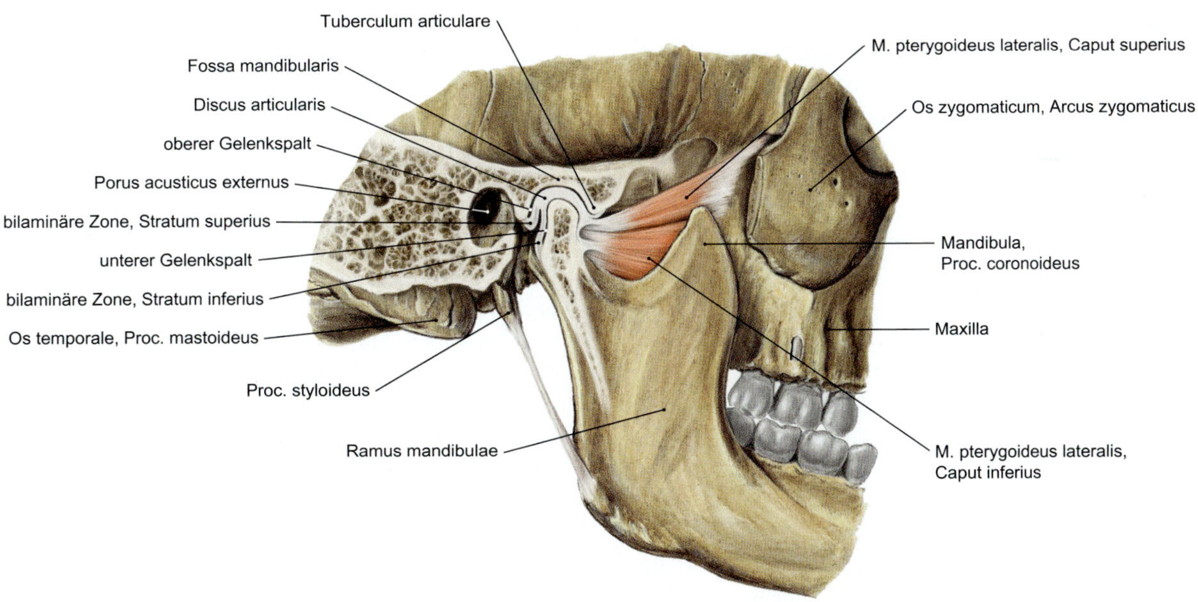

Abb. 2.5 Initiale Bewegung der Kondylus-Diskus-Einheit bei Mundöffnung [S007-3-23]

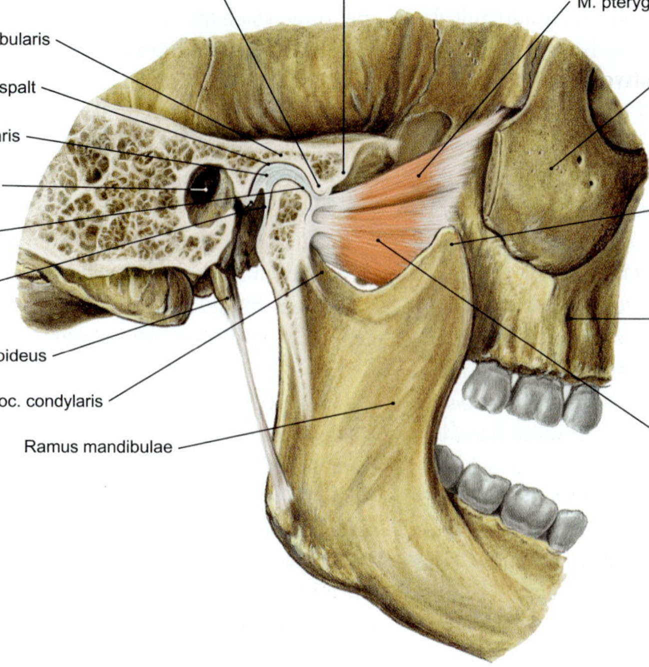

Abb. 2.6 Bei zunehmender Mundöffnung gleitet der Kondylus in der Fossa mandibularis weiter nach anterior, um dann bei maximaler terminaler Mundöffnung aus der Fossa herauszutreten. [S007-22]

Der Einfluss der **Kondylenposition** ist bereits vor Jahrzehnten in einer Studie von Weinberg beschrieben worden (Weinberg 1980). Anhand der Untersuchungsergebnisse an 220 Patienten mit akuter CMD konnte Weinberg zeigen, dass die posteriore Kondylenposition ein signifikanter, kausaler Unterstützungsfaktor für die Entwicklung und Aufrechterhaltung der Symptomatik ist.

Da das Kiefergelenk über die Kopf- und Nackenmuskulatur mit der Wirbelsäule verbunden ist, wirken sich Störungen im Bereich des Kiefergelenks, der Okklusion oder der Kaumuskulatur auch auf Kopf- und Körperhaltung sowie den Halteapparat aus: *„Das Kiefergelenk verbindet nicht nur den Unterkiefer mit dem Schädel, sondern es verbindet auch die Zahnmedizin mit der Medizin, der Orthopädie.“*
(Kopp et al. 2000)

2.2.2 Muskeln und Bänder

Muskeln

Einteilung

Die Gesamtheit der Kaumuskulatur lässt sich in drei Hauptgruppen einteilen: Mundöffner, Mundschließer und Muskeln mit besonderen Aufgaben.

- **Mundöffner:** insbesondere die infrahyalen Muskeln, v. a. M. sternohyoideus, M. sternothyreoideus und M. thyreohyoideus
- **Mundschließer:** M. temporalis, M. masseter und M. pterygoideus medialis

Kaumuskeln laufen in **Muskelschlaufen.** Die eine Schlaufe wird vom M. masseter auf der Außenseite und vom M. pterygoideus medialis auf der Innenseite gebildet.

Auch die beiden Anteile des M. pterygoideus lateralis bilden eine Schlaufe: Der obere Anteil zieht zum Diskus, der weiter kaudal gelegene zieht außen an den Proc. condylaris.

Besonderheiten der Kaumuskulatur

- Der **M. temporalis** zieht fächerförmig von der Linea temporalis zum Ansatz an den Proc. coronoideus. Alle Anteile sind am Mundschluss beteiligt, wobei die hinteren Anteile eine Feinjustierung in Richtung anterior-posterior ermöglichen.
- Durch die Funktion der **suprahyalen Muskeln** (Mm. stylohyoideus, myohyoideus und geniohyoideus) verlagert sich bei Schluckbewegungen und beim Saugen das Os hyoideum nach cranial, sofern die Muskeln als Punctum fixum am Unterkiefer betrachtet werden. Andererseits helfen sie als Punctum fixum am Os hyoideum bei der Mundöffnung.

- Die **infrahyale Muskulatur** zieht das Os hyoideum und den Larynx nach kaudal. Diese Muskeln haben aufgrund der Muskelschlinge zwischen Sternum, Thyroidea und Hyoid einen erheblichen Einfluss auf die Phonation, da sie den Kehlkopf stabilisieren.
- Eine Sonderstellung hat der **M. omohyoideus,** der etwa in Höhe von C6 über den M. sternocleidomastoideus kreuzt und sich dort in einen Venter superior und inferior aufteilt und eine Verbindung zwischen Schädel, Os hyoideum und Schulter herstellt, indem er mit seinem inferioren Teil an der Scapula im Bereich der Incisura scapulae ansetzt.
- Da die gesamte **supra- und infrahyale Muskulatur als Muskelschlinge** betrachtet werden kann, in die das Os hyoideum eingebettet ist, beeinflussen diese Muskeln letztlich die Stellung des Hyoids und kommen daher als mögliche Ursache bei Heiserkeit, Globusgefühl und anderen Spannungszuständen im Bereich des ventralen Halses infrage.
- Eine weitere Besonderheit stellt der **M. pterygoideus lateralis** dar, der bei gleichzeitiger Aktivität eine Protrusionsbewegung durchführt, bei einseitiger Bewegung eine Seitwärtsbewegung des Unterkiefers zur Gegenseite bewirkt. Er wird bei den Mahlbewegungen eingesetzt. Die Pars inferior ist für den Beginn der Mundöffnung verantwortlich und wird im weiteren Verlauf durch die suprahyale Muskulatur unterstützt (➤ Abb. 2.7).

Der M. pterygoideus lateralis (Pars superior) inseriert mit ca. 80 % der Masse am Discus articularis, verläuft über das Tuberculum articulare und inseriert dann an den Alae majores des Os sphenoidale. Dieser Anteil des Muskels stellt somit eine direkte Verbindung zwischen Kiefergelenk und Schädel her. Er ist allerdings nur aktiv, wenn sich der Kiefergelenkkopf in die Fossa zurückbewegt, was im Wechselspiel mit den elastischen Fasern der bilaminären Zone erfolgt (➤ Abb. 2.8).

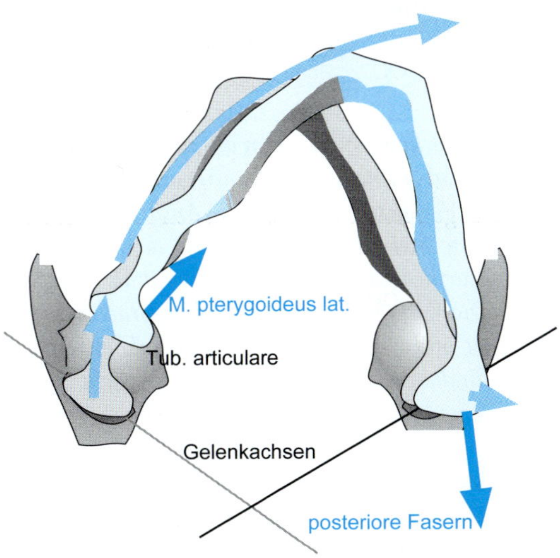

Abb. 2.7 Laterotrusion der Mandibula nach rechts durch Anspannung des linken M. pterygoideus lateralis. Unterstützung findet diese Bewegung durch die posterioren Fasern des M. temporalis auf der rechten Seite. [M593/L126]

> Die häufigste Dislokation des Diskus nach ventral findet durch den Zug des M. pterygoideus lateralis statt.

Der gesamte Diskus befindet sich dabei in der Neutral-Null-Position in der vorderen Kammer, sodass eine Translationsbewegung nicht mehr möglich ist. Die Mundöffnung ist stark eingeschränkt. Durch manuelle Techniken, welche die Entspannung der ventralen Strukturen zum Ziel haben, kann das blockierte Gelenk wieder gelöst werden.

Bänder

Neben dem bereits erwähnten Lig. laterale zur Verstärkung der Kiefergelenkkapsel sind die Ligg. sphenomandibulare und stylomandibulare zu nennen, welche die Protrusion der Mandibula hemmen und während der gesamten Mundöffnung angespannt bleiben (➤ Abb. 2.2).

2.3 Zahnmedizinische Systematik

2.3.1 Nomenklatur

Der folgende Abschnitt gibt eine kurze Übersicht über die Nomenklatur und Klassifikationstypen in der zahnmedizinischen Systematik (➤ Abb. 2.9). Für ein intensiveres Studium sei auf die einschlägige zahnmedizinische Literatur verwiesen.

Die Zähne werden in vier Quadranten eingeteilt:

- Der obere rechte Quadrant hat die Nummer 1.
- Der linke obere Quadrant hat die Nummer 2.
- Der untere linke Quadrant hat die Nummer 3.
- Der untere rechte Quadrant hat die Nummer 4.

> Bei der Zahnnummerierung steht die erste Zahl für den Quadranten, die zweite für den Zahn.

Die Nummerierung der einzelnen Zähne beginnt mit dem ersten Schneidezahn mit der Nummer 1 und wird bis zu Nummer 8 (Weisheitszahn) durchgezählt. Beispiel: Der fünfte Zahn im linken Oberkiefer wird als „25" (gesprochen: zwei fünf) bezeichnet.

Eine spezielle Terminologie gibt orientierende Informationen zur Zahnstellung im Raum (➤ Tab. 2.1).

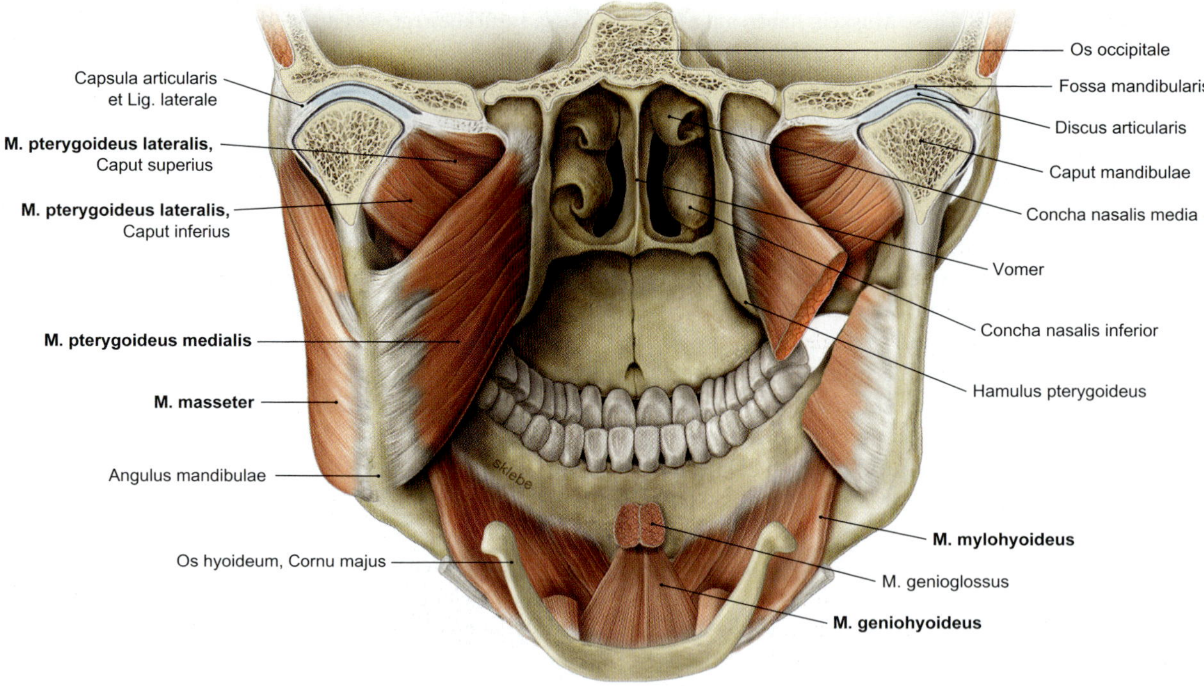

Abb. 2.8 Verlauf des M. pterygoideus lateralis und medialis von lateral und dorsal [S007-3-23]

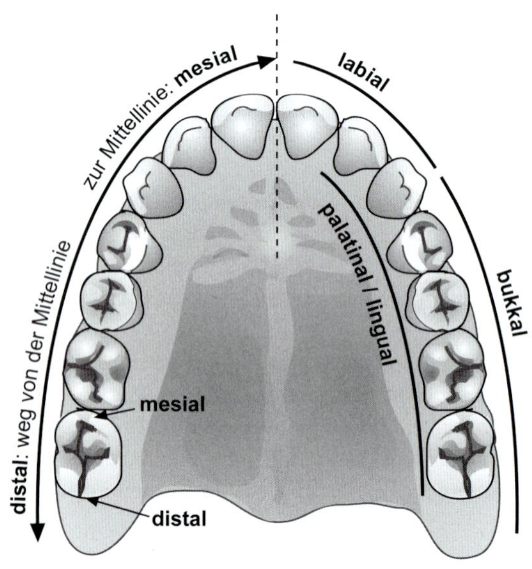

Abb. 2.9 Nomenklatur im Zahnbereich zur Orientierung [M593/L126]

2.3.2 Radiologische Diagnostik

Ash beschreibt in seinem Buch über die Schienentherapie die Grundlagen für den Einsatz bildgebender Verfahren folgendermaßen: *„Damit der Einsatz eines bildgebenden Verfahrens sinnvoll erscheint, müssen ein hohes Maß an diagnostischer Sensitivität, an diagnostischer Spezifität, ein positiver und ein negativer Vorhersagewert (die Wahrscheinlichkeit, dass die Störung nicht vorhanden ist, wenn aus der Aufnahme ein negativer Befund abgeleitet werden kann) vorliegen. Die meisten bildgebenden Verfahren können diese Ansprüche nicht erfüllen, obwohl die Meinung vertreten wird, dass z. B. auch die Kiefergelenksarthrografie sowohl Sensitivität als auch Spezifität besitze. Die Verfahren, die einen hohen Grad an Sensitivität, Spezifität und Genauigkeit bei der Krankheitserkennung aufweisen, für das Stellen einer Diagnose aber nicht nötig sind, stehen in einem ungünstigen Kosten-Nutzen-Verhältnis.“* (Ash 2006)

Tab. 2.1 Zahnmedizinische Terminologie zur Bezeichnung der Zahnstellung im Raum

Distal	=	Posterior
Mesial	=	Anterior
Lingual, palatinal und oral	=	Medial (der inneren Mundhöhle)
Buccal*, labial** und vestibulär	=	Lateral

* Buccal: Zähne 4 bis 8
** Labial: Zähne 1 bis 3

Eine exakte Positionsbestimmung des Kiefergelenks mit einer Röntgenaufnahme, die nur eine Ebene darstellt, ist nicht möglich. Es ist ebenfalls nicht notwendig, die unterschiedlichen Positionen des Diskus zu kennen, um ggf. die Diagnose einer Diskusverlagerung stellen zu können, da Diskusverlagerungen häufig vorkommen und symptomfrei sein können. In diesen Fällen kann ein therapeutisches Eingreifen überhaupt erst Symptome auslösen!

Die MRT ist das Standardverfahren zur Diagnostik von Kiefergelenkerkrankungen.

Ein großer Vorteil der MRT gegenüber anderen radiologischen Verfahren ist das Fehlen ionisierender Strahlung sowie die Darstellung von Weichteilbewegungen bei der Funktions-MRT-Aufnahme. Mit Letzterer lassen sich Diskusverlagerungen und Adhäsionen der Weichteile besonders gut darstellen. Des Weiteren können mit der MRT Frakturen, Umbauvorgänge in den Gelenkkompartimenten, Gelenkergüsse und Tumoren diagnostiziert werden (➤ Abb. 2.10).

Das Ziel einiger Methoden in der Kieferorthopädie – und nicht wenige Kollegen in der Zahnmedizin propagieren dies – ist das möglichst **symmetrische Kiefergelenk** beidseits. Zu diesem Zweck werden umfangreiche röntgenologische Untersuchungen durchgeführt. Eine Symmetrie ist aber aus anatomischen Gründen nicht möglich, da kein Mensch identische Kiefergelenke oder identische Schädelhälften hat. Alle Menschen haben eine **asymmetrische Kopfform,** was Ausdruck der Unterschiede in der Dominanz von Augen, Hand und Ohren ist. Exemplarisch steht dafür das allseits bekannte Phänomen, dass man vollständig unterschiedliche Gesichter erhält, wenn man die Fotografie eines Gesichts halbiert und die Hälften mit ihrem gespiegelten Abbild wieder zusammensetzt.

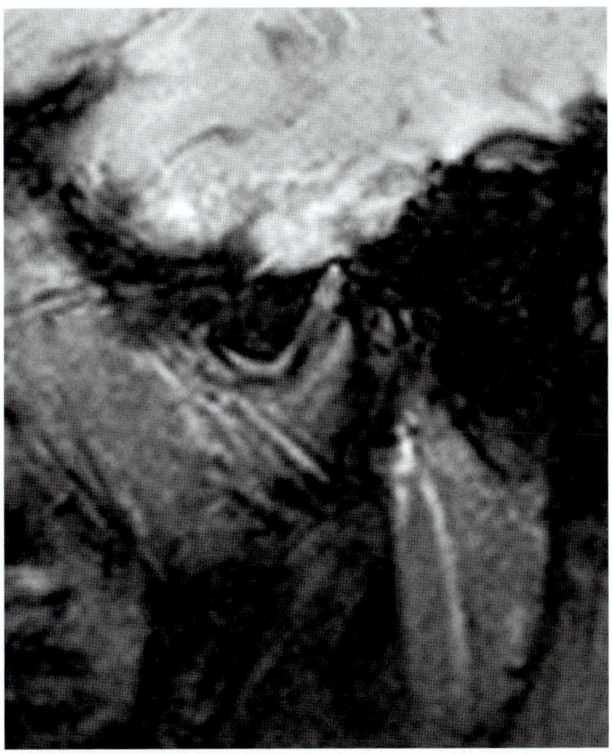

Abb. 2.10 Physiologische Kiefergelenkstruktur von lateral bei Mundschluss [O890]

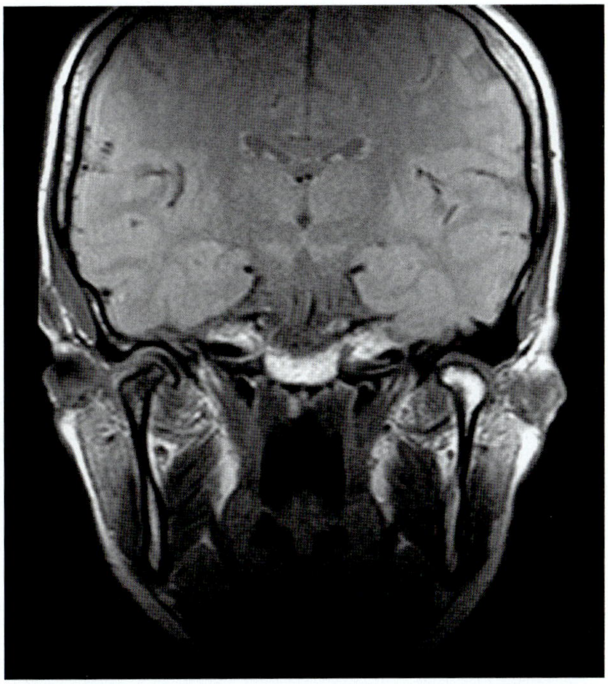

Abb. 2.11 Degenerative Kiefergelenkerkrankung: Arthritis [O890]

Der Sinn der radiologischen Diagnostik im Bereich des Kiefergelenks besteht u. a. in der Aufdeckung von Tumoren, in der Bestimmung des Grades einer Arthrose speziell bei rheumatischen Patienten (➤ Abb. 2.11), in der Verifizierung der Diskusverlagerung und in der Darstellung der Gelenksituation bei speziellen Fragestellungen.
Das Funktions-MRT mit geführten Unterkieferbewegungen ergibt zusätzliche Information über die Bewegung im Kiefergelenk.

In der **zahnärztlichen Diagnostik** werden bildgebende Verfahren zur Diagnose von Zahnherden, Granulomen, ausgedehnter Karies, Entdeckung von Fremdkörpern, Zahnfrakturen etc. eingesetzt. Zahnfrakturen sind besonders problematisch, da sie oft übersehen werden. Darüber hinaus kann mit bildgebenden Verfahren der Zustand des Alveolarknochens bei parodontaler Pathologie oder vor Implantatversorgung und anderen chirurgischen Eingriffen überprüft werden. In der **Kieferorthopädie** ist die radiologische Diagnostik für die Therapieplanung notwendig. Auf dieses Thema wird in diesem Buch jedoch nicht eingegangen.

2.3.3 Bedeutung der embryologischen Entwicklung

Das Verständnis der Zusammenhänge zwischen CMD und peripheren Störungen (z. B. Beckenschiefstand, Kopfschmerzen etc.) wird durch einen Blick auf die embryologische Entwicklung der Kaumuskeln und Gesichtsmuskeln erleichtert (➤ Abb. 2.12).

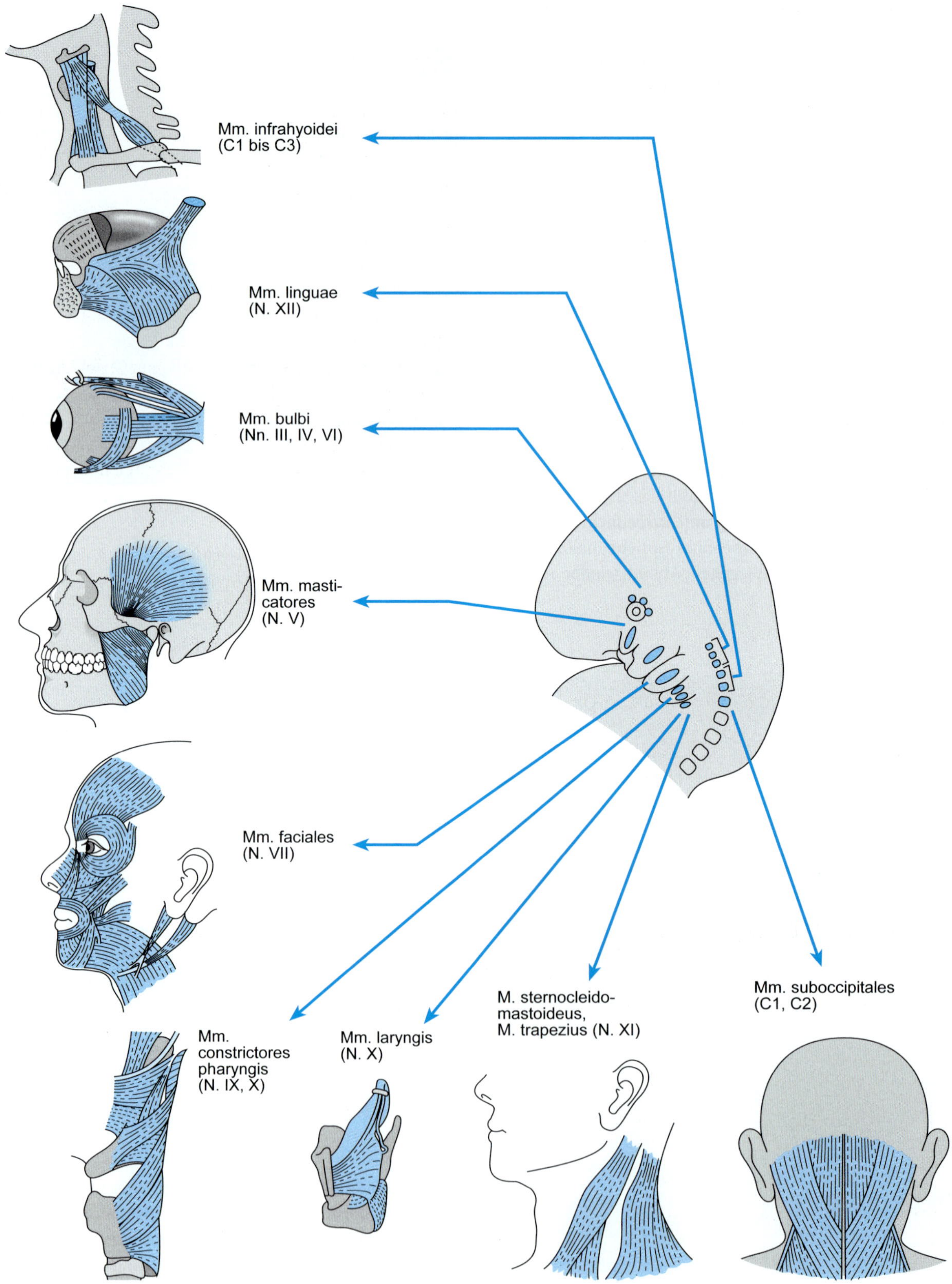

Abb. 2.12 Entwicklung der Kopfmuskeln aus dem Kopfmesenchym, dem Kiemenbogenmesenchym und den cranialen Somiten [L106]

Entwicklungsgeschichtlich entstammen die Kopf- und Halsmuskeln drei Zellbereichen: dem **Kopfmesenchym,** dem **Kiemenbogenmesenchym** und den **cranialen Somiten.** Diese Herkunft erklärt zum einen die gegenseitige Beeinflussung dieser Regionen durch die CMD und zum anderen auf umgekehrtem Weg die Tatsache, dass Störungen aller Sinnesorgane und Muskelgruppen eine CMD auslösen können.

Herkunft der Kopf- und Gesichtsmuskeln

- Aus dem **Kopfmesenchym** entstammen die äußeren Augenmuskeln.
- Aus dem **Kiemenbogenmesenchym** u. a. die Kaumuskeln, die mimischen Muskeln sowie der M. sternocleidomastoideus und der M. trapezius. Diese beiden stammen jeweils aus dem fünften Kiemenbogen mit Innervation durch den N. accessorius.
- Aus den **cranialen Somiten** entwickeln sich die kurzen Nackenmuskeln (Mm. suboccipitales mit Innervation vom ersten zervikalen Segment) und die unteren Zungenbeinmuskeln (Mm. infrahyoidei).

Kaumuskeln und Trommelfell werden gemeinsam vom N. trigeminus versorgt.

2.3.4 Definition der Okklusion

Die auch heute noch gültige Angle-Klassifikation zur Einteilung in Normokklusion und Malokklusion aus den Anfangsjahren des 20. Jahrhunderts berücksichtigt die sagittale Relation (Zahnposition zueinander in mesiodistaler Richtung), jedoch nicht die laterale und die vertikale Dimension.

Angle-Klasse I (> Abb. 2.13)

Der mesiobukkale Höcker der oberen ersten Molaren (16 und 26) sollte in der Mulde zwischen den mesialen und distalen Höckern der darunterliegenden Molaren (36 und 46) liegen. Die oberen Eckzähne (13 und 23) artikulieren mit ihren Spitzen zwischen die Spitzen der unteren Eckzähne (33 und 43). Aus dentaler Sicht liegt somit eine Neutrookklusion, d. h. ein normales mesodistales Verhältnis, vor.

Angle-Klasse II

Dentale Malokklusion mit retraler Position des Unterkiefers: Bei dieser prognathen Form liegt der mesiobukkale Höcker von 16 und 26 nicht mehr in der Mulde des darunterliegenden ersten Molaren, sondern steht zwischen dem mesiobuccalen Höcker des ersten unteren Molaren (36 und 46) und dem davor liegenden zweiten Prämolaren (35 und 45). Bei der Division 1 (> Abb. 2.13) bewegen sich die oberen Incisivi nach anterior (Labioversion), bei der Division 2 kommt es zu einer Retrusion der oberen Incisivi, was häufig mit einem Tiefbiss assoziiert ist. Häufig sind die Schneidezähne nach labial gekippt und stehen ebenfalls in einer Malokklusion.

Die bei der Angle-Klasse II häufig vorliegende **retrale Zwangsführung** ist häufiger mit Problemen behaftet als die Progenie bei Angle-Klasse III (s. u.), da es aufgrund der stark posterioren Stellung des Unterkiefers und damit des Caput mandibulae zu einer Schädigung der bilaminären Zone und des Diskus kommt.

Angle-Klasse III (> Abb. 2.13)

Die progene Lage der Mandibula bei der Angle-Klasse III führt dazu, dass der mesiobukkale Höcker der oberen ersten Molaren (16 und 26) hinter dem distalen Höcker des unteren ersten Molaren zu liegen kommt. Im labialen Bereich führt dies dazu, dass sich der untere Eckzahn häufig vor die distale Kante des oberen Eckzahns schiebt und damit eine Eckzahnführung unmöglich macht.

Kopfbiss (> Abb. 2.14)

Von einer Kopfbisssituation spricht man, wenn die Incisivi der Maxilla und der Mandibula aufeinanderstehen und es beim Schlussbiss nicht zu einer Überlappung der unteren Incisivi durch die oberen kommt.

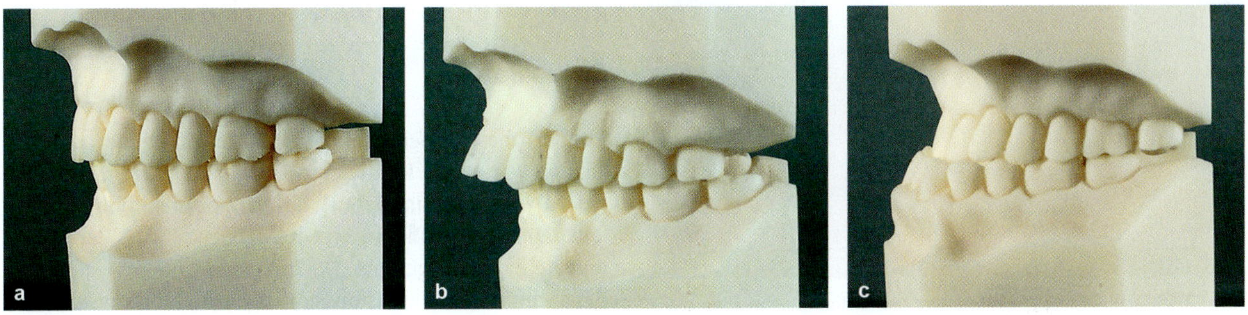

Abb. 2.13 **a** Bissmodell der Angle-Klasse I. **b** Bissmodell der Angle-Klasse II, Division 1. **c** Bissmodell der Angle-Klasse III. [M593]

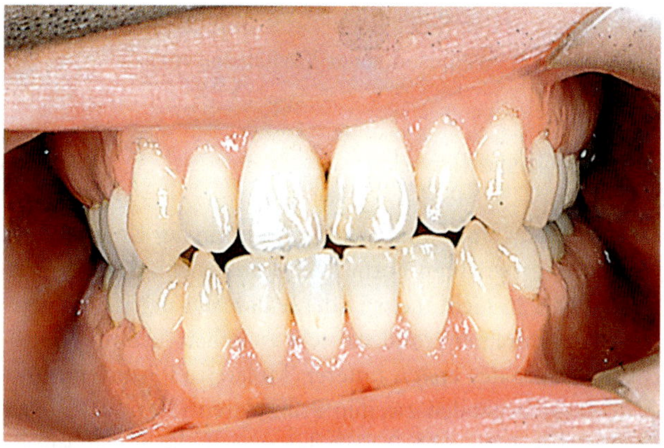

Abb. 2.14 Kopfbisssituation mit Aufeinandertreffen der Incisivi [T594]

Tiefbiss

Normalerweise sollten die Unterkieferschneidezähne etwa zu einem Drittel von den Oberkieferschneidezähnen bei maximaler Intercuspidation überdeckt sein. Die unteren Incisivi sollten dabei keinen Kontakt zu den oberen Incisivi haben. Beim Tiefbiss (➤ Abb. 2.15) kommt es zu einer verstärkten vertikalen Überlappung in der Front, die oft durch nach lingual geneigte obere Schneidezähne verursacht wird, sodass der Unterkiefer in eine retrale Zwangslage gebracht wird. Dies führt häufig zu nächtlichen Bewegungen des Patienten, der seinen Unterkiefer wieder nach anterior schieben möchte, um die Fossa mandibularis und die bilaminäre Zone zu entlasten. Dadurch entstehen z. T. erhebliche Schmelzdefekte mit Schliffspuren an der Vorderseite der unteren Incisivi sowie an der Rückseite der oberen Incisivi.

Kreuzbiss

Normalerweise überragen die Oberkieferzähne die Unterkieferzähne über den gesamten Bereich der Okklusionslinie von

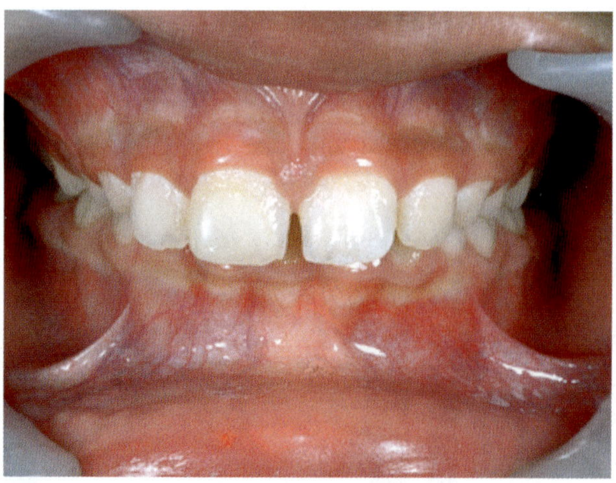

Abb. 2.15 Tiefbisssituation mit retraler Zwangsführung des Unterkiefers [M593]

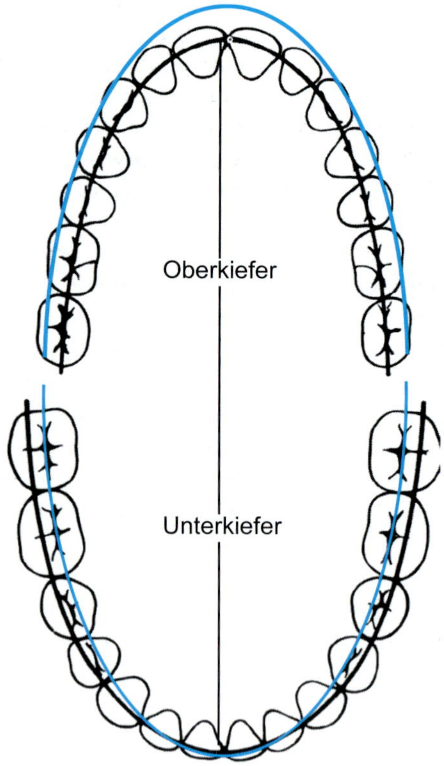

Abb. 2.16 Kreuzbiss mit Missverhältnis der Größe von Oberkiefer zu Unterkiefer [M593/L126]

11 bis 18 sowie in den anderen drei Quadranten (wie überlappende Dachziegel). Dies setzt voraus, dass die Maxilla normalerweise größer ist als die Mandibula. Dreht sich die skelettale Form um, sodass die Mandibula größer wird als der Unterkiefer, spricht man von Progenie, die häufig mit einem Kreuzbiss (➤ Abb. 2.16) vergesellschaftet ist. Bei der Progenie stehen die unteren Seitenzähne im Verhältnis zu den oberen Molaren in bukkaler Richtung über. In diesem Fall liegt eine Enge des oberen Zahnbogens vor. Oft findet man auch einen hohen, schmalen Gaumen.

Ein Kreuzbiss tritt aber auch häufig bei einzelnen Zähnen im Seitenzahn- oder Eckzahnbereich auf und ist nicht zwangsläufig ein pathologischer Faktor.

2.3.5 Okklusion und Kondylenposition

Okklusion

Einigkeit besteht bei den meisten Autoren darüber, dass die Okklusion und die Kondylenposition eine wichtige Rolle bei einer Dysfunktion im Bereich des temporomandibulären Gelenks spielen. Die Okklusion wird dabei häufig als der bedeutendste Faktor angeführt. Nach Ansicht von Levy sollte die Behandlung der Okklusionsstörungen im Vordergrund stehen, da diese überwiegend zu **temporomandibulären und**

den damit einhergehenden myofaszialen Dysfunktionen führen (Levy 1981).

Zu unterscheiden sind die Begriffe der maximalen Intercuspidation, die auch als maximale Okklusion bezeichnet wird, und der dynamischen Okklusion.

Bei der **maximalen Intercuspidation** (maximale Okklusion) kommt es zu einer maximalen Kontaktaufnahme möglichst vieler Punkte der Zähne im Ober- und Unterkiefer (Schupp 1996, Bumann 2000). Diese Okklusion steuert auch die Position der Kondylen im temporomandibulären Gelenk. Mit „Okklusion" wird somit diejenige Stellung beschrieben, welche die Zähne des Unter- und Oberkiefers beim Kieferschluss zueinander einnehmen. Die Form, der Bestand und die Stellung der einzelnen Zähne beeinflussen dabei maßgeblich die Okklusionsstellung. Im Gegensatz zu anderen Gelenken, bei denen die Gelenkposition primär durch die Muskeln eingestellt wird, hängt die finale Gelenkposition beim Kiefergelenk vom Kontakt der oberen und unteren Zähne bei maximaler Intercuspidation ab.

Mit **dynamischer Okklusion** werden die aufgetretenen Zahnkontakte bei Bewegung des Unterkiefers bezeichnet, wobei der Eckzahnführung eine besondere Bedeutung zukommt.

Generell gilt

Bei Okklusionsstörungen werden über diverse Afferenzen aus dem Desmodontium (Periodontium) das gesamte trigeminale System und damit auch das ZNS über die Position der Zähne, über die einzelnen Kontakte und über die Qualität der Belastung informiert.

Die sensiblen Anteile im Bereich des Desmodontiums können auf feinste Strukturunterschiede bis zu 70 μ reagieren. In Abhängigkeit von der Fehlbelastung bei der Okklusion kann daher die Kaumuskulatur ihre Aktivität anpassen, um eine Überlastung der Zähne und/oder der Kiefergelenke zu vermeiden. Bei einem Frühkontakt z. B. durch eine minimal zu hohe Krone erfolgt in einem Regelkreis zwischen den Rezeptoren im Periodontium und der Kaumuskulatur selektiv ein **Aktivitätsanstieg innerhalb der Kaumuskeln,** um einem vorzeitigen Kontakt der Zähne entgegenzuwirken und die Belastung in diesem Zahnbereich zu verringern. Diese EMG-Messungen wurden von etlichen Autoren durchgeführt (z. B. Hülse et al. 2003, Hülse und Losert-Bruggner 2009, Lechner 1996, Losert-Bruggner et al. 2010, Schupp 2000, Steinmetz et al. 2003).

Durch die Verschaltungen im Trigeminussystem kann es außerdem zu **Haltungsänderungen der HWS und des Kopfes** mit weiteren absteigenden Störungen kommen.

Über die Bedeutung der Okklusion bei Kiefergelenkdysfunktionen gehen die Meinungen der verschiedenen Autoren allerdings nicht immer konform, wie eine Zusammenfassung epidemiologischer Daten durch Gray und Mitarbeiter gezeigt hat (Gray 1995).

Man kann mit Sicherheit davon ausgehen, dass bei einer optimalen Okklusion ein symptomfreies und gesundes Gelenk vorliegt. Auch der Umkehrschluss, dass bei einem gesunden und symptomfreien Kiefergelenk und fehlenden subjektiven Symptomen (➤ Kap. 2.1.3) wahrscheinlich eine optimale Okklusion vorliegt, ist zulässig.

Kopp und Mitarbeiter (2000) betonen, dass die Diagnostik dieser elementar wichtigen Okklusionsparameter im Mund nicht möglich ist, weshalb die Analyse der dentookklusogenen Zusammenhänge im **Artikulator** zwingend erforderlich ist. Sie führen ebenfalls an, dass bei Manipulationen am Schädel und im äußeren Gehörgang mit einem **Gesichtsbogen** ein genaues Registrat der zentrischen Relation schwierig, wenn nicht gar gestört ist, da das bereits angegriffene craniomandibuläre System dadurch noch weiter belastet wird. Diese Auffassung muss in Zukunft weiter diskutiert und untersucht werden, da in vielen Praxen noch der Gesichtsbogen durchgeführt wird.

Eckzahnführung

Die heutigen biomechanischen Erkenntnisse über Funktion und Pathologie des stomatognathen bzw. craniomandibulären Systems zeigen eindeutig, dass eine **eckzahngeführte Okklusion** erforderlich ist. Bei der lateralen Bewegung des Unterkiefers führt demnach der untere gegen den oberen Eckzahn. Dies führt zu einer sofortigen Disklusion im Seitenzahnbereich von mindestens 0,5 mm, sodass in der lateralen und lateroprotrusiven Exkursionsbewegung keine Gleitkontakte (sog. exzentrische Interferenzen) entstehen können und die normale Kaubewegung eine hauptsächlich axiale Belastung der Seitenzähne ermöglicht.

Bei einer Gebissrekonstruktion ist auf eine korrekte Eckzahnführung zu achten, die weder zu einer Überlastung im Seitenzahnbereich noch zu einer Überlastung der Eckzähne führt.

Beim **älteren Menschen** kommt es auf „physiologische" Art und Weise allmählich zu einer **Abrasion der Front- und Eckzähne.** Dadurch entstehen meist Parafunktionen, sodass keine eindeutige Eckzahnführung mehr möglich ist. Parafunktionen können jedoch genauso gut schon bei jüngeren Menschen entstehen, wenn eine Okklusionsstörung vorliegt, Knirschen und Pressen oder andere pathologische Muster bestehen oder wenn iatrogen durch den Zahnarzt oder Kieferorthopäden Schäden gesetzt wurden, die eine harmonische Eckzahnführung nicht zulassen. Dadurch kommt es zu einer einseitig balancierten Okklusion, d. h., bei der Laterotrusionsbewegung besteht auf der Arbeitsseite Gruppenkontakt.

Bei der Untersuchung der Okklusion ist daher immer auf eine korrekte Eckzahnführung zu achten (➤ Abb. 2.17). Bei

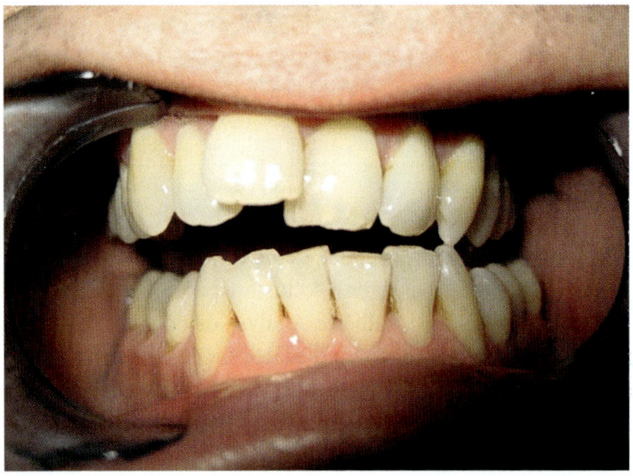

Abb. 2.17 Suffiziente Eckzahnführung ohne Kontakte im Molarbereich [M592]

einem Verlust der Eckzahnführung kommt es oft gleichzeitig zu einer Reduzierung der **vertikalen Dimension,** sodass außer den Frontzähnen auch die Seitenzähne rekonstruiert werden müssen. Die Erhöhung der vertikalen Dimension wird vom stomatognathen System normalerweise gut verkraftet und ist bei der Restauration stark abradierter Zähne, bei Tiefbiss und teilweise bei Progenie erforderlich. Gelegentlich kann es bei der Rekonstruktion von sehr ausgeprägten Tiefbissen allerdings zu einer vorübergehenden, schmerzhaften muskulären Readaptation kommen, worüber der Patient vorher aufgeklärt werden sollte.

Kondylenposition

Retrale Kondylenposition

Über viele Jahre galt die retrale Führung **(„real upmost position")** als die einzig korrekte Kondylenposition. Da bei der retralen Führung die bilaminäre Zone (➤ Kap. 2.2.1) häufig geschädigt wird, hatte das Primat der „real upmost position" mit Sicherheit eine Vielzahl von Störungen im Kiefergelenk zur Folge. In den vergangenen 20 Jahren war diese Kondylenposition Anlass für etliche Diskussionen und Thesen, wobei Farrar einer der ersten war, der eine weiter anterior gelegene Kondylenposition vertrat (Farrar 1978, Schupp 2000). Gelb und Mitarbeiter (1991) bevorzugten eine noch weiter nach anterior stehende **„47er-Position"** (➤ Abb. 2.18). Man kann davon ausgehen, dass die Auffassung, die posterosuperiore Position (retrale Kontaktposition), in die sich der Unterkiefer manipulieren lässt, entspräche der echten zentrischen Relation, heute größtenteils verlassen wurde.

Wird die „real upmost position" willkürlich als therapeutische Kondylenposition festgelegt und erzwungen, besteht die Gefahr der Irritation und Zerstörung der bilaminären Zone. Dies führt wiederum über die nozizeptive und mechanozeptive Aktivität zu den typischen temporomandibulären Dysfunktionen (➤ Kap. 2.3.4).

Die korrekte Einstellung der Kondylenposition ist auch deshalb von Bedeutung, weil das Kiefergelenk unmittelbaren Einfluss auf die Stellung und Funktion des Os temporale und damit auch auf das craniosacrale System ausübt. Schon Walther (1983) und andere Autoren konnten beweisen, dass eine Fehlstellung des Beckens beispielsweise zu einer Fehlokklusion führt bzw. umgekehrt eine Fehlokklusion **funktionelle Beinlängendifferenzen** mit einer Beckenverwringung zur Folge hat. Die Ergebnisse dieser Studien wurden durch neueste Erkenntnisse mehrfach untermauert (Ohlendorf 2008). Die Einstellung der vertikalen Position spielt hierbei eine wichtige Rolle und verlangt vom Zahnarzt und Kieferorthopäden viel Erfahrung.

Sogenannte rheumatoide Beschwerden bei älteren Patienten verschwinden oft, wenn die vertikale Dimension der Zähne wieder erhöht wird. Die vertikale Dimension schilfert sich im Lauf des Lebens langsam ab und wird erniedrigt. Diese Abnutzung führt zu einer retralen Führung des Unterkiefers und in der Folge zu einer absteigenden Dysfunktionskette in die Muskeln.

Zentrische Kondylenposition

Der Begriff der zentrischen Kondylenposition beinhaltet eine bestimmte neuromuskuläre, physiologische Position der Kondylen. Diese Position stellt sich ein, wenn sich die Muskeln in einem optimalen Ruhezustand befinden, der elek-

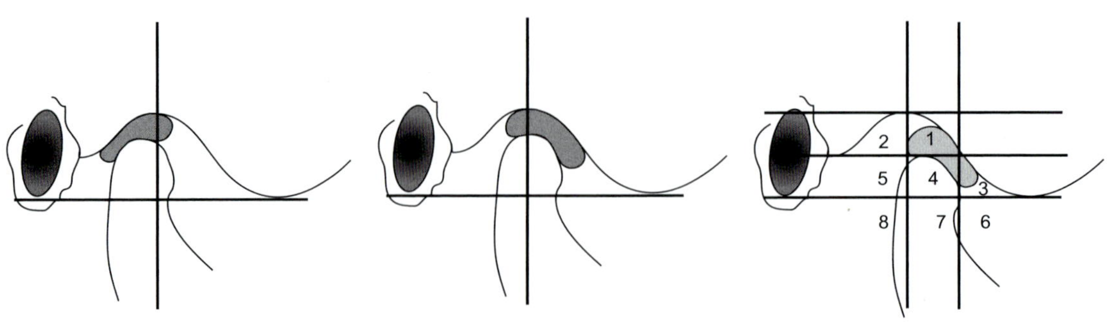

Abb. 2.18 Verschiedene Kondylenpositionen mit der aktuell favorisierten Position 47 [M593/L126]

tromyografisch abgeleitet und bestimmt werden kann. Seit einigen Jahren gewinnt die Methode der „Myozentrik" zunehmend an Bedeutung, die diese **stressfreie muskuläre Ruheposition** mittels einer ca. 30-minütigen elektrischen Stimulation der Muskeln durch Oberflächenelektroden (entsprechend TENS) festlegt.

Diese therapeutisch durchgeführten Myo- und IPR-Positionen liegen im Vergleich zur habituellen Intercuspidation (HIKP) meist wesentlich weiter anterior. Die Positionen konnten im überwiegenden Teil des Schmerzgeschehens Erleichterung herbeiführen, was unter anderem bei Losert-Bruggner nachgewiesen werden konnte, allerdings nach Meinung des Autors nicht in einem wirklich zufriedenstellenden Prozentsatz. Letztendlich besteht nämlich immer noch Unklarheit darüber, wo genau die Sollposition der Kondylen sein muss und was die zentrische Kondylenposition ist.

Eine optimale Okklusion im Sinne eines symptomfreien und gesunden Gelenks – ebenso wie eines symptomfreien Körpers – stimmt mit der optimalen zentrischen Kondylenposition überein. Bei einem Großteil der Patienten ist dies allerdings nicht der Fall, sodass die Prävalenz der CMD im Durchschnitt weltweit bei 40 % liegt (➤ Kap. 2.1.2).

Was bedeutet Zentrik?

Um sich der genauen Definition der Zentrik zu nähern, soll daher zunächst noch einmal ein Vergleich zwischen **funktionellem Gelenkspalt** und **funktionellem Gelenkraum** gemacht werden. Der funktionelle Gelenkspalt wird bei allen Gelenken durch die Form der Gelenke gebildet, die meist aus einem Gelenkkopf und einer Gelenkpfanne bestehen, beide überzogen mit Knorpel und dazwischen die Synovia als Puffer.

Der Gelenkspalt wird bei Belastung komprimiert, bei Entlastung kann er sich wieder auf seine volle Größe ausdehnen. Letztendlich sind die physiologischen Gelenkspaltbreiten relativ klein, so z. B. beim Hüft- und Kniegelenk 5 mm, bei den Wirbelgelenken nur 2 mm. Eine Verringerung des Gelenkspalts kann durch chronische Fehlbelastung oder Stoffwechselstörungen entstehen, sodass sich hier eine Arthrose bildet. Als **funktioneller Gelenkspalt** wird daher die Differenz der Gelenkspaltweite zwischen belastetem und unbelastetem Zustand definiert.

Auch das Kiefergelenk gleicht in seiner Konstruktion weitgehend den großen Gelenken wie dem Hüft- oder Kniegelenk. Allerdings besitzt der Kondylus aufgrund seiner besonderen Beweglichkeit und seiner Form in der Fossa articularis in allen Ebenen nicht nur einen Gelenkspalt, sondern einen Gelenkraum. Dieser Gelenkraum wird dorsal durch die bilaminäre Zone, cranial durch die Pars posterior des Discus articularis und kaudal durch die Ligamente der Gelenkkapsel begrenzt.

Analog dem funktionellen Gelenkspalt wird die Differenz der Spaltbreite des Gelenkraums zwischen belastetem und unbelastetem Zustand als funktioneller Gelenkraum bezeichnet. Gerd Christiansen (2012) hat in jahrelanger Forschung herausgefunden, dass dieser Gelenkraum in allen Ebenen bei gesunden Personen 0,5–0,7 mm beträgt. Bei CMD-Patienten ist aber zumindest ein Gelenk deutlich gestört, bei dem diese Werte nicht mehr vorhanden sind.

Die **oberste Maxime bei Zahnrekonstruktionen** muss daher lauten: Erhalt des funktionellen Gelenksraums. Im Umkehrschluss bedeutet das, dass eine craniomandibuläre Dysfunktion deshalb entsteht, weil dieser funktionelle Gelenkraum nicht mehr erhalten bleiben kann und der Kondylus dementsprechend innerhalb der Fossa articularis in einer falschen Position steht. Christiansen führt in seinem Buch aus dem Jahr 2012 Folgendes aus: *„Verändern wir durch unsere zahnärztliche Tätigkeit das Kauflächenrelief durch*

- *prothetische Maßnahmen,*
- *kieferorthopädische Maßnahmen,*
- *konservierende Tätigkeit (invasive Füllungstherapie) oder*
- *kieferchirurgische Tätigkeit,*

so nimmt der Patient über kurz oder lang eine neue habituelle Interkuspitation ein, dabei verändert sich dann allerdings die Stellung des Kondylus innerhalb der Fossa. Es kommt zu Fehlstellungen, d. h. kondyläre Fehlstellungen sind meist iatrogen."
(Christiansen 2012)

Christiansen schreibt des Weiteren: *„Circa 60 % unserer Patienten weisen ausgedehnten festsitzenden Zahnersatz auf. Patienten ohne Zahnersatz, ohne Füllungstherapie, ohne kieferorthopädische Vorgeschichte, aber mit Beschwerden im Rahmen des CMD-Syndroms sind extrem selten, prozentual nicht fassbar. Der Verdacht liegt nahe, dass wir Zahnärzte irgendwie mit dieser Problematik zu tun haben."*
(Christiansen 2012)

Durch seine jahrelangen Untersuchungen hat Christiansen mit der computergestützten Funktionsanalyse beweisen können, dass die Biodynamik des Kiefergelenks hervorragend messbar und die Startposition aller registrierten Bewegungen, nämlich die HIKP, in hohem Maße reproduzierbar ist, und zwar bis 0,02–0,03 mm. Auch die gesamten Bewegungsabläufe, insbesondere auch die pathologischen Bewegungsabläufe, sind in hohem Maße reproduzierbar. Ausgehend von dieser HIKP konnte er beweisen, dass bei gelenkgesunden Patienten der Bewegungsvektor in sämtliche Richtungen zwischen 0,5–0,7 mm liegt, dies also dem funktionellen Gelenkraum entspricht, der Kondylus dabei in der Mitte der Fossa articularis liegt.

Bei CMD-Patienten hingegen weist zumindest ein Kondylus in mindestens einer Ebene eine verminderte Bewegungskapazität auf, sodass dieser Kondylus nicht zentrisch liegt. Christiansen postuliert daher: *„Damit erhält der Begriff Zentrik eine neue Definition: Zentrische Lage des Kondylus bedeutet: Der Kondylus besitzt eine in allen Ebenen definierte und ausreichende Bewegungskapazität. Diese kann sehr gut gemessen werden. Gelenkgesunde und CMD-Patienten können durch die Zentrallage des Kondylus messtechnisch durch das Ausmaß des funktionellen Gelenkraums voneinander unterschieden werden."* (Christiansen 2012)

2.4 Craniosacrale Systematik

Das folgende Kapitel ist kein Ersatz für ein Lehrbuch über die craniosacrale Therapie. Es verschafft lediglich einen kurzen Überblick über und Einblick in das craniosacrale System. Das Verständnis dieses Systems ist unerlässlich, um bestimmte pathologische Mechanismen im Bereich der CMD erklären zu können.

2.4.1 Beweglichkeit der Schädelknochen

Die Craniosacraltherapie wurde in den 1970er-Jahren von William Garner Sutherland begründet (in Upledger 1994). Sutherland stellte u. a. die These auf, dass sich die Schädelknochen auch beim Erwachsenen noch bewegen, dass sich unterschiedliche Rhythmen erfassen und palpieren lassen und dass sich daher bei (nicht weiter begründeten) Störungen der Schädelknochenbeweglichkeit unterschiedliche pathologische Muster einstellen.

Bis dato sind nur wenige klinisch relevante Studien durchgeführt worden, die Sutherlands Thesen beweisen oder widerlegen könnten. Bislang besteht die gängige Lehrmeinung, dass sich die Knochensuturen beim Erwachsenen verschlossen haben und daher eine Beweglichkeit nicht mehr möglich ist. Im Folgenden wird gezeigt, dass sich diese Behauptung angesichts der Studienlage und der Ergebnisse der bildgebenden Verfahren (MRT, CT) nicht mehr aufrechterhalten lässt.

Ausgewählte Studien zur Anatomie der Suturen

- **Retzlaff und Mitarbeiter (1982, 1975, 1984)** zeigten, dass die Suturen beim Erwachsenen nicht verknöchern; innerhalb der Suturen ist kollagenes Bindegewebe nachweisbar.
- **Todd und Lyon (1924, 1925)** haben anhand von Untersuchungen an 364 Schädeln folgende Beobachtungen gemacht:
  - Der Schluss der Suturen beginnt etwa zwischen dem 20. und 30. Lebensjahr.
  - Die Sutura sagittalis, coronalis und lambdoidea sind mit dem 31., 38. bzw. 47. Lebensjahr verschlossen.
  - Die Sutura occipitomastoidea und parietomastoidea schließen sich nicht vor dem 70. bis 80. Lebensjahr.
  - Die Sutura sphenoparietalis und die sphenofrontalis schließen sich um das 60. Lebensjahr, äußerst selten ist ein kompletter Verschluss der Sutura sphenotemporalis. Aus der Studie wurden von vornherein 81 Schädel herausgenommen, die eine abnorme Knochenöffnung zeigten.
- **Kokich (1976)** konnte zeigen, dass die Sutura frontozygomatica praktisch niemals als Synostose bezeichnet werden kann, da sie sich, wenn überhaupt, erst in der 8.–9. Lebensdekade schließt. Er postuliert daher, dass v. a. die enormen Kräfte der Kaumuskulatur (v. a. M. masseter) erhebliche Auswirkungen auf die Sutura frontozygomatica haben können.

Ausgewählte Studien zur craniosacralen Bewegung

- **Adams (1992):** Die Studie ergab, dass eine langsame Erhöhung des intracraniellen Drucks auch eine Öffnung der sagittalen Sutur und eine Auswärtsdrehung der Parietalknochen verursacht. Dieselbe Außendrehung der Parietalknochen ergab sich auch bei einem direkten Druck auf die Sutura sagittalis.
- **Michael und Retzlaff (1975)** fixierten die Köpfe von Primaten in einer Messapparatur und kamen zu folgenden Ergebnissen:
  - Synchroner Rhythmus, der mit der Atemphase einhergeht.
  - Langsamer oszillierender Rhythmus, der etwa 5–7 Zyklen pro Minute hat und daher nicht mit Herzschlag, Respirationsphase oder zentralem Venendruck kompatibel ist.
- **Oudhof und van Doorenmaalen (1983)** konnten ebenfalls zeigen, dass die Schädelbeweglichkeit mit der Respirationsphase einhergeht.
- **Frymann (1971)** gelang es, über nichtinvasive Techniken – sie spannten die Köpfe von Patienten in einen Metallbügel ein und maßen über Detektoren die Schädelbeweglichkeiten – zu zeigen, dass die Schädelbeweglichkeit existiert und in rhythmischen Mustern abläuft, die langsamer als der kardiale oder Respirationsrhythmus sind. Die größte Beweglichkeit ergab sich über den Ossa parietalia.
- **White und White (1984)** benutzten eine Röntgenmessung und klebten kleine Plaketten auf den Schädel. Bei Druck auf das Os zygomaticum, auf die Maxillae und das Os temporale ergaben sich Beweglichkeiten in den Suturen. Beispielsweise öffnete sich die Sutura maxillaris um bis zu 3 mm, die Sutura zygomaticomaxillaris um bis zu 1 mm. Gleichzeitig ergab sich eine Zunahme der Spannung des Bindegewebes im Bereich der ipsilateralen C1-Region.

2.4.2 Detailbetrachtung der cranialen Bewegung

> Der Rhythmus der Craniosacralbewegung ist bei nicht pathologischen Zuständen sehr stabil und hat eine Frequenz von ca. 6–12 Zyklen pro Minute.

Der Ursprung der Craniosacralbewegung ist noch nicht geklärt. Über ihre Ursache gibt es verschiedene Thesen. Fest steht, dass die Bewegung bei hyperkinetischen Kindern und bei Akutkranken mit hohem Fieber deutlich höhere Rhythmen aufweist und dass bei Moribunden die Rhythmusfrequenzen extrem niedrig sind.

Die Craniosacralbewegung wird als physiologische Bewegung aufgefasst, da sie unbewusst und ungewollt stattfindet. In vielen Lehrbüchern wird die craniosacrale Bewegung auch als **cranialer Rhythmusimpuls (CRI)** bezeichnet. Die einzelnen Schädelknochen greifen bei der rhythmischen CRI-Bewegung wie Zahnräder ineinander und bewirken eine fortgesetzte Bewegung.

Im Normalfall findet die Craniosacralbewegung in einem Zyklus von Extensions- und Flexionssequenzen (ca. 6–12 Zyklen pro Minute) statt. Während der **Flexionsbewegung** wird der Kopf breiter, seine Länge kürzer, und der gesamte Körper durchläuft eine Außenrotationsbewegung. In der anschließenden **Extensionsbewegung** verschmälert sich der Kopf wieder und wird länger, und der gesamte Körper dreht in eine Innenrotation. Ein vollständiger Zyklus von Flexion und Extension dauert etwa 6 Sekunden. Die einzelnen Schädelknochen greifen bei der rhythmischen CRI-Bewegung wie Zahnräder ineinander und bewirken eine fortgesetzte Bewegung, die über die Dura mater und den Duralschlauch bis zum Os sacrum und Os coccygis weitergeleitet wird (➤ Abb. 2.19).

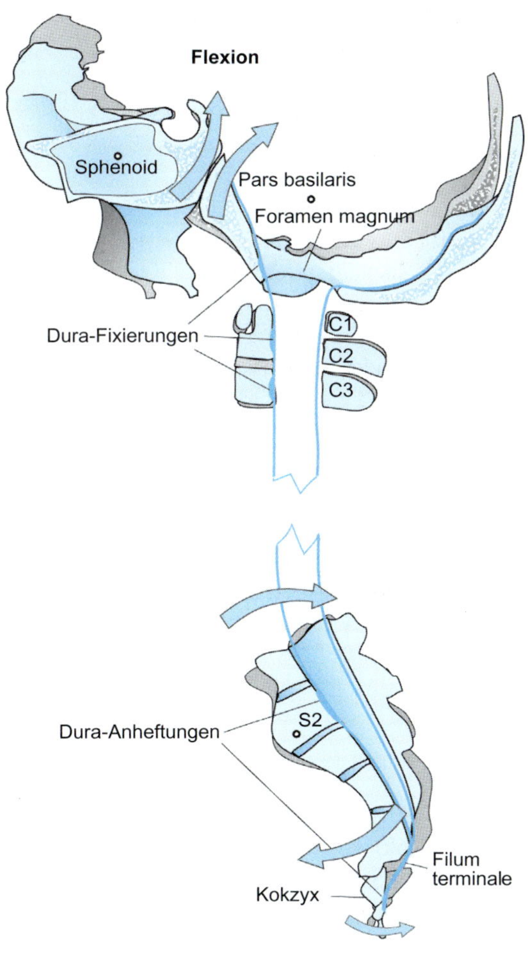

Abb. 2.19 Craniosacrales System: gekoppelte Bewegung der sphenobasilären Synchondrose und des sacrococcygealen Komplexes über die Dura mater bei Flexion und Extension [M593/L126]

> **Generell gilt**
> Sämtliche Bewegungen der einzelnen Schädelknochen sind von Bedeutung und können das craniomandibuläre System beeinflussen.

Exemplarisch wird diese Beeinflussung am Beispiel des **Vomers** dargestellt, der unmittelbaren Einfluss auf die Maxilla hat. Der Vomer ist ein vierseitiger schmaler Knochen, der unipar angelegt ist. Er bildet im hinteren unteren Teil das Nasenseptum. Der obere Rand verbreitert sich zu den Alae vomeris. Unmittelbare Artikulationen bestehen zu Sphenoid (posterior), Palatinum (posterior, inferior), Ethmoid (superior) und Maxilla (anterior, inferior).

➤ Abb. 2.20 zeigt die craniosacrale Beweglichkeit des Vomers und macht deutlich, dass die Flexion und Extension vom Sphenoid – letztlich um eine transversale Achse in der Mitte des Vomers – gesteuert wird:

- Das Sphenoid drückt den Oberrand des Vomers nach kaudal und etwas nach posterior, sodass sich der harte Gaumen leicht absenkt und nach posterior geht.
- Da sich der Vorderrand des Vomers dabei etwas anhebt, senkt sich der vordere Anteil des harten Gaumens weniger ab. Damit hebt sich der vordere Teil in Relation zum posterioren an. Bei der Palpation hat man das Gefühl eines Anhebens des vorderen Teils des harten Gaumens in der Flexionsphase.
- Die gegenläufige Bewegung ist in der craniosacralen Extensionsphase zu beobachten.
- Durch die vom Sphenoid auf den Vomer ausgeübte Bewegung erhält der Vomer eine Art **„Stempeldruck".** In der Flexionsphase wird der harte Gaumen breiter und kürzer, da er nach kaudal und etwas nach posterior geht, d. h., aus dem „gotischen Bogen" wird ein „romanischer Bogen" (➤ Abb. 2.21).
- Verletzungen im Gesicht-Schädel-Bereich, Rotationsfehlstellungen des Sphenoids oder Wachstumsstörungen können sich daher negativ auf den Stempeldruck des Vomers auswirken, indem z. B. ein zu breiter Gaumen entsteht oder ein zu hoher, spitzer Gaumen in Form eines gotischen Bogens. Diese Störungen müssen durch craniosacrale Maßnahmen behoben werden. Andernfalls lösen sie weitere Entwicklungsstörungen des Oberkiefers aus und erschweren kieferorthopädische Maßnahmen.
- Durch die leichten Bewegungen des Vomers und damit auch der Sutura intermaxillaris kommt es zu einer minimalen Bewegung der Zähne im Oberkiefer, die in der Flexionsphase im Molarenbereich minimal nach außen, im Incisalbereich nach lingual gehen (➤ Abb. 2.22). Die Gegenbewegung findet in der Extensionsphase statt.

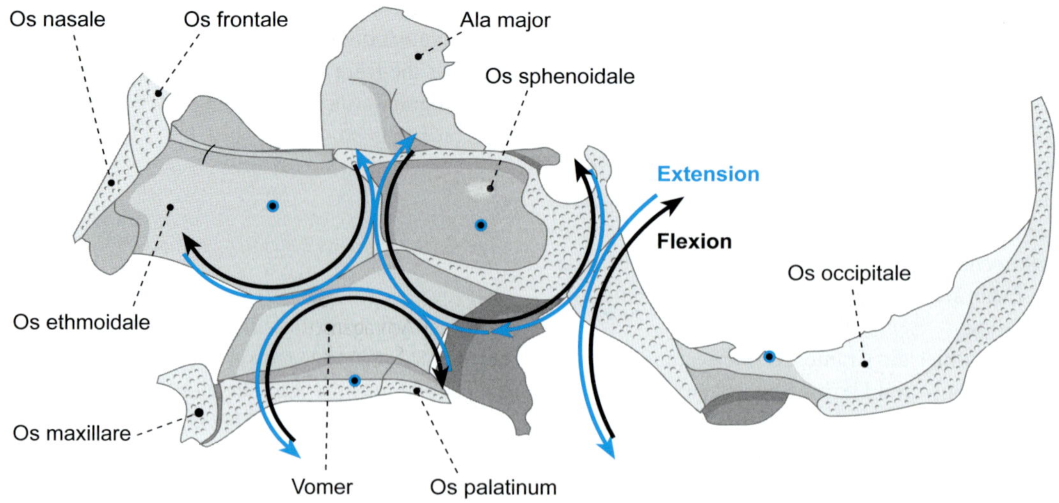

Abb. 2.20 Craniosacrale Beweglichkeit des Vomers mit den angrenzenden Gesichtsschädelknochen bei Flexion (schwarze Pfeile) und Extension (blaue Pfeile). [M593/L126]

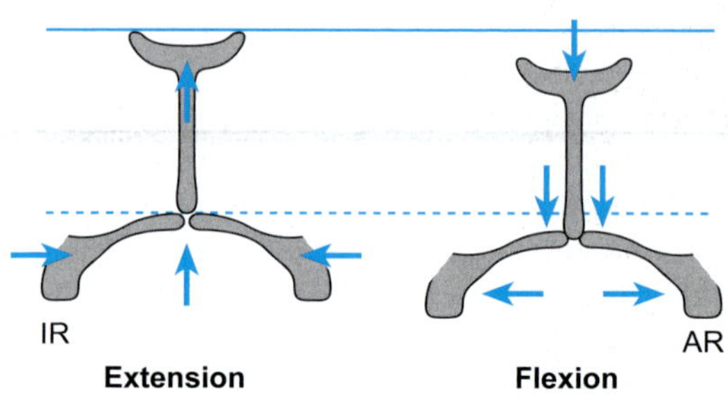

Abb. 2.21 Veränderung der Oberkieferwölbung durch Stempeldruck des Vomers (AR = Außenrotation, IR = Innenrotation) [E954]

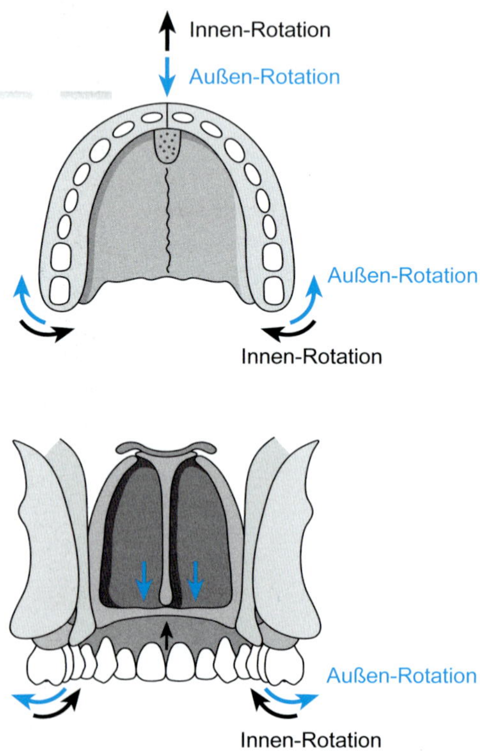

Abb. 2.22 Beweglichkeit der Maxilla bei Flexion bzw. Extension [L106]

Craniosacraltherapeuten, die mit Zahnärzten zusammenarbeiten, sollten bei einer Schienentherapie den Unterkiefer bevorzugen, um zu gewährleisten, dass die Beweglichkeit der Sutura intermaxillaris und der Zähne nicht gestört wird und keine weiteren Probleme wie z. B. Kopfschmerzen entstehen (➤ Kap. 4.2.6).

Auch die **Mandibula** zeigt craniosacrale Bewegungen (➤ Abb. 2.23): Der Kieferwinkel geht in der Flexionsphase nach lateral und die Kinnspitze nach posterior, d. h., die Mandibula wird insgesamt breiter und kürzer.

Die Procc. condylares gehen gleichzeitig nach medial, d. h., sie folgen – da die Mandibula flexibel ist – der Fossa mandibularis des Os temporale. Aus Untersuchungen ist bekannt, dass die gesamte Mandibula eine sog. **holografische Verformung** bei Kaubewegungen von bis zu 1 mm aufweisen kann.

Radiologische Studien

Die Studienergebnisse der vergangenen 30 Jahre lassen einen Vergleich der Diskussion um die Beweglichkeit des SIG (Sacroiliacalgelenk) mit der Diskussion von heute um die Beweglichkeit der Schädelsuturen zu. Anatomische Studien haben eindeutig belegt, dass sich viele Suturen, wenn überhaupt, erst sehr spät im hohen Lebensalter schließen.

Qualifizierte Studien haben ebenfalls gezeigt, dass es eine geringe Beweglichkeit der Schädelknochen bei Erwachsenen gibt.

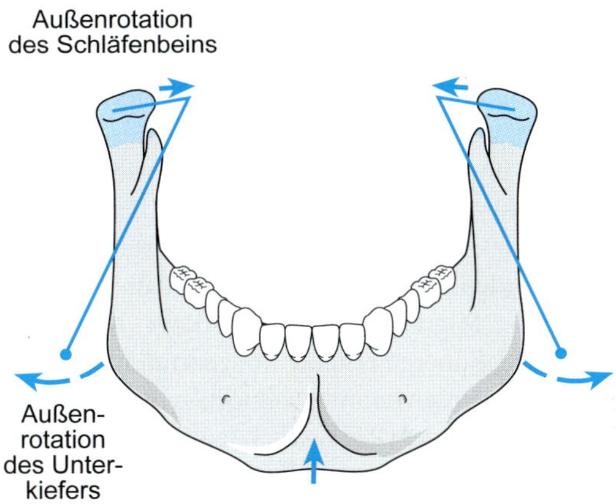

Abb. 2.23 Craniosacrale Beweglichkeit der Mandibula [L106]

Eine Vielzahl von Studien entspricht leider nicht den wissenschaftlichen Standards. Ihre Aussagen können daher nicht als Beleg für die Beweglichkeit der Schädelknochen herangezogen werden. Andererseits gibt es keine wissenschaftlich fundierte Studie, die das Gegenteil, d.h. eine Nichtbeweglichkeit der Schädelknochen, beweist.

Im Zeitalter hochauflösender bildgebender Verfahren (MRT, PET) ist die These, dass die Suturen am Schädel verknöchert sind, nicht mehr haltbar (➤ Abb. 2.24, ➤ Abb. 2.25). Jede MRT-Aufnahme, die einen Schräganschnitt der Knochensutur zeigt, macht deutlich, dass diese Suturen keinesfalls verknöchert sind, sondern einige Millimeter breit und mit Bindegewebe, Muskelzellen, Nerven und Blutgefäßen wie auch anderen bindegewebigen Strukturen gefüllt sind.

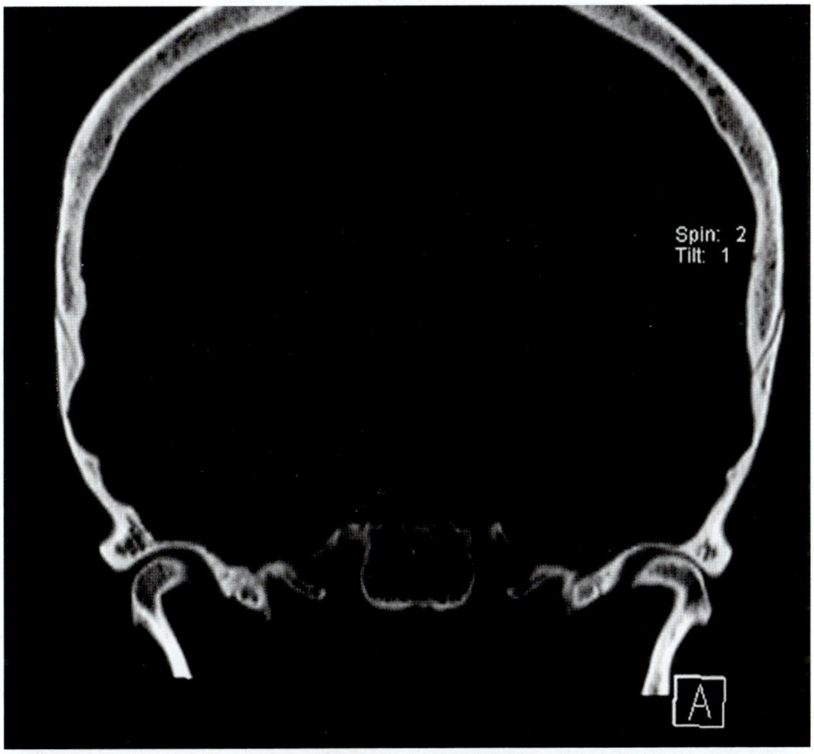

Abb. 2.24 Schädelsutur zwischen Os parietale und Os temporale [O890]

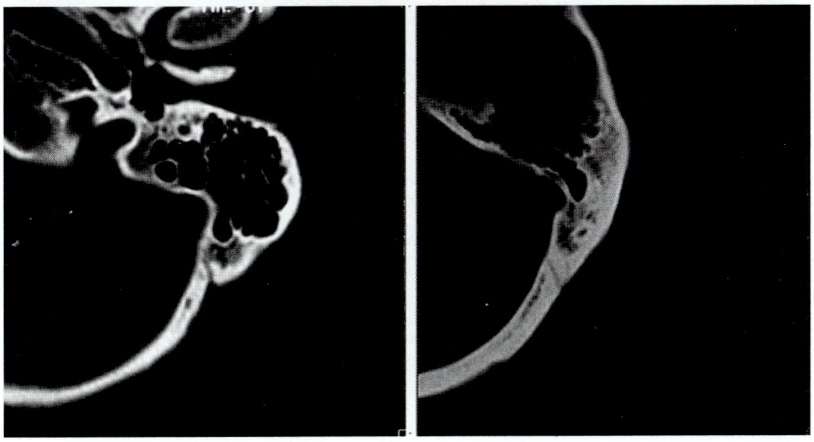

Abb. 2.25 Darstellung der Sutura occipitomastoidea im MRT, die eindeutig keine Verknöcherung zeigt [O890]

2.5 Korrelation zwischen extra- und intracraniellen Strukturen

Unter dem Titel „Innervation extrakranialer Gewebe durch Kollateralen von Hirnhautafferenzen" beschreiben die Autoren K. Meßlinger et al neue Ansichten in die Entstehung von Kopfschmerzen und daraus abgeleiteten möglichen Therapien (2016).

Von Interesse ist dabei, dass ihre Experimente Ergebnisse von Befunden stützen, die bereits vor 150 Jahren beobachtet wurden. So konnten bereits Mitte des 19. Jahrhunderts die Anatomen Friedrich Arnold und Hubert von Luschka die **Innervation der Dura mater encephali** durch **Äste des N. trigeminus** beschreiben. Zirka 100 Jahre später wurde durch intraoperative Studien die nozizeptive Funktion dieser Nerven bewiesen und ihre enge topografische Beziehung zum Netzwerk meningialer Blutgefäße aufgezeigt.

Bekannt ist die Tatsache, dass durch die **Reizung extracranialer Arterien,** wie zum Beispiel der A. temporalis superficialis, **Kopfschmerzen** ausgelöst werden können. Auch schmerzempfindliche Punkte (Trigger) in der pericranialen Muskulatur können Kopfschmerzen auslösen, wenn sie gereizt oder gedrückt werden.

Ebenso ist mittlerweile bekannt, dass insbesondere Neurone des trigemino-zervikalen Komplexes nicht nur ihre rezeptiven Felder in den Meningen, sondern auch in den pericranialen Muskeln haben, hier v.a. in der Nackenmuskulatur und dem M. temporalis. Die meisten dieser Neuronen projizieren zum Thalamus.

Der Arbeitsgruppe um Meßlinger gelang es auch, einen funktionellen **Nachweis von extracranialen kollateralen meningealen Afferenzen** zu erbringen. Um zu beweisen, dass die extracranialen Nervenfasern funktionsfähige Kollateralen meningealer trigeminaler Afferenzen darstellen, konnte im Tierversuch durch direkte noxische Stimulation der trigeminalen Afferenzen von der Dura mater das spezielle **Neuropeptid CGRP** freigesetzt werden und mittels ELISA („Enzyme linked immunsorbent essay") nachgewiesen werden. Das CGRP (calcitoningene-related peptide) ist ein Neuropeptid, was aus insgesamt 37 Aminosäuren besteht. Es wird sowohl im peripheren Nervensystem wie auch im zentralen Nervensystem durch eine selektive Umwandlung der mRNA gebildet. Dieses CGRP zählt zu den stärksten **blutgefäßerweiternden Substanzen** und spielt daher bei der Verursachung der Migräne eine wichtige Rolle. Interessant ist, dass im Schädelinneren erhöhte Konzentrationen von CGRP nachgewiesen werden konnten, ohne dass die Dura mater direkt stimuliert wurde. Dies geschah lediglich durch die elektrische Stimulation extracraniell z.B. des M. temporalis, der Nackenmuskulatur oder aber auch noch Injektion von Capsaicin in die pericraniale Muskulatur. Damit kann angenommen werden, dass *„die Erregung der extracranialen Kollateralen von primären Afferenzen in das Schädelinnere und dort in die meningealen Kollateralen fortgeleitet wurde („Axonenreflex"), wo schließlich dann das Neuropeptid CGRP frei gesetzt wurde."* (➤ Abb. 2.26) (Meßlinger et al. 2016)

Durch neuronale Tracing-Experimente mit dem fluoreszierenden Farbstoff DiI, mit dem auch menschliche Präparate gefärbt werden können, konnte eindeutig gezeigt werden, dass *„meningeale Afferenzen des Nervus trigeminus kollaterale Verzweigungen bilden können, die über Suturen und entlang von Vv. emissariae das Schädelinnere verlassen und tiefe extrakraniale Strukturen innervieren. Über diese Kollateralen können Informationen von außen nach innen vermittelt werden, die wahrscheinlich zur meningealen Nozizeption beitragen; zumindest wirken sie durch Neuropeptidfreisetzung in der Nähe von Gefäßen vasodilatatorisch und steigern die meningeale Durchblutung." (➤ Abb. 2.27, ➤ Abb. 2.28)* (Meßlinger et al. 2016)

Diese Veränderung der Hirnhautdurchblutung kann unterschiedliche Auswirkungen haben, z.B. kann die Thermoregulation des Gehirns damit beeinflusst werden. Am interessantesten, ggf. am wichtigsten ist aber die nozizeptive

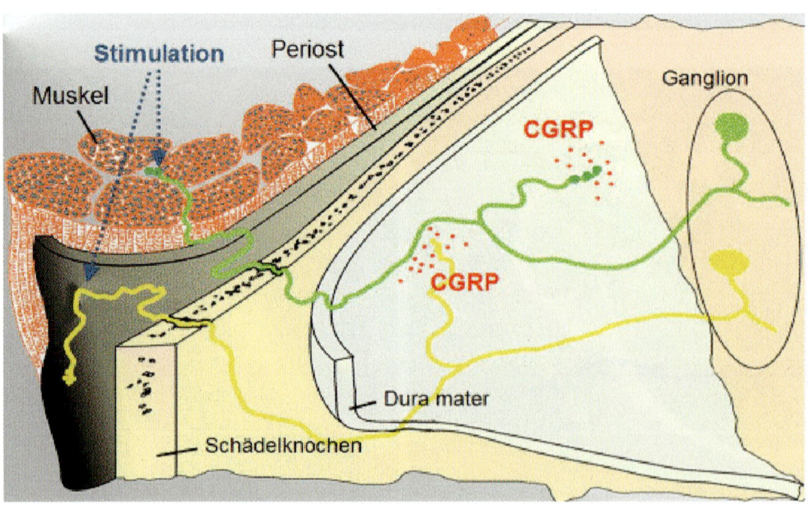

Abb. 2.26 Aktivierung meningealer Afferenzen durch Stimulation extrakranialer Kollateralen im Periost (gelb) und in tiefen Muskelschichten (grün), z.B. durch Injektion mit Capsaicin. Die Erregung wird entlang der Axone auch in die meningealen Äste der Nervenfasern geleitet („Axonreflex") und kann in der Dura mater das Neuropeptid CGRP freisetzen, wenn es sich um peptidhaltige Afferenzen handelt. [F789-003]

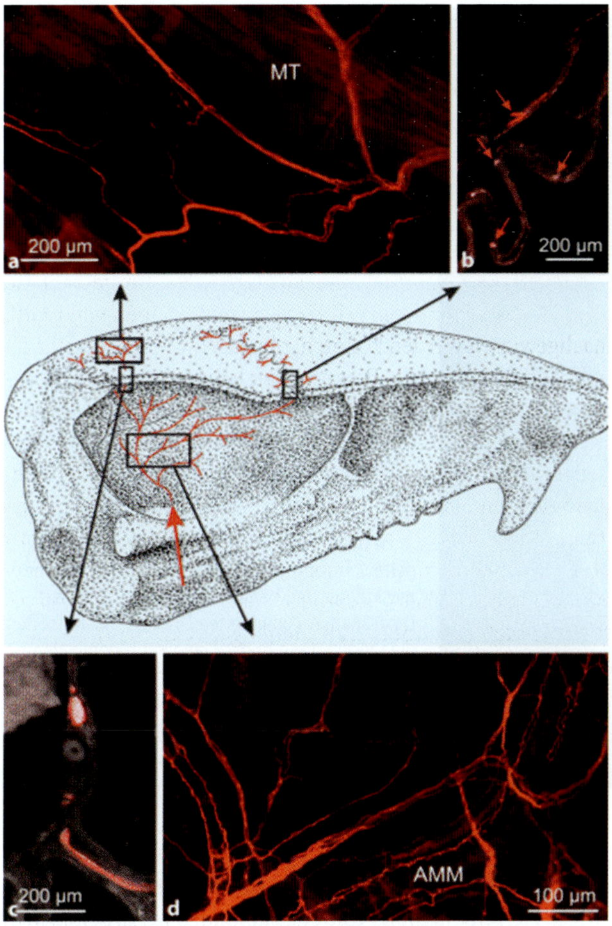

Abb. 2.27 Dil-Tracing des N. spinosus (roter Pfeil) am halbierten fixierten Rattenschädel. Die rot fluoreszierenden Nervenfasern bilden ein Geflecht um die verzweigte A. meningea media (AMM) der Dura mater (**d**), verlassen zum Teil aber auch den Schädel durch Suturen (**b**, Pfeile) und entlang von Gefäßdurchtritten (**c**) und breiten sich extrakranial auch im Periost sowie in tieferen Muskelschichten z. B. des M. temporalis (MT) aus (**a**). [F789-003]

Funktion der meningealen Afferenzen, weil damit die Dura mater auf schädliche mechanische, wie auch chemische oder thermische Reize reagieren kann.

Ein wichtiges Ergebnis der Untersuchung dieser Arbeitsgruppe besteht aber darin, dass wohl **Kopfschmerzen** auch von der **Stimulation von tiefen extracranialen Geweben** ausgelöst werden können, z. B. durch Reizung der tiefen Nackenmuskeln (hier v. a. Mm. rectus capitis superior und inferior) oder/und des Periosts von Kaumuskeln, z. B. des M. temporalis. Aber auch der umgekehrte Weg ist möglich, dass intracraniale (schmerzhafte Prozesse) auch extracranial wahrgenommen werden können (➤ Abb. 2.29). Die Autoren kommen daher zu dem Ergebnis, dass es eine **direkte Verbindung zwischen temporomandibulären Erkrankungen (CMD)** und **Kopfschmerz** gibt, wobei ggf. diese durch den direkten Einfluss nozizeptiver Vorgänge im z. B. M. temporalis auf temporo-meningealer Afferenzen erklärbar sind.

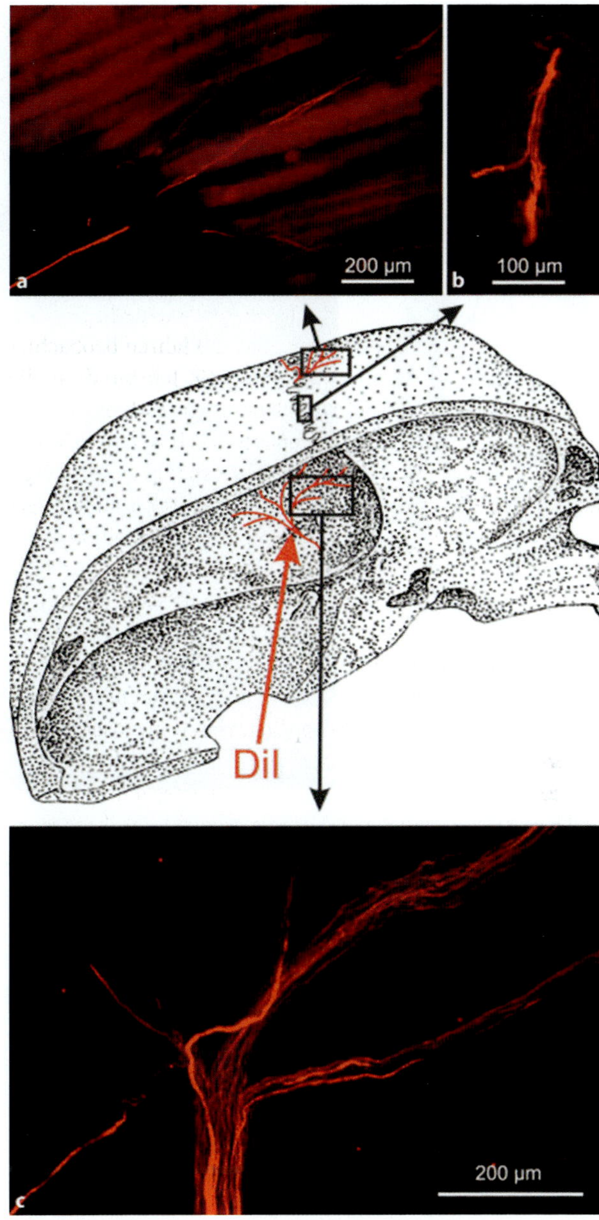

Abb. 2.28 Dil-Tracing distaler Äste des N. spinosus (roter Pfeil) am halbierten menschlichen Schädelpräparat. Bündel rot fluoreszierender Nervenfasern ziehen in der Dura mater der mittleren Schädelgrube nach parietal (**c**), finden sich auch in Knochenkanälchen (**b**) und innervieren extrakranial auch das Periost und tiefe Muskelschichten des M. temporalis (**a**) [F789-003]

Diese von der Arbeitsgruppe gefundenen Zusammenhänge kann auch die therapeutischen Erfolge von diversen Therapieformen erklären, z. B. durch Nervenblockaden, durch Anästhetika im suboccipitalen Bereich beim N. occipitalis major oder durch Anwendung von Akupunktur in den kopfnahen Akupunkturmeridianen oder auch anderen manualtherapeutischen, osteopathischen oder physikalischen Maßnahmen.

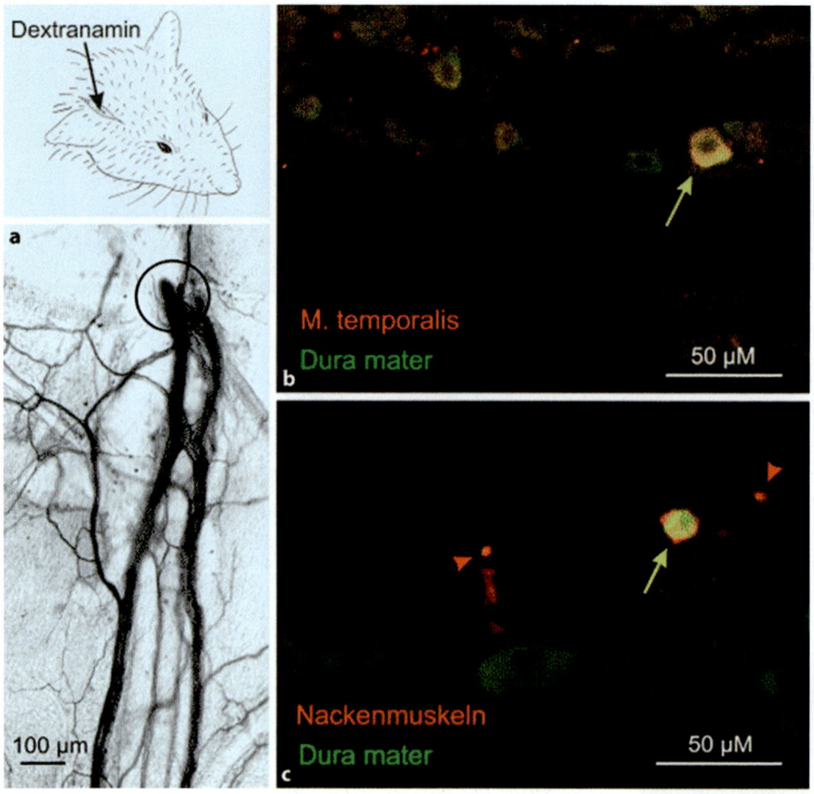

Abb. 2.29 Retrogrades Dextranamin-Tracing extrakranialer meningealer Nervenfasern in der tiefen perikranialen Muskulatur der Ratte. **a** Die mit Tracer gefüllten Fasern erscheinen nach der Präparation der Dura mater als dichtes Geflecht (hier schwarz gefärbt durch Entwicklung der Färbung mittels Diaminobenzidin), der Eintrittspunkt des Nervenfaserbündels durch den Schädel in die Dura ist durch einen Kreis markiert. **b, c** Nach doppeltem Tracing von M. temporalis bzw. Nackenmuskulatur und benachbarter Dura mater mit Dextranamin-konjugierten Fluoreszenzfarbstoffen wanderten diese in das Ganglion trigeminale und färbten die Ganglienzellen mit afferenten Kollateralen aus beiden Strukturen gelb (Pfeile) als Mischfarbe aus rot und grün. Die roten Pfeilspitzen in c deuten auf Nervenfasern, die selektiv aus der Nackenmuskulatur kommen. [F789-003]

2.6 Systematik der Applied Kinesiology

Die Applied Kinesiology (AK) liefert für die Diagnostik der CMD wertvolle Anhaltspunkte und Informationen. Das folgende Kapitel gibt deshalb eine knappe Einführung und bestimmt wichtige Begriffe der AK als Grundlage für die in ➤ Kapitel 3 und Kapitel 4 besprochenen Themen. Für ein vertieftes Studium sei auf die Fachliteratur zur AK verwiesen (z. B. Garten 2004).

Die AK ist in erster Linie eine diagnostische Methode, die durch die manuelle Testung einzelner Muskeln und deren Reaktionsänderung durch das Setzen diagnostischer Reize sowie anhand unterschiedlicher therapeutischer Maßnahmen Aussagen über die funktionellen Zusammenhänge von Störungen ermöglicht.

2.6.1 Manueller Muskeltest

Der manuelle Muskeltest ist ein vom Patienten gestarteter isometrischer Muskeltest, der für jeden Muskel in definierter Position durchgeführt wird. Diese Position wurde von Kendall und Kendall (1968) beschrieben, die anhand von Untersuchungen die Position festgestellt hatten, in der ein zu testender Muskel gegenüber seinen Synergisten im Vorteil sein muss. Da es keinen Test gibt, der isoliert nur einen einzigen Muskel testet, mussten Positionen gefunden werden, in denen hauptsächlich der zu testende Muskel im Vergleich zu den Synergisten seine Maximalkraft ausüben kann (➤ Abb. 2.30).

Der Therapeut übt eine Gegenkraft aus, bis der Patient seine Maximalkraft erreicht hat. Der Patient darf dabei nicht „überpowert" werden. Beginnt der Therapeut zu früh mit

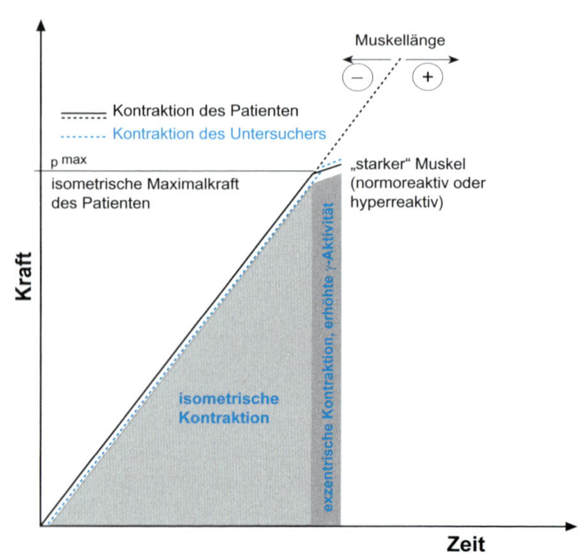

Abb. 2.30 Der manuelle Muskeltest [M593/L126]

dem Test oder baut er eine zu starke Gegenkraft auf, ist der Test nicht verwertbar.

Der Muskel kann beim Test unterschiedlich reagieren. Die AK verwendet dafür bewusst den Begriff **„reaktiv“**, da es sich um eine Reaktion des Muskels handelt. Der Begriff **„normoton“** bezeichnet hingegen den Spannungszustand eines Muskels und hat mit dem Testverfahren nichts zu tun.

- **Normoreaktiv:** Der Muskel entfaltet beim Test seine normale Kraft. Anschließend kann inhibiert werden z. B. durch:
  - Verkürzung der Muskelspindelzellen
  - Stimulation des Sedierungspunkts auf dem diesen Muskel zugehörigen Akupunkturmeridian.
- **Hyperreaktiv:** Eine Inhibierung kann nicht erfolgreich stattfinden. Der Muskel wird nach Inhibierung z. B. durch die Stimulation des Sedierungspunkts nicht schwächer.
- **Hyporeaktiv** ist der Muskel, wenn er von Anfang an keine richtige Kraft gegen den Widerstand des Untersuchers aufbringen, aber durch sensorische Stimuli gestärkt werden kann.

Bei einem neurologisch schwachen Muskel ist eine Stärkung des Muskels nicht möglich, da z. B. eine Läsion des Spinalnervs, ein Muskelfaserriss oder andere Gründe für die Schwäche vorliegen können.

Neuere Forschungsergebnisse von Frank Bittmann und Laura Schaefer (2014 und 2015) der Universität Potsdam sind so wichtig, dass sie an dieser Stelle in einer von den Autoren erstellten Kurzfassung wörtlich wiedergegeben werden sollen:

„Essentielles Instrument der Applied Kinesiology und damit auch der vielen aus ihr erwachsenen Anwendungen ist der Manuelle Muskeltest (MMT) nach George Goodheart. Obgleich inzwischen weltweit verbreitet ist die Funktionsweise des Tests bislang noch unklar. Das Ergebnis der Muskelprüfung basiert auf einem subjektiven Eindruck. Ein korrekt funktionierender – im Sinne der Nomenklatur der Deutschen Ärztegesellschaft für AK (DÄGAK) als „normoreaktiv“ bezeichneter – Muskel fühlt sich beim Test sowohl für den Patienten als auch für den Therapeuten subjektiv stark an, da er stabil standhalten kann. Demgegenüber fühlt sich ein „hyporeaktiver“ Muskel für beide Beteiligten schwach an, da er nachgibt. Hieraus schließen viele Anwender, dass es sich dabei um einen Krafttest handelte. Die einschlägige Literatur allerdings ist hier uneinig: Frost (2002, S. 7) findet nach Sichtung der Literatur zum als „schwach“ getesteten Muskel Termini wie: weak, under-facilitated, hyporeaktive, unlocked, flaccid und für „stark“ reagierende Muskeln normotonic, strong, normal-facilitated, normoreaktive, locked, homeostasis. David S. Walther (1988, S. 2) schreibt in seiner AK-Synopsis: „Most muscle tests done in applied kinesiology do not evaluate the power a muscle can produce; rather, they evaluate how the nervous system controls muscle function. […] The terms ‘conditionally facilitated’ and ‘conditionally inhibited’ are more descriptive than strong and weak, respectively.“

Was also testet man mit dem Manuellen Muskeltest nach Goodheart?

- *Kraft vs. Schwäche?*
- *Hypertonus vs. Hypotonus?*
- *Normoreaktiven vs. hyporeaktiven Tonus?*
- *Fazilitation vs. Inhibition?*

Diverse neurophysiologische Erklärungsansätze diesbezüglich (z. B. von Garten, Krebs oder Walther) bleiben hypothetisch, solange keine experimentellen Nachweise erbracht sind. Die folgenden Arbeiten, die von einer Arbeitsgruppe der Universität Potsdam auf den Kongressen der DÄGAK in Dresden 2014 „50 Jahre AK“ und in Münster 2015 vorgestellt wurden sowie die Dissertation von Schaefer (2014) wollen einen kleinen Beitrag dazu beisteuern, die wissenschaftlichen Defizite zu reduzieren.

Erst der neutrale und objektive Nachweis der Funktionsfähigkeit des MMT nach Goodheart – und auch seiner Grenzen – ebnet diesem den Weg zu allgemeiner Akzeptanz in der Medizin.

In einem Messsetting wurde mittels eines Kraftsensors während des MMT des M. rectus femoris die Reaktionskraft zwischen Tester und Patient erfasst, also die Kraft, die beide während des Testverlaufs gegeneinander ausüben (➤ Abb. 2.31). Bei Patienten, die zur regulären Sprechstunde erschienen waren, wurde der ohnehin eingesetzte Muskeltest unter Nutzung

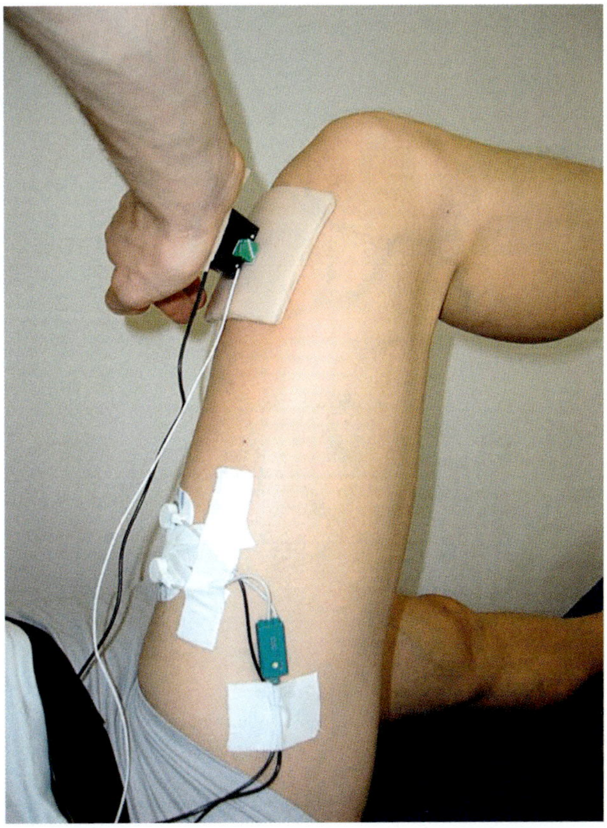

Abb. 2.31 Kraft-, Beschleunigungs- und EMG-Messung während des kybernetischen Muskeltests [T829]

des Kraftsensors durchgeführt. Danach erfolgte die reguläre Behandlung ihrer Beschwerden. Sofern die Eingangsmessung einen „schwachen" M. rectus femoris ergeben hatte und durch die Behandlung dieser in einen stabil „starken" Zustand gebracht werden konnte, erfolgte – mit dem Einverständnis der Patienten – eine adäquate Abschlussmessung. Dabei fanden wir erstaunlicherweise, dass eingangs bei „schwachem" Muskel höhere Maximalkräfte erzielt wurden als bei „stark" getestetem Muskel am Ende (Beispiel von je drei Messungen bei einem einzelnen Probanden) (➤ Abb. 2.32*). Allerdings begann der „schwach" getestete Muskel noch während des Kraftanstiegs, in seiner Länge nachzugeben. Er erzielte seine Spitzenkraft während er bereits nachgab (*➤ Abb. 2.33*). Es liegt also das Phänomen eines in der Länge nachgebenden Muskels vor, der jedoch noch für eine kurze Zeit seine Kraft weiter steigern kann. In der Folge kam es zu einem nur kurzen – wenn auch hohen – Kraftpeak. Der gleiche Muskel im später „stark" getesteten Zustand war in der Lage, auch bei höheren Kräften seine Länge noch konstant zu halten und so in ein stabiles Kraftniveau überzugehen, das er über mehrere Sekunden beibehalten konnte.*

Dieses Verhalten wurde nicht nur bei vereinzelten Fällen gefunden, sondern bei allen getesteten Personen systematisch und signifikant reproduziert: Wenn Muskeln als „schwach" getestet wurden, entwickelten sie während des Nachgebens eine um etwa 7,5 % höhere Maximalkraft als im „starken" Zustand (p = .019; n = 11; ➤ Abb. 2.34*), aber sie begannen bereits in der Länge nachzugeben als erst 87 % der Kraft erreicht waren, die sie im „starken" Zustand entwickeln konnten, ohne dabei instabil zu werden (p = .017; n = 9;* ➤ Abb. 2.35*)!"* (Bittmann und Schaefer 2014)

Auch der Autor dieses Buches konnte diese Ergebnisse anhand einiger tausend Messungen bei Patienten bestätigen. Bittmann und Schaefer führen des Weiteren auf: *„Diese Er-*

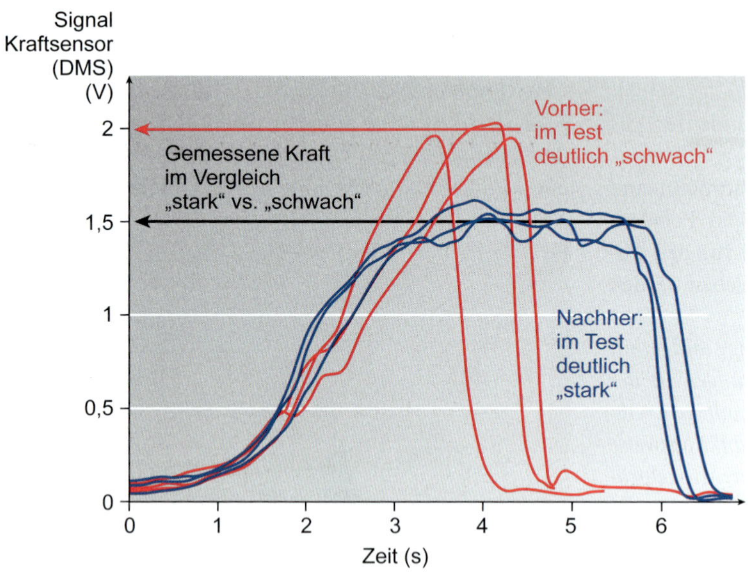

Abb. 2.32 Je drei Wiederholungen des MMT des M. rectus femoris bei einer Patientin mit mentalem Trauma vor und nach der Behandlung [T829/L106]

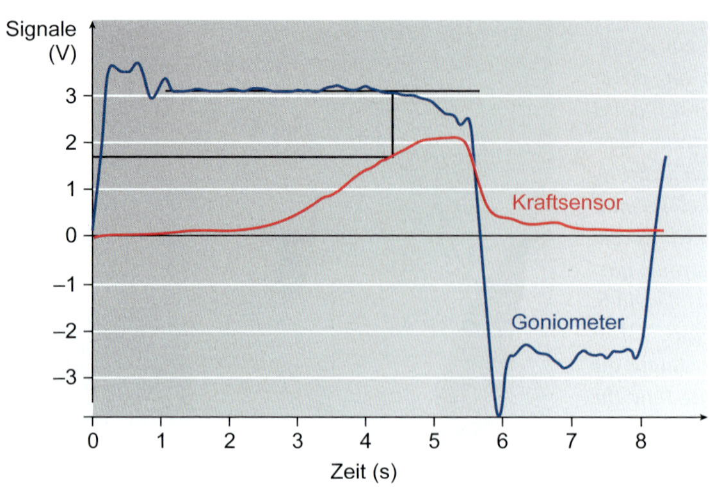

Abb. 2.33 Verlauf von Winkel und Kraft beim Test eines „starken" Muskels [T829/L106]

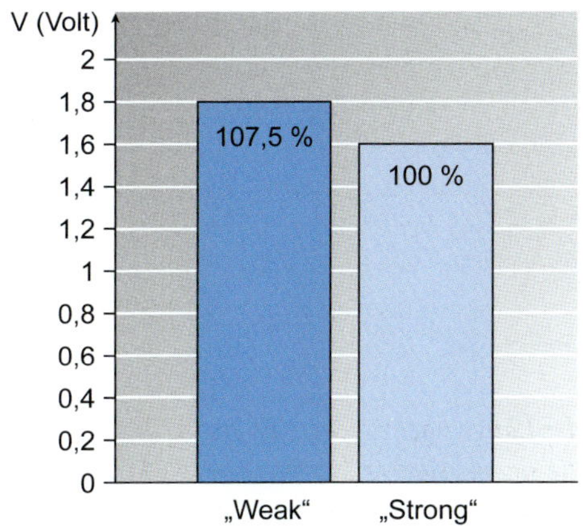

Abb. 2.34 Mittlere maximal erzeugte Reaktionskraft zwischen Untersucher und Proband beim MMT des M. rectus femoris im Vergleich von „schwachem" vs. „starkem" Zustand vor bzw. nach Behandlung ($p = .019$; $n = 11$) [T829/L106]

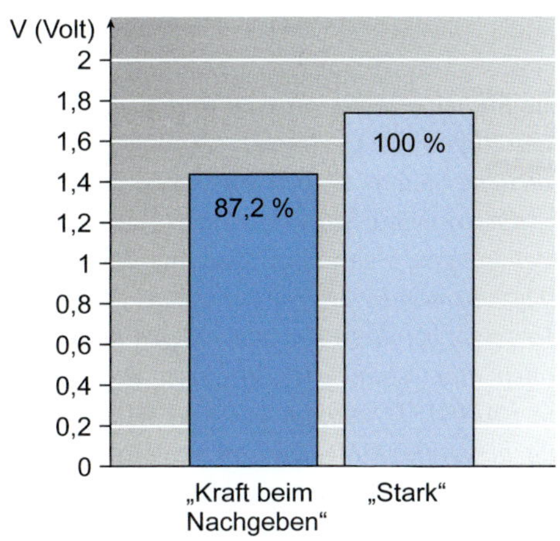

Abb. 2.35 Mittleres relatives Reaktionskraftniveau, bei dem der als „schwach" getestete M. rectus femoris begann, in der Länge nachzugeben, bezogen auf das Kraftplateau, das der gleiche Muskel im „starken" Zustand ohne Längenveränderung halten konnte ($p = .017$; $n = 9$) [T829/L106]

gebnisse weisen darauf hin, dass der Schlüssel für das Verständnis des Tests nicht nur bei seiner Kraftregulation zu suchen ist, sondern auch in der Regulation der Muskellänge bzw. im Zusammenspiel beider.

Methodenkritisch muss angemerkt werden, dass im manuellen Test die Reproduzierbarkeit der Kraftentwicklung durch den Untersucher eingeschränkt ist und so nicht auszuschließen ist, dass die beobachteten Effekte möglicherweise auch Folge unterschiedlicher Kraftdynamik bei den einzelnen Tests sein könnten. Eine nachträgliche Betrachtung der aufgezeichneten Kraftanstiege gab hierfür allerdings keine Anhaltspunkte.

Um der wissenschaftlichen Forderung nach Reproduzierbarkeit des Tests zu entsprechen, führt jedoch an deren gerätetechnischer Simulation kein Weg vorbei. In Ermangelung einer geeigneten Messapparatur entwickelte unsere Potsdamer Gruppe ein Messsystem, das in seiner Funktionsweise der Spezifik des MMT nahe kommt und die Tests identisch reproduzieren kann (➤ Abb. 2.36*). Auf Grund des pneumatischen Funktionsprinzips erlaubt es dem Probanden – während des Kraftanstiegs des auf ihn einwirkenden Apparates – seine Position so lange beizubehalten, bis seine maximale Haltekraft überschritten wird. Der Proband adaptiert sich möglichst lange an die von außen einwirkende und stetig steigende Kraft und hält dabei stabil (isometrisch) dagegen, bis er vom System überwunden wird und nachgeben muss. Auch danach – während des Nachgebens – versucht er, der weiter steigenden Kraft möglichst gut zu widerstehen und steigert dabei seine Kraft ebenfalls weiter. Wir haben für diese Art der Kraftanpassung den Begriff der Adaptive Force (AF) geprägt und publiziert (Hoff et al. 2015).*

➤ Abb. 2.37 *zeigt die Aufzeichnung einer solchen Messung am Beispiel eines „schwach" getesteten Muskels. Anhand der Verläufe von Reaktionskraft und Gelenkwinkel (hier des Ellbogens beim Test des M. triceps brachii) wird deutlich, dass das Nachgeben des Unterarms relativ früh beginnt, also lange bevor der Muskel seine höchste (exzentrische) Kraft entfaltet. Erste Messserien mit dem Apparat zeigen, dass die maximale*

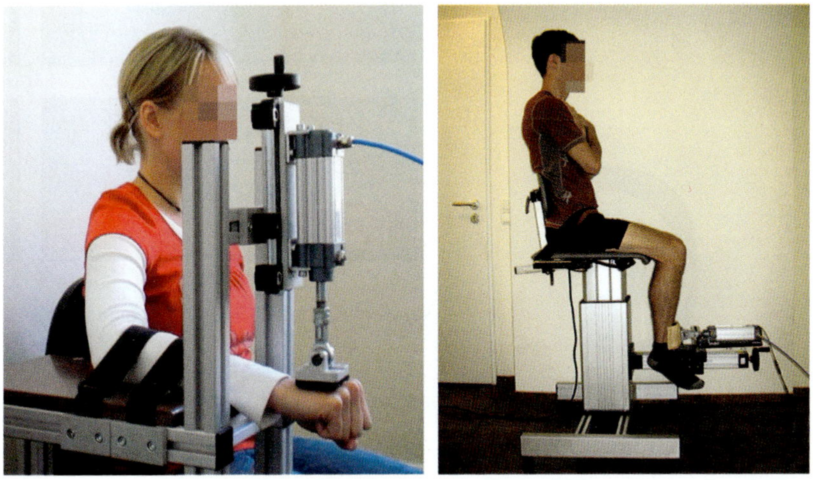

Abb. 2.36 Pneumatische Systeme zur reproduzierbaren Messung der adaptiven Kraft [T829]

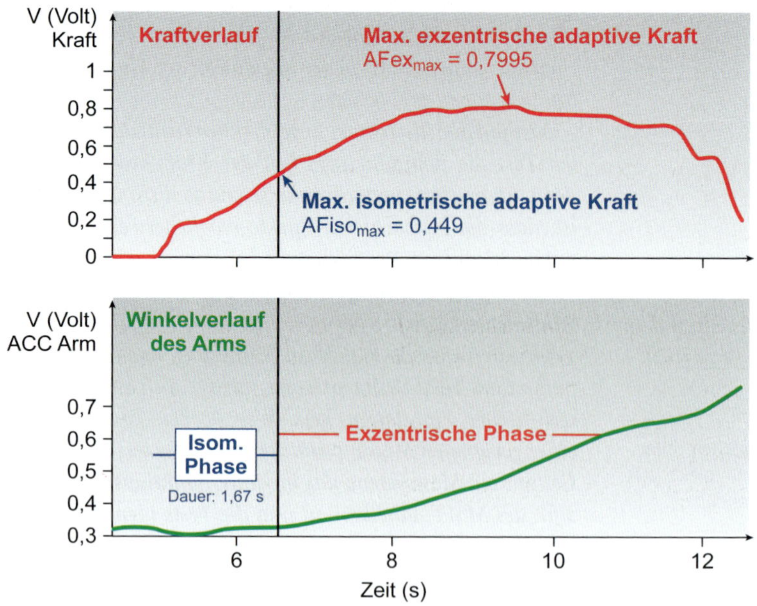

Abb. 2.37 Kraft- (rot) und Winkelverlauf (grün) während der Messung der adaptiven Kraft bei vorher „schwach" getestetem M. triceps brachii. Senkrecht markiert ist der Beginn des Nachgebens, hier bei ca. 56 % der im Test maximal erreichten exzentrischen Kraft. [T829/L106]

isometrische Haltekraft (maximum isometric Adaptive Force; AFiso max) durchschnittlich bei 88,6 % der maximal erreichten (exzentrischen) Kraft und damit deutlich darunter liegt (➤ Abb. 2.38*). Damit bestätigt die objektive Messapparatur die Befunde der manuellen Messungen grundsätzlich. Inwiefern sich „starke" bzw. „schwache" Muskeln im Sinne der AK damit objektivieren lassen, bleibt offen und soll durch weitere Messreihen geklärt werden.*

Die Potsdamer Arbeitsgruppe verfolgt außerdem einen weiteren Ansatz zur Erklärung des MMT, der u. a. auf der Promotionsarbeit von Laura Schaefer basiert. Sie stützt sich zunächst auf die gesicherte Tatsache, dass isometrisch anspannende Muskeln mit etwa 10 Hz schwingen. Die hunderte bis tausende motorische Einheiten eines Muskels finden sich zu einem gemeinsamen Rhythmus zusammen. Dem liegen aufwändige sensomotorische Steuer- und Regelprozesse zugrunde. Wenn aber jeder anspannende Muskel oszilliert – wie verhalten sich diese Schwingungen, wenn zwei Menschen (Untersucher und Proband) gegeneinander agieren (so wie bei einem MMT)?

Schaefer setzte bei ihren Untersuchungen der myofaszialen Oszillationen biomechanische Verfahren wie die Mechanomyografie (MMG), Dynamometrie und Accelerometrie ein. Die wenig bekannte MMG erlaubt es, Muskeloszillationen zweier oder mehrerer Muskeln parallel zu erfassen. Dadurch wird die Untersuchung des intra- sowie interpersonellen Verhaltens von Muskeln ermöglicht.

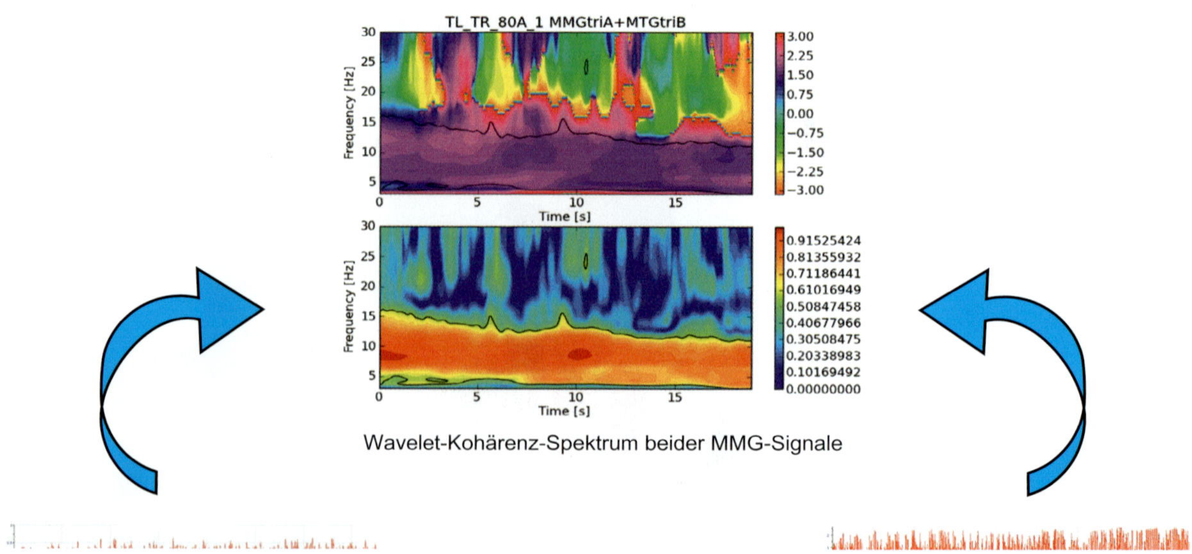

Abb. 2.38 Mittleres relatives Kraftniveau zu Beginn des Nachgebens des Testmuskels bei 88,6 % seiner maximalen exzentrischen adaptiven Kraft (ermittelt aus 2 × 4 Einzelmessungen bei 4 Probanden) [T829/L106]

Auf der Basis ihrer biomechanischen Untersuchungen kommt Schaefer zu folgenden Ergebnissen:

1. *Es scheint zwei Formen der isometrischen Muskelaktion zu geben: eine drückende (Tester) und eine haltende (Geteste-ter). Schaefer konnte zeigen, dass ein Proband einer gegebenen auf ihn einwirkenden Kraft wesentlich weniger lange widerstehen als er mit der gleichen Kraft gegen einen stabilen Widerstand drücken kann. Dieser Befund stimmt überein mit Erkenntnissen einer amerikanischen Gruppe um Enoka und Rudroff (Rudroff et al. 2006, 2011, 2013).*
   Der Haltefunktion – der Aufgabe die beim Muskeltest dem Patienten zukommt – liegen offenbar zumindest partiell andere neuro- und/oder muskelphysiologische Mechanismen zugrunde als beim aktiven Drücken des Testers. Manches spricht dafür, dass die Steuerung und Regelung des Haltens komplizierter und damit evtl. bei Störungen anfälliger ist als die des Drückens. Dies könnte ein Schlüssel zur Erklärung des Nachgebens bei „schwachem" Muskel infolge reflektorisch wirksamer Störungen sein.
2. *Agieren zwei Probanden mit der gleichen Kraft – und damit statisch – gegeneinander, so synchronisieren sich deren Schwingungen. Das bedeutet: Die Beteiligten stimmen ihre Oszillationen aufeinander ab. Sie werden zu einem kohärent schwingenden System (*➤ Abb. 2.39*). Schaefer diskutiert verschiedene mögliche Synchronisationsmechanismen, die hier zugrunde liegen könnten.*

Ein solches höchst sensitives interaktives Verhalten ist nur zu erwarten, wenn die beteiligten sensomotorischen Systeme effizient und störungsfrei arbeiten. Jeder der Partner muss die Oszillationen des jeweils anderen detektieren und seine Motorik damit abgleichen. Zu einem gemeinsamen Schwingen kann es nur kommen, wenn beide Systeme intakt sind.

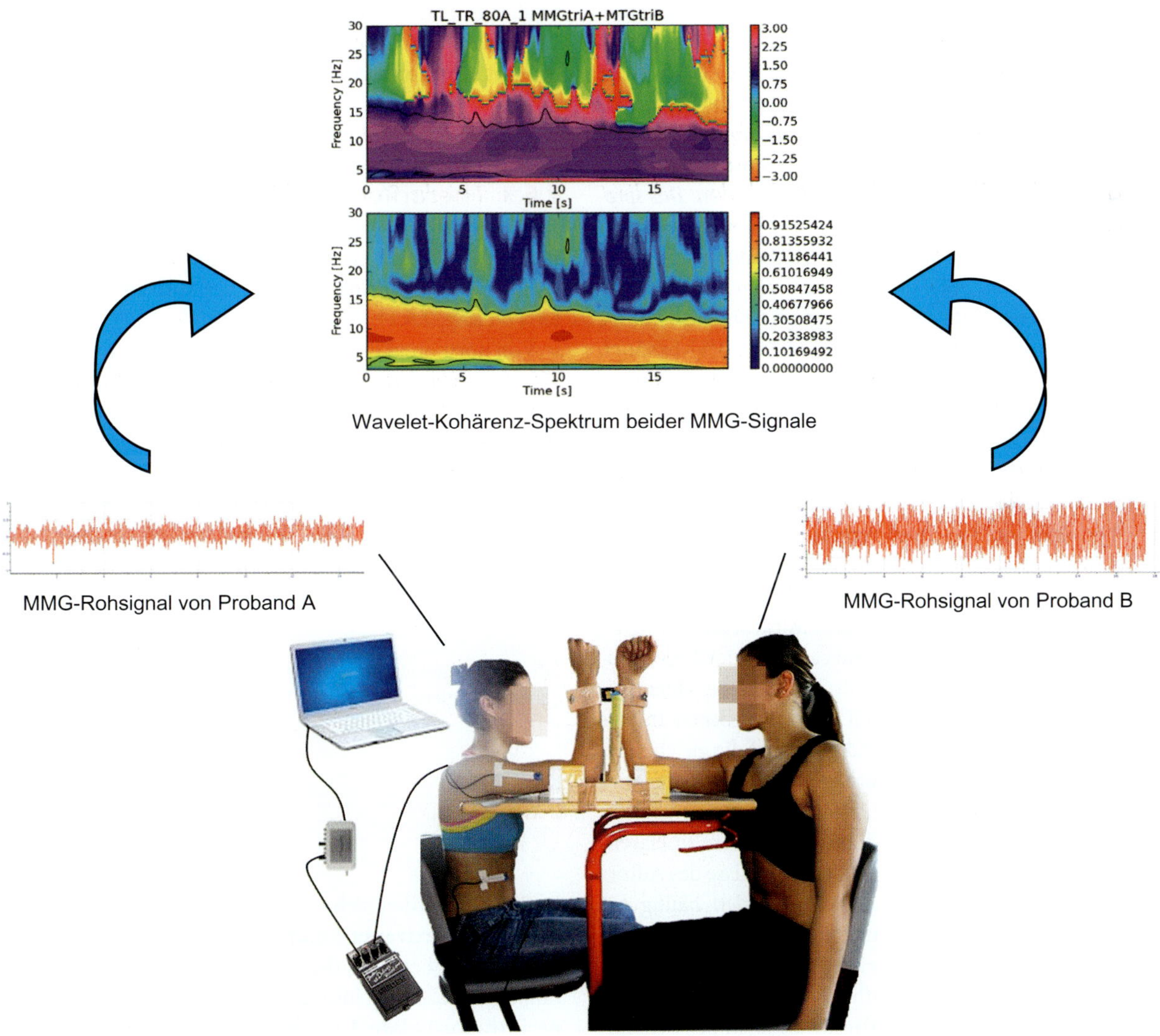

Abb. 2.39 MMG-Messung bei zwei interagierenden Probandinnen. Die Einzelsignale rechts und links stellen die MMG-Rohsignale dar. Oben ist die zugehörige Kohärenz-Wavelet-Analyse der Muskelsignale der beiden Probandinnen abgebildet. Das rote Areal zeigt synchronisierte Frequenzbereiche an. [T829]

Wenn zwei oszillierende Systeme aufeinander einwirken, so verleiht ihnen Synchronisation Stabilität. Das gekoppelte synchrone Schwingen könnte Voraussetzung für ein stabiles Gleichgewicht zwischen den beiden Beteiligten sein. Es ist denkbar, dass es ihnen auch das dabei empfundene Kraftgefühl vermittelt. Umgekehrt wäre dann anzunehmen, dass beide Akteure dann nicht ins Gleichgewicht kommen, wenn es ihnen nicht gelingt, sich mit ihren Oszillationen aneinander anzukoppeln. Der haltende Muskel gäbe dann nach. Tatsächlich zeigen die Aufzeichnungen, dass bei „schwachem" Muskel keine oder sporadische Kopplungsansätze erfolgen.

Die vorgestellten Arbeiten sind keineswegs beweisende Erklärungen für die Physiologie des MMT, sondern begründen lediglich hypothetische Denkansätze. Diese zu überprüfen wird weiterer Forschung vorbehalten sein." (Bittmann und Schaefer 2014)

Weitere Forschungen bezüglich der Testung von normoreaktiven und hyporeaktiven Muskeln sind sicherlich erforderlich, wobei nach Meinung des Autors der ATP-Umsatz im Fokus der Forschung stehen sollte. Hierzu ein Zitat aus der Dissertation von Schaefer: *„Bei den Untersuchungen von Linari et al. (2003) war die Energie aus der Hydrolyse von ATP während Dehnung einer aktivierten Muskelfaser geringer als während einer vergleichbaren isometrischen Aktion. Das spreche dafür, dass der ATP-Umsatz während Dehnung reduziert ist. Den Autoren zufolge wird während isometrischer Aktion die Hydrolyse von ATP sowohl für die Aktivität der Aktin-Myosin-Filamente als auch für die Calzium-2⁺-Pumpe im sacroplasmatischem Retikulum (dort 30–40 %) benötigt. Diese Überlegungen seien damit kompatibel, dass während Dehnung die actomyosine Aktivität komplett unterdrückt wird."* (Schaefer 2014)

Wie bereits vorher erwähnt, könnte bei dem schwach (hyporeaktiv) getesteten Muskel die Ausschüttung von ATP so schnell erfolgen und so schnell verbraucht sein, dass sich der Muskel als insgesamt schwach anfühlt, da er maximal über 1–1,5 Sekunden Kraft entwickeln kann. Im Vergleich dazu präsentiert sich der normal reagierende Muskel, der mit seiner submaximalen Kraftaufbringung mit ca. 75 % seiner Maximalkraft arbeitet, als stark normoreaktiv und kann bei einem zusätzlich am Schluss der getesteten Phase gegebenen Impuls seine Kraftreserve ausschöpfen und damit auf die gleiche Maximalkraft kommen wie der vorher getestete hyporeaktive Muskel. Diese Kraft kann er aber über eine längere Zeit halten.

Allerdings ergeben sich auch hier noch weitere zu klärende Fragen, denn die oben dargestellten Ergebnisse des Autors bzw. von Bittmann und Schaefer finden sich häufig bei durchtrainierten sportlichen Patienten. Hingegen finden sich bei nichttrainierten Personen, bei denen eine CMD zugrunde liegt, von vornherein ein deutlich geringerer maximaler Kraftwert beim hyporeaktiven Muskel als nach der Behandlung am getesteten jetzt normoreaktiven Muskel (➤ Abb. 2.45). Man kann hier auf weitere Arbeiten von Bittman und Schaefer zu diesem Thema gespannt sein.

2.6.2 Challenge

Unter Challenge versteht man in der Applied Kinesiology jeden diagnostischen Stimulus, dem der Patient ausgesetzt wird.

Ein Muskel oder mehrere Muskeln werden vor der diagnostischen Provokation („in the clear") und während bzw. kurz nach dem Challenge getestet. Mögliche Muskelreaktionsänderungen werden registriert.

Ein **positiver Challenge** ist jede diagnostische Stimulation, die eine Muskeltestreaktion im Vergleich zur Reaktion vor dem Challenge ändert. Das Wort positiv drückt hier im Gegensatz zum **negativen Challenge** lediglich aus, dass eine Reaktionsänderung des Muskels eintritt, nicht etwa, dass dies in der Wertung positiv oder negativ wäre.

Prinzipiell sind mechanische, chemische und emotionale Challenge-Formen möglich. Mit dem Begriff **„dysreaktiver Challenge"** wird alles bezeichnet, was potenziell schädlich ist, mit **normoreaktivem Challenge** alles, was potenziell hilft.

2.6.3 Therapielokalisation

Berührt ein Patient eine Körperregion, können dadurch beispielsweise folgende Änderungen der Muskelreaktion eintreten (➤ Kap. 2.6.1):

- Von normoreaktiv zu hyper- oder hyporeaktiv
- Von hyperreaktiv zu normo- oder hyporeaktiv
- Von hyporeaktiv zu normo- oder hyperreaktiv

Diese Änderungen werden als positive Therapielokalisation (TL) bezeichnet. Die Feststellung einer positiven TL gibt lediglich an, dass dort eine Störung liegt, aber nicht, welcher Art die Störung ist. Diese Differenzierung geschieht durch den Challenge (➤ Kap. 2.6.2). Der Challenge ist häufig aussagekräftiger als eine TL.

Die Therapielokalisation sollte durch den Patienten selbst durchgeführt werden.

2.6.4 Muskelfunktionsstörungen und ihre Ursachen

In der AK werden sieben Faktoren des viszerosomatischen Systems als **extramuskuläre Ursachen** einer Muskelfunktionsstörung benannt, die von außen die anatomische Reaktion des Muskels beeinflussen. Außerdem gibt es verschiedene **intramuskuläre Ursachen** (➤ Kap. 2.9, ➤ Kap. 3.1). ➤ Tab. 2.2 gibt einen Überblick über die Ursachen von Muskelfunktionsstörungen.

Tab. 2.2 Ursachen von Muskelfunktionsstörungen

Extramuskuläre Ursachen	• Vertebrale Läsion • Neurolymphatischer Reflex • Neurovaskulärer Reflex • Duraspannung • Assoziierter Akupunkturmeridian • Organbeziehung • Nährstoffdysbalance
Intramuskuläre Ursachen	• Spindelzelle • Golgi-Sehnenapparat • Strain-Counterstrain • Triggerpunkte • Faszienverklebung • Reaktive Muskelmuster (Agonist-Antagonist-Dysbalance)

Vertebrale Läsion

Vertrebrale Läsionen mit dem assoziierten motorischen Segment werden besser als **segmentale Funktionsstörung** bezeichnet – ein Begriff, der sich mittlerweile international durchgesetzt hat (engl. „segmental dysfunction"). Die segmentalen Funktionsstörungen haben Auswirkungen auf die Muskulatur, das Unterhautgewebe, die Kutis und alle Elemente, die zu diesem Segment gehören. Sie sind hinreichend in den manualtherapeutischen Lehrbüchern und der Fachliteratur beschrieben, sodass hier nicht näher darauf eingegangen wird. Häufig ist eine segmentale Funktionsstörung mit einer **hyporeaktiven (funktionellen) Schwäche des Muskels** assoziiert, wie dies z. B. bei einer Störung im CTÜ (zervikothorakaler Übergang) der Fall ist, bei der regelmäßig ein hyporeaktiver M. deltoideus mit begleitenden Schulterschmerzen gefunden wird.

Segmentale Funktionsstörungen können außerdem sekundär durch **viszerosomatische Begleitreaktionen** bei Organläsionen entstehen. Ein Beispiel dafür sind tief sitzende Rückenschmerzen mit segmentalen Funktionsstörungen bei LWK 4/5, die oft bei Störungen im Darmtrakt auftreten. Nicht umsonst befindet sich hier der Akupunkturpunkt Bl 25 als Shu-Punkt des Dickdarms, der als wichtiger Lokalbefund bei akuten und chronischen Schmerzen in der Lumbalregion gestochen wird (Wancura 2009).

Neurolymphatische Reflexpunkte

Die neurolymphatischen Reflexpunkte wurden in den 1930er-Jahren von Chapman entdeckt. Diese im Bindegewebe liegenden Strukturen fühlen sich etwas aufgequollen bis ödematös und teilweise knotig an und sind auf Druck relativ schmerzhaft (➤ Abb. 2.40). Die Massage dieser Reflexpunkte fördert die Lymphdrainage und Zirkulation der zugeordneten Organe. Die Punkte liegen meist über den zugeordneten Organen anterior wie posterior am Körper. Bei Behandlungsbedürftigkeit zeigen sie eine positive TL (➤ Kap. 2.6.3).

Die Therapie besteht in einer starken gut 30 Sekunden dauernden Massage. Die Nutzung der **Chapman-Reflexe** in Zusammenhang mit der manuellen Muskeltestung, wie sie in der AK durchgeführt wird, hat Goodheart 1965 als erster beschrieben. Auch andere Autoren wie Chaitow (1988) und Mannino (1979) bestätigten die Effektivität der Behandlung über die neurolymphatischen Reflexpunkte.

Neurovaskuläre Reflexpunkte

Diese (mit drei Ausnahmen) ausschließlich am Schädel lokalisierten Reflexpunkte wurden auf empirischem Weg von Bennett entdeckt (vgl. Walther 2000). Er fand heraus, dass die Behandlung dieser Reflexpunkte eine spezifische Rolle bei der Blutzirkulation zu Drüsen und Organen hat (➤ Abb. 2.41, ➤ Abb. 2.42).

Im Gegensatz zu den neurolymphatischen Reflexpunkten (s. o.) sind die neurovaskulären selten palpationsempfindlich, zeigen aber eine positive TL (➤ Kap. 2.6.3). Sie werden über einen leicht gehaltenen Zug der Haut über dem Reflexpunkt behandelt, wobei der Zug so lange gehalten wird, bis der Therapeut eine Pulsation spürt.

Duraspannung

Unter Duraspannung werden Spannungen im Bereich der Membransysteme der Meningen verstanden.

Die Austrittsstellen der Hirnnerven in der Schädelbasis und der Spinalwurzeln werden von der Dura begleitet und können daher bereits auf mechanische Weise unter eine Zugspannung kommen. Bei dieser rein mechanistisch gedachten Auswirkung könnten auch muskuläre Dysbalancen derjenigen Muskeln, die an der Schädelbasis ansetzen bzw. entspringen, ihre Verspannungen in weiter entlegene Strukturen fortleiten, sodass nicht nur die Spannung der Dura für die Muskeldysfunktionen verantwortlich ist.

Ein typisches Beispiel ist das **Lig. sphenomandibulare,** das am Schädel entspringt, zum Kieferwinkel zieht, sehr häufig bei CMD verspannt ist und eine Verbindung zwischen Schädelknochen, Dura und Muskelsystem darstellt.

Assoziierter Akupunkturmeridian

Goodheart hat das Akupunktursystem bereits frühzeitig in die AK integriert und den einzelnen Akupunkturleitlinien jeweils einzelne Muskeln zugeordnet (Goodheart 1965). Diese Zuordnung erfolgte mittelbar über die Zuordnung der Muskeln zu den Organen.

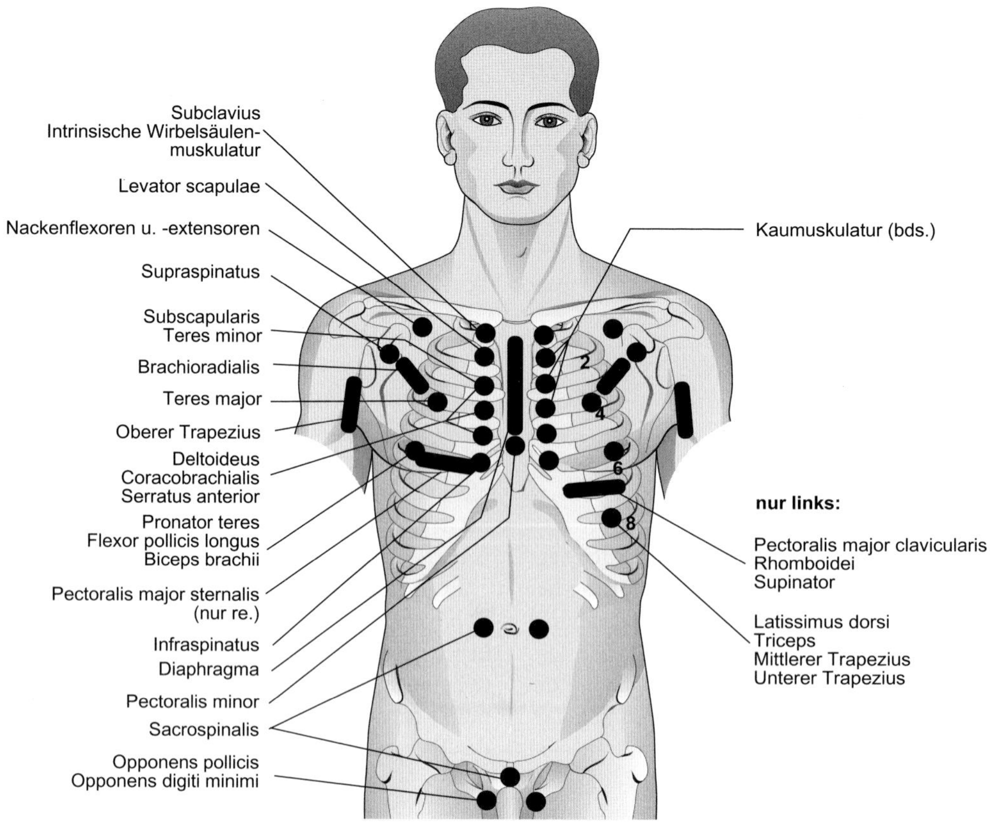

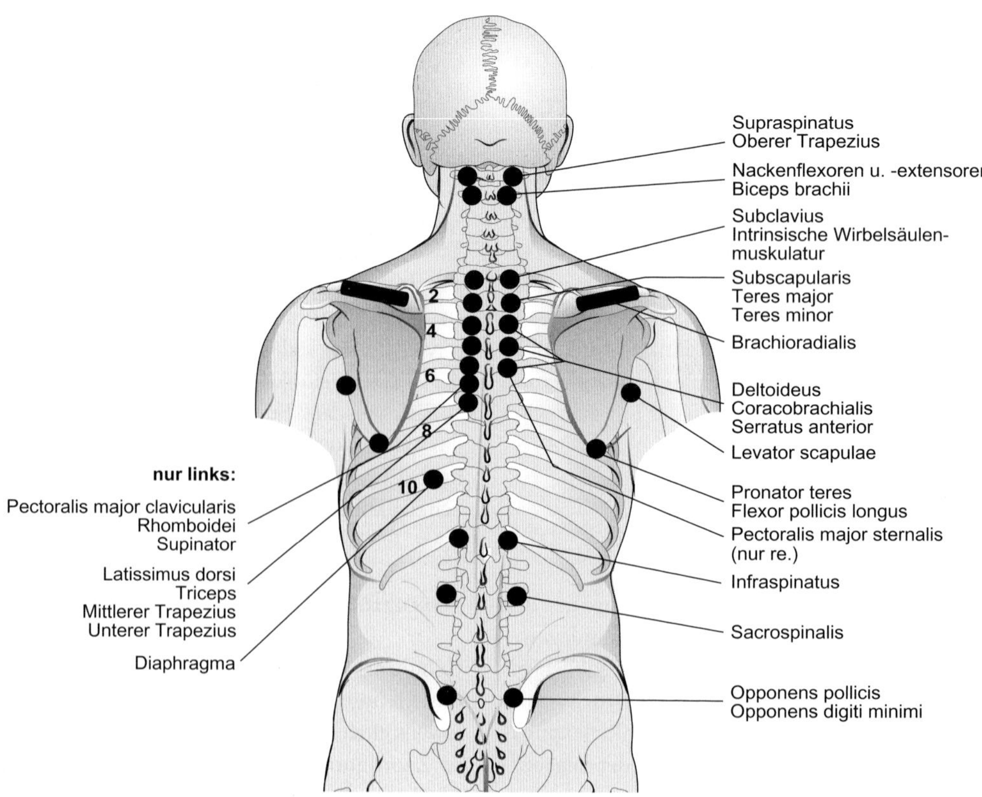

Abb. 2.40 Neurolymphatische Reflexpunkte der oberen Extremität von dorsal und ventral [M593/L126]

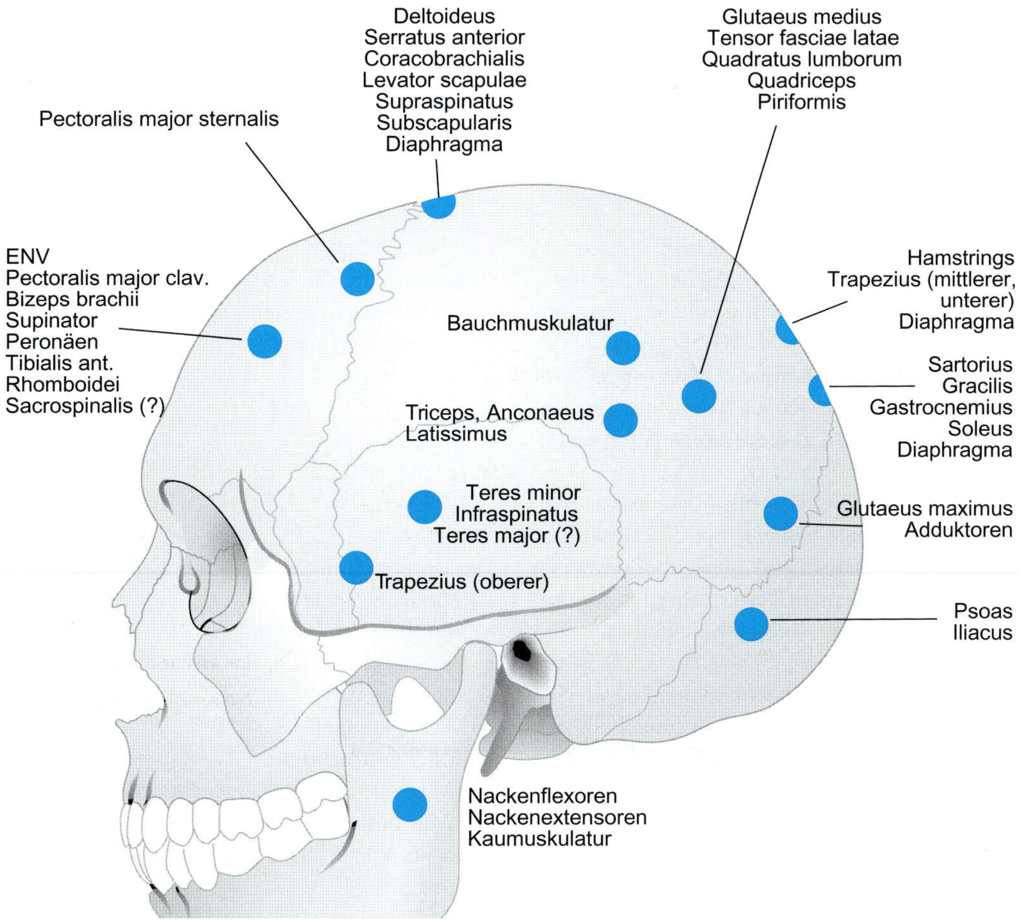

Abb. 2.41 Neurovaskuläre Reflexpunkte von lateral [M593/L126]

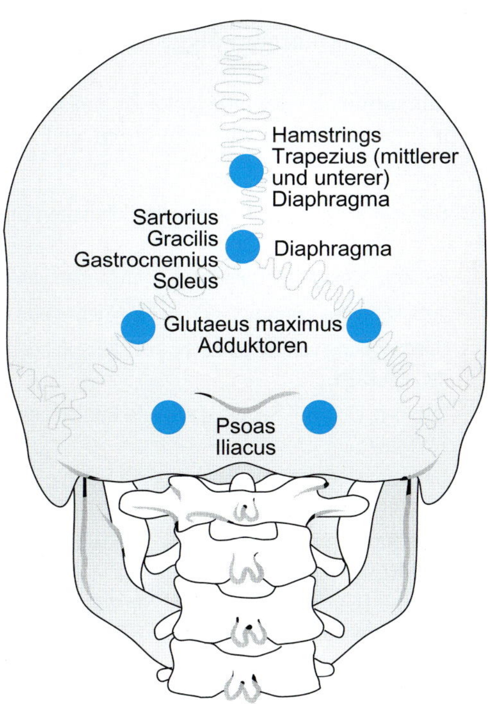

Abb. 2.42 Neurovaskuläre Reflexpunkte von dorsal [M593/L126]

Vereinfacht dargestellt, kann es bei Störungen in der Energiebalance eines Akupunkturleitplansystems auch zu Störungen im Bereich von Muskeln kommen, die mittels AK getestet werden können (Garten 2004). Bei einem hyporeaktiven Muskel kann daher der **Tonisierungspunkt** auf dem zugeordneten Akupunkturmeridian benutzt werden, um den Muskel wieder zu normalisieren, wenn die Ursache im Akupunkturleitbahnsystem liegt.

Umgekehrt kann der **Sedierungspunkt** benutzt werden, um einen hyperreaktiven Muskel wieder zu normalisieren, wenn die Störung im Akupunkturleitbahnsystem liegt. Der Sedierungspunkt kann allerdings auch nur zur Spezifizierung verwendet werden, ob ein Muskel normoreaktiv ist.

Die Einsatzmöglichkeiten der Akupunktur im Rahmen der AK sind sehr vielfältig. Hervorzuheben ist die Anwendung bei **gestörten Vertebralsegmenten** (segmentale Dysfunktion), die für eine Muskeldysfunktion verantwortlich sind. Diese lässt sich sehr gut über einen Fernpunkt behandeln, der in der Nähe der Handgelenke bzw. Sprunggelenke liegt. Besonders wirksam sind diese **Fernpunkte** bei pseudoradikulären oder bei radikulären Störungen der Segmente der HWS bzw. LWS. Im BWS-Bereich ist die Wirkung deutlich abgeschwächt. Speziell für den CTÜ-Bereich (C7/T1) ist der

2

Fernpunkt Dü 3 zu benutzen, für das Segment L5/S1 die Punkte Bl 60/62. Neben diesen Fernpunkten sollten selbstverständlich auch die lokalen Punkte genadelt werden.

Muskel-Organ-Beziehung

Die Beziehungen zwischen Organ und Muskeln wurden von Goodheart zunächst empirisch ermittelt. Später haben experimentelle Untersuchungen die Zusammenhänge zwischen Muskeln und Organ bestätigt (Garten 2004, Leaf 2000, Walther 2000). **Viszerosomatische Reflexe** sind in der Medizin seit Längerem bekannt und werden als Head-Zonen im Bereich der Haut seit Jahrzehnten in die Diagnostik mit einbezogen (Wancura 2009).

Durch die Forschungen in der viszeralen Osteopathie (v. a. durch Barral [2002]) konnten weitere, exakt bestimmbare Zusammenhänge zwischen Organ und Muskeldysfunktionen bestätigt werden. Als zuverlässiges Testverfahren in der Applied Kinesiology wird die Therapielokalisation (TL) (➤ Kap. 2.6.3) bzw. der Challenge (➤ Kap. 2.6.2) in die Untersuchung einbezogen. Organdysfunktionen zeigen eine positive TL und rufen eine Muskelreaktion hervor. In den meisten Fällen zeigt sich bei Organdysfunktionen auch eine positive TL zum neurolymphatischen Reflexpunkt, der oft bei Tastbefund schmerzhaft ist, sodass man über den viszeralen Challenge eine exaktere Diagnose bezüglich der Störung der Mobilität und Motilität des Organs erhält.

Nährstoffdysbalance

Auf die Bedeutung der Nährstoffdysbalance wird an dieser Stelle nur kurz eingegangen, da sie nicht im Fokus des Buches steht.

In der täglichen Praxis zeigt sich, dass Nährstoffdysbalancen im Bereich der Muskeln (z. B. Krämpfe bei Magnesiummangel) oder der Organe zu Dysfunktionen führen können. Eine spezifische Beziehung zwischen Nährstoffen und Muskeln wurde empirisch von unterschiedlichen Autoren herausgefunden. In der Folge entstand innerhalb der Applied Kinesiology die Definition der **Muskel-Nährstoff-Beziehungen** (Walther 1988, Leaf 2000). Bei einem Mangel an bestimmten Nährstoffen (z. B. Kalzium) geht man in der Applied Kinesiology davon aus, dass der diesen Nährstoffen zugehörige Muskel mit einer Dysfunktion im Sinne einer Hyper- oder Hyporeaktivität (➤ Kap. 2.6.1) reagiert.

2.7 Systematik der funktionellen klinischen Untersuchung

Die einzelnen Schritte der funktionellen klinischen Untersuchung sind in ➤ Tab. 2.3 zusammengefasst.

Im Rahmen dieses Kapitels werden die **Schritte 5 und 6** (➤ Tab. 2.3) ausführlicher besprochen, die von besonderer Bedeutung für das Verständnis der Untersuchung des craniomandibulären Systems sind. Die übrigen Untersuchungsschritte werden im Behandlungskapitel beschrieben (➤ Kap. 4.1.6).

2.7.1 Untersuchung der Mundbewegung und Okklusion (Schritt 5)

Die Untersuchung erfolgt im Sitzen. Dabei ist auf folgende Parameter zu achten:

- Mundöffnung (Querfinger)
- Deviation/Deflexion (in cm)
- Subluxation
- Klickphänomen
- Zungenbetrachtung
- Watterollentest zur Beurteilung der Okklusion

Die **Mundöffnung** sollte ca. 2,5–3 Querfinger des Patienten betragen. Werte darunter sprechen eher für eine Funktionsstörung im TMG.

Mit **Deviation** wird eine deutliche Abweichung des Unterkiefers zu einer Seite mit Rückkehr zur Mittellinie bezeichnet, meist bedingt durch ein Hindernis in der Bewegungsbahn.

Eine **Deflexion** ist die einseitige Abweichung des Unterkiefers, die mit zunehmender Mundöffnung größer wird (➤ Abb. 2.43).

Eine **Subluxation** des Kiefergelenks ist meist auf einen nicht mehr intakten Diskus zurückzuführen und kann am

Tab. 2.3 Die acht Schritte der funktionellen klinischen Untersuchung

Schritt 1	Inspektion der Körpersymmetrie	Im Stehen von dorsal
Schritt 2	Inspektion des Körpers	Im Stehen von lateral
Schritt 3	Untersuchung von Gesichtsschädel und HWS	In Rückenlage
Schritt 4	Untersuchung von Becken und Abdomen	In Rückenlage
Schritt 5	Untersuchung der Mundbewegung und Okklusion	Im Sitzen
Schritt 6	Untersuchung des Kiefergelenks und der Okklusion	In Rückenlage
Schritt 7	Craniale Untersuchung, Faszien und Ligamentum sacrotuberale	In Bauch- und Rückenlage
Schritt 8	Muskeltests mittels Applied Kinesiology	In Bauch- und Rückenlage

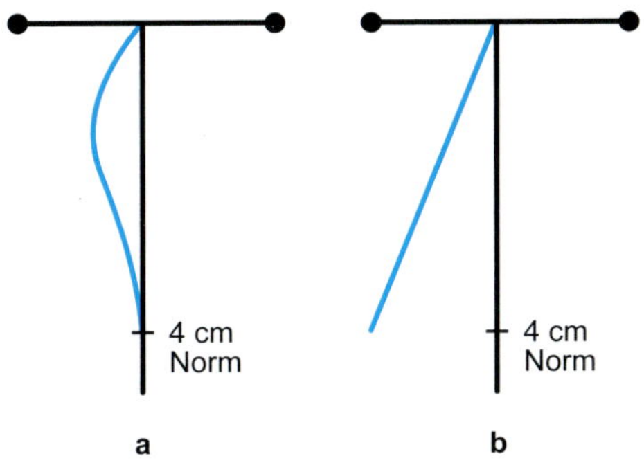

Abb. 2.43 **a** Deviation und **b** Deflexion des Unterkiefers [M592/L106]

Kiefergelenk palpiert werden. In ausgeprägteren Fällen ist sie bereits von außen sichtbar.

Klickphänomene werden auch auf kurze Distanzen gehört, Reibegeräusche können im Meatus acusticus gefühlt oder mit dem Stethoskop gehört werden.

Die **Zunge** gehört immer mit zur Untersuchung, da man an ihr Eindrücke bei Pressphänomenen erkennen kann. Abweichungen beim Herausstrecken der Zunge können auf muskuläre Dysbalancen im Mundboden oder im Bereich der Kaumuskeln zurückzuführen sein, ggf. sind sie aber auch Ausdruck von cranialen Störungen im Bereich des Occiputs.

Einen weiteren Hinweis auf eine CMD kann man mittels **Watteröllchentest** erhalten: Der Patient öffnet den Mund und beißt auf zwei dünne Watteröllchen. Oft ändert sich die Stellung des Unterkiefers dabei bereits deutlich im Vergleich zu der normalen Schlussstellung.

2.7.2 Untersuchung des Kiefergelenks und der Okklusion (Schritt 6)

Diese Tests sollten möglichst in Rückenlage erfolgen, da der Patient dann entspannter ist. Folgende Untersuchungen werden durchgeführt:

- Palpation des Temporomandibulargelenks bei Intercuspidation (ICP), in Schwebelage und beim Öffnen
- Palpation der Kaumuskeln (➤ Tab. 2.4)
- Palpation im Meatus acusticus externus beim Öffnen und Schließen
- Erfassen einer Liste von cranialen Störungen, insbesondere des Os temporale, der Maxilla und des Os occipitale

Palpation des Temporomandibulargelenks

Bei der Palpation des Temporomandibulargelenks (TMG) kann bereits ein erster Eindruck über Schmerzen, Kapselschwellung und Asymmetrie gewonnen werden. Das Gelenk sollte während des gesamten Vorgangs des Öffnens und Schließens beidseits palpiert werden, um Abweichungen bei den Unterkieferbewegungen, Knarren, Subluxationen, Schmerz etc. zu erkennen. Zuletzt lässt man den Patienten noch maximal zubeißen (ICP), um weitere Informationen zu erhalten, z. B. über die Spannung der Kaumuskeln.

Tab. 2.4 Schema von Krogh-Poulsen: Kaumuskeln und andere Muskeln

	Links	Rechts
Zunge		
M. masseter		
M. temporalis		
M. pterygoideus medialis		
M. pterygoideus lateralis		
M digastricus		
Mundboden		
Supra-/infrahyoidale Muskeln		
M. sternocleidomastoideus		
Mm. scaleni		

Die Palpation des TMG von dorsal erfolgt am besten im Liegen, die Kleinfingerbeere des Behandlers liegt dabei im Meatus acusticus externus. Man lässt den Patienten den Mund weit öffnen und dann wieder zubeißen:

- Bei einer **retralen Stellung des Caput mandibulae** fällt man bei Öffnung des Mundes mit der Fingerkuppe wie in ein Loch, da sich der Meatus acusticus wieder öffnet, der durch das Caput mandibulae eingeengt war. Bei der Palpation lässt sich außerdem die Empfindlichkeit des retromandibulären Polsters und der bilaminären Zone testen.
- Liegt ein pathologischer Zustand vor, erfolgt beim Schließen des Mundes eine erneute Einengung im Meatus acusticus. Die Fingerbeere wird wieder verdrängt, der Patient empfindet oft einen deutlichen Schmerz und es lassen sich Knack- oder Knarrgeräusche provozieren. Diese sind immer Zeichen für eine **sekundäre arthrogene Störung** (➤ Abb. 2.44).

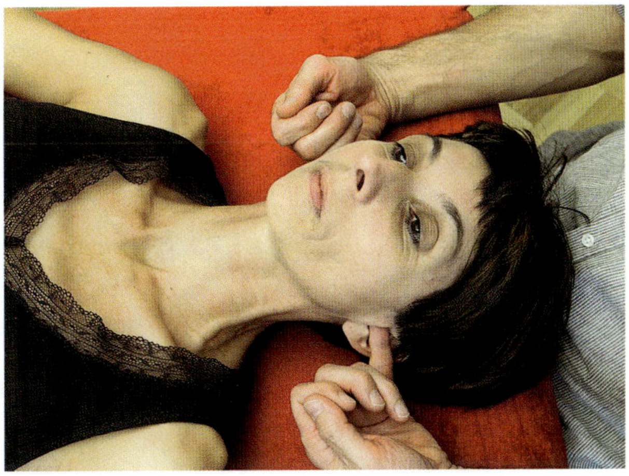

Abb. 2.44 Palpation des Meatus acusticus externus mit dem Kleinfinger [M592]

2

Palpation der Kaumuskeln

Die Palpation der Kaumuskeln gibt Auskunft über die Verspannungen und Schmerzen im Vergleich von linker zu rechter Seite. Triggerpunkte sind häufig Ursache für Schmerzen im Bereich der Zähne, „neurologische" Zähne (Beschwerden ohne zahnärztlichen Befund) und Schmerzen im Bereich des Gesichts. Als Beispiel wird die Palpation des Triggerpunkts im M. temporalis gezeigt. (➤ Abb. 2.45). Alle Muskeln, die ➤ Tab. 2.4 aufgelistet sind, sollten palpatorisch untersucht werden.

Die Palpation der Muskeln sollte systematisch und stets nach demselben Schema erfolgen, das sich der Untersucher entweder selbst zusammenstellen oder von einer Ausbildungsgesellschaft übernehmen kann, die Kurse in CMD anbietet (www.dgom.info, www.iccmo.de). Ein Beispiel für ein etabliertes Palpationsschema ist das von Krogh-Poulsen (1973) (➤ Tab. 2.4). Es können jedoch auch andere Schemata verwendet werden wie z. B. das nach Jakstat (Ahlers und Jakstat 2000). Die Validität der Funktionsanalyse nach Krogh-Poulsen wurde in der Dissertationsarbeit von Mehran Maghsudi untersucht (Maghsudi 2000).

Die meisten Muskeln sind relativ gut zu palpieren, die supra- und infrahyoidalen Muskeln sollten jedoch besser als Gruppe getastet werden, ebenso der Mundboden, der häufiger verspannt sein kann und dessen Relaxierung ein wichtiger Therapieschritt ist. In den Mm. masseter, sternocleidomastoideus und scaleni finden sich sehr häufig intramuskulär gelegene Triggerpunkte, deren Behandlung Voraussetzung für eine suffiziente Therapie der CMD ist.

Die Palpation der Muskeln sollte im statischen (in Ruhe) wie auch dynamischen Zustand (in Bewegung) erfolgen.

Bei der Palpation sind Schmerzen, Verspannungen, Myogelosen und Triggerpunkte getrennt nach Ursprung, Verlauf und Ansatz des Muskels zu unterscheiden. Die im statischen Zustand diagnostizierten Befunde sind pathogenetisch von größerer Bedeutung.

Einige Autoren bewerten die dynamische Untersuchung der Kaumuskeln mit **isometrischen Tests** gegen Widerstand als noch aussagekräftiger. Nach Frisch (1995) ist dieser isometrische Widerstandstest **das** differenzialdiagnostische Kriterium für die Bewertung einer myogenen Funktionsstörung. Dabei werden nicht einzelne Muskeln, sondern Muskelgruppen in folgender Reihenfolge getestet (➤ Kap. 4.1.6):

- Mundöffner
- Mundschließer
- Protraktoren
- Mediotraktoren

Beim isometrischen Test schiebt der Patient den Unterkiefer in die gewünschte Richtung, der Therapeut hält ihn in dieser Position fest und fordert den Patienten auf, gegen den zunehmenden Druck des Therapeuten einen isometrischen Widerstand aufzubauen. Dann reduziert der Therapeut den Druck langsam und fragt den Patienten nach Schmerzen während der Untersuchung, die ein Hinweis auf eine myogene Funktionsstörung sind (➤ Abb. 2.46).

Untersuchung der mimischen Muskulatur

Die mimische Muskulatur (➤ Abb. 2.47) verleiht dem Gesicht die Fähigkeit zu emotionalem Ausdruck. Sie entstammt den Kiemenbögen (v. a. dem 2. Bogen) und wird von den Ästen des N. facialis (VII) innerviert. Ihren Ursprung haben die meisten Muskeln an den Schädelknochen bzw. an den darüber verlaufenden Faszien. Da die mimische Muskulatur fest mit der Gesichtshaut verbunden ist, kommt es bei Anspannung zu sichtbaren Faltenbildungen.

Erwähnenswert ist ein Nebeneffekt der **Faltenbehandlung mit Botulinustoxin an der Stirn:** Migränepatienten berichteten, dass sich die Migräne nach der Behandlung mit Botox® deutlich verbessert hat. Möglicherweise wird durch

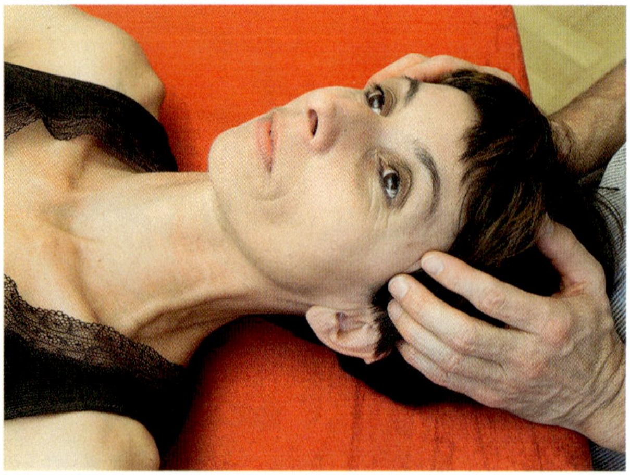

Abb. 2.45 Palpation eines Triggerpunkts im M. temporalis mit Ausstrahlung in Richtung Zähne [M592]

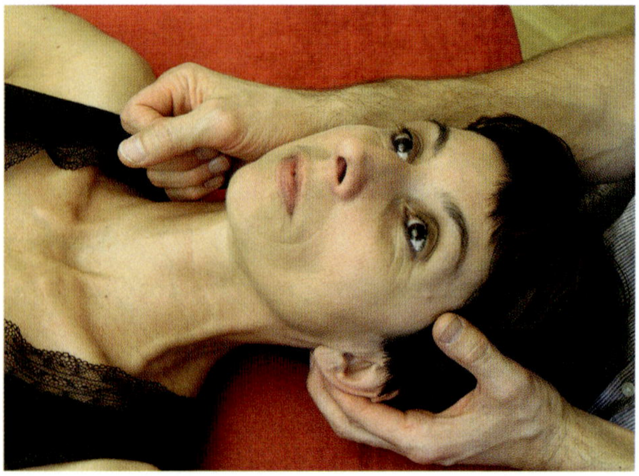

Abb. 2.46 Isometrischer Muskeltest am Unterkiefer [M592]

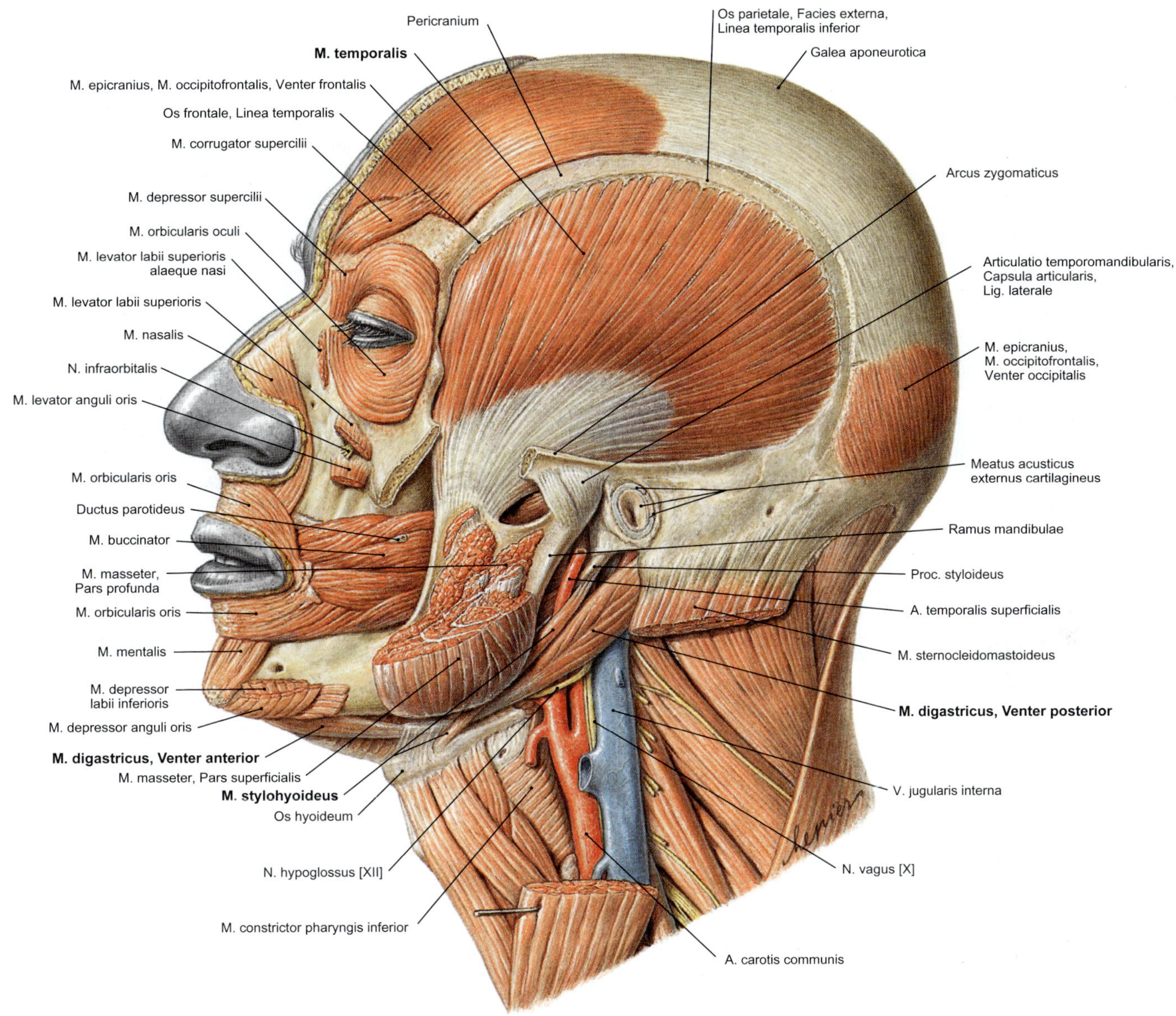

Abb. 2.47 Kaumuskulatur und mimische Muskulatur von lateral [S007-3-23]

Lähmung des Corrugatormuskels an der Stirn, der die Zornesfalten zwischen den Augenbrauen verursacht, der N. fascialis in seiner Aktivität gesenkt, was zu herabgesetzter Migräneheftigkeit und -anfälligkeit führt (Alastair et al. 2002, Muehlberger et al. 2006).

Die Reduzierung von Kopfschmerzen durch Injektion von Botox® im Stirnbereich ist wahrscheinlich auf neurale Verschaltungen zwischen N. facialis, N. trigeminus und N. occipitalis major sowie den spinalen Ästen aus den Segmenten C1–C3 zurückzuführen.

Diese Verbindungen macht man sich auch zunutze, wenn man versucht, nach Schleudertrauma durch Massage der mimischen Muskeln und der Galea aponeurotica eine Entspannung der subokzipitalen und weiterer Nackenmuskeln herbeizuführen.

Besondere Bedeutung kommt dem **M. orbicularis oris** zu, der als Impulszentrum für die Aufrichtung des Kopfes und als zentrales Schaltrelais für die Koordination der mimischen Muskulatur angesehen wird (Larsen 2007).

Ergänzt werden sollte die Massage der mimischen Muskulatur durch eine **Massage der Kopfhaut** (> Abb. 2.48). Durch Fortleitung über die Faszien im Bereich der Linea nuchae in die Muskelschlingen des M. sternocleidomastoideus und des M. trapezius pflanzt sich dann die Entspannung auch in den Nacken-Schulter-Bereich fort.

Vergegenwärtigt man sich die zahlreichen Muskelansätze an der Schädelbasis, wird verständlich, dass Zusammenhänge zwischen Kiefergelenk, Schädel und übrigem Körper bestehen (➤ Abb. 2.49). Da diese Muskeln alle von Faszien umgeben und durchzogen sind, werden über die Fasziensysteme Informationen in den ganzen Körper weitergeleitet und gelangen umgekehrt von der Körperperipherie zu Schädel und TMG (➤ Kap. 2.8.1).

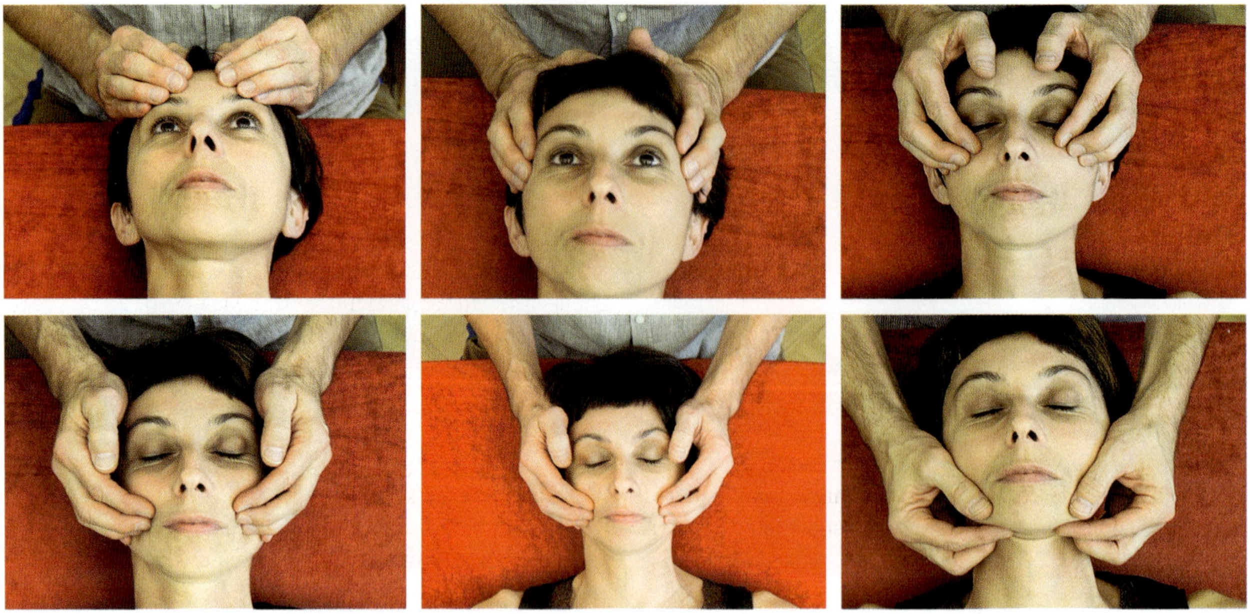

Abb. 2.48 Therapie der mimischen Muskeln [M592]

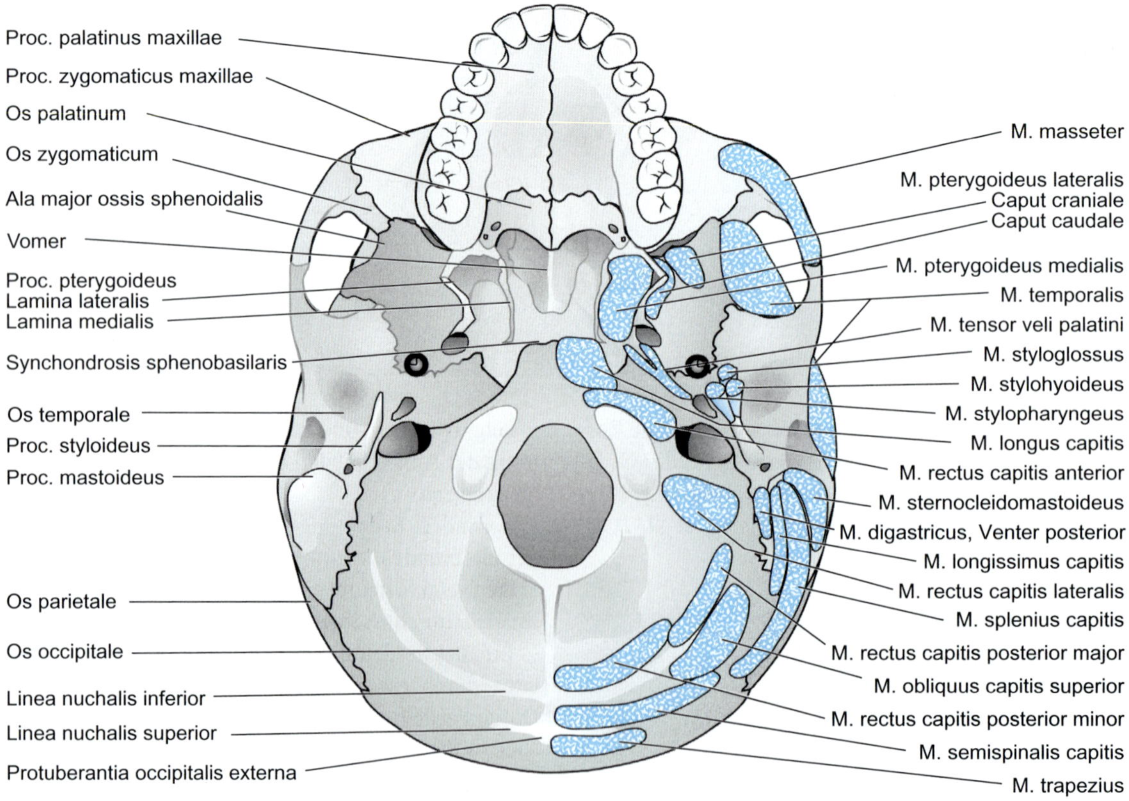

Abb. 2.49 Muskelansätze am Schädel [M593/L126]

2.8 Craniomandibuläres System und andere Körpersysteme

Im Folgenden geht es primär um die Strukturen, die eine Weiterleitung von Störungen aus dem TMG in die Körperperipherie ermöglichen. Dieser Informationsweg ist keine „Einbahnstraße“ vom temporomandibulären System in Richtung Körperperipherie, sondern es können auch Störungen aus der Peripherie das temporomandibuläre System beeinflussen. Drei Bereiche werden näher betrachtet: das Fasziensystem einschließlich craniosacralem System (➤ Kap. 2.8.1), Muskeln (➤ Kap. 2.8.2) und Nervensystem (➤ Kap. 2.8.3).

2.8.1 Fasziensystem

Begriffsbestimmung

Auf dem ersten internationalen Fascia Research Congress im Jahr 2007 (www.fasciacongress.org) einigte man sich auf einen Faszienbegriff, der weiter gefasst ist als seine Vorgänger.

Definition Faszie

„Faszie" entspricht den Weichteilkomponenten des Bindegewebes, die den ganzen Körper als ein umhüllendes und verbindendes Spannungsnetzwerk umgeben bzw. durchdringen. Die Faszie durchdringt und umgibt gleichzeitig alle Organe, Muskeln, Knochen und Nervenfasern, wodurch ein einzigartiges Umfeld für alle Funktionen des Körpers entsteht.

Nach dieser neuen Definition gehören zum Fasziensystem alle kollagenen faserigen Bindegewebe, insbesondere Gelenk- und Organkapseln, Sehnenplatten (Aponeurosen), Bänder, Sehnen, Retinacula, das Epineurium, die Meningen, das Periost sowie alle intermuskulären Fasern der Myofaszien.

Das Fasziensystem schützt den Körper, da es wie ein elastischer Stoßdämpfer bei Bewegungen funktioniert. Das Fasziensystem spielt außerdem eine wichtige Rolle bei biochemischen und hämodynamischen Prozessen sowie bei der Abwehr des Körpers gegen Infektionen.

Das körperweite Netzwerk der Faszien sorgt für die strukturelle Integrität des Körpers.

Diese neue Definition von Faszie ist im Wesentlichen deckungsgleich mit dem, was unter Bindegewebe verstanden wird, also auch die spezialisierten Formen des Bindegewebes wie Knochen, Knorpel oder auch Blut. Aber auch der Begriff „Bindegewebe“ stellt lediglich einen **Sammelbegriff verschiedener Gewebetypen** dar. Diese besitzen die Gemeinsamkeit, dass sie reich an Zwischenzellmasse (Interzellularsubstanz) sind (Lippert 2006) und im Vergleich zu den die Oberflächen bedeckenden Geweben (Epithelien) aus relativ wenigen Zellen bestehen. In der Fachliteratur besteht jedoch keine Einigkeit darüber, welche Gewebe genau dem Bindegewebe zuzuordnen sind. Es bleibt zu hoffen, dass die nächsten Jahre zeigen werden, in welche Richtung die Forschung gehen wird.

Die neue Fasziendefinition als Ergebnis des Fascia Research Congress (Kasten) trifft auf den Widerspruch von Experten, nach deren Ansicht sie viel zu weit gefasst ist (Willard 2010, Langevin 2009). Die Kritik richtet sich v. a. dagegen, dass zu viele Definitionen unterschiedlicher Gruppen zusammengefasst wurden und mit dieser neuen Definition eine Mischung aus anatomischen und therapeutischen Gesichtspunkten entstanden ist. Damit entspricht sie jedoch nicht mehr den anatomisch mikroskopischen Aspekten. Im Abschnitt über die Makroanatomie der Faszie wird näher auf diese Aspekte eingegangen.

Da immer noch keine weltweit anerkannte Definition von Faszie besteht, hat sich der Autor dazu entschlossen, den Begriff „Fasziensystem“ zu verwenden, um den unterschiedlichen Aspekten der Faszie und ihrer Bedeutung gerecht zu werden. Damit soll einerseits dem mikroskopischen und makroskopischen Aufbau Rechnung getragen werden, andererseits der Funktion der Faszie und der therapeutischen Konsequenzen, die sich daraus ableiten.

Es ist an der Zeit, sich von dem an den Universitäten vermittelten, mechanischen Denkmodell des Muskel-Knochen-Konzepts zu verabschieden, dessen Bewegungskonzept viel zu statisch ist und nicht oder noch nicht genügend die **integrierende Funktionsweise des Fasziensystems** zwischen den einzelnen Systemen des Körpers berücksichtigt.

Im Folgenden wird eine kurze Einführung in das Fasziensystem gegeben, um ein besseres Verständnis für die Zusammenhänge zwischen der CMD und dem übrigen Körper zu wecken. Für ein intensiveres Studium sei auf die Fachbücher zu diesem Thema verwiesen (Paoletti 2001, Myers 2004, Chaitow 1996).

In den meisten anatomischen Darstellungen der Lehrbücher wurde die Faszie entfernt, um den Blick auf Muskeln und andere, darunterliegende Strukturen freizugeben. Damit bekommt der Studierende ein falsches Bild der Anatomie. Außerdem wurde und wird in der Medizin oft nur die Faszie erwähnt, nicht aber das gesamte Fasziensystem und -netz, das auch als **Kollagennetzwerk** oder **extrazelluläre Matrix** bezeichnet wird. Das Fasziennetz verbindet alle Strukturen des Körpers miteinander, d. h. auch die einzelnen Zellen. Diese verbindende Funktion im Körper ist von weitaus größerer Bedeutung als seine trennende Funktion, die darin besteht, Gewebewände zu bilden und damit Flüssigkeiten zu begrenzen und zu lenken.

Extrazelluläre Matrix

Die extrazelluläre Matrix (EZM) macht einen wesentlichen Bestandteil des Körpers aus und kann zusammen mit den Faszien als Fasziensystem beschrieben werden (> Abb. 2.50).

Beim Embryo entwickeln sich aus dem **Mesoderm** 34–35 Somiten (Ursegmente), aus deren ventralen und medialen Anteilen wiederum die **Sklerotome** entstehen, die sich letztlich zum **Mesenchym** weiterentwickeln. Im Laufe der embryologischen Entwicklung entstehen aus dem Mesenchym die verschiedenen Formen des Bindegewebes. Das Bindegewebe besteht aus fixen (ortsansässigen) und mobilen Zellen sowie aus der extrazellulären Matrix, die aus einer Grundsubstanz besteht, in die kollagene, retikuläre und elastische Fasern eingelagert sind.

Die extrazelluläre Matrix stellt die Gesamtheit der Makromoleküle dar, die sich außerhalb der Plasmamembran von Zellen in Geweben und Organen befinden. Zwischen EZM und den Zellen herrscht eine permanente wechselseitige Beeinflussung. Diese wechselseitige Beziehung setzt voraus, dass die EZM nicht statisch, sondern fließend ist.

Aufbau

Das Fasziennetz erfüllt verschiedene essenzielle Funktionen im Körper. Darunter fallen sowohl **strukturelle Aufgaben** – viele extrazelluläre Elemente besitzen spezielle mechanische Eigenschaften – als auch **Abwehrfunktionen,** die auf zellulären Mechanismen beruhen.

Die Bindegewebszellen der Fasziennetze geben eine Vielzahl an strukturell aktiven Substanzen in den Zwischenzellraum ab (Kollagen, Elastin und Proteoglykane sowie Strukturglykoproteine), die in ihrer Gesamtheit als extrazelluläre Matrix bezeichnet werden. Die Kollagene stellen mit einem Anteil von 60–70 % die Hauptmasse dar. Die Proteoglykane sind in der Grundsubstanz an Hyaluronsäure gebunden und netzförmig angeordnet. Bereits 1975 hat Pischinger über die extrazelluläre Matrix geschrieben (Pischinger et al. 1975, Pischinger 1998).

Die Proteine bilden verschiedene Arten von Fasern und sind in fast jedem Gewebe vorhanden. Elastische Fasern werden z. B. aus den Proteinen Fibrillin und Elastin gebildet. Die zweitgrößte Gruppe wird von den **Kohlenhydraten** gebildet, insbesondere von den **Glykosaminoglykanen,** die langkettige Polysaccharide darstellen. Die Glykosaminoglykane verbinden sich mit Proteinen zu sog. **Proteoglykanen,** noch größeren Makromolekülen.

Die **Grundsubstanz** stellt den ungeformten Teil der EZM dar. Sie füllt sozusagen den im histologischen Querschnitt leer erscheinenden Raum zwischen den Fasern aus. Die verschiedenen Fasern (Kollagenfasern, retikuläre Fasern, elastische Fasern etc.) ergeben wiederum den mechanischen Zusammenhalt der EZM.

Das netzförmige Bausystem der Proteoglykane und Glykosaminoglykane bestimmt im Wesentlichen den mechanischen Zusammenhalt der Gewebe.

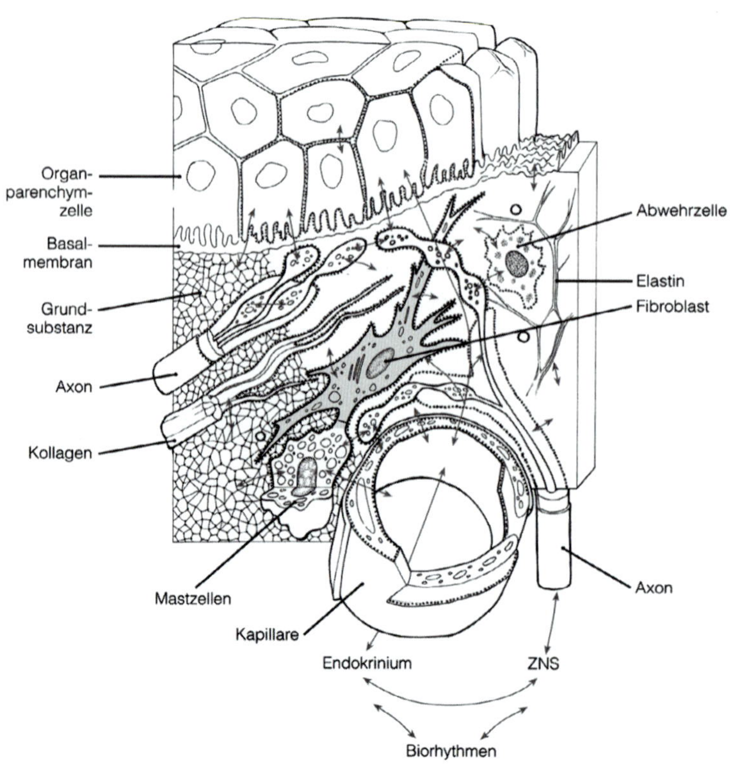

Abb. 2.50 Wechselbeziehungen zwischen den Gefäßen der extrazellulären Grundsubstanz, Bindegewebszellen und den terminalen vegetativen Axonen. Die Pfeile deuten die Zusammenhänge zwischen den einzelnen Komponenten an. Alle Zellen und Strukturen sind eingebettet und umgeben von der Grundsubstanz. [L108]

Speziell im Knochen enthält die EZM darüber hinaus **anorganische Bestandteile** (Hydroxylapatitkristalle), die dem Knochen seine Druckfestigkeit verleihen (Ayad et al. 1998). Des Weiteren findet sich dieser Zusammenhalt in besonders stark ausgeprägter Form im Bereich des Knorpels. Aus diesem Grund stehen seit Jahren Nahrungsergänzungsstoffe mit Glykosaminen und Chondroitinsulfaten bei der Therapie von Arthrosen in der Diskussion.

Jede Zelloberfläche wird von der Grundsubstanz wie mit einem Film umgeben. Da sie im Körper ubiquitär vorkommt, ist sie über die Axone und Kapillaren letztlich auch mit dem ZNS und dem Endokrinium verbunden.

Pischinger sieht die Grundsubstanz als Starter der **Abwehrreaktion** und hat dies mit zahlreichen Untersuchungen untermauert. Er hatte festgestellt, dass es bei akuten Infekten immer zu Abweichungen der Elektrolytspiegel kommt. Diese Abweichung pendelt sich normalerweise innerhalb von Tagen oder Wochen wieder auf normale Werte ein. Bei chronischen Erkrankungen ist der Rückgang der Mineralien und Hormone zur Normallage allerdings gestört. Pischinger konnte anhand der Serumelektrophorese zeigen, dass es **drei Reaktionsformen der Abwehr** gibt:

- Akut (7–14 Tage)
- Schübe mit exsudativem Charakter über 6–7 Wochen
- Proliferativ-degenerative Erkrankung über 25–35 Wochen

Physiologische Aspekte

Wie Pischinger anhand der Serumelektrolytspiegel nachweisen konnte, kommt es zu charakteristischen Veränderungen im Serum bei akuten oder längerfristigen Krankheiten. Dieses Gedankenmodell lässt sich auf einen allgemeinen Zustand übertragen, unter dem heute viele Patienten leiden: den **Stress.** Der Organismus reagiert auf Stress mit einer von Selye zuerst beschriebenen stereotypen und unspezifischen Reaktion, dem sog. **allgemeinen Adaptationssyndrom** (Selye 1953).

Definition Stress

Unspezifische Reaktion des Körpers auf jegliche Beanspruchung. Zur Unterscheidung von pathogenem und nicht schädigendem Stress wurden 1974 die Begriffe **Eu-Stress** und **Dys-Stress** eingeführt.

Gestörte Rhythmen sind letztlich Ausdruck von Stress, wobei dauerhafter Stress zur Störung aller biologischen Rhythmen führt. Im Zusammenhang mit der CMD ist das Adaptationssyndrom von Selye von besonderem Interesse, da nachgewiesen werden konnte, dass bei einer CMD v. a. nachts durch das chronische Knirschen vermehrt Ausschüttungen der Stresshormone wie **Adrenalin, Noradrenalin** und **Cortison** erfolgen. Führt man bei CMD-Patienten eine 24-Stunden-Kontrolle für diese Hormone durch, wird deutlich, dass der normalerweise in den frühen Morgenstunden vorhandene **Cortison-Peak** auf einem Tiefpunkt liegt und die Ausschüttungen überwiegend nachts im Schlaf während der REM-Phase erfolgen. Dies könnte erklären, warum viele Patienten als subjektives Syndrom eine chronische Müdigkeit am Morgen angeben.

Für jeden Arzt und Therapeuten ist es lohnenswert, sich intensiver mit der Materie des Fasziensystems auseinanderzusetzen. Myers spricht in diesem Zusammenhang von den **drei holistischen Systemen** des Körpers:

- Nervales Netz
- Flüssiges Netz
- Faseriges (Faszien) Netz

Das faserige Netz durchzieht *„den ganzen Körper auf solch eine Art und Weise […], Teil der unmittelbaren Umgebung jeder Zelle ist. Ohne seine Unterstützung wäre das Gehirn ein flüssiger Pudding, würde die Leber sich im ganzen Abdominalraum verteilen und würden wir als Pfütze zu unseren eigenen Füßen landen.“* (Myers 2004)

Myers vergleicht das Fasziensystem mit einer Pampelmuse: Würde man ihr durch eine bestimmte Technik alle Flüssigkeit entziehen können, blieben nur noch die faserigen Anteile als Stützgewebe übrig.

Mikroanatomie des Fasziensystems

Das Fasziensystem lässt sich in einen mikroanatomischen und einen makroanatomischen Teil trennen, wobei die Übergänge fließend sind. Die extrazelluläre Matrix (EZM, s. o.) stellt dabei einen Teil des mikroanatomischen Aufbaus dar.

Pischinger betrachtete das **interstitielle Bindegewebe** als ein den ganzen Körper durchziehendes „Bindegewebsorgan“. Seit Virchow stand die Beschäftigung mit der Zelle und dem zellulären Mechanismus im Vordergrund der Forschung. Lange Zeit wurde darüber vergessen, dass die Zellen im Körper nirgendwo in unmittelbarem Kontakt stehen. Dies gilt insbesondere für die parenchymatösen Zellen, die – vereinfacht ausgedrückt – im interstitiellen Bindegewebe eingebettet sind. Blutgefäße und Nerven enden in dem der Zelle vorgeschalteten Bindegewebe und haben keinen unmittelbaren Kontakt zu ihr. Somit wird jeder Stoff- und Informationsaustausch zwischen den Zellen der einzelnen Organe vom interstitiellen Bindegewebe vorgenommen und kontrolliert.

Die Beschäftigung mit dem Bindegewebe, der EZM und dem Fasziensystem erfordert von Arzt und Therapeut eine besondere Betrachtungsweise: Man muss zunächst die gewohnte analytische und in unterschiedliche Bereiche abgrenzende Sichtweise verlassen und sich dem verbindenden, kontinuierlichen Aspekt zuwenden, indem man sich das Fasziensystem als histologisches Kontinuum und als ubiquitäres Funktionssystem vorstellt.

Pischinger formulierte es bereits vor Jahrzehnten: Jede Entzündung beginnt in der extrazellulären Matrix. Die unspezifischen Immunreaktionen gegenüber Bakterien, Viren und anderen Fremdstoffen findet im interstitiellen Bindegewebe statt, das als **„primäres Immunsystem"** fungiert. Erst dann nimmt das spezielle Immunsystem seine Tätigkeit auf.

Histologisch betrachtet, besteht das **Grundregulationssystem** aus sog. lockeren faserigen Bindegewebe. Es durchzieht den ganzen Körper, verbindet alle Körperkompartimente und -systeme miteinander und besitzt neben der bereits beschriebenen immunologischen noch weitere Funktionen (physiologische Aspekte).

Makroanatomie der Faszien

Langevin und Huijing (2009) prägten zwölf spezifische Bezeichnungen, um die unterschiedlichen Aspekte des Fasziengewebes zu charakterisieren:

- Dichtes Bindegewebe
- Areolares Bindegewebe
- Oberflächliche Faszie
- Tiefe Faszie
- Intermuskuläre Septen
- Interosseale Membranen
- Periost
- Neurovaskuläre Leitbahnen
- Epimysium
- Intra- und extramuskuläre Aponeurose
- Perimysium
- Endomysium

Nach Ansicht führender Experten in der Faszienforschung können Knochen und Ligamente nicht zu den Faszien gezählt werden. Die Schwierigkeit bei der Diskussion über den Begriff Faszie besteht darin, dass jeder etwas anderes darunter versteht, je nachdem, ob es sich um einen Anatomen oder einen Therapeuten der unterschiedlichen Fachrichtungen handelt. Keiner von ihnen zählt jedoch Knochen und Ligamente zu den Faszien. Anatomisch bzw. topografisch gesehen, könnte das Fasziengewebe in eine oberflächliche und tiefe Faszie eingeteilt werden, wobei der histologische Unterschied auch hier nicht immer klar ist. Als Beispiel wird angeführt, dass die tiefe Faszie, welche die Muskeln umhüllt, in einigen Fällen aus verschiedenen Schichten aus dichtem und Fett enthaltendem areolarem Bindegewebe besteht. Neueste Studien zeigen, dass chronischer Rückenschmerz mit verdickten und durch Fett getrennten Bindegewebsschichten einhergehen kann, die eine anatomische Differenzierung in oberflächliche und tiefe Faszien erschweren (Langevin et al. 2009).

Zur Vereinfachung der Diskussion wird empfohlen, das Wort „Faszie" allein nicht mehr ohne nähere Bestimmung zu benutzen, da nicht feststeht, ob es sich um anatomische Einheiten oder spezielle Arten von Gewebe handelt.

In diesem Buch wird daher der Begriff „Fasziensystem" verwendet, um sowohl die unterschiedlichen Arten von Gewebe als auch die Funktionsweise der Faszien mit einzubeziehen.

Aus didaktischen Gründen wird außerdem in Anlehnung an Willard (2010) zur besseren Orientierung eine topografische Einteilung in **oberflächliche (pannikuläre) Faszie, axiale Faszie, meningeale Faszie** und **viszerale Faszie** vorgenommen (➤ Abb. 2.51). Damit werden vereinfacht nur vier Faszienschichten beschrieben.

Die unterschiedlichen Bezeichnungen für Faszien, die man in den unterschiedlichen Fachbüchern finden kann, stellen letztlich nur weitere Unterteilungen der hier beschriebenen vier Faszienschichten dar. Paoletti nimmt noch weitere Unterteilungen vor und unterscheidet zwischen speziellen Faszienformen wie die Faszien der Mittelachse (z. B. das Perikard), die Diaphragmen und die Meningen. Letztlich sind alle Bezeichnungen und Unterteilungen aber didaktischer Art und nötig, um die einzelnen Krankheitsbilder bzw. Therapieformen besser verständlich zu machen. In der Realität haben wir es aber nur mit einem einzigen zusammenhängenden System zu tun (Paoletti 2001).

Mit Ausnahme der Aponeurosen geht Willard mit der Aufzählung von Langevin und Huijing konform. Mikroskopisch ist nach Willard das Fasziengewebe eindeutig irregulär angeordnet und dient als Verpackungsmaterial, in dem alle Nerven und Gefäße ziehen. Sobald sich das Gewebe regulär anordnet, wie bei den Sehnen und Aponeurosen, handelt es sich nach Willard nicht mehr um eine Faszie. Am besten kann man diese Gegebenheit am Muskel betrachten (➤ Abb. 2.52), in dem das Epimysium (Faszie) die Matrix bildet, in der sich das Muskelgewebe entwickelt. Willard sieht daher den Unterschied der Faszie gegenüber anderen Geweben in ihrer Funktion, ihrer histologischen mikroskopischen Anordnung und in ihrer embryologischen Entwicklung (s. u.).

➤ Abb. 2.52 erklärt die Zusammenhänge zwischen Bindegewebe, Faszien und extrazellulärer Matrix (EZM). Das Bindegewebe selbst besteht aus unterschiedlichen Bestandteilen wie Zellen, Fasern und EZM. Je nach Organisation, Verdichtung, Einlagerung von Mineralien etc. entstehen dann unterschiedliche Gewebe wie Knochen, Knorpel, Faszien.

Oberflächliche Faszie

Faszien befinden sich an den meisten Stellen des Körpers im Unterhautgewebe und vermischen sich dort mit der retikulären Schicht der Dermis (Lederhaut) (Skandalakis 2002). Direkt unter der Außenhaut liegt das subkutane Bindegewebe, das sog. **Hautfasziensystem.** Es umhüllt die Blutgefäße und Nerven, die die Haut zu einem Sinnesorgan machen. Wie die anderen Faszienstrukturen ist auch die Hautfaszie im ganzen Körper als Kontinuum zu finden und gegenüber den darunterliegenden Strukturen verschieblich (➤ Abb. 2.53).

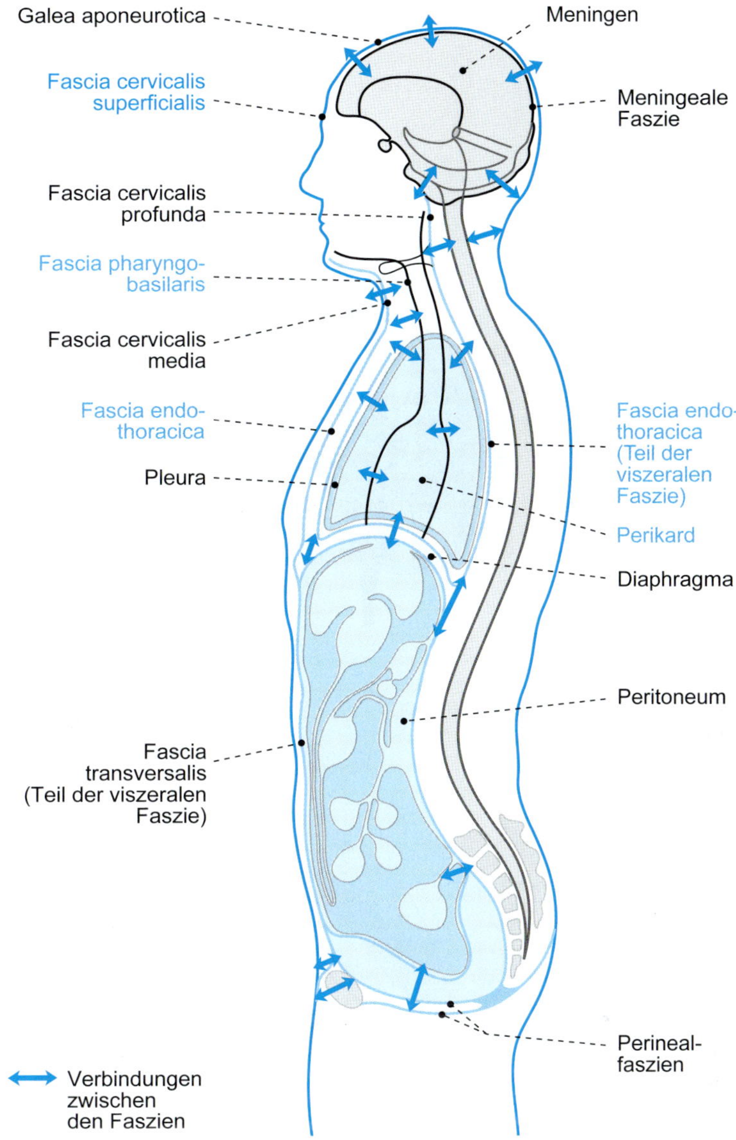

Abb. 2.51 Das Fasziensystem: Die oberflächliche, meningeale und viszerale Faszie mit ihren jeweiligen Verbindungsstellen sind grafisch dargestellt. Die das gesamte muskuläre System umhüllende axiale Faszie ist auf dieser Abbildung nicht zu sehen. [L243]

Nach Paoletti finden sich die oberflächlichen Faszien auch am Nacken, am Hals und über dem M. sternocleidomastoideus sowie über dem Sternum (Paoletti 2001). Willard sieht in der Faszie über dem Sternum bereits die tiefe axiale Faszie. Sie besteht hauptsächlich aus lockerem Bindegewebe und Fettgewebe. Da ein großer Teil der Bindegewebszellen dieser Schicht miteinander in Kontakt steht, wird vermutet, dass diese Schicht als ein körperumspannendes, nichtneutrales Kommunikationsnetzwerk funktioniert (Langevin 2009).

Eine Besonderheit der pannikulären (superfizialen) Faszie stellt die **appendikuläre Faszie** dar. Diese weißlich, milchig aussehende Schicht liegt den Muskeln an, die sich von der oberen Extremität wieder zurück auf den Thorax geschoben haben. Im Prinzip sind das alles Muskeln, die von der Scapula kommen, also Mm. serratus, pectoralis, latissimus dorsi, trapezius etc. Histologisch gesehen, ist diese Faszie identisch mit der pannikulären Faszie, vom äußeren Aspekt her aber unterschiedlich.

Die obere Extremität beginnt – embryologisch bedingt – mit dem Ansatz des M. trapezius am Schädel und zieht über den M. latissimus dorsi bis zum Becken (Ileum). Diese Zusammenhänge machen pathologische Muster zwischen Schädel, Arm, Thorax und Becken erklärbar.

Axiale Faszie

Das axiale Fasziensystem (➤ Abb. 2.54) besteht aus zwei Schläuchen:

- **Epaxiale Faszie,** die durch die Rr. spinales posteriores versorgt wird und vom Proc. spinosus sowie vom Proc. transversus ausgehend die perispinalen Muskeln umschließt.

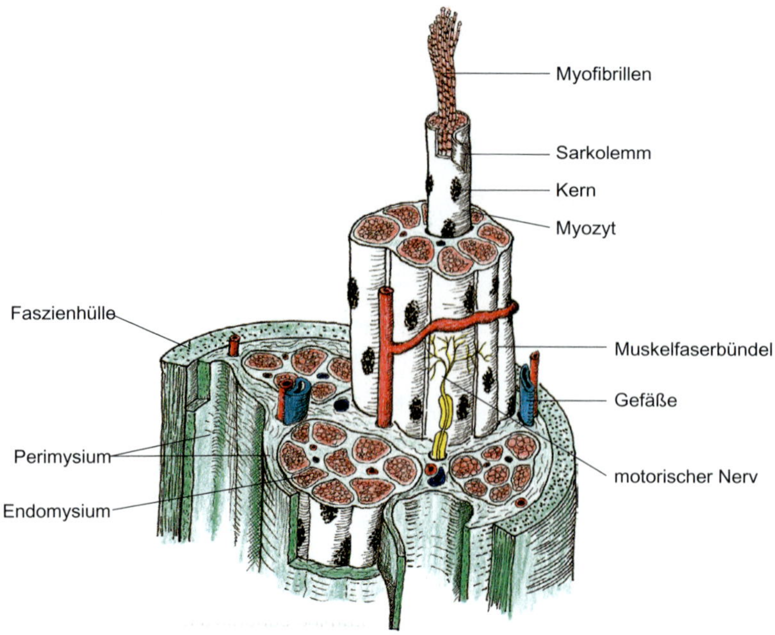

Abb. 2.52 Zwischen regulär angeordnetem Muskelgewebe (Myofibrillen und Muskelfaserbündel) liegt das irregulär angeordnete Fasziensystem des Muskels (Endomysium, Perimysium). Der gesamte Muskel wird zusätzlich von einer Faszienhülle umgeben. [L243]

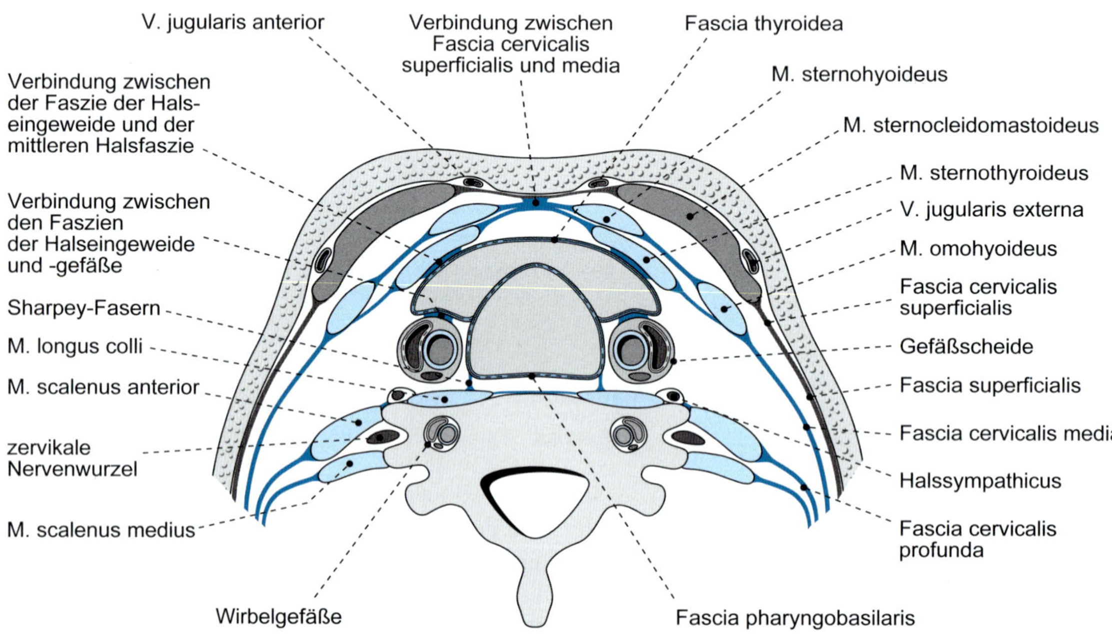

Abb. 2.53 Fascia cervicalis superficialis: Querschnitt in Höhe des 6. Halswirbels. Der M. sternocleidomastoideus wird noch von der Fascia superficialis umgeben. Die farbig dargestellten Muskeln sind als Sonderfall im Halsbereich von viszeraler Faszie umhüllt. [L243]

- **Hypaxiale Faszie,** die durch die Rr. spinales anteriores versorgt wird und vom Proc. transversus nach anterior zieht und die Rippen und Interkostalmuskeln einschließt.

Nach kaudal verdickt sich die epaxiale Faszie als thorakolumbale Faszie und zieht bis zum Sacrum und von dort ins Lig. sacrotuberale hinein.

Muskeln sind von einer bindegewebigen Hülle (Epimysium) umgeben. Je tiefer man in die Anatomie des Muskels einsteigt, desto kleiner werden die Teile, die ebenfalls von Faszien umgeben sind (so umgibt das Perimysium z. B. einzelne Muskelfaserbündel), bis hin zu den bindegewebigen Membranen, die jede einzelne Muskelfaser (Endomysium) umschließen. In diesen bindegewebigen Faszienanteilen verlaufen ebenfalls Blutgefäße und Nerven (➤ Abb. 2.54).
Die verschiedenen Muskelfaszien verbinden sich an den Enden zu den Muskelsehnen, die wiederum in das Periost oder

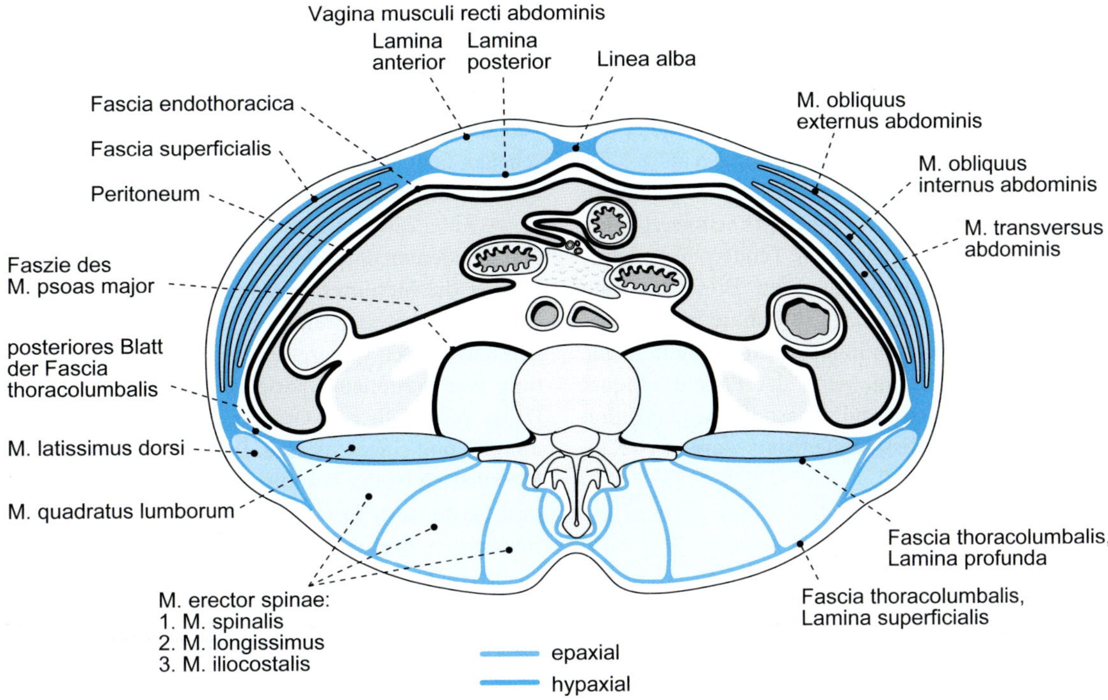

Abb. 2.54 Horizontalschnitt durch das Abdomen. Dargestellt ist die epaxiale Faszie (helle Farbe), die den M. erector spinae umschließt sowie die hypaxiale (dunkle Farbe) Faszie, die vom Proc. transversus nach anterior die Muskeln umhüllt. [L243]

in die Kapseln von Gelenken einstrahlen – Bindegewebe in spezialisierter Form.

Die **Knochen** werden z. B. von dem hochinnervierten Periost umgeben, die Nervenbahnen vom Perineurium. Diese Gewebe erhalten durch den hohen Anteil an Kollagenfasern eine hohe viskoelastische Zugbelastbarkeit (Hedley 2005). Periost wie auch Perineurium sind deutlich als spezialisierte Faszien erkennbar.

Der **Kopf** wird von der axialen Faszie nicht mit eingeschlossen. Diese hat sich embryologisch aus anderen Somiten entwickelt als der Schädel und beginnt an der Mandibula und dem Occiput.

Im Halsbereich gibt es eine Besonderheit der axialen Faszie, die sich aus der embryologischen Entwicklung des Herzens erklärt. Das Herz legt sich in seinem Entwicklungsverlauf auf die Ventralseite des Halses, drückt dabei die dort liegenden Schichten nach dorsal Richtung Wirbelsäule und umschließt sie regelrecht.

Die hypaxialen Muskeln werden demnach im zervikalen Bereich von einer viszeralen Faszie umgeben. Diese anatomische Besonderheit erklärt auch, warum die viszerale Faszie bis zum Schädel hinaufzieht, aber nicht weiter ins Schädelinnere hineingeht, auch wenn sie die Karotis bis zur Schädelbasis begleitet. Dieser viszerale Fasziensack beginnt in der HWS-Region und zieht bis zum kleinen Becken hinunter – quasi ein fortgesetztes Mediastinum (viszerale Faszien) (➤ Abb. 2.53, ➤ Abb. 2.56).

Verschiedene Autoren beschreiben eine Fülle von schmerzhaften Regionen und Punkten im Bereich des myofaszialen Systems, z. B. Triggerpunkte, Tenderpoints, Tuina-Punkte, Myogelosen, fibromyalgische Punkte etc. (Travell 1992, Dejung 1995, Chaitow 1988). Diesen Schmerzorten liegt nach Pischinger ursächlich das Phänomen der **neurogenen Entzündung** zugrunde. Die in der extrazellulären Matrix endenden vegetativ-sensiblen Axone besitzen demzufolge neben den afferenten auch efferente Eigenschaften, sodass bei chronischem Stress Entzündungsmediatoren (Interleukin-1, Substanz P, Katecholamin u. a.) freigesetzt werden. Die Freisetzung dieser Entzündungsmediatoren veranlasst wiederum die neurotrophen Mastzellen zur Ausschüttung ihrer granulär gebundenen Mediatoren (Histamin, Serotonin und Prostaglandine), die letztlich die ultrafeinen Entzündungsherde im Bereich der Axone verursachen (Pischinger 1998). Breitet sich der Entzündungsprozess aus, kann dies zur Symptomatologie der Fibromyalgie führen.

Nach Heine wird diese Art von Entzündungsherd über Fibroblasten durch hochgeordnetes Kollagen Typ I remodelliert. Pischinger führt weitere Details zu dieser **Kollagenmanschette** an: *„Derartige nur ultrastrukturell zu beobachtende Kollagenmanschetten und terminalen vegetativ-sensiblen Axone stellen für die betroffenen Axone eine Information dar, die im Gehirn als Schmerz dekodiert wird. Die sich anbahnende positive Rückkopplung fördert die Bildung weiterer Kollagenmanschetten benachbarter Axone. Der Prozess brei-*

tet sich aus und führt zur Symptomatologie der Fibromyalgie. Eine Krankheit, die anamnestisch immer auf nicht bewältigte Stressreaktionen zurückführt." (Pischinger et al. 1975)

Der Aspekt der Kollagenmanschetten um die terminal vegetativ-sensiblen Axone von Pischinger und Heine bietet sich als Gegenstand für detailliertere Untersuchungen an.

Bei CMD treten an allen länger gestreckten Muskeln am Übergang der Sehne zum Periost palpierbare Schmerzpunkte auf, die in der Praxis als Tendopathien, Tenderpoints, fibromyalgische Punkte etc. bezeichnet werden. Diese bei vielen CMD-Patienten äußerst schmerzvollen Punkte in der muskuloskelettalen Faszie erfahren innerhalb von Minuten eine deutliche Schmerzreduzierung, wenn der Patient adäquat osteopathisch behandelt wird und danach die neue Position der Mandibula durch die Bissnahme fixiert wurde (➤ Kap. 4.2).

Viszerale Faszien

Die Zellen der **parenchymatösen Organe** werden von bindegewebigen Hüllen umgeben, größere Zellverbände von einer weiteren Schicht und ebenfalls das gesamte Organ. Sind die Muskeln über die Sehnen an Periost und Knochen befestigt, so sind die Organe über spezielle bindegewebige Strukturen an der Leibeswand befestigt. Man kann daher die viszeralen Faszien als Aufhängung und Einbettung der inneren Organe betrachten. Jedes Organ ist mit einer Doppelschicht aus serösen Membranen umgeben. Die Haut des Organs wird als **viszerale Schicht,** die äußere Hülle als **parietale Schicht** bezeichnet. Die Faszien der Organe haben eigene Namen, z. B. am Herzen das Pericardium, an der Lunge die Pleura und im Bauchraum das Peritoneum. Je nach ihrer Funktion unterscheidet man Mesenterien, Ligamente und Omenta. Als Beispiel für die Vielfalt der Verbindungen im Bauchraum sind in ➤ Abb. 2.55 die Anheftungsfaszien zwischen Pankreas und Duodenum dargestellt.

Über die **Mesenterien** sind die Baucheingeweide an der Leibeswand befestigt und werden auf diesem Weg mit Gefäßen und Nerven versorgt. Mesenterien entstehen durch Faltung von Peritoneum parietale und Peritoneum viscerale. Dabei werden die zum Organ ziehenden Nerven und Gefäße umhüllt und eingeschlossen. Der Ursprung (die Wurzel) der Mesenterien ist der Wandbereich, den Peritoneum viscerale **und** Peritoneum parietale umgrenzen. Die Mesenterien gewährleisten, dass das Organ im Inneren der Peritonealhöhle einen angemessenen Bewegungsspielraum hat (➤ Kap. 3.7).

Die **peritonealen Ligamente** (nicht zu verwechseln mit den Bandstrukturen der Gelenke) bestehen aus zwei Bändern, die entweder die Organe untereinander oder das Organ mit der Peritonealwand verbinden. Anders als die Mesenterien führen sie keine wichtigen Gefäße. Teilweise handelt es sich um sehr kräftige Befestigungsstrukturen, teilweise sind sie von größerer Dehnbarkeit. Ein Beispiel ist das Lig. teres hepatis, das ein Überbleibsel der Nabelvene ist. Es führt vom

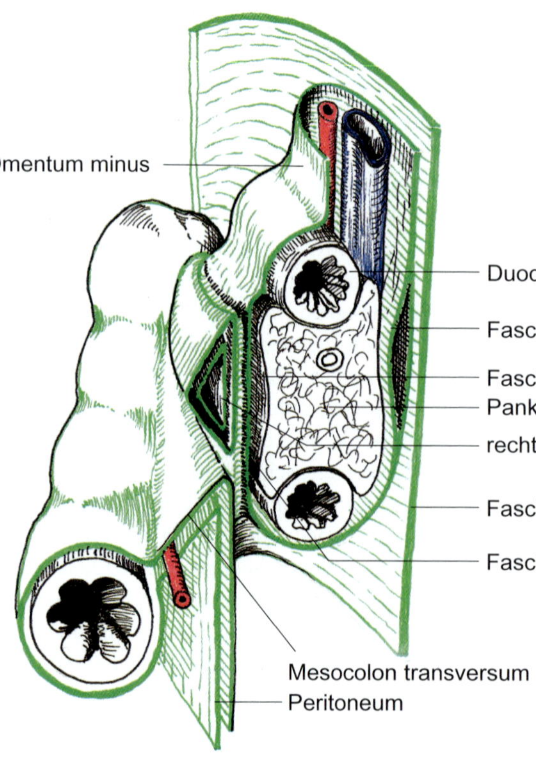

Abb. 2.55 Anheftungsfaszien zwischen Pankreas und Duodenum [L243]

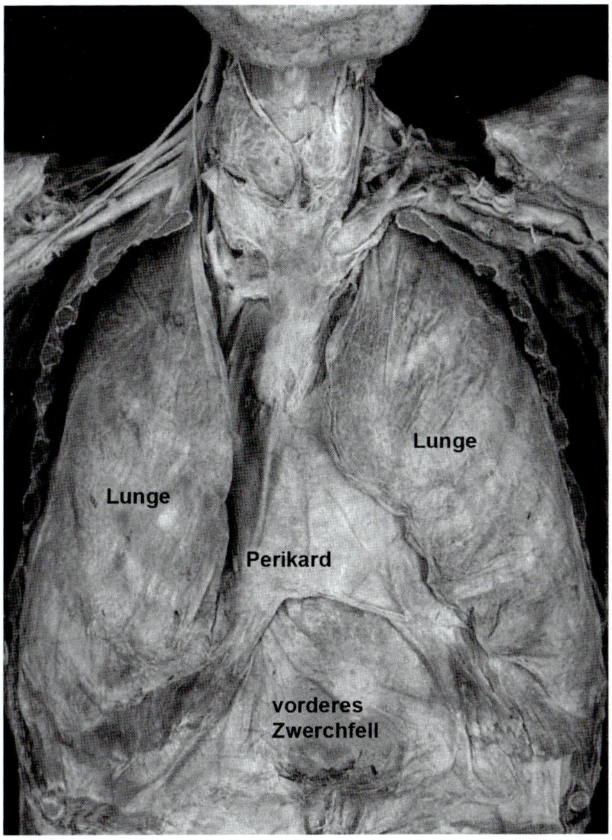

Abb. 2.56 Vorderansicht des eröffneten Thorax mit entferntem Sternum und Brustkorb. Die Überlagerung des Herzens durch die Lunge ist erkennbar, ebenso das Perikard. [G338]

Nabel zur Leber und wird als Lig. falciforme hepatis oder Aufhängungsband der Leber am Diaphragma bezeichnet.

Anders als bei den Faszien, die die Muskeln umhüllen, gibt es in den viszeralen Faszien zahlreiche glatte Muskelzellen, die eine **Kontraktion der Faszie** bewirken können.

Beim Hinabsinken des Herzens in den thorakalen Raum und der gleichzeitigen Entwicklung der Lungen wird die **parietale Faszie** an den Rand gedrückt und kommt von innen auf den Rippen zu liegen (Fascia endothoracica). In ➤ Abb. 2.56 erkennt man die nach außen gedrückte Fascia endothoracica und den Lungen- und Perikardsack.

In ➤ Abb. 2.57 wurden die vorderen Rippen und das Sternum entfernt, sodass der Blick direkt auf die Lungen, das Mediastinum und den darin enthaltenen viszeralen Strang fällt. Es lässt sich deutlich erkennen, wie sich die Fascia cervicalis ohne Unterbrechung weiter in die Fascia mediastinalis fortsetzt und zum Perikard wird und von dort weiter zum Diaphragma zieht.

➤ Abb. 2.57 veranschaulicht, wie sich der viszerale Fasziensack durch den ganzen Körper hindurchzieht, weshalb er als Mediastinum des Thorax, des Abdomens und des Beckens bezeichnet werden kann. Nerven und Gefäße werden von Faszien umgeben und bilden Straßen und Gefäß-Nerven-Bündel in diesen sie schützenden Fasziensäcken.

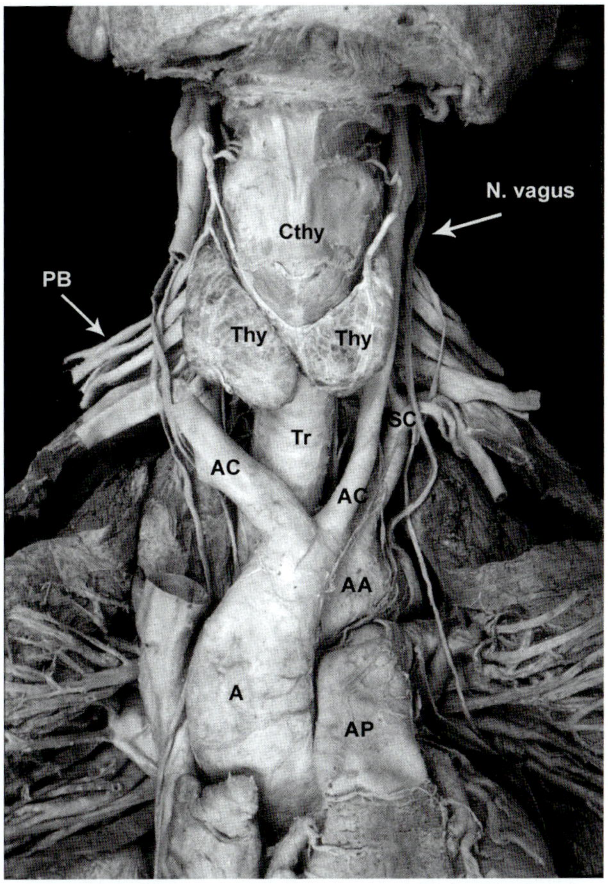

Abb. 2.57 Vorderansicht des Mediastinums und des tiefen Halsbereichs. Dargestellt sind die großen Gefäße und ihre Äste (A = Aorta, AC = A. carotis). Weiterhin N. vagus, Trachea (Tr) und Schilddrüse (Gl. thyreoidea). [G338]

Meningeale Faszie

Eine weitere tiefe Faszienschicht ist die Faszienschicht des duralen Systems im Schädel und im Rückenmarkkanal. Sie bildet das innere Periost der Schädelknochen und ist gleichzeitig die äußere Hülle des Gehirns. Die Mesenterien (Mesos) im Bauchraum entstehen durch Verdoppelungen des Peritoneums. Ähnlich werden **Falx cerebri** und **Tentorium cerebelli** durch Ausstülpungen der tiefen Faszienschicht gebildet. Nach kaudal setzt sich die **Dura mater** als Duralschlauch bis zum Sacrum fort und umschließt das Rückenmark als bindegewebige Hülle. Die Dura begleitet jedoch nicht nur die Hirnnerven an ihren Austrittsstellen aus dem Schädel über einige Millimeter, sondern über eine Länge von 2–3 cm auch die einzelnen Spinalnerven nach ihrem Durchtritt durch die Foramina intervertebralia. Hierdurch können Spannungszustände der Dura in die einzelnen Nerven weitergeleitet werden (➤ Abb. 2.58).

Ein Beispiel dafür ist das Foramen jugulare an der Schädelbasis, durch das drei Hirnnerven ziehen: N. glossopharyngeus, N. vagus und N. accessorius (➤ Abb. 2.59). Störungen der Okklusion und damit des Kiefergelenks betreffen immer

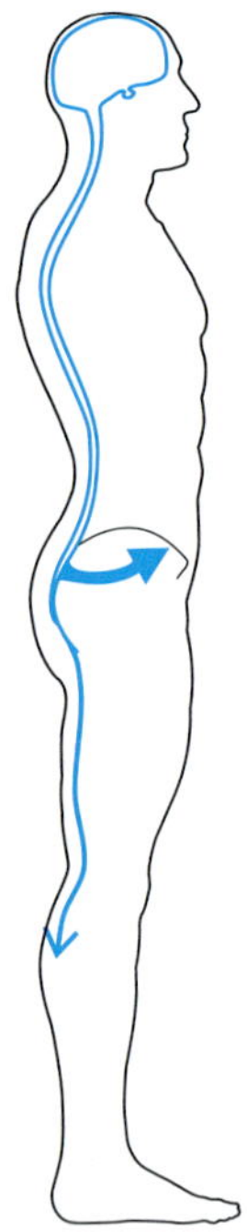

Abb. 2.58 Die meningeale Faszienkette [L243]

das Foramen jugulare und können dadurch Auswirkungen auf alle drei Hirnnerven haben und zu Beschwerden führen (z. B. Schluckbeschwerden oder Übelkeit durch Kompression der Hirnnerven im Foramen jugulare) (➤ Kap. 3.3).

Bei Störungen der Okklusion und damit des Kiefergelenks sind immer auch die Nn. glossopharyngeus, vagus und accessorius betroffen.

Nach Paoletti lassen sich folgende Funktionen der Faszien unterscheiden (Paoletti 2001):

- Stützfunktion und Triggerfunktion
- Schutzfunktion
- Stoßdämpferfunktion
- Hämodynamische und neurodynamische Funktion
- Abwehrfunktion
- Beteiligung bei Kommunikation und Austausch
- Biochemische Funktion

Fasziensystem und craniomandibuläre Dysfunktion

Pathologische Zustände in den Fasziensystemen haben Auswirkungen auf den ganzen Körper. Das craniomandibuläre System ist integrativer Bestandteil des Fasziensystems. Dies bedeutet, dass Funktionsstörungen in der Körperperipherie dieses System pathologisch beeinflussen und umgekehrt krankhafte Zustände in diesem System den übrigen Körper beeinflussen können.

Die Fortleitung in den gesamten Körper geschieht über alle drei Faszienschichten. Im zervikalen Bereich kommt dabei dem **Hyoid** eine zentrale Rolle zu. Das Hyoid steht als einziger Knochen (Ausnahme: akzessorische Knochen wie z. B. Sesambeine) nicht gelenkig mit anderen Knochen in Verbindung, sondern über myofasziale Strukturen lediglich mit dem Unterkiefer, dem Mastoid, dem Proc. styloideus, der Scapula und dem Schildknorpel, und ist zwischen diesen schwebend befestigt, ➤ Abb. 2.1 (Bryden und Power 1992).

Über das Hyoid stehen Mandibula, Temporomandibulargelenk, Schädel und der übrige Körper in Verbindung (➤ Abb. 2.1).

Die für die CMD typische **Kopfvorhalteposition** führt zu einer Verlängerung und Schwächung der anterioren Halsmuskeln (Halsflexoren und infrahyoidale Muskulatur). Dabei kommt es zu einer Anhebung des Hyoids. Die suprahyoidalen Muskeln werden hingegen ebenso wie die subokzipitalen Muskeln bei dieser Kopfhaltung verkürzt. Diese Kopfhaltung kann auch ohne zugrunde liegende CMD bei jedem Menschen entstehen, v. a. bei Personen, die viel am Computer arbeiten und eine schlechte Arbeitshaltung einnehmen. Auf Dauer begünstigt diese willkürlich eingenommene Kopfhaltung aber als aufsteigende Läsionskette die Entstehung einer CMD.

Bei Untersuchungen an Patienten konnte der Autor beobachten, dass lediglich durch eine osteopathische Behandlung (myofasziale Techniken) der supra- und infrahyoidalen Muskeln sowie der tiefen Nackenflexoren Symptome wie ständiges Räuspern, Globusgefühl, Schluckbeschwerden, Phonationsänderungen, Heiserkeit etc. positiv beeinflusst werden.

Die viszerale Faszienkette hat am Ende der **Fascia pharyngobasilaris** eine „Weiche“ am Hyoid und setzt sich von hier aus über die Fascia interpterygoidea und die Fascia pterygotemporomandibularis nach cranial fort. Nach kaudal geht die Fascia pharyngobasilaris in das Perikard über und zieht dann bis zum Diaphragma. Im Bereich der Apertura thoracis bestehen Verbindungen mit der Fascia cervicalis media und profunda, über die ein Teil der Spannungen auf knöcherne Strukturen übertragen werden kann (➤ Abb. 2.53).

Physiologische Aspekte

Aus der Histologie und Physiologie des Fasziensystems lässt sich ableiten, dass dieses multiple Aufgaben innerhalb des Körpers erfüllt. Das Bindegewebe stellt eine lückenlose Verbindung zwischen den verschiedenen Kompartimenten des Körpers und den Organen her und ist deshalb maßgeblich an der Funktionsfähigkeit des gesunden Körpers beteiligt. Die Informationen zwischen den einzelnen Teilen des Körpers laufen über das Fasziensystem (inkl. der extrazellulären Matrix).

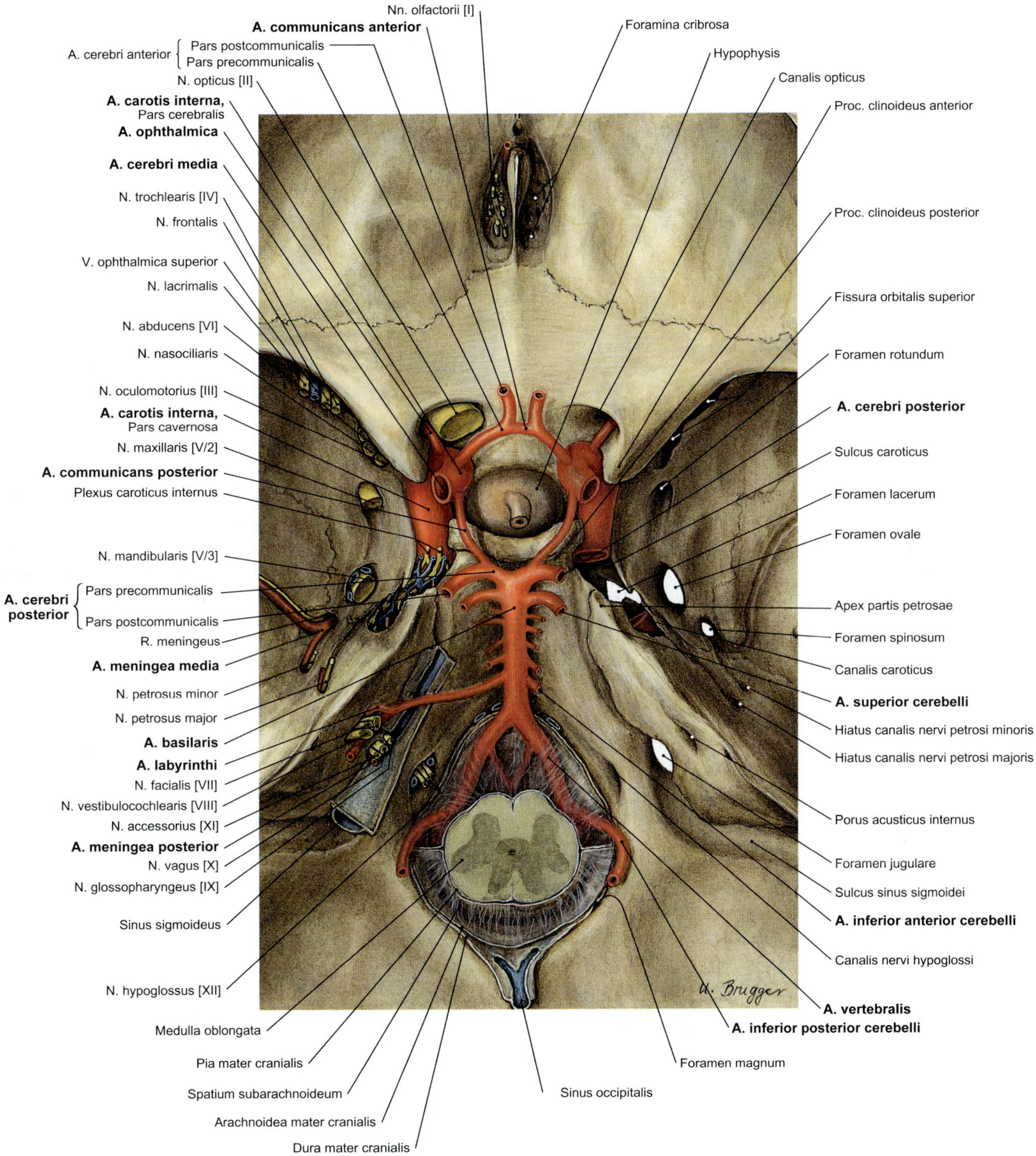

Abb. 2.59 Schädelbasis mit Durchtritt des N. glossopharyngeus, N. vagus und N. accessorius durch das Foramen jugulare [S007-3-23]

Das Fasziensystem verbindet nicht nur die unterschiedlichen Bereiche des Körpers miteinander, sondern im weiteren Sinne auch die verschiedenen Fachrichtungen der Medizin.

Das tiefe durale Fasziensystem wird auch **craniosacrales Fasziensystem** genannt. Es steht über Verbindungsstellen unmittelbar mit der mittleren und oberflächlichen Faszienschicht in Kontakt. Wie in der mittleren und oberflächlichen Schicht verlaufen auch im duralen Fasziensystem sämtliche Blutgefäße und Nerven (➤ Abb. 2.51).

Im Folgenden werden die Halte- und Stützfunktion, die Stoßdämpfer- und die hämodynamische Funktion sowie die Beteiligung an Kommunikation und Austausch besprochen. Für weiterführende Informationen sei auf die einschlägige Literatur verwiesen (Paoletti 2001).

Halte- und Stützfunktion

Das Muskelsystem ist der Motor für Gelenkbewegungen, aber erst durch die bindegewebigen Hüllen von Muskelzellen, Fasernbündeln und Sehnen, d. h. durch das muskuläre Fasziensystem, werden die Mechanik und die kontraktile Kraftentfaltung in eine Richtung koordiniert. Über das Fasziensystem wird die Kraft auf Gelenke und Knochen übertragen. Diese Halte- und Stützfunktion wird ersichtlich, wenn man sich vorstellt, dass bei einem Menschen alle Systeme außer dem Fasziensystem entfernt werden: Man würde immer noch ein menschliches Erscheinungsbild erkennen.

Aufgrund ihrer hohen **Viskoelastizität** können sich oberflächliche Faszien deutlich dehnen, um z. B. Körperfett aufzunehmen. Viszerale Faszien dehnen sich im Allgemeinen weniger stark, da in ihnen Gefäße und Nerven verlaufen. Aufgrund ihrer verbindenden Funktion für die Organe stehen sie unter einer fast konstanten Spannung. In den tiefer liegenden Faszien befinden sich glatte Muskelzellen (Myofibroblasten). Dadurch können sie sich über längere Zeit aktiv kontrahieren. Dies kann eine Dauerspannung im Bereich dieser Faszien verursachen. Die **Steifigkeit der Faszien** hängt offenbar mit der Dichte der Myofibroblasten zusammen, da sich z. B. sowohl bei der palmaren Fibromatose (Dupuytren-Kontraktur) als auch bei der „frozen shoulder" eine besonders hohe Dichte an Myofibroblasten findet (Remvig et al. 2007).

Stoßdämpferfunktion

Die Elastizität der Faszien bewirkt, dass auf den Körper einwirkende Belastungen abgedämpft werden. Dabei trägt v. a. die makromolekulare Gliederstruktur der Proteoglykane (s. o.) aktiv zum Zusammenhalt der Gewebe bei mechanischen Belastungen bei (Pischinger 1998).

Paoletti erklärt die Stoßdämpferfunktion folgendermaßen: *„Die Proteoglykane und die Hyaluronsäure überziehen die Grundsubstanz mit einer netzartigen Molekülstruktur, lagern sich an die Zelloberfläche, bilden die Interzellularsubstanz, umhüllen Kollagen- und Elastinfasern und dringen in sie ein. Aufgrund ihrer Zähflüssigkeit stellen sie Puffer dar, die für eine normale Zell- und Gewebefunktion unerlässlich sind."* (Paoletti 2001)

Wirken von außen Kräfte auf den Körper ein, schädigen diese Kräfte ab einer gewissen Intensität das parenchymatöse Gewebe, sofern ihre Kraft nicht vorher abgeleitet und umverteilt wird. Diese Umleitung und Umverteilung geschieht über das Fasziensystem. Dies kann mit dem Sturz eines Skifabfahrtläufers veranschaulicht werden: Der Sturz sieht häufig spektakulärer aus als er in seiner Wirkung ist, da die Bewegungsenergie aufgrund der Schrägheit des Hanges verpufft, was z. B. bei einem Sturz auf eine harte flache Oberfläche aus mehreren Metern Höhe nicht der Fall ist.

Die Bewegungskräfte, die von außen auf den Körper einwirken, werden wie die willkürlichen und unwillkürlichen Kontraktionen der Stütz- und Bewegungsmuskulatur als **episodische Kräfte** bezeichnet – im Gegensatz zu den **rhythmischen kontraktilen Kräften,** die in Form der Darmperistaltik, des Herzschlags oder der Atmung und anderer rhythmischer Bewegungen im Körper auftreten. Das Fasziensystem nimmt alle kontraktilen Kräfte auf und verteilt sie effizient im Körper.

Hämodynamische und neurodynamische Funktion

Das Lymph-, Gefäß- und Nervensystem sind untrennbar mit dem Fasziensystem verbunden, sodass sich jede pathologische Verspannung oder Distorsion der Faszien störend auf die Hämo- und Neurodynamik und damit auf die normale Funktion von Nerven und Blutgefäßen auswirkt. Ein besonders anschauliches Beispiel ist ein Supinationstrauma des Fußes, bei dem noch nach Wochen und Monaten die Lymphzirkulation gestört sein kann, da das Lymphsystem aufgrund der kleinen Kapillaren besonders unter der Kompression leidet.

Das Fasziensystem schwingt rhythmisch mit einer Frequenz von ca. 8–12 Zyklen pro Minute (Paoletti 2001) (➤ Kap. 2.4.2). Durch diese **Schwingungen,** die mit leichten Kontraktionen gleichgesetzt werden können, kommt eine Pumpbewegung zustande, die Blut und Lymphe (Lymph- und Blutgefäße liegen im Fasziensystem) weitertransportieren. Dieser Mechanismus wird durch Muskelkontraktionen verstärkt. Das Fasziensystem fungiert dadurch gewissermaßen als Ergänzung zur Pumpfunktion des Herzens.

Beteiligung bei Kommunikation und Austausch

Diese Faszienfunktion hat besondere Bedeutung bei der **Nozizeption,** da alle peripheren Nerven und alle sensorischen Rezeptoren – Nozizeptoren, Propriozeptoren, Temperaturrezeptoren und Tastkörperchen – im Fasziensystem enden. Da es im parenchymatösen Gewebe keine Nozizeptoren gibt, können Schmerzen nur zwei Ursachen haben: Entweder entstehen Schmerzen im Nerv bzw. im Nervensystem selbst oder im Bindegewebe.

Spricht man umgangssprachlich von „Muskelschmerzen", sind dies bei genauer Betrachtung letztlich Faszienschmerzen bzw. Bindegewebsschmerzen.

Nach Wühr (2004) hat der **Faszienrhythmus** für das craniomandibuläre System besondere Bedeutung, da sich beim Schluckakt der Unterkiefer am Oberkiefer abstützt. Wühr sieht im Schluckakt einen wichtigen Motor und Taktgeber für den Faszienrhythmus, da die Schluckkräfte in das craniosacrale System weitergeleitet werden. Auch im Volksmund gibt es Aussagen, die auf die besondere Bedeutung des Schluckens bzw. des Zusammenbeißens der Zähne hinweisen: „sich durchbeißen", „die Zähne zusammenbeißen", „keinen Biss haben" etc. Oder man denke an Sportler im Fitnessstudio oder andere Menschen, die einen schweren Gegenstand heben wollen, wie sie die Zähne zusammenbeißen. Mit dem Zusammenbeißen der Zähne wird die Kraft in den Schädel weitergeleitet. Oft wird gleichzeitig Luft angehalten, sodass eine gewisse Starre im Fasziensystem entsteht, die scheinbar den nötigen Widerstand schafft, um das schwere Gewicht heben zu können (Wühr 2004A, 2004B). Ein entgegengesetzter Effekt tritt bei **Okklusionsstörungen** auf, wenn es bei maximaler Intercuspidation (maximaler Zubiss mit maximalen Zahnkontakten) zu einer pathologischen Weiterleitung in das gesamte craniomandibuläre System und damit auch in die Körperperipherie kommt, was zu deutlichen Muskeldysfunktionen führt (➤ Kap. 3.1). Bei dem Versuch, ein schweres Gewicht zu heben, würden Okklusionsstörungen daher beim Zubiss eher eine Muskelschwäche hervorrufen – das Gegenteil des gewünschten Effekts.

Pathologische Aspekte

Die pathologischen Zustände des Fasziensystems lassen sich aus seinen oben beschriebenen Aufgaben und Funktionen ableiten. Im Bereich der Orthopädie sind Auswirkungen rheumatischer Erkrankungen (v. a. Kollagenosen und andere Bindegewebskrankheiten, wie z. B. das Marfan-Syndrom) auf das Fasziensystem zu beachten. Aber auch posttraumatisch oder postoperativ kann es durch narbige Einziehungen und Kelloidbildung zu erheblichen Störungen kommen.

Faszien besitzen **kontraktile Elemente,** deren Eigenschaften man mit denen von Nylonstrümpfen vergleichen kann: Man kann sie in die Länge ziehen oder ganz klein zusammenrollen. Laufmaschen im Strumpf (Läsionen) können mit Klebstoff oder durch Stopfen aufgehalten werden. Beide Maßnahmen führen zu einer verminderten Dehnfähigkeit (➤ Abb. 2.60).

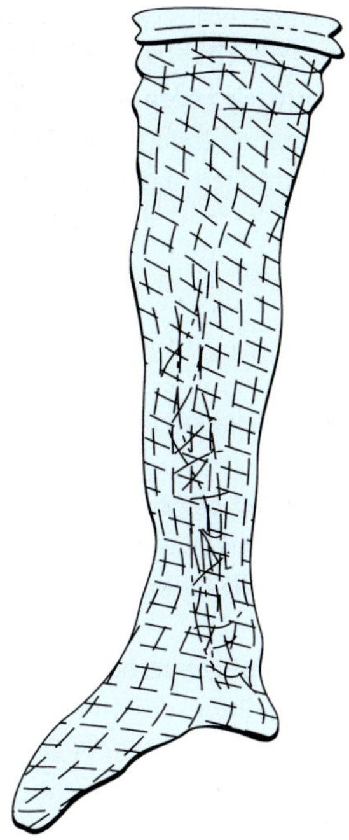

Abb. 2.60 Myofasziales Konzept: Im oberen Bereich sieht man die normale Bewegung und Dehnfähigkeit der Faszien, verglichen mit dem Zug an einem dehnbaren Nylonstrumpf, im unteren Bereich die Störung dieser Dehnfähigkeit, z. B. durch eine Narbe, entsprechend einer mit Klebstoff gestoppten Laufmasche. Dabei kommt es zu falschen Spannungslinien im Bereich der Faszie. [M592]

> Sind Faszien durch Narben und Adhäsionen in ihrer Dehnbarkeit eingeschränkt, ist diese Einschränkung immer ein Störfaktor für das Bindegewebe und setzt dieses unter Spannung, was über einen längeren Zeitraum stets zu einer Änderung von Struktur, Plastizität und Elastizität an dieser Stelle führt, die wiederum langfristig zu einer Störung im gesamten Fasziensystem an anderer Stelle führen kann.

Die Faszienproblematik kann demnach an einer ganz anderen Stelle lokalisiert sein als die Eintrittspforte des pathologischen Reizes. Meist kann sich der Körper relativ gut mit einzelnen Störungen im Fasziensystem arrangieren. Summieren sich die Beeinträchtigungen durch Narben und Adhäsionen oder andere Störungen, erschöpft sich das **Kompensationsvermögen** und es kommt zu Schmerzsymptomen.

Die genannten pathologischen Veränderungen des Fasziensystems können demnach zu craniomandibulären Dysfunktionen führen. Deshalb sollte man nicht nur auf große Narbenbezirke (z. B. bei einer „neck dissection") oder auf Narben nach zervikalen Bandscheibenoperationen und Spondylodesen mit teils erheblicher Auswirkungen auf das craniomandibuläre System achten, sondern auch nach kleineren versteckten Narben und Adhäsionen suchen, die im Schädel und HWS-Bereich vorhanden sein können, z. B.

- Adhäsionen und Narben nach Zahnextraktionen speziell im Molarbereich,
- Adenektomien,
- Narben nach operativer Behandlung von lateralen Halszysten,
- Schilddrüsenoperation.

Auch pathologische Reize aus weiter entfernten Regionen sollten immer mit in die Überlegungen einbezogen werden, da sie ebenfalls zu aufsteigenden Störungen führen können, z. B. Pleuraschwielen nach tuberkulösen Prozessen oder retroperitoneale Einblutungen nach Wirbelfrakturen im Bereich der LWS.

2.8.2 Muskeln

Craniozervikale Muskeln

Wie bereits im Abschnitt über die ätiologischen Faktoren der CMD bei den myogenen Ursachen ausgeführt, kommt der **Kopfhaltung** eine wesentliche Rolle bei der Entstehung einer CMD zu (➢ Kap. 2.1.4).

Wiederum sind Wirkungen in beide Richtungen möglich: Einerseits kann die Stellung des Kopfes durch muskuläre oder andere Ursachen primär gestört sein und damit eine CMD hervorrufen. Umgekehrt verursacht eine pathologische Okklusion die Fehlhaltung des Kopfes. Der beweglichste Teil des craniomandibulären Systems ist die Mandibula, insofern kommt der Stellung der Mandibula eine herausragende Bedeutung zu.

Die Haltung der HWS verändert die Unterkieferposition: Die Mandibula bewegt sich nach cranial und anterior, wenn der Kopf in Höhe von C0–C2 flektiert wird. Die typische **Kopfvorhalteposition,** die bei Haltungsstörungen oder bei CMD-Störungen beobachtet werden kann, führt nachweislich zu einer Abnahme der vertikalen Dimension der Okklusion und zu einer Retralverlagerung der Mandibula in Richtung Angle-II-Klassifikation (➢ Kap. 2.3.4).

In zahlreichen Studien konnten z. B. mittels Elektromyografie (EMG) Veränderungen in den Kaumuskeln und in den Muskeln im craniozervikalen Bereich durch eine Veränderung von Kopfhaltung und Mandibulaposition nachgewiesen werden. Funakoshi und Mitarbeiter (1976) konnten zeigen, dass bei Kopfflexion der Tonus des M. digastricus, bei Kopfextension hingegen der Tonus des M. temporalis erhöht wird. Forsberg und Mitarbeiter (1985) beobachteten bei einer Kopfextension von ca. 10°–20° eine Zunahme der Aktivität des M. masseter und eine gleichzeitige Abnahme der Aktivität der posterioren Halsmuskeln.

Insgesamt herrscht in der Literatur weitgehend Übereinstimmung darüber, dass die Aktivität der Kaumuskulatur bei Flexion des Kopfes abnimmt, während sie bei Extension zunimmt. Perry konnte zeigen, dass eine längere **Retraktion des Unterkiefers,** z. B. aufgrund eines Spasmus des M. temporalis, eine Reflexkontraktion der posterioren Halsmuskeln hervorruft, da das Gleichgewicht zwischen dem M. temporalis und dem M. masseter sowie der suprahyalen Muskulatur insgesamt gestört ist. Diese retrale Stellung kommt häufig bei kleinen Kindern vor, die aufgrund von großen Adenoiden nicht durch die Nase atmen können und daher nachts mit überstrecktem Kopf schlafen. Bei diesen jungen Patienten entwickelt sich häufig ein Fehlwachstum des Unterkiefers mit dann retraler Position (Perry 1956).

Da die Stellung der Mandibula eine derart wichtige Rolle spielt, muss es ein Bestreben der craniomandibulären Therapie sein, das Gleichgewicht der Muskulatur wiederherzustellen (➢ Abb. 2.61). Eine besondere Bedeutung kommt dabei der Relation zwischen Mandibula und Os temporale zu, die durch die Fossa mandibulae und diverse Muskeln und Ligamente unmittelbar miteinander verbunden sind. Bei Muskelgleichgewicht kommt es nicht zu Dysfunktionen.

Der **M. temporalis** setzt am Proc. coronoideus der Mandibula an und kann durch seine nach posterior verlaufenden Fasern eine Retraktion der Mandibula mit Kompression des Caput mandibulae in die bilaminäre Zone hinein verursachen.

Eine weitere Besonderheit des M. temporalis besteht darin, dass er mit seinen Faseranteilen über die Sutura squamosa hinwegzieht. Die Hauptfunktion des Muskels besteht einerseits in der Anhebung des Unterkiefers, seine posterioren Faserzüge sind jedoch andererseits besonders wichtig für die Retrusion und die Lateralverschiebung der Mandibula zur ipsilateralen Seite. Kommt es zu einer **beidseitigen Kontraktion des M. temporalis,** wird die Sutura squamosa komprimiert, was zu Spannungszuständen im seitlichen Schädelbereich führen kann (➢ Abb. 2.62).

Bei **einseitiger Kontraktion mit Verspannungen** im M. temporalis kommt es auf der ipsilateralen Seite zur Kompression der Sutura squamosa, auf der kontralateralen Seite

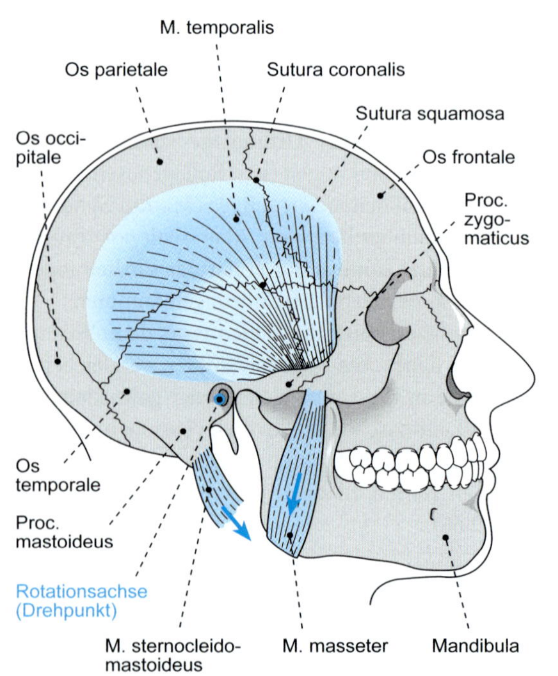

Abb. 2.61 Gleichgewicht der Muskeltätigkeit am Os temporale [E947]

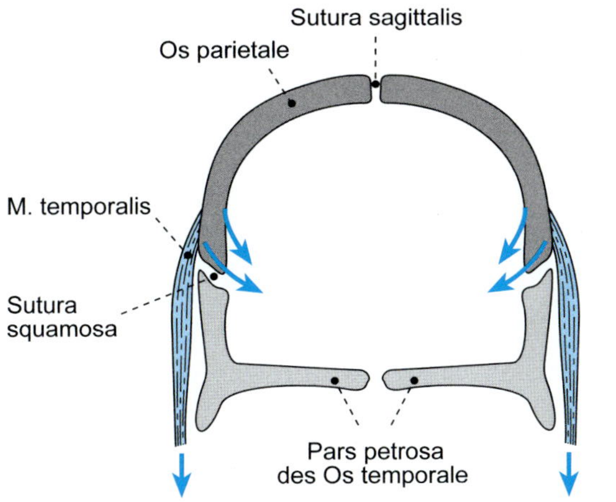

Abb. 2.62 Auswirkungen einer Kontraktion des M. temporalis auf die Sutura squamosa. Die Pfeile stellen die Bewegungsrichtung der Schädelknochen und des M. temporalis dar. [E947]

zu einer Distraktion dieser Sutur. Dies ist häufig bei einem Okklusionshindernis bei zu hoher Krone im Molarenbereich zu beobachten, wo es auf der Seite der Krone, die zu hoch ist, zu einer Distraktion dieser Sutur kommt. Die besondere anatomische Anordnung der Sutura squamosa kann diesem pathogenen Mechanismus Vorschub leisten, da es zu einem Gegeneinandergleiten der beiden Knochen in der Sutur kommen kann.

Myofasziale Spannungslinien

Bei der Betrachtung der Zusammenhänge von Kaumuskeln und übrigem Körper ist das Bild der „myofaszialen Spannungslinien" sehr hilfreich, das Myers (2004) vorgestellt hat. Er beschreibt zehn myofasziale Linien, die sich wie Schlingen durch den Körper ziehen. Mit diesem Bild lassen sich die anatomischen Zusammenhänge auf faszinierende Weise erklären.

In den folgenden Abschnitten werden die oberflächliche Rückenlinie, die oberflächliche Frontallinie, die Laterallinie und die tiefe Frontallinie näher erklärt, da sie die Auswirkungen einer CMD auf den Körper sehr gut verdeutlichen. Zur Veranschaulichung des Zusammenhangs zwischen Schädel und übrigem Körper wird ein Teilbereich der oberflächlichen Rückenfaszien näher erklärt.

Oberflächliche Rückenlinie

Die oberflächliche Rückenlinie (ORL) verbindet die gesamte posteriore Körperoberfläche, von der Unterseite des Fußes bis zum Scheitel am Kopf. Der ORL kommt eine übergeordnete Funktion bei der Haltung zu, da sie den Körper in der Extension unterstützt und der Tendenz entgegenwirkt, der Schwerkraft zu folgen und ständig in einer Flexion zu sitzen oder sich in einer Flexion zu halten.

Für die Funktion, die Körperhaltung zu unterstützen, ist ein höherer Anteil an roten, sog. **intrafusalen tonischen Muskelfasern** im muskulären Anteil des myofaszialen Bands erforderlich. Die ORL ist eine der Kardinallinien, die hauptsächlich die Haltung und Bewegung in der Sagittalebene vermittelt. Bei übermäßiger Spannung würde der Patient eher in einer Extension stehen, bei zu schwacher Funktion in einer Körperflexion (Myers 2004) (> Abb. 2.63).

Bei der Palpation und Inspektion des Schädels beginnt man an der cranialsten Ansatzstelle der oberflächlichen Rückenlinie. Die ORL endet als starke Ansatzstelle am Os frontale oberhalb der Orbita am Arcus superciliaris und zieht von dort bis zur Linea nuchae. Sämtliche longitudinalen myofaszialen Linien enden oder beginnen hier, je nachdem, wie man Ende oder Beginn der myofaszialen Spannungsketten am Schädel definiert.

Man kann den Menschen als eine Marionette sehen, an deren Kopf sämtliche Fäden zusammenlaufen. Bewegungen durch Ziehen und Loslassen des Marionettenspielers beeinflussen die Stellung des Schädels (> Abb. 2.64).

Jeder, der einmal unter Spannungskopfschmerz gelitten hat, weiß, wie positiv eine gelungene Kopfmassage wirken kann. Der standardmäßigen Massage der Kopfhaut bei Friseuren und Barbieren in den asiatischen Ländern kommt dementsprechend eine hohe Bedeutung für die Prophylaxe von Kopfschmerzen durch Entspannung der Kopfmuskeln zu – ein Service, der sich hoffentlich auch in den westlichen Ländern durchsetzen wird.

Von der Augenbraue bzw. vom Os frontale verlaufen weitere fasziale Verbindungen ins Gesicht. Diese sind jedoch sehr oberflächlich und locker und stellen keine strukturellen Zugspannungslinien dar. Auch aus entwicklungsgeschichtlicher Sicht ist der Endpunkt der ORL oberhalb der Orbita sinnvoll, da sich der menschliche Schädel aus zwei embryologisch unterschiedlichen Quellstrukturen entwickelt hat: Das Neurocranium des menschlichen Schädels ist eine Verlängerung der Wirbelsäule, während sich die viszerocranialen Gesichtsstrukturen aus dem **Kiemenbogenapparat** entwickelt haben (> Abb. 2.65).

Oberflächliche Frontallinie

Eine weitere Muskellinie, die am Schädel endet, ist die oberflächliche Frontallinie (OFL), die ebenfalls von den Füßen bis zum Kopf zieht und ein Gegengewicht zur ORL darstellt. Den obersten Abschnitt der OFL bildet der **M. sternocleidomastoideus,** dem eine besondere Bedeutung bei Störungen der CMD zukommt.

Die OFL setzt sich vom M. rectus abdominis nicht – wie man vermuten würde – in die infrahyoidalen Muskeln fort, die in einer tieferen Schicht liegen und dann in die thorakalen Viscera übergehen, sondern in den M. sternocleidomas-

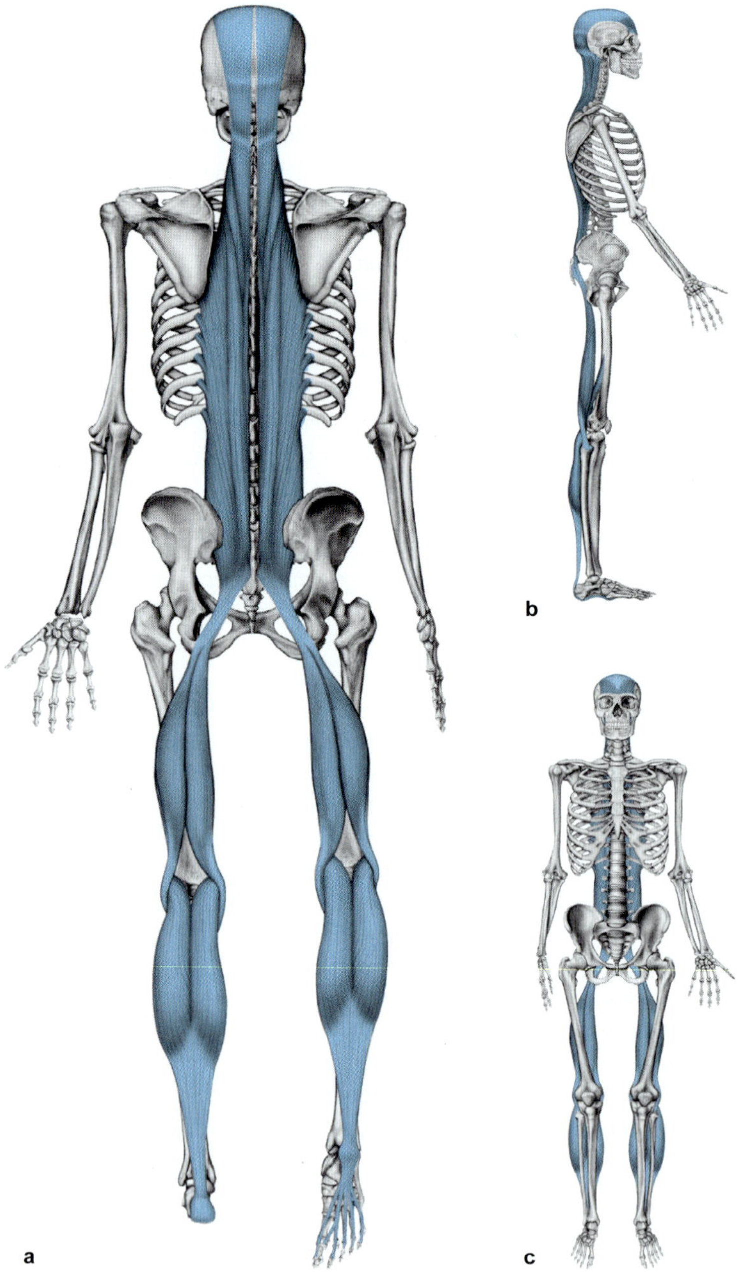

Abb. 2.63 Die oberflächliche Rückenlinie [E669]

toideus, der am Proc. mastoideus des Os temporale ansetzt und von dort in die lateralen bzw. posterioren Anteile der Galea aponeurotica einstrahlt (➤ Abb. 2.66). **Einseitige Verspannungen des M. sternocleidomastoideus (Torticollis)** haben eine direkte Auswirkung auf die Stellung des Os temporale, das dann in eine Extensionsstellung hineingeht, dadurch den Proc. zygomaticus eleviert und das Kiefergelenk ipsilateral nach posterior-cranial zieht. Bei Verspannungen dieses Muskels sind Okklusionsstörungen vorprogrammiert. Sie führen darüber hinaus zu einer herabgesetzten Beweglichkeit am Asterion, der Verbindungsstelle zwischen Os occipitale, Os parietale und Os temporale. Diese Region weist eine der stärksten Bewegungen im craniosacralen System auf (➤ Kap. 2.4.2). Studien haben gezeigt, dass sich die Sutura occipitomastoidea und parietomastoidea nicht vor dem 70. bis 80. Lebensjahr schließen (Todd und Lyon 1924).

Daher kommt der Behandlung des M. sternocleidomastoideus und der darunterliegenden Mm. scaleni sowie der Galea aponeurotica ebenfalls große Bedeutung zu (➤ Abb. 2.67).

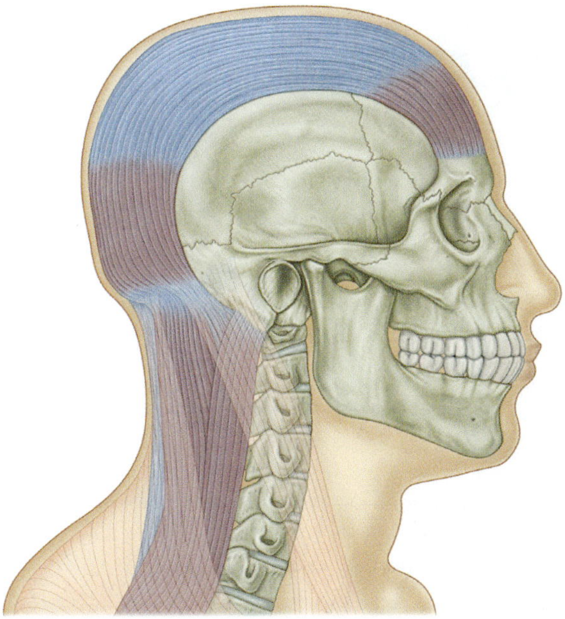

Abb. 2.64 Die oberflächliche Rückenlinie verläuft von der Faszie des M. erector spinae als Galea aponeurotica über den Scheitel des Kopfes bis zu ihrer festen Ansatzstelle an den Augenbrauenbögen. [E669]

Laterallinie

Die Laterallinie (LL) geht ebenfalls vom Fuß aus und zieht bis zum Schädel. Die LL ist an der **Seitwärtsbewegung des Körpers** beteiligt und dient der **Haltungsbalance zwischen Vorder- und Rückseite des Körpers.** Im HWS- und Schädelbereich kommt dabei der tiefen LL mit den Mm. scaleni und deren assoziierter Faszie eine besondere Bedeutung zu. Die Mm. scaleni bilden eine Art Zeltdach, das von der ersten und zweiten Rippe entspringt um die HWS herumreicht. Sie führen eine Lateralflexion bei ipsilateraler Anspannung durch bzw. eine Stabilisierung der HWS bei beidseitiger Kontraktion (➤ Abb. 2.68).

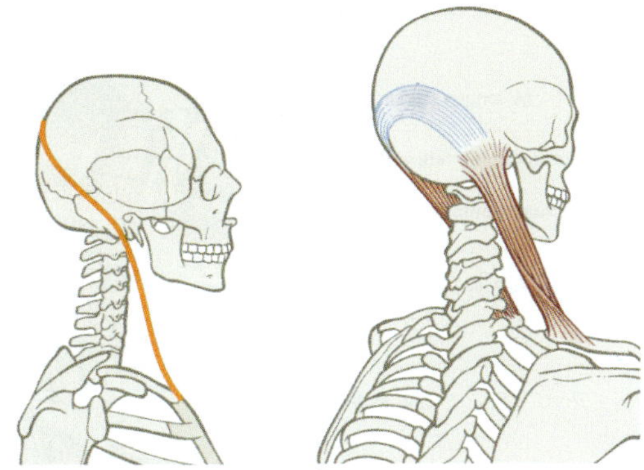

Abb. 2.66 Obwohl der M. sternocleidomastoideus am Proc. mastoideus endet, verläuft seine Zugkraftlinie am Schädel weiter, zieht etwas oberhalb der Sutura lambdoidea längs und verbindet sich auf der Gegenseite mit dem kontralateralen M. sternocleidomastoideus. [E669]

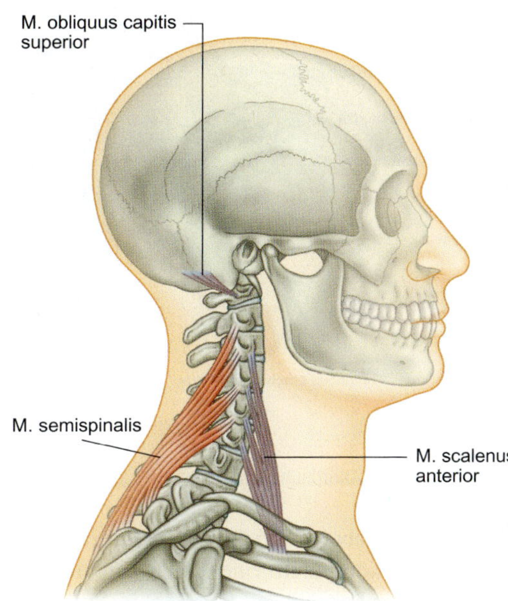

Abb. 2.67 Dargestellt ist die Verbindung zwischen dem M. scalenus anterior und der Weiterleitung in den M. obliquus capitis superior. [E669]

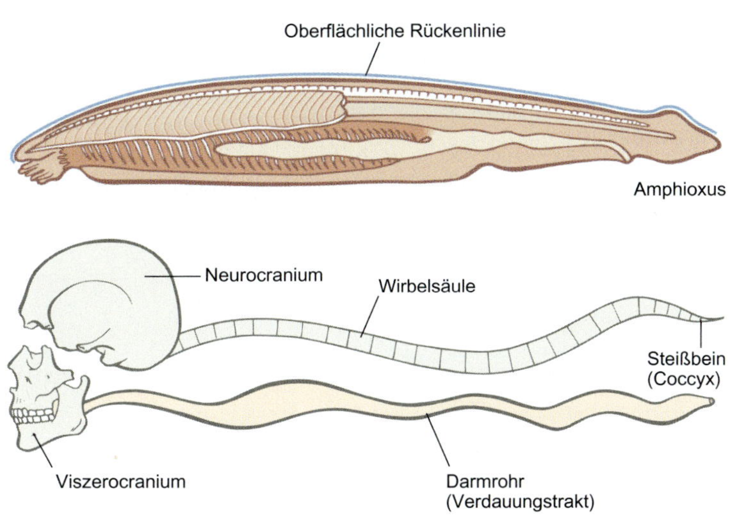

Abb. 2.65 Neurocranium. Embryologisch entwickelte sich der menschliche Schädel aus zwei Quellstrukturen: Das Neurocranium ist eine Verlängerung der Wirbelsäule, das Viscerocranium hat sich aus dem Darmrohr, d. h. aus dem Kiemenbogenapparat, entwickelt. [E669]

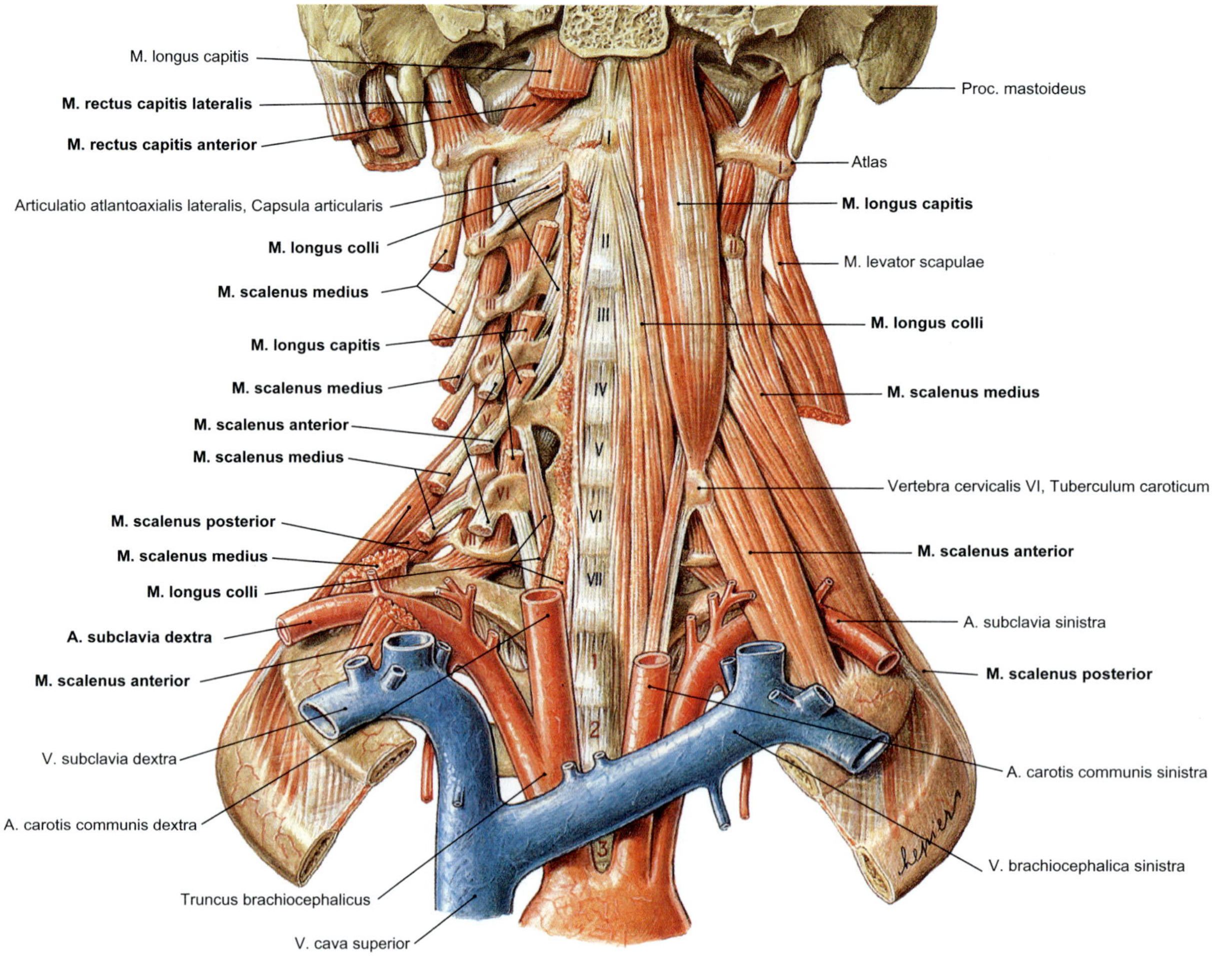

Abb. 2.68 Zeltförmige Anordnung der Mm. scaleni im Halsbereich [S007-3-23]

Die Mm. scaleni haben durch muskuläre Faseranteile sowie über ein fasziales Kontinuum eine direkte funktionelle Verbindung mit den subokzipitalen Muskeln, insbesondere mit dem M. obliquus capitis superior und dem M. semispinalis capitis. Bei **Hypertonizität** dieser Muskeln kommt es zur **Kopfvorhalteposition,** da der M. scalenus anterior die unteren Halswirbel in eine Flexion, der M. obliquus capitis superior das Occiput hingegen in eine anteriore Translation zieht.

Tiefe Frontallinie

Eine weitere myofasziale Meridianlinie, der craniale Anteil der tiefen Frontallinie (TFL, ➤ Abb. 2.69), ist ebenfalls wichtig für das Verständnis der CMD. Der Hauptanteil der TFL zieht mit dem Ösophagus zur posterioren Seite des Pharynx, einschließlich der Pharynxkonstriktoren (➤ Abb. 2.70, ➤ Abb. 2.71). Dieser Teil der TFL verbindet sich über die Mm. styloidei mit dem Os temporale im Bereich des Tuberculum pharyngeum.

Der obere Anteil der anterioren TFL verläuft entlang der Mm. infrahyoidei bis zum Os hyoideum. Vom Os hyoideum verlaufen zwei fasziale Schlingen nach cranial (➤ Abb. 2.72):

- Der **M. styloideus** verläuft nach posterior zum Proc. styloideus des Os temporale. Durch seinen Zug wird unmittelbarer Einfluss auf die Stellung des Os temporale ausgeübt.

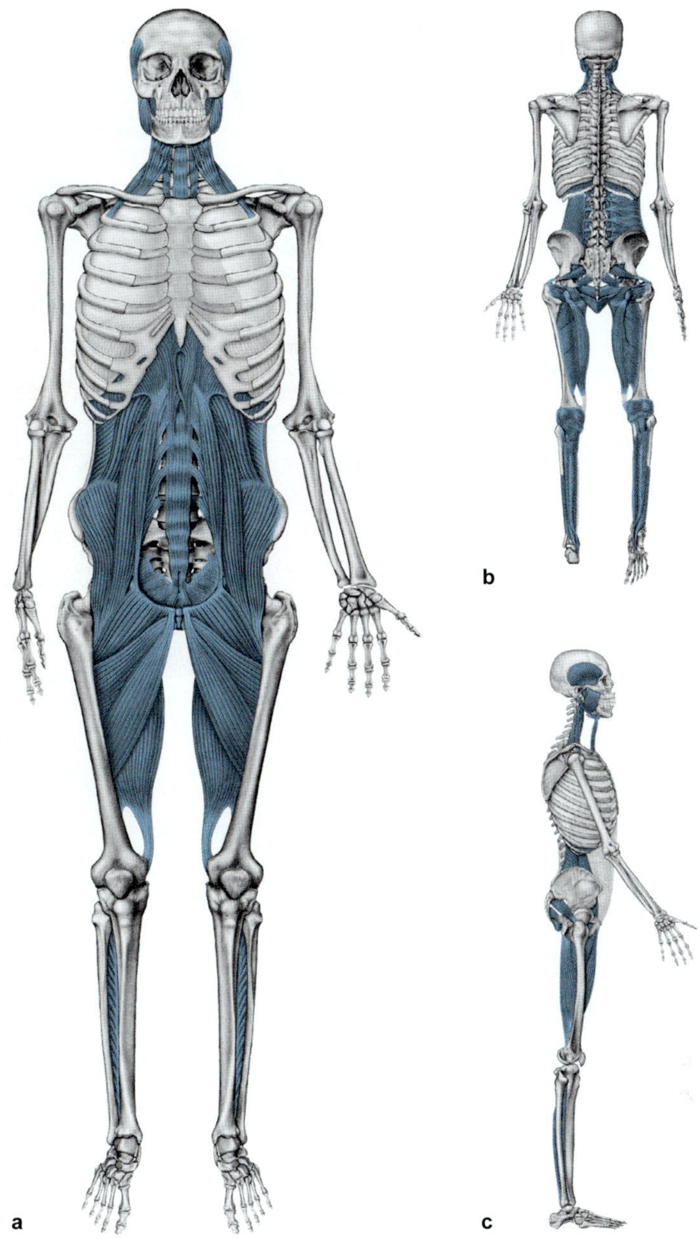

Abb. 2.69 Die tiefen Frontallinien [E669]

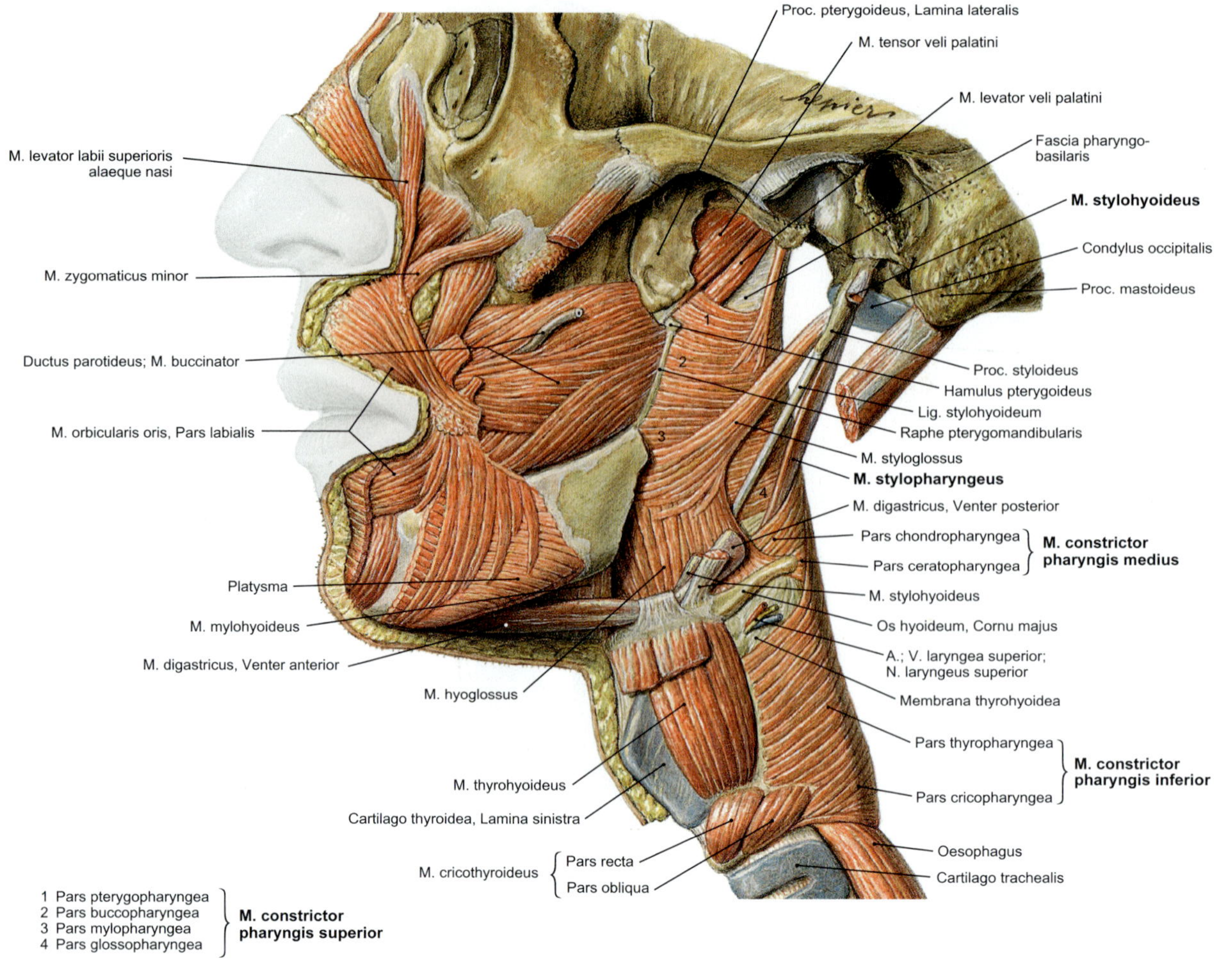

Abb. 2.70 Darstellung der Rachenkonstriktoren und der Mundbodenmuskulatur von lateral [S007-3-23]

- Der **M. mylohyoideus,** der **Venter anterior des M. digastricus** und der **M. genohyoideus** ziehen zur Mandibula und bilden den Mundboden unterhalb der Zunge.

Durch die genannten Muskeln besteht eine direkte Verbindung zu den Kaumuskeln der Muskelschlinge, die vom M. pterygoideus medialis und M. masseter gebildet wird.

Verspannungen der Muskeln der TFL (einschließlich des M. hyoglossus) und v. a. der Konstriktoren beeinflussen die Stellung des Schildknorpels und Stellknorpels erheblich. Diese Beeinträchtigung hat wiederum Auswirkungen auf die **Phonation** (➤ Kap. 3.5.2).

2.8.3 Nervensystem

Segmentanatomie

Das Spinalnervensystem ist von elementarer Bedeutung für das Verständnis der verschiedenen Lokalisationen von Schmerzempfindung und der neurogenen Verschaltungen im Körper. Der folgende Exkurs zur Segmentanatomie stützt sich im Wesentlichen auf die Publikationen von Wancura (2009) und die Forschungsergebnisse von Willard (2010).

Die Segmentierung ergibt sich aus dem Spinalnervensystem und wird ergänzt durch das vegetative Nervensystem. Bei Vertebraten entspricht das Versorgungsgebiet eines Spinalnervs für Haut, Muskulatur, Knochen und innere Organe einem Segment. Damit stellt ein Segment die reziproke Beziehung zwischen Körperoberfläche und Körperinnerem dar. Von medizinischer Bedeutung sind dabei die **Verschiebungen von Körperschichten in der Embryonalentwicklung.** Dies bedeutet, dass sich Körperareale, die von ein und demselben Spinalnerv versorgt werden, in verschiedenen Körperregionen finden können:

- Dermatom – Haut
- Myotom – Muskel
- Sklerotom – Knochen
- Neurotom – Spinalnerv

Diese vier Schichten umschließen die Körperhöhle und damit die inneren Organe (Enterom). Diese Unterteilung bleibt

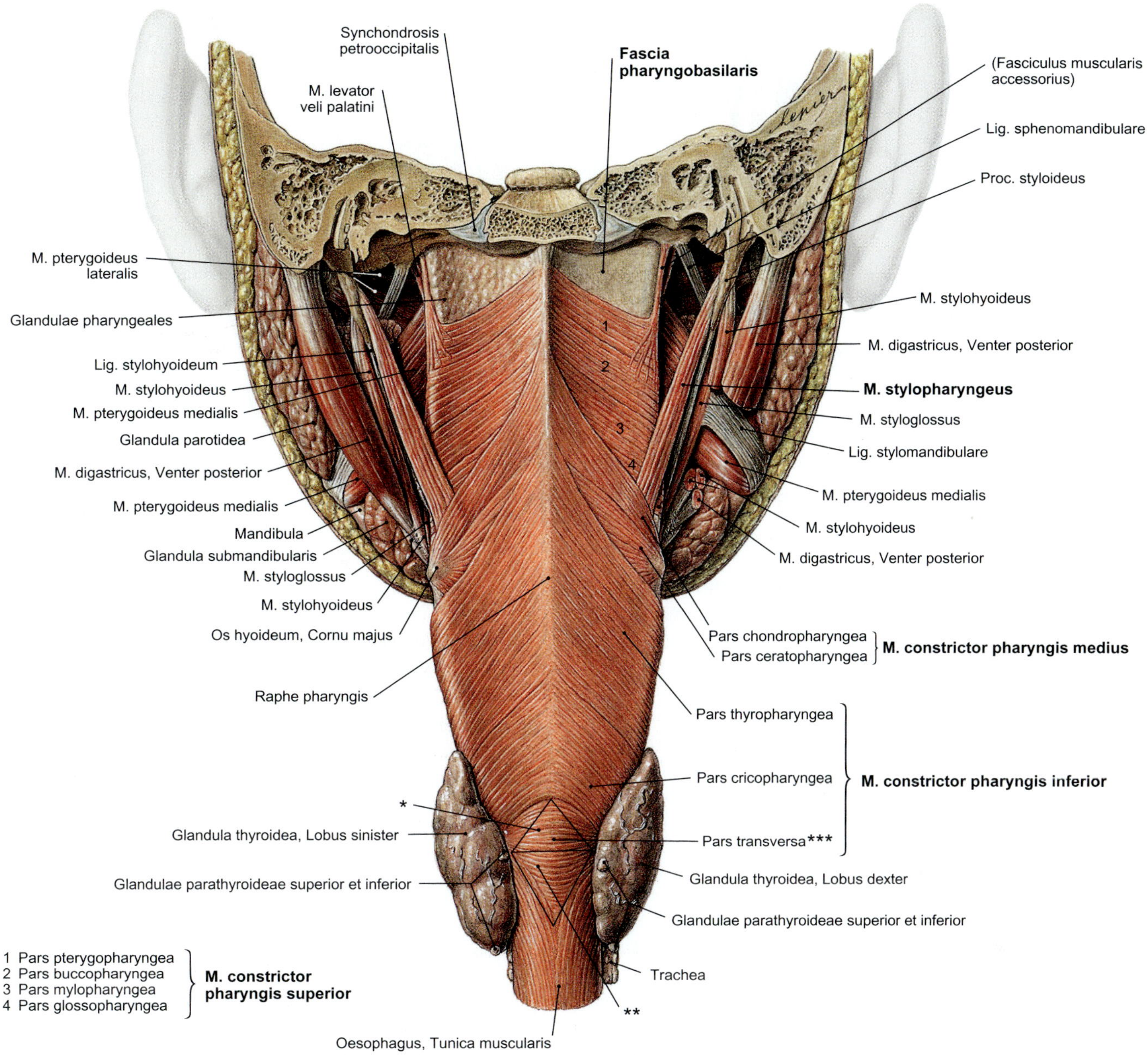

Abb. 2.71 Darstellung der Rachenkonstriktoren und der weiteren Muskulatur des Pharynx von dorsal. *KILLIAN-Dreieck, **LAIMER-Dreieck, ***Pars fundiformis der Pars cricopharyngea (KILLIAN-Schleudermuskel). [S007-3-23]

lebenslang bestehen, was bedeutet, dass jedes innere Organ mit einem definierten Abschnitt des Rückenmarks über das Segment mit den jeweiligen Haut-, Muskel- und Knochenabschnitten in Beziehung steht. Bei einer Irritation des Spinalnervs C5 können z. B. Schmerzen und Verspannungen im Myotom C5 im Bereich von Schulter und Oberarm entstehen sowie im Bereich der Spina scapulae (Sklerotom C5). Zwerchfellnahe Organe können wiederum Störungen entwickeln, die über den N. phrenicus weitergeleitet werden und dadurch Schmerzen verursachen können (➤ Abb. 2.73).

Die Spinalnerven bestehen aus einer Vereinigung von dorsalen und ventralen Wurzelfäden, die aus dem Rückenmark segmental pro Wirbelkörper austreten (➤ Abb. 2.74).

Die verschiedenen Anteile in den Spinalnerven sind deshalb von Bedeutung, weil diese als gemischte Nerven zur Peripherie ziehen und sowohl motorische als auch sensible und vegetative Fasern enthalten. Dabei sind Anteile der dorsalen und ventralen Wurzelfäden im jeweiligen Segment gemischt.

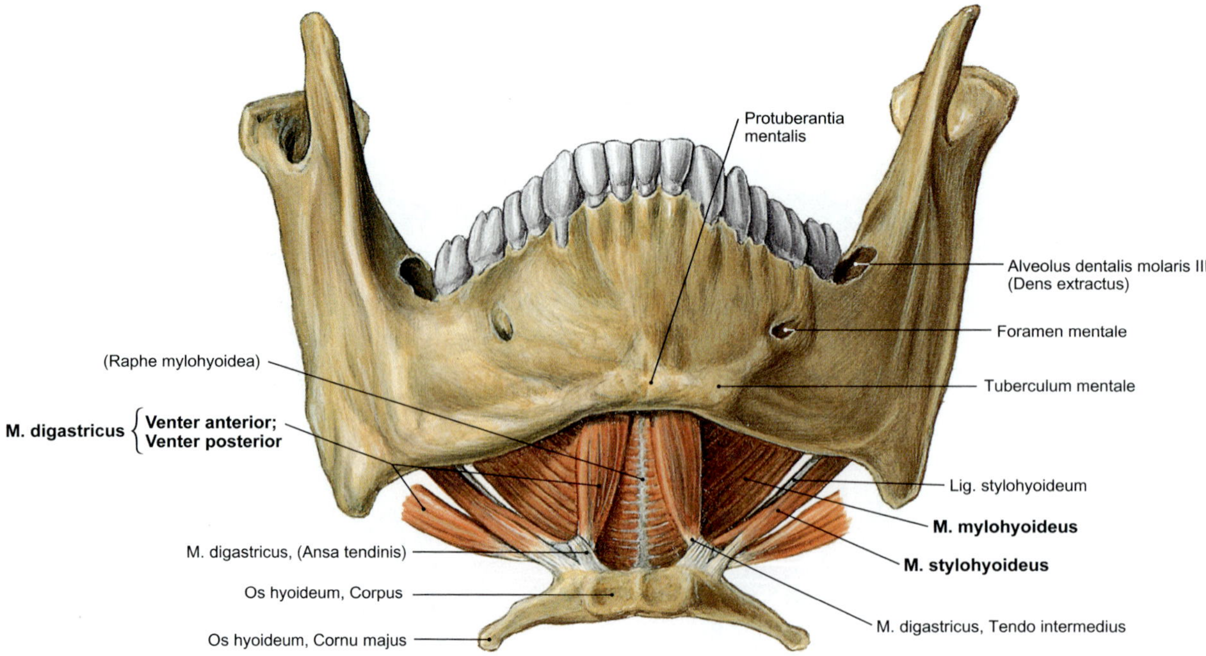

Abb. 2.72 Mundbodenmuskulatur [S007-3-23]

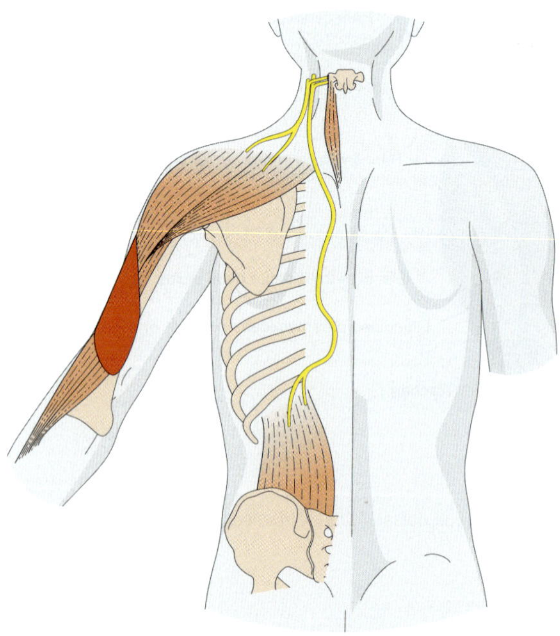

Abb. 2.73 Das Segment C5 hat als Dermatom eine einheitliche Hautfläche, Myotom und Sklerotom sind dagegen auf verschiedene Körperteile verteilt. [O567]

N. trigeminus

Das craniomandibuläre System wird primär durch den N. trigeminus versorgt. Deshalb ist der N. trigeminus einer der Schlüssel zum Verständnis der vielfältigen Auswirkungsmöglichkeiten und assoziierten Symptome einer CMD. Wühr hat den N. trigeminus und das Nervensystem allgemein mit einer Computeranlage verglichen, wobei der Computer „Nervensystem" über die afferenten Nerven den Input von peripheren Sensoren erhält, diese analysiert und in den zentralen Kernen verrechnet, um dann über die afferenten Nerven den Output zu den Erfolgsorganen weiterzureichen. Dieses Funktionsprinzip gilt letztlich überall im Nervensystem, somit auch im Bereich des craniomandibulären Systems (Wühr 2004A, 2004B).

Trigeminales System

Um beim Bild des Computersystems zu bleiben: Der N. trigeminus bekommt über seine afferenten Nervenfasern (primär aus dem Zahnhalteapparat, der Kaumuskulatur und dem Kiefergelenk) den Input in seine sensiblen Kerngebiete. Die Ausdehnung der sensiblen Kerne ist auffallend groß und reicht vom Mittelhirn bis in das zweite Zervikalsegment. Hier werden – wie im Computer – die Informationen, die über die afferenten Bahnen kommen, analysiert, verrechnet und schließlich über die motorischen Nervenfasern zu den Erfolgsorganen (Kau-, Zungen- und Mundbodenmuskeln) weitergeleitet. Letztlich kann man von einem **sensiblen Input mit motorischem Output** sprechen.

In ➤ Abb. 2.75 ist eine Vielzahl der Verschaltungen im Trigeminussystem dargestellt. Aus der Verschaltung geht die Wichtigkeit dieses Systems für die CMD hervor. Sämtliche Afferenzen von Muskelspindeln und Sehnenrezeptoren aus der Kiefermuskulatur und dem Kiefergelenk werden direkt zum Nucleus mesencephalicus des N. trigeminus und von

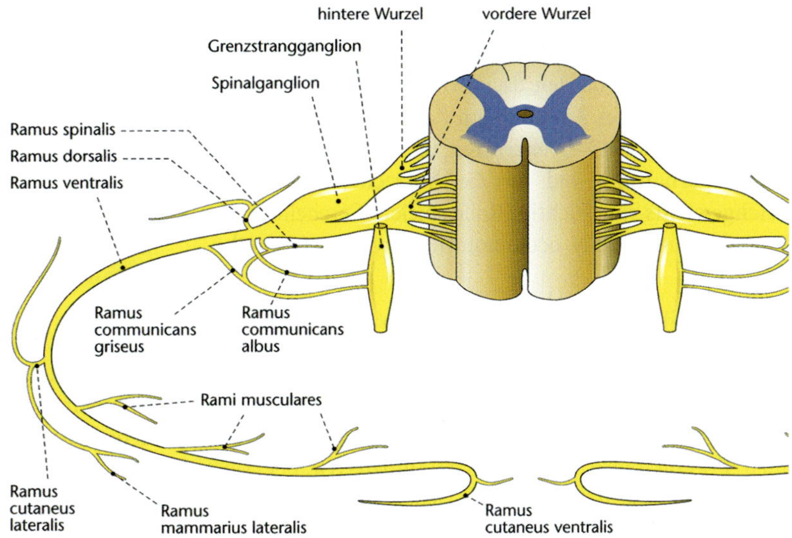

Abb. 2.74 Schematische Darstellung des Spinalnervs und seiner Äste [O567]

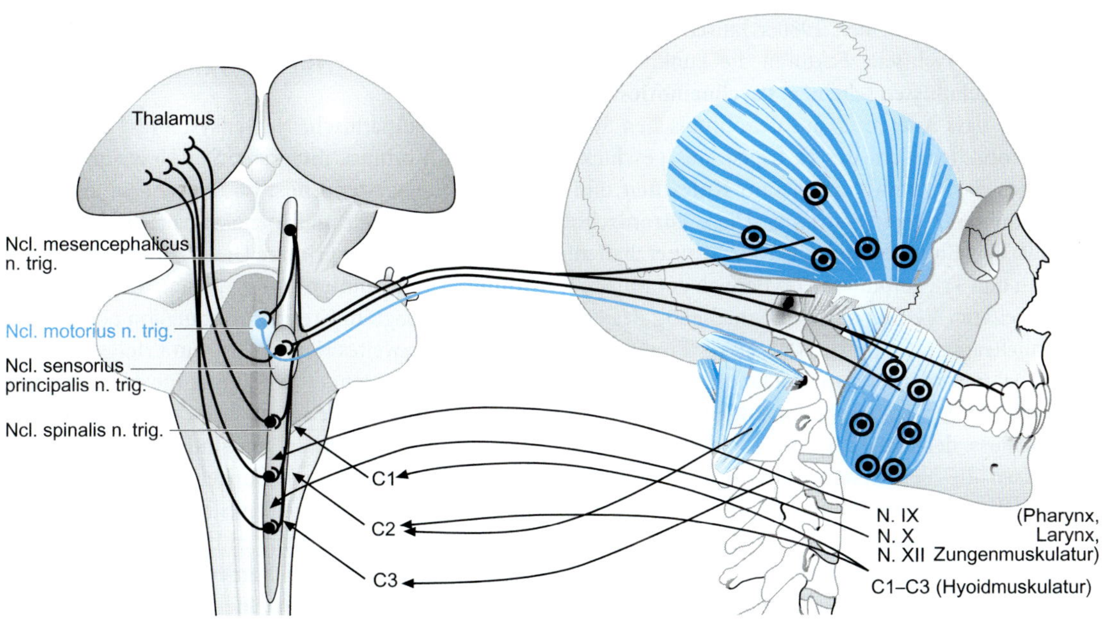

Abb. 2.75 Das Trigeminussystem. Dargestellt sind sämtliche propriozeptiven Afferenzen von den Muskelspindeln, den Sehnenrezeptoren, den Gelenkkapseln der oberen drei Halswirbel und den sensiblen Afferenzen aus dem Desmodontium in die Hirnnervenkerngebiete des N. trigeminus. [M593/L126]

dort mit einer monosynaptischen Verschaltung zum Nucleus motorius des N. trigeminus weitergeleitet. Von dort können über efferente Fasern in einer Art Kreislaufsystem die Kaumuskeln beeinflusst werden.

Ebenfalls in einer Art Kreislaufsystem werden die sensiblen Afferenzen aus den Zahnhälsen, dem Desmodontium und somit aus dem gesamten **Aufhängeapparat der Zähne,** der extrem feine Unterschiede bei der Okklusion feststellen kann, zum Nucleus spinalis des N. trigeminus weitergeleitet und konvergieren dort mit Afferenzen aus den spinalen Sequenzen von C1–C3, um von dort in den Thalamus weitergeschaltet zu werden.

Zusätzlich bestehen nervale Verbindungen zwischen den subokzipitalen Muskeln und der Augenmuskulatur. Querverbindungen der drei Hirnnerven N. glossopharyngeus (IX), N. vagus (X) und N. hyoglossus (XII) werden in die Kerngebiete des N. trigeminus geschickt.

Diese Region ist für den ganzen Körper von großer Bedeutung, da sich Schädel, Augen, subokzipitale Muskeln, obere HWS und Kiefergelenk sowie das parasympathische Nervensystem mit dem N. vagus gegenseitig beeinflussen können.

Häufig wird der N. trigeminus als der sensomotorische Nerv bezeichnet, der die meisten **synaptischen Verbindungen mit anderen Körperebenen** hat. Da der Trigeminus ohne Grenze bis in die Substantia gelatinosa zieht, bekommt er über aufsteigende Nervenbahnen in der Substantia gelatinosa Informationen von den Sacralwurzeln bis hinauf in das Zervikalmark hinein. Auffällig sind v. a. die Verbindungen zu den übergeordneten Nervenzentren, die bei der **Regulierung der Körperhaltung** und für die **Aufrechterhaltung des Gleichgewichts** eine wichtige Rolle spielen: Cerebellum, Nackenmuskulatur und N. oculomotorius sowie das Innenohr.

Zusammenhang zwischen N. trigeminus und Psyche

In verschiedenen Publikationen wird die Hypothese aufgestellt, dass bei Patienten mit psychischen und psychiatrischen Erkrankungen gehäuft CMD auftritt (Graber 1989, Ahlers und Jakstat 2000, Ash 2006, Diatchenko 2007, Slade et al. 2007). Andere Arbeiten beschreiben die gegenteilige Beobachtung, dass die CMD psychische Alterationen und Erkrankungen auslösen kann. Hier besteht noch ein großer Forschungsbedarf. Bereits in den 1980er-Jahren wurde jedoch erkannt, dass psychische Faktoren die Funktion des N. trigeminus zu beeinflussen scheinen: **Psychoemotionaler Stress** führt dazu, dass Afferenzen aus dem limbischen System in den motorischen Kern des N. trigeminus geschickt werden, wodurch die Kaumuskulatur zum **Knirschen** und **Pressen** (Parafunktion) veranlasst wird. Diese **chronische Hypertonizität der Kaumuskeln** führt zu schmerzhaften Verspannungen und Triggerpunkten im Bereich der Muskulatur, was im weiteren Verlauf zu einer Schädigung des gesamten Zahnhalteapparats führt. Da diese Funktionen hauptsächlich bei maximaler Intercuspidation vorkommen, die zu 80 % nachts in den Traumphasen auftritt, ist auch der umgekehrte Schluss denkbar, dass bei schlechten Okklusionsverhältnissen die Verarbeitung von psychischen Anspannungen letztlich zu einem Input via N. trigeminus in das limbische System führt, was psychische Alterationen oder Erkrankungen (z. B. Depression) auslöst.

Die von Wühr beschriebene Analogie des N. trigeminus mit einem Computersystem (s. o.) ist letztlich auf jedes einzelne Rückenmarksegment im Bereich der Wirbelsäule übertragbar, wobei in jedem Segment ein „neuraler Computer" sitzt, der seinen Input über afferente Fasern aus der Stütz- und Bewegungsmuskulatur, aus den Sehnen und Gelenkkapseln, aus den viszeralen Organen, aus der Haut und aus den Knochen erhält. Diese Informationen werden analysiert und verrechnet. Afferente Fasern geben dann die entsprechenden Steuerimpulse an die Erfolgsorgane zurück bzw. weiter (Wühr 2004B).

Trigeminus und weitere neuronale Netzwerke

Die **Substantia gelatinosa** des N. trigeminus ist in das gesamte neurale Netzwerk eingebettet, sodass die einzelnen „Rückenmarkcomputer" nicht nur isoliert auf segmentaler Ebene arbeiten, sondern darüber hinaus Verbindungen zum Überbau der Zentren im Gehirn besitzen.

Die craniomandibuläre Funktion ist von den Wechselwirkungen des N. trigeminus mit anderen Teilsystemen des gesamten neuralen Netzwerks abhängig und dient als Schaltstation bei auf- und absteigenden Störungsketten. Umgekehrt kann die CMD die neuralen Netzwerke im gesamten Körper negativ beeinflussen.

➤ Abb. 2.76 zeigt die Verästelungen des **N. mandibularis** (dritter Ast des N. trigeminus) in die gesamte Kaumuskulatur hinein, bis hin zur Versorgung des M. digastricus und M. buccinator. Besondere Bedeutung erhält der N. mandibularis durch die Querverschaltungen zum Ganglion oticum und von dort zum N. musculi tensor tympani, der den Spannmuskel für das Trommelfell versorgt, und durch die Verschaltungen zum N. auriculotemporalis.

Sympathisches Nervensystem

Auch das sympathische Nervensystem ist in den craniomandibulären Komplex integriert. Der Ursprung des sympathischen Nervensystems liegt im Hypothalamus, von dort geht die Weiterleitung zum Seitenhorn von C8–L2 (zentrale Sympathikusbahn). Die primäre Umschaltung erfolgt in das erste Neuron (Rr. communicantes grisei), die segmentäre Umschaltstelle liegt im Grenzstrangganglion oder in den Organganglien als zweites Neuron bis zum Erfolgsorgan.

Von entscheidender Bedeutung für das Kiefergelenk sind die **Rr. craniales,** die es nur beim Ganglion cervicale superius gibt. Aufgrund ihrer Lage sind sie v. a. bei einem Schleudertrauma oder bei Zerreißungen bzw. Überdehnungen der Gelenkkapsel des Kiefergelenks betroffen. Auch Okklusionsstörungen, craniale Störungen des Os temporale und Spannungen der Dura im Foramen jugulare beeinflussen die Rr. craniales und führen zu einem erhöhten Sympathikotonus.

Möglicherweise ist ein erhöhter Sympathikotonus Ursache dafür, dass bei CMD-Störungen Veränderungen im endokrinen System mit Anstieg der Kortisol-, Noradrenalin- und Adrenalinwerte im Urin und Blut gefunden werden. Auch der Schlafrhythmus ist bei den meisten Patienten mit CMD erheblich gestört.

Aktuelle Studien haben Hinweise auf eine **Wechselbeziehung zwischen dem trigeminalen und dem spinalen System** ergeben. Ogawa und Mitarbeiter konnten zeigen, dass das Kauverhalten über die sensorischen Trigeminusafferenzen und durch die Integration von somatosensorischen kortikalen Mechanismen die nozizeptive Verarbeitung beeinflusst. Nimmt man eine Veränderung der Nahrungskonsistenz vor, damit sich auch das Kauverhalten ändert, wird das deszendierende opioide System aktiviert (Ogawa et al. 2003).

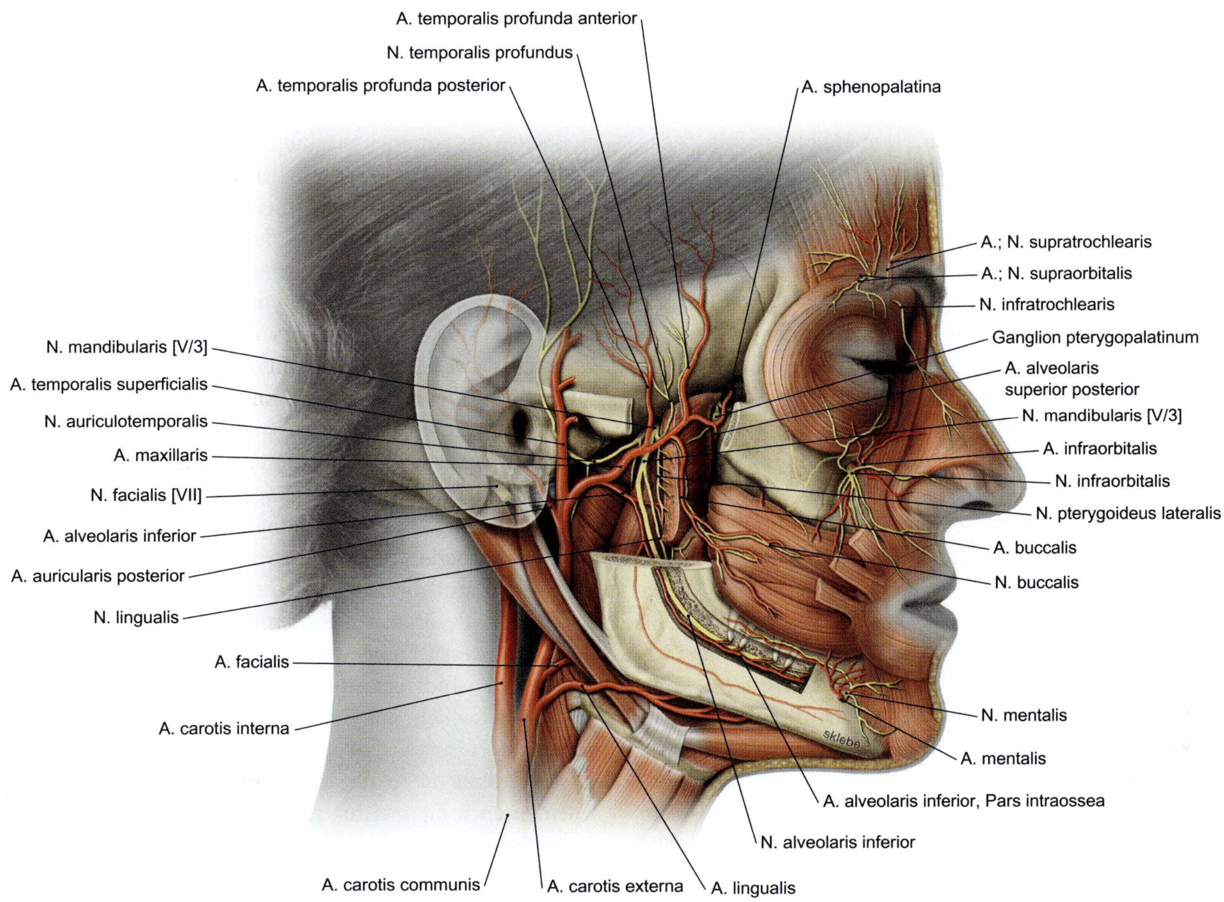

Abb. 2.76 Verlauf und Verästelung des N. mandibularis [S007-3-23]

Patienten mit chronischen bzw. starken Schmerzen im muskuloskelettalen System weisen ein höheres Ausmaß an Funktionsstörungen im craniomandibulären System auf als Patienten mit geringeren Schmerzen.

Diese Beobachtung wird durch epidemiologische Studien untermauert (John et al. 2003, Plesh et al. 1996, Raphael und Marbach 2001).

Inwieweit chronische Schmerzen für die Ausbildung von CMD-Störungen verantwortlich sind oder umgekehrt bereits vorhandene CMD-Störungen für die Ausbildung von starken chronischen Schmerzen, müssen weitere Forschungen zeigen.

Dura mater und Meningen

Zwei weitere Aspekte sollen noch intensiv beleuchtet werden: Einerseits die Rolle der Meningen (Hirnhäute) bei der CMD (v. a. der Dura mater) und die Neurodynamik (Bewegungsfähigkeit) der Nerven, v. a. der Hirnnerven, speziell des N. mandibularis.

Die **Dura mater** liegt als fibröse Membran dem Schädelinneren sehr eng an und ist schwer vom Periost abzugrenzen. Diese Abgrenzung erfolgt lediglich ab dem Foramen magnum, wo sich die Dura mater cerebri als Dura mater spinalis fortsetzt. Die Dura mater begleitet mit Ausstülpungen sämtliche Gefäße und Nerven sowohl aus dem Schädelinneren wie dann auch als Dura mater spinalis im Bereich der Wirbelsäule (➤ Kap. 2.8.1 [Meningeale Faszie]).

Während die **Anheftung der Dura mater** am Schädeldach nur schwach ausgeprägt ist (Ausnahmen bilden die Suturen), ist die Anheftung an der Schädelbasis besonders stark, insbesondere am Oberrand der Pars petrosa des Os temporale – dieser Umstand leistet wiederum dem Os temporale in seiner Eigenschaft als „trouble maker" in der craniosacralen Untersuchung und Therapie Vorschub – und am Rand des Foramen magnum, was v. a. bei Extensions- und Flexionsbewegungen des Kopfes von Bedeutung ist.

Beim Kind und beim jungen Erwachsenen sind alle Strukturen im Bereich der Schädelbasis und subokzipital noch dehnbar. Im Verlauf des Alterungsprozesses verändert sich die **Dehnbarkeit der Dura mater,** was im wahrsten Sinne des Wortes eine gewisse altersbedingte „Halsstarrigkeit" erklärt.

Betrachtet man die Hirnnerven näher, die an ihren Austrittsstellen von der Dura mater begleitet werden, zeigt sich wiederum eine Verbindung zur CMD, da der N. hypoglossus bis zum Condylus occipitalis, der N. glossopharyngeus bis zum Foramen jugulare und der N. mandibularis bis in das Foramen rotundum hinein begleitet werden.

Das **Tentorium cerebelli** hat die Form eines Dreiecks, das von einer Duraplatte bedeckt wird (➤ Abb. 2.77). Diese Platte wird vom N. oculomotorius und vom N. trochlearis durchbrochen. Die beiden Hirnnerven versorgen die Augenmuskeln und stehen in enger Beziehung zu den kurzen Nackenmuskeln der Subokzipitalregion, die wiederum mit dem N. trigeminus und dadurch mit dem craniomandibulären System in Verbindung stehen.

Die **Innervation der Dura mater cranialis** und der Kopfhaut wird v. a. über Äste des N. trigeminus und durch das autonome Nervensystem gewährleistet. Die verschiedenen Rr. meningei des N. trigeminus versorgen dabei v. a. im lateralen Bereich die Dura mater, während posterior die Rr. meningei aus C1–C3, die durch das Foramen magnum ziehen, Äste des N. vagus und des N. hypoglossus die Dura mater zusammen mit der hinteren Schädelgrube versorgen.

Die Bedeutung der Okzipitalregion wird noch dadurch unterstrichen, dass eine anterior-posterior verlaufende fibröse Brücke im Okzipitalbereich die Dura mater mit der Membrana atlantooccipitalis und über diese wiederum mit dem M. rectus capitis posterior minor verbindet, wie mittels Dissektion am Menschen nachgewiesen werden konnte (Hack et al. 1995).

Neurodynamik

Die **Dehnfähigkeit peripherer Nervenscheiden** ist seit Langem bekannt und wird in der Physiotherapie mit speziellen Techniken (Maitland-Techniken) sinnvoll genutzt bzw. verbessert und im medizinischen Bereich mithilfe spezieller Nervendehnungstests (z. B. Lasègue) zur Diagnostik eingesetzt. Von der Dura mater spinalis ist bekannt, dass Anheftungen im Bereich des Foramen magnum, im Bereich von C1–C3 und dann wieder im Bereich von S2 bestehen. Dazwischen gibt es keine Adhäsionen oder Fixierungen, da ansonsten die Dura mater ein starres Rohr wäre und Bewegungen unmöglich machen würde. Das Nervengewebe muss daher in der Lage sein, sich bei komplexen Bewegungen unseres Körpers verlängern zu können. Andererseits muss es Verschiebungen und Kompressionen verkraften können. Bei langsam fortschreitenden Pathologien ist es sogar in der Lage, sich über längere Zeit an die Veränderungen anzupassen, sodass es zu keinen Ausfällen kommt, z. B. bei stärkeren posterioren Spondylarthrosen im Bereich der HWS mit Verdrängung des Myelons.

Veränderungen der physiologischen Dehnbarkeit und Bewegungsfähigkeit des Nervensystems können zu einer Störung der Neurodynamik bzw. zu einer neuralen Pathodynamik führen. Besonders betroffen ist dabei die unmittelbare Umgebung des Nervengewebes (neurale Hülle). So kommt es z. B. beim Postnukleotomiesyndrom durch Adhäsionen mit dem umhüllenden Gewebe zu einer verminderten Dehnfähigkeit des N. spinalis im umhüllenden Gewebe.

Auch wenn es zu diesem Thema wenig Literatur gibt, scheinen doch die meisten pathophysiologischen Merkmale der peripheren Nerven auch für das craniale Nervengewebe zu gelten. Im Folgenden werden deshalb hauptsächlich die Strukturen besprochen, die in unmittelbarem Zusammenhang mit der CMD stehen.

Gleitbewegung und Dehnung des cranialen Nervengewebes müssen in einem relativ kleinen Raum vonstattengehen und sich ständig an veränderte Kopf-, Nacken- und Körperbewegungen anpassen.

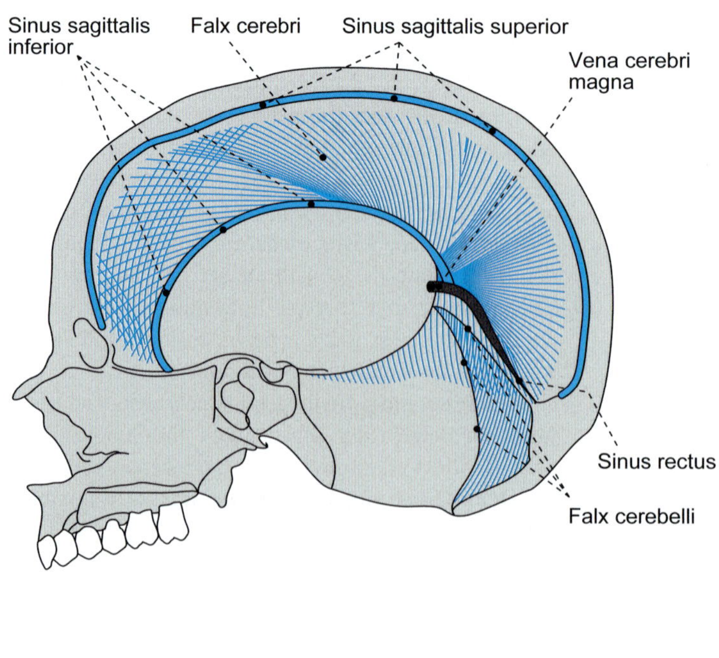

Abb. 2.77 Das Tentorium cerebelli mit seinen Verbindungen zur Falx cerebri und den knöchernen Strukturen im Schädel [E947]

Bei jeder Kopfbewegung kommt es zu **Druckveränderungen und Dehnungen der Falx cerebri,** der **Dura mater,** des **Tentoriums** und der **Hirnnerven.** Die Haupthirnnerven sind davon besonders betroffen, da sie in enger Verbindung mit der Falx cerebelli und der Falx cerebri stehen. Diese Nerven sind im unmittelbaren Schaltkreis mit der CMD zu sehen, v. a. der N. trigeminus (V) und die drei Hirnnerven, die durch das Foramen jugulare ziehen und häufig bei CMD-Störungen mitbeteiligt sind (N. glossopharyngeus [IX], N. vagus [X] und N. accessorius [XI]). Des Weiteren sind der N. oculomotorius ([III] für das Auge) und der N. facialis ([VII] für die mimische Muskulatur) sowie der N. vestibulocochlearis ([VIII] für das Gleichgewichtsorgan) zu nennen (➤ Abb. 2.78).

Fast alle Hirnnerven entspringen im dorsolateralen Teil des Hirnstamms, wo sie sehr nahe beieinanderliegen. Diese unmittelbare Nähe zum subokzipitalen Bereich macht sie bei Kopf- und Nackenbewegungen störanfällig, wenn keine ausreichende Dehnungsfähigkeit des Nervengewebes bzw. des umhüllenden Weichteilgewebes vorhanden ist. Eine starre oder **herabgesetzte Dehnbarkeit des Nervengewebes in der subokzipitalen Region** kann mit weiter peripher gelegenen Symptomen einhergehen, die sich in subokzipitalen Schmerzen, Kopfschmerzen bis hin zur Schläfenregion, retroaurikulären Schmerzen, Schmerzen im Bereich der Molaren und Parästhesien der Arme ausdrücken können.

Bei Flexions- bzw. Extensionsstellung des Kopfes muss sich der Hirnstamm um bis zu maximal 1,5 cm verlängern bzw. verkürzen.

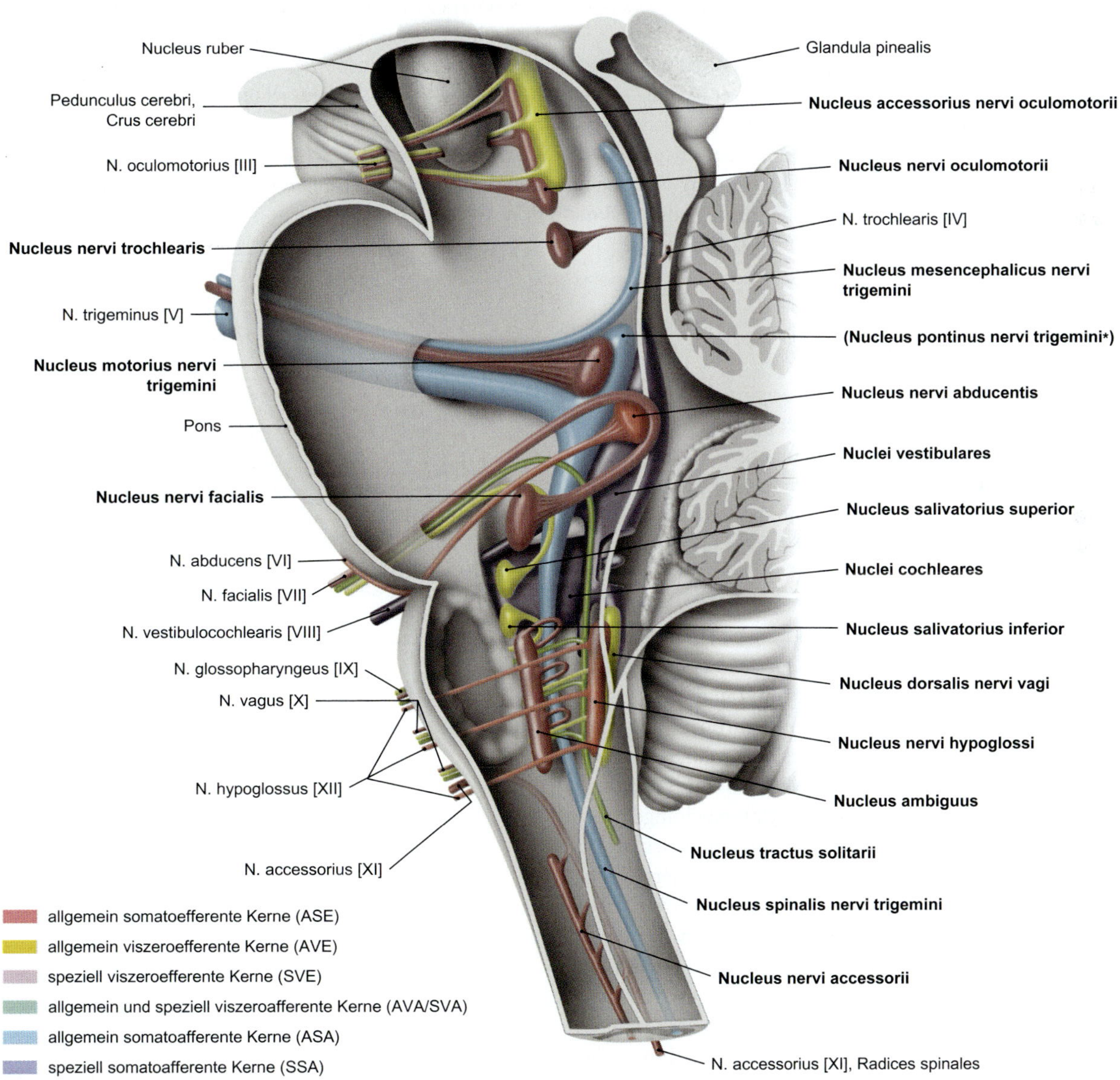

Abb. 2.78 Räumliche Übersicht der Hirnnervenkerne von der Medianebene aus [S007-3-23]

Das Gleiche gilt für die Hirnnerven (v. a. Nn. trigeminus, hypoglossus, facialis und accessorius), die sich um bis zu 7 mm dehnen oder verkürzen müssen.

Auch bei **Lateralneigung des Kopfes** erfolgen Dehnungen z. B. des N. auriculotemporalis, des N. hypoglossus in der suprahyalen Region und des N. facialis im Bereich des Proc. mastoideus.

Der **N. lingualis** zieht vom Ganglion trigeminale zwischen Mandibula und M. pterygoideus medialis abwärts, vereint sich tief im M. pterygoideus lateralis mit dem Hauptstrang des N. mandibularis und muss sich bei maximaler Mundöffnung durchschnittlich um 0,8 cm dehnen (Arzouman et al. 1993). **Verspannungen der Mm. pterygoideus lateralis et medialis** können rückwirkend über den N. mandibularis zu Verspannungen der Meningen führen. Da eine Verspannung des M. pterygoideus lateralis sehr häufig mit einer CMD verbunden ist, stellt die Behandlung dieses Muskels eine Conditio sine qua non dar (Arzouman et al. 1993).

Allerdings scheint die Spannung der Dura nicht unbedingt – wie man früher vermutet hat (Markowitz et al. 1987) – zu Kopfschmerzen zu führen. Diese werden wahrscheinlich über eine Vasodilatation und Entzündung der Hirnarterien und Nerven verursacht, was zu einer Freisetzung von Substanz P und CDRP führt, die für die hohe Inzidenz des **vaskulären Kopfschmerzes** verantwortlich sein könnte.

N. mandibularis

Durch Belastungen des N. mandibularis im Rahmen einer CMD (oder auch anderer Störungen) können sich Belastungveränderungen auf den N. trigeminus ergeben und **Trigeminusneuropathien** ausgelöst werden. Das Spektrum reicht von orofazialen Schmerzen über atypische Gesichtsschmerzen, Augen- und Ohrenschmerzen, Tinnitus und Schwindel bis hin zu Trigeminusneuralgie und Tic douloureux (Zakrzewska 1995). Wie beim vaskulären Kopfschmerz kommt es auch bei einer neurogenen Entzündung zu einem Austritt von Plasma. Dadurch wird ein komplizierter physiologischer und biochemischer Vorgang im Ganglion trigeminale ausgelöst, der letztlich zur Ausschüttung von Neuropeptiden (z. B. Substanz P und CDRP) aus den perivaskulären marklosen C-Fasern führt (s. o.). Dies beeinflusst wiederum die Neurophysiologie der cranialen Blutgefäße. Aus Untersuchungen von Moskowitz weiß man, dass Afferenzen aus somatischen wie auch vaskulären Strukturen im Nucleus spinalis nervi trigemini zusammenlaufen. Der N. trigeminus innerviert dabei ipsilateral die am weitesten proximal gelegenen Segmente der anterioren, der medialen und posterioren Hirnarterien, was als **trigeminovaskuläres System** bezeichnet wird (Moskowitz 1990).

Der N. trigeminus spielt auch bei der **Entstehung von Kopfschmerzen** eine dominante Rolle. Die trigeminovaskuläre Erregungsleitung wird nicht nur von sensorischen Eindrücken (Licht und Geräusche), sondern auch von veränderten physiologischen Zuständen wie Stress und Schlaf beeinflusst. Hier schließt sich wieder der Kreis zu der bereits erwähnten erhöhten Ausschüttung der Stresshormone Adrenalin, Noradrenalin und Cortisol, wie sie bei Patienten mit CMD zu beobachten ist (➤ Kap. 2.8.1) (Moskowitz 1990).

White und Sweet stellten in einer Studie mit 8.124 Patienten mit **craniofazialen Schmerzen** fest, dass bei 32 % der Probanden diese Symptome auf den N. trigeminus und dabei überwiegend auf den N. mandibularis zurückzuführen waren. In weiteren 17 % der Fälle lagen gemischte Störungen mit Beteiligung der anderen Trigeminusäste vor (White und Sweet 1969).

Alltägliche Verrichtungen und sportliche Aktivitäten führen zu erheblichen **Längenveränderungen im Bereich des Nervensystems** und des umgebenden Gewebes. So fand z. B. Louis heraus, dass sich der Wirbelkanal während der Extensions- bzw. Flexionsbewegung um bis zu 6 bis 8 cm verlängert bzw. verkürzt. Voraussetzung für diese Längenveränderung ist die Fähigkeit des Nervensystems, sich gegen das angrenzende Gewebe verschieben zu können, wie dies auch bei den serösen Faszien im Bereich der Organe der Fall ist (Pleu-

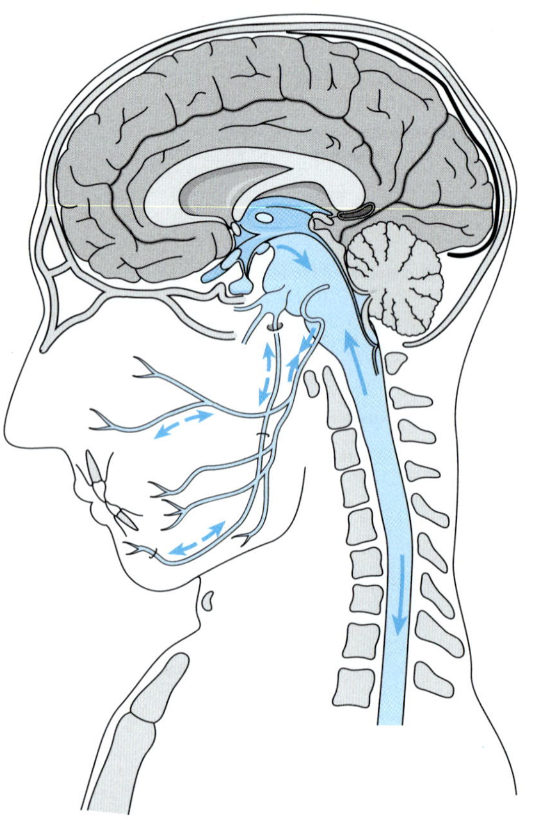

Abb. 2.79 Neurodynamik am Schädel, beispielhaft dargestellt am N. mandibularis, der sich bei Kopfflexion und -extension deutlich verlängern bzw. verkürzen muss. Die Pfeile zeigen jeweils die Bewegungsrichtung an. [E946]

ra visceralis und Pleura parietalis) (Louis 1981). Ebenso wie es bei den serösen Faszien aufgrund von Entzündungen zu Verklebungen und entsprechend verminderter Dehnbarkeit des Gewebes kommen kann (➤ Kap. 2.8.1), sind auch die dynamischen Fähigkeiten der Dehnbarkeit des Nervengewebes bei pathologischen Zuständen eingeschränkt, wie dies z. B. beim **Postnukleotomiesyndrom** mit Einblutungen und Adhäsionen im Wirbelkanal geschehen kann. Die erhöhte Spannung führt zu pathophysiologischen Reaktionen wie Schmerz und Parästhesien sowie zu Bewegungseinschränkungen.

Überträgt man die Überlegungen zur Dehnbarkeit auf das craniomandibuläre System, wird deutlich, dass auch der N. mandibularis die Fähigkeit haben muss, sich erheblich auszudehnen, wenn man den enormen Bewegungsumfang des Kiefergelenks von 5–6 cm bei maximaler Öffnung betrachtet. Bereits kleinste Restriktionen im Nervenkanal oder im Foramen ovale können zu erheblichen Veränderungen des N. trigeminus und damit zu einer Neuropathie mit den oben beschriebenen negativen Folgen führen (➤ Abb. 2.79).

2.9 Differenzialdiagnose der auf- und absteigenden Läsionsketten

Angesichts der Fülle unterschiedlicher Läsionsketten im Körper empfiehlt es sich, nach einer gewissen Systematik vorzugehen, die sich primär an den vorgestellten myofaszialen Leitstrukturen orientiert. Dabei kommt den Faszien große Bedeutung zu, die bei lokalen Läsionen an diesem Ort **Fixierungspunkte** entwickeln, von denen rezidivierende Störungen der Beweglichkeit ausgehen können. Statt also Kräfte, die von außen wie von innen auf den Körper übertragen werden, weiterzuleiten und harmonisch zu verteilen, wird die Struktur des Gewebes an diesen Fixierungspunkten verändert.

Am Beginn einer Läsionskette können viele unterschiedliche Faktoren wie Traumata, Narben, Infektionen stehen. Nicht jedes Trauma führt jedoch automatisch zur Entstehung einer Läsionskette. Teils ist die **Selbstheilungskraft des Körpers** groß genug, um damit fertig zu werden, teils wird durch eine frühzeitige gute Behandlung die Läsionskette verhindert. Außerdem hängt die Entstehung der Läsionskette davon ab, in welchem Ausmaß der Körper **Kompensations- und Adaptationsfähigkeiten** besitzt. Mit fortschreitendem Alter verliert der Körper nicht nur zunehmend seine Kompensationsmöglichkeiten, sondern er entwickelt über die Jahre durch erlittene kleinere oder größere Traumata eine Summation von Funktionsstörungen, die den Organismus schließlich überfordern. Der Zeitpunkt der dann einsetzenden Dekompensation hängt von der **Vitalität** des Einzelnen ab.

Im Körper schützen sog. **Pufferzonen** die Organe und Gewebe vor Druck. Dazu gehören die verschiedenen Diaphragmen, das Fettgewebe und der Liquor, der das Gehirn schützt. Bei einem Vergleich des menschlichen Organismus mit einem Auto werden die Abnutzungserscheinungen leicht verständlich. Mit zunehmendem Alter des Autos werden (nicht nur) die Stoßdämpfer und die Federn in den Sitzen abgenutzt, sodass man als Fahrgast bereits die leichtesten Bodenunebenheiten als Stöße wahrnimmt. Ähnlich verhält es sich beim Menschen, für den aufgrund der abgenutzten Pufferzonen jede zusätzliche Belastung erhebliche negative Folgen haben kann. Dadurch können z. B. Arthrosen oder andere pathologische Zustände wesentlich schneller entstehen.

Läsionsketten können überall im Körper starten und sich weiter nach cranial wie kaudal ausbreiten, sodass man absteigende und aufsteigende Läsionsketten unterscheiden muss. Nach Paoletti finden sich die **aufsteigenden Läsionsketten** wesentlich häufiger als die absteigenden. Sie haben einen langstreckigen Verlauf, der oft im Bereich der Füße beginnt, sich über die Beine und das Becken nach oben fortsetzt und über die Faszien am Schädel enden kann. **Absteigende Läsionsketten** sieht er in der Reihenfolge der Wichtigkeit v. a. vom Kopf, Nacken und Schultergürtel nach kaudal (Paoletti 2001).

In diesem Buch werden primär die Läsionsketten besprochen, die durch eine CMD ausgelöst wurden und daher einen absteigenden Charakter haben. Es werden aber auch diejenigen aufsteigenden Läsionsketten mit betrachtet, die eine CMD auslösen können. Ein Beispiel hierfür ist eine Beckenverdrehung durch Sturz auf das Becken mit anschließender funktioneller Beinlängendifferenz und aufsteigender Läsionskette mit Verschiebung im craniomandibulären Bereich (➤ Kap. 2.3.5).

Es ist davon auszugehen, dass Läsionsketten, die über einen längeren Zeitraum bestehen, meist eine Mischung aus auf- und absteigenden Funktionsstörungen zur Folge haben, die als Gesamtheit behandelt werden müssen. In ➤ Abb. 2.80 und ➤ Abb. 2.81 sind zwei Läsionsketten dargestellt (aufsteigend und absteigend). Auf weitere Läsionsketten wird in den nachfolgenden Kapiteln jeweils in Zusammenhang mit dem dazugehörigen Fachbereich Bezug genommen (➤ Kap. 3).

Das Beispiel der absteigenden Dysfunktionskette (➤ Abb. 2.80) steht stellvertretend für die Mehrheit der Patienten mit einer CMD –, auch wenn jeder Patient anders reagiert und eine gewisse Variabilität in den Befunden existiert. Am Anfang steht jedoch immer eine **Okklusionsstörung,** egal aus welchen Gründen sich diese entwickelt hat. Durch die Okklusionsstörung erfolgen einseitig verspannte Aktivitäten der verschiedenen Kaumuskeln (z. B. des M. pterygoideus lateralis, des M. masseter, des M. temporalis und anderer Muskeln), wodurch die Nervenaktivität im gesamten Trigeminussystem ansteigt und die ebenfalls damit verbundenen subokzipitalen Muskeln meist einseitig unter Spannung ge-

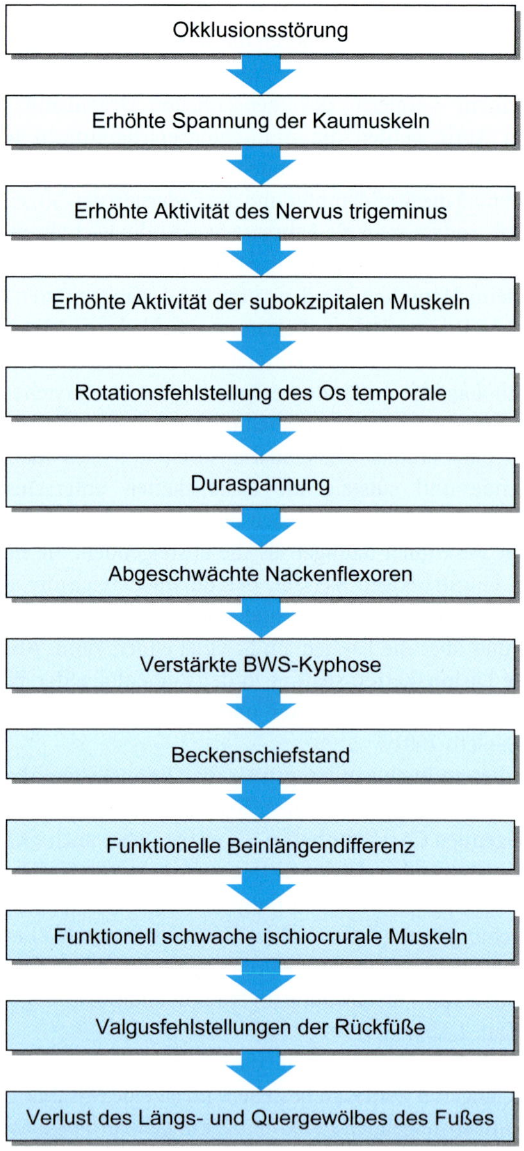

Abb. 2.80 Fließschema absteigende Kette [M592/L106]

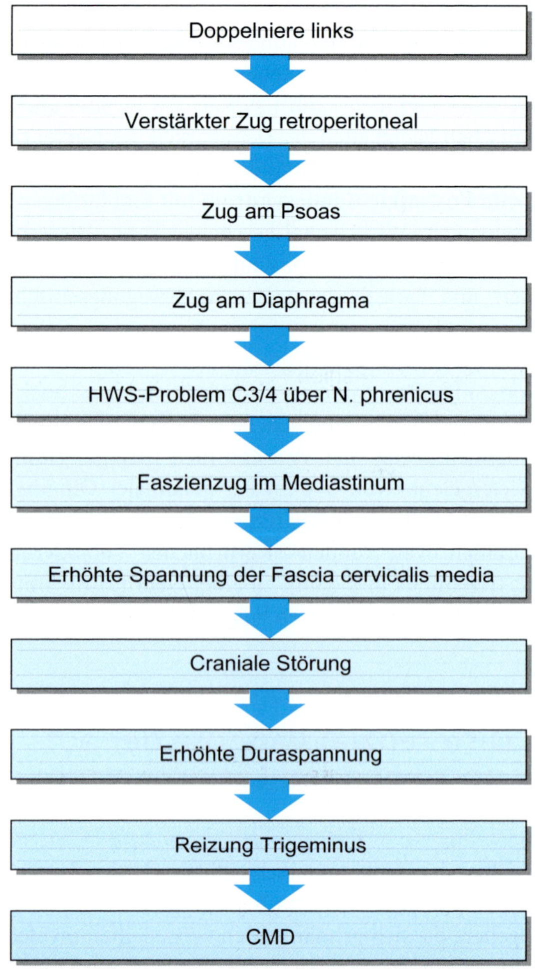

Abb. 2.81 Fließschema aufsteigende Kette [M592/L106]

setzt werden. Dadurch kommt es zu einer Rotationsfehlstellung in der oberen HWS. Die weitere Abfolge der Schritte in beiden Dysfunktionsketten wird jeweils in den nächsten Kapiteln (➤ Kap. 3 und ➤ Kap. 4) erklärt.

KAPITEL

3 Craniomandibuläre Dysfunktion und andere ärztliche Fachbereiche

In den nachfolgenden Kapiteln werden Krankheitsbilder verschiedener Fachbereiche vorgestellt, die direkt oder mittelbar mit der CMD in Zusammenhang gebracht werden können. Generell gilt dabei für alle Bereiche, dass die CMD einerseits für pathologische Zustände verantwortlich sein und umgekehrt durch krankhafte Prozesse im Körper ausgelöst werden kann. Auf diese sich gegenseitig beeinflussenden, auf- und absteigenden Störungen wird deshalb nur an einzelnen Stellen hingewiesen.

Als Erstes wird das Thema Orthopädie besprochen, da zwischen der CMD und zahlreichen (chronischen) orthopädischen Krankheitsbildern ein Zusammenhang besteht. In den Jahren seiner Tätigkeit in Klinik und Praxis fiel dem Autor ein hoher Prozentsatz an Patienten auf, die über (Gelenk-)Beschwerden klagten, bei denen jedoch mit apparativen, manuellen und anderen Untersuchungstechniken keine richtige Diagnose gestellt werden konnte. So flüchteten sich viele Kollegen – auch anderer Fachbereiche – in den Begriff der „funktionellen Beschwerden".

Bei unklaren Diagnosen flüchtet man sich oft in den Begriff „funktionell". Nicht selten steckt dahinter eine CMD mit ihren chamäleonhaften Auswirkungen auf den ganzen Körper.

Erst die Erkenntnisse der vergangenen Jahre über die CMD und ihre Auswirkungen auf den ganzen Körper haben die Ursachen aufgezeigt, an denen man genau ansetzen muss.

3.1 Orthopädie

Im Folgenden werden keine Diagnosen (wie z. B. Gonarthrose) im Detail besprochen, sondern die Probleme werden global betrachtet, wie auch die CMD den Körper global beeinflusst. Aus didaktischen Gründen wird von Körperregionen ausgegangen und es werden Quervernetzungen entwickelt. Jedem Kapitel ist ein Fallbeispiel vorangestellt, in dem die Zusammenhänge zwischen der CMD und verschiedenen Krankheitsbildern aufgezeigt wird.

Die Patientin im nachfolgenden Fallbeispiel (Kasten) hat insgesamt sieben Ärzte und mehrere Physiotherapeuten konsultiert, wobei die unterschiedlichsten Diagnosen gestellt wurden. In der Praxis des Autors wurden vier Behandlungen in 5 Monaten durchgeführt (plus KG und MT). An diesem Beispiel wird deutlich, dass mehrere gute Ärzte in ein und demselben Fall verschiedene Diagnosen stellen können, ohne dass letztlich einer auf den Kern der Ursache kommt.

Fallbeschreibung

Anamnese

Seit 1½ Jahren leidet die 16-jährige Patientin unter Schmerzen im LWS-Bereich. Sie ist aktive Sportlerin, treibt täglich etwa 1–2 Stunden Sport, was seit über 6 Monaten nicht mehr möglich ist. Der Zustand hat sich zunehmend verschlechtert, vorausgegangen war eine kieferorthopädische Behandlung. Die Patientin leidet regelmäßig alle paar Wochen an Kopfschmerzen.

Vorbefunde

Befund des Neurologen (9.10.2006): Er spricht von einer ausgeprägten Lendenstrecksteife, FBA > 50 cm, im Röntgenbild der LWS 6-gliedriger Aufbau mit Hemilumbalisation S1 links und Nearthros (Pseudogelenk) S1 zu S2 rechts. Es wurden eine antiphlogistische Therapie und Krankengymnastik verordnet.
Vorstellung im Klinikum (20.8.2007): Bei der Untersuchung zeigt sich ein Beckengradstand, Wirbelsäule im Lot, FBA > 30 cm, angedeuteter Lasègue ab etwa 50°, Motorik unauffällig. Der behandelnde Professor interpretiert das Kernspintomogramm anders als der Neurologe und spricht als Erklärung für die Probleme der Patientin von einer deutlichen Einengung des Spinalkanals.
Erneute MRT (30.8.2007): Es wird von einem Bandscheibenvorfall L4/5 ohne (!) erkennbaren Kontakt zu den Nervenwurzeln gesprochen. Keine Spinalkanalstenose, leichte rechtskonvexe Skoliose.
Vorstellung bei einem anderen Kollegen (29.10.2007): Er sieht ein massives Lasègue- und Bragat-Zeichen bei ausgeprägter lumbosacraler Druckdolenz und Bewegungsschmerzhaftigkeit der LWS und leitet eine Infusionsbehandlung mit Aspisol®, Tramadol® und Vitamin-B-Komplex ein. Er spricht vom Verdacht auf sportliche Überbelastung.
Am 3.12.2007 äußert er in einem weiteren Brief, dass sich keine durchschlagende Besserung ergeben habe und er eine Infiltration des lumbosacralen Übergangs mit Triamcinolon und Lidocain durchgeführt habe.
5.12.2007: Der untersuchende Arzt spricht von einer medianen Protrusion bei L5/6 ohne neurogene Kompression und sieht keine Operationsindikation. Seiner Meinung nach konnten die extremen, reinen Lumbalgien nicht durch diesen Bandscheibenvorfall erklärt werden.
Ein **weiterer Befund** am 5.12.2007 lautet, dass sowohl ein ausgeprägtes Pseudo-Lasègue- wie auch Lasègue-Zeichen vorläge und die lumbalen Schmerzen durch die Diskopathie zu erklären seien. Eine reine Diskektomie würde seiner Meinung nach das Schmerzbild aber nicht beeinflussen können. Der Kollege rät zur Versteifungsoperation.

3

Befund am 18.12.2007 (Praxis des Autors)

Typische CMD mit Deviation nach links, retrale Zwangsführung, Zahn auf Zahnstellung rechts, links gut verzahnt, Dysfunktion der Kaumuskeln mit Triggerpunkten, auch im M. levator scapulae und M. trapezius, Duraspannung mit paradoxer Occiput-Sacrum-Bewegung, paradoxe Bewegung des Os temporale links, C1–C3 alle nach rechts rotiert, großbogige rechts-konvexe Verbiegung der Wirbelsäule, L5 in Extension-Rotation-Seitneigung links, rechts Ileum posterior, links anterior, Lasègue bei 30° beidseits (!), Pseudo-Lasègue bei 20° beidseits, fast Lendenstrecksteife, keine Kraft in den ischiocruralen Muskeln, sehr starke Spannung im rechten Unterbauch durch Narbe (3 Jahre zuvor Appendektomie), funktionelle Beinverkürzung rechts 0,5 cm (nach erfolgter Therapie gleiche Beinlänge).

Therapie

Osteopathische Techniken mittels MET, MFR, Craniosacraltherapie, Ohrakupunktur, danach therapeutische Bissnahme, manuelle Therapie und Krankengymnastik. Am 28.12.2007 Schiene bekommen, nochmals Behandlung. Am 4.1.2008 ist die Patientin subjektiv fast beschwerdefrei und reitet wieder.

In ➤ Abb. 3.1 sieht man die Abdrücke im Artikulator ohne und mit Schiene, ➤ Abb. 3.2 zeigt die Patientin ohne und mit Schiene. Dabei fällt auf, dass nur eine geringe Abweichung vom Befund ohne Schiene zu dem Bild mit Schiene besteht. Der Unterkiefer wird sowohl in der Vertikalen angehoben als auch in der anterior-posterioren Richtung minimal nach anterior geholt.

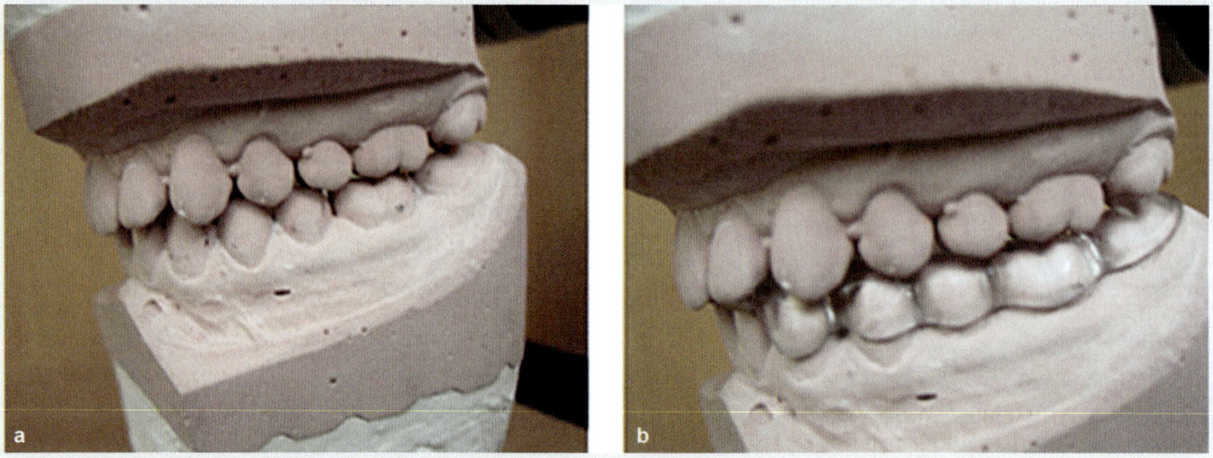

Abb. 3.1 **a** Die Darstellung im Artikulator ohne Schiene, man beachte die Fehlstellungen von 26 und 27. **b** Die Situation mit Aufbissschiene. [M592]

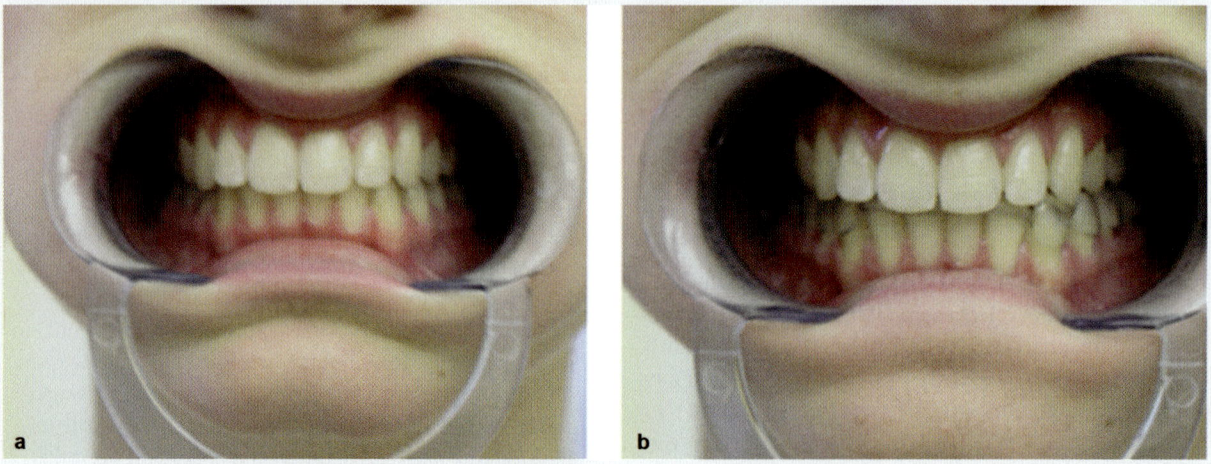

Abb. 3.2 Situation im Mund. **a** Ohne Schiene. **b** Mit Schiene. [M592]

3.1.1 HWS-Region

Die suboccipitalen Muskeln werden durch den **N. suboccipitalis** aus der Wurzel C1 innerviert (➤ Abb. 3.3). Dieser besitzt eine Anastomose zum N. occipitalis major, über den ein Großteil der Afferenzen aus diesen Muskeln in das ZNS gelangt (➤ Kap. 3.5).

Die suboccipitalen Muskeln besitzen (neben den Fingerbeeren) die höchste Anzahl an Rezeptoren pro Fläche. Allein die Anzahl an Dehnungsrezeptoren ist enorm. Im Vergleich zum M. gluteus maximus mit gerade einmal sieben Muskelspindeln pro Gramm Muskelmasse besitzen diese Muskeln 36 Muskelspindeln.

Eine weitere Besonderheit zeigen die suboccipitalen Muskeln durch ihre neurologische **Verbindung mit den Augenmuskeln.** Durch einen einfachen Test kann dies jeder an sich selbst erfahren: Auf den Rücken legen, die Hände seitlich am Kopf, sodass die Daumen in der suboccipitalen Region locker zu liegen kommen. Mit leichtem Druck etwas in das Gewebe einsinken, dann die Augen bewegen, ohne dass der Kopf bewegt wird, und mit dem Daumen die Bewegung der suboccipitalen Muskeln palpieren. Je nachdem, wie die Augen bewegt werden, fühlt man andere Muskelaktionen unter dem Finger. Diese gemeinsamen Bewegungen sind auf die Verbindung im Trigeminussystem zurückzuführen (➤ Kap. 2.8.3). Auf dieser nervalen Verbindung beruhen auch die Erfolge einer muskulären Entspannung im oberen HWS-Bereich: Eine muskuläre Entspannung z. B. nach Schleudertrauma kann allein durch geführte Augenbewegungen erzielt werden.

Selbst minimale Abweichungen in der Okklusion können maximale Auswirkungen auf den ganzen Körper haben.

Wohlgemerkt: Diese Einstellung erfolgte nicht aktiv durch den Behandler oder Zahnarzt, sondern stellte sich bei der Patientin automatisch ein, nachdem sie intensiv behandelt wurde, wobei während der ersten einstündigen Therapie die Zähne keinen Kontakt hatten (➤ Kap. 4.2).

In ➤ Abb. 3.4 werden die **Zusammenhänge zwischen Nacken-, Kau- und Augenmuskeln** erklärt. Bewegungen im Temporomandibulargelenk (TMG) bei ruhiger Kopfhaltung erfordern eine Stabilisierung in den Kopfgelenken durch kompensatorische Anspannung der Nackenmuskulatur. Andererseits erfordert eine Reklination des Kopfes die gleichzeitige Aktivierung der Kaumuskeln, andernfalls würde sich der Mund öffnen.

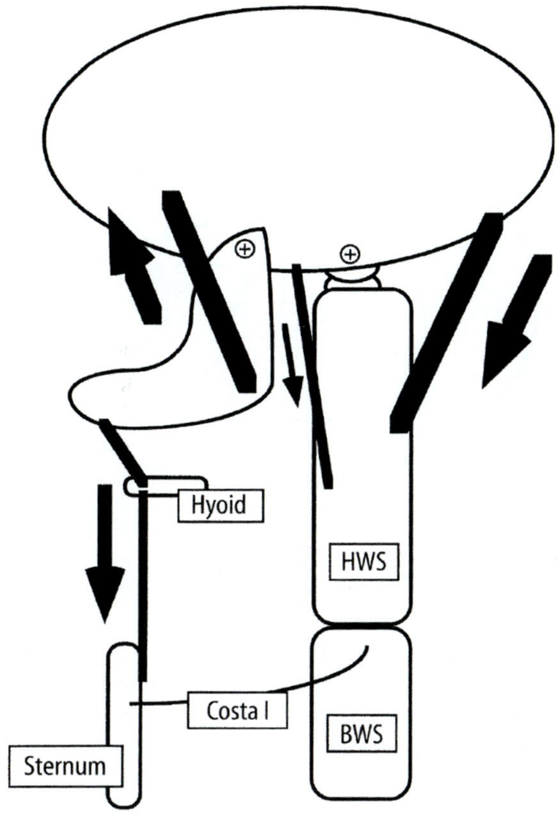

Abb. 3.4 Interaktion von Nacken-, Kau- und Hyoidmuskeln. Bewegungen der Mandibula bei gleichzeitiger ruhiger Kopfhaltung können nur erfolgen, wenn eine Stabilisierung in den Kopfgelenken durch die kompensatorische Anspannung der Nackenmuskulatur durchgeführt wird. [E588]

In ➤ Abb. 3.5 ist der Querschnitt in Höhe C2 schematisch dargestellt. Man sieht einerseits die Verteilung der Afferenzen aus den verschiedenen Körperorganen, andererseits die Endigungsfelder der Afferenzen aus C2/C3 und aus dem N. trigeminus. Auch hier ist das trigeminale System von außerordentlicher Bedeutung für Zusammenhänge zwischen CMD und Körperperipherie (➤ Kap. 2.8.3).

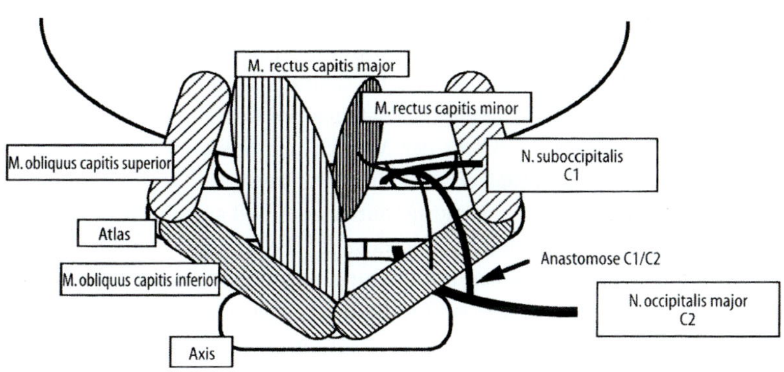

Abb. 3.3 Suboccipitale Muskeln und ihre Innervation durch den N. suboccipitalis. Über eine Anastomose mit dem N. occipitalis major wird ein Großteil der Afferenzen aus diesen suboccipitalen Muskeln über die Hinterwurzel C2 dem Zentralnervensystem zugeführt. [E588]

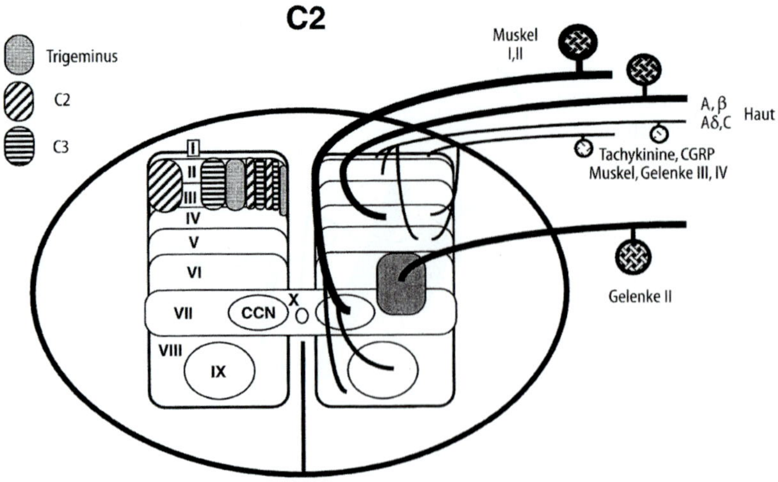

Abb. 3.5 Querschnitt durch das Rückenmark auf Höhe von C2. Dargestellt ist die Verteilung der Afferenzen aus verschiedenen Komponenten des Bewegungsapparats und der Haut auf der rechten Seite. Links die Laminae im Hinterhorn der grauen Substanz. [E588]

Gleichgewichtsorgan HWS

Die **Orientierung im Raum** erfolgt über die Augen, d. h., der Körper richtet sich nach den Augenbewegungen aus. Wird ein neues Ziel mit den Augen fixiert, werden die suboccipitalen Muskeln als Erstes innerviert, um den Kopf in Richtung des Ziels einzustellen. Dies geschieht als Reaktion auf die Kopfbewegung, die die Dehnungsrezeptoren aktiviert hatte. Die Bewegung der Augen und des Kopfes im Raum kontrolliert darüber hinaus die übrigen Rückenmuskeln.

Dies ist gut bei manchen Tieren zu beobachten (z. B. Affen und Großkatzen), die den Körper im Flug durch ihre Augen und die Kopfstellung im Raum kontrollieren. Daher ist es in der Therapie äußerst hilfreich, den suboccipitalen Bereich zu lockern. In der Osteopathie gibt es einen Griff, der unter dem Begriff **„suboccipital release"** bekannt ist. Dabei liegt der Patient auf dem Rücken, und der Untersucher legt die Fingerkuppen beider Hände zwischen Occiput und C1 in das suboccipitale Weichteilgewebe.

Das Occiput selbst liegt in den Handflächen des Therapeuten. Der Therapeut lässt die Fingerkuppen langsam in das Gewebe einsinken und führt am Ende eine leichte Traktion nach cranial und lateral durch (➤ Abb. 3.6).

➤ Abb. 3.7 und ➤ Abb. 3.8 zeigen die suboccipitalen Muskeln von dorsal bzw. lateral. Bei einseitiger Kontraktion erfolgt eine Seitneigung des Kopfes, bei Gruppenanspannung eine Retroflexion v. a. durch Verkürzung des M. rectus capitis posterior major. Über diese Muskeln, d. h. über die Stellung des Kopfes und der HWS im Raum, bestimmt der Mensch den **Spannungszustand der übrigen Rückenmuskeln.** Daraus resultieren z. B. die typischen Fehlhaltungsmuster durch die Arbeit am PC mit Kopfvorhalteposition und Hyperlordose der HWS.

Die Zusammenhänge zwischen Kopfhaltung, suboccipitalen Muskeln, Stellung der ersten zwei Halswirbel (Atlas und Axis) sowie der Orientierung im Raum erklären auch die Wirkung der Atlastherapie.

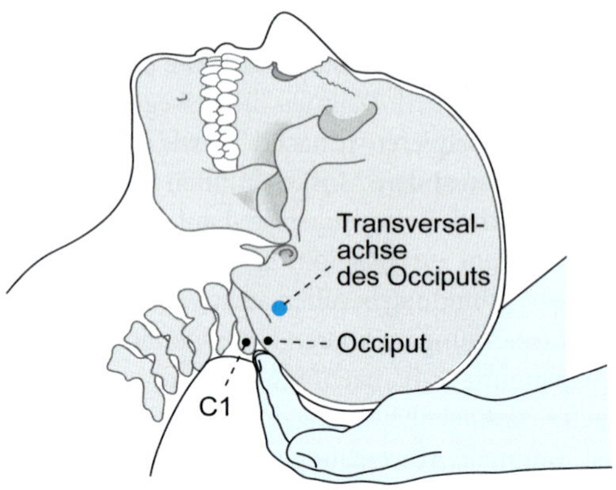

Abb. 3.6 Suboccipital Release [E947]

Distorsionstrauma der HWS

Bei der 47. Jahresversammlung der manuellen Medizin im Jahr 2006 stellten Locher und Böhni ihre Studie zum „Management von Distorsionstraumata der HWS aus manualmedizinischer Sicht" vor. Die Autoren zeigten Untersuchungen von Keidel (1997) und Radanov (1993) mit Angabe der Symptome nach HWS-Trauma in absteigender Häufigkeit (➤ Tab. 3.1) (Locher und Böhni 2006). Näheres in ➤ Kap. 3.1.6 bis ➤ Kap. 3.1.8.

Pathodynamik des trigeminovaskulären Systems

> Neurodynamik und Pathodynamik der Hirnnerven und des trigeminovaskulären Systems werden durch subjektive Symptome schlüssig erklärt.

Die Symptome erklären sich durch die beispielsweise von einem Schleudertrauma betroffenen anatomischen Struktu-

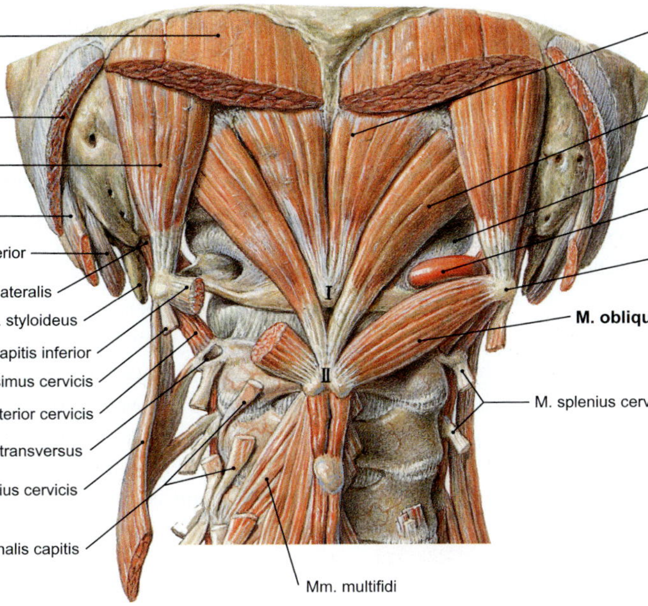

Abb. 3.7 Subocczipitale Muskeln und ihr Verlauf [S700]

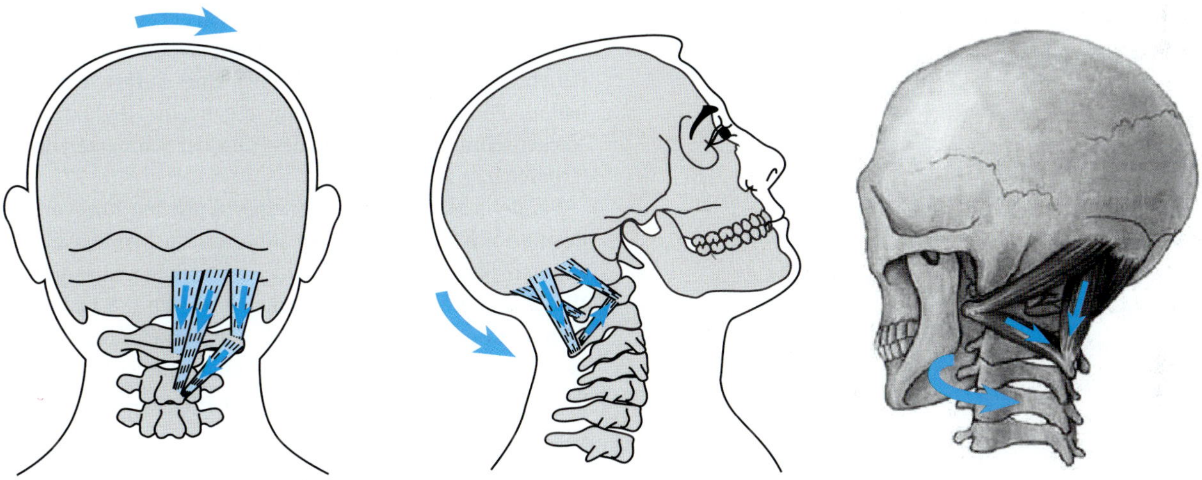

Abb. 3.8 Funktion der kurzen Nackenmuskeln bei **a** Lateralflexion, **b** Reklination und **c** Rotation [E953]

ren: Einerseits die oberen HWS-Abschnitte mit Beeinflussung der Kerngebiete des N. trigeminus, andererseits die Schädigung der Nerven und Gefäße im Kleinhirnbrückenwinkel. Auch über die Verbindung der Nn. occipitalis minor und major zum Tentorium cerebelli sind einige Symptome erklärbar.

Auch die anatomischen Verhältnisse im Bereich des Kleinhirnbrückenwinkels bieten eine Erklärung für die genannten Symptome. Der Kleinhirnbrückenwinkel ist ein flaches Dreieck, das durch das Cerebellum, den lateralen Pons und das innere Drittel des Margo superior der Pars petrosa gebildet wird. In diesem Bereich liegen nicht nur Arterien und Venen eng beieinander, sondern auch die Hirnnerven.

Aufgrund der engen topografischen Beziehung der Hirnnerven Nn. trigeminus (V), facialis (VII), vestibulocochlearis (VIII), glossopharyngeus (IX) und vagus (X) und der Hirnarterien und -venen im Bereich des Kleinhirnbrückenwinkels können zahlreiche Symptome entstehen (➤ Abb. 3.9).

Als weitere Symptome werden Tinnitus, Trigeminusneuralgie, Tic douloureux, hemifazialer Spasmus, Cluster-Kopfschmerz, Dysphonie, Globusgefühl etc. genannt. Nochmals sei daran erinnert, dass die Konvergenz der Afferenzen aus C1–C3 aus den Augenmuskeln, aus den subocczipitalen Muskeln und aus den Hirnnerven VII, IX, X und XII alle im Nucleus (Tractus) spinalis des N. trigeminus verschaltet werden und dass von hier weitere Verschaltungen zum Thalamus, zum limbischen System und sogar absteigend bis zur Cauda equina existieren (➤ Abb. 2.75).

Okklusionsstörungen

Okklusionsstörungen verursachen zahlreiche Symptome. Diese Symptomenvielfalt erschwert die Diagnostik der CMD.

Wenn die genannte Vielzahl an Symptomen durch eine Irritation der suboccipitalen Region und der Kerngebiete des N. trigeminus entstehen kann, liegt der Umkehrschluss nahe, dass Okklusionsstörungen über eine Beeinflussung des Ganglion trigeminale, der Kerngebiete des N. trigeminus und der suboccipitalen Region die in ➤ Tab. 3.1 aufgeführten Symptome verursachen können. Dies würde die Problematik der CMD hinreichend erklären.

Tab. 3.1 Symptome nach HWS-Trauma

Erste Studie von Keidel (Keidel 1997)	
Nackenschmerzen	100 %
Nackensteife	98 %
Kopfschmerzen	87 %
Vegetative Beschwerden	71 %
Halsmuskelschmerz	70 %
Neurasthenische Beschwerden	60 %
Kopfschwere	49 %
Schwindel	39 %
Armbeschwerden	27 %
Kreuzschmerz	25 %
Hörstörung/Tinnitus	21 %
Handsymptome	20 %
Sehstörungen	20 %
Kloßgefühl im Hals	12 %
Schluckschmerz	7 %
Rauer Hals	6 %
Kieferschmerz	4 %
Mundbodenschmerz	4 %
Zweite Studie von Radanov (Radanov 1993)	
Nackenschmerz	92 %
Kopfschmerz	57 %
Rasche Ermüdbarkeit	56 %
Schulterschmerzen	49 %
Angstgefühl	44 %
Schlafstörung	39 %
Rückenschmerzen	38 %
Lärmempfindlichkeit	29 %
Konzentrationsschwäche	29 %
Verschwommenes Sehen	21 %
Reizbarkeit	21 %
Lichtempfindlichkeit	20 %
Schwindel	15 %

Kommt es bei einer Okklusionsstörung zu einer **unterschiedlichen Belastung der beiden Kiefergelenke,** entsteht in fast allen Fällen eine Rotationsfehlstellung des Os temporale. Dies führt über die Verbindung zum Os occipitale zu einer Rotationsstörung desselben und damit auch zu Fehlstellungen der oberen HWS von C1–C3 (➤ Abb. 3.10, ➤ Abb. 3.11). Damit einher gehen deutliche Verspannungen der kurzen suboccipitalen Muskeln, die die Fehlstellung in der oberen HWS verstärken. Zusätzlich wird häufig der N. accessorius im Foramen jugulare ebenfalls irritiert, was zu Verspannungen (meist einseitig) des M. sternocleidomastoideus führt und Kopffehlhaltungen weiter verstärkt. Dies führt in der Folge wiederum zu Irritationen der Nn. occipitales minor et major.

Diese Zusammenhänge sind eine hinreichende Erklärung für die bei der CMD oft auftretenden tief sitzenden, bohrenden suboccipitalen Schmerzen mit Ausstrahlungen in die hintere Kopfregion und retroaurikulär.

Steinmetz und Ridder (2009) führten bei einer Gruppe von 80 Patienten mit CMD eine Nachuntersuchung durch. Diese Patienten hatten wegen der CMD eine Aufbissschiene erhalten. Die Nachuntersuchung ergab eine Reduktion der Nackenschmerzen in 49,2 % der Fälle, der Schmerzen im Kieferbereich in 52,3 %.

Bei der CMD kommt es zu einer typischen Kopfvorhalteposition mit Verkürzung der hinteren Nackenmuskeln und Überstreckung der tiefen vorderen Nackenbeuger und der supra- und infrahyoidalen Muskeln (➤ Kap. 2.8.1). Betrachtet man Kopf und Becken als Pole der Wirbelsäule, wird klar, dass sie im Einklang stehen müssen, um sich gegen die Schwerkraft zu behaupten und eine harmonische Haltung zu gewährleisten.

Haltungsstörungen bei CMD-Patienten

Bei der CMD ist das Gegenteil einer harmonischen Haltung (s. o.) der Fall: Kopf und Becken stehen nicht mehr im Einklang, die Haltung wird disharmonisch (➤ Abb. 3.12). Diese Haltung ist gekennzeichnet durch:

- Kopfvorhalteposition
- Aufgehobene HWS-Lordose
- Verstärkte BWS-Kyphose
- Beckenkippung nach vorn, meist mit Hyperlordose der LWS
- Protraktion der Schultern
- Verlagerung des Körperschwerpunkts nach dorsal
- Leichte Flexionshaltung der Knie
- Bei der a. p. Betrachtung oft skoliotische Fehlhaltungen oder echte Skoliosen der Wirbelsäule mit Beckenschiefstellung

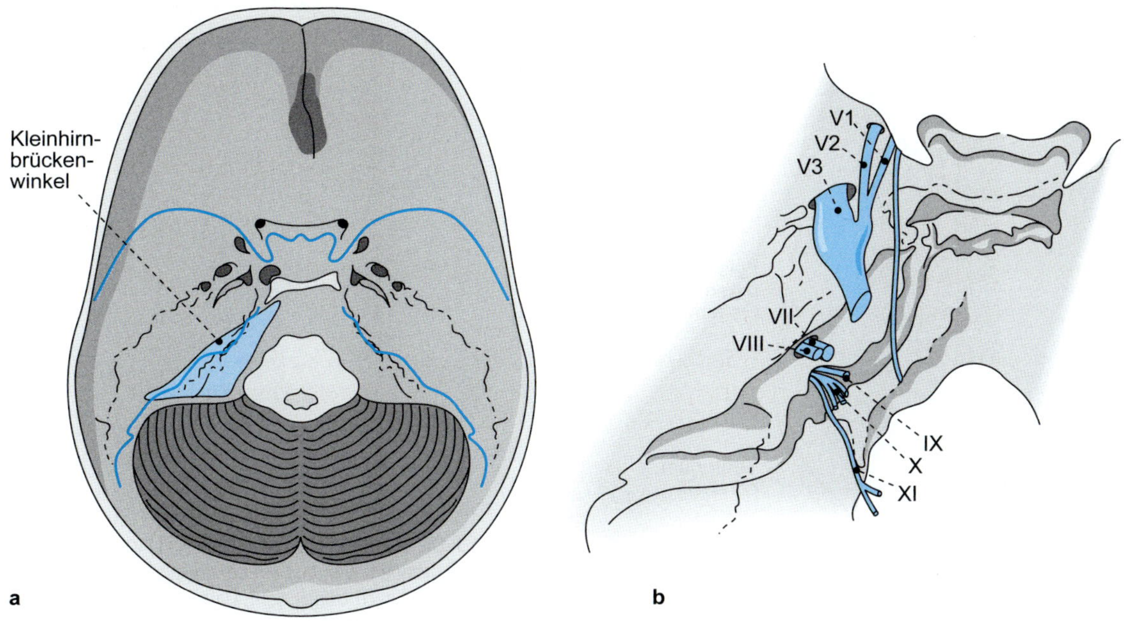

Abb. 3.9 Kleinhirnbrückenwinkel: Aufgespannt zwischen Cerebellum, lateralem Pons und innerem Drittel des Margo superior der Pars petrosa bildet er einen kleinen Bereich, in dem Gefäße und Hirnnerven sehr verletzbar sind. [E946]

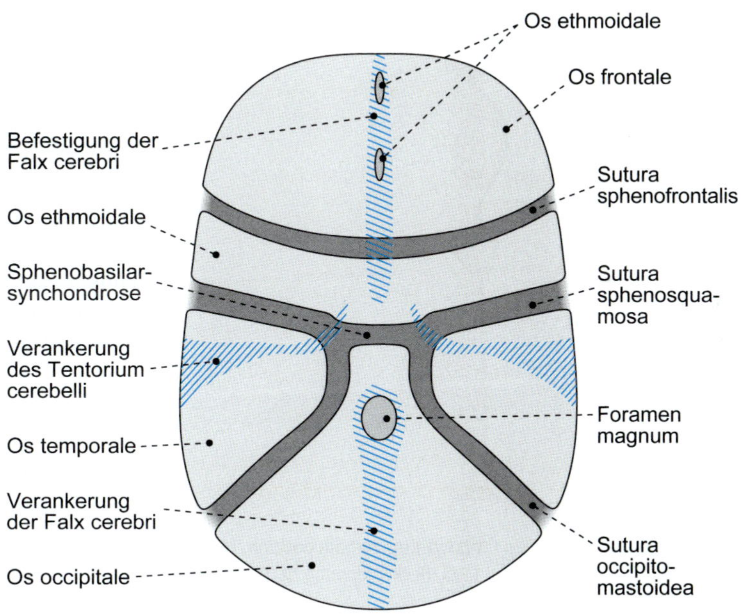

Abb. 3.10 Boden der Schädelkapsel und knöcherne Verankerung der Falx cerebri und cerebelli sowie des Tentorium cerebelli. Bei Verschiebung des Os temporale kommt es zu einer Rotationsfehlstellung des Os occipitale. Durch die anatomische Verbindung von Occiput (C0) und Atlas (C1) entsteht auch eine Fehlstellung des Atlas. [E947]

- Funktionelle Beinlängendifferenz und Valgusstellung der Rückfüße bei Senk-Spreiz-Füßen

Das in ➤ Abb. 3.13 gezeigte Haltungsmuster ist häufig mit einer CMD vergesellschaftet oder kann umgekehrt eine CMD auslösen, indem die oberflächliche Frontallinie (OFL) auf der Vorderseite nach kaudal gezogen wird, während die oberflächliche Rückenlinie (ORL) auf der Rückseite nach cranial rutscht. Das daraus resultierende Ungleichgewicht zwischen den korrespondierenden Kräften der Vorder- und Rückseite des Körpers würde dann eine Reihe von Haltungsproblemen verursachen.

Thomas Myers hat in seinem Buch „Anatomy Trains: Myofasciale Leitbahnen" in exzellenter Weise die anatomischen Zusammenhänge im Körper erklärt. Sein Buch sollte die Grundlage für alle manualtherapeutischen Überlegungen sein. In diesem Kapitel wird auf seine Betrachtungsweise der myofaszialen Linien Bezug genommen.

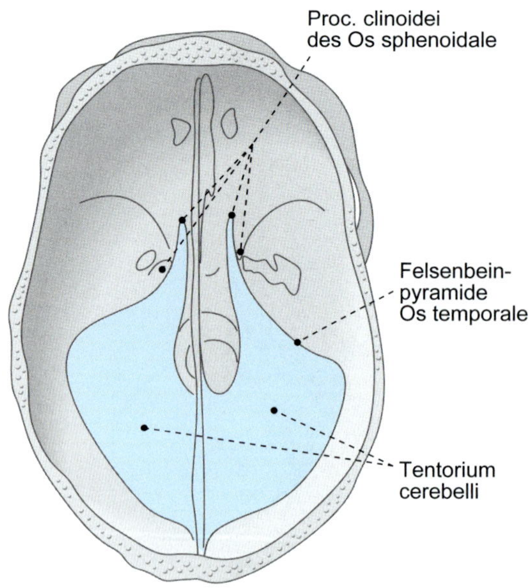

Abb. 3.11 Verankerung des Tentorium cerebelli. Auch durch Spannungszustände des Tentorium cerebelli können Fehlstellungen des Os temporale und des Occiputs entstehen. [E947]

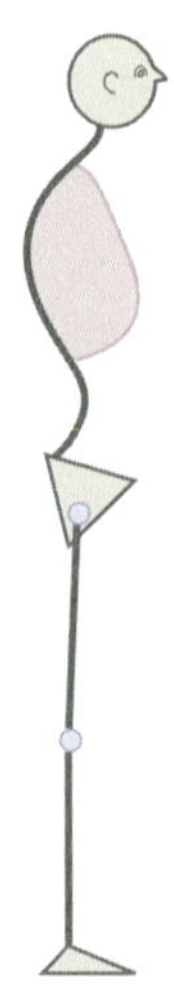

Abb. 3.12 Typische Haltung bei CMD mit Kopfvorhalteposition, Hyperkyphose der BWS, Hyperlordose der LWS, Beckenkippung nach vorn und veränderter Stellung des Thorax [E669]

Fehlhaltung des Kopfes

Die **oberflächliche Rückenlinie (ORL)** hat die übergeordnete Funktion, den Körper in der Extension zu unterstützen und der Tendenz zur flektierten Haltung entgegenzuwirken. Im Bereich der HWS und des Schädels allerdings besitzt die ORL bei Anspannung keine aufrichtende Funktion, sondern führt zu einer Hyperextension des Nackens. Auch die **oberflächliche Frontallinie (OFL)** mit dem M. rectus abdominus

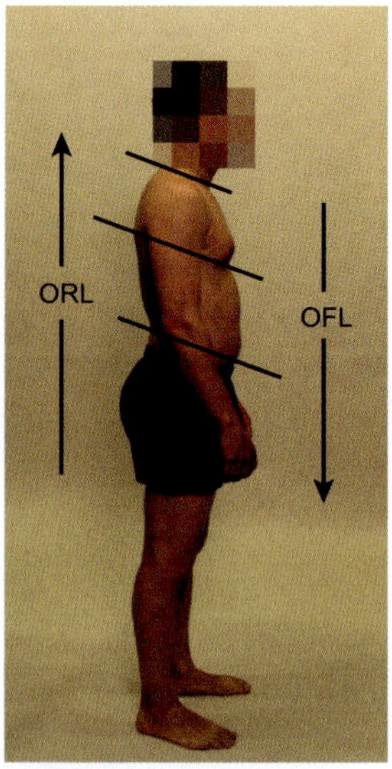

Abb. 3.13 Die oberflächliche Frontallinie (OFL) ist auf der Ventralseite nach kaudal gezogen, während auf der dorsalen Seite die oberflächliche Rückenlinie (ORL) nach cranial zieht. Daraus resultiert ein ähnliches Haltungsmuster wie bei der CMD. [E669]

und seiner Fortsetzung in den M. sternocleidomastoideus, der oft einseitig verspannt ist (➤ Kap. 2.8.2), führt eher zu einer Hyperextension der oberen Halswirbel.

Die Muskeln, die dieser Fehlhaltung entgegenwirken können, sind die **Mm. infrahyoidei,** die jedoch primär beim Sprechen und Schlucken benutzt werden und im Vergleich zur ORL und OFL viel zu schwach sind. Damit bleibt nur noch eine Muskelgruppe, die für die korrekte aufrechte Haltung von Kopf, Nacken und oberem Rücken zuständig sind: Die **Mm. longus capitis und colli.** Diese Muskeln sind Teil der tiefen Frontallinie (TFL, ➤ Abb. 3.14, ➤ Abb. 3.15). Im Funktionsschema in ➤ Abb. 3.14 sieht man deutlich das Zusammenspiel dieser drei Linien, in ➤ Abb. 3.15 erkennt man eindrucksvoll den Verlauf des M. longus colli und des M. longus capitis mit ihrem Ansatz am Occiput unmittelbar vor dem Foramen magnum und dem Atlas sowie die extrem wichtige Beziehung zum Lig. longitudinale anterius, das myofasziale Spannungen von cranial nach kaudal weiterleiten kann. Der in ➤ Abb. 3.15 zusätzlich dargestellte M. rectus capitis anterior unterstützt die Mm. longus colli und capitis in ihrer Wirkung, der M. scalenus anterior hingegen ist als Gegenspieler an der Protraktion des Kopfes beteiligt und bringt die unteren Halswirbel in Flexion.

In ➤ Abb. 3.16 ist die normale Zahnstellung in der Klassifikation nach Angle I sowie die prognathe retrale Stellung der Mandibula in der Angle-Klasse II (➤ Kap. 2.3.4, ➤ Abb. 2.13) dargestellt. Sie zeigt den Einfluss der Körperhaltung auf die Stellung der Mandibula bzw. ebenso umgekehrt den Einfluss der Stellung der Mandibula auf den Körper. Bei diesen Zusammenhängen gibt es niemals eine „Einbahnstraße". Je weiter die Kopfhaltung nach vorn kommt, desto mehr geht der Unterkiefer nach hinten. Pro 1 cm Kopfvorhaltung kann die Mandibula bis zu 1 mm nach retral gehen und umge-

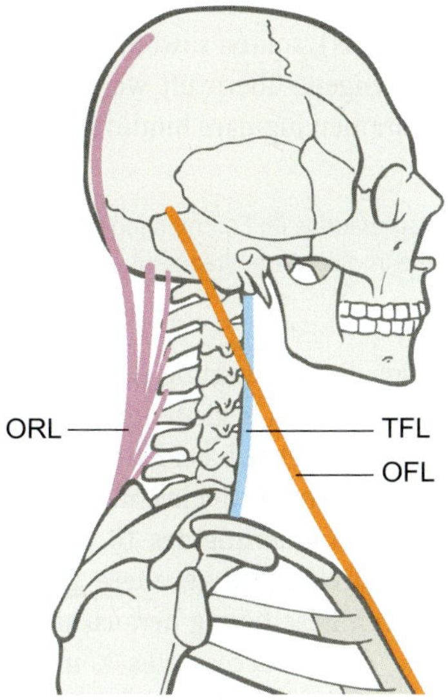

Abb. 3.14 Sowohl die oberflächliche Frontallinie (OFL) als auch die oberflächliche Rückenlinie (ORL) sind an der Hyperextension der unteren Halswirbel beteiligt. Die tiefe Frontallinie (TFL) bildet den Gegenspieler. [E669]

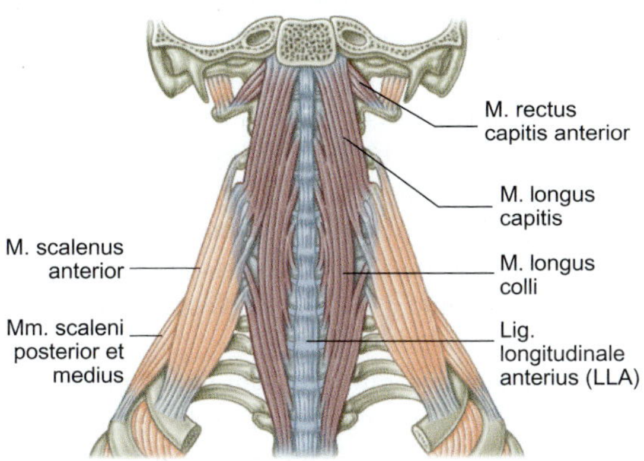

Abb. 3.15 Darstellung des Lig. longitudinale anterius entlang der Vorderseite der Wirbelkörper bis hinauf zur Basis des Occiputs. Der obere posteriore Abschnitt der tiefen Frontallinie (TFL) umfasst dabei auch den M. longus capitis, den M. longus colli und den kleinen M. rectus capitis anterior. [E669]

kehrt. Den primären Auslöser kann man häufig nicht mehr feststellen. Letztlich muss beides behandelt werden.

Betrachtet man die Haltung von CMD-Patienten, springt geradezu ins Auge, wie sehr die Körperhaltung durch den Bezug zur tiefen Frontallinie (TFL) charakterisiert wird (➤ Abb. 3.16). Daher wird im Folgenden immer wieder der Bezug zwischen CMD und TFL hergestellt.

Bei einer CMD besteht pathognomonisch eine **Schwäche der tiefen Nackenbeuger,** sodass der Patient mehr die Brustmuskeln und weniger die Halsflexoren als Hilfsmuskeln aktiviert. Dies kann man mit folgendem Test herausfinden (➤ Abb. 3.17, ➤ Abb. 3.18):

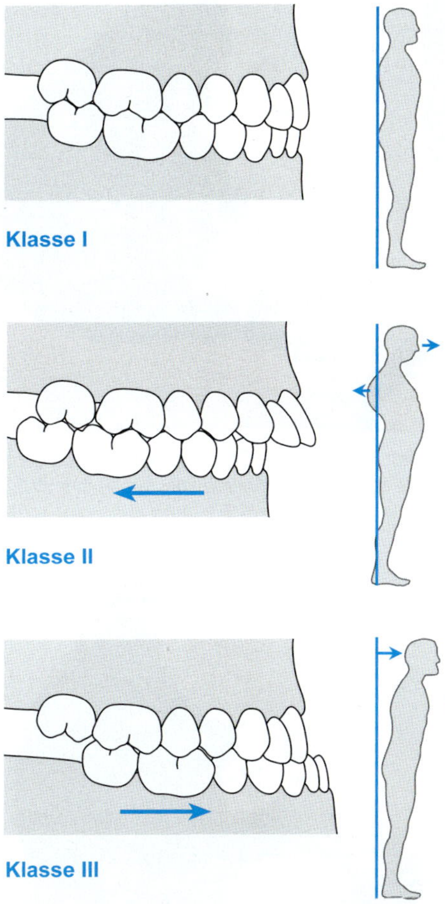

Abb. 3.16 Korrelation zwischen Körperhaltung und Mandibulaposition. Eine Körperfehlhaltung kann sowohl eine Fehlstellung der Mandibula verursachen als auch umgekehrt eine Fehlstellung der Mandibula in den verschiedenen Angle-Klassen eine Körperfehlhaltung. [L106]

- Der Patient (in Rückenlage) wird aufgefordert, seinen Kopf zu beugen.
- Erfolgt die Beugung harmonisch in einer Art Rollbewegung des Kopfes, besteht zunächst kein Verdacht auf eine Schwächung der Flexoren.
- Hebt der Patient aber eher den Kopf mit vorgereckter Kinnspitze, bedeutet dies, dass er mehr die Brustmuskeln als Hilfsmuskeln aktiviert und weniger die Halsflexoren, was für abgeschwächte Muskeln spricht.

Man kann den Test auch mittels AK (➤ Kap. 2.6) durchführen.

> Die Abschwächung der Nackenbeuger ist immer gekoppelt mit einer Hyperflexion der unteren und Streckung der oberen HWS bei Hypertonizität der Nackenstrecker.

Die muskuläre Dysbalance zwischen Beugern und Streckern führt zwangsläufig zu schmerzhaften Verspannungen im Nackenbereich und ventral zu Ansatzreizungen am Sternoklavikulargelenk.

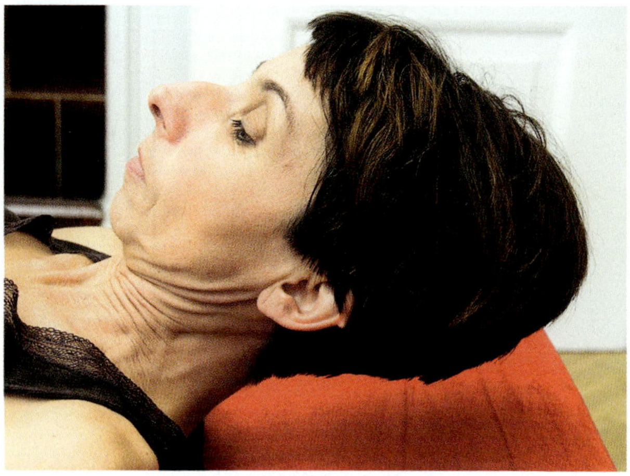

Abb. 3.17 Test Nackenbeuger: Bei normaler Reaktivität der Nackenbeuger rollt die Patientin beim Anheben des Kopfes ihre HWS ein. [M592]

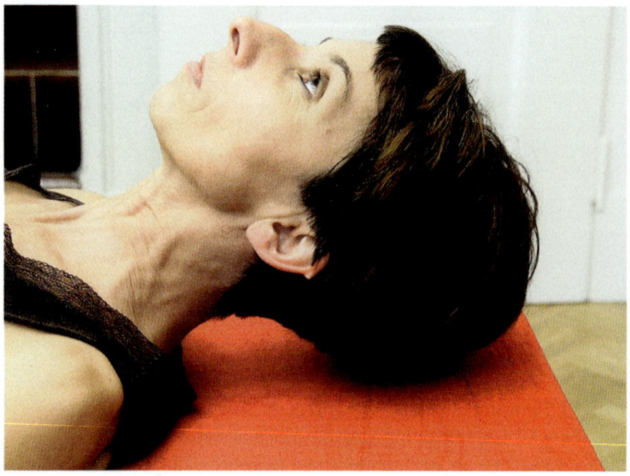

Abb. 3.18 Bei Schwäche der Nackenbeuger muss die Patientin die Pectoralismuskeln als Ersatzmuskeln einsetzen und hebt dabei den Kopf, statt ihn einzurollen. [M592]

Ein weiterer wichtiger Nerv mit Bezug zur CMD ist der 11. Hirnnerv, der **N. accessorius,** der ein rein motorischer Nerv ist. Er versorgt den M. sternocleidomastoideus und den oberen Teil des M. trapezius. Der craniale Teil des N. accessorius wird von Fasern des N. vagus (aus dem Nucleus ambiguus) begleitet. Der motorische Anteil stammt hauptsächlich aus dem Spinalbereich. Die Spinalwurzeln kommen aus dem ventrolateralen Anteil des Vorderhorns im Bereich C2–C5/C6 und steigen nach cranial durch das Foramen magnum, verlaufen zusammen mit dem N. vagus und ziehen dann durch das Foramen jugulare wieder aus dem Schädel heraus.

Bei **Spannungszuständen der Dura** kommt es zu vermehrtem Zug an den Austrittsstellen der Hirnnerven oder Spinalnerven, da diese von der Dura begleitet werden. Wenn die Spannung im Foramen jugulare zunimmt, kommt es zu vermehrtem Zug oder Druck u. a. des N. accessorius, der dadurch irritiert oder sogar geschädigt werden kann. Fallen im Test mittels AK beide Muskeln (M. sternocleidomastoideus und M. trapezius) auf einer Seite schwach aus (sind sie hyporeaktiv [➤ Kap. 2.6.1]), sollten sowohl der N. vagus als auch der N. glossopharyngeus überprüft werden, da diese ebenfalls durch das Foramen jugulare hindurchziehen.

Die Lage des N. accessorius im Foramen jugulare macht ihn so anfällig für Probleme im Zusammenhang mit der CMD.

➤ Abb. 3.19 zeigt die Versorgung des M. trapezius durch den N. accessorius und den begleitenden Verlauf von Fasern des N. vagus. Sehr oft zeigt sich bei Patienten, die über plötzlich einsetzenden Schwindel oder leichte Kopfschmerzen klagen, einseitig eine Veränderung des 10. und 11. Hirnnervs. Hier ist es sehr hilfreich, die genauere Lokalisierung und Ursache sowie deren Beseitigung herauszufinden. Ursachen einer Schädigung des N. accessorius können neben einer CMD auch Traumata mit oder ohne Schädelbasisfrakturen, Polyneuritiden, eine amyotrophische Lateralsklerose und Tumoren der Schädelbasis sein.

Weitere bei CMD betroffene Strukturen sind die **Ligg. vertebropulmonalia,** die als Aufhängeapparat der Pleurakuppel dienen (➤ Abb. 3.20). Da im Pleuraspalt ein negativer Druck herrscht, muss die Lunge an den benachbarten knöchernen Strukturen fixiert sein. Im cranialen Bereich besteht die Fixierung aus Muskelfasern des M. scalenus minimus – teilweise ergänzt durch Fasern aus den Mm. scalenus medius und anterior – und aus fibrösen Strängen, die zwischen der Pleurakuppel und den unteren Halswirbeln aufgespannt sind: das Lig. vertebropleurale, das von den Wirbelkörpern entspringt, das Lig. transversopleurale, das von den Querfortsätzen kommt, und das Lig. costopleurale von der ersten Rippe.

Dieser Aufhängeapparat setzt nicht direkt an der Pleura, sondern an der Fascia endothoracica an. Anatomisch stellt er das Verbindungsglied zwischen oberem Lungenlappen und dem zervikothorakalen Übergang (CTÜ) dar. Da die Skalenusmuskeln, die erste Rippe, der M. sternocleidomastoideus und die HWS bei einer CMD immer mit betroffen sind, setzen sich dort vorhandene Spannungen auch in den Aufhängeapparat der Pleurakuppel fort und können zu Irritationen des zervikalen Plexus, des Lymphflusses und anderer Strukturen führen. Daher sind diese Bänder jedes Mal mit zu tasten und bei Spannungen zu behandeln.

3.1.2 BWS-LWS-Region

BWS-Hyperkyphose

Fast immer findet man bei einer CMD eine Hyperlordose im zervikothorakalen Übergangsbereich (CTÜ) und eine deutlich verstärkte BWS-Kyphose, die zusätzlich in ihrer Rotationsfähigkeit erheblich eingeschränkt ist. Normalerweise

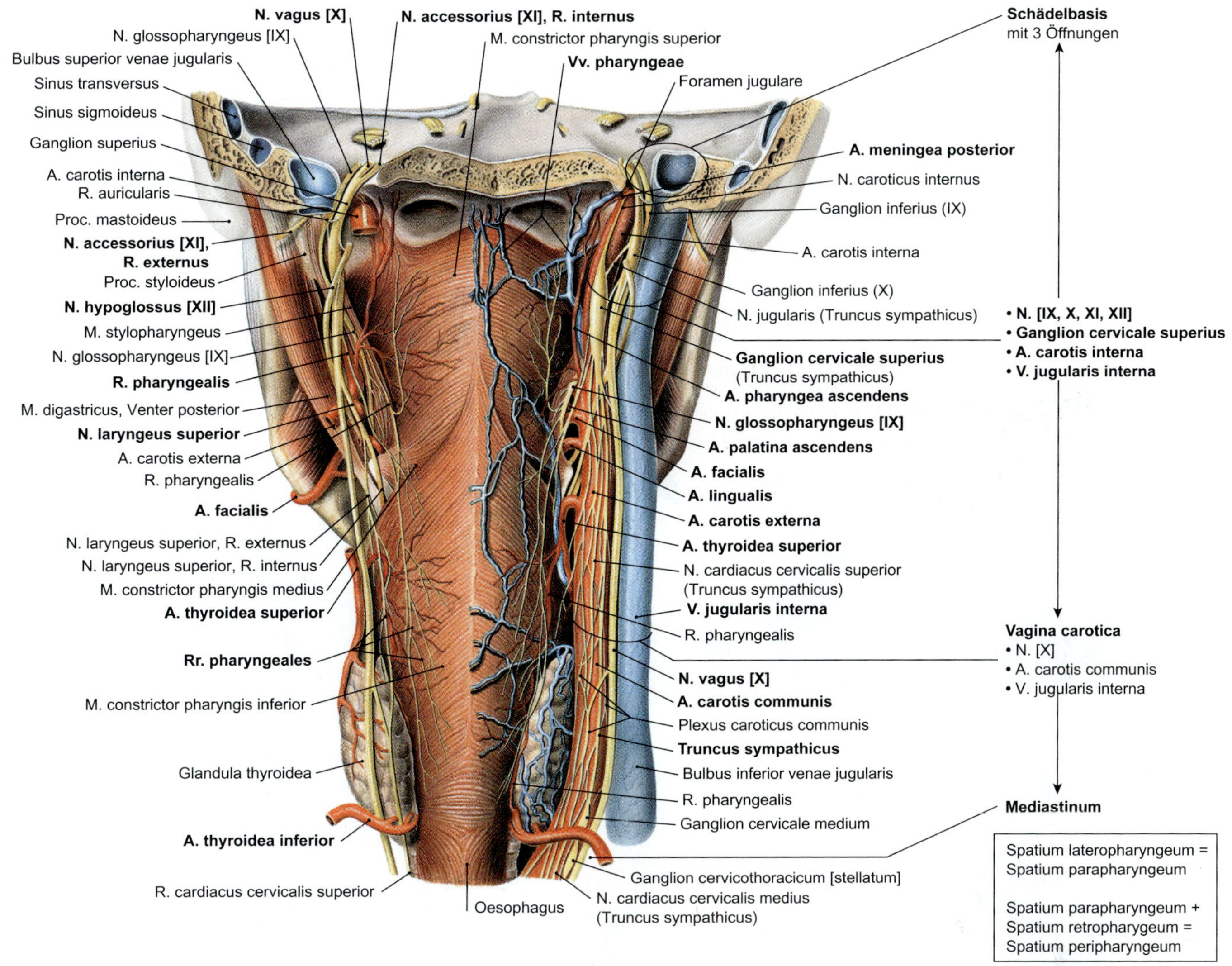

Abb. 3.19 Verlauf des N. accessorius mit Versorgung des M. sternocleidomastoideus und des oberen M. trapezius, der zusätzlich aus den spinalen Wurzeln von C2–C4 versorgt wird. [S700]

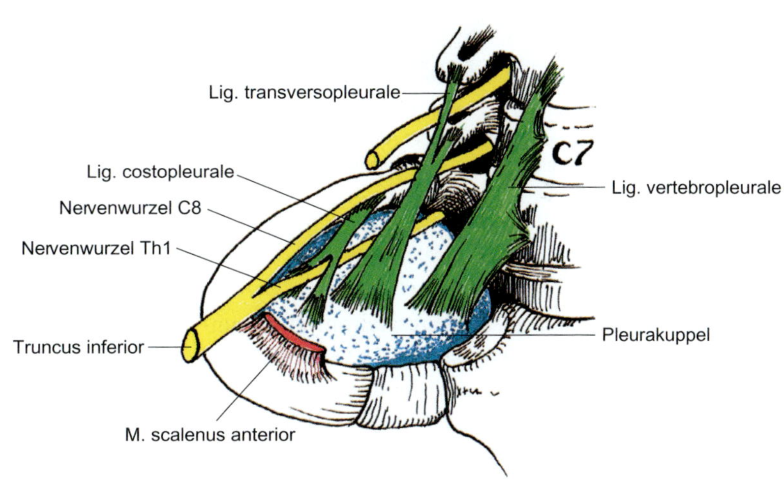

Abb. 3.20 Aufhängungsapparat der Pleura [L243]

sollte die BWS zu jeder Seite eine Rotation um ca. 60° aufweisen. Bei den meisten CMD-Patienten liegt sie bei nur 20°–30° (➤ Abb. 3.21, ➤ Abb. 3.22).

Die Behandlung der verstärkten BWS-Kyphose ist für den Therapieerfolg bei CMD-Patienten wichtig, da sich durch die Aufrichtung und die Dehnung der Muskeln anterior sowie die Stärkung der Muskeln posterior auch eine Streckung im CTÜ-Bereich ergibt. Dadurch kann die Mandibula aus der meist retralen Position heraus wieder nach anterior kommen.

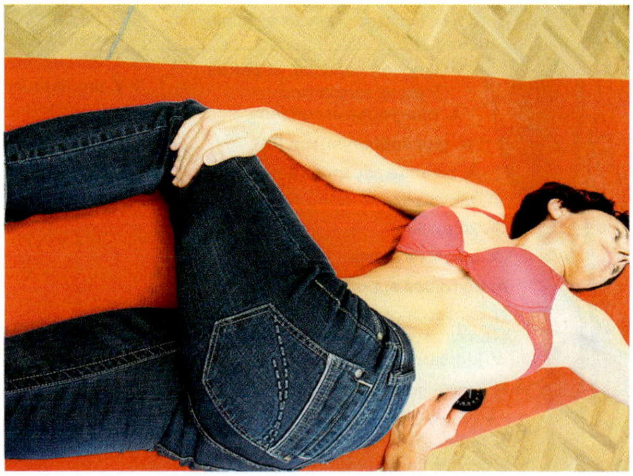

Abb. 3.21 Normale Rotation der BWS bis 60° [M592]

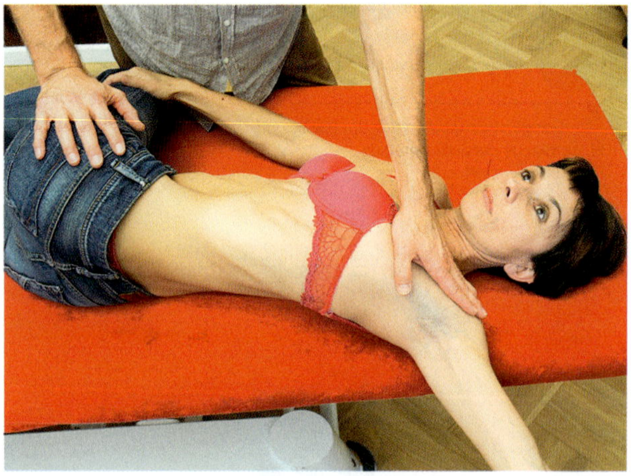

Abb. 3.22 Bei herabgesetzter BWS-Rotationsfähigkeit sollte sich der Patient bei jeder Ausatmung vorstellen, dass der Arm einen Zentimeter länger wird, damit die BWS weiter rotieren kann. [M592]

Lumbalgien

Lumbalgien sind ein häufiges Schmerzsyndrom in Zusammenhang mit einer CMD. Verschiedene Ursachen werden diskutiert, u. a.:

- Direkte Fortleitung von Schmerzsensationen aus der Duraspannung in die lumbalen Spinalwurzeln
- Fehlende muskuläre Stabilisierung
- Segmentale Funktionsstörungen im Bereich der LWS

Meist liegt jedoch nicht eine einzige Ursache zugrunde, sondern die Lumbalgie entsteht durch ein Zusammenwirken mehrerer Faktoren:

- Bei einer CMD sind immer segmentale Funktionsstörungen in der LWS mit gekoppelten Blockierungen im Becken vorhanden. Dies allein genügt bekanntermaßen, um lumbale Schmerzen auszulösen.
- Aufgrund der Duraspannung gibt es einen direkten Zug an den Spinalwurzeln mit Auslösung von Schmerzsyndromen.
- Die bei der CMD vorliegenden cranialen Störungen mit der daraus resultierenden Kopfvorhalteposition, der aufgehobenen HWS-Lordose und der verstärkten BWS-Ky-

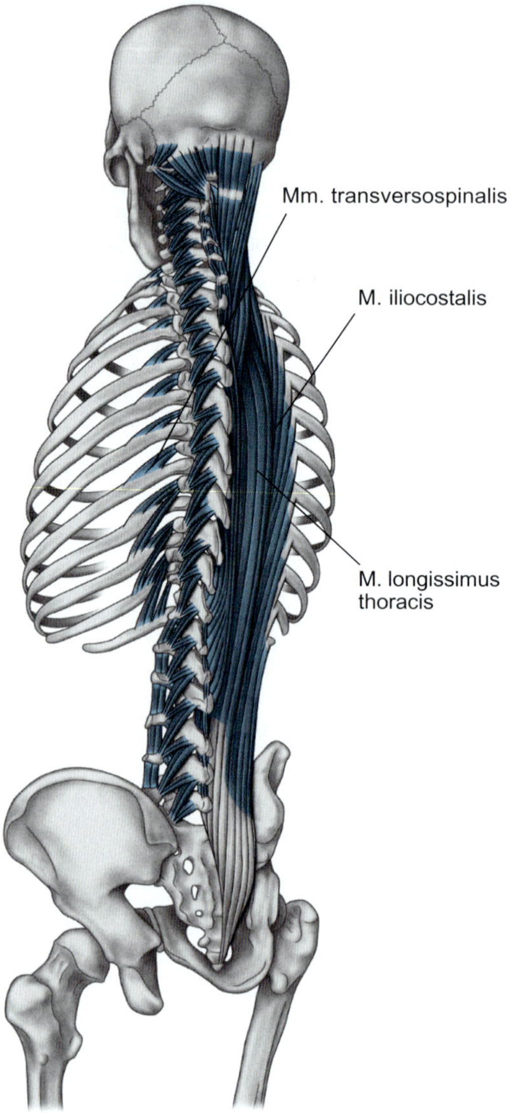

Abb. 3.23 Verlauf des M. erector spinae vom Os sacrum bis zum Occiput. Pathologische Spannungen werden vom Becken bis zum Cranium fortgeleitet und vice versa. [E669]

phose verursachen eine unphysiologische Spannung im M. erector spinae, der mit seinen Fasern vom Occiput bis zum Becken läuft (➤ Abb. 3.23).
- Bei einer CMD findet sich fast immer eine funktionelle Schwäche der rückwärtigen Beinmuskulatur, was zu einer Instabilität im LWS-Bereich führt und dadurch zu einer Hyperlordose und zu einem Überlastungsschmerz.

In der bereits erwähnten Studie von Steinmetz und Ridder (2009) (➤ Kap. 3.1.1) kam es bei den Studienteilnehmern **nach osteopathischer Behandlung und Schienenversorgung** zu folgenden Schmerzreduzierungen:
- In der Gruppe mit Lumbalgien ohne Ausstrahlung in die Beine in 70,9 % der Fälle (➤ Abb. 3.24)
- In der Gruppe mit Parästhesien in den Beinen in 67,4 % der Fälle

Skoliose

In vielen Studien, die Zusammenhänge zwischen CMD und orthopädischen Störungen untersuchten, sind bei den Probanden mit einem hohen Prozentsatz (meist über 70 %) Haltungsauffälligkeiten zu beobachten (Bahnemann 1993, Dapprich 2005, Fink 2004, Haberfellner 1981, Klemm 2009, Kobayashi und Hansson 1988, De Laat und Meulemann 1998, Lippold und van den Bos 2000, Lotzmann 2002, Naber 2007, Nicolakis et al. 1998, Ohlendorf et al. 2008a, Plato 2008, Ridder 1998, Rocabado 1983, Schupp 2005, Schupp und Säckler 2005, Slavicek 2000, Valentin 1998, Wagner et al. 2009). Probleme wie Kopfvorhalteposition, thorakale Hyperkyphosierung, Beckenschiefstand oder funktionelle Beinlängendifferenzen mit Beinachsenveränderung und Valgusstellung der Rückfüße wurden bereits erwähnt (➤ Kap. 3.1.1).

Bei den meisten Probanden waren **mehrere Asymmetrien** gleichzeitig vorhanden. Dieser Sachverhalt erscheint logisch, da die CMD den ganzen Körper beeinflusst. Auch eine Skoliose kommt häufig vor. Nach Erfahrung des Autors verbergen sich hinter dem Begriff „idiopathische Skoliose" nicht selten CMD-Störungen. Um den genauen Prozentsatz zu ermitteln, bedarf es jedoch größer angelegter klinischer Studien. Fakt ist, dass in der Praxis des Autors in den vergangenen 10 Jahren nicht einmal 10 % der Patienten mit Skoliose **keine** CMD-Störung hatten. Ob nun die CMD der Auslöser für die Skoliose war oder umgekehrt die Skoliose die CMD ausgelöst hat, kann an dieser Stelle nicht beantwortet werden, da diesbezüglich breit angelegte prospektive Studien fehlen. Der Zusammenhang zwischen beiden Störungen ist jedoch mehr als auffällig.

Auch Lippold und van den Bos (2000) diagnostizierten bei der Hälfte ihrer Probanden eine Skoliose und fanden diese häufig bei Patienten mit **Angle-Klasse II** (➤ Kap. 2.3.4) und **Kieferasymmetrien.** Auch andere Autoren fanden bei kieferorthopädischen Gruppen gehäuft Skoliosen (Lotzmann 2002, Pecina et al. 1991, Prager 1980, Ridder 1998, von Treuenfels 1989). Nach Aussage von Lippold und van den Bos (2000) konnte allerdings keine signifikante Korrelation zwischen einer Skoliose und bestimmten Dysgnathiegruppen festgestellt werden, jedoch zwischen den Merkmalen **Beckenschiefstand** und Skoliose. Da bei einer CMD jedoch fast immer ein Beckenschiefstand mit funktioneller Beinlängendifferenz vorliegt und diese, über längere Zeit gesehen, zu einer CMD führen kann, sollten auch zu diesem Thema weitere klinische Studien durchgeführt werden, um den Zusammenhang zu bestätigen oder zu relativieren (Ausblick, ➤ Kap. 5).

Ein weiterer interessanter Aspekt im Zusammenhang von Skoliose und CMD stellt die **Verbiegung der Skoliose in Relation zur Verbiegung der Sutura intermaxillaris** dar. ➤ Abb. 3.25 zeigt die Skoliose und die Verbiegung der Sutura intermaxillaris bei einem neunjährigen Jungen. Die Ausprägung und Richtung der Verbiegung bzw. der Skoliose stimmen annähernd überein. ➤ Abb. 3.26 zeigt die Wirbelsäule nach Abschluss der kieferorthopädischen Behandlung, die von manualtherapeutischen und osteopathischen Behandlungen begleitet wurde. Auch hierzu liegen bislang noch keine Studien vor. Ließe sich der Zusammenhang zwischen der Verbiegung der Sutura intermaxillaris und der Ausprägung der Skoliose durch Studienergebnisse bestätigen, könnten Therapieansätze oder Korrekturen deutlich schneller erfolgen.

Auf der Tagung des Vereins „Muskel und Schmerz" in Höhenried am 30./31.05.2015 stellte Wolfgang von Heymann

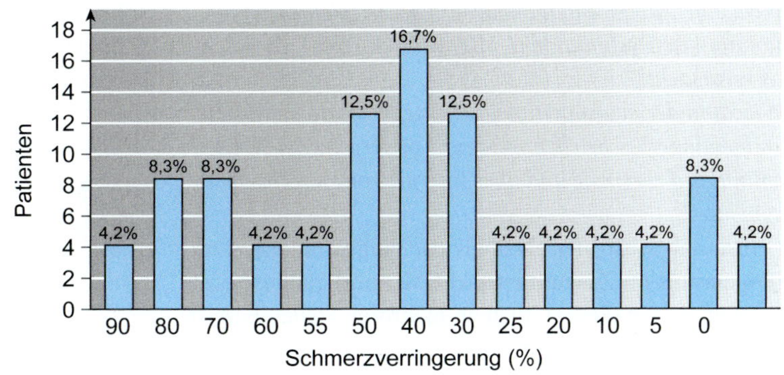

Abb. 3.24 Schmerzverringerung bei Lumbalgien bei CMD-Patienten ohne Ausstrahlung nach Schienenversorgung [M592/L106]

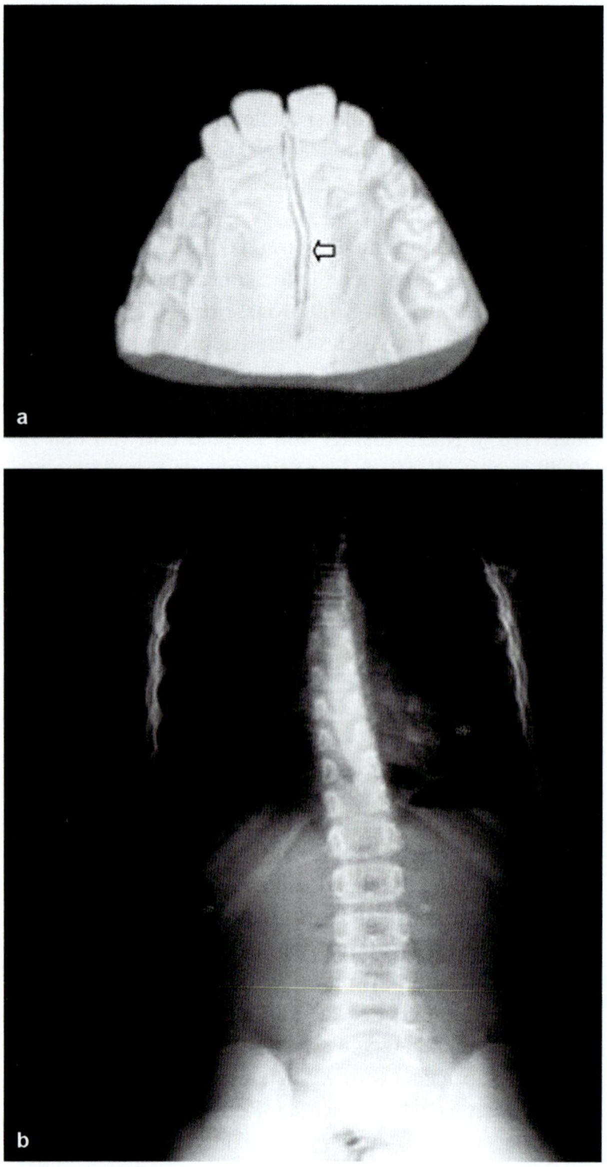

Abb. 3.25 Die Skoliose des Patienten entspricht der Verbiegung der Sutura intermaxillaris. [T594]

(MWE) einen Fallbericht von einer CMD-Patientin und der Adoleszenten-Skoliose vor. Die ersten zwei Fragen und Ausgangspunkte waren folgende:

- *„Wird eine Adoleszenten-Skoliose u. a. durch eine craniomandibuläre Dysfunktion (CMD) während des Zahnwechsels verursacht?"*
- *„Wie kann der neurophysiologische/neuroanatomische Zusammenhang beschrieben werden? Konvergenz des N. trigeminus auf zervikale und über Interneurone auf thorakale Segmente?"*

Von Heymann wirft hier ebenfalls die Frage auf, wie stark der Trigeminus im Zusammenspiel CMD und Skoliose eine Rolle spielt, was in diesem Buch an mehreren Stellen bereits beschrieben wurde. Ebenfalls sollte nochmals darauf hingewiesen werden, wie außerordentlich wichtig die neuroanatomischen und neurophysiologischen Zusammenhänge zwischen der Dura mater, den Schädelknochen und dem suboccipitalen Nervengeflecht sind (ausführlich im ➤ Kap. 3.1.7 beschrieben).

Von Heymann führt weiter aus, dass nach Bischoff/Heisel/Locher die Häufigkeit von Skoliosen über 10° nach Cobb in der Bevölkerung bei ca. 1,1 % liegt. Nur 0,5 % der Bevölkerung hätten einen Skoliosewinkel von mehr als 20° nach Cobb. Das weibliche Geschlecht sei viermal so häufig betroffen wie das männliche und beim weiblichen Geschlecht kämen auch häufiger schwere idiopathische Skoliosen vor.

Worin besteht der Unterschied zwischen **skoliotischen** und **idiopathischen Skoliosen?**

Skoliosen einer Stärke von über 20° Cobb kommen bei 0,5 % der Bevölkerung vor. Bei skoliotischen Seitabweichungen, also nicht idiopathischen Skoliosen, zwischen 6° und 9° sind Mädchen genauso häufig betroffen wie Jungen. Diese skoliotischen Verbiegungen können z. B. durch anatomische oder funktionelle Beinlängendifferenzen entstehen.

Fallbeschreibung

In seinem Bericht beschreibt von Heymann den Verlauf und die Behandlung der Patienten mittels manualtherapeutischen Techniken während einer kieferorthopädischen Behandlung über mehrere Jahre. Zu Beginn fand eine Gaumennahterweiterung, im Anschluss eine Multibandbehandlung mit Brackets statt. Kontrolliert wurde röntgenologisch der Cobb-Winkel beispielsweise bei einer Patientin, der bei Beginn der Behandlung (2010) bei 32° lag und am Ende der gemeinsamen Behandlung (2014) bei 12°.

Dieser Fallbericht beweist eindrucksvoll, wie wichtig die gemeinsame interdisziplinäre Zusammenarbeit zwischen Zahnärzten, Kieferorthopäden, Orthopäden und Physiotherapeuten etc. ist, um eine Verschlechterung der Skoliose aufzuhalten, ja sie sogar deutlich zu verbessern.

Auch der Praxis des Autors wurden zahlreiche dieser Fälle dokumentiert. Bei einer bereits vorliegenden **idiopathischen Skoliose,** unabhängig zunächst von der Ursache, ist eine interdisziplinäre Zusammenarbeit definitiv indiziert, falls noch eine kieferorthopädische Behandlung durchgeführt werden sollte. Wie steht es aber mit den Millionen von Kindern, Jugendlichen und Erwachsenen, die eine kieferorthopädische Behandlung erhalten?

Nach Ansicht des Autors dieses Buches ist vor Beginn einer kieferorthopädischen Behandlung eine Röntgenaufnahme der Wirbelsäule indiziert, um den Status zu dokumentieren, ob die Wirbelsäule noch im Lot ist oder bereits eine Skoliose vorliegt. Nur so kann dokumentiert werden, ob während oder sogar durch (!) die kieferorthopädische Behandlung eine Skoliose entsteht, was – wie bereits ausgeführt – denkbar ist und auch mehrfach in der Praxis des Autors dokumentiert wurde.

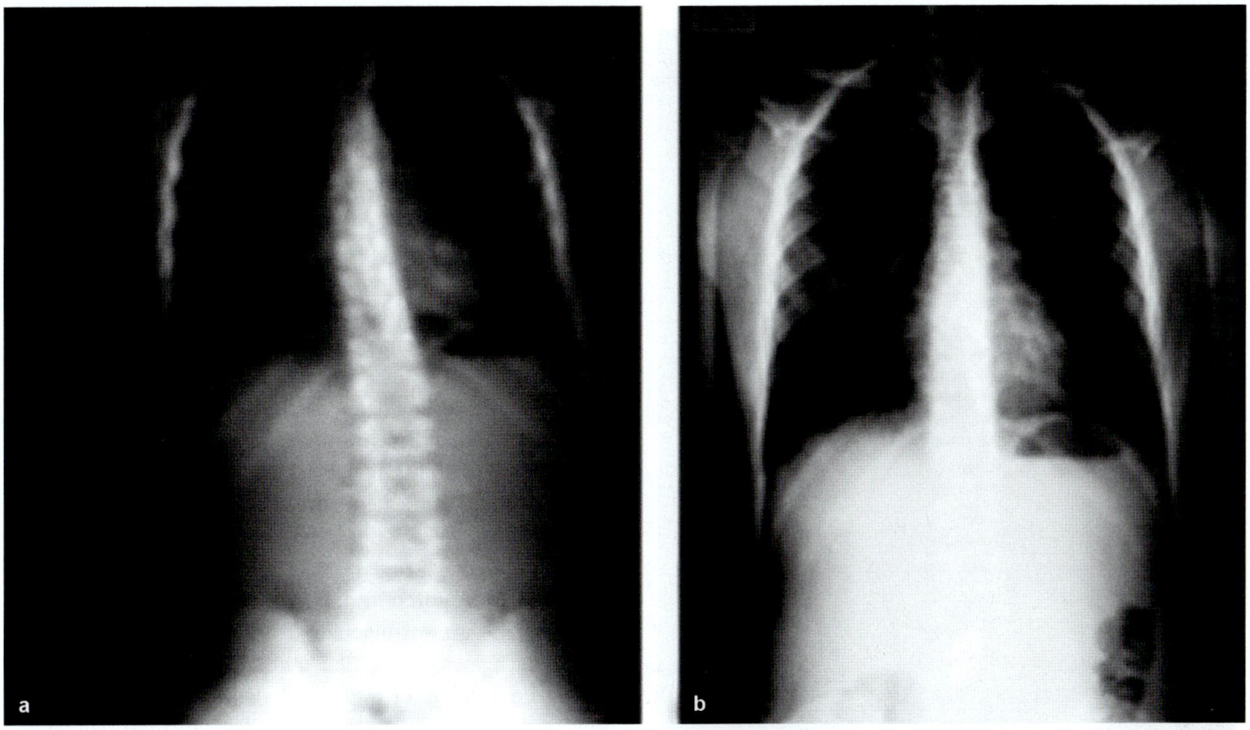

Abb. 3.26 Skoliose bei einem Patienten vor und nach der kieferorthopädischen Behandlung [T594]

Da die Skolioserate bei kieferorthopädisch behandelten Jugendlichen um ein Vielfaches höher liegt als in der restlichen Bevölkerung, die keine kieferorthopädische Behandlung hatte, ist aus ethischen, medizinischen, versicherungstechnischen und finanziellen Gründen folgendes Vorgehen nach Meinung des Autors zwingend:

- Vor Beginn einer kieferorthopädischen Behandlung: Röntgenaufnahme der Wirbelsäule, um den Istzustand zu dokumentieren. Zusätzlich orthopädische Untersuchung und Dokumentation des Zustands.
- Nach einem Jahr, ggf. sogar schon nach 6 Monaten, kieferorthopädischer Behandlung erneute orthopädische Untersuchung, um Fehlhaltungen zu sehen, und erneute Röntgenaufnahme der Wirbelsäule
- Falls sich krankhafte Veränderungen ergeben haben sollten, dann sofortige interdisziplinäre Therapie über die gesamte Zeit der kieferorthopädischen Behandlung

In Zentrum des Autors wird seit Jahren so gearbeitet, dass immer – auch wenn noch keine Veränderungen am Skelett festgestellt worden sind – parallel zur kieferorthopädischen Behandlung eine begleitende Therapie stattfindet und alle 3 Monate zusammen mit den Kieferorthopäden eine Abstimmung erfolgt, ob eine Veränderung der Therapie stattfinden muss. Dies ist nötig, um Spätschäden zu vermeiden, die nicht nur gesundheitliche und psychische Probleme nach sich ziehen, sondern auch extreme Kosten für das Gesundheitssystem verursachen. Zwar läuft erst seit einem Jahr eine Studie bezüglich Zusammenhang zwischen CMD und Atrophie der autochthonen Rückenmuskeln (➤ Kap. 3.1.6), aber es ist bereits jetzt evident, dass die meisten CMD-Patienten, die jahrelang nicht behandelt wurden, eine starke Atrophie dieser autochthonen Muskeln (Stützmuskulatur) in der HWS haben, die dann aufgrund der fehlenden Stabilität der Wirbelsäule und den damit verbundenen nervalen Irritationen Symptome (z. B. Schwindel, Kopfschmerzen, Tinnitus, Augenprobleme etc.) verursachen kann.

Zur Therapie der Skoliose siehe ➤ Kap. 6.1.3.

Fallbeschreibung

Ein extremer Fall ist bei einem Jugendlichen dokumentiert, dessen Wirbelsäule keine Verbiegung aufwies und der nach Beginn der kieferorthopädischen Behandlung eine hochthorakale Skoliose von 60° mit Kopfschiefhaltung und schiefer Augenebene entwickelte (➤ Abb. 3.27). Nach sofortigem Abbruch der Behandlung und Entfernung der Brackets sowie interdisziplinärer Behandlung konnte zumindest ein Stillstand der weiteren skoliotischen Verbiegung der Wirbelsäule erreicht werden. Außerdem gelang es, den Kopf mit der Augenebene wieder in eine Neutralstellung zu bringen. Der Patient ist mittlerweile nach einem Jahr Therapie beschwerdefrei, möchte sich aber nicht operieren lassen.

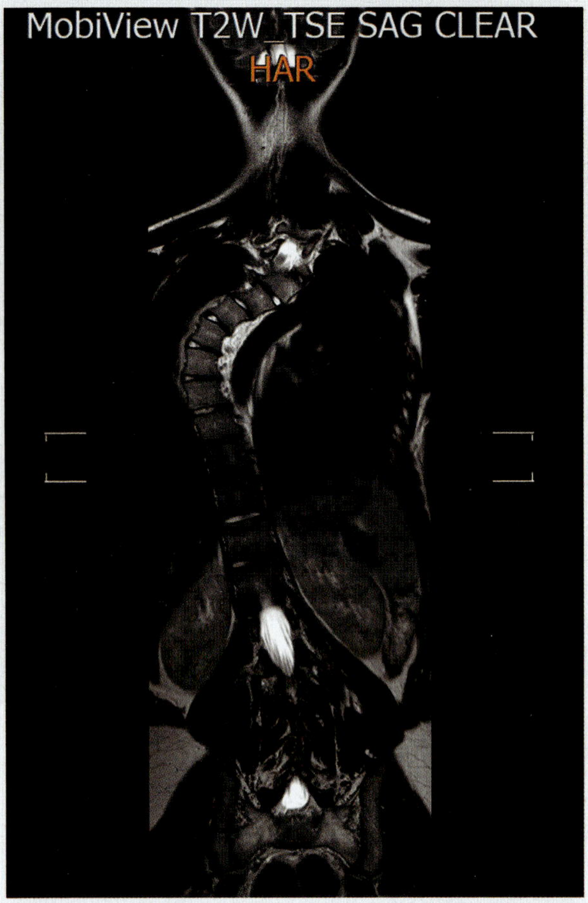

Abb. 3.27 Hochthorakale Skoliose von 60° mit Kopfschiefhaltung und schiefer Augenebene [S700]

CMD und Körperstatik

Ritter hat mit seiner Masterthesis (2002) „Interdisziplinäre Therapie der CMD mit Hilfe der orthopädischen Wirbelsäulenvermessung" 2001/2002 den Zusammenhang zwischen Kieferfehlstellung und Fehlstellung der Wirbelsäule bewiesen. Er weist in seiner Arbeit zurecht daraufhin, dass Rocabado bereits 1983 einen Zusammenhang zwischen Bissanomalie und Ventralverlagerung des Kopfes sowie eine Haltungsänderung der Wirbelsäule festgestellt hatte. Auch andere Autoren wie Lotzmann und Kobayashi, die in diesem Buch bereits erwähnt wurden, hatten diese Zusammenhänge dargestellt.

Ritter entwickelte ab 2003 in Zusammenarbeit mit Orthopäden eine Diagnostik und Behandlungsmethode, die sich im Wesentlichen auf die Kondylografie mit dem Kondylografen der Firma GAMMA sowie auf die statische Vermessung mit dem 3D-Gerät DIERS formetric der Firma DIERS® stützt.

Wesentliche Ergebnisse seiner Arbeit sind unter anderem:

- Die Verspannung der Rumpfmuskulatur korreliert mit der Spannung der Kaumuskulatur.
- Die Rotationsfehlstellung der Wirbelkörper, die für Rückenbeschwerden verantwortlich ist, konnte durch die Bisskorrektur verbessert werden.
- Der Stützzonenverlust stellte den höchsten Anteil in der untersuchten Probandengruppe dar. Gepaart mit einem vorliegenden Hypertonus der Mundschließer resultiert daraus eine Kompression der Kiefergelenke mit weiteren Pathologien im Körper.
- Die Stellung des Unterkiefers in der Schlussbiss-Stellung weicht so weit von der zentrischen Lage ab, wodurch der pathologische Grenzwert von 1/10 mm weiter überschritten wird.
- Eine Verbesserung der Wirbelsäulenstellung wie auch der orthopädischen Beschwerden war in ca. 70 % erreichbar.
- Verantwortlich für die Ursache des Stützzonenverlusts waren aller Wahrscheinlichkeit nach zahnärztliche Manipulationen, da 76 % der Patienten über 75 Jahre alt waren und Zahnersatz trugen.

Auch andere Autoren und Behandler der CMD führen mittlerweile 3D-Vermessungen der Rückenoberfläche durch, mit denen nachgewiesen werden kann, dass eine Schienentherapie und/oder kieferorthopädische Behandlungen einen Einfluss auf die Oberkörperhaltung besitzen. Eine der letzten großen Untersuchungen wurde von Perkovic, Ohlendorf und Kopp (2014) veröffentlicht. Diese Autoren kommen ebenfalls zu dem Schluss, dass die Oberkörperhaltung der Probanden durch die Beeinflussung der Bisslage verändert wird. Gezeigt werden konnte ebenso, dass beim Vergleich zwischen habitueller und gesperrter Bissposition auch das Geschlecht und die Behandlungsdauer eine Rolle bei der Auswirkung auf die Oberkörperstatik spielte. Denn die geschlechtsspezifische Untersuchung wies die meisten Unterschiede sowohl bei der Rückenanalyse, bei der Modellanalyse und auch der Fern-Röntgen-Seitenbilder-(FRS-)Analyse auf.

Zwei weitere Veröffentlichungen sollen an dieser Stelle nicht unerwähnt bleiben, da sie einerseits die Zusammenhänge zwischen Körperstatik und Bisslage evaluieren, andererseits aber auch weitere Fragen aufwerfen, deren Beantwortung nur durch zusätzliche Forschungsarbeiten gelingen kann. Die eine Arbeit ist von Ohlendorf und Kopp (2014). Die Autoren untersuchen hier, inwieweit okklusale Veränderungen, die experimentell mithilfe von Plättchen oder im Sportbereich durch Mundschutz simuliert werden, bzw. Fehlokklusionen, die durch einen Aufbissbehelf (Schiene) korrigiert werden, möglich sind. Gemessen wurde dabei jeweils die Auswirkung auf Motorik, Statik und Muskeltonus innerhalb der betroffenen Körpersysteme.

Die Autoren kommen zu folgendem Schluss: *„Fakt ist lediglich, dass im gesamten Oberkörper muskuläre Kompensationsreaktionen sichtbar werden, deren Effekte in einer veränderten Oberkörperstatik und Oberkörperdynamik, aber auch geringfügig im Abrollverhalten messtechnisch erfassbar sind."* (Ohlendorf und Kopp 2014)

Des Weiteren führen sie aus: *„Dies bestätigt die Theorie, dass durch eine Fehlstatik der Occlusion eine cranial/caudale Dysfunktion des Halteapparates im Sinne einer cranial/caudalen Folgekette entstehen kann. Das Tragen eines individuell hergestellten Mundschutzes ist zu empfehlen, wenn bereits Dysfunktionen im CMS vorherrschen.“* (Ohlendorf und Kopp 2014)

Die Anpassung an eine veränderte Statik kann nur durch die Steuerung von neurophysiologischen Regelkreisen mitsamt ihrer Rückkopplungsmechanismen über das zentrale Nervensystem umgesetzt werden. Dabei kommt der posturalen Kontrolle eine sehr wichtige Bedeutung zu, wie später noch ausgeführt wird.

Interessant waren v. a. die Ergebnisse von temporär provozierten Okklusionssperrungen (1–2 mm Silikonplättchen), die Veränderungen der Oberkörperstatik hervorriefen, insbesondere aber eine Reduzierung der Schulterrotation verursachten. Ebenfalls konnten Veränderungen der Beckenrotation diagnostiziert werden. Interessant war weiterhin, dass die Veränderung dieser Oberkörperhaltung trotz unterschiedlicher Positionierung der okklusalen Interferenzen allerdings gleich blieb, also positionsunabhängig von dem künstlichen Aufbiss war. Wie allgemein bekannt reagiert der gesamte Aufhängeapparat der Zähne auf minimalste Veränderungen im Bereich der Okklusion von bis zu 70 µm. Diese Informationen werden über Afferenzen an den Nucleus trigeminus weitergeleitet. Interessant in diesem Zusammenhang ist die 5-mal höhere Anzahl an sensiblen Rezeptoren in der Kaumuskulatur gegenüber anderen Muskeln. So kommt es bei einer einseitigen Nonokklusion zu einer größeren Muskelaktivität auf der kontralateralen abgestützten Seite, da hier ein Zahnkontakt beim Beißen oder Schlucken vorhanden ist.

Obert et al. (2012) konnten zeigen, dass die Lendenwirbelsäule in ihrer Stellung beim Gehen bereits signifikant beeinflusst wird, wenn eine unilaterale Okklusionsblockade mit 0,3–0,6 mm Zinnfolie aufgelegt wird. Über das posturale System wird innerhalb von kürzester Zeit bei der Eingliederung eines Okklusionshindernisses eine Kompensation in der gesamten Wirbelsäule hervorgerufen. Damit kommt es zu Tonusveränderungen der stabilisierenden Kopf- wie auch Rumpfmuskulatur. Dies kann v. a. im Bereich des Kopfes zu einer Schieflage/zu einem Torticollis führen, der z. B. bei rechtsseitiger Verspannung zu einer Seitneigung rechts und Rotation links des Kopfes führt. Das löst dann wiederum occulomotorische Reflexe aus, da die Augen immer bestrebt sind, eine horizontale Ebene einzuhalten. Diese Zusammenhänge wurden bereits in ➤ Abb. 3.100 dargestellt.

Ohlendorf und Kopp führen in ihrem Artikel weiter aus: *„Über so genannte spinovestibuläre Fasern aus dem Hals- und Rumpfbereich wird die Stellung des Kopfes im Vergleich zum übrigen Körper analysiert. Dies wird durch die Aktivierung des Nervus accessorius unterstützt, da einige Fasern den Musculus sternocleidomastoideus und den Musculus trapezius versorgen.“* (Ohlendorf und Kopp 2014)

Diese Aussage ist insofern interessant, da es bei einer CMD durch die damit meist verbundene Duraspannung fast immer zu einer Irritation der Strukturen im Foramen jugulare kommt, durch das der 9., 10. und 11. Hirnnerv ziehen, und damit gerade der N. accessorius als 11. Hirnnerv bei der CMD mit irritiert wird. Die Autoren untersuchten in ihrer Arbeit unter anderem Feldhockeyspielerinnen und Boxer. Bei der Untersuchung der Hockeyspielerinnen wurde deutlich, dass die Körperhaltung bei allen Feldhockeyspielerinnen im aufrechten Stand nahezu gleich war, was durch die typische Schlägerhaltung erklärt wird. Ebenfalls gab es eine typische Boxerhaltung mit leicht nach anterior vorgeschobenen Kopf und Kyphosierung der Brustwirbelsäule. Die Autoren konnten zeigen, dass durch die Anfertigung eines Sportmundschutzes, insbesondere aber durch einen individuell angefertigten Mundschutz, die Torsion im HWS- und BWS-Bereich reduziert und gleichzeitig die Extension in diesem Bereich verbessert wird.

Muskeltonusveränderung

Liegt keine CMD vor und ist dementsprechend das gesamte craniomandibuläre System in einem ausbalancierten Zustand, so wird bei maximaler Intercuspidation, die häufig bei sportlichen Betätigungen auftritt, keine negative Auswirkung auf die Körperstatik erfolgen. Sollte hingegen eine CMD vorliegen, so wird in Stresssituationen bei der Intercuspidation die Kaumuskulatur traumatisierend verspannt, was zu einem dauerhaft verstärkten Muskeltonus führen kann. In diesem Falle ist das Tragen einer individuell angepassten Myozentrikschiene für den einzelnen Sportler von enorm wichtigem Wert. Ob das Tragen eines normalen Mundschutzes in diesen Fällen ebenfalls zu einem positiven Ergebnis führt, muss zumindest bezweifelt werden, da damit ja die normale habituelle Bissposition nicht verändert wird.

So führen auch Ohlendorf und Kopp in ihrer Arbeit aus: *„Der konfektionierte Mundschutz der Spieler wird dem gegenüber durch das Boil-and-Bite-Verfahren in habitueller Bissposition (gewohnheitsmäßig eingenommener Zusammenbiss ohne Bewegung des Unterkiefers) hergestellt. Allein die vertikale Biss-Stellung des konfektionierten Mundschutzes verursacht im Vergleich zur neutralen Bissposition negative Auswirkung auf die Oberkörperstatik.“* (Ohlendorf und Kopp 2014)

Der Autor dieses Buches hat in den letzten Jahren viele Sportler, auch Hochleistungssportler, die unter einer CMD litten, behandelt und ihnen mit individuell angepassten Myozentrikschienen deutlich helfen können, sodass alle Sportler sich in ihren Leistungen steigern konnten und wesentlich weniger Verletzungen erlitten. Dies konnte durch die Muskeltests mit dem Kraftmessgerät Digimax der Firma mediTronic und seit neuestem auch mit dem MMT-Gerät der Firma SinfoMed® objektiviert werden. Zusätzlich konnten die positiven Ergebnisse durch ein besseres EMG-Muster der Kau- und Nackenmuskeln mithilfe der Aufbissschiene nachgewiesen werden (➤ Kap. 4.2.7).

Obwohl es mittlerweile eine Fülle von Veröffentlichungen im Hinblick auf eine veränderte Körperstatik durch die CMD und die positive Beeinflussung der gesamten Körperstatik durch Aufbissschienen gibt, existieren nach wie vor zum Teil widersprüchliche Veröffentlichungen, die teilweise auch negative Auswirkungen der Aufbissschienen zeigen. So wurde in dem Artikel von Ohlendorf und Kopp auch erwähnt, dass hinsichtlich des dynamischen Gleichgewichts durch das Tragen einer Schiene Verschlechterungen zu verzeichnen waren.

Ein möglicher Ansatz, um diese Widersprüche in Zukunft aufzulösen und die Therapie der CMD-Patienten zu verbessern, stellt die Arbeit von Ruth Nebel dar, die in der Manuellen Medizin 2014 veröffentlicht wurde. Nebel geht in ihrer Arbeit hauptsächlich vom posturalen System aus, da nur dieses die Stellreaktionen im Körper auslösen kann, und äußerst sich folgendermaßen:

„***Hintergrund:*** *In Forschung und Praxis werden Haltungs- und Bewegungsveränderungen bei oraler Schienenapplikation beobachtet. Dieser Effekt wird bislang dem stomatognathen System zugeschrieben und als causal abhängig von der Occlusion vermutet. Dies hat seinen Niederschlag in Diagnostik und Therapie gefunden, obgleich die Untersuchungsergebnisse dazu fortlaufend divergieren.*

Hypothesen: *Wahrscheinlicher ist die Haltungsänderung als Reaktion des posturalen Systems, das bei Schienenapplikation auf die Veränderung seiner elementarsten Größen reagiert: Die Oberkieferzahnlänge trägt zu einer Ebene bei, die dem posturalen System als Referenz für die Orientierung im Raum dient – Folge ist eine körperstatische Neuorganisation. Dies lässt vermuten, dass sowohl die Funktion des stomatognathen Systems als auch ein entscheidender Aspekt der Reizverarbeitung des posturalen Systems auf den somatischen Strukturen des Kieferbereichs basiert und dass beide Systeme dort parallel aber unabhängig voneinander arbeiten.*“ (Nebel 2014)

In ihrer Arbeit hat Nebel diverse Veröffentlichungen zum posturalen System studiert und zusammengefasst und führt dabei Folgendes aus: „*Häufig anzutreffende posturale Funktionen sind Stellreaktionen. Sie erfolgen aufgrund eines Reizes aus dem Gleichgewichtssystem mit dem Ziel der Sicherung des Gleichgewichts bzw. der Balance. Stellreaktionen zielen darauf ab, Kopf und Rumpf bei einer Lageveränderung in Balance entsprechend der Schwerkraftrichtung einzustellen.*“ (Nebel 2014)

Diese Einstellung der Balance erfolgt mithilfe von Afferenzen aus diversen Muskeln im Körper, wobei der Kopf-Hals-Bereich mit dem M. sternocleidomastoideus und den occipitalen Muskeln sowie die Muskeln am Unterschenkel, M. tibialis, M. soleus und M. gastrocnemius, bislang am besten untersucht sind. Dies macht insofern Sinn, als die suboccipitale Muskulatur direkt mit den Augenmuskeln in Verbindung steht (➤ Abb. 3.28), das heißt, afferente Informationen aus dem Auge, dem Ohr, dem Vestibularorgan und aus anderen Regionen werden direkt in das posturale System hineingeschickt. Zusätzlich spielt die Unterschenkelmuskulatur neben dem M. psoas auch eine äußerst wichtige Rolle beim Gehakt.

Bei Lage- und Stellungsveränderungen des Körpers, sei es, dass diese physiologisch sind oder durch Traumata, CMD oder andere Ursachen hervorgerufen, laufen meist unbewusst posturale Reaktionen an mehreren Körperabschnitten ab, um den Körper im Gleichgewicht zu halten. Das posturale System spielt dabei aufgrund seiner diversen Rezeptoren wie Proprio- und Gelenkrezeptoren, dem Vestibularorgan etc. eine entscheidende Rolle.

Das typischste Beispiel, das auch für die meisten Laien verständlich ist, ist die Skoliose. Die Skoliose ist entweder angeboren oder kann durch ein funktionell schiefes Becken aufsteigend bzw. durch eine CMD absteigend hervorgerufen werden. Anatomisch bekannt ist, und so wird es auch bei den meisten manualtherapeutischen Gesellschaften unterrichtet, dass bei der Skoliose eine Rotationsfehlstellung der einzelnen Wirbelkörper vorliegt, d. h., dass es zu einer Seitneigung in die eine Richtung und einer Rotationsdrehung in die kontralaterale Richtung kommt. So rotieren beispielsweise bei einer rechtskonvexen BWS-Skoliose die einzelnen Wirbelkörper nach rechts, zugleich neigen sie sich nach links. Die für diese Stellung verantwortlichen Muskeln sind in der mittleren und tiefen Schicht zu finden, denn die längeren Muskeln der mittleren Schicht (Mm. multifidii, Mm. semispinalis) verlaufen von kaudal-lateral nach cranial-medial und bewirken genau diese Seitneigung mit gegensinniger Rotation. Dies entspricht aber einer Stellreaktion. Die in der tiefen Schicht vorhandenen kurzen Mm. rotatores regulieren wiederum die Position der einzelnen Wirbelkörper zueinander.

Bei der physiologischen Skoliose, die beim Gehakt entsteht, stellt sich die Konvexität auf der Seite des anatomisch zu kurzen Beines ein, während auf der Standbeinphase durch die posturalen Reflexe das Bein quasi länger wird (➤ Abb. 3.29).

Nebel analysiert in ihrer Arbeit des Weiteren diverse Veröffentlichungen von Autoren bezüglich kephalometrischer Analysen, die nachweisen, dass es eine kompensatorische Kopfhaltung bei Gesichtsdysmorphien gibt. So wird bei einer geringen posterioren Gesichtshöhe der Kopf extendiert, bei einer hohen posterioren Gesichtshöhe hingegen wird er flektiert. Interessant ist dabei die Arbeit von Sonnesen und Bakke (2005), die ebenfalls eine wichtige Verbindung der Kopfhaltung zu klinischen Beschwerden fanden und zeigen konnten, dass junge Patienten mit einer extendierten Kopfhaltung eher über Beschwerden im Sinne einer craniomandibulären Dysfunktion berichteten, wobei auch oft bei erwachsenen CMD-Patienten diese extendierte Kopfhaltung gefunden wurde. Dies ist logisch, da durch diese Kopfhaltung der Unterkiefer nach dorsal und das Hyoid nach dorsal-cranial verzogen wird und damit durch die veränderte Lage des Unterkiefers und den falschen Muskelzug eine Okklusionsstörung entsteht.

Interessant sind folgende Ausführungen von Nebel in ihrer Arbeit: „*Zahnhöhenveränderungen bewirken Sonderfälle von Stellreaktionen, denn sie erfolgen nicht auf einen exter-*

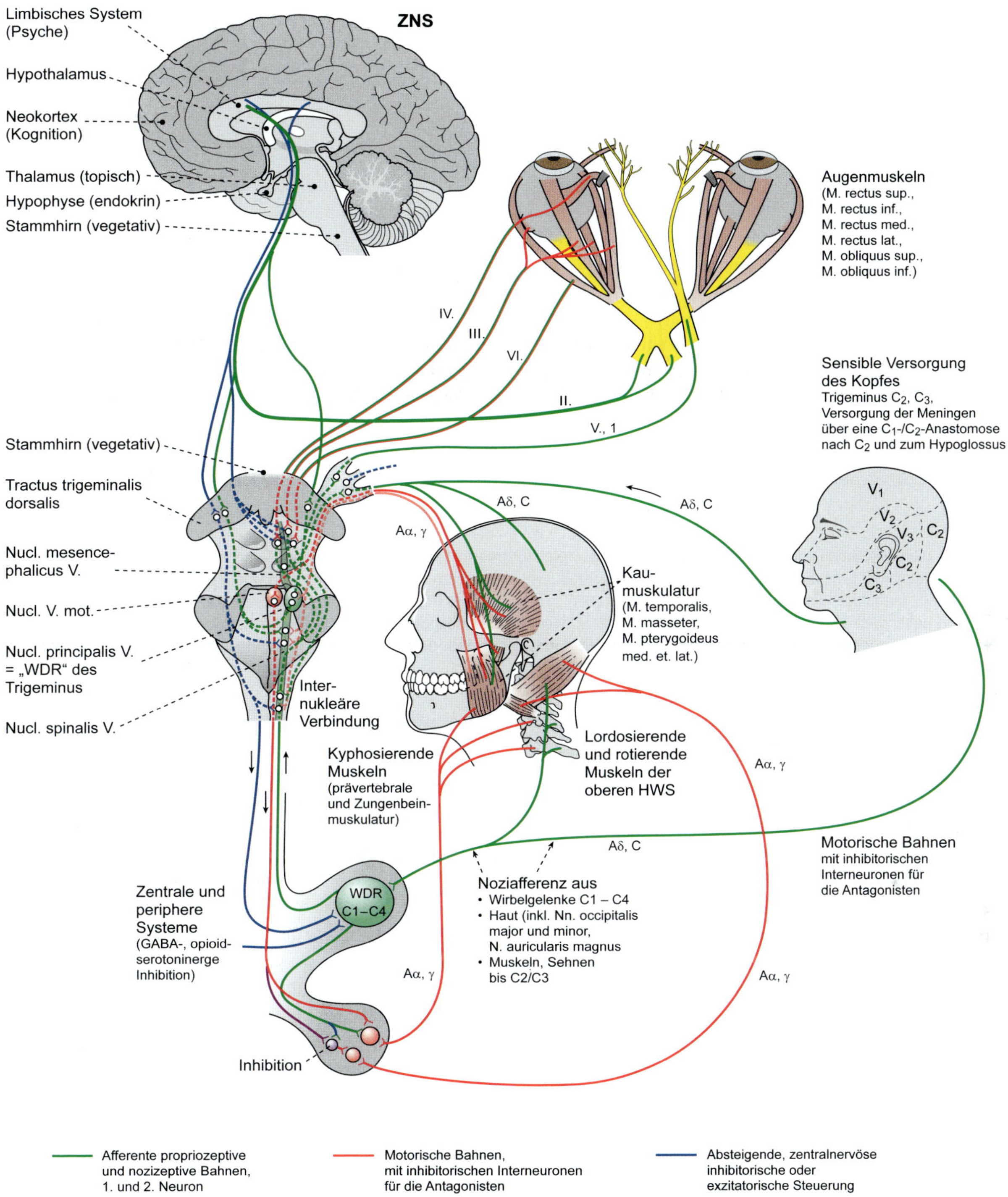

Abb. 3.28 Versuch der grafischen Darstellung der wesentlichen Konvergenzen im Bereich der oberen Halswirbelsäule und des Hirnstamms [L106]

nen Reiz, sondern entstehen durch Verlagerung der Referenzebene im Schädel nach solchen Veränderungen." (Nebel 2014)

Dies wird anhand der ➤ Abb. 3.30 verständlich. Interessanterweise decken sich diese Beobachtungen von Nebel mit den Beobachtungen des Autors, der bei den hohen Streichern häufig eine linkskonvexe Schädelform fand. Dies wird nicht selten dadurch ausgelöst, dass am wachsenden Skelett durch den Kinnhalter ein derartiger Druck auf die Mandibula erzeugt wird, dass diese nach rechts verschoben wird. Dadurch entstehen eine Distraktion im linken und eine Kompression im rechten Kiefergelenk. Die „Nonokklusion" links führt bei stundenlangem Üben mit dem Instrument irgendwann zu einer Elongation der Zähne links. Bei den hohen Streichern fällt zusätzlich verstärkend ins Gewicht, dass der Kopf un-

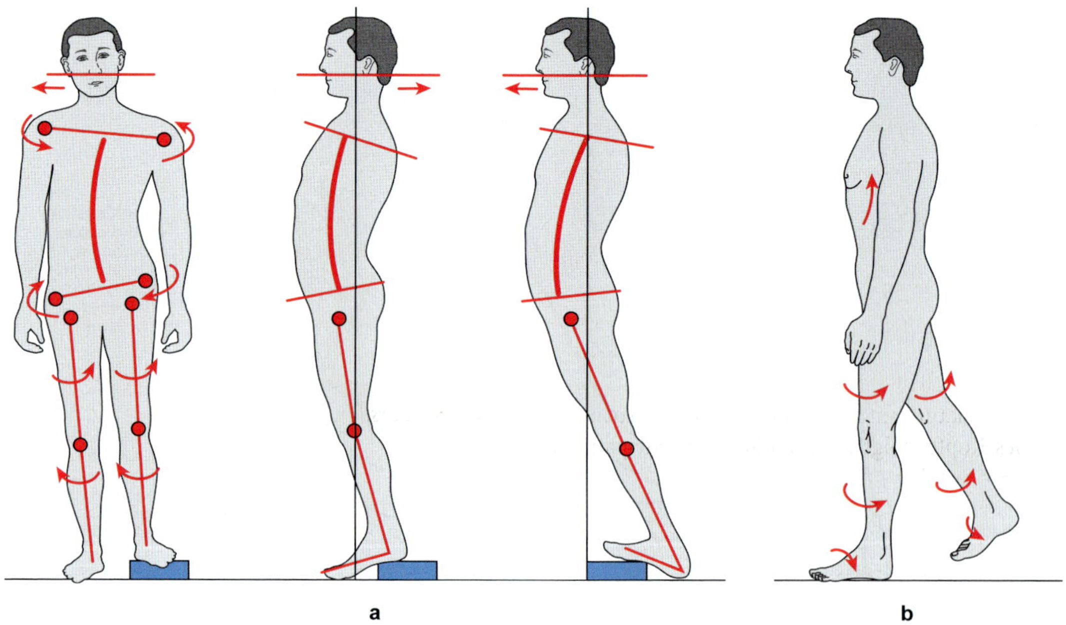

Abb. 3.29 **a** Die Stellreaktion bei asymmetrischer Erhöhung der Unterstützungsfläche beinhaltet die Komponenten Verlagerung des Körperschwerpunkts, Veränderung der Lage der Körperabschnitte zueinander (z. B. Schultergürtel zu Becken), Verlängerung einer Körperseite sowie Seitneigen kombiniert mit gegensinnigen Rotationen (Seitneige links, Rotation nach rechts). Die Referenzebene steht bei Geradeausblick horizontal. **b** Die Stellreaktion beim Gehen zielt darauf ab, die Körperlast entlang der Schwerkraft axial über den Standbeinfuß zu bringen. Dazu werden die Standbeinseite verlängert und Rotationen mit gegensinniger Seitneige eingestellt, sodass sich in den Gelenken der Standbeinseite der Gelenkzwischenraum vergrößert und alle Rumpf- und Extremitätenachsen nach vorn zeigen. [L106]

physiologisch in einer Seitneigung und Rotation nach links gehalten wird, was der Funktion des M. sternocleidomastoideus widerspricht. Dies führt zu weiteren posturalen Stellungsanpassungen des Körpers.

Oft treten mit posturalen Positionsveränderungen Wahrnehmungsstörungen des Patienten auf: Er fühlt sich im Lot, wenn er aber wieder ins eigentliche Lot gebracht wird, hat er das Gefühl, er sei jetzt schief. Diese jahrelangen Einwirkungen von Körperfehlhaltungen führen zu veränderten Muskelverläufen (vgl. Skoliose) und zu Änderungen der Gelenkbelastungen, was zu einem schnelleren Verschleiß führen kann.

Verstärkend kommt hinzu, wie vom Autor hinreichend gezeigt werden konnte, dass bei einer CMD die ischiocruralen Muskeln wie auch die Nackenflexoren meist funktionell abgeschwächt sind. Diese Patienten litten viel häufiger unter Bandscheibenvorfällen und massiven Spondylarthrosen der HWS und LWS als Patienten, die keine CMD hatten. Wenn diese Muskeln aber durch die CMD bedingt funktionell abgeschwächt sind, setzen wieder Stellreaktionen mit dem Ziel ein, das Gleichgewicht zu sichern.

Die Rolle der Mandibula

Interessant sind ebenfalls die Ausführungen von Nebel bezüglich der Rolle der Mandibula: „*Die Mandibula ist sowohl aktiv wie auch reaktiv bei Stellreaktionen mit Lageveränderungen des Körpers beteiligt:*

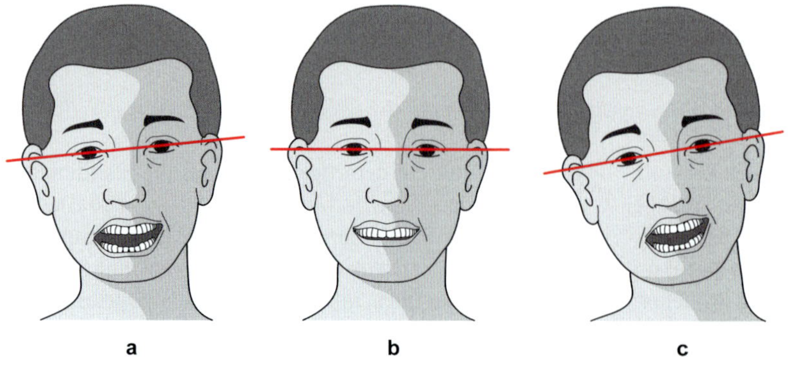

Abb. 3.30 **a** Sonderfälle von Stellreaktionen: Kopfhaltung seitgeneigt, zur Gegenseite rotiert, Augenachse steht schräg im Raum. Bei Zahnersatz wird gegenwärtig die ursprüngliche Zahnhöhe nicht immer konserviert: Der untere Rand der Oberkieferzähne divergiert von der Augenachse. **b** Normaler Befund. **c** Der Kopf neigt sich zur Seite, auf der die Oberkieferzähne kürzer sind. Die Mandibula orientiert sich dagegen nach der Schwerkraft und steht versetzt unter der Maxilla. Dies entspricht einer dauerhaften Kopfstellreaktion mit Folge der Einschränkung des zervikalen Bewegungsausmaßes und damit auch der physiologischen Stellreaktion. [L106]

- *Das Sperren der Mandibula limitiert das Bewegungsausmaß einer Körperstellreaktion und führt zu schlechterer Balance.*
- *Die optimale Lage der Mandibula führt zu einer Verbesserung des Gleichgewichts und des Bewegungsausmaßes."* (Nebel 2014)

Auch Ohlendorf hatte bereits bei einer einseitigen Schuherhöhung eine gelenkige Positionsveränderung der Mandibula ipsilateral mit Veränderung der Mundöffnung beobachtet. Letztendlich kann jeder im Eigenversuch feststellen, wie sich die Mandibula bei diversen Kopfpositionen verändert. Bei Flexion des Kopfes erhält man vorn im Mund mehr Zahnkontakt, bei Reklination im posterioren Bereich. Auch bei Seitneigung des Kopfes folgt die Mandibula in entspannter Haltung zeitverzögert dieser Seitneigung.

Wie oben bereits ausgeführt wird bei erzwungener Okklusion und Verhinderung der mandibulären Bewegung die Körperhaltung im Sinne der Balance unsicherer. Nebel vermutet daher eine Funktion der Mandibula im posturalen System. Sollte dies stimmen, so wäre dies ein Hinweis auf die schlechteren Ergebnisse bei der Prüfung des dynamischen Gleichgewichts durch das Tragen einer Schiene, wie im Artikel von Ohlendorf und Kopp beschrieben, wenn die Mandibula **durch die Schiene in eine bestimmte falsche Okklusion gezwungen wird.**

Nebel postuliert die Hypothese, dass das posturale System die Information aus der passiven Lageveränderung der Mandibula nutzt. Diese Lageveränderung wird von der Mandibula über Schwerkraft und Beschleunigungswirkung eingenommen: *„Daher schwingt die entspannte Mandibula bei Körperbewegungen um einige Millimeter unter dem Schädel. Bei Kopfbewegungen kommt sie der Schädelbewegung aufgrund ihrer hängenden Position in Bruchteilen von Sekunden zeitlich versetzt nach, aufgrund des Schwerkrafteinflusses reagiert sie träge."* (Nebel 2014)

In der Gangphase kommt es laut Nebel dann zu unterschiedlichen Kopfpositionen, z. B. hebt sich der Kopf auf der Standbeinphase, sodass es durch die noch nicht veränderte Mandibulaposition zu einem Zahnkontakt auf der Schwungbeinseite kommt (➤ Abb. 3.31). Des Weiteren weist Nebel auf die enorme Wichtigkeit des Schädelkomplexes hin, indem sie Folgendes ausführt: *„Zwischen den bilateral im Schädel angeordneten Kiefergelenken befinden sich, als zentraler Gelenkkomplex, die Zahnbögen mit einer dreidimensional ausgerichteten Architektur, weiter dorsal liegt die Wirbelsäule mit den ‚Kopfgelenken' zu Atlas und Axis. Die eingeschlossene Fläche der Kiefergelenke, des Ober- und Unterkiefers mit den beteiligten Weichteilen entspricht dem gesamten Durchmesser des Schädels. Mit dieser Fläche ist dieser Gelenk-Weichteilkomplex die größte funktionelle gelenkige Einheit des menschlichen Körpers."* (Nebel 2014)

Was ergibt sich aus diesen Betrachtungen nun für die Praxis der Schienengestaltung bzw. für die Prothetik?

Laut Nebel würde eine Veränderung der Ebene des Oberkiefers im Raum zu einer Verlagerung der Kauebene dergestalt führen, dass damit auch das Abbild der Raumdimension im Schädel verändert wäre. Dies führt in relativ kurzer Zeit auch zu einer Veränderung von Kopf- und Körperhaltung. Deswegen würde bei postural veränderten Stellreaktionen ein vom Zahnarzt angefertigtes Registrat nicht die dentale, sondern primär die postural eingestellte Position abbilden. Würde man diesen Zustand in die Okklusion überführen, so würde man die postural eingestellte Kopfstellreaktion dental fixieren. Im Umkehrschluss bedeutet dies, dass alle Dysfunktionen des Körpers durch eine Behandlung aufgehoben werden müssen und die posturalen Stellreaktionen damit zum Positiven verändert würden. Dies kann nach Ansicht des Autors aber nicht gelingen, wenn man den Patienten über längere Zeit, z. B. einmal pro Woche, behandelt, denn er würde nachts durch die falsche Okklusion wieder in seine alten Muster zurückfallen. Die Lösung muss in einer möglichst umfänglichen Beseitigung gleich in der ersten Behandlung

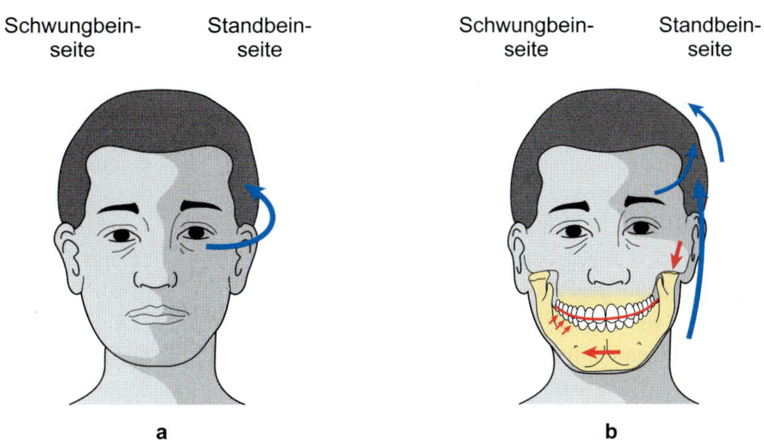

Abb. 3.31 Positionsänderung der Maxilla zur Mandibula bei Kopfstellreaktion (Gehen). Die Mandibula behält ihre Position im Raum, während sich Kopf und Maxilla auf der Standbeinseite heben und von ihr entfernen. Es kommt zu Zahnkontakten auf der Schwungbeinseite. [L106]

erfolgen, um somit direkt die optimale neue Okklusionsebene zu erreichen (➤ Kap. 4.2).

Nebel schreibt dies auch kritisch als Fazit am Ende ihres Artikels: *„Kopf- und Körperstellreaktionen sind vor Erarbeitung der Okklusion zu korrigieren, denn bei bestehender Kopfstellreaktion wird die Registrierung verfälscht. [...] Gesichtsbogen und Artikulator bieten derzeit keine Möglichkeit, die Kopfposition im Raum zu berücksichtigen und sollten bei Erweiterung der Diagnostik nachgerüstet werden."* (Nebel 2014)

Muskuloskelettale Schmerzsyndrome bei Musikern

Auch Steinmetz (2015) wies in ihrem Beitrag auf die Zusammenhänge zwischen CMD und muskuloskelettalen Schmerzsyndromen, die auf posturale Stellreaktionen zurückzuführen sein dürften. Als ausgesprochene Spezialistin für Musikermedizin beschreibt sie in ihrem Beitrag die Prävalenz von CMD bei professionellen Musikern bezogen auf die einzelnen Instrumentalgruppen. So klagen zum Beispiel bei den Blechbläsern 47 % über Schmerzen im Bereich der Zähne und des Kiefers. Dies wundert nicht, wenn man die Kräfte und Belastungen für das gesamte dentale System betrachtet, die beim Spiel auftreten. Zitat von Steinmetz: *„Bei Trompetern steigt der intraorale Druck auf bis zu 25 kPa. In Kombination mit der Kompression der Lippenstrukturen durch den Mundstückanpressdruck, welche teilweise sogar 100 N überschreiten können, sind diese Kräfte in der Lage, Zähne um bis zu 100 µm zu verlagern."* (Steinmetz 2015)

Bekannt ist, dass oft bereits Schmerzen in anderen Körperregionen empfunden werden, z. B. Sehnenprobleme, Schulter-Nackenverspannungen, etc., bevor über Schmerzen im Bereich der Kiefergelenke geklagt wird. Untersucht man daher in (Profi-)Orchestern die Gruppen der Bläser und der hohen Streicher, so kommt man nach Meinung und Beobachtung des Autors an Musikern zu noch höheren Prozentzahlen bei diesen Gruppen. Steinmetz spricht dabei bezogen auf die Musiker in der Assoziation craniomandibulärer Dysfunktionen von Instrumental-assoziierten muskuloskelettalen Schmerzsyndromen (IAMS). Leider unterläuft ihr in der sonst hervorragenden Darstellung ein kleiner „Fehler", in dem sie schreibt: *„Unabhängig vom Instrumentalspiel berichteten 8 % der Befragten (Musiker) über aktuelle orofaziale Schmerzen (dies entspricht in etwa der Prävalenz von CMD in der Normalbevölkerung)."* (Steinmetz 2015)

Steinmetz bezieht sich dabei nur auf eine einzige, in ihrer Literaturangabe angegebenen, Quelle. Die Kritik des Autors richtet sich dabei gegen zwei Dinge: Einerseits – wie bereits dargelegt – verursacht die CMD in weitaus höherem Prozentsatz Probleme muskuloskelettaler Art als Schmerzen im orofazialen Bereich. Andererseits gibt es eine Fülle von Veröffentlichungen und Untersuchungen, die zu einem deutlich höheren Prozentsatz der Prävalenz der CMD in der Bevölkerung kommen, der nämlich bei ungefähr 40 % liegen dürfte – mit steigender Tendenz wegen der zunehmenden kieferorthopädischen Behandlungen mit den Folgen einer CMD, wie ausführlich in diesem Buch im ➤ Kap. 3.2.10 beschrieben wurde.

3.1.3 Becken

Absteigende Läsionskette

Die **tiefe Frontallinie (TFL)** (Myers 2004) spielt für die Stützfunktion des Körpers eine bedeutende Rolle. Sie wird v. a. von langsam kontrahierenden tonischen Muskelfasern durchzogen, die die Stabilität des Körpers gewährleisten. Am Fuß beginnt diese Linie zunächst mit dem M. tibialis posterior, dem M. flexor hallucis longus und dem M. flexor digitorum longus, die für die Stabilisierung des Fußes und v. a. des Längsgewölbes verantwortlich sind. Diese Muskeln verlaufen in einer tiefen Schicht an der Rückseite der Membrana interossea, sind nur sehr schwer zu palpieren und oft äußerst schmerzhaft angespannt (➤ Abb. 3.32).

Nach cranial setzen sie sich in die Adduktoren fort, die durch ihre Muskelkraft beide Beine stabilisieren. Vom M. adductor magnus verlaufen die Faszienzüge in den M. obturatorius internus, der wiederum Kontakt mit dem Beckenboden aufnimmt. Der nächste große Abschnitt wird vom M. psoas gebildet, womit kaudal der Kontakt zum Hüftgelenk und cranial der Kontakt zum Diaphragma und damit zum Atemrhythmus gegeben ist.

Die tiefe Frontallinie zwischen Becken und Occiput kann als innere myofasziale Hülle betrachtet werden. Sie bildet die innere Auskleidung des Thorax und des Beckens und eine Art Dach rund um die Wirbelsäule herum.

Häufig zu beobachten sind Beckenfunktionsstörungen mit **funktionellen Beinlängendifferenzen** und **einseitigen Verspannungen bzw. Überdehnungen der Muskeln** im Beckenbereich. Dabei findet sich oft die Kombination eines nach rechts rotierten LWK 5 in ERS-Stellung (Extension-Rotation-Seitneigung nach rechts) befindlichen Wirbels mit einer Sacrumfehlstellung nach links anterior über die linke diagonale Achse. Durch die Lage der Hüftpfanne wird bei Rotation des Ileums der Femur entweder nach kaudal geschoben (anteriores Ileum) oder nach cranial gezogen (posteriores Ileum). Dadurch entsteht eine funktionelle Beinlängendifferenz (➤ Abb. 3.33).

Durch die funktionelle Beinlängendifferenz werden wiederum einige Muskeln der tiefen Frontallinie beeinflusst: M. psoas, M. pectineus und M. obturatorius internus. Auch der M. quadratus lumborum wird in dieses Geschehen einbezogen und reagiert häufig mit einer Verkürzung oder aufgrund

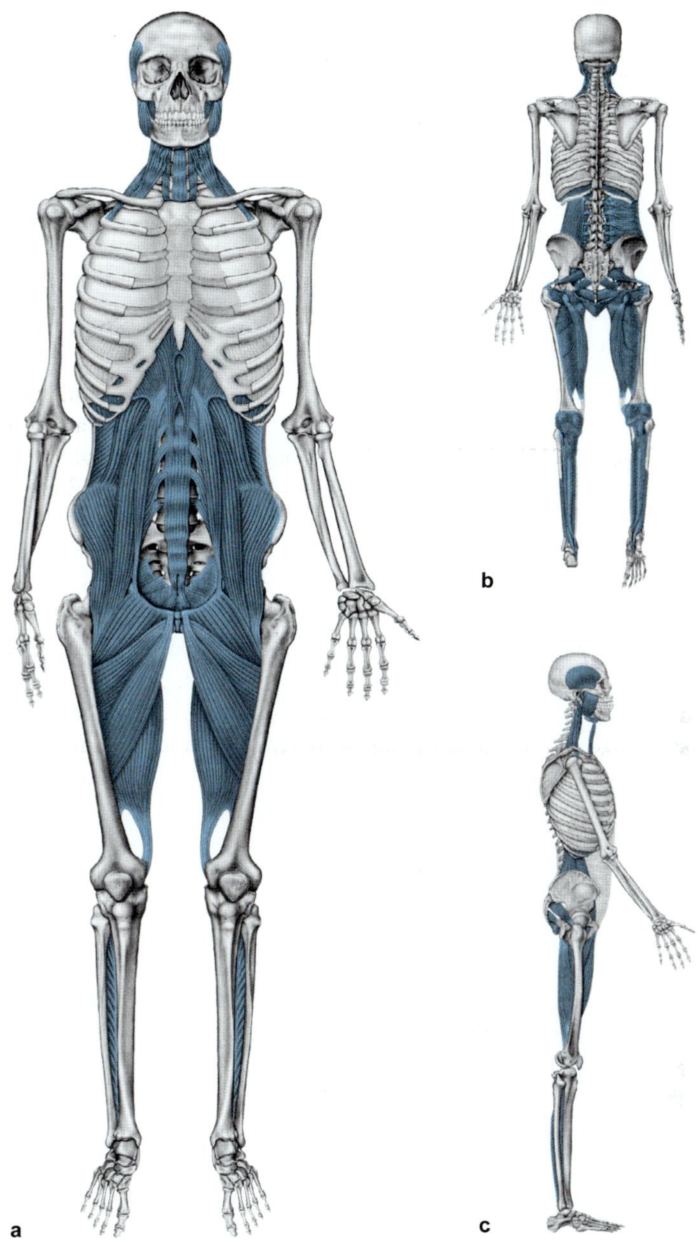

Abb. 3.32 Die tiefen Frontallinien [E669]

der ständigen Fehlhaltung mit einem Triggerpunkt. Nicht selten finden sich als Folge dieser Fehlhaltung und Beckenverwringung einseitige Verspannungen und Verkürzungen des Lig. sacrotuberale, das durch spondylogene Reflexe nach Dvorak ipsilaterale Verspannungen im Bereich der mittleren BWS verursacht (➤ Abb. 3.34).

Diese Verspannungen können sehr gut durch eine Dehnung des Ligaments behandelt werden. Für den Patienten ist es eine Wohltat, wenn die Schmerzen und muskulären Verspannungen zwischen den Scapulae endlich therapiert werden können.

Der Schmerz, der durch Palpation der verspannten Muskeln ausgelöst wird, lässt in seiner Intensität sofort nach, wenn ipsilateral das verkürzte Lig. sacrotuberale gedehnt wird. Wenn auch das Lig. sacrospinale mit betroffen ist, führt dies über die spondylogenen Reflexe zu einer muskulären Verspannung im HWS-Bereich.

In der Häufigkeit der Beckenfunktionsstörungen stehen die **Torsionsfehlstellungen,** meist L/L, neben den ileosakralen Störungen (Ileum anterior oder posterior) an erster Stelle (➤ Abb. 3.35). Der Begriff L/L stammt aus der MET-Technik der Osteopathie und meint eine Abkippung des Sacrums nach links anterior über die linke diagonale Achse.

Meist ist mit der Torsionsstörung des Beckens eine entgegengesetzte Fehlstellung des LWK 5 verbunden, die oft mitbehandelt werden muss.

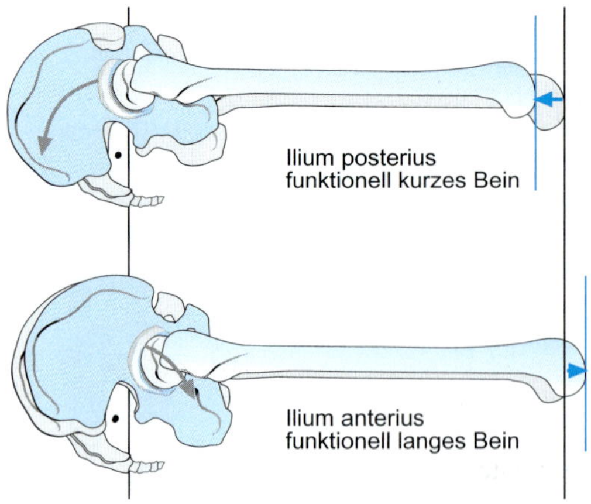

Abb. 3.33 Auswirkungen der Stellung des Ileums auf die funktionelle Beinlängendifferenz [M593/L126]

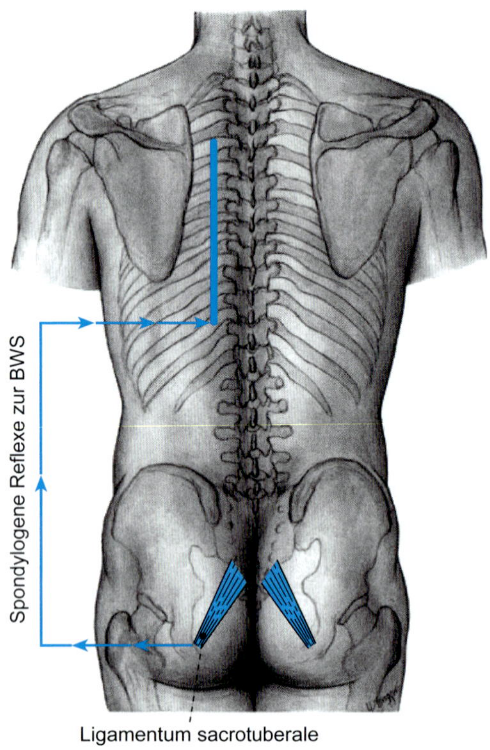

Abb. 3.34 Spondylogene Reflexe nach Dvorak aus dem Lig. sacrotuberale in die BWS [L106]

Dysfunktion des M. psoas

Aus einer Beckenfehlstellung resultieren – wie bereits ausgeführt – muskuläre Dysbalancen (➤ Kap. 3.1.1, ➤ Abb. 3.17, ➤ Abb. 3.18). In diesem Abschnitt wird genauer auf den M. psoas eingegangen, der von allen LWK, teilweise auch noch von BWK 12, entspringt.

Der M. psoas zieht von der Wirbelsäule nach kaudal mit Ansatz am Trochanter minor. Auf seinem kaudalen Weg verläuft er direkt vor dem Hüftgelenk und umrundet die Eminentia ileopubica. Die einzelnen Faserzüge des Muskels kommen dabei in unterschiedlichen Schichten zu liegen:

- Die am kaudalsten entspringende Faserschicht liegt am weitesten dorsal.
- Die am höchsten entspringende Faserschicht, oftmals bereits an den Procc. transversi des 12. BWK beginnend, liegt am weitesten ventral.

Jeder Faseranteil des M. psoas füllt die vor der Wirbelsäule verlaufende Rinne zwischen den Wirbelkörpern und den Procc. transversi aus. Die Faserzüge des M. psoas gehören zur tiefen Frontallinie, auch hier besteht wieder die Verbindung zwischen Schädel und Fuß, über die CMD-Störungen weitergeleitet werden.

Die Aussage, dass ein verspannter M. psoas zu einer Hyperlordose führt, kann nicht aufrechterhalten werden. Betrachtet man den Verlauf der Fasern des M. psoas genauer, kann bei gleichzeitiger Kontraktion aller Faseranteile nur Folgendes geschehen: Die am ventralsten liegenden und gleichzeitig längsten Muskelfasern des M. psoas komprimieren die tieferen Schichten und benutzen die Eminentia ileopubica als Hypomochlion. Damit drücken sie das Becken in eine Aufrichtung hinein und ziehen die oberen LWS-Anteile nach anterior, während die unteren nach posterior gedrückt werden (➤ Abb. 3.36). Eine Verspannung des M. psoas führt demnach zu einer **Beckenaufrichtung und Abflachung der LWS-Lordose,** nicht aber zu einer Hyperlordose. Das Laufmuster des Patienten ist allerdings sehr wohl gestört, da der verkürzte M. psoas zu einer Beugung im Hüftgelenk und gleichzeitig zu einer Außenrotation des Oberschenkels führt. Die Patienten knicken in der Leiste ein und laufen mit dem Oberkörper leicht nach vorne gebeugt.

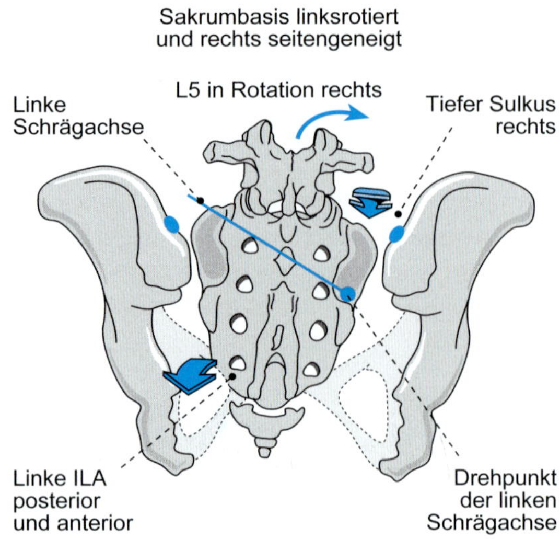

Abb. 3.35 Torsionsfehlstellung des Sacrums mit Abkippung der Sacrumbasis nach links anterior über die linke diagonale Achse. Der rechte Sulcus ist tief, der linke ILA (inferior-lateral-angle) steht posterior und L5 rotiert entgegengesetzt zum Sacrum nach rechts (L5 = LWK 5, Rr = Rotation rechts). Modifiziert nach [L106]

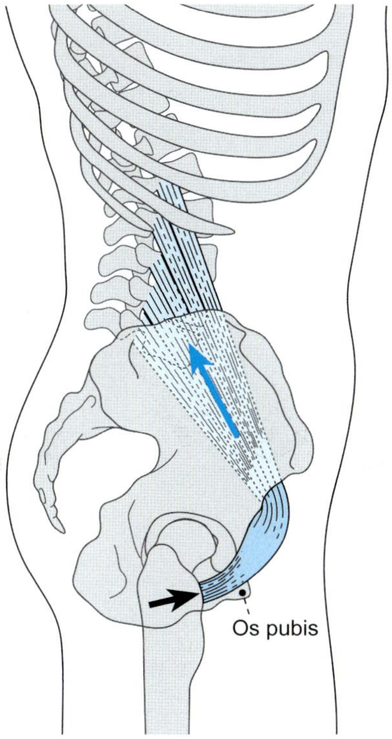

Abb. 3.36 Darstellung des M. psoas von anterior. Man sieht eindeutig den Ramus pubis als Hypomochlion und den Verlauf des M. psoas bis zum Trochanter minor. Der hypertone Psoas flektiert in der Hüfte und hebt die LWS-Lordose auf. [M592/L106]

Nierenaffektion

Beim Muskeltest des M. psoas (➤ Abb. 3.37) findet man häufig eine einseitige Schwäche, oft verbunden mit einer **Nierenptose** leichten Grades (➤ Kap. 3.7.3). Durch den Muskelzug des funktionell stärkeren M. psoas kommt es zu einer Rotationsfehlstellung der LWS mit einseitigem paravertebralem Muskelhartspann. Damit erfolgt eine Streckung im lumbalen Abschnitt mit konsekutiven Schmerzen. Nach erfolgreicher Behandlung des Beckens und der Niere sind diese Probleme behoben, kehren aber wieder zurück, wenn die zugrunde liegende CMD nicht behandelt wird.

➤ Abb. 3.37 zeigt den **Psoas-Test,** wie er in der Applied Kinesiology durchgeführt wird. Bei einer leichten Schwäche des Muskels kann der Patient kaum noch Widerstand gegen den Druck des Therapeuten entgegensetzen, bei einer stärkeren Schwäche des Muskels ist der Patient nicht einmal mehr fähig, das Bein in der Luft zu halten. Die kontralaterale Seite des Beckens kippt zur testenden Muskelseite ab, und das Bein fällt herunter. Gleichzeitig äußert der Patient stärkere Schmerzsymptome im LWS-Bereich. Dies ist ein eindeutiger Hinweis auf die Entstehung von lumbalen Schmerzsyndromen aufgrund eines meist **einseitig hyporeaktiven (schwachen) M. psoas** (➤ Kap. 2.6.1), der in über 80 % der Fälle bei CMD-Patienten gefunden wird.

Coccygodynien

Immer wieder hört man von Patienten, dass sie sich eine Fraktur des Os coccygis zugezogen haben, was von ihrem Orthopäden oder dem behandelnden Arzt einer anderen Fachrichtung als kaum von Bedeutung abgetan wurde. Es stellt sich die Frage, warum so viele Patienten über Beschwerden im Bereich des Os coccygis bzw. über eine Schmerzausstrahlung in andere Regionen klagen, die durch pathologische Veränderungen am Os coccygis hervorgerufen werden können. Erwähnenswert ist dabei insbesondere die Schmerzausstrahlung in die Leisten und in die Genitalregion, in die LWS und Iliosakralregion sowie in die Bereiche Hüfte und Trochanter.

Es muss unterschieden werden zwischen Pathologien, die unmittelbar vom Os coccygis ausgehen und solchen, die in Kombination mit anderen anatomischen Strukturen auftreten.

Als lokale Ursachen sind zu nennen: Fraktur des Os coccygis durch direkte traumatische Einwirkung, Schiefstand durch Geburtstrauma oder während der Schwangerschaft, Zysten und Tumoren. **Knochenzysten** (aneurysmatische Knochenzysten) und **Tumoren** sind relativ häufig zu finden und bleiben lange Zeit unentdeckt. Diese Störungen im Bereich des Os coccygis können durch aufsteigende Faszienketten und muskuläre Züge eine Fortleitung bis zum Schädel erfahren und dort eine CMD auslösen.

Schmerzausstrahlung in den Bereich des Os coccygis in Kombination mit anderen pathologischen Ursachen wie

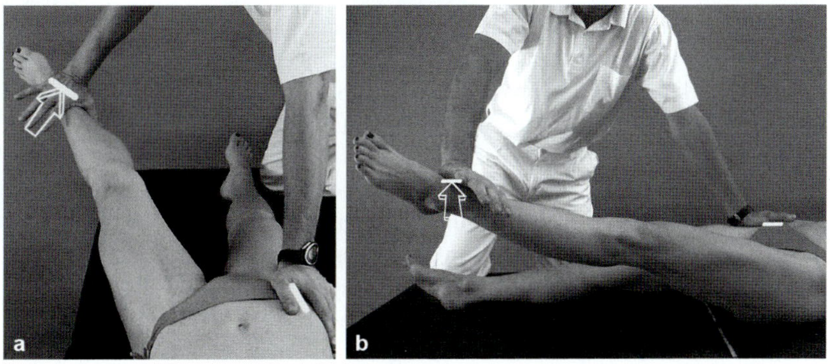

Abb. 3.37 Psoas-Test mittels AK [M593]

Muskelhypertonie, Spannungszustände der Dura mater, internistische und gynäkologische Erkrankungen werden an dieser Stelle nicht besprochen. Näher dargestellt werden die **Zusammenhänge zwischen einer CMD und dem Os coccygis.** Die Zusammenhänge zwischen Störungen im Bereich des craniomandibulären Systems und der Wirbelsäule und weiteren Körperstrukturen in der Peripherie sind bereits ausführlich dargestellt worden (➤ Kap. 2.2). Dabei verursacht die CMD Pathologien auf verschiedenen Ebenen, z. B. eine Änderung des craniosacralen Rhythmus und damit eine Änderung der Beweglichkeit der Schädelknochen. Dies führt unmittelbar zu einer Änderung der Sacrumbeweglichkeit, setzt sich bis in das Os coccygis fort und kann zu dumpfen Schmerzzuständen führen. In diesem Zusammenhang sei auf die Regel von De Jarnette verwiesen, aus der ersichtlich wird, dass das Occiput mit dem Sacrum und das Sphenoid mit dem Os coccygis gekoppelt sind.

Störungen der CMD setzen sich auch über das **Fasziennetz** bis zum Os coccygis fort. Das Fasziennetz überträgt mechanische Informationen durch das Wechselspiel von Zugspannung und Kompression (entsprechend dem Tensegrity-Modell) entlang der überwiegend aus Kollagen bestehenden Fasern des Netzes.

Der Begriff **„Tensegrity"** wurde von Buckminster-Fuller (Krausse und Lichtenstein 2000) geprägt, um eine Struktur- und Funktionsbeziehung von Materialien zu beschreiben. Seine Vorstellungen können folgendermaßen auf die medizinische Betrachtungsweise des Körpers übertragen werden: Festere Strukturen wie das Skelett oder die parenchymatösen Organe nehmen Kompression auf, andere Strukturen wie Faszien, Ligamente, Muskeln und Hohlorgane verteilen die Spannung. In einem **balancierten System** werden alle Kräfte gleichmäßig an alle Partner weitergegeben. Ein Ziehen an einem Punkt des Fasziennetzes wirkt sich auf das ganze Netz aus (wie z. B. das Ziehen an einer Ecke des Tischtuches). Dabei werden Zug und Druck entlang der Richtung der Faszien und der Grundsubstanz direkt von Faser zu Faser und von Zelle zu Zelle weitergegeben (➤ Kap. 2.8.1).

Die Fasziensysteme des Körpers hängen auf diese Weise zusammen, können untereinander Informationen austauschen und haben darüber hinaus eine enge Verbindung zu den Diaphragmen. Dabei ist besonders das **Diaphragma pelvis** hervorzuheben. Der wichtigste Muskel des Diaphragma pelvis ist der **M. levator ani,** der mit seinen Faseranteilen vom M. coccygeus entspringt, wobei sich beide gegenseitig beeinflussen können. Die Membrana obturatoria fungiert mit den Mm. obturatorius internus und externus als Bindeglied zwischen Bein, Hüfte und Beckenboden.

Nach der Vorstellung der Craniosacraltherapeuten bewegen sich Sacrum und Os coccygis in ihrer gelenkigen Verbindung einander entgegengesetzt. Wenn das Sacrum in Flexion geht, dreht das Os coccygis in Extension und umgekehrt. Daher kann man bei der gleichzeitigen Palpation der beiden Knochen gut feststellen, ob die Bewegung des Os coccygis

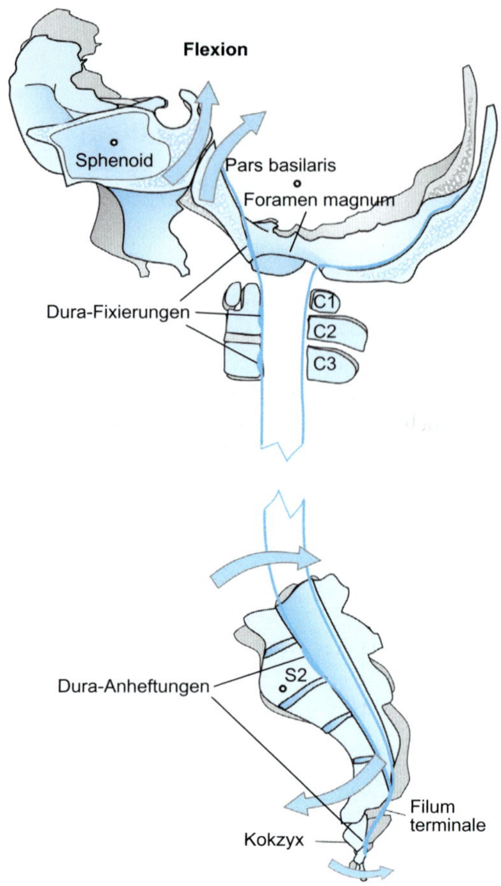

Abb. 3.38 Koppelung von Flexion und Extension der sphenobasilären Synchondorse und des sacrococcygealen Komplexes über die Dura mater [M593/L126]

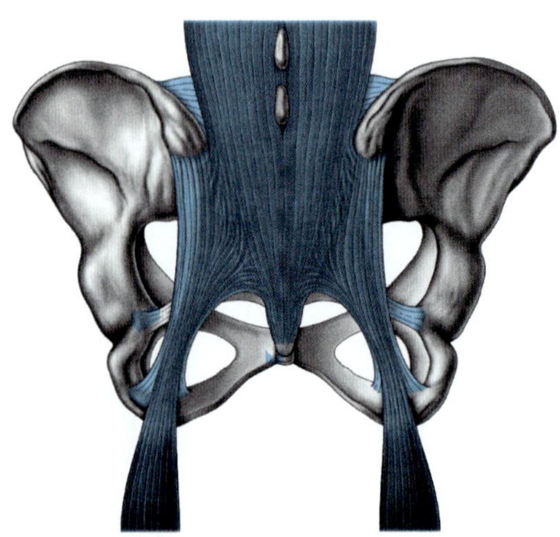

Abb. 3.39 Das Lig. sacrotuberale setzt sich nach cranial in die Fascia sacralis und den M. erector spinae fort, nach kaudal in den M. biceps femoris. Damit stellt es eine Verbindungskette zwischen den unteren Extremitäten und der Wirbelsäule bis zum Schädel dar. [E669]

richtig funktioniert (➤ Abb. 3.38, ➤ Abb. 3.39). Andernfalls muss dieses therapiert werden (Ridder 2006).

Übertragungsorte der Tendopathien

Die Fortleitung absteigender Dysfunktionen vom craniomandibulären Bereich über den Rücken und das Becken in die Beine hinein findet im Bereich des **Tuber ischiadicum** statt. Myers spricht von **„Bahnhöfen"** (in Analogie zum Titel seines Buches „Anatomy Trains" [2004]). Bahnhöfe sind diejenigen Muskelansatzstellen, an denen eine tiefer liegende Faser oder Sehne eines Muskels mit dem Periost des entsprechenden Knochens verbunden ist. Diese Fasern setzen sich weiter fort in darunter- oder darüberliegende Faserzüge der myofaszialen Spannungsketten bis in andere Körperteile hinein. Diese geniale Idee und Erklärung von Myers von Spannungsübertragungen im Körper wird an dieser Stelle auf die ischiocruralen Muskeln bezogen. Sie setzen eindeutig an der posterioren Seite des Tuber ischiadicum an, wobei sich etliche Fasern bis in das Lig. sacrotuberale und hinauf bis zum Os sacrum und dann weiter in das Lig. longitudinale posterius erstrecken, das bis zur Schädelbasis zieht (➤ Abb. 3.40). Meist werden im Bereich dieser „Bahnhöfe" die Fortleitungen eher in den oberflächlichen Faszienschichten gesehen, da hier die langen Muskelketten liegen, die weitstreckige Informationen im Körper vermitteln (Myers 2004).

Hüftschmerz

Für Hüftschmerzen gibt es zahlreiche Ursachen (Ridder 2000A). Die CMD kann sekundär über den ausgelösten Beckenschiefstand zu Faszienspannungen, funktionelle Beinlängendifferenzen, Muskeldysfunktionen und Hüftschmerzen führen, obwohl röntgenologisch keine Pathologien erkennbar sind.

Grundsätzlich sollten folgende Muskeln getestet und behandelt werden, da sie bei einer CMD immer mit betroffen sind:

- M. piriformis
- M. obturatorius internus

3.1.4 Untere Extremität

Ohlendorf und Mitarbeiter konnten den Zusammenhang zwischen Okklusion und Beinlänge nachweisen. In zwei Arbeiten konnte gezeigt werden, dass einerseits experimentell herbeigeführte Veränderungen der Okklusion Gleichgewicht und Beinlänge beeinflussen können (Ohlendorf et al. 2008A) und umgekehrt künstlich herbeigeführte Beinlängendifferenzen die zentrische Lage des Unterkiefers verändern (Ohlendorf et al. 2008B). Bei der künstlich herbeigeführten Beinlängendifferenz konnte sogar eine veränderte Mundöffnung nachgewiesen werden. Hiermit sind die auf-

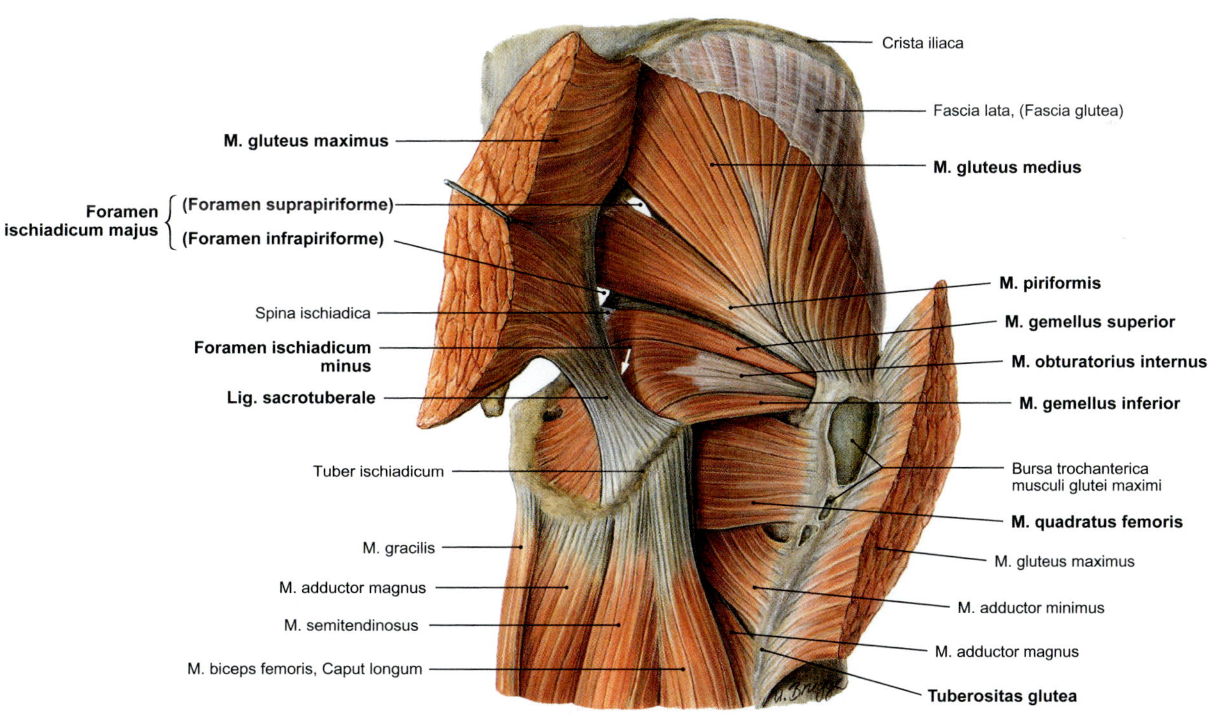

Abb. 3.40 Darstellung der Verbindung zwischen Lig. sacrotuberale und Ischiocruralmuskulatur, die über die Kniekehle bis zum Unterschenkel zieht [S700]

steigenden Störungen, die aus der unteren Extremität langfristig zu einer CMD führen können, hinlänglich bewiesen. Aber auch der umgekehrte Weg (Verursachung einer CMD durch periphere Störungen) wurde in Studien nachgewiesen (Ohlendorf et al. 2008B).

Schwäche der ischiocruralen Muskeln

Der Autor hat in den vergangenen 10 Jahren beobachtet, dass bei über 80 % der Patienten mit CMD die Kraft der ischiocruralen Muskeln erheblich beeinträchtigt ist. Diese Muskeln zeigen zu über 90 % eine **Hyporeaktivität (funktionelle Muskelschwäche),** die in fast 100 % der Fälle beidseits vorhanden ist. Um die Frage zu beantworten, welcher Mechanismus diesem Symptom zugrunde liegt, sind weitere Forschungen erforderlich. Eine denkbare Erklärung sind myofasziale Strukturen gekoppelt mit neurogenen Ursachen, z. B. mit Spannungszuständen in den spinalen Wurzeln im Bereich des LWS-Sacrum-Komplexes.

Die in ➤ Abb. 3.41 und ➤ Abb. 3.42 dargestellten Messungen der ischiocruralen Muskeln wurden mit dem Digimax®-Gerät durchgeführt, das auch in der Sportmedizin für Muskeltestungen verwendet wird. Mit diesem Gerät kann man entweder über Druck direkt gegen den Drucksensor pressen oder über angebrachte Zugschlaufen per Zug die Kraft der Muskeln messen. Die ischiocruralen Muskeln werden in Bauchlage gemessen. Das Bein wird im Knie 45° flektiert und das Becken mit der Hand oder dem Unterarm des Untersuchers fixiert, um die Aktivierung von Ersatzmuskeln auszuschalten. Zwischen der Hand des Untersuchers und der Ferse des Patienten wird der Kraftsensor eingebracht. Dann wird der Patient aufgefordert, mit maximaler Kraft seine Ferse Richtung Gesäß zu ziehen. Es erfolgte eine isometrische Messung.

Nach erfolgter Messung wird die **Duraspannung** mittels craniosacraler Technik behandelt und danach eine erneute Messung der ischiocruralen Muskeln durchgeführt. Die gesamte Zeit über wird der Biss mit Watterollen gesperrt. Bei Patienten mit CMD konnten zwei Arten von Muskeldysfunktionen bei Hyporeaktivität des Muskels unterschieden werden. Diese Messungen wurden in der Praxis des Autors mittlerweile bei weit über 1.000 Patienten durchgeführt.

Eine Schwäche der ischiocruralen Muskeln ist bei CMD grundsätzlich vorhanden, sie fällt aber in der Gruppe der sportlich aktiven Patienten anders aus als in der Gruppe der weniger aktiven Personen.

Sportlich aktive Patienten können negative Auswirkungen und Symptome der CMD längere Zeit kompensieren (wahrscheinlich muskulär bedingt), während sie bei weniger sportlichen Personen, die eine sitzende Tätigkeit ausüben, wesentlich schneller zutage treten.

Der mit maximaler Kraft des Patienten durchgeführte isometrische Muskeltest ergab in der Gruppe A (sportliche Patienten) einen – bezogen auf die Maximalkraft – nur unwesentlich schwächeren Muskel, der aber die Kraft maximal 2 Se-

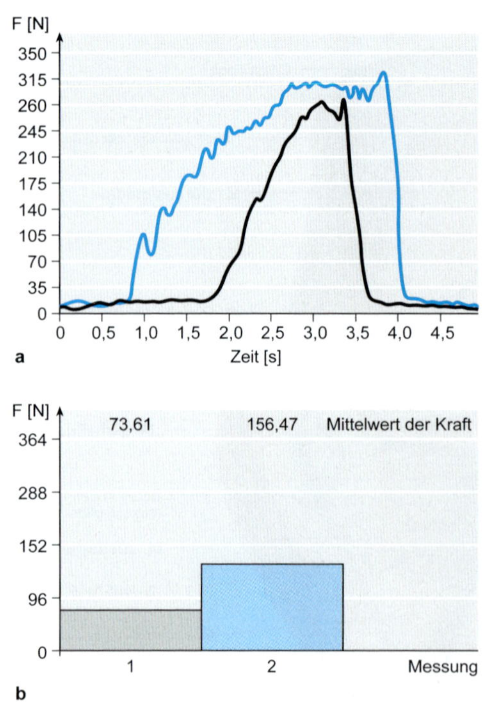

Abb. 3.41 Isometrischer Muskeltest Gruppe A: Sportlich aktive Personen. **a** Kraftmessung am schwachen (schwarze Kurve) und starken Muskel (blaue Kurve) als Spitzenwert. **b** Mittelwert der Kraft als Flächenintegral beim schwachen (1) und starken Muskel (2). [M592/L106]

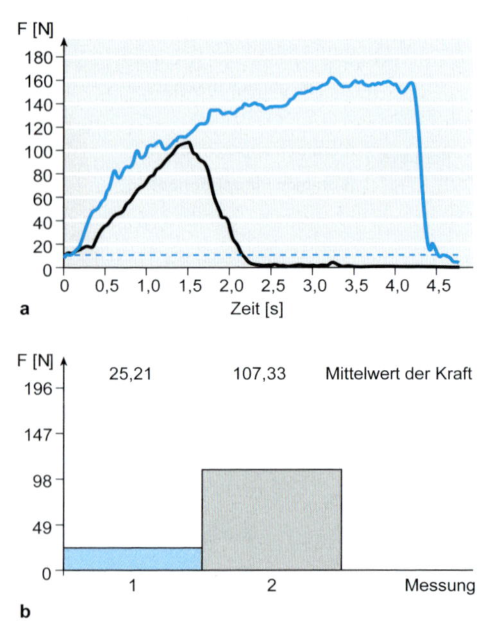

Abb. 3.42 Isometrischer Muskeltest Gruppe B: Kraftlinien und Kraftvergleich. **a** Kraftmessung am schwachen (schwarze Kurve) und starken Muskel (blaue Kurve) als Spitzenwert. **b** Mittelwert der Kraft als Flächenintegral beim schwachen (1) und starken Muskel (2). [M592/L106]

kunden halten konnte im Vergleich zu dem nach der Behandlung getesteten Muskel, der die Maximalkraft eine deutlich längere Zeit halten konnte (➤ Abb. 3.41).

Die weniger sportlichen Patienten der Gruppe B (➤ Abb. 3.42) hatten nicht nur vor der Behandlung ein deutlich kürzeres Intervall der Muskelkraft (1–2 Sekunden), sondern zeigten darüber hinaus auch im Test eine deutliche Reduzierung der Muskelkraft von teilweise über 50 % im Vergleich zu der Kraft, die nach der Behandlung erreicht werden konnte (➤ Abb. 3.42).

Mit Behandlung ist hier lediglich die **craniosacrale Therapie der erhöhten Duraspannung** gemeint. Danach wurde der Muskeltest erneut durchgeführt. Dies (Therapie der erhöhten Duraspannung mittels OSS-Technik) war der einzige Parameter, der jeweils geändert wurde, ansonsten wären die Tests nicht vergleichbar gewesen. Nach kompletter Behandlung (➤ Kap. 4) ergaben sich meist noch bessere Kraftverhältnisse. Dies konnte aber nicht bewertet werden, da bei diesen Patienten andere Symptome vorhanden waren und dementsprechend andere Therapien zur Anwendung kamen.

Mit der Fragestellung, ob eine erhöhte Duraspannung tatsächlich über die Therapie der Occiput-Sacrum-Schaukel reduziert werden kann und dementsprechend auch muskuläre **Veränderungen der ischiocruralen Muskulatur** bewirken kann, befasste sich die **Masterarbeit von Marie Rodler** (2017). Ausgangslage war zu prüfen, ob eine CMD Auswirkungen auf die muskuläre Kraft hat und demnach die Therapie der CMD auch die Muskelkraft wiederum verändert.

Als Referenz wurde dabei der **Test der OSS** genommen. Wie bereits gezeigt werden konnte (Ridder 1998, 2000, 2006), kommt es bei einer CMD sehr häufig zu craniosacralen Störungen mit erhöhter Spannung der Dura mater (➤ Kap. 2.8.3 und ➤ Kap. 4.1.3). Da diese im Schädel an einigen Stellen und wiederum bei C2 und S2 angeheftet ist, kann es zwangsläufig damit zu Veränderungen der Bewegung zwischen Occiput und Sacrum kommen, was man als **pathologische Occiput-Sacrum-Schaukel** bezeichnet (Ridder 1998).

Durch Untersuchungen des Autors konnte postuliert werden, dass bei einer positiven Occiput-Sacrum-Schaukel (= pathologische Bewegung) eine abgeschwächte Kraft der ischiokruralen Muskeln auftritt (meist bei der Angle-Klasse II). Dieses konnte auch mit dem Kraftgerät der Firma Sinfomed gezeigt werden. Es gab aber bislang keine statische Auswertung zu diesen Untersuchungs- und Behandlungsergebnissen. Die Masterarbeit von Rodler versuchte herauszufinden, ob dieser Zusammenhang besteht. Auch hier wurde wieder das MTT-Gerät der Firma Sinfomed benutzt. Dieses Gerät misst die Reaktionskraft während des manuellen Muskeltestes (s. Ausführungen von Bittmann und Schaefer, 2015, ➤ Kap. 2.6.1). Die Hypothesen mit den jeweiligen Null-Hypothesen dieser Arbeit lauteten:

- **Hypothese 1:** Bei Personen mit einer CMD bewirkt die OSS-Behandlung eine signifikante Verbesserung in der Kraft der Ischiokruralmuskulatur in beiden Beinen.
- **Hypothese 2:** Bei allen Personen bewirkt eine Zeit von 20 min nach der OSS-Behandlung keinen signifikanten Unterschied in der Kraft der Ischiokruralmuskulatur in beiden Beinen.
- **Hypothese 3:** Bei Personen mit einer CMD wird der Effekt der OSS-Behandlung mit einer signifikanten Verschlechterung in der Kraft der Ischiokruralmuskulatur in beiden Beinen wieder aufgehoben, wenn sie nach der OSS-Behandlung fest zubeißen.
- **Hypothese 4:** Bei Personen, die keine CMD haben, bewirkt die OSS-Behandlung keine signifikante Verbesserung in der Kraft der Ischiokruralmuskulatur in beiden Beinen.
- **Hypothese 5:** Bei Personen, die keine CMD haben, gibt es keine signifikante Verschlechterung in der Kraft der Ischiokuralmuskulatur in beiden Beinen, wenn sie nach der OSS-Behandlung fest zubeißen und es gibt keinen signifikanten Unterschied zu der anfänglichen Kraft.

Insgesamt nahmen 28 Teilnehmer im Alter von 20–60 Jahren an dieser Studie teil. Der Ablauf der Messung erfolgte stets nach demselben Schema: *„Zunächst erfolgte die Eingangsmessung der Ischiokruralmuskulatur mittels der EMG- und der MMT-Messung. Als nächstes wurde die OSS von ihrem Entwickler an den Probanden angewandt, wonach Messzeitpunkt 2 (MZP 2) mit den jeweiligen beiden Messungen (EMG, MMT) erfolgte. Nach einer Pause von 20 Minuten, in der die Probanden Watterollen im Mund hatten, damit sie nicht versehentlich zubissen, erfolgte mit dem MMT der MZP 3. Nachdem die Probanden zehnmal ohne Watterollen im Mund zugebissen hatten, wurde die letzte Messung der Ischiokruralmuskulatur mit dem EMG und dem MMT durchgeführt. Bei den Kraftmessungen wurden die Probanden gleichermaßen verbal unterstützt. Als letztes erfolgte die Untersuchung nach dem DC-TMD Achse 1, um eine Beeinflussung bei den anderen Messungen auszuschließen. Alle Messungen wurden jeweils vom gleichen Untersucher durchgeführt, um eine bessere Vergleichbarkeit zu gewährleisten."* (Rodler 2017)

Als Ergebnis der Masterarbeit lässt sich festhalten, dass es **eindeutige Zusammenhänge der CMD mit dem Körper** gibt. Es konnte auch deutlich gezeigt werden, wie eine Dysfunktion im craniomandibulären System Auswirkungen auf die neuromuskuläre Kontrolle der Ischiokruralmuskulatur haben kann.

Rodler setzt sich kritisch damit auseinander, inwieweit der Einfluss der Okklusion auf die Kraft der Ischiokruralmuskulatur vorhanden ist und ob die Zusammenhänge zwischen CMD und N. trigeminus einen Einfluss auf die Entwicklung der CMD haben. Dabei beschäftigt sie sich intensiv mit diesem Thema, betreibt umfangreiche Literaturrecherche und listet eine Vielzahl von Studien auf, die die Zusammenhänge Okklusion – Duraspannung und CMD beweisen. Auf der anderen Seite setzt sie sich außerdem mit einigen Studien auseinander, die hier keine Zusammenhänge sehen.

Interessant und äußerst erwähnenswert sind hier allerdings die neuesten Studienergebnisse der Forschungsgruppe um Professor Meßlinger an der Friedrich-Alexander-Universität Erlangen-Nürnberg, die eindeutig die Zusammenhänge zwischen Dura mater und extracraniellem Gewebe nachweisen konnten (Meßlinger 2016, ➤ Kap. 2.5). Diese Studien konnten bislang aber keinen Zusammenhang zu den peripheren Muskeln, z. B. zu den ischiokruralen Muskeln aufzeigen, was auch nicht Ziel und Inhalt der Studien war.

Das Verdienst der Masterarbeit von Rodler liegt darin, den Beweis der Zusammenhänge zwischen Duraspannung und peripheren Muskeln erbracht zu haben, da vier ihrer fünf Hypothesen eindeutig statistisch nachgewiesen werden konnten. Einschränkend muss leider gesagt werden, dass aufgrund der nicht vorhandenen Validität und Reabilität des MMT die Ergebnisse unter Vorbehalt stehen müssen. Dies hat v. a. mit den fehlenden qualitativ hochwertigen Studien in Bezug auf den MMT zu tun. Hier besteht noch deutlicher Forschungsbedarf. Unstrittig ist sicherlich aber der Zusammenhang zwischen CMD und restlichem Körper, welcher durch viele Studien bereits bewiesen wurde, die in diesem Buch aufgelistet sind. Die Masterarbeit von Rodler ist daher ein weiteres Puzzlestück in der Beweiskette, dass es bei einer CMD eben nicht nur zur Veränderung der Duraspannung kommt, sondern diese auch mit muskulären Veränderungen im Körper einhergeht.

Muskeldysfunktionen bei CMD-Patienten

Auch wenn von anderen Autoren von Muskeldysfunktionen bei einer CMD gesprochen wird, vermisst der Autor dazu fundierte Arbeiten, die näher auf diese Muskeldysfunktionen eingehen bzw. sie mit Apparaten oder anderen Testverfahren messen. Umso interessanter ist die Veröffentlichung eines Artikels von Korbmacher et al. (2006), in der eine interdisziplinäre Zusammenarbeit zwischen den Fachbereichen Orthopädie und Kieferorthopädie in einem hohen Prozentsatz muskuläre Auffälligkeiten bei Dysgnathie zeigten.

Getestet wurde mit dem Haltungsleistungstest nach Matthiass, bei dem das zu untersuchende Kind aufgefordert wird, bei möglichst gerader Aufrichtung Arme und Hände für 30 Sekunden horizontal nach vorn auszustrecken. Haltungsgesunde Kinder können diese Stellung unverändert für 30 Sekunden und länger einnehmen, bei muskulären Schwächen kann diese Haltung entweder nicht eingenommen werden (z. B. Ausgleich übers Hohlkreuz) oder es kommt zu einem Haltungsverfall.

Die Autoren fanden dabei bei 66,4 % der Kinder eine hochsignifikante Muskelschwäche: *„Das hier ermittelte hohe Auftreten sagittal dysgnather Befunde von 84,2 % unterstützt die in der Literatur bereits beschriebene erhöhte Prävalenz kieferorthopädischer Pathologien innerhalb eines orthopädisch auffälligen Patientenkollektivs: Die Angaben variieren von 74 % (Dußler et al.) bis 91,5 % (Hirschfelder). Das von Prager (Prager 1980) gezogene Fazit eines „wechselseitigen Einflusses zwischen Kauorgan und Wirbelsäule" wird durch die vorliegenden Daten bestätigt."* (Korbmacher et al. 2006)

Umso unverständlicher ist für den Autor daher die Tatsache, dass in den meisten CMD-Kursen bislang nur die Behandlung des Kauorgans mit dem Kiefergelenk und den Kaumuskeln, ggf. noch die Muskeln der Schulter- und Nackenregion mit einbezogen werden, nicht aber die Testung der Muskeln auf Schwäche oder Hyperreaktivität, wie dies gut mit dem Tetsverfahren der Applied Kinesiology und/oder dem MMT-Muskeltestgerät der Firma Sinfomed geschehen kann, zumal damit die suffiziente Behandlung des CMD-Patienten bzw. auch die optimale Okklusion getestet werden kann.

Fehlstellung der Fibula

Über die ischiocruralen Muskeln setzen sich die myofaszialen Ketten vom Tuber weiter über den Unterschenkel bis zum Fuß hinab fort. An dieser Stelle werden nur zwei Muskeln näher betrachtet und ihre nicht unerhebliche Auswirkung auf die Statik beschrieben – ein Phänomen, das bei fast allen CMD-Patienten zu finden ist.

Zunächst setzt der M. biceps femoris als Teil der ischiocruralen Muskulatur am Hinterrand des Caput fibulae an. In den meisten CMD-Fällen liegt eine Hyporeaktivität (Muskelschwäche) vor. Durch den Zug des M. peroneus longus und M. tibialis anterior kommt es zu einer Verlagerung des Caput fibulae nach anterior mit schmerzhaften Ansatztendinosen der Muskulatur in diesem Bereich und gleichzeitiger Einschränkung der Rotation des Caput fibulae. Dies kann zur Schmerzausstrahlung bis zum Knöchel hinunter führen (➤ Abb. 3.43). Die Abkippung der Fibula im cranialen Bereich führt zu einer Dorsalverlagerung der Tibia im kaudalen Bereich, was wiederum die Beweglichkeit im oberen Sprunggelenk einschränkt, das eine verminderte Extension aufweist. Nach längeren Gehstrecken klagt der Patient über **Schmerzen im Bereich des oberen Sprunggelenks.**

Der **M. peroneus longus** zieht dann hinter dem Malleolus lateralis an die Unterseite der Fußfläche und bildet hier zusammen mit der Ansatzstelle des M. tibialis anterior den sog. Steigbügel, d. h. eine optimale Stellung des Rückfußes, wenn beide Muskeln im Gleichgewicht sind (➤ Abb. 3.44).

Bei der CMD ist in fast allen Fällen folgendes Muster zu beobachten:

- Rückfuß in Valgusstellung
- Verstärkte Pronation des gesamten Fußes
- Aufhebung des Längsgewölbes
- Verlust des Quergewölbes (C-Bogen)

Diese Fußstellung bedeutet, dass der M. peroneus konzentrisch fixiert, der M. tibialis anterior hingegen exzentrisch verlängert ist. Neben der Behandlung der CMD, die hier das zugrunde liegende pathogene Muster darstellt, muss in der Therapie der M. peroneus verlängert, der M. tibialis anterior hingegen gestärkt und verkürzt werden (➤ Abb. 3.44).

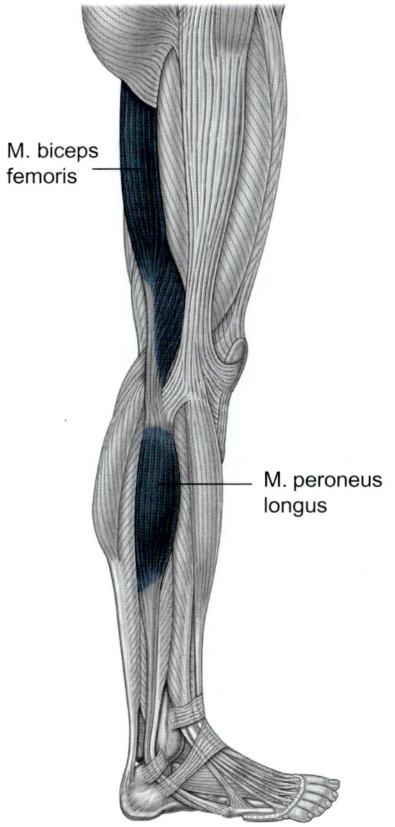

Abb. 3.43 Fortsetzung der myofaszialen Kette vom M. biceps femoris in den M. peroneus longus hinein [E669]

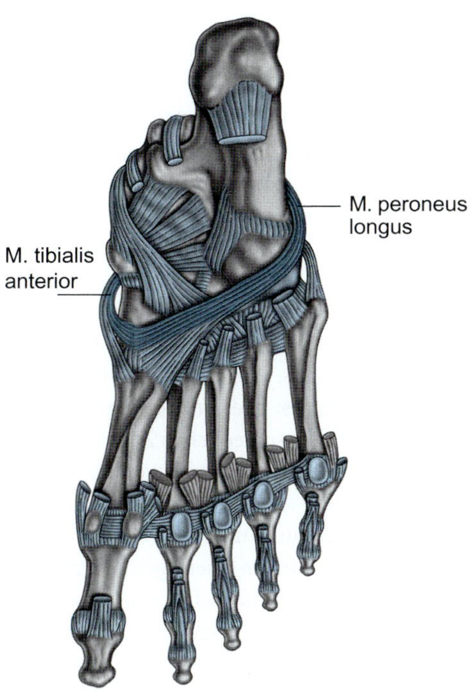

Abb. 3.44 Bildung des Steigbügels unter dem Tarsusgewölbe des Fußes durch den M. tibialis anterior und den M. peroneus longus [E669]

Fehlstellung des Fußes

Extreme Fußfehlstellungen können über die aufsteigenden dysfunktionellen Ketten eine CMD auslösen. Die mit der Valgusstellung des Rückfußes und dem Verlust des Längs- und Quergewölbes einhergehende Fußdeformität (s. o.) führt auf Dauer zu einem **Hallux valgus,** als spätere Folge tritt ein Hallux rigidus mit Krallenzehen, Hammerzehen und der vermehrten Beschwielung im Vorfußbereich auf, ggf. sogar eine Morton-Neuralgie (> Abb. 3.45).

Die **Morton-Neuralgie,** auch **Morton-Metatarsalgie** genannt, ist eine schmerzhafte Erkrankung im Bereich des Vorfußes, die mit einer kolbenförmigen Verdickung, manchmal auch Ausdünnung der Plantarnerven zwischen den Köpfchen der distalen Mittelfußknochen einhergeht. Meist ist sie zwischen dem Metatarsale III und IV, seltener zwischen II und III lokalisiert. Ursache ist eine ständige Reizung der kleinen Nervenenden, die zwischen den Köpfchen der Mittelfußknochen laufen. Das sich daraus entwickelnde Neurom ist somit eine Reaktion der Plantarnerven auf die chronisch-mechanische Reizung, z. B. beim Spreizfuß. Histologisch findet sich eine Fibrosierung im Bereich des Nervs bei chronischer Ischämie.

Diese Fehlstellungen sind über lange Zeit reversibel, selbst wenn bereits ein Hallux rigidus vorliegt. Man sollte zunächst sämtliche konservativen Behandlungsmöglichkeiten aus-

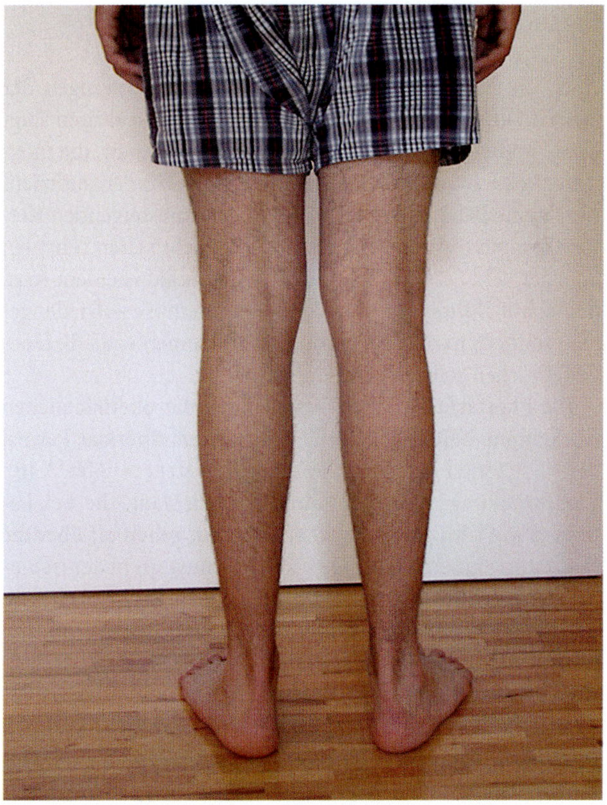

Abb. 3.45 Deutliche Valgusstellung des Rückfußes, Verlust des Längsgewölbes und Genua valga bei einem Patienten mit CMD [M592]

schöpfen. Dabei ist der Spiraldynamik der Vorzug zu geben, bevor operative Maßnahmen durchgeführt werden, die meist nur punktuell in die Statik eingreifen und diese nur kurzfristig verändern. Langfristig werden nach einer Operation aufgrund der Fehlstellung im gesamten Körper und der zugrunde liegenden CMD die Probleme im Fuß wieder auftreten.

Die **Spiraldynamik** ist ein anatomisch begründetes Bewegungs- und Therapiekonzept, eine Art Gebrauchsanweisung für den eigenen Körper von Kopf bis Fuß; sie bedeutet Kunst und Wissenschaft menschlicher Bewegung gleichzeitig. So wie in der Natur die Spirale ein wiederkehrendes Bauprinzip darstellt, das äußerst stabil ist, zieht sich die Spirale als roter Faden auch durch das menschliche Bewegungssystem. Dies ist an der dreidimensionalen Torsion im Fußskelett, der Verschraubung der Kreuzbänder im Knie, an der diagonal-gekreuzten Rumpfmuskulatur und der Links-rechts-Verschraubung der Wirbelsäule zu erkennen, um nur einige Beispiele zu nennen.

Da bei vielen Erkrankungen – und eben gerade auch bei der CMD – diese spiraligen Strukturen im Körper verloren gehen, was dazu führt, dass der Patient unter einer Vielzahl gesundheitlicher Probleme leidet, ist es das Ziel der Spiraldynamik, diese Dysfunktionen zu erkennen und mit speziellen Methoden zu behandeln (Larsen 2004, 2007; weitere Informationen zur Methode: www.spiraldynamik.com).

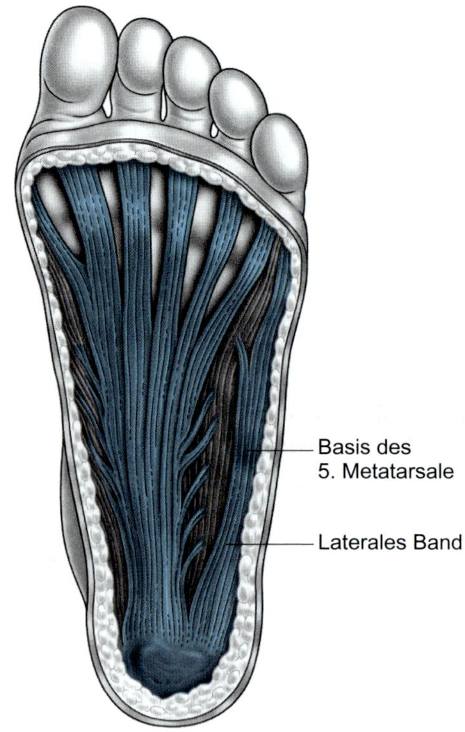

Abb. 3.46 Die Fascia plantaris als erste Station der oberflächlichen Rückenlinie [E669]

Fersensporn

Auch die häufig durch Fehlstatik und Verspannungen der kurzen Fußmuskeln bzw. der Plantarfaszie ausgelösten Zugkräfte im Bereich des Kalkaneus dorsal wie plantar, die möglicherweise zu einem Fersensporn führen, können suffizient durch eine Behandlung der CMD und der absteigenden Ketten therapiert werden (➤ Abb. 3.46). Nicht selten führt bei Sportlern ein Fersensporn zum ersten Kontakt mit dem Arzt, der sich nicht mit der monokausalen Diagnose zufriedengeben, sondern nach übergeordneten Problemen wie z. B. einer CMD suchen sollte.

Die **Plantarfaszie** ist die erste Station der oberflächlichen Rückenlinie (ORL [➤ Kap. 2.8.2]), die sich über das Periost der Ferse weiter in die Achillessehne fortsetzt (➤ Abb. 3.46). Einschränkungen der plantaren Beweglichkeit, die bei Patienten mit CMD immer vorhanden sind, gehen oft über die Fortleitung innerhalb der ORL mit Störmustern in der ischiocruralen Muskulatur, der thorakolumbalen Faszie bis hin zu den oberen Halswirbeln einher. Da die Faszie nicht unmittelbar am Kalkaneus knöchern ansetzt, sondern mit dem Periost darüber verbunden ist, wird dieses bei Spannungszuständen der Plantarfaszie vom Knochen weggezogen. Dadurch werden die darunterliegenden Osteoblasten gereizt, die vermehrt Knochen bilden, wodurch in der Folge der Fersensporn entsteht. Hebt sich das Periost nicht ab, kann es auch zu einer sehr schmerzhaften **Fasciitis plantaris** kommen, die das Abrollen des Fußes schmerzbedingt fast unmöglich macht.

3.1.5 Obere Extremität

Bei der therapeutischen Arbeit mit Musikern konnte der Autor immer wieder feststellen, dass speziell die hohen Streicher (Violine und Viola) und die Bläser unter rezidivierenden **Tendovaginitiden** der Fingerbeuger und Fingerstrecker sowie unter **Epikondylopathien,** überwiegend auf der linken Seite, leiden. Die Beschäftigung mit der CMD lieferte den Schlüssel für eine ursächliche Behandlung dieser Funktionsstörungen. 90 % der hohen Streicher haben bereits in jungen Jahren und während des Studiums derartige Probleme, bei den Bläsern entwickeln sich diese meist erst nach dem 35.–40. Lebensjahr. Die unterschiedlichen Zeitpunkte des Auftretens der Beschwerden sind dadurch zu erklären, dass bei den hohen Streichern über den Anpressdruck des Kinnhalters der Violine und Viola häufig unphysiologische Druckverhältnisse im Bereich des linken Kiefergelenks entstehen, was schließlich zu einer CMD führt. Bei den Bläsern entwickelt sich die Zahnfehlstellung und damit die CMD über einen langen Zeitraum durch den erhöhten Anpressdruck der Lippen gegen die Zähne. Die Auswirkungen der CMD werden deshalb bei dieser Berufsgruppe erst im höheren Alter diagnostiziert (Steinmetz und Ridder 2003).

Schulter-Arm-Beschwerden

Tendinosen und Engpasssyndrome

Die CMD führt zu Muskeldysfunktionen im gesamten Körper. Im Bereich der Arme ergibt sich häufig eine hyperreaktive Muskelkette (> Kap. 2.6.1) im Bereich des M. biceps, des M. brachioradialis und der Handgelenkflexoren. Die Muskeln verlieren die Fähigkeit, sich in kurzen Ruhepausen zu entspannen und stehen damit unter ständiger Anspannung. Aus Tierstudien an Hamstern und Mäusen ist bekannt, dass eine dauernde Überbeanspruchung der Muskeln ohne Ruhephasen zu Ausschüttungen von Entzündungsmediatoren in die extrazelluläre Matrix und in der Folge zu Entzündungen im Bereich der Kollagenfasern mit anschließenden Entzündungen im Bereich der Sehnenansätze führt (Pischinger 1998). Der Mensch (Musiker) entwickelt bei Überbeanspruchung der Muskeln **Ansatztendinosen, Epikondylopathien** und **Tendovaginitiden.** In ca. 90 % der Fälle ist dies bei Streichern an der Greifhand der Fall, in nur ca. 10 % der Fälle an der den Bogen führenden Hand. Die folgende Abbildung aus der Studie von Steinmetz und Ridder soll dies weiter verdeutlichen (> Abb. 3.47) (Steinmetz und Ridder 2009). 50,1 % der Patienten reagierten auf die manuelle Therapie mit anschließender Versorgung mittels einer Aufbissschiene mit Schmerzverringerung um mehr als 30 %. Bei den Dorsalgien gaben ebenfalls 50 % eine Schmerzverringerung um mehr als 30 % an.

Der Zusammenhang zwischen Dorsalgien und Schulter-Arm-Beschwerden zeigt die Verbindung zwischen Rumpf und Armen auf. Bei einer CMD liegen häufig eine Kopfvorhalteposition, eine vermehrte BWS-Kyphose und damit eine verstärkte Protraktion der Schultern vor. Die **Protraktion der Schultern** führt zunächst zu einer Verkürzung des M. pectoralis minor, der vom Proc. coracoideus entspringt und zur dritten, vierten und fünften Rippe zieht.

Myers sieht im **Proc. coracoideus** einen „Bahnhof" (> Kap. 3.1.3) mit vom M. pectoralis minor ausgehenden „Zügen" in den M. biceps brachii und den M. coracobrachialis. Normalerweise würde das einer Abknickung der Zuglinie der myofaszialen Ketten entsprechen. Berücksichtigt man jedoch die Haltefunktion des Arms, bildet sich wieder eine Linie, die vom M. biceps über die radiale Seite des Unterarms bis zur Daumenspitze zieht. Nach cranial würde sie sich im oberen Teil des M. trapezius und damit bis zum Occiput fortsetzen (Myers 2010).

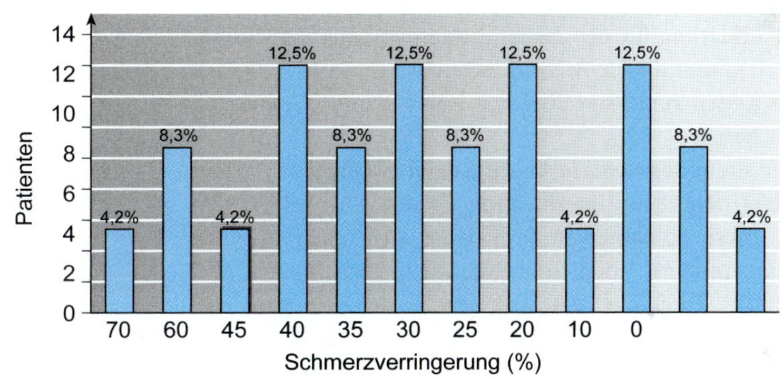

Abb. 3.47 Schmerzverringerung bei CMD-Patienten mit Dorsalgien nach Anfertigung einer Aufbissschiene [M592/L106]

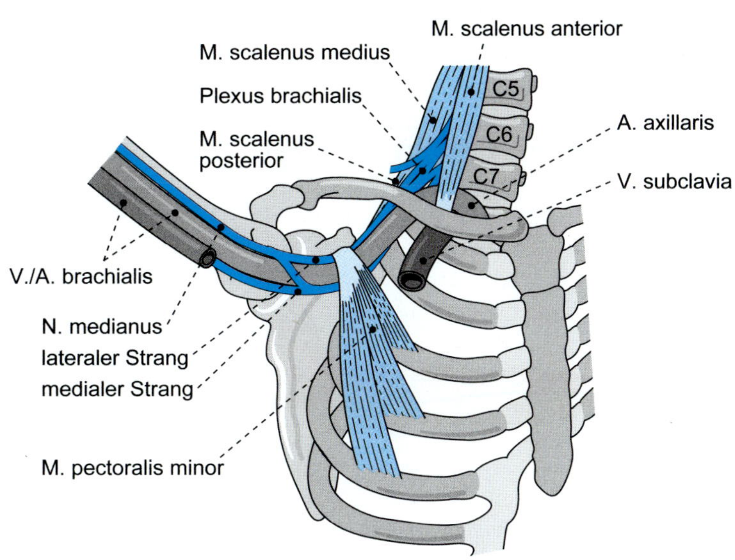

Abb. 3.48 Verlauf des M. pectoralis minor und der Mm. scaleni mit möglicher Engpassproblematik im Bereich der A. axillaris und des Plexus brachialis [L106]

Der **M. pectoralis minor** ist häufig an Engpasssyndromen (Thoracic-Outlet-Syndrome) beteiligt (➤ Abb. 3.48, ➤ Kap. 3.7.5). Karpaltunnelähnliche Syndrome, Parästhesien im Bereich der Arme, supraklavikuläre Schwellungen, kalte Hände und andere Symptome können von diesen Engpässen ausgehen.

Embryonale Entwicklung der Extremitäten

Ein kurzer Rückblick auf die embryonale Entwicklung der Armmuskulatur fördert das Verständnis der Zusammenhänge zwischen der CMD und Problemen im Bereich des Arms: Die Muskulatur entwickelt sich nicht – wie lange Zeit angenommen – aus dem embryonalen Bindegewebe der Extremitätenknospen, sondern aus **Somitenzellen.** Die Bildung der Somiten (Ursegmente) beginnt in der 3. Embryonalwoche beidseits des primitiven Achsenskeletts, der Chorda dorsalis, im mittleren Keimblatt und dem Mesoderm (Rohen und Lütjen-Drecoll 2006).

Von den Somiten wandern Myoblastenströme in die Extremitäten ein. Sekundär kommt es zu einer Verschiebung von Blastemen, wodurch spinohumerale und thorakohumerale Extremitätenmuskulatur auf den Rumpf gelangt. Dies ist im Zusammenhang mit den myofaszialen Ketten eine mögliche Erklärung für den engen Zusammenhang von Rumpf und Arm und für die Auswirkungen, welche die CMD über diese Ketten vom Kopf über den Hals bis in die Arme und Beine hat.

Die streng **segmentale Anordnung des Körpers** (Wancura 2009) zeigt eine Unterbrechung in den Abschnitten C5–Th1. Diese Spinalnerven projizieren sich nicht auf den Stamm, sondern lediglich auf die obere Extremität. Dabei kommt es durch die Verschiebungen in der Embryonalentwicklung zu einem Nebeneinanderliegen von nicht metamer aufeinanderfolgenden Dermatomen (➤ Abb. 3.49).

Das Überspringen der segmentalen Anordnung **(Segmentsprung)** bedeutet, dass in diese Rückenmarksegmente keine sensiblen Fasern innerer Organe einstrahlen. Es gibt daher keine Projektionsschmerzen in die Arme bei Erkrankungen innerer Organe. Entlang der **Hiatus-Linie** (axiale Linie; ➤ Abb. 3.49) liegt eine Reihe wichtiger Akupunkturpunkte (z. B. 3E 5 und KS 6), über die das Ganglion stellatum und das Ganglion

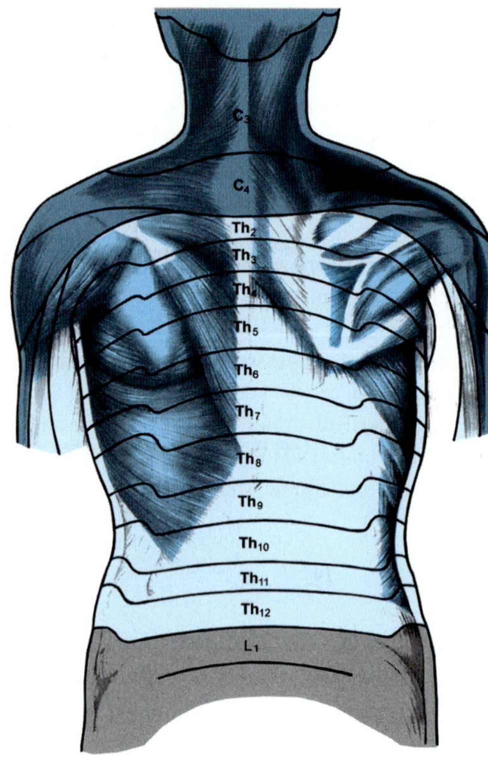

Abb. 3.50 Deckungsgleiche Anordnung der zervikalen Dermatome und Myotome auf der Schulterhöhe C2, C3, C4 (dunkle Farbe). Nicht deckungsgleiche Anordnung der thorakalen Dermatome (helle Farbe) und der darunter liegenden, vom Arm auf den Rumpf „eingewanderten", zervikal innervierten Muskeln. [O567]

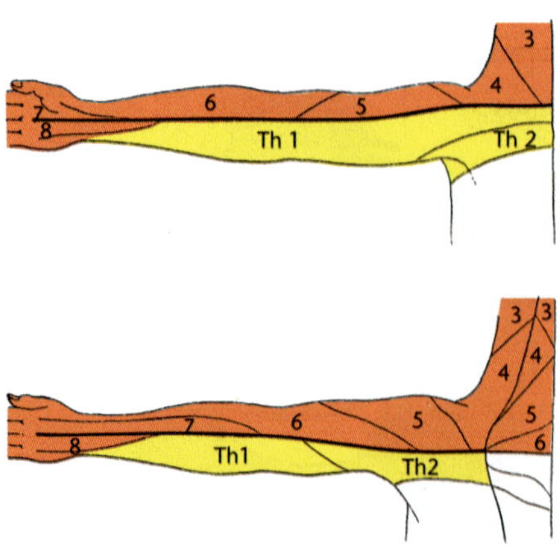

Abb. 3.49 Hiatus-Linien zwischen zervikalen (rot) und thorakalen (gelb) Dermatomen, ventral und dorsal an der oberen Extremität [O567]

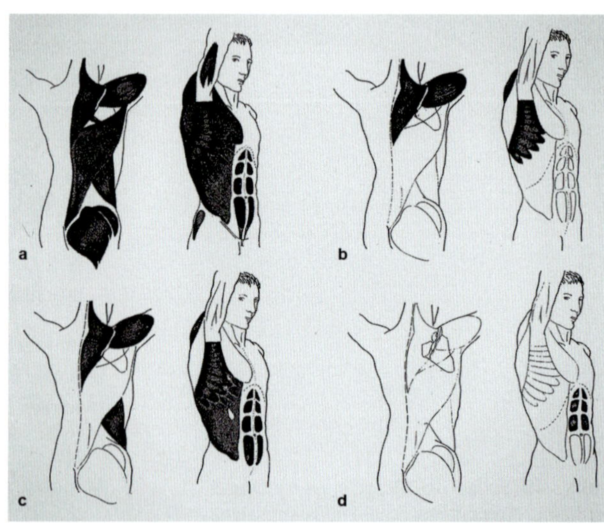

Abb. 3.51 Häufig zu beobachtende, reflektorische Tendomyosen bei inneren Erkrankungen (nach Brügger, in Wancura 2009) [O567]

cervicale medium beeinflusst werden können. Auf diese Weise werden die Verbindungen zwischen den Rückenmarksegmenten C6–Th1 und den Armen wiederhergestellt.

Auch wenn es keine Projektionsschmerzen direkt aus den inneren Organen in die Arme gibt, sind die Arme – zumindest im oberen Anteil – durchaus in die Projektionszonen mit einbezogen. Der Grund hierfür liegt in der Tatsache, dass die auf den Thorax zurückgewanderte, **zervikal innervierte Extremitätenmuskulatur** in weiten Arealen die Schulter und den Oberarm mit einbezieht (➤ Abb. 3.50).

Auch bei Brügger und Mackenzie werden reflektorische **Tendomyosen** bei inneren Erkrankungen beschrieben

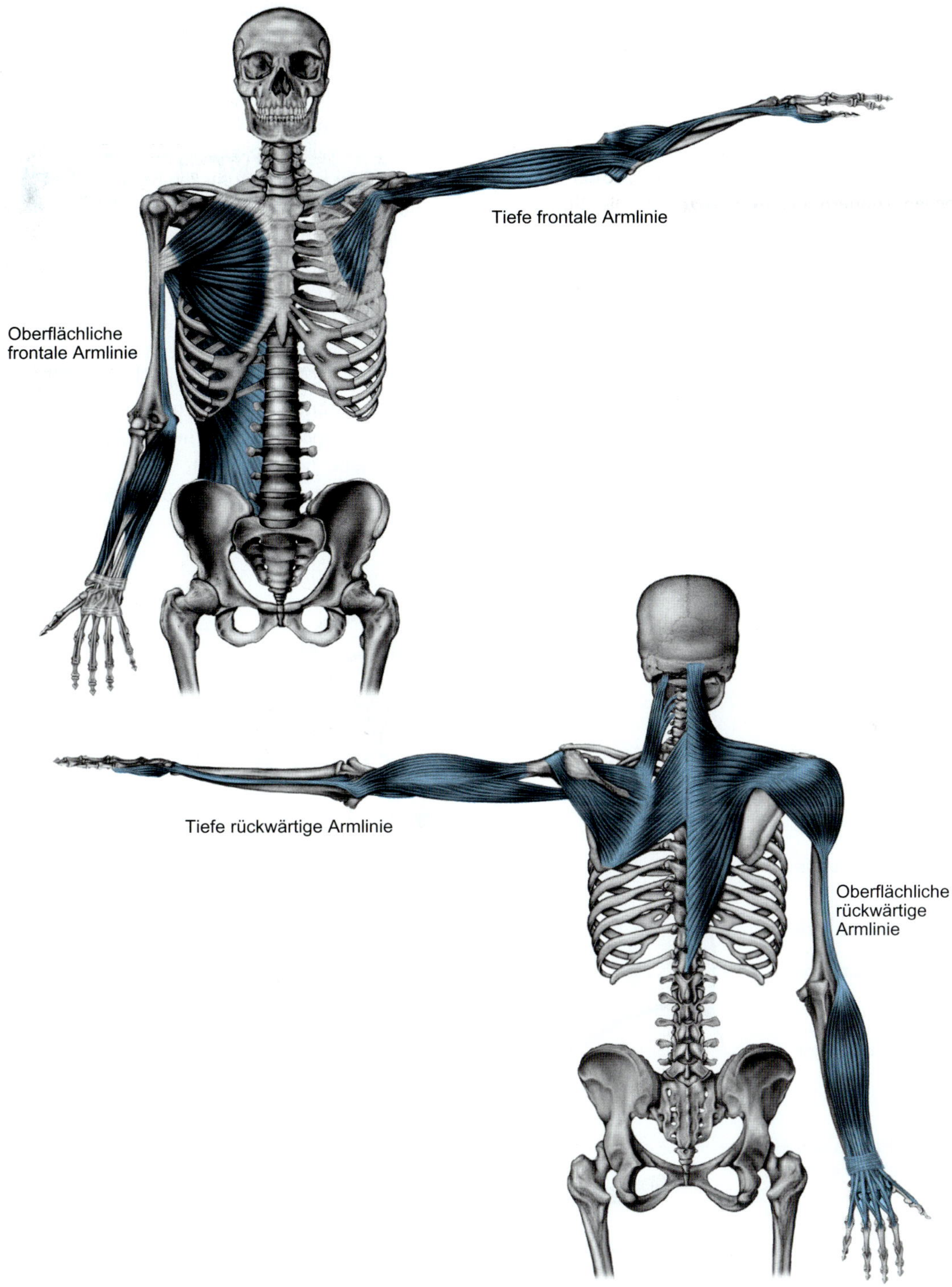

Abb. 3.52 Die myofaszialen Armlinien [E669]

(➤ Abb. 3.51). Die Thoraxorgane projizieren dabei hauptsächlich in die zervikal innervierte oberflächliche Muskelschicht, die zum größten Teil aus Muskeln besteht, die von der Extremität auf die Rumpfwand zurückgewandert sind. Auch der N. phrenicus spielt bei der reflektorischen Beziehung zwischen Oberbauchorganen und Muskeln eine vermittelnde Rolle.

Myofasziale Armlinien (Meridiane im Armbereich)

Myers unterscheidet vier myofasziale „Meridiane" im Armbereich, die jeweils vom Achsenskelett aus zum Daumen, zum Kleinfinger, zur Palmarseite der Hand und zur Dorsalseite der Hand führen (➤ Abb. 3.52) (Myers 2004).

Eine weitere myofasziale Spannungskette, die häufig bei der CMD betroffen ist, geht vom oberflächlich gelegenen M. pectoralis major aus, der mit seinen Faseranteilen in das Septum intermusculare brachii mediale einstrahlt. Sie zieht über den Epicondylus medialis humeri auf die Innenseite und umfasst die meisten Hand- und Handgelenkflexoren. Diese myofasziale Linie verläuft auch unterhalb des Karpaltunnels, sodass Engpasssyndrome und Tendovaginitiden nicht nur im Bereich des Epicondylus medialis und des Sulcus ulnaris, sondern auch im Bereich des Handgelenks im Gebiet des Retinaculum flexorum auftreten können, wie dies häufig bei den hyperreaktiven Muskeln bei CMD-Patienten der Fall ist.

Eine besondere Rolle bei der Fortleitung von Schmerzsyndromen spielt bei CMD-Patienten die **Fascia clavipectoralis.** Bei jeder CMD entstehen (meist einseitige) Verspannungen der Nackenbeuger Mm. scaleni und M. sternocleidomastoideus. Damit entstehen im Bereich der Clavicula und der ersten, ggf. auch der zweiten Rippe Fehlstellungen, durch die die Fascia clavipectoralis unter Zug gerät. Die von der HWS hinabziehende Fascia superficialis geht im Schulterbereich unmittelbar über in die Faszie des M. deltoideus, in die Faszie der oberen Extremität und dorsal in die Faszie des M. supra- und M. infraspinatus. In ➤ Abb. 3.53 ist im Frontal- und Längsschnitt zu erkennen, dass sich hinter dem M. pectoralis major die Fascia clavipectoralis abspaltet. Sie umhüllt den M. subclavius, der eine große Bedeutung für die Beweglichkeit der Clavicula hat, und zieht dann vom Unterrand des M. subclavius mit einer weiteren Schicht zum M. pectoralis minor, den sie umhüllt, um sich dann in zwei weitere Blätter aufzuteilen.

Ein vorderes Blatt verbindet sich kaudal mit der Faszie des M. pectoralis major und heftet sich an der Haut in der Tiefe der Axilla an, ein hinteres Blatt erstreckt sich bis zum M. latissimus dorsi und M. teres major. Über diese Anteile werden Spannungszustände vom craniomandibulären Bereich über die Fascia clavipectoralis bis in den Arm und die dorsalen Schulteranteile weitergeleitet. Diese Spannungszustände können über den M. latissimus dorsi bis zum Becken (oder umgekehrt) führen.

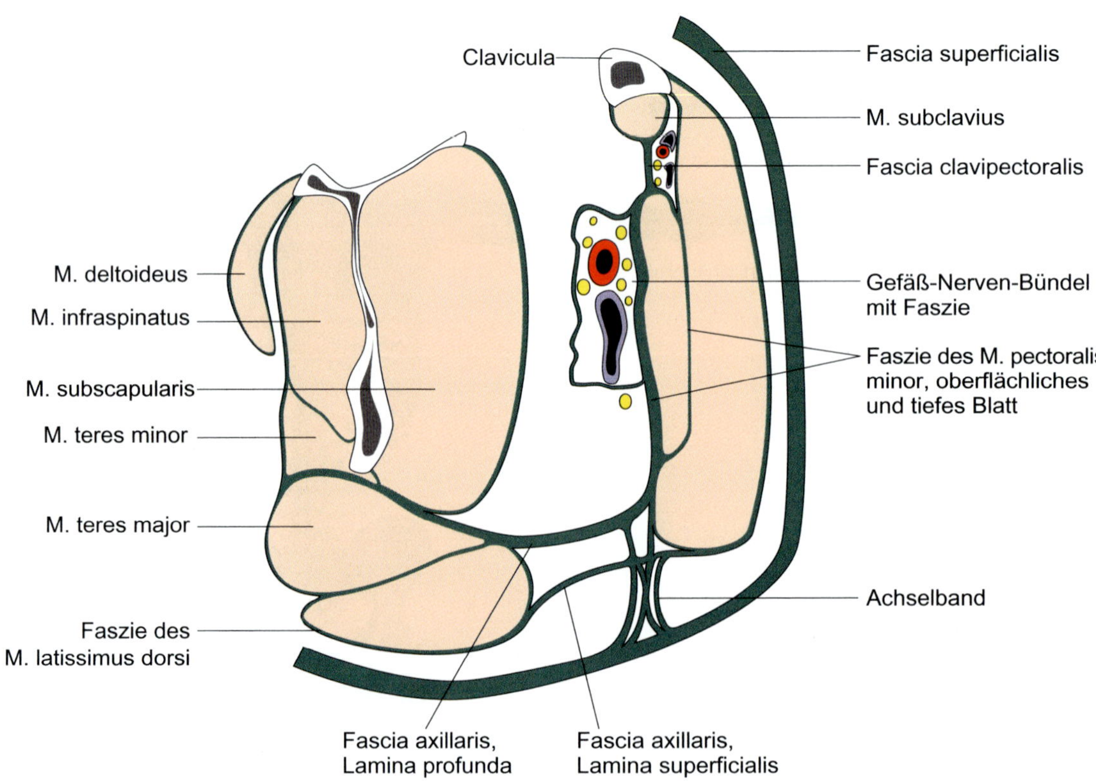

Abb. 3.53 Längsschnitt (anterior-posterior) durch die Achselregion. Fascia clavipectoralis mit Einschluss der Clavicula und des M. pectoralis minor. [L243]

3.1.6 Rückenmuskeln und Rückenschmerzen

Jedem Laien ist sofort klar, dass ein Zusammenhang zwischen zu wenig Muskelmasse und Rückenschmerzen existiert. Daher gibt es auch eine zunehmende Anzahl von Fitnessstudios und Mitgliedern dieser Studios, die versuchen, ihre Muskeln (wieder) aufzubauen. Ist dies nun ein guter Ansatz, um die körperliche Fitness zu verbessern? Wahrscheinlich ja. Ist dies aber auch die Lösung, um chronische Rückenschmerzen loszuwerden? Die Antwort dafür fällt komplizierter aus, was an der Zusammensetzung der Rückenmuskulatur liegt. Vorausgeschickt sei eine Zahlenstatistik, die nachdenklich machen kann (➤ Tab. 3.2).

Betrachtet man die Zahlen der Tabelle, dürften eigentlich immer weniger Patienten unter Rückenschmerzen leiden, da ja mittlerweile Millionen einem regelmäßigem Fitnessprogramm in den Studios nachgeht. Das Gegenteil ist aber der Fall, denn es gibt eine zunehmende Anzahl von Rückenschmerzpatienten. Was ist die Ursache dieser Diskrepanz? Eine wichtige Rolle spielen wahrscheinlich die Zusammensetzung und Wirkungsweise der verschiedenen Rückenmuskeln. Grob lassen sich zwei Schichten der Rückenmuskeln unterscheiden, zunächst die oberflächlichen großen Schnellkraftmuskeln, zum anderen die tiefliegende, auch paraspinale autochthone Rückenmuskulatur genannt (➤ Abb. 3.54). Die oberflächliche Muskulatur setzt sich aus vielen einzelnen Gruppen von Muskeln zusammen, deren Hauptaufgabe es ist, gezielte Bewegungen des Rumpfes und der Extremitäten durchzuführen, z. B. Springen, Laufen, Greifen oder medizinisch ausgedrückt: Adduktion, Abduktion, Ante- und Retroversion, Flexion, Kompression, etc. Insgesamt also eine **dynamische** Funktion dieser Muskeln.

Tab. 3.2 Zahlenstatistik. Zahlen aus der Fitnessbranche und dem Gesundheitswesen im Jahresvergleich.

Zahlen aus der Fitnessbranche [Statistika]		
	1989	Zu 2019
Anzahl der Fitness-anlagen	3.903	Ca. 10.000
Durchschnittliche Fläche der Anlagen	400 qm	1.200 qm
Umsatzentwicklung (1988 zu 2018)	0,7 Milliarden Euro	5,3 Milliarden Euro
Mitgliederzahlen	1,5 Millionen	11 Millionen
Zahlen aus dem Gesundheitswesen [Bertelsmann Stiftung]		
	2007, 2003	2015, 2018, 2019
Operative Eingriffe	452.000	772.000 (2015)
Krankenhaus-aufenthalte	447.000	611.000 (2015)
Gesundheitskosten	253 Milliarden Euro (2007)	391 Milliarden Euro (2019)
Mindestens 1× jährlich Rückenschmerzen	55 % der Bevölkerung (2003)	Über 75 % (2018)

Autochthone Rückenmuskulatur

Im Gegensatz zu den Schnellkraftmuskeln bzw. zur oberflächlichen Muskulatur besitzt die autochthone Muskulatur eine überwiegend lokal stabilisierende und stützende Funktion. Sie liegt unmittelbar der Wirbelsäule an und bildet zusammen mit den Wirbelkörpern einen Schutzfaktor der Wirbelsäule, des Rückenmarks, der Spinalnerven etc. (➤ Abb. 3.54, ➤ Abb. 3.55). Sie ist als **funktionelle Einheit** zu betrachten. Degeneriert diese Muskulatur, kann es zu vermehrten Instabilitäten an der Wirbelsäule mit Mikrobewegungen und Scherbewegungen an den Facettengelenken kommen, was zu einer zunehmenden Facettengelenkarthrose und foraminaler Enge an den Nerven führt. Begünstigt wird dies mit einem **Höhenverlust der Bandscheiben,** die ab dem 22. Lebensjahr eine abnehmende Wasserbindungskapazität haben und damit langsam degenerieren. Dies führt bei den meisten Menschen zu einer Abnahme der Körpergröße bis zu 5–6 cm im höheren Alter. Dadurch erfolgt ein weiterer Druck auf die Facettengelenke und eine weitere Abnahme der Foraminae an der Wirbelsäule. Aufgefangen wird dieser Prozess durch eine gut funktionierende und stabile autochthone Rückenmuskulatur. Wie Untersuchungen mittels Kernspintomografie deutlich beweisen, ist aber ab dem 50. Lebensjahr spätestens mit einer zunehmenden Atrophie auch der autochthonen Rückenmuskeln zu rechnen. Damit fehlt die Stabilisierung der Wirbelsäule und es kommt zu zunehmenden Rückenschmerzen.

Vergleichbar ist dann der menschliche Körper mit einem Baum. Ist der Baumstamm (Wirbelsäule und autochthone Rückenmuskulatur) gesund, können sich die Äste (Extremitäten) im Sturm stark bewegen, der Baum wird trotzdem nicht abbrechen. Ist der Baumstamm allerdings morsch (liegen also im Vergleich eine atrophierte autochthone Rückenmuskulatur und gegebenenfalls zusätzlich eine Osteoporose vor), kann es zu dessen Bruch kommen, d. h. bezogen auf den Patienten zu Wirbelbrüchen, Bandscheibenvorfällen, Lumbalgien und Lumboischialgien.

Der größte Unterschied zwischen diesen beiden Muskelgruppen liegt aber in der Tatsache, dass die autochthone Rückenmuskulatur im Gegensatz zur willkürlichen Schnellkraftmuskulatur **nicht willkürlich aktivierbar** ist, d. h. bei einer einmal eingetretenen Atrophie nicht mehr willkürlich aufgebaut werden kann, im Gegensatz zur Atrophie der Extremitätenmuskulatur.

Hat man z. B. nach einer sechswöchigen Gipsfixierung nach einer Unterarmfraktur einen Verlust von 30 % der Muskulatur, kann man diese anschließend willkürlich wieder auftrainieren. Dies ist bei einer Atrophie der autochthonen Rückenmuskeln bislang nicht möglich gewesen.

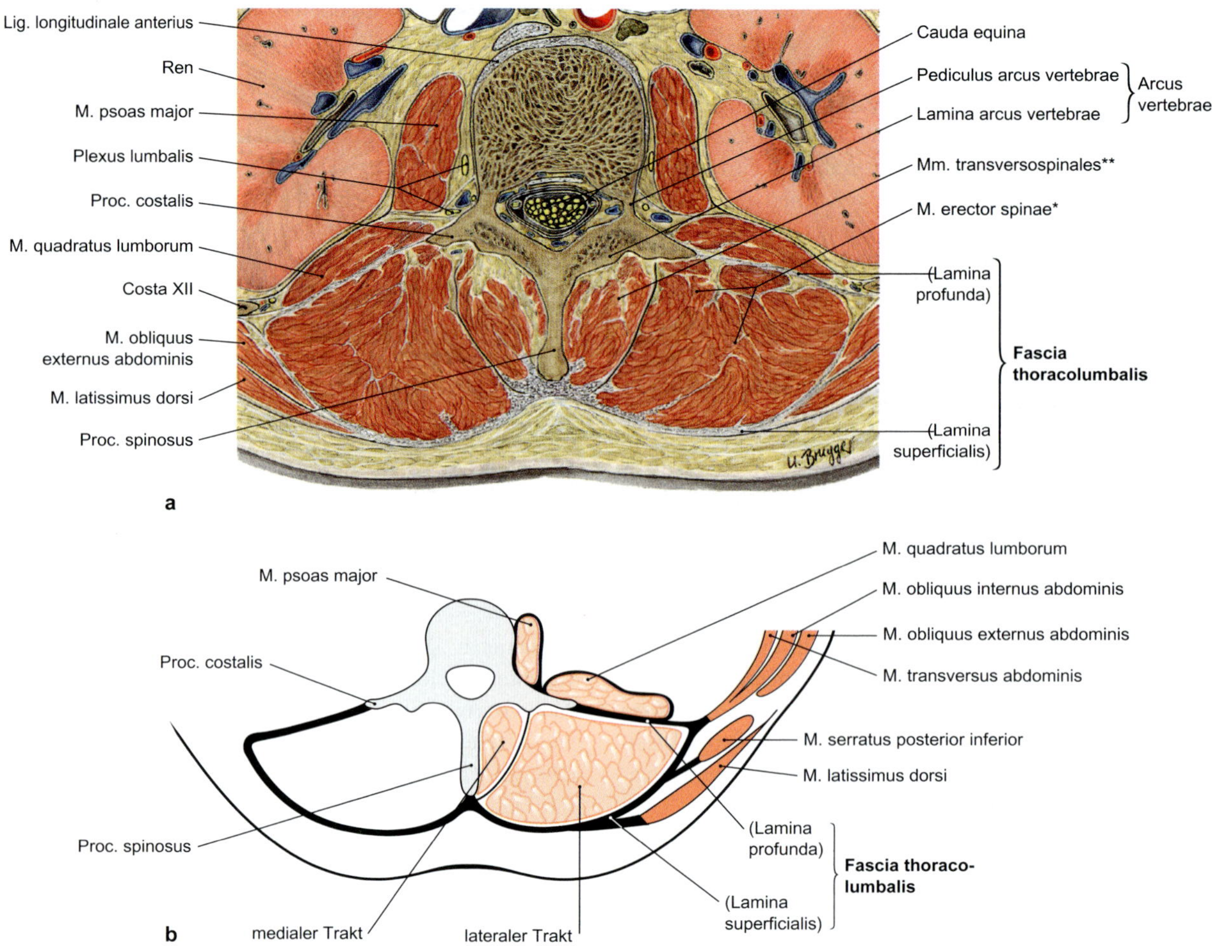

Abb. 3.54 Autochthone Rückenmuskulatur. Transversalschnitt auf Höhe des 2. Lendenwirbels; Ansicht von kaudal. [S700]

➤ Tab. 3.3 fasst die Eigenschaften der beiden Muskelgruppen noch einmal zusammen.

Atrophie und Verfettung der autochthonen Rückenmuskeln

Mittlerweile ist medizinischer Fakt, dass die paraspinalen autochthonen Rückenmuskeln für die Stabilisierung der Wirbelsäule eine absolute Schlüsselfunktion innehaben. Nicht mehr oder nicht mehr optimal angesteuerte autochthone Rückenmuskeln atrophieren daher und es lagert sich Fettgewebe ein, was man in T2-Schichten der Magnetresonanztomografie sehr gut sehen und diagnostizieren kann. Normalweise bewegen sich diese Muskeln bei körperlichen Aktivitäten immer mit und können bis ins höhere Alter stabil bleiben. Folgende Ursachen führen u. a. allerdings zu einer Atrophie dieser Muskeln:

- Jahrelange sitzende Bürotätigkeit ohne größeren Ausgleichssport
- Schleudertraumata der Halswirbelsäule
- Bandscheibenvorfälle
- Wirbelkörperbrüche
- Wirbelgleiten
- Unerkannte funktionelle oder anatomische Beinlängendifferenzen über mehrere Jahre
- Ständige Kopffehlhaltungen oder insgesamt Wirbelsäulenfehlhaltungen in speziellen Berufen (z. B. Zahnarzt, hohe Streicher)

Speziell Kopfverletzungen und Schleudertraumata im Bereich der Halswirbelsäule führen zu einer deutlichen Atrophie der autochthonen Rückenmuskeln mit chronischen Rücken- und Nackenbeschwerden, wie morphologische Studien eindeutig zeigen konnten (Schomacher und Faller, 2013). Damit kommt es nachweislich lokal zu muskulären Fetteinlagerungen, was im MRT gut zu sehen ist. Ebenfalls sind die motorische Ansteuerung und Kontrolle dieser Muskeln oft stark beeinträchtigt. Diese gesamten morphologischen Veränderungen führen zu einem gesteigerten Stabilitätsverlust im Wirbelsäulenbereich mit all den negativen Auswirkungen, wie bereits oben beschrieben.

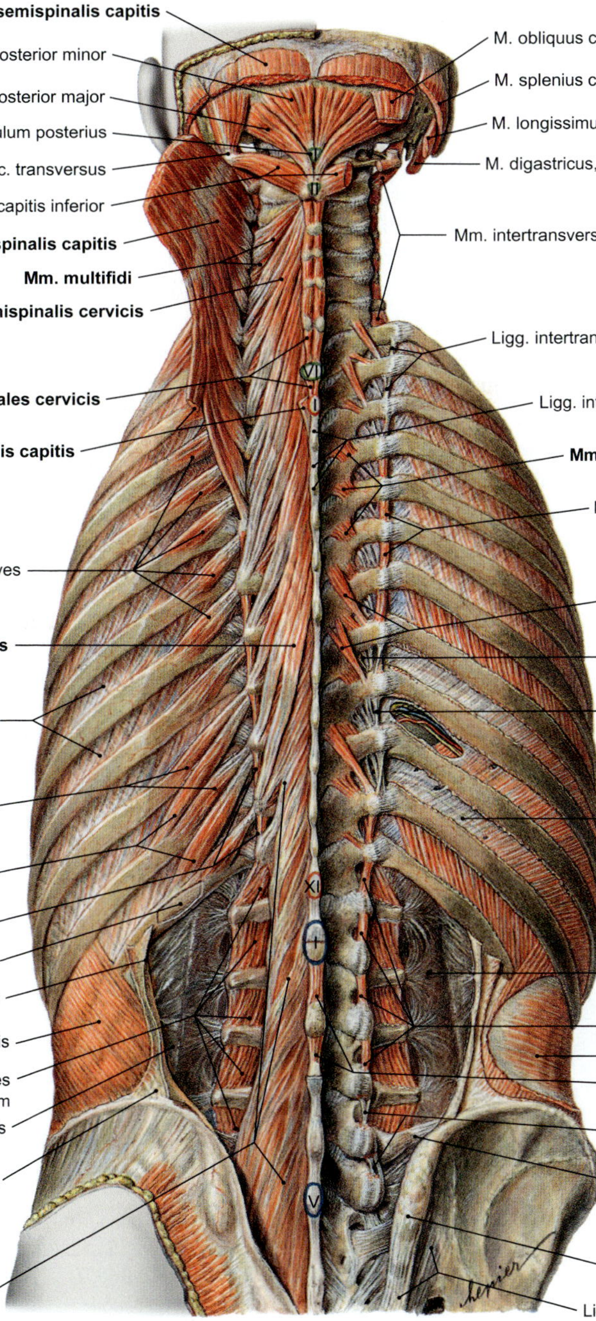

Abb. 3.55 Rückenmuskeln, Mm. dorsi, und Nackenmuskeln, Mn. suboccipitales; Ansicht von dorsal. [S700]

Tab. 3.3 Funktion und Arbeitsweise der verschieden Muskelgruppen

Autochthone Rückenmuskulatur	Oberflächliche Schnellkraftmuskulatur
Nicht willkürlich aktivierbar	Willkürlich aktivierbar
Überwiegend lokal stabilisierend, stützend und schützende Funktion	Überwiegend dynamische Funktion, Extremitätenbewegungen
Chronische Rückenschmerzen und Atrophie stehen im direkten Zusammenhang	Schmerzen eher peripher an den Extremitäten
Benötigt ein spezielles Trainingsprogramm	Lassen sich gut trainieren, auch im Fitnessstudio

Im Bereich der **Lendenwirbelsäule** gibt es ebenfalls genügend wissenschaftliche Belege für den Zusammenhang zwischen muskulärer Verfettung der autochthonen Rückenmuskeln und diversen Krankheitsbildern (Fortin M et al. 2016).

Der wichtigste Muskel für die Stabilisierung der Wirbelsäule ist der **M. multifidus,** der physiologisch betrachtet keine Bewegung der Wirbelsäule induziert. Er dient hauptsächlich als zentraler Stabilisator der Wirbelsäule zum Schutz der neurogenen Strukturen. Ein Zusammenhang der Atrophie dieser Muskulatur mit Rückenschmerzen wurde von mehreren Autoren mittlerweile belegt Kjaer (2007) und Hodges (2006). Daher ist bei Patienten mit chronischen Rückenschmerzen auch die Muskulatur des M. multifidus am stärksten von der Atrophie betroffen.

Zusammenfassung der wissenschaftlichen Fakten zum Thema „Verfettung und Rückenschmerzen" nach Dr. Alfen:

- *Es gibt einen signifikanten Zusammenhang zwischen muskulärer Degeneration in Verbindung mit Fetteinlagerung im Bereich der paraspinalen Muskeln und chronischen Rücken- und Nackenschmerzen.*
- *Der Muskelquerschnitt ist bei Patienten mit chronischen unilateralen Beschwerden auf der jeweils symptomatischen Seite signifikant kleiner*
- *Atrophie kann unabhängig von der Ausprägung oberflächlicher Muskeln (z. B. Erector spinae) auftreten.*
- *Kein Zusammenhang bei Patienten mit akuten oder rezidivierenden Rückenschmerzen*
- *Anhand morphologischer Veränderungen konnten Aussagen über die Anfälligkeit für strukturelle Schwächen der verschiedenen Segmente innerhalb eines Individuums gemacht werden, Prognosen für das Auftreten von Rückenbeschwerden (bis zu 12 Monate) vorhergesagt werden.*
  (Teichthal 2015, Eliot 2014, Le Cara 2014, Fernandez 2008, Hodges 2006 etc.)

Am Beispiel der ➤ Abb. 3.56, ➤ Abb. 3.57, ➤ Abb. 3.58 und sind die Unterschiede zwischen einer gesunden und atrophierten, verfetteten Rückenmuskulatur dargestellt.

Sportliche Aktivität und autochthone Rückenmuskulatur

Leider können die autochthonen Rückenmuskeln bei einer einmal vorliegenden Atrophie und Verfettung im atrophierten Bereich nicht mehr durch normale sportliche Aktivitäten, auch nicht durch ein gezieltes Training in den Fitnessstudios, aufgebaut werden können. Es existieren genügend Studien, die einen Zusammenhang zwischen körperlicher Inaktivität im Allgemeinen und einer Instabilität der Wirbelsäule mit Zunahme von Lumbalgien nachweisen. Mit zuneh-

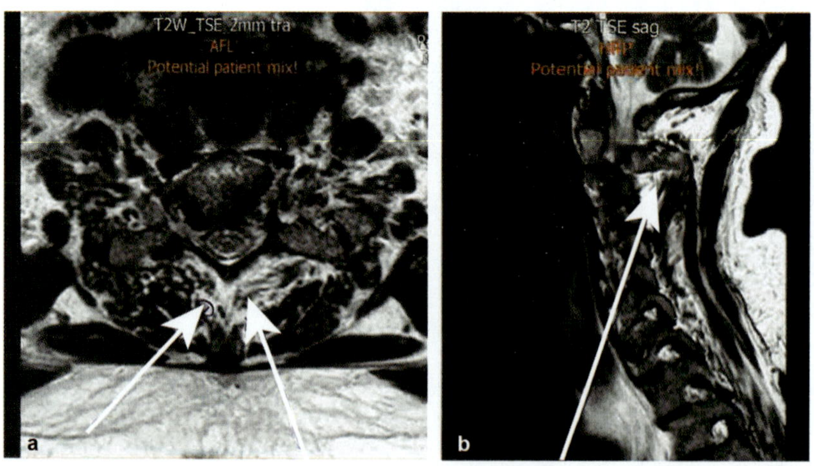

Abb. 3.56 HWS. Patientin mit dreimaligem Schleudertrauma. Daher Fehlen bzw. Nichtansteuern der autochthonen Muskeln, Atrophie und dadurch Instabilität. **a** Horizontaler Schnitt bei C3, deutliche Verfettung. **b** Lateralaufsicht. [M592]

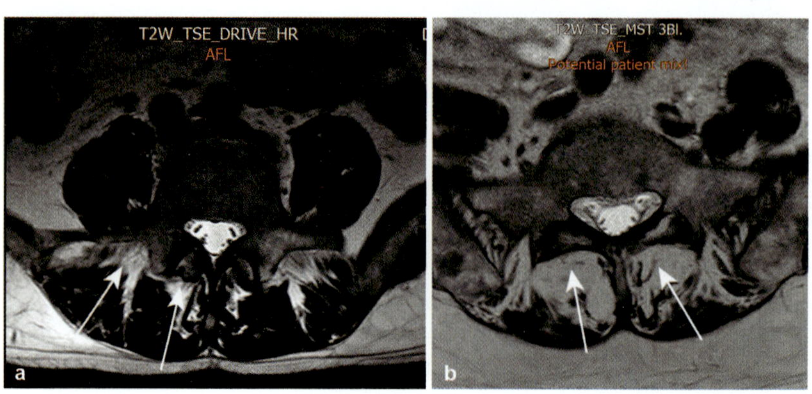

Abb. 3.57 LWS. **a** Nach unfallbedingter Fraktur von LWK1 und 2 langsamer Beginn mit Lumbalgien, Parästhesien linkes Bein, Einschränkung im täglichen Leben. Das MRT-Bild zeigt im horizontalen Schnitt bei L5 bereits eine 20%-ige Atrophie der autochthonen Rückenmuskeln. **b** Im horizontalen Schnitt bei S1 zeigt sich eine 80–90%-ige Atrophie der autochthonen Rückenmuskeln. Patient mit massiven Lumbalgien und erheblicher Lebenseinschränkung. [M592]

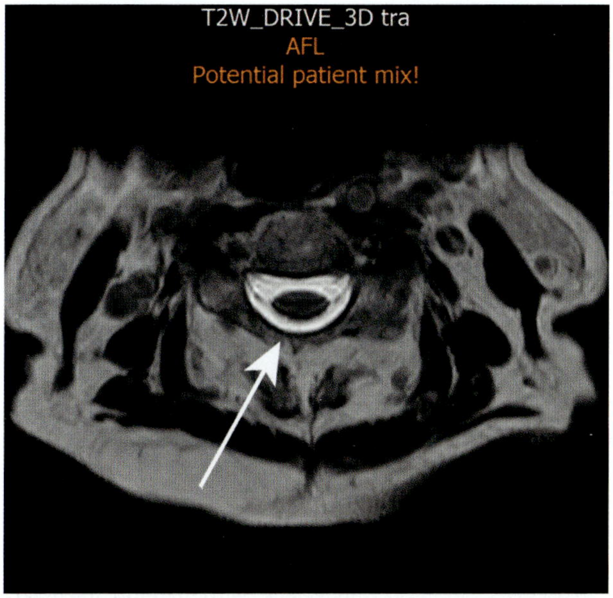

Abb. 3.58 Geigerin, die keinerlei Verletzungen an der HWS hatte. Lediglich eine über Jahre bestehende Fehlhaltung, wohl bedingt durch einen nicht optimalen Kinnhalter und eine nicht optimale Schulterstütze, führte zu einer Zwangsfehlhaltung des Kopfes und der Halswirbelsäule. [M592]

mendem Alter – auch durch die Höhenabnahme der Bandscheiben – ist dieser Zusammenhang noch evidenter. Aber auch bei Hochleistungssportlern, welche sich ausreichend bewegen und eine sehr gut ausgeprägte Skelettmuskulatur besitzen, sieht man oft eine viel zu schwache autochthone Rückenmuskulatur. Daher leiden auch etliche Spitzenathleten unter chronischen Rückenschmerzen und fallen krankheitsbedingt immer wieder aus. Dies allein ist bereits Beweis dafür, dass auch bei einem „normalen" Training der Rückenmuskulatur selbst bei Hochleistungssportlern die tiefsitzenden autochthonen Rückenmuskeln oft nicht optimal angesteuert werden bzw. nach sportlichen Verletzungen teilweise gar nicht angesteuert werden. Hier hilft daher nur ein gezieltes Training der autochthonen Rückenmuskeln, was bislang fast nicht möglich war, da diese Muskulatur bei herkömmlichem Training eben nicht willkürlich angesteuert werden kann. Durch jahrelange Forschung und Entwicklung von neuartigen Geräten, konnte allerdings von Dr. Alfen nachgewiesen werden, dass die autochthone Rückenmuskulatur wieder aufgebaut werden kann.

3.1.7 Die Besonderheit der Suboccipitalregion

Diese äußerst komplex aufgebaute Region spielt nicht nur bei der CMD, sondern unter anderem auch in der Orthopädie (➤ Kap. 3.1), Augenheilkunde (➤ Kap. 3.4) und HNO (➤ Kap. 3.5) eine wichtige Rolle bei der Entstehung diverser Krankheiten und Symptome. In diesen Kapiteln sind bereits anatomische Korrelate aufgezeigt worden, so beispielsweise in ➤ Kap. 3.4 mit der ➤ Abb. 3.99.

An dieser Stelle sollen übersichtsmäßig die neurologischen und faszienspezifischen Zusammenhänge mit Auswirkung auf das vaskuläre und neurologische System dargestellt werden.

Die wichtigsten Faszien dieser Region sind die oberflächliche Faszie des Kopfes, die Galea aponeurotica, die tiefe Halsfaszie (Fascia cervicalis) und das Lig. nuchae. Einen guten Überblick gibt die Abb. 4.9 auf Seite 111 aus dem Buch von Carla Stecco (2016).

Galea aponeurotica

Die Galea aponeurotica besteht hauptsächlich aus fibrösem Gewebe und ist stark vaskularisiert. Bei mimischen Bewegungen müssen die Galea aponeurotica und die tiefe Halsfaszie am Schädel gegeneinander verschieblich sein, sonst wären Stirnrunzeln, Mundbewegung etc. nicht oder nur reduziert möglich. Dieses Aneinandergleiten wird durch das lockere **areoläre Gewebe (DAT)** ermöglicht (Stecco 2016, Abb. 4.7).

Tiefe Faszie des Halses (Fascia cervicalis)

An dieser Stelle interessiert v. a. die dritte Schicht der Fascia cervicalis, nämlich die Lamina prevertebralis (Stecco 2016, Abb. 4.30). Der dorsale Anteil der Lamina praevertebralis bedeckt unter anderem den M. longissimus und die Mm. semispinalis. Zusätzlich liegen in ihrer Umhüllung auch der M. rectus und der M. longus capitis sowie der N. sympathicus. Letzteres ist insofern interessant, als Irritationen des N. sympathicus vielfältige Symptome verursachen können, die zunächst nicht eindeutig verifizierbar sind.

Deutlicher wird der Zusammenhang, wenn man den anatomischen Verlauf der Fascia praevertebralis und der Lamina praevertebralis betrachtet. Die Fascia praevertebralis entspringt an der Schädelbasis und setzt an den Procc. transversi der Wirbelkörper an, kann damit bei Verspannungen einen Zug nach anterior mit leichter Kompression der eingeschlossenen Muskeln verursachen. Die Lamina praevertebralis wiederum bildet den dorsalen Anteil des Spatium viscerale anterior der Wirbelsäule. Dieses Spatium stellt einen wichtigen Verschieberaum im Halsbereich dar und wird zusätzlich von der Fascia buccopharyngea begrenzt. Durch seinen Ursprung an der Schädelbasis verbindet es daher die wichtigsten Leitbahnen und Organe vom Schädelbereich angefangen bis in das Mediastinum. Dieser Verschieberaum ist insofern wichtig, als sich durch das angeordnete, locker miteinander kommunizierende Bindegewebe die Organe z. B. beim Schlucken oder bei Kopfbewegungen verschieben können. Dies würde durch Faszienverklebungen, muskuläre Fehlsteuerungen oder Narben behindert werden. Eine weitere Aufteilung der Lamina praevertebralis besteht darin, dass sie im caudalen Teil den Plexus brachialis umhüllt und sich dann lateral dorsal der Clavicula bis in die Axilla hinein fortsetzt.

Kurze Nackenmuskeln und Nerven im Suboccipitalbereich

Die im Bereich C0–C3 austretenden Nerven und auch der Verlauf der kurzen Nackenmuskeln von der Schädelbasis zum 1. bzw. 2. Halswirbel sind äußerst wichtig (➤ Abb. 3.99). Auf ➤ Abb. 3.99 sind drei Occipitalnerven dargestellt, nämlich der N. occipitalis major, der N. suboccipitalis und der N. occipitalis tertius. Insgesamt bestehen leichte Nomenklaturänderungen, je nachdem, welche Quelle man hinzuzieht. Eine gute Zusammenfassung mit der Wertung unterschiedlicher Autoren, kann in einer Veröffentlichung in der osteopathischen Medizin nachgelesen werden (Reinhardt 2018).

N. occipitalis major

Dieser ist der dorsale Ast des zweiten Spinalnervs. Der Nerv verläuft meist am Unterrand des M. obliquus capitis inferior (➤ Abb. 3.99), bevor er sich dann nach cranial sowohl durch den M. semispinalis capitis wie auch durch den M. trapezius hindurchbohrt und mit seinem sensiblen Anteil die Kopfschwarte im Bereich des Occiput und des dorsalen Anteils der Ossa temporalia versorgt. Diese Versorgungslinie endet etwa an der cranialen Verbindungslinie von Ohr zu Ohr. Irritationen des N. occipitalis major können daher zu Kopfschmerzen im Occitpitalbereich führen und unter Umständen auch Faszienverspannungen herbeiführen.

N. suboccipitalis

Der N. suboccipitalis ist der dorsale Ast des ersten Spinalnervs und wird meist rein motorisch angesehen. Seine wichtigste Aufgabe scheint die Versorgung der **autochthonen Rückenmuskeln** des tiefen Nackendreiecks zu sein. Die Stabilität dieser autochthonen Rückenmuskeln spielt eine enorm große Rolle bei der Entwicklung von Schmerzen im Bereich der gesamten Wirbelsäule, in diesem Fall speziell im suboccipitalen Bereich (➤ Kap. 3.1.7). Wie Rene Reinhardt in seiner Arbeit in der Osteopathischen Medizin ausführt (2018), teilen die Autoren Tobbs et al. den N. suboccipitalis allerdings in drei Typen ein und schreiben, dass alle Typen sowohl ventrale wie auch dorsale Rami besäßen:

N. occipitalis minor

Dieser Nerv entspringt aus dem Plexus cervialis im Bereich der Segmente C2 und C3 und hat keine motorischen, sondern nur rein sensible Fasern, womit er dorsal des Ohres nur ein kleines Gebiet innerviert.

N. occipitalis tertius

Der N occipitalis tertius entspringt aus dem dorsalen Ast des dritten Spinalnervs und wird in den meisten Quellen als rein sensibler Nerv beschrieben. Scheinbar gibt es aber auch motorische Äste, die zum M. semispinalis capitis ziehen. Bogduk konnte allerdings nachweisen, dass das Wirbelsäulensegment C2/3 vom N. tertius unisegmental innerviert wird, die restlichen Facettengelenke der Halswirbelsäule nach caudal zu aus unterschiedlichen benachbarten Segmenten (2014). Das Atlantoocipitalgelenk wird hauptsächlich von Nervenfasern aus C1 versorgt.

Innervation der hinteren Schädelgrube

Wie oben bereits beschrieben, wird das äußere Occiput über die sensiblen Äste des N. occipitalis major wie auch des N. occipialis tertius versorgt, im Schädelinneren wird die Dura mater im Bereich der posterioren Schädelgrube einerseits von den minimalen Fasern der ersten drei cervicalen Spinalnerven versorgt, welche über das Foramen magnum in die Schädelgrube eintreten, andererseits wird diese Region auch durch Fasern aus dem sympathischen Grenzstrang mitinnerviert. Die meisten Nervenfasern stammen dabei wohl vom Segment C2 und ziehen von dort durch den Canalis hypoglossus und das Foramen jugulare. Letzteres hat eine enorm klinische Bedeutung, da ja nicht nur die Dura mater im Bereich des Dornfortsatzes C2 angeheftet ist, sondern auch der M. rectus capitis posterior major wie auch der M. obliquus capitis inferior.

> Da v. a. bei den heutigen Arbeitsbedingungen mit Handy, Tablet, Laptop etc. häufig eine anteriore Kopfhaltung mit Reklination des Schädels und Verkürzung der gesamten Muskeln und Faszien von C0–C3/4 entstehen, kann es durch die Irritation der aufgeführten Nerven zu typischen Occipitalneuralgien und auch dumpfen Schmerzen an wie auch in der hinteren Schädelgrube kommen.

Man sollte sich hier die Frage stellen, ob die typischen Kopfschmerzen, die vom Nacken ausgehen und bei Wetterwechsel mit Tiefdruckgebiet und/oder oft bei Frauen auftreten, wenn diese ihre Periode bekommen, nicht auch durch eine Flüssigkeitsansammlung in dieser Region zu einem Druck auf die Nerven und damit zu diesen Kopfschmerzen führen. Zusätzlich könnte hierbei auch der venöse Halsplexus komprimiert werden, was ebenfalls zu occipitalen Schmerzen führen kann.

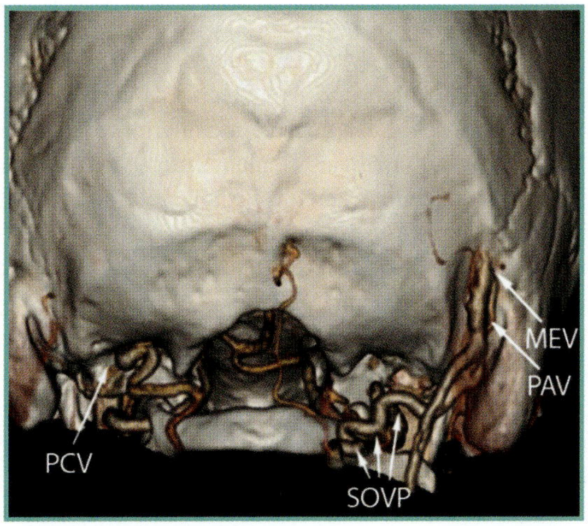

Abb. 3.59 Suboccipitaler venöser Plexus. MEV V. emissaria mastoidea, PAV V. auricularis posterior, PCV V. condylaris posterior, SOVP suboccipitaler venöser Plexus. [H391-001]

Rene Reinhardt schreibt im Abstract über die Suboocipitalregion (2014): *„Vergleichsstudien von Sektionen, MRT und histologischen Analysen zeigen, dass auch die parallel zur A. vertebralis liegende Vertebralvene einen ähnlichen Verlauf hat, jedoch finden sich in hier in nahezu jedem Segment Anastomosen zwischen diesen longitudinalen Venen. Deshalb wird von einem venösen Halsplexus gesprochen, der die A. vertebralis rundherum umschließt. Die ältere Beschreibung einer einzelnen ventrolateral gelegenen Vertebralvene scheint somit überholt.“* (Reinhardt 2014)

Des Weiteren führt Reinhardt noch Untersuchungen und Veröffentlichungen von Reis et al. und Schalla Ban, in denen gezeigt wurde, dass das suboccipitalvenöse System ein komplexes Geflecht ist, was über die V. emissaria mastoidea venöses Blut aus dem Sinus sigmoideus sowohl in die Richtung der V. jugularis interna wie auch V. cervicalis profunda drainiert. ➢ Abb. 3.59.

Trigeminospinale Konvergenz

Der Nucleus sensorius und motorius des 5. Hirnnervs stellt eine der wichtigsten Schaltstellen im Bereich des Schädels sowie der Halswirbelsäule dar (➢ Kap. 3.2, ➢ Kap. 3.5). Im Bereich der oberen cervicalen Segmente liegt hier der Nucleus nervi spinalis trigemini, der aus grauer Substanz besteht und vom Hirnstamm bis ins Rückenmark bis zur mittleren Halswirbelsäule herab reicht. Wie Fanghänel 2001 (S. 174) bereits die enorme Verschaltung der verschiedenen Kerngebiete der Hirnnerven im Bereich der Medulla oblongata genauer ausführte und dadurch die verschiedensten Schmerzsensationen und Erkrankungen v. a. an den Sinnesorganen erklärte, erwähnt auch Bogduk in seiner Arbeit 2014 die Zusammenhänge zwischen den Kerngebieten v. a. des Trigeminus und die Weiterleitung in den Stirn- und Orbitalbereich.

Klinische Bedeutung

Carla Stecco hat in ihrem Buch „Atlas des menschlichen Fasziensystems“ diese Zusammenhänge hervorragend und detailliert beschrieben (2016). In ihren immer wieder eingestreuten Clinical Pearls fasst sie damit die Bedeutung dieser Faszien/neuralen Strukturen zusammen:

„Wenn die Informationen zur Körperhaltung aus dem vestibulären oder zervicalen propriozeptiven System fehlerhaft sind oder unzureichend zerebral integriert werden, kommt es zu Fehlern der Kopfposition. Klinische und neurophysiologische Studien haben gezeigt, dass funktionelle Störungen und/oder organische Läsionen des CPS (zervicales propriozeptives System) Symptome ähnlich wie bei vestibulären Krankheiten erzeugen: Schwindel, Nystagmus, Gleichgewichtsstörungen.

Die erhöhte Aktivität der Mechanorezeptoren bei einem Hypertonus der Halsmuskeln bringt das vestibuläre System durcheinander, weil die Impulse aus dem CPS nicht denen des Vestibularorgans und anderer sensorischer Systeme, die am Gleichgewichtsinn beteiligt sind, entsprechen. Diese Disharmonie führt zu einer inadäquaten vestibulospinalen und vestibulookulären Reaktion und manifestiert sich in Form von Schwindel und Nystagmus. Außerdem stört eine Hyperaktivität der kraniozervicalen Mechanorezeptoren auch die Reflexsteuerung des posturalen Muskeltonus und manifestiert sich dann als allgemeine Instabilität.“

Die genannten Symptome sind typisch für die Patienten mit cranio-mandibulärer Dysfunktion, bei denen es durch die falsche Okklusion einerseits zu Haltungsstörungen und muskulären Veränderungen im gesamten Schädel-/HWS-Bereich kommt und andererseits auch zu Irritationen der verschiedensten peripheren wie auch intrazerebralen Hirnnerven mit deren Kerngebieten in der Medulla oblongata.

Auszug aus dem Clinical Pearls „4.7 Myofaszialer Nackenschmerz“:

„... Stecco et al. (2013) ermittelten signifikante Unterschiede in der Dicke der Faszien der Mm. sternocleidomastoideus und scalenus zwischen gesunden Probanden und Patienten mit unspezifischen chronischen Nackenschmerzen. Die Analyse der Dicke der Teilschichten ergab eine signifikante Dickenzunahme der lockeren Bindegewebsschichten und nicht der fibrösen Schichten. Daraus schlussfolgern die Autoren, dass das lockere Bindegewebe in den Faszien eine wichtige Rolle bei der Pathogenese der chronischen Nackenschmerzen spielt. Eine Dicke von 0,15 cm kann für die Faszie des M. sternocleidomastoideus als Cut-off-Wert gelten, jenseits dessen bei einem Patienten mit chronischen Nackenschmerzen die Diagnose einer myofaszialen Erkrankung gerechtfertigt ist. Daher beruht die Dicke der Fascia cervicalis auf einer Mengenzunahme des lockeren Bindegewebes und nicht des darüberliegenden dichten Bindegewebes. Mögliche Ursache der erhöhten Viskosität hängt mit dem Hyaluranin im lockeren Bindegewebe zusammen. Piehl – Aulien et al. (1991) wiesen nach sportlicher Betätigung eine Hyaluronanretention nach. Bei Überlastungs-

syndrom nimmt vermutlich die Konzentration von Hyaluranin und auf der Faszienoberfläche zu. In hohen Konzentrationen verhält es sich wie eine nicht newtonsische Flüssigkeit und wird visköser (Knepper et al. 1995). Diese Reaktion kann die Abnahme des Gleitens zwischen den fibrösen Schichten erklären. Die erhöhte Viskosität des lockeren Bindegewebes in der Faszia reduziert das Gleiten zwischen den kollagenen Faserschichten der Fascia cervicalis, was vom Patienten als Steifigkeit empfunden wird. Wir sind der Ansicht, dass die erhöhte Viskosität die dynamische Reaktion der Mechanorezeptoren in der Faszie verändert, Schmerzen verursacht und die Propriozeption beeinflusst.“

Die anatomischen Studien und die Ausführungen von Carla Stecco in ihrem Buch sind auch von enormer Wichtigkeit bei der Beurteilung von Schmerzzuständen bei Patienten nach Schleudertrauma. Hierzu wird näher eingegangen in ➤ Kap. 3.1 unter dem Abschnitt Torsionstrauma der HWS.

3.1.8 Langzeitfolgen des HWS-Schleudertraumas

Die häufigste Ursache von Schleudertraumata sind Auffahrunfälle, die bereits bei Geschwindigkeiten von 10–20 km/h Beschleunigungsverletzungen am Menschen hervorrufen können. Die Inzidenz allein im Verkehr liegt dabei etwa 3,8 Fällen pro 1.000 Einwohnern. Schleudertraumata können aber auch bei anderen Unfallereignissen, z. B. Stürze beim Sport (Rad, Ski etc.) oder bei der Arbeit (Sturz von der Leiter etc.) auftreten. Laut der Quebec Task Force on Whiplash-Associated Disorders (Spitzer et al. 1995) entwickeln aber nur ca. 5 % der Unfallopfer eine Chronifizierung ihrer Beschwerden, wie z. B. Kopfschmerzen, Tinnitus, Globusgefühl, Schwindel, Sehstörungen etc. (➤ Tab. 3.1). Ein Schleudertrauma kann nicht nur zu einer Verletzung der Halswirbelsäule und der Schädelknochen führen, sondern es können v. a. auch die Kiefergelenke, die Hals- und Nackenmuskulatur sowie weitere anatomische Strukturen wie Knochen, Nerven, Blutgefäße etc. beteiligt sein. Auch ohne Anpralltrauma des Schädels können im Gehirn durch ein Schleudertrauma Verletzungen durch Zerrung oder Quetschung von Gehirngewebe entstehen. Die Symptome sind sehr heterogen, oft unspezifisch und werden daher oft falsch interpretiert (➤ Tab. 3.1).

Ursache und Beurteilung von Spätfolgen bei Patienten

Sowohl die Ursache wie auch die Beurteilung von Schäden an Patienten sind der Anlass zu kontroversen Diskussionen. Einerseits stellen diese Schleudertraumata finanziell einen nicht unerheblichen Kostenfaktor mit etwa 10 Milliarden Euro in der EU da, andererseits werden die Patienten nicht richtig untersucht und am Schluss eher in die „psychische Ecke“ abgeschoben bzw. werden andere angeblich vorhandene Ursachen für diese Symptome angeführt. Oft sind damit nicht nur die Patienten und Ärzte, sondern auch Rechtsanwälte und Richter mit der Beurteilung überfordert. Letzteres liegt an der bislang nicht optimalen Untersuchungstechnik bzw. dem Untersuchungsablauf. Bislang verläuft die Untersuchung, wie in ➤ Abb. 3.60 einfach dargestellt.

Nach Otte et al (1996, 1997, 2000, 2001) sind zur exakten Analyse und Bewertung aber zusätzliche Testverfahren sowie funktionelle bildgebende Verfahren wie die Single-Photonen-Emissions-Computertomografie (SPECT) oder die Positronen-Emissions-Tomografie (PET), ggf. auch in Kombination mit anderen Verfahren, der Untersuchung mittels CT und MRT weit überliegen.

Jacobs et al. konnten bereits 1994 nachweisen, dass 97 % der Patienten, bei denen bei der Anfangsuntersuchung mittels SPECT ein negatives Ergebnis vorlag, auch nach 3 Monaten keine klinischen Symptome mehr aufwiesen.

Damit kommt der SPECT-Untersuchung eine große Bedeutung für die Vorhersage bezüglich Spätfolgen zu, was nicht nur für therapeutische Konsequenzen sorgt, sondern auch für die Beurteilung für Versicherungsfälle wichtig ist.

Die wichtigsten Forschungsergebnisse von Otte et al. waren der Nachweis von einer deutlichen Verringerung der Perfusion oder des Stoffwechsels in der parieto-occipitalen Region auf beiden Gehirnseiten. Die Arbeitsgruppe um Otte stellte die Hypothese auf, dass diese Minderdurchblutung (damit ein verminderter Metabolismus) der parieto-occipitalen Region durch Aktivierung nozizeptiver Afferenzen aus der oberen HWS verursacht werden kann. Sie stützt sich dabei auf die Arbeit von Moscowiz et al. (1991), dass *„… die Reizung nozizeptiver Afferenzen der Projektion des Nervus trigeminus zu*

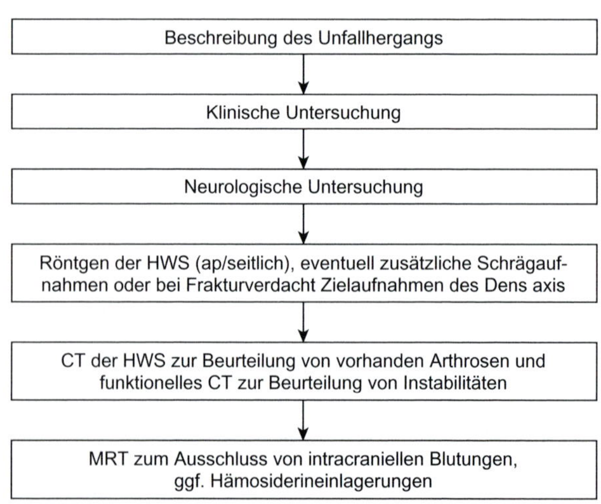

Abb. 3.60 Untersuchungsgang bei Verdacht auf HWS-Schleudertrauma [M592]

verschiedenen Effekten auf lokale vasoaktive Peptide und das cranielle Gefäßsystem führt." Dies wurde auch von Ash beschrieben, indem er die Zusammenhänge zwischen den somato-sensiblen Nerven mit dem Ganglion sphenopalatinum und dem Nucleus caudalis nervi trigemini mit der Auswirkung auf die cranialen Arterien und die Dura mater zeigt (➤ Abb. 3.61).

Die beschriebenen Symptome von und bei Patienten nach HWS-Schleudertrauma entsprechen dabei nachweisbar einer Irritation von vorhandenen anatomischen Strukturen, wie sie auch von Stecco (2016) und Reinhardt (2018) eindeutig beschrieben und nachgewiesen wurde. Sie sind damit durch eine Irritation bzw. auch mögliche Verletzung des gesamten suboccipitalen Nerven- und Gefäßgeflechts erklärbar.

Differenzialdiagnostisch muss angeführt werden, dass parieto-occipitale Befunde auch bei anderen Erkrankungen auftreten können, wie z. B. beim Lupus erythematodes, dem Morbus Alzheimer und der vaskulären Enzephalopathie, um nur einige zu nennen. Dies wird auch von Kritikern angeführt, die die Untersuchung mittels SPECT und PET bei Patienten mit Schleudertrauma ablehnen. Die Abgrenzung dieser Erkrankungen zu den Spätfolgen des Schleudertraumas kann allerdings durch gezielte klinische, serologische bzw. neurologische Untersuchungen leicht erfolgen.

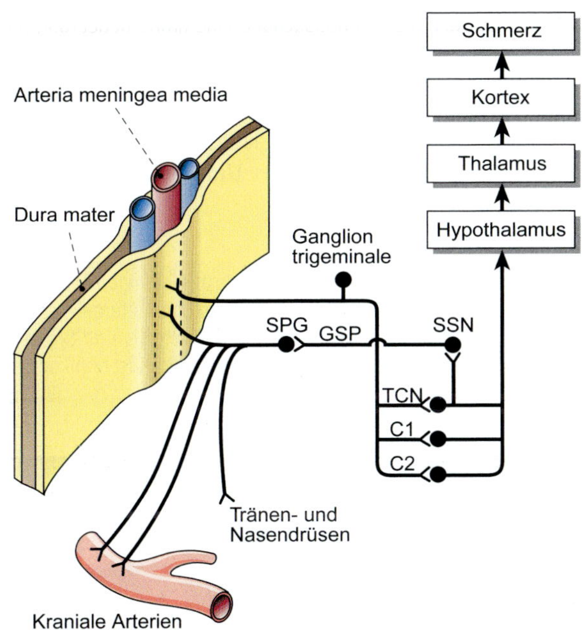

Abb. 3.61 Trigeminovaskulärer Input von den Hirnhautgefäßen verläuft durch das Ganglion trigeminale, um synaptische Verbindung mit den Neuronen 2. Ordnung im Nucleus caudalis nervi trigemini (TCN) und den Hinterhörnern von C1 und C2 aufzunehmen. Von dort erfolgt nach Kreuzung im Hirnstamm die Projektion über den Tractus quintothalamicus, um synaptische Verbindungen mit Neuronen im Thalamus zu schaffen, was zur Aktivierung in den Hirnrindenarealen und zur Wahrnehmung von Schmerz führt. Es findet eine Reflexaktivierung der kranialen parasympathischen Efferenzen vom Nucleus salvatorius superior (SSN) über den Austritt des siebten Hirnnervs vom Pons statt, die primär über das Ganglion pterygopalatinum, das Ganglion oticum und das Ganglion caroticum vermittelt wird. Der trigeminal-autonome Reflex (TAR) wirkt als positives Feedback zur Dilatation von Gefäßen und weiteren Reizung der Nervenenden des Trigeminus. Er führt zu Tränenfluss, Verstopfung der Nase und Rötung der Augen. Der TAR ist bei Clusterkopfschmerz und anderen trigeminalen vegetativen Zephalgien stark ausgeprägt und kann auch bei Migräne aktiv sein. [L106]

Die von Otte (2009) angeführten Befunde und Untersuchungstechniken betreffen v. a. die Veränderungen intracraniell und den suboccipitalen Bereich. Darüber hinaus lassen sich aber in Bezug auf die CMD noch andere Verletzungen finden, welche sich aus dem Ablauf eines diesbezüglichen Unfallmechanismus erklären lassen.

Die Beschleunigungsenergie, welche z. B. beim Aufprall eines auffahrenden Fahrzeugs auf das Fahrzeugheck des anderen Fahrzeugs erzeugt wird, überträgt sich auf den Körper des Autofahrers in unterschiedlicher Weise.

Wie läuft eine solche Peitschenhiebbewegung ab?

Im Jahre 1993 wurde ein genauer Ablauf einer Peitschenhiebbewegung von McConnell et al. erstellt. Das Team setzte gesunde erwachsene Männer in verschieden schwere Autos und führte mit ihnen Crashtests in Form von Auffahrunfällen durch. Hier nun die aufgezeichnete Sequenz eines Crashs mit 7,8 km/h:

„Die ersten 100 Millisekunden (ms) nach dem Aufprall sind die Initialphase. Das getroffene Fahrzeug bewegt sich nach vorn, während die Person in die Rückenlehne gedrückt wird. Dadurch wird die Hüfte und der untere Teil des Rückens nach vorne oben bewegt. Gleichzeitig beginnt sich der obere Teil der Rückenlehne unter der Last des Rumpfes nach hinten zu beugen.

Die nächsten 100 ms bilden die Phase der Vorwärtsbeschleunigung. Die Rückenlehne erreicht ihre maximale Beugung von 10° nach hinten. Die Person bewegt sich nach oben vorne. Die Halsregion wurde axial zusammengestaucht, wobei die HWS gestreckt nach oben vorne gerichtet war. Zur gleichen Zeit beginnt sich der Kopf nach hinten abzurollen. Bei etwa 160 ms beginnt die vertikale Bewegung des Kopfes, das Genick nach vorn zu ziehen, der Kopf bleibt in Streckhaltung

Die Phase der Rumpferholung erstreckt sich über die dritten 100 ms nach dem Aufprall. Jetzt hat der Kopf eine höhere relative Geschwindigkeit als der Rumpf. Die maximale Streckung von Kopf und Genick sind erreicht, ebenso die maximale vertikale Bewegung. Der Kopf beginnt nach 250 ms seine Vorwärtsbewegung, während sich der Rumpf wieder entlang der Rückenlehne abwärts bewegt. Die Rückenlehne begibt sich wieder in ihre normale Stellung.

Zwischen 300 und 400 ms nach dem Aufprall ist der Rumpf wieder komplett abgesenkt und bewegt sich mit der gleichen Geschwindigkeit wie das Auto. Der Kopf geht allmählich wieder in die Ursprungslage zurück. Bei den Probanden kam es am Ende der Phase zu einer bewussten Verlangsamung der Kopfbewegung.

3

In der Restitutionsphase (400–600 ms) bewegen sich alle Körperteile mit der Geschwindigkeit des Fahrzeugs Die Bewegungen im Zusammenhang mit dem Aufprall sind nun abgeschlossen.“

Was passiert mit dem Kiefergelenk bei einem Auffahrunfall?

Das plötzlich sehr schnelle Zurückschleudern des Kopfes mit darauffolgendem Flexionsmuster des Kopfes führt zu einer Kieferöffnung mit Überdehnung der Band-, Kapsel- und Muskelstrukturen und zusätzlich zu einer Stauchung der Kiefergelenkstrukturen bei der Bewegung nach vorne. Da bei einem Schleudertrauma notabene nicht nur eine strenge anterior-posterior Bewegung stattfindet, sondern teils seitliche oder sogar schräg rotierende Bewegungen auftreten können, werden möglicherweise noch weitere Strukturen in die Beschädigung mit einbezogen wie der Discus, die bilaminäre Zone, die Mandibula und die Zähne. ➤ Abb. 3.62, ➤ Abb. 3.63

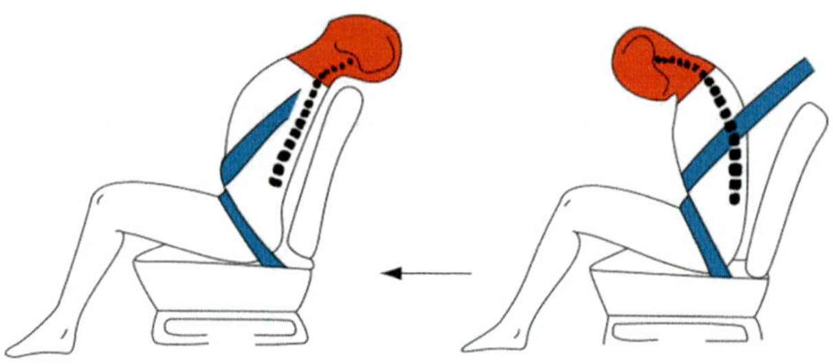

Abb. 3.62 Bild eines typischen Peitschenhiebmechanismus beim HWS-Schleudertrauma, z. B. durch Heckauffahrunfall. Bei plötzlicher Beschleunigung des fixierten Rumpfes wird der nicht fixierte Kopf – der Trägheit folgend – zunächst nach hinten und dann nach vorn geschleudert. Dabei kann das im Schädel enthaltene Gehirn durch Aufprall all die Knochenwand ebenfalls in Mitleidenschaft gezogen werden. [x]

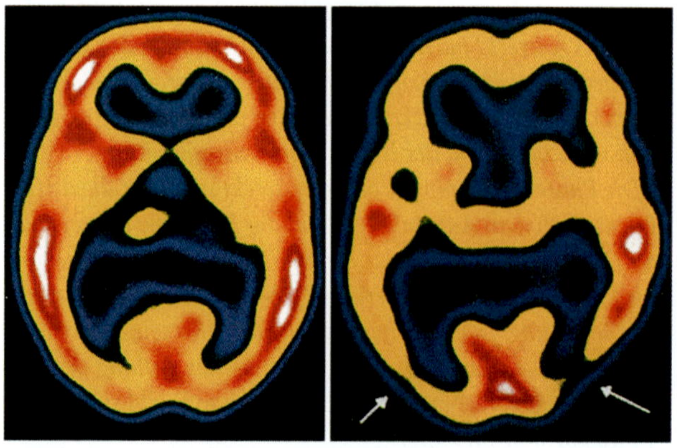

Abb. 3.63 HWS-Schleudertrauma, Beispiel 1: Links: gesunde Vergleichsperson; rechts: Schleudertrauma-Patient mit seit 2 Jahren anhaltenden Symptomen. Repräsentative transversale Schnitte einer Himperfusions-SPECT. Eine reduzierte Perfusion kann auf beiden Seiten der parietooccipitalen Region gesehen werden (siehe Pfeile). (adaptiert nach Otte et al. (1997), mit freundlicher Genehmigung des WB Saunders und des Springer Verlags) [x]

3.1.9 Systemische Erkrankungen

Rheumatische Erkrankungen

Zu den häufigsten Arthritisformen am Kiefergelenk gehört die **rheumatische Arthritis.** Die Intensität der Symptome muss dabei nicht in Beziehung zum Schweregrad der pathologischen Gelenkveränderungen stehen, die sogar asymptomatisch sein können. Schmerzen und Krepitation bei der Untersuchung sind die häufigsten Befunde. Während der akuten Phase kann das Kiefergelenk äußerst druckschmerzhaft sein. Auf den radiologischen Untersuchungsbefunden sieht man neben Knochenanbauarealen auch Aufhellungsareale als Symptom für den Knochenabbau, teilweise mit erheblichen Destruktionen des Knochens. Diese knöchernen Veränderungen führen zu Störungen der Okklusion und damit zu einer CMD (➤ Abb. 3.64).

Intraartikuläre Gelenkinjektionen (z. B. Kortison) haben in der Vergangenheit keine befriedigende Wirkung gezeigt. Auch von chirurgischen Maßnahmen sollte Abstand gehalten werden, da diese eine Arthrose nach Meinung vieler Zahnärzte eher noch beschleunigen. Dagegen kann eine okklusale Schienentherapie – auch unabhängig von einer vorliegenden CMD – zu einem langsamen Abklingen der Schmerzen führen und sollte unter Umständen über Monate eingesetzt werden.

38 % der Patienten mit rheumatoider Arthritis zeigen innerhalb eines Jahres nach dem Ausbruch der Erkrankung Kiefergelenksymptome. Auch bei 7–10 % der Patienten mit Psoriasis sind Symptome des Kiefergelenks in Form von Bewegungseinschränkungen und Schmerz zu finden.

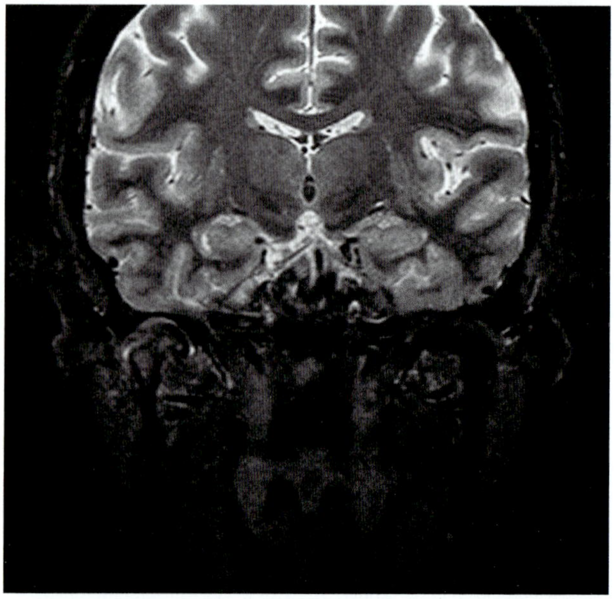

Abb. 3.64 Degenerative Kiefergelenkerkrankung rechts mit Kapselödem bei einem rheumatischen Patienten [O890]

Bei systemischem **Lupus erythematodes** weist das Kiefergelenk ebenfalls Blockierungen, Druckschmerzhaftigkeit und Dislokation auf. Neben der medikamentös-systemischen Behandlung durch den Rheumatologen und Orthopäden sollte als palliative Therapie die okklusale Schienenversorgung durchgeführt werden.

Fibromyalgie

Die Fibromyalgie wird zu den extraartikulären rheumatischen Erkrankungen gezählt, obwohl der Status der Fibromyalgie als eigenständiges Krankheitsbild ebenso wie die ätiologisch zugrunde liegende Pathophysiologie immer noch kontrovers diskutiert werden.

Diagnosekriterien des ACR

1990 wurden vom ACR (American College of Rheumatology) folgende Kriterien für die Diagnose einer Fibromyalgie vorgeschlagen: Neben der räumlich weit ausgedehnten Schmerzempfindung sollte ein Druckschmerz an 11 (oder mehr) von 18 bestimmten Druckpunkten (Tenderpoints) vorhanden sein (➤ Abb. 3.65).

Die Anwendung der ACR-Kriterien und insbesondere der **Tenderpoints (Druckpunkte)** ist jedoch problematisch. Einerseits ist die Druckstärke schwer zu objektivieren, andererseits muss sich der Arzt auf die Angaben der Patienten über die Schmerzstärke verlassen. Sieht man sich die Lokalisation der Tenderpoints genau an, stellt man fest, dass sie fast alle an den Ansatzstellen der Muskeln liegen, die bei einer CMD besonders betroffen sind und zwar entweder durch funktionelle Schwäche oder ständige Überlastung, z. B. die Mm. sternocleidomastoideus, trapezius, levator scapulae, piriformis und Pes anserinus.

18 % der Patienten mit CMD weisen auch Merkmale einer Fibromyalgie auf. 74 % der Patienten mit Fibromyalgie entsprechen diagnostisch den Kriterien einer CMD vom myofaszialen Typ.

Folgende Symptome werden sowohl bei der Fibromyalgie wie auch bei der CMD gefunden:
- Diffuse Schmerzen an verschiedenen Druckpunkten ohne Entzündungszeichen
- Schlafstörungen
- Kopfschmerzen
- Erschöpfung
- Merkstörungen
- Rückenschmerzen
- Colon irritabile

Die druckschmerzhaften Körperregionen bei CMD befinden sich fast immer an den Übergängen von der Sehne zum Periost, seltener an den Kreuzungsstellen von myofaszialen Spannungsketten. Bei CMD weisen so gut wie alle Muskeln im Körper eine Dysfunktion auf, indem sie entweder hyperreaktiv oder hyporeaktiv sind (➤ Kap. 2.6.1). Hyperreaktivität und Hyporeaktivität führen letztlich zu einem erhöhten Spannungszustand im Bereich des Ansatzes der kollagenen Fasern der Sehne am Periost mit entsprechenden Veränderungen in der extrazellulären Matrix (➤ Kap. 2.8.1). Auch die Kreuzungsstellen der myofaszialen Ketten sind bei der CMD ständigen Belastungen ausgesetzt. Dies führt zu Irritationen der Faszien und ebenfalls zu Veränderungen in der extrazellulären Matrix, woraus wiederum die druckschmerzhaften Punkte (➤ Abb. 3.65) resultieren. Nach Pischinger (1998) kommt es in diesen Arealen zur Ausschüttung von Entzündungsmediatoren und zum Übergang der extrazellulären Matrix vom Sol- zum Gelzustand.

Es ist daher nicht verwunderlich, dass nach Behandlung des Patienten und Versorgung mit einer Aufbissschiene in interdisziplinärer Zusammenarbeit mit einem Zahnarzt die schmerzhaften Punkte (und damit auch die Diagnose der Fibromyalgie) verschwinden.

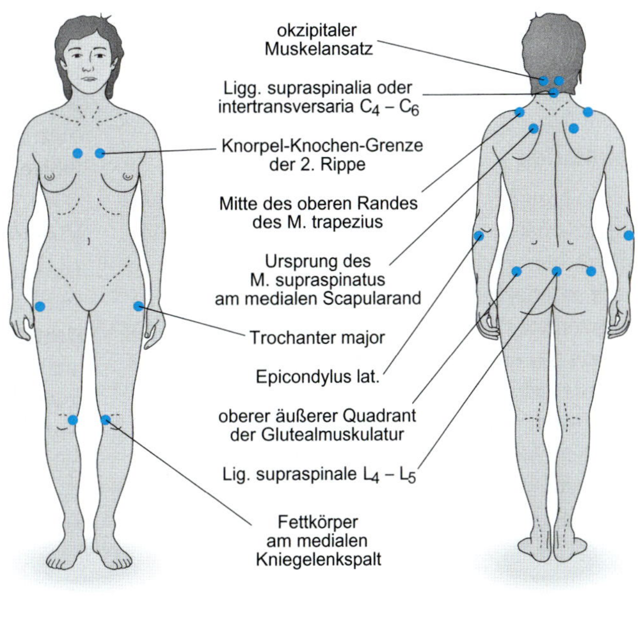

Abb. 3.65 Tenderpoints bei Fibromyalgie [L106]

3.2 Zahnmedizin

Fallbeschreibung

Anamnese

Erste Konsultation am 7.2.2002. Knapp 15 Jahre altes Mädchen mit wiederholten Schmerzen in der rechten Gesichtshälfte seit Februar 2001. Die Vorstellung bei einem HNO-Arzt zeigte keine signifikanten pathologischen Befunde. Bis Mai 2001 gab es einige schmerzfreie Intervalle, dann erneut starker Schmerz im rechten Gesichtsbereich. Die Vorstellung in der HNO-Abteilung einer Universitätsklinik ergab ebenfalls keine pathologischen Befunde im HNO-Bereich, aber die Diagnose eines inkorrekten Bisses. Die Patientin wurde zum Zahnarzt überwiesen, der eine Aufbissschiene für den Unterkiefer anfertigte. Danach einige kurze Perioden mit Schmerzlinderung, ab Mai 2001 wieder erhebliche Schmerzattacken.
Der konsultierte Kieferorthopäde veranlasste eine MRT des Kiefergelenks, die als Diagnose einen dislozierten Diskus im rechten Kiefergelenk ergab. Er überwies die Patientin daraufhin in die zahnmedizinische Abteilung der Universitätsklinik. Dort wurde die Diagnose des dislozierten Diskus bestätigt. Die Patientin erhielt eine physiotherapeutische Behandlung, die jedoch keine Besserung der Symptome brachte, sodass die Patientin wieder in die zahnärztliche Abteilung der Universitätsklinik zurücküberwiesen wurde. Dort schlug man eine Operation des Unterkiefers mit Extraktion der Weisheitszähne vor, jedoch sollte die Patientin zunächst das 16. Lebensjahr vollenden.
Schließlich erfolgte wegen der anhaltenden Schmerzen die Vorstellung bei einem Schmerzspezialisten, der ebenfalls die Extraktion der Weisheitszähne befürwortete. Diese Operation führte zur Schmerzfreiheit für insgesamt 3 Wochen. Danach kam dieselbe Symptomatik zurück. Nach der Extraktion von 18 und 48 verblieb jedoch eine extreme Schwellung im Bereich der rechten Kiefergelenkregion und des Unterkiefers mit schmerzhaften Attacken in diese Region hinein. Der Hausarzt der Familie schickte die Patientin schließlich in die Praxis des Autors.

Erstkonsultation

Die Untersuchung bei der ersten Konsultation am 7.2.2002 ergab folgende Befunde: Die linke Schulter stand 2 cm höher als die rechte, verstärkte Kyphose der BWS, rechtes Ileum nach anterior gedreht, Rotation der LWS nach rechts, segmentale Funktionsstörungen der oberen HWS. Der Patientin war es fast unmöglich, aufrecht zu sitzen. Es bestand eine erhebliche Spannung in der Dura mater. Restriktion der Mundöffnung (max. 1 cm). Sie konnte nur noch mit einem Strohhalm trinken, eine Kaubewegung war unmöglich. Ein Zahnkontakt bestand lediglich auf den hinteren Molaren, in der Front bestand eine Öffnung von 3 mm. Massive Schwellung des rechten Kiefergelenks und der gesamten Mandibularegion.
Im Bereich des Schädels bestand neben der Duraspannung eine Fehlstellung des Os temporale rechts nach posterior, eine Rotation des gesamten Schädels nach rechts und Faszienspannung in das rechte Os temporale hinein. Insgesamt fanden sich abnorme Schädelbewegungen, die nicht zuzuordnen waren.
Röntgenbilder der vorher konsultierten Ärzte standen leider nicht zur Verfügung, nach Aussage der Eltern waren aber in allen drei Universitätskliniken bis auf die Diagnose des dislozierten Diskus keine Auffälligkeiten gefunden worden. Die Augenbewegung war normal.
Blutsenkung 32/54. Alle Muskeln mit AK getestet und hyporeaktiv.

Therapie

Craniale Therapie, Osteopathie der gesamten Wirbelsäule, Ohrakupunktur, myofasziale Release-Techniken im Bereich der Kieferregion, Verordnung von Antibiotika (Sobelin® als knochengängiges Mittel), da angesichts der erhöhten Blutsenkung und der anhaltenden Schwellung 3 Monate postoperativ der Verdacht auf eine Knocheninfektion bestand.

Zweite Vorstellung nach einer Woche

Die Patientin erklärte am 14.2.2002, dass sie durch die Antibiotikatherapie 2 Tage ohne Schmerzen gewesen sei, die Schwellung wäre rückgängig gewesen, die Mundöffnung hätte sich verbessert. Leider waren die Röntgenbilder der Universitätsklinik nach wie vor nicht vorhanden. Bei der Untersuchung ergaben sich deutlich weniger segmentale Dysfunktionen im Bereich der HWS und BWS, das Becken war unauffällig. Allerdings bestanden dieselben merkwürdigen cranialen Bewegungen mit erhöhter Duraspannung.
Es wurde erneut eine craniosacrale Behandlung durchgeführt und eine Fortsetzung der Antibiotikatherapie empfohlen.

Dramatische Verschlechterung

Die nächste Vorstellung war nach einer Woche terminiert. Der Vater rief aber bereits nach einigen Tagen an und berichtete, dass die Blutsenkung (beim Hausarzt bestimmt) auf 48/65 angestiegen sei, die Schmerzen wieder zugenommen hätten und nun auch Sehstörungen aufgetreten seien. Auf die Frage, ob Unregelmäßigkeiten der Regelblutung bei der Tochter vorhanden wären, gab er an, dass diese ihre Regel seit mehr als einem Jahr nicht mehr gehabt hätte, davor aber ein Jahr lang fast regelmäßig.

Am nächsten Tag wurde eine MRT des Schädels durchgeführt. Dabei wurde ein Ewing-Sarkom im Bereich der rechten Fossa infratemporalis und im mittleren Bereich der Schädelbasis mit Infiltration in die Maxilla und in Teile des Os sphenoidale rechts sowie des Kiefergelenks diagnostiziert.
Die Therapie wurde nach dem Europrotokoll E. W. I. N. G. 99 durchgeführt (Bestrahlung mit 52 Gy GD). Danach erfolgte die Operation mit kompletter Exstirpation des Tumors, subtotaler Resektion der rechten Maxilla, partieller Resektion der Mandibula und partieller Sphenoidektomie des lateralen Teils im Oktober 2002. Danach Chemotherapie bis Dezember 2002.
Röntgenaufnahmen und Arztbefunde bzw. Operationsberichte liegen dem Autor vor, können aber aus rechtlichen Gründen hier nicht veröffentlicht werden.

Therapieerfolg

Die Patientin wurde danach begleitend osteopathisch und kieferorthopädisch behandelt, um die Deformität des Schädels in Grenzen zu halten, die sich durch die massive Entfernung der Knochen und Weichteile definitiv eingestellt hätte. Diese Verformung konnte dank der Therapiemaßnahmen so gering wie möglich gehalten werden. Die Patientin ist heute beschwerdefrei und treibt wieder Sport.

Anmerkungen

Dieser den Abschnitt zur Zahnmedizin einleitende Fallbericht führt vor Augen, wie sehr man sich als Arzt in die Richtung einer falschen Diagnose leiten lassen kann und wie wichtig es unter Umständen sein kann, vorangegangene Befunde infrage zu stellen.
Die massive CMD der Patientin und der frontal offene Biss von 3 mm wurden durch den in das Kiefergelenk hineinwachsenden Tumor verursacht. Bei der ersten radiologischen Untersuchung des Kiefergelenks in der Universitätsklinik konnte man den Tumor bereits erkennen, was aber nicht diagnostiziert wurde. Stattdessen wurde der dislozierte Diskus diagnostiziert. Diese Aufnahmen lagen dem Autor zum Zeitpunkt der Untersuchung leider noch nicht vor.
Durch die Extraktion von 18 und 48 auf der rechten Seite und die nachfolgende Weichteilschwellung wurde die Diagnose des Tumors weiterhin verzögert. Die massiven cranialen Störungen, die keiner eindeutigen Fehlstellung zuzuordnen waren, und die Tatsache, dass es zu Sehstörungen kam sowie zu einem Ausbleiben der Periode, ergaben allerdings den starken Verdacht auf einen intracraniellen Prozess, der mittels MRT auch bestätigt werden konnte. ➤ Abb. 3.66 zeigt die Verbindung des Os temporale mit den angrenzenden Strukturen, die in diesem Fall ebenfalls betroffen waren und generell bei allen CMD-Problemen – unabhängig von der Genese – in Mitleidenschaft gezogen werden können.

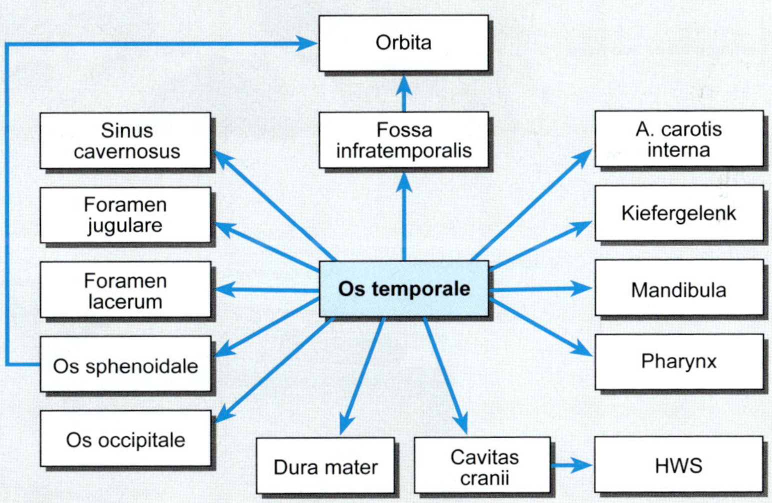

Abb. 3.66 Beziehung des Os temporale zu anderen Strukturen des Schädels [a: M592/L106; S700]

3.2.1 Ohr und Kiefergelenk

Anatomie und Physiologie

Die Spannungsmuskeln des Trommelfells waren ursprünglich Kaumuskeln. Die entwicklungsgeschichtlichen Grundlagen hierzu werden ausführlich im HNO-Kapitel besprochen (➤ Kap. 3.5). **Kaumuskeln** und **Trommelfell** besitzen demnach eine gemeinsame Nervenversorgung durch den N. trigeminus.

Auch folgende Bandstrukturen müssen bei der CMD näher betrachtet werden: das mediale Ligament, das Malleolus und Lig. sphenomandibulare verbindet, und das laterale Ligament, das den Malleolus mit dem retrodiskalen Kapselbereich verbindet. Diese Bandstrukturen ziehen vom Malleolus durch die Fissura petrotympanica hindurch (➤ Abb. 3.67). Einige Faseranteile setzen dabei am Diskus-Kapsel-Komplex an oder strahlen in die Faseranteile des M. pterygoideus lateralis ein. Das mediale Ligament folgt dabei der Chorda tympani durch die Fissura petrotympanica und wird als **Lig. tympanomandibulare** bezeichnet. Damit ist die Beziehung zwischen Kiefergelenk und Ohren gegeben. Allerdings wird noch immer diskutiert, inwieweit die genannten Ligamente die Fähigkeit besitzen, den Malleus (Hammer) zu bewegen und damit Kiefergelenkdysfunktionen in das Ohr hinein zu projizieren.

Ohrsymptome

Neben den geschilderten (Ohr-)Symptomen (Schmerzen im rechten Gesichtsbereich mit Schwellung der Kiefergelenkregion und Reduzierung der Mundöffnung) werden von Patienten Schmerzen und Brennen im Rachenbereich und auf

3

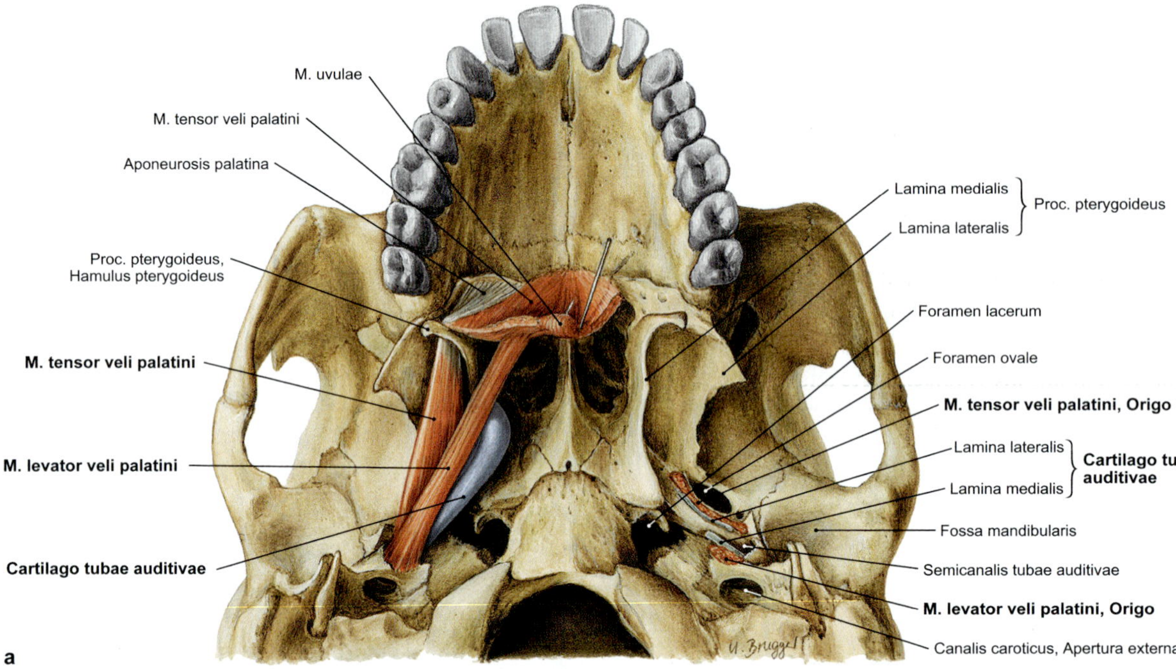

a

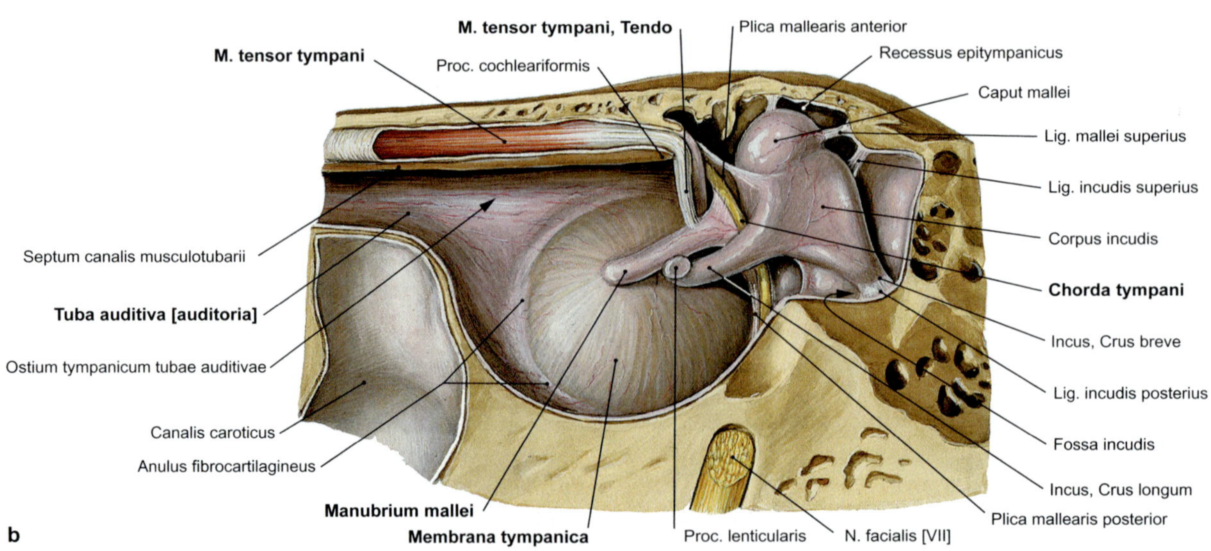

b

Abb. 3.67 **a** Verbindung zwischen dem Malleolus und dem Diskus-Kapsel-Komplex über das laterale Ligament. **b** Das mediale Ligament folgt der Chorda tympani durch die Fissura petrotympanica und wird als Lig. tympanomandibulare bezeichnet. [S700] der Zunge sowie Affektionen der Nasennebenhöhlen beschrieben, die mit der Affektion der **Chorda tympani** und mit dem **N. auriculotemporalis** in Verbindung gebracht werden. Dabei kann es sich nicht um eine unmittelbare anatomische Schädigung durch Druck des Kondylus bei einem Tiefbiss handeln, da die anatomischen Beziehungen dies nicht zulassen. Trotzdem können bei Provokation des Unterkiefers bei vielen Patienten die beschriebenen Schmerzen und Sensationen ausgelöst werden. Auch die Veränderung von Ohrgeräuschen durch Kiefergelenkbewegungen und Mobilisationen im cranialen System lassen einen Kausalzusammenhang zwischen der Unterkieferposition (z. B. Tiefbiss) und Ohr-, Rachen- und Zungensymptomen vermuten. Dies sollte Gegenstand weiterer Studien sein.

Die von CMD-Patienten häufig geschilderten Ohrsymptome lassen Rückschlüsse auf einen (un)mittelbaren Zusammenhang **zwischen N. auriculotemporalis und N. trigeminus** zu. So finden sich Anastomosen zwischen N. alveolaris inferior und N. auriculotemporalis, die eine gegenseitige Beeinflussung von Zahn und Ohr ermöglichen, sodass Zahnprobleme für Ohrenschmerzen und umgekehrt Ohrprobleme für Zahnschmerzen verantwortlich sein können.

Darüber hinaus erfolgt über den N. auriculotemporalis die sensible Versorgung der **Kopfschwarte** und der **Schläfe.** Irritationen dieser Areale, teils mit Schmerzen verbunden, können durch eine Affektion des Nervs ausgelöst werden, die ursächlich wiederum mit Kieferproblemen zusammenhängen kann.

Vegetative Symptome

Häufig berichten CMD-Patienten über Ohrsymptome, die in unterschiedlichen Publikationen mit Druck auf die Nervenenden im Gelenkbereich in Verbindung gebracht werden. Insbesondere die **distale Verlagerung der Mandibula** (➤ Kap. 2.2) und ein **tiefer Deckbiss** scheinen eine negative Auswirkung auf den Gehörapparat und die Nerven zu besitzen, insbesondere auf die Chorda tympani und den N. auriculotemporalis.

Die **Chorda tympani,** ein Ast des N. facialis (VII), verlässt diesen an der Hinterwand des Mittelohrs und verläuft nach vorn und medial zum Rand des Trommelfells. Sie tritt an der Fissura petrotympani nahe der medialen Seite des Kiefergelenks aus (➤ Abb. 3.67). Nahe dem Unterrand des M. pterygoideus lateralis schließt sie sich dem N. lingualis an. Letzterer kann bei chirurgischen Eingriffen oder Injektionen im Bereich der Mandibula leicht beschädigt werden. Auch Geschmacksstörungen durch Verletzung der sensorischen Anteile des N. facialis sind möglich.

Der **N. auriculotemporalis** ist ein sensibler Ast des N. mandibularis und steht mit dem Ganglion oticum in Verbindung. Dies ergibt eine unmittelbare Verbindung mit dem N. glossopharyngeus, der bei CMD-Patientin ebenfalls betroffen ist. Kleine Äste des N. auriculotemporalis versorgen die Gelenkkapsel des Kiefergelenks und stehen mit dem N. facialis über sekretorische Fasern aus dem Ganglion oticum in Verbindung. Über die Beeinflussung sekretorischer Fasern aus dem Ganglion oticum kann die nicht selten bei CMD-Patienten auftretende Mundtrockenheit oder der übermäßige Speichelfluss erklärt werden.

3.2.2 Kiefergelenk

In Verbindung mit einer CMD treten häufig Probleme im Kiefergelenk auf wie z. B. Kiefergelenkrestriktionen über Diskuszerreißungen sowie Schmerzen und Verformungen. Die Symptome können vielfältig sein. Bei lang dauernder (Mikro-)Traumatisierung entstehen schließlich Schäden am Diskus und an der bilaminären Zone, die zu einer Arthrose im Gelenk führen. Diese Probleme können mit einem Oberbegriff als **innere Kiefergelenkstörung** bezeichnet werden. Einige Probleme werden im Folgenden näher erläutert.

Kiefergelenkrestriktionen

> Eine Kiefergelenkstörung mit innerer Beeinträchtigung ist eine lokale mechanische Beeinträchtigung des kontinuierlichen Gleitvorgangs im Gelenk.

Diese Kiefergelenkstörungen können außer einer Diskusverlagerung (s. u.) verschiedene andere Ursachen haben, z. B. Arthritis, Arthrose, Synovialitis, rheumatische Grunderkrankung und pathologische muskuläre und ligamentäre Zugspannungen.

Der genaue pathophysiologische Mechanismus einer **Kieferklemme** ist noch nicht bekannt. Sie kann sowohl als Folge eines dislozierten Diskus auftreten als auch bei normal geformten Diskusverhältnissen, die nicht disluxieren. Diskutiert wird eine muskuläre Genese, v. a. bei Verspannung des M. pterygoideus lateralis (➤ Kap. 2.2.1, ➤ Abb. 2.4), der bei einseitiger Verspannung zu einer Abweichung der Mandibula und damit u. U. zu einer Kieferklemme führen kann.

Auch die Ursachen für das **Kiefergelenkknacken** sind bislang nicht geklärt. Es wird diskutiert, dass Diskus und Kondylus gegen die Gelenkfläche des Os temporale gedrückt und eingeklemmt werden. Andererseits wird der Vergleich mit den Knackphänomenen bei anderen Gelenken gezogen, z. B. bei chirotherapeutischen Manipulationen oder idiopathischem Fingergelenkknacken. Durch den im Gelenk vorhandenen Unterdruck scheint es bei der Manipulation des Gelenks zu einem Knackphänomen zu kommen. Daher ist die Frage nach einem pathologischen Faktor des Kiefergelenkknackens noch nicht geklärt. Im Bereich des Kiefergelenks kann es auch durch Verspannungen des Lig. laterale zu einem Knackphänomen kommen (Ash 2006).

Diskusdislokation

Die physiologische Variationsbreite der Diskuspositionen im Gelenk wurde bereits beschrieben (➤ Kap. 2.2.1). Es kann schwierig sein, eine leichte Diskusverlagerung von einer normalen Diskusposition zu unterscheiden. Der Diskus unterliegt einem physiologischen Alterungsprozess, d. h., die Pufferfunktion des Diskus nimmt im Lauf des Lebens ab. Allerdings kann eine chronische Traumatisierung wie z. B. bei einer CMD den Diskus bereits relativ früh degenerativ verändern und zu einer Einklemmungserscheinung mit Schmerz und Bewegungsstörungen im Kiefergelenk führen. Im fortgeschrittenen Stadium können Krepitationen (Reibegeräusche) und Knackgeräusche zu hören sein. Das geeignete Verfahren für die Diagnose des Alterungszustands und der Position des Diskus ist die Magnetresonanztomografie (MRT) (➤ Abb. 3.68). Die unterschiedlichen Formen der Diskusverlagerung und die therapeutischen Anforderungen sind in der einschlägigen Fachliteratur nachzulesen (z. B. Ahlers und Jakstat 2000, Ash 2006). Mit Zurückhaltung sind jedoch operative Eingriffe am Diskus zu bewerten, die häufig zu einer frühen Arthrose führen.

Tumoren

Im Vergleich zu den häufig vorliegenden funktionellen Myoarthropathien des Kiefergelenks sind Tumoren in dieser Region eher selten, können jedoch eine CMD mit allen Symptomen vortäuschen. Nicht selten wird zunächst konservativ (inkl. Schienentherapie) behandelt. In persistierenden, therapierefraktären Fällen sollte daher frühzeitig die radiologische Abklärung mittels MRT erfolgen. Bei Tumoren im Kiefergelenk, die CMD-Beschwerden auslösen können, handelt es sich meist um langsam wachsende **Osteochondrome, Osteome, Myxome, Riesenzellgranulome** und **Hämangiome.** Bei Osteomen und Chondromen zeigen sich eher knochendichte Appositionen auf Collum und Caput mandibulae, während sich bei den nicht knochenbildenden Tumoren umschriebene Aufhellungen als Ausdruck einer Osteolyse finden.

Auch seltene Tumoren wie die pigmentierte villonoduläre Synovitis des Kiefergelenks oder Neoplasien im Schädelbereich, die in das Kiefergelenk einbrechen (s. o. Fallbeschreibung) müssen in die Überlegungen einbezogen werden.

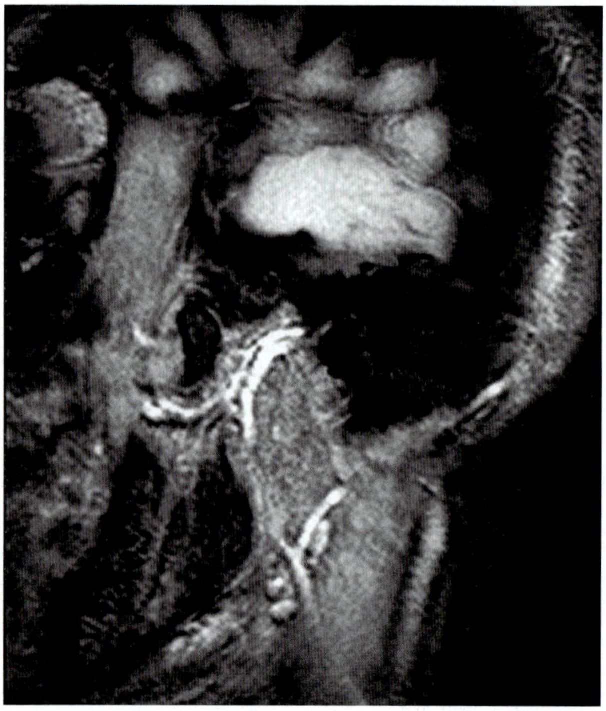

Abb. 3.68 Bei Mundschluss nach posterior dislozierter Diskus [O890]

Degenerative Veränderungen des Gelenks

Die arthrotischen Veränderungen des Kiefergelenks wurden bereits an anderer Stelle besprochen (➤ Kap. 3.1.6). Die Fähigkeit des Kiefergelenks, sich neuen Verhältnissen anzupassen, wird als **Remodelling** bezeichnet. Ein häufiges orthopädisches Problem sind die postoperativen muskulären und nervalen Schmerzen nach Implantation einer Totalendoprothese der Hüfte. Sie entstehen durch die Dehnung der Muskeln, Ligamente und neurovaskulären Strukturen, die sich präoperativ durch den jahrelangen arthrotischen Prozess verkürzt haben und postoperativ wieder verlängern müssen. Ein ähnlicher Anpassungsmechanismus findet auch bei der Behandlung mit Aufbissschienen oder bei einer kieferorthopädischen Behandlung statt.

Bei Jugendlichen ist die Fähigkeit zur Adaptation der Strukturen noch gegeben. Das bedeutet, dass sich die Beziehungen zwischen Knochen und Sehnen, Weichteilgewebe und Muskeln im Wachstumsprozess ändern. Damit kommt es v. a. zu Längenveränderungen von Muskeln und Ligamenten. Auch die vektorielle Richtung der Kaukraft wird teilweise modifiziert. Die Ligamente, die vom Schädel zum Unterkiefer ziehen, stellen dabei einen nicht zu vernachlässigenden Faktor dar, da sie über erhebliche retrale Zugkräfte verfügen und mitbehandelt werden müssen. Ohne die Fähigkeit zur Adaptation könnte eine kieferorthopädische Behandlung bei Jugendlichen nicht durchgeführt werden. Inwieweit diese Veränderungen (Remodelling) auch noch beim Erwachsenen möglich sind, kann nicht eindeutig beantwortet werden. In Tierversuchen konnten Adaptationsveränderungen in den Kiefergelenken in der Wachstumsphase festgestellt werden, wenn die Mandibula durch okklusale Maßnahmen verschoben wurde. Bei ausgewachsenen Affen hingegen konnte eine derartige adaptive morphologische Veränderung nicht beobachtet werden.

Radiologische Untersuchungen haben ergeben, dass auch das Kiefergelenk des Erwachsenen zu erheblichen morphologischen Veränderungen fähig ist und sich im Laufe des Alterungsprozesses deutlich verändern kann (Ash 2006).

Unproblematisch sind kleinere Anpassungsveränderungen bis zu ca. 1 mm. Die Behandlung einer Malokklusion in der Angle-Klasse II mit Vorverlagerung der Mandibula (➤ Kap. 2.3.4) mit einer Aufbissschiene oder durch einen chirurgischen Eingriff bedeutet jedoch eine erhebliche Anpassung der einzelnen Gewebestrukturen im Bereich des Kauapparats. Hierbei kann es – wie bei der Implantation einer Hüft-TEP (s. o.) – zu erheblichen muskulären und kapsulären Schmerzen kommen. Darüber muss der Patient im Vorfeld der Behandlung aufgeklärt werden. Erforderlich ist eine langsame Gewöhnung an die Schiene, indem sie zunächst nur über kürzere Zeiträume am Tag getragen wird, sodass sich der Kauapparat anpassen kann.

Nach Auffassung von Bumann (2000) kann die Umformung oder Neubildung von Strukturen immer nur über einen Reiz bzw. eine Entzündung geschehen, da sonst kein Wachstum entsteht. Damit ist auch der osteopathische Grundsatz erfüllt, dass die Funktion die Form bestimmt.

> Eine funktionelle Anpassung an die neue Okklusion ist umso wahrscheinlicher, je geringer die strukturelle Veränderung ist, die vorgenommen wird.

Beim Jugendlichen sind diese adaptiven Veränderungen noch stark ausgeprägt, beim Erwachsenen ist eine Anpassung des Kauapparats an die veränderten strukturellen Reaktionen nur bedingt vorhersehbar.

3.2.3 Das Trigeminussystem aus zahnärztlicher Sicht

Neurophysiologie

Seit Jahren wird eine stärkere interdisziplinäre Zusammenarbeit zwischen Orthopäden und Zahnärzten sowie Kieferorthopäden gefordert. Georg Meyer, der Direktor des Zentrums für Zahn-, Mund- und Kieferheilkunde an der Universität Greifswald und Verfechter der interdisziplinären Zusammenarbeit, brachte vor einigen Jahren diese Problematik in der Überschrift eines Vortrags auf dem Greifswalder „Curriculum für Anatomie und Schmerz" auf den Punkt: *„Das Kiefergelenk – nur die Spielwiese der Kieferorthopäden?"* (Meyer 2002).

Alle Abläufe im menschlichen Körper funktionieren nach den Prinzipien von Regelkreisen (Meyer 2002). Dies gilt nicht nur für den muskulären, sondern auch für den hormonellen Bereich und kann auch auf die Bewegungen der Mandibula übertragen werden, da sämtliche Rezeptoren des Kiefergelenks, der Kaumuskulatur und des Zahnhalteapparats über **afferente Nervenbahnen** Informationen in das zentrale Nervensystem schicken. Dem Desmodontium mit seinen sensiblen Nerven kommt bei der Weiterleitung der Inkongruenzen bei der Okklusion eine besondere Rolle zu. Die feinen Ligg. periodontalia registrieren die geringsten Unter-

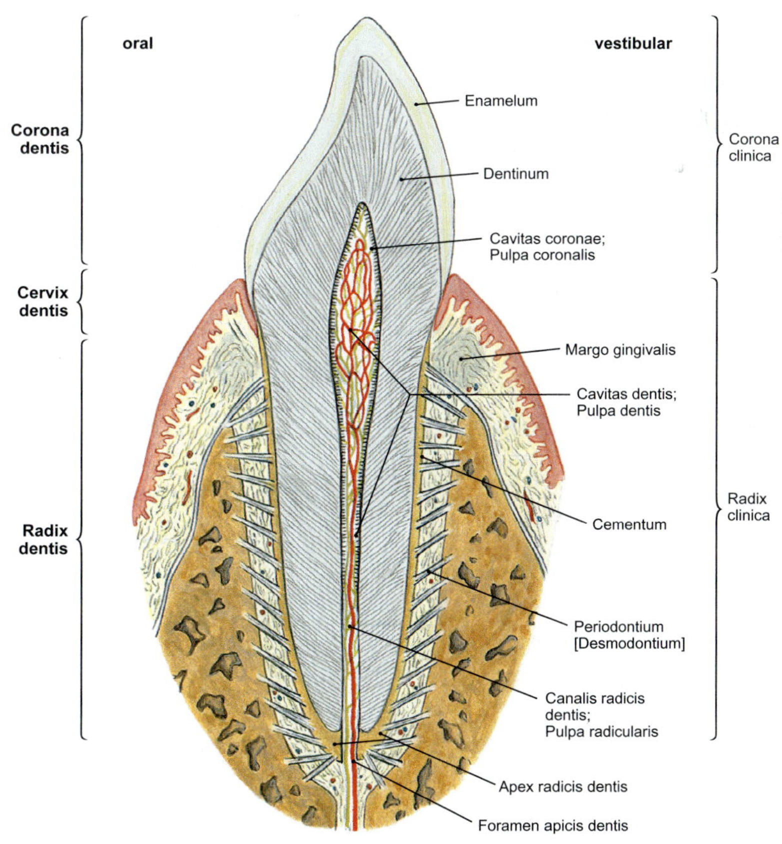

Abb. 3.69 Zahnalveole, Nerven und Ligamente des Periodontiums mit den feinen Ligg. periodontalia, die die geringsten Unterschiede beim Zahnkontakt registrieren und diese afferent in die Kerngebiete des N. trigeminus weiterleiten [S700]

schiede beim Zahnkontakt und leiten diese afferent in die Kerngebiete des N. trigeminus weiter (➤ Abb. 3.69).

Die afferenten Nervenimpulse werden im ZNS koordiniert und in Steuerungssignale umgesetzt, um über **efferente Nervenbahnen** an die Erfolgsorgane wie z. B. die Muskulatur weitergeleitet zu werden (➤ Abb. 3.70). Damit steuern primär die Impulse aus den afferenten Nervenbahnen harmonische Bewegungen im gesamten Kauapparat, die bei Bewegungen der Mandibula beim Kauen, Sprechen und Schlucken sowie bei weiteren Aktivitäten im Kopf-Hals-Bereich erforderlich sind. Der reibungslose Ablauf dieser Bewegungen setzt eine ungestörte Situation im gesamten craniomandibulären Bereich voraus.

Bei CMD kommt es zu einer unkoordinierten Muskelaktivität, die langfristig zur Traumatisierung und Degeneration der Gewebe im gesamten Kauapparat und insbesondere im Kiefergelenkbereich zu (Myo-)Arthropathien führen kann. Die unkoordinierte Muskelaktivität führt zu veränderten Gelenkbahnen und zu Überlastungen in bestimmten Arealen des Kauapparats. Bei der häufig zugrunde liegenden Okklusionsstörung liegt nach Meyer (2002) in 73 % der Fälle eine zu niedrige Okklusion, in 27 % eine zu hohe Okklusion vor.

Da sich die Symptome bzw. Schmerzen meist nicht im Kiefergelenk, sondern weiter entfernt in der Peripherie manifestieren, wird die Diagnose der CMD häufig erst spät gestellt. Das bedeutet, dass die einzelnen strukturellen Elemente des Kauapparats über längere Zeit einer **chronischen Traumatisierung** ausgesetzt sind, bevor eine suffiziente Therapie durchgeführt wird. Als verstärkender Faktor kommt hinzu, dass der Diskus keine Nozizeptoren besitzt, die eine Rückmeldung über seine Belastung geben würden. Daher führt eine länger andauernde CMD häufig zu irreversiblen Abflachungen, Rissen, Perforationen und zur Dislokation im Diskusbereich.

Im Verlauf eines Tages summieren sich die maximalen Zahnkontakte (maximale Intercuspidation) auf einen Zeitraum von lediglich 10–15 . Diese kurze Zeit ist jedoch bei falscher Okklusion ein wichtiger Faktor bei der Entstehung einer CMD, wenn man sich vergegenwärtigt, dass durch die pathologischen Kaubewegungen im Bereich der Zähne im Verlauf von einigen Jahren mehrere Tonnen zermalmt werden. Dieser Effekt wird bei Parafunktionen durch Knirschen und Pressen noch potenziert.

Die Störungen und Schmerzerkrankungen des Trigeminussystems werden an verschiedenen Stellen dieses Buches näher beschrieben (➤ Kap. 3.2.3, ➤ Kap. 3.3.3, ➤ Kap. 3.3.4). In diesem Kapitel werden deshalb nur einige Zusammenhänge herausgegriffen, die unmittelbar mit der CMD und dem Zahnapparat zusammenhängen.

Muskuloskelettale Erkrankungen

Bei der CMD treten muskuläre Schmerzen und andere Symptome im Bereich des muskuloskelettalen Systems auf, die

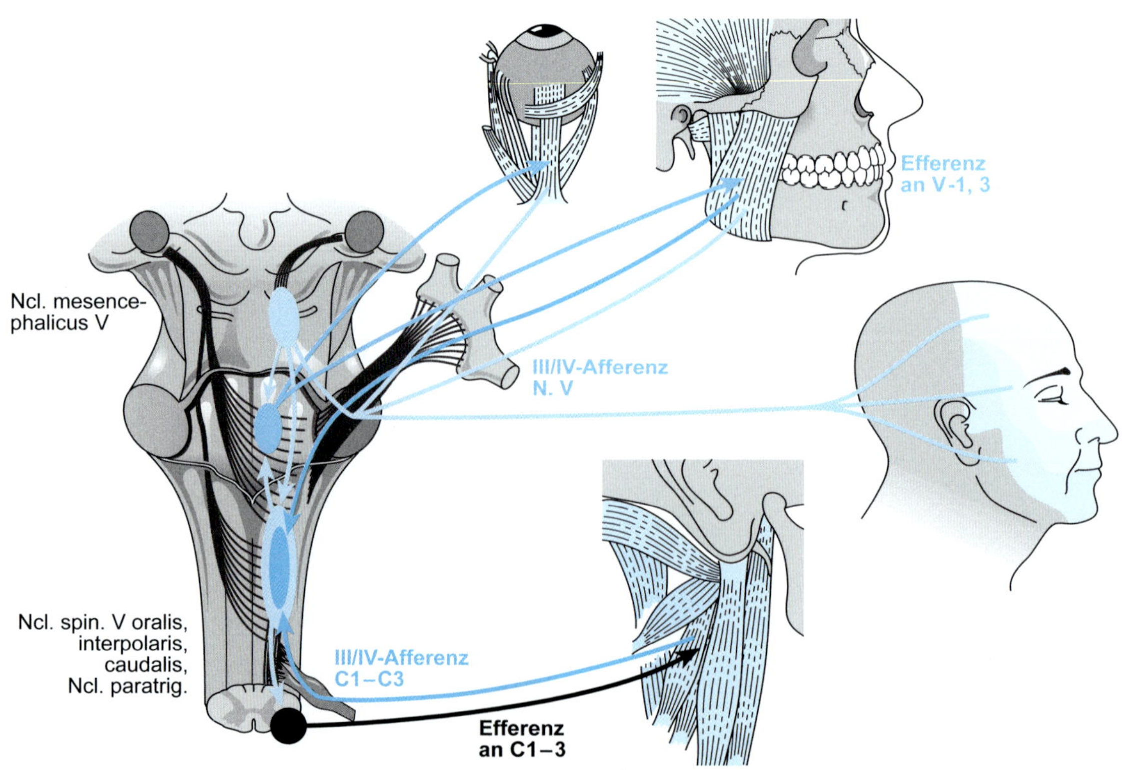

Abb. 3.70 Schema der trigeminospinalen Konvergenz der Typ-III-/IV-Afferenzen aus der Kaumuskulatur, den Augenmuskeln, den mimischen Muskeln und dem Bereich C1–3 in den Trigeminuskernkomplex [F490]

teilweise deckungsgleich sind mit Erkrankungen aus dem rheumatischen Formenkreis, Fibromyalgie und chronischem Müdigkeitssyndrom. Auch Patienten mit Lyme-Borreliose klagen über CMD-ähnliche Symptome. Daher müssen diese Erkrankungen differenzialdiagnostisch immer von einer CMD abgegrenzt werden. Die bei rheumatischen Erkrankungen oder anderen zugrunde liegenden Erkrankungen bestehenden **Myalgien** können zu ausgeprägten Funktionsstörungen der Bewegungen des Kiefergelenks und in der Folge zu Fehlstellungen und Belastungen im Gelenk führen. Vor allem bei Patienten mit **rheumatoider Arthritis** und degenerativen Veränderungen der HWS oder Fehlstellungen im Kopf-Hals-Bereich kann sich auf Dauer eine CMD entwickeln. Dies gilt auch für Kollagenosen, v. a. für den **Lupus erythematodes,** der zu Veränderungen der Faszien und des Bindegewebes im Mund-Kopf-Bereich führen kann. Auch hier entwickelt sich auf Dauer eine CMD.

Myofaszialer Schmerz

Myofasziale Schmerzen im engeren Sinn sind im Rahmen der CMD Schmerzen im Bereich der Kaumuskulatur. Im weitesten Sinn ist der myofasziale Schmerz eine Funktionsstörung im Muskel- bzw. Faszienbereich, dessen Kennzeichen primär der Triggerpunkt ist.

Myofasziale Schmerzen sind bei CMD-Patienten häufig. Sie äußern sich durch heftigen Schmerz unter Palpation der Kaumuskulatur. Als mögliche Ursachen abzugrenzen sind Triggerpunkte und Tenderpoints. Die charakteristischen **Triggerpunkte** treten bei CMD-Störungen im Bereich der Kaumuskulatur häufig auf (➤ Abb. 3.71). Andererseits finden sich gerade im Bereich der Sehnen und Faszien sog. **Tenderpoints,** die – anders als Triggerpunkte, die v. a. im Muskel liegen – keine Schmerzausstrahlung im Sinne eines „referred pain“ zeigen, sondern lokal empfindlich bleiben.

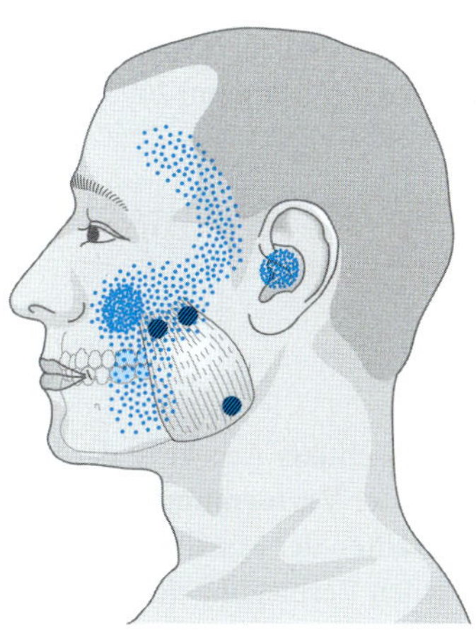

Abb. 3.71 Triggerpunkt im M. masseter mit Schmerzausstrahlung in den gesamten Molarbereich bzw. auch in den Gehörgang [L190]

Triggerpunkte können zum Teil erhebliche Zahnschmerzen auslösen, die zu umfangreichen zahnmedizinischen Untersuchungen und Therapien führen, bevor an das Vorliegen eines Triggerpunkts gedacht und dieser entsprechend behandelt wird.

Triggerpunkte können latent symptomatisch oder klinisch asymptomatisch sein. Bei CMD sollte nach Triggerpunkten gesucht werden, da sie eine Hyperalgesie im Bereich der Zähne auslösen können. Dies wird häufig als „neurologischer“ Zahn fehlgedeutet. Nicht selten führt dies zu umfangreichen zahnärztlichen Maßnahmen bis hin zur Extraktion.

Die Untersuchung der Kaumuskulatur mit der Suche nach Triggerpunkten und die Behandlung derselben gehören zum Standardrepertoire der CMD-Behandlung.

Faziale Migräne (Migräne im Gesichtsbereich)

Eine Gesichtsmigräne ist gekennzeichnet durch Beschwerden und Schmerzen im Mandibulabereich und in den Zahnregionen und unterscheidet sich damit von den typischen Migränelokalisationen oder anderen Kopfschmerztypen wie z. B. Spannungskopfschmerz oder Cluster-Kopfschmerz. Eine faziale Migräne sollte in die diagnostischen Überlegungen mit einbezogen werden, wenn klopfende Schmerzen im Kieferbereich oder an den Zähnen bestehen und diese anfallsartig auftreten. Während des Anfalls wird von den Patienten außerdem über Muskelschmerzen oder myofasziale Schmerzen berichtet. Neurogene Entzündungen sind auszuschließen.

Neuropathische Schmerzen

Auf die enorme Bandbreite der Aspekte und Klassifizierungen neuropathischer Schmerzen wird hier nicht näher eingegangen. Im Folgenden werden drei Symptome herausgegriffen, die im Zusammenhang mit einer CMD zu beobachten sind:

- Trigeminusneuralgie
- Orofazialer Schmerz
- Burning-Mouth-Syndrom

Wesentliche Kennzeichen dieser neuropathischen Schmerzen sind Sympathikusmitbeteiligung, Verstärkung der Schmerzen durch Provokationen (z. B. Kälte und Wärme) und sensible Ausfälle.

Trigeminusneuralgie

Die Trigeminusneuralgie wird in anderen Kapiteln ausführlich besprochen (➤ Kap. 3.2.3, ➤ Kap. 3.3.4).

3

Orofaziale Syndrome

Unter dem Begriff „orofazialer Schmerz“ werden verschiedene Syndrome subsumiert, u. a. der **neurologische Zahn, Phantomschmerzen** und **atypische Gesichtsschmerzen.** Die Schmerzen treten nach Nervenverletzungen bei Zahnextraktionen oder Injektionen auf. Sie sind charakterisiert durch brennende oder stechende Schmerzen im Verlauf des Nervs und durch vegetative Überfunktionen aufgrund der Sympathikusbeteiligung. Ash beschreibt orofaziale Schmerzen folgendermaßen: *„Starke, stechende oder pochende Zahnschmerzen, mäßige bis starke Schmerzen im Kiefer- oder präaurikulären Bereich, brennendes Gefühl im Mund oder auf der Zunge, Gesichts- oder Wangenschmerzen, dumpfe Muskelschmerzen, stechende neuralgische Attacken, Wundschmerzen (auch bei Ulzerationen) oder Kopfschmerzen.“* (Ash 2006)

Burning-Mouth-Syndrom

In der Praxis des Autors gab es mehrere Patienten mit Burning-Mouth-Syndrom, bei denen eine CMD zugrunde lag. Das Syndrom ist gekennzeichnet durch (teilweise schmerzhaftes) **Brennen der gesamten Mundschleimhaut,** gekoppelt mit **Mundtrockenheit.** Dieses Brennen kann auch auf die Halsregion außen und auf den inneren Rachen übergreifen. In der Regel gibt es weder Schleimhautveränderungen noch nachweisbare Grunderkrankungen. Meist sind Frauen im mittleren bis höheren Alter betroffen.

Die Versorgung mit einer Aufbissschiene, begleitend zur osteopathischen bzw. manualtherapeutischen Therapie, konnte zwar in den meisten Fällen andere körperliche Probleme beseitigen, das Burning-Mouth-Syndrom hingegen nicht. Auch eine adjuvante orthomolekulare Therapie führte zu keiner Besserung. Ash verweist auf eine retrospektive Studie, in der als wirksamster Behandlungsansatz die Bewusstmachung von Angewohnheiten und die Verordnung von trizyklischen Antidepressiva aufgezeigt wird (Ash 2006).

3.2.4 Zahnhalteapparat

Fast immer ist eine CMD mit **Parodontose** oder/und einer entzündlichen **Parodontitis** und gleichzeitig bestehendem Knochenabbau vergesellschaftet, die begleitend zur Schienentherapie suffizient behandelt werden müssen. Wahrscheinlich sind Parodontose bzw. Parodontitis zum Teil auf Parafunktionen zurückzuführen (Knirschen, Pressen etc.), die bei den meisten CMD-Patienten zu beobachten sind, und zu einem Rückgang des Zahnfleischs führen (Ahlers und Jakstat 2000). In epidemiologischen Studien konnte gezeigt werden, dass Erkrankungen des Zahnhalteapparats weltweit zu den häufigsten Erkrankungen zählen (Olbertz 2006, Bruckmann et al. 2003, Borrell 2005). Etwa 70–75 % der Bevölkerung leiden darunter.

Neben der Schienentherapie ist daher noch ein weiterer therapeutischer Aspekt von Bedeutung: die **orthomolekulare Behandlung der Parodontitis.** Laut Olbertz (2006) existiert im gesamten zahnärztlichen Schrifttum nur eine Fallstudie (Nebe 1997) zur Therapie von Patienten mit Symptomen einer CMD mittels Magnesiumsubstitution. In einem weiteren Übersichtsartikel von Umstadt und Mitarbeitern (2004) über Mikronährstofftherapie in der Zahnmedizin wird zur Herabsetzung der muskulären Hypertonizität die Einnahme von Magnesium, Kalium, Vitamin D_6, Mangan und Basissalz vorgeschlagen. Auch Kobau (1999) beschreibt den positiven Einfluss der Magnesiumsubstitution auf Nerven und Muskeln.

Olbertz zitiert in einem Vortrag die Göttinger Pilotstudie aus dem Jahr 2002 mit drei jeweils vierwöchigen, aufeinander aufbauenden, standardisierten Therapieregimen zur Verbesserung der Grundregulation sowie zur **orthomolekularen Dünndarm- und Dickdarmsanierung** (Olbertz 2006). Für die Studie wurden zwei Vergleichsgruppen gebildet: die Verum-Gruppe mit chronischer Parodontitis, die andere mit normalen Zahnfleischverhältnissen. In beiden Gruppen wurden Proben aus den Zahnfleischtaschen entnommen. Im Labor wurde die Zusammensetzung der Bakterien untersucht, da die Akkumulation der Bakterien auf der Zahnhartsubstanz die primäre Ursache der Parodontitis ist. Nach der dreimonatigen Darmsanierung zeigten beide Gruppen fast identische Verhältnisse: Die pathologischen Bakterienbefunde in der Gruppe mit chronischer Parodontitis hatten sich wieder normalisiert, das Zahnfleisch war wieder gesund. Neben den Untersuchungen des Zahnfleisches zu Beginn der Studie wurde auch eine Analyse der Okklusion vor und nach Beendigung der Therapie durchgeführt. Dabei konnte gezeigt werden, dass die eingangs vorhandenen Bissstörungen in der geprüften Kleingruppe innerhalb von 3 Monaten durch die orthomolekulare Therapie völlig ausgeglichen werden konnten (Volkmann 2003), ohne dass in dieser Gruppe zwischenzeitlich eine zahnärztliche Behandlung stattgefunden hat. Das Ergebnis der Göttinger Pilotstudie zeigt den Zusammenhang zwischen innerer Medizin (Darmsanierung) und Zahnmedizin (Parodontose) (Volkmann 2003).

3.2.5 Craniosacrale Strukturen und Suturenpathologie

Skoliose

Ein bislang wenig beachteter Aspekt ist der mögliche Zusammenhang zwischen der **Verformung in der Sutura mediana** zwischen beiden Hälften der Maxilla (Sutura intermaxillaris) und der skoliotischen Verbiegung der Wirbelsäule. Es liegen nur wenige Abbildungen vor, die die Möglichkeit eines derartigen Zusammenhangs erahnen lassen. Die Anzahl der Patienten, die bislang untersucht und fotografiert (z. B. Archiv des Autors) wurde (➤ Kap. 3.1.2, ➤ Abb. 3.25, ➤ Abb. 3.26), lässt jedoch diesen Rückschluss zu. Dies würde bedeuten, dass der Zahnarzt und/oder der Kieferorthopäde bei einer Verbiegung der Sutur den Orthopäden frühzeitig zu Rate ziehen sollte, und dass umgekehrt bei einer beginnenden Wirbelsäulenskoliose der Orthopäde den Zahnarzt und/oder Kieferorthopäden um Rat fragen sollte, um zu klären, ob möglicherweise Interferenzen zwischen den Fachbereichen auftreten. Eine Promotionsarbeit zu diesem Thema wird zurzeit erstellt.

Beide Maxillae sind durch die **Sutura palatina mediana** verbunden, die eine wichtige Funktion bei der craniosacralen Bewegung erfüllt: In der Flexionsphase weitet sich der Zahnbogen. Dies wird wiederum durch die Lateralbewegung der Procc. pterygoidei verursacht. Unterstützt wird diese Bewegung durch das Os zygomaticum, das die Maxilla an seiner lateralen Fläche nach außen schiebt. Zusätzliche Bewegung erfahren die beiden Teile des Oberkiefers durch die Bewegung des Vomers (s. u. Craniale Störungen).

Die Beweglichkeit von Maxillen und Sutura palatina mediana wird insbesondere dann behindert, wenn die Mittellinie durch Brücken und Spangen überbrückt wird. Dies hat eine negative Auswirkung auf die Beweglichkeit der anderen Schädelknochen und auf das gesamte craniosacrale System, da die Maxilla Kontakt zu einer Vielzahl von Knochen des Viscerocraniums und des parietalen Craniums besitzt und darüber hinaus einen Großteil der Augenhöhle bildet.

➤ Abb. 3.72 und ➤ Abb. 3.73 zeigen ebenfalls die Verbiegung der Sutura intermaxillaris im Vergleich zur Messung der Verbiegung mit einer MediMouse®, einer dreidimensionalen Darstellung der Wirbelsäule, die ohne Strahlenbelastung auskommt (➤ Kap. 4.3.3).

Ein gängiges System zur Registrierung der Kiefergelenkbeweglichkeit ist das Zebris®-Kiefer-Registriersystem (➤ Kap. 4.3.2). Die Untersuchung mit diesem Gerät sollte den Zahnärzten überlassen werden, da nur dort die Abrechnung erbracht werden kann. Die Wirbelsäulenmessung mit

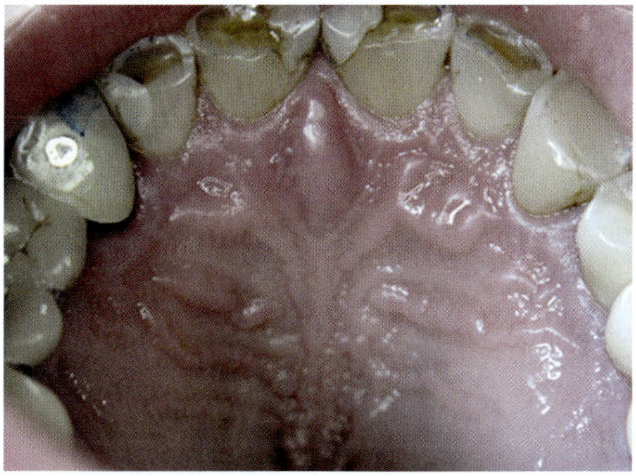

Abb. 3.72 Patient mit linkskonvexer Verbiegung der vorderen Sutura mediana mit Aufwerfungen der Schleimhaut [M592]

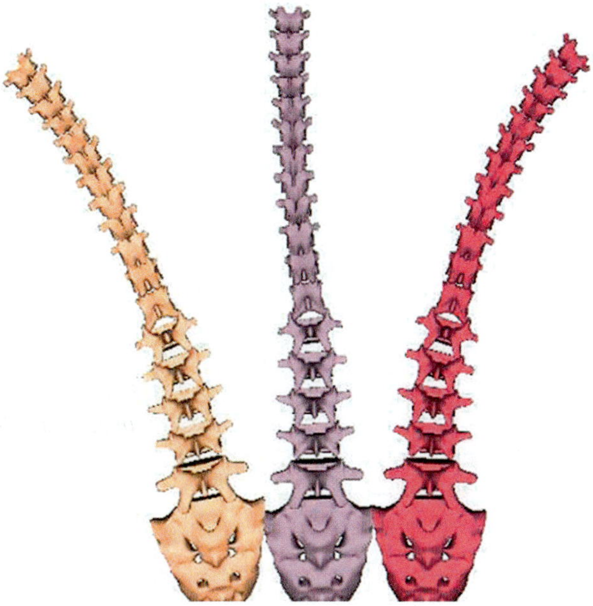

Abb. 3.73 Derselbe Patient aus ➤ Abb. 3.1 ebenfalls mit einer linkskonvexen Seitverbiegung der Wirbelsäule, gemessen mit der MediMouse® [V545]

der MediMouse® (➤ Kap. 4.3.3) kann von Orthopäden, Physiotherapeuten oder Ärzten anderer Fachrichtungen durchgeführt werden.

Obstruktive Schlafapnoe und Schnarchen

Scharchen ist ein häufiges (soziales) Problem, das in der Literatur mit einem 50-prozentigen Anteil in der männlichen Bevölkerung angegeben wird (Ash 2006). Es entsteht beim Einatmen durch die Vibrationen des weichen Gaumens und der Uvula. Liegt gleichzeitig eine Erschlaffung des Gaumensegels vor oder in Rückenlage eine Dorsalverlagerung der Zunge, kann dies zu einem **partiellen Verschluss der oberen Atemwege** führen. Beim Schnarchen wird durch die Verengung der Atemwege der weiche Gaumen in Schwingungen versetzt.

Beim Schnarchen liegt eine Dysfunktion der Atemwegs- und Zungenmuskulatur vor, sodass nicht genügend Luft angesaugt werden kann.

Durch zusätzliche Faktoren wie z. B. eine Retrognathie bei Angle-Klasse II (➤ Kap. 2.3.4), eine zu große Zunge, Übergewicht mit Zwerchfellhochstand, Alkoholgenuss, Polypen oder Septumdeviation können Dauer und Häufigkeit der Verlegung der Atemwege zunehmen und zu einer obstruktiven Schlafapnoe mit Sauerstoffmangel des Gehirns führen. CMD-Patienten berichten oft über eine Besserung ihres Schnarchens nach der Versorgung mit einer Aufbissschiene.

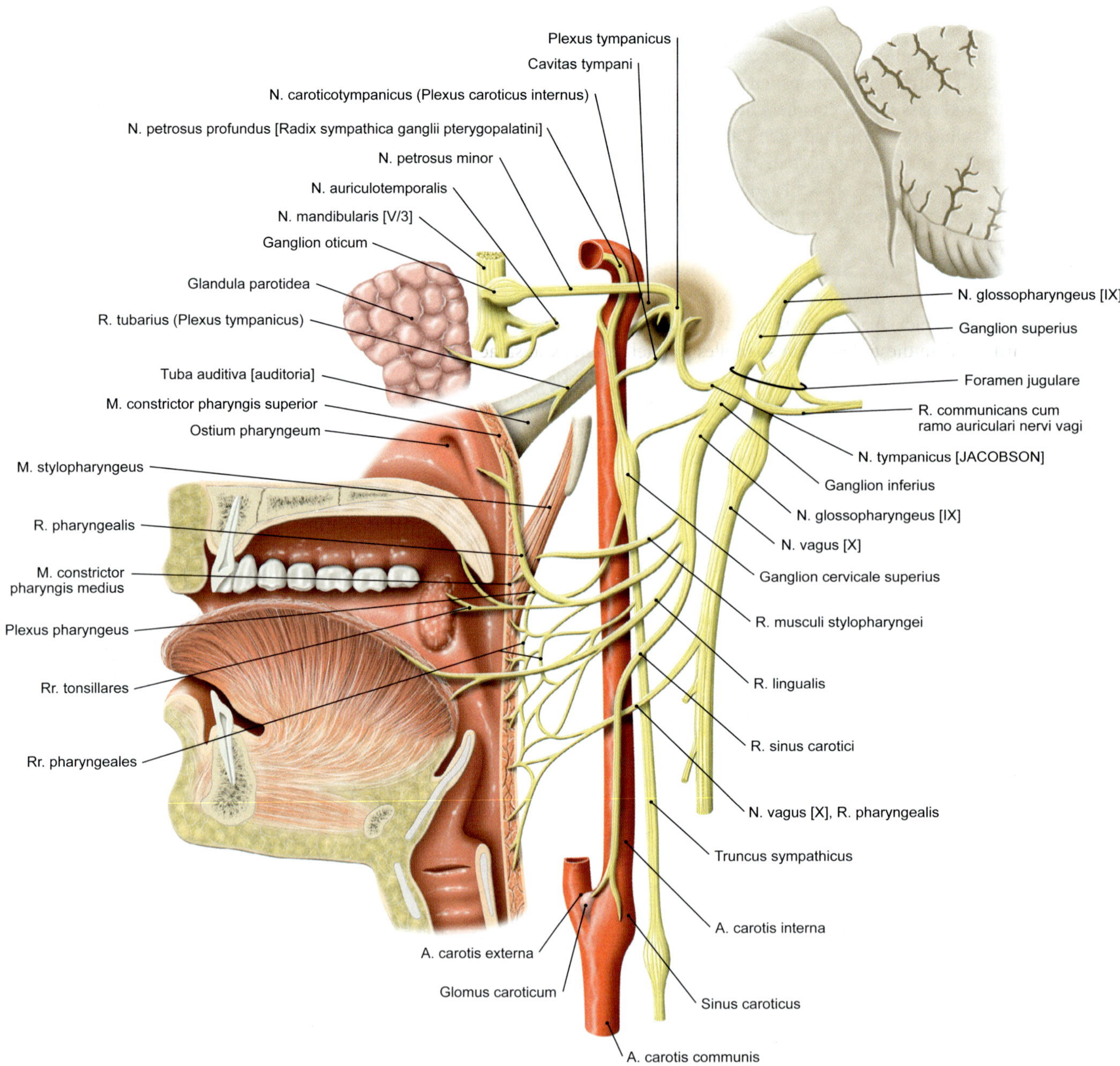

Abb. 3.74 Schema der zentralen Verbindung zwischen N. glossopharyngeus und N. vagus mit besonderem Augenmerk auf die Versorgung des M. constrictor pharyngis [S700]

Dies mag daran liegen, dass durch die Schiene mehrere Faktoren positiv beeinflusst werden: die Retrognathie, die Dysfunktion der Atemwegs- und Zungenmuskulatur sowie der gesamten Kaumuskulatur, die Spannungen der Dura mater und die cranialen Funktionen etc. Ein weiterer positiver Faktor kann über die Beeinflussung des N. glossopharyngeus erfolgen (➤ Abb. 3.74), indem es zu einer Reduktion des Würgereflexes kommt.

Die Nn. glossopharyngeus und vagus sind durch ihre Lage im Foramen jugulare häufig Irritationen ausgesetzt, was zu einer Hyperreaktivität der von ihnen versorgten Muskeln (M. constrictor pharyngeus, M. stylopharyngeus) über motorische wie viszeromotorische Bahnen führt. Dies führt zu einem Zug der Mm. constrictor pharyngeus und stylopharyngeus nach retral und damit zu einer Verlegung des Atemtrakts.

Die beiden Nerven sind darüber hinaus für die sensible Versorgung der Schleimhaut des Rachentrakts und des Kehldeckels zuständig. Durch craniosacrale Behandlung und zusätzliche Versorgung mit einer Aufbissschiene werden beide

Nerven positiv beeinflusst und damit die Hyperreaktivität der Muskeln sowie die Überreizung der Schleimhaut herabgesetzt, was sich positiv auf das Schnarchen auswirken kann.

Die Aufbissschiene ist kein Allheilmittel für Patienten, die unter Schnarchen und obstruktiver Schlafapnoe leiden, aber sie kann bei gleichzeitig vorliegender CMD den Zustand deutlich verbessern.

3.2.6 (Patho-)Physiologie des Knochens

Da bereits in ➤ Kap. 3.1.2 und ➤ Kap. 3.2 von Knochenverformungen und Skoliosen der Suturen bzw. der Wirbelsäule gesprochen wurde, soll an dieser Stelle ein spezielles Kapitel zum Knochenstoffwechsel und seiner Biomechanik, zur Verformbarkeit/holografischen Verformung des Knochens durch iatrogen ausgelöste Kräfte, zu Osteonekrosen des Kiefers, Kieferfrakturen und schließlich auch Verformungen des Schädels durch Krafteinwirkung bei der kieferorthopädischen Behandlung Stellung nehmen.

Knochenstoffwechsel und Biomechanik

Vorausgeschickt werden soll hier, dass unser Neurocranium (Hirnschädel) zusammen mit dem Viscerocranium (Gesichtsschädel) das gesamte Gehirn umgibt, das wiederum von Liquor umgeben ist, der als Puffer Stöße und Krafteinwirkungen auffangen und abmildern kann. Insgesamt müssen diese Strukturen enormen Kräften standhalten, z. B. können beim Kauen Kräfte mit bis zu 400 kg Belastung auf diese Strukturen einwirken, wenn beispielsweise Nüsse oder zähes Fleisch gekaut werden. Ebenso muss jegliche Art von Verletzungen am Schädel ausgeglichen werden.

Dabei kommt dem Knochen als äußere Hülle eine enorme Bedeutung zu. Er besteht ca. zu 65 % aus anorganischen, zu 25 % aus organischen Bestandteilen (z. B. Kollagen) und zu 10 % aus Wasser. Seine Elastizität erhält er durch die Zusammensetzung der verschiedenen Mineralien. Der Knochen ist insgesamt extrem widerstandsfähig gegen Biegebeanspruchung. Die Veränderbarkeit des Knochens wurde schon von Kravchenko und seinen Mitarbeitern folgendermaßen beschrieben: *„Glüht man Knochen aus, so bleibt nur das anorganische Gerüst übrig und der Knochen wird brüchig. Legt man einen Knochen in Säure, so bleiben nur organische Anteile übrig und der Knochen wird gummiartig biegsam."* (Kravchenko et al. 2004)

So besteht der Knochen in der Jugend zu einem Drittel aus Kalziumhydroxylapatit, was seine Härte ausmacht, und zu zwei Dritteln aus organischer Substanz (90 % Typ-I-Kollagen), was die Elastizität und Unverwüstlichkeit des Knochens ausmacht. Im Alter hingegen hat der Knochen eine verminderte Flexibilität sowie eine erhöhte Brüchigkeit, da jetzt zwei Drittel der Substanz aus Mineralien bestehen.

Die mechanische Funktion des Knochen

Bei der Beschreibung des Knochens kommen vor allen Dingen zwei mechanische Grundeigenschaften zum Ausdruck: zum einen die Elastizität und zum anderen die Plastizität. Insofern sprechen wir auch von einem elastoplastischen Verhalten des Knochens. Der Knochen ist auf der einen Seite (nach dem Dentin) das härteste und festeste Gewebe im Körper, das gleichzeitig elastisch sein, da es starken Kräften von außen ausgesetzt ist, und die Fähigkeit zur Verformung (holografische Verformung) besitzen muss, um nicht zu brechen. Wie bereits erwähnt verleihen die Kristalle dem Knochen die Festigkeit, das Kollagen hingegen die Plastizität und Widerstandsfähigkeit. Die Dehnung bzw. Stauchung eines elastischen Stabs (in diesem Falle des Knochens) folgt dabei dem Hook-Gesetz (➤ Abb. 3.75).

So lässt sich die Elastizität des Knochens mithilfe eines sog. Elastizitätsmoduls beschreiben. Diese Kennzahl ist umso höher, je unelastischer, und umso niedriger, je elastischer ein Material ist. Nehmen wir ein relativ elastisches Material

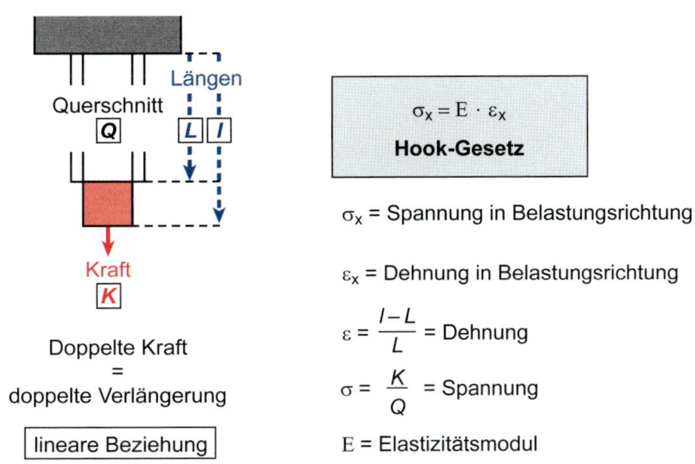

Abb. 3.75 Das Hook-Gesetz [L106]

wie Holz, so beträgt das Elastizitätsmodul 7–20 kN/mm² gemessen bei 20 °C. Zieht man das Elastizitätsmodul von einem unelastischen Körper wie z. B. Beton heran, so beträgt dieses 22–45 kN/mm², ebenfalls gemessen bei 20 °C. Das Elastizitätsmodul des Knochens liegt mit 18–21 kN/mm² zwischen den beiden oben genannten Materialien.

Rheologie des Knochens

Anhand der ➤ Abb. 3.76 erkennt man, dass der Knochen bei langsamer Belastung eine größere Dehnung aushalten kann als bei schneller Belastung. Bei der Spannung verhält es sich allerdings umgekehrt: Hier hält der Knochen bei rascher Belastung eine größere Spannung aus als bei langsamer Belastung, bevor er bricht. Vergleicht man den Knochen mit einem Metallkleiderbügel, so kann man hier ein Spannungs-Dehnungsdiagramm aufstellen (➤ Abb. 3.77), wobei der elastische Bereich den physiologischen Bereich darstellt und ab einer bestimmten Spannung dann der plastische Bereich eintritt und damit auch die Verformbarkeit des Knochens.

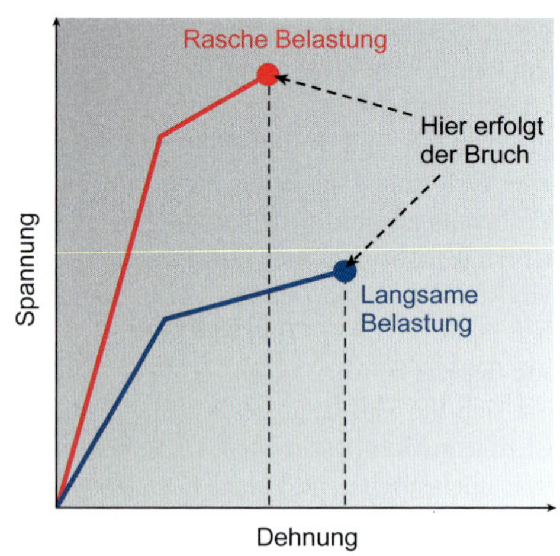

Abb. 3.76 Rheologie des Knochens [L106]

Auf die Verformbarkeit des Knochens, speziell des Schädelknochens, soll im weiteren Verlauf noch im ➤ Kap. 3.2.10 (Kieferorthopädie) eingegangen werden. Wer sich noch intensiver und genauer mit der Physiologie des Knochens und den Belastungen exzentrischer wie konzentrischer Art auseinandersetzen möchte, dem seien die Veröffentlichungen von Nachtigall (1970) und Rauber und Kopsch (1987) empfohlen. In diesen Artikeln wird auch intensiv auf die Reduktion der Biegebeanspruchung von Knochen durch die muskuläre Zuggurtungswirkung eingegangen (➤ Abb. 3.78).

Umso wichtiger erscheint unter diesem Aspekt ein suffizientes Muskel- und Faszienkorsett. Speziell die Muskel- und Faszienzüge sind im Buch von Myers (2010) gut dargestellt. Auf der anderen Seite kann allerdings auch eine höhere Beanspruchung des Knochens durch einen falschen Muskelzug entstehen. Die Skoliose der Wirbelsäule soll hier als Beispiel dienen, da dies jedem medizinisch geschulten Menschen einleuchtend und klar ist. Das kann allerdings genauso auf den Bereich der Schädelknochen zurückzuführen sein, wenn die einzelnen am Schädel entspringenden oder ansetzenden Muskeln jahrelang unter einer falschen Spannung stehen (➤ Abb. 2.47 und ➤ Abb. 2.49).

Eine Beeinträchtigung der Elastizität der Knochen, insbesondere der Schädelknochen – wenn es um eine CMD geht –, kann durch verschiedene Dinge hervorgerufen werden:

1. Zusammensetzung des Mineralgehalts des Knochens
2. Knochenverlust durch fehlende Belastung nach Zahnextraktionen oder falsche Belastung durch falsche Okklusion
3. Eine pathologische Spannung der Dura mater oder der Falx cerebri und Falx cerebelli sowie des Tentoriums. Diese haften nämlich an den Knochen an und können damit Spannungen auf die ossären Suturen übertragen. Am auffälligsten ist dies bei einer massiven Meningitis.
4. Durch Traumata können Suturen und verschiedene Knochen des Neurocraniums oder des Viscerocraniums in ihrer Bewegung verändert werden, insbesondere muss an Schädeloperationen gedacht werden (z. B. Akustikusneurinom, Schädeltumoren), wodurch ggf. Suturen verknöchern und sich die Schädelknochen dementsprechend nicht mehr richtig bewegen können.

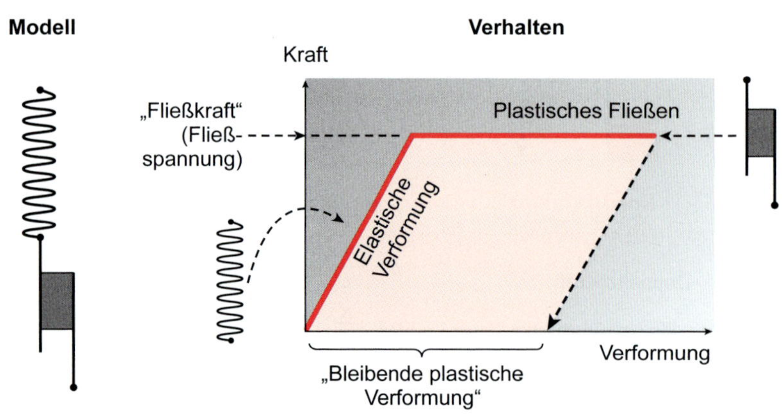

Abb. 3.77 Spannungs-Dehnungsdiagramm des Knochens [L106]

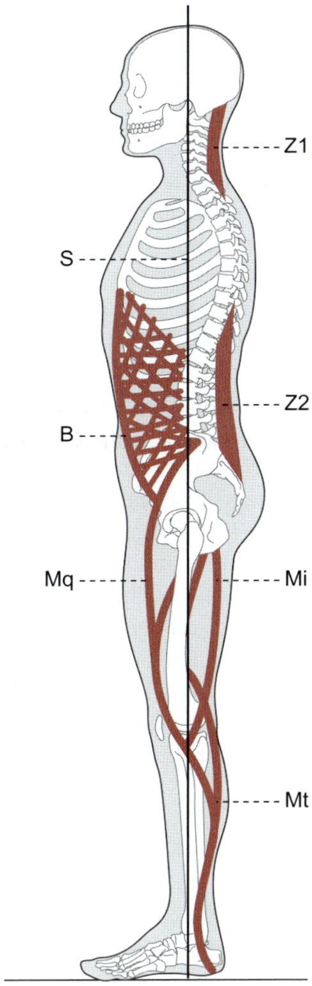

Abb. 3.78 Muskuläre Zuggurtung beim aufrecht stehenden Menschen. Z1 = Nackenstrecker, Z2 = M. rector spinae, S = Senkrechte/Lot, B = Bauchmuskeln, Mq = M. quadriceps, Mi = ischiocrurale Gruppe, Mt = M. tibialis posterior. [L106]

5. Pathologische Verspannungen von Muskeln, die am Schädel und am Kauapparat ansetzen oder entspringen, wie auch diverse Ligamente
6. Ausrichtung nach Druck; somit können sich bei unphysiologischen Druckverhältnissen Knochen verformen. Das beste Beispiel ist hier die Skoliose bei einem Beckenschiefstand, der durch eine funktionelle oder wirkliche anatomische Beinlängendifferenz entstanden sein kann, oder aber Verformungen der Mandibula z. B. bei hohen Streichern und ständig falschem Anpressdruck des Kinnhalters und der Schulterstütze.

3.2.7 Osteoporose und Osteonekrose

An dieser Stelle soll keine große Abhandlung über die allgemeine Osteoporose, die Ursachen dafür und die Auswirkungen für die Volksgesundheit dargestellt werden. Diese Information kann jeder in der einschlägigen Literatur nachlesen. Nur zur Erinnerung: Aufgrund von osteoporotischen Frakturen werden in Deutschland jährlich ca. 250.000 Patienten behandelt, wobei die Kosten für diese Behandlungen über 3 Milliarden Euro betragen. Da diese Zahlen von 2006 stammen, ist mittlerweile von einer noch größeren Zahl an Patienten auszugehen. Durch mechanische Verformungen des Knochens in einer Größenordnung von 1.500–3.000 μ-Strain (1.000 μ-Strain entsprechen der axialen Verformung von 0,1 % des Knochens) kommt es fortlaufend zu Anpassungen der kollagenen Faserstruktur und der gesamten Makro- wie Mikroarchitektur des Knochens (Siegrist et al. 2006).

Bezogen auf den gesamten Kauapparat denkt man vielleicht nicht primär an eine Osteoporose, allerdings liegt diese auch im Kieferbereich vor, wenn z. B. durch eine Zahnextraktion eine fehlende Belastung des Knochens und damit ein Knochenschwund entsteht. Soll hier ein Implantat eingesetzt werden, so muss nicht selten zunächst ein Knochenaufbau erfolgen. Aber auch durch nicht korrekt sitzende Vollprothesen oder Teilprothesen kann sich eine Knochenatrophie einstellen. Und auch durch eine falsche Okklusion können sich durch Über- bzw. Unterbelastungen asymmetrische Belastungen mit dementsprechender Knochenverformung oder auch Knochenschwund ergeben.

Osteonekrose der Kiefer

Im Zusammenhang mit der Therapie der generalisierten Osteoporose darf an dieser Stelle die Bisphosphonat-induzierte Osteonekrose der Kiefer- und Mandibulaknochen nicht unerwähnt bleiben. Hier wird v. a. die kritische Veröffentlichung von Robert E. Marx, DDS, University of Miami, Florida, genannt (Marx 2013), der erstmalig bereits 2002 von einer Bisphosphonat-induzierten Osteonekrose der Kiefer berichtete. Seit dieser Originalveröffentlichung wurden mittlerweile über 1.000 Artikel von mehr als 4.500 Autoren veröffentlicht, in denen berichtet wurde, dass eine Osteonekrose der Kiefer durch Bisphosphonate induziert wird. Die Osteonekrose der Kiefer beginnt dabei meist im Bereich des Alveolarkamms, klinisch zeigen sich bei dieser Erkrankung die frei liegenden Alveolarknochen. Neben der Osteonekrose der Kiefer wurden mittlerweile auch erhöhte Frakturraten für den Kalkaneus und für den Femur bei einer Langzeitbehandlung von mehr als 6 Jahren unter Bisphosphonaten beschrieben.

Diese Veröffentlichungen von mehr als 4.500 Autoren müssen absolut ernst genommen werden, da mittlerweile Millionen von Menschen mit Osteoporose mit Bisphosphonaten therapiert werden. Da dies meist ältere Menschen sind, die ohnehin bereits über einen Knochenschwund im Kieferbereich verfügen und durch die natürliche Abrasion der Zähne einen Höhenverlust ihrer Zahnsubstanz erlitten haben, kann es hier in vielen Fällen zu einer deutlichen CMD kommen, welche nur interdisziplinär behandelt werden kann und nicht allein der Zahnmedizin überlassen werden sollte.

3.2.8 Neurophysiologie

Plato und Kopp (1999) fanden bei einer Untersuchung heraus, dass alle Patienten mit chronischen Schmerzen und den Diagnosen „atypischer Gesichtsschmerz" und „chronischer Kopfschmerz" Dysfunktionen im Bereich der Okklusion der Kiefergelenke aufwiesen. Dies galt ebenso für Schmerzen im Bereich des Beckenbodens. 85 % der chronisch kranken Patienten mit Schmerzen im Bereich des Nackens und 50 % der Patienten mit tiefem Kreuzschmerz wiesen ebenfalls Dysfunktionen im craniomandibulären System auf.

Der N. trigeminus (5. Hirnnerv) nimmt dabei eine Schlüsselposition beim Verständnis der vielfältigen Auswirkungsmöglichkeiten und assoziierten Symptome einer CMD ein. Die exterozeptive Schmerzinformation aus dem Kiefergelenk gelangt über das Ganglion trigeminale in den unteren Trigeminuskern (Nucleus spinalis nervi trigemini pars caudalis), der kaudal bis zur Höhe C2/3 absteigt und ohne definierte Grenze in die Substantia gelatinosa des Rückenmarks bis zum Sacrum übergeht. Die beschriebenen Zusammenhänge zwischen Kiefergelenk, Okklusion, Zentralnervensystem und absteigenden nervalen Bahnen sind verantwortlich für die Vielzahl der von Patienten geäußerten Symptome.

Durch die Verschaltung im Trigeminussystem kann es auch zu Haltungsänderungen der HWS und des Kopfes mit weiteren absteigenden Störungen kommen. Diese Zusammenhänge sind mittlerweile hinreichend durch etliche Veröffentlichungen und Studien belegt. Hier haben Kopp und seine Mitarbeiter in Frankfurt allen voran enorme Arbeit geleistet.

Wie extrem sensibel das gesamte craniomandibuläre System ist, kann man dadurch erkennen, dass die sensiblen Anteile im Bereich des Periodontiums (➤ Abb. 3.69) auf feinste Strukturunterschiede bis zu 70 µ reagieren können. In Abhängigkeit von der Fehlbelastung bei der Okklusion kann daher die Kaumuskulatur ihre Aktivität anpassen, um eine Überlastung der Zähne und/oder der Kiefergelenke zu vermeiden. Bei einem Frühkontakt z. B. durch eine minimal zu hohe Krone erfolgt in einem Regelkreis zwischen den Rezeptoren im Periodontium und der Kaumuskulatur selektiv ein Aktivitätsanstieg innerhalb der Kaumuskeln, um einem vorzeitigen Kontakt der Zähne entgegenzuwirken und die Belastung in diesem Zahnbereich zu verringern. Diese EMG-Messungen wurden von etlichen Autoren durchgeführt (z. B. Hülse und Losert-Bruggner 2003 und 2009, Lotzmann 2002, Schupp 2000, Steinmetz 2003, Losert-Bruggner 2000 und 2010).

Wie bereits in ➤ Kapitel 3.2.3 dargestellt, wird seit Jahren eine stärkere interdisziplinäre Zusammenarbeit zwischen Orthopäden und Zahnärzten sowie Kieferorthopäden gefordert. Prof. Georg Meyer, der Direktor des Zentrums für Zahn-, Mund- und Kieferheilkunde an der Universität Greifswald und Verfechter der interdisziplinären Zusammenarbeit, brachte vor einigen Jahren diese Problematik in der Überschrift eines Vortrags auf dem Greifswalder „Curriculum für Anatomie und Schmerz" auf den Punkt: *„Das Kiefergelenk – nur die Spielwiese der Kieferorthopäden?"* (Meyer 2002). Alle Abläufe im menschlichen Körper funktionieren nach den Prinzipien von Regelkreisen. Dies gilt nicht nur für den muskulären, sondern auch für den hormonellen Bereich und kann auch auf die Bewegung der Mandibula übertragen werden, da sämtliche Rezeptoren des Kiefergelenks, der Kaumuskulatur und des Zahnhalteapparats über afferente Nervenbahnen Informationen in das zentrale Nervensystem schicken.

Dem Desmodontium mit seinen sensiblen Nerven kommt bei der Weiterleitung der Inkongruenzen bei der Okklusion eine besondere Rolle zu. Die feinen Ligamenta periodontalia registrieren die geringsten Unterschiede beim Zahnkontakt und leiten diese afferent in die Kerngebiete des N. trigeminus weiter.

Diese afferenten Nervenimpulse werden im ZNS koordiniert und in Steuerungssignale umgesetzt, um über efferente Nervenbahnen an die Erfolgsorgane wie z. B. die Muskulatur weitergeleitet zu werden. Damit steuern primär die Impulse aus den afferenten Nervenbahnen harmonische Bewegungen im gesamten Kauapparat, die bei Bewegungen der Mandibula beim Kauen, Sprechen und Schlucken sowie bei weiteren Aktivitäten im Kopf-Hals-Bereich erforderlich sind. Der reibungslose Ablauf dieser Bewegung setzt eine ungestörte Situation im gesamten craniomandibulären Bereich voraus.

3.2.9 Entstehung der CMD

Wie bereits in ➤ Kapitel 3.2.3 dargestellt, kommt es bei der CMD zu einer unkoordinierten Muskelaktivität, die langfristig zur Traumatisierung und Degeneration der Gewebe im gesamten Kauapparat und insbesondere im Kiefergelenk zu (Myo-)Arthropathien führen können. Die unkoordinierte Muskelaktivität führt zu veränderten Gelenkbahnen und zu Überlastung in bestimmten Arealen des Kauapparats. Bei der häufig zugrunde liegenden Okklusionsstörung liegt nach Meyer (2002) in 73 % der Fälle eine zu niedrige Okklusion, in 27 % eine zu hohe Okklusion vor.

Da sich die Symptome bzw. Schmerzen meist nicht im Kiefergelenk, sondern weiter entfernt in der Peripherie manifestieren, wird die Diagnose der CMD häufig erst spät gestellt. Das bedeutet, dass die einzelnen strukturellen Elemente des Kauapparats über längere Zeit einer chronischen Traumatisierung ausgesetzt sind, bevor eine suffiziente Therapie durchgeführt wird. Als verstärkender Faktor kommt hinzu, dass der Discus keine Nozizeptoren besitzt, die eine Rückmeldung über seine Belastung geben würden. Daher führt eine länger andauernde CMD häufig zu irreversiblen Abflachungen, Rissen, Perforationen und zu Dislokationen im Discusbereich.

Bevor man sich mit der Kieferorthopädie und ihren Auswirkungen auf das gesamte muskuloskelettale System beschäftigt, muss man sich intensiv mit dem Knochenstoffwechsel und der Biomechanik des Knochens auseinandersetzen. Hier nur einige wenige Aspekte: Der Knochen folgt letztendlich dem Motto

„Form follows function". Das heißt, ein Knochen ändert sich durch Druck-, Zug- und Scherkräfte, wie sie in allen Lebensbereichen auftreten können, insbesondere aber auch bei der Kieferorthopädie im Schädel und oberen HWS-Bereich. Knochenverlust entsteht durch die Nichtbelastung, z.B. durch die Immobilisation nach Knochenbrüchen, vermehrter Knochenaufbau hingegen durch vermehrte Belastung (z.B. Gewichtheben). Dabei kann diese vermehrte Belastung asymmetrisch sein, sodass Knochenschiefstellungen entstehen (Schädeldeformation, Skoliose, etc.). Dies bedeutet, der Knochen kann sich an mechanische Belastungen anpassen. Es existieren hier genügend Studien zur Biegsamkeit, Belastbarkeit, Remodelling und Umbau von Knochen bei verschiedensten vektoralen Kräften.

Transformation der Knochen

Bereits 1893 stellte Julius Wolff das „Gesetz zur Transformation der Knochen" auf, in dem infolge einer Funktionsänderung eine stattgefundene Knochenapposition gefunden wurde. Wolff führt weiter aus, dass sich v.a. die Knochentrabekel in Richtung der mechanischen Kräfte (hier v.a. Kaukräfte) ausrichten und damit diese Kräfte als Ursache für den perfekten Trabekelaufbau der Knochenstrukturen verantwortlich sind. Der Knochen passt sich demnach unter Belastung in seiner Form und in seiner Funktion an und degeneriert bei Entlastung (fehlender Zahn mit fehlender Belastung).

Unterkieferfrakturen

Neben den bereits beschriebenen Veränderungen der Okklusion durch Schleudertraumata, Tumoren, Operationen und altersbedingten Veränderungen oder nach Zahnextraktionen mit fehlender Belastung aufgetretenem Knochenschwund wären in diesem Zusammenhang die knöchernen Kraftlinien (Trajektorien) an der Mandibula wie auch an anderen Schädelknochen von Interesse.

Bezogen auf die Frakturen der Mandibula sind diese Kraftlinien in einer sehr guten Übersicht in der Dissertation von Judith Hornung (2009) dargestellt. Bei der Gesamtzahl der Gesicht-Schädel-Traumata stehen die Frakturen des Unterkiefers in den meisten Literaturangaben an erster Stelle, zunehmend in den letzten Jahren v.a. auch durch Sportverletzungen. Dies ist nicht verwunderlich, da die Position und Beweglichkeit der Mandibula besonders oft traumatischen Schädigungen ausgesetzt ist. Interessant dabei ist, dass die Frakturen meist an den typischen Schwachstellen auftreten (Prädilektionsstellen), die oft senkrecht zu den Kraftlinien (Trajektorien) liegen. Die Ursache liegt in der bereits erwähnten Biomechanik des Knochens, da sich diese knöchernen Verstärkungen durch die kaufunktionelle Belastung ergeben und die Schwachstelle des Knochens meist senkrecht dazu besteht (➤ Abb. 3.79 und ➤ Abb. 3.80).

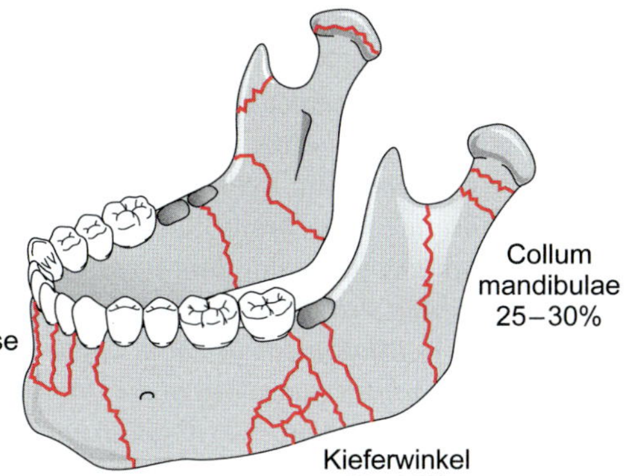

Abb. 3.79 Typische Lokalisation der Unterkieferfrakturen [L106]

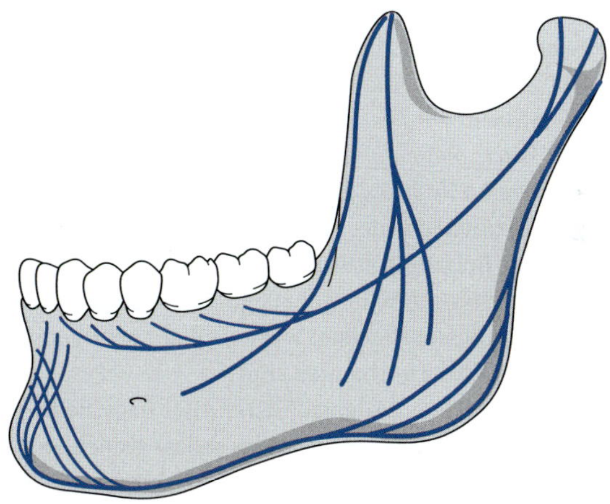

Abb. 3.80 Trajektorien (Kraftlinien) am Unterkiefer [L106]

Biomechanische Aspekte des Knochens in der Kieferorthopädie

Wie sehen nun die Kraftlinien an den Schädelknochen in der Kieferorthopädie aus? Hier gibt es nur äußerst dürftige Literatur. Daher sind dringend weitere Forschungsarbeiten erforderlich, um zu erkennen, ob und wenn ja – denn darauf deutet einiges hin –, in welchem Maß es zu Veränderungen der Kraftvektorien, zu verändertem Knochenaufbau oder/und zu „Verformungen der Schädelknochen" kommt.

Bezüglich der „Verformungen" muss man sich erneut mit der Biomechanik des Knochens auseinandersetzen, besonders wenn es auch um das biomechanische Verhalten von Implantaten geht. Eine ausgezeichnete Übersicht findet sich hier in der Dissertation von Yasin Aktas (2012). Falls eine CMD zugrunde liegt, ob durch angeborene Fehlstellungen, durch nicht angelegte Zahnsubstanz, iatrogen oder durch Traumata hervorgerufen, muss die Frage nach der Belastbarkeit der Implantate gestellt werden, denn die Implantate besitzen wie der normale Zahn kein Peridontium mehr um die Wurzel herum, sodass Fehlbelastungen über die feine Nervenaufhängung zum trigeminalen Komplex weitergeleitet werden könnten (➤ Abb. 3.69).

Yasin Aktas führt in seiner Dissertation aus: *„Frost entwickelte diese Erkenntnisse weiter und entwickelte die ‚Mechanostart-Theorie'. Diese besagt, dass für die Knochenbildung und Erhaltung bestimmte Biegebelastungen notwendig sind. Dadurch kann sich der Knochen auf von außen einwirkende Kräfte und Belastungen in Form, Größe und Ausrichtung anpassen. Voraussetzung dazu ist die Umwandlung eines ausreichend großen mechanischen Reizes in ein zelluläres Signal, wodurch es zur Aktivierung von Osteoplasten und Osteoklasten kommt. Dabei wurde der Begriff des ‚Minimal effective strain (MES)' eingeführt, ein Belastungswert, der gerade noch zu einer Zellaktivierung und damit zur Knochenaposition im Sinne des Remodellings führt.*

Ein Strain entspricht aber einer Längenveränderung von 100 % und ein μ-Strain einer Dehnung von 0,0001 %. Bei einem Implantat sollte die physiologische Belastung auf den Knochen zwischen 300 und 4.000 μ-Strain liegen. Unterhalb von 300 μ-Strain wird es zu einer Knochenatrophie kommen, während Werte oberhalb von 4.000 μ-Strain zu fibrösen Umbauprozessen im Knochen führen (Frost 2000).“ (Aktas 2012)
Frost (1988) unterscheidet vier Stufen:

1. Zu geringe Belastung (Disuse): Hier liegt die Belastung des Knochens unterhalb von 800 μ-Strain, sodass die Knochenfestigkeit abgebaut wird, da nicht genügend physiologische Kräfte vorhanden sind.
2. Angepasster Status (Adapted State): Hier liegt die Belastung zwischen 800–1.500 μ-Strain, sodass Knochenumbau und Knochenreparatur gleichzeitig stattfinden, d. h., Knochenmasse und Knochenfestigkeit bleiben in diesem Bereich unverändert.
3. Verstärkte Belastung (Overload): Oberhalb einer Belastung von 1.500 μ-Strain findet fast ausschließlich nur noch Knochenaufbau statt, d. h., die Knochenmasse und die Knochenfestigkeit werden damit vergrößert.
4. Fraktur (Fracture): Ab ca. 15.000 μ-Strain wird die Bruchgrenze des Knochens erreicht, sodass hier eine Fraktur entsteht.

Im Bereich der Schädelknochen gibt es nur wenige Veröffentlichungen, die sich mit diesem Phänomen beschäftigen. Weitaus häufiger sind die Knochenveränderungen an der Tibia und am Femur in diversen Studien untersucht worden. Dabei ist besonders zu berücksichtigen, dass die Festigkeit des Knochens stark von der Geometrie und der Richtung der Krafteinleitung abhängig ist, die wiederum speziell am Femur und an der Tibia von muskulären Zuggurtungen wesentlich beeinflusst wird. Die Tibia muss in axialer Richtung eine Belastung aushalten, bis es zu einer Fraktur käme, die etwa dem 50- bis 60-fachen Körpergewicht entspricht. Dies hat mit der vertikalen Ausrichtung der Knochenbälkchen zu tun. Senkrecht zu dieser Achse hingegen ist die Bruchgrenze bereits um den Faktor 10, oder sogar mehr, niedriger.

Bedeutung der Muskulatur

Bezüglich der einzelnen Körperknochen und der an ihnen ansetzenden nicht unerheblichen Muskelzuggurtung, die die Belastbarkeit des Knochens verändert, weisen die unterschiedlichen Knochen andere Schwellen für Knochenumbau und Knochenausbau auf. Für die gut untersuchte Tibia liegt diese Knochenaufbauschwelle wie oben erwähnt bei ca. 1.500 μ-Strain (= 0,15 % Längenänderung des Knochens). An den Schädelknochen jedoch kann man eine Modellingschwelle finden, die um den Faktor 6–8 niedriger ist. Wenn man davon ausgehen kann, dass der Aufbau des Knochens bezogen auf Mineralien, Kollagen und Wasser normalerweise keinen Unterschied zeigt, bedeutet der Unterschied im Modelling der Knochen, dass die Schädelknochen z. B. im Vergleich zur Tibia wahrscheinlich einen höheren Sicherheitsschutz besitzen, d. h. bei niedriger Modellingschwelle führen bereits kleinere täglich repetitive Kräfte zu einem „dickeren“ festeren Knochen. Dies bedeutet also im Vergleich zur auf den Knochen einwirkenden Belastung eine höhere Bruchgrenze. Dies wird verständlich, denn das Gehirn bedarf eines größeren Schutzes als die Tibia.

Die Bedeutung der am Knochen entspringenden bzw. ansetzenden Muskulatur wird durch einen einfachen Vergleich deutlich. Muss eine Extremität für 6 Wochen eingegipst werden, so haben wir bereits nach 6 Wochen nicht nur einen muskulären, sondern auch einen knöchernen Abbau von ca. 30 % vorliegen. Die muskulären Züge und die dadurch ausgelösten Stimuli für den Knochenaufbau führen bei guter muskulärer Betätigung zu einem Knochenerhalt bzw. auch zu einem Knochenwachstum. Es sind dies eben nicht nur die axialen Kräfte, die auf den Knochen durch Belastung einwirken. Bei Rollstuhlfahrern haben wir einen drastischen Abbau von Muskeln und Knochen im unbenutzten Beinbereich, während aber im Armbereich sowohl die Knochen wie auch Muskeln erhalten und aufgebaut werden können, was in diesem Falle besonders auf die Muskeltätigkeit zurückzuführen ist.

Bedeutung für die CMD

Bezogen auf die CMD stellt sich nun die interessante Frage, inwieweit bei einer falschen Okklusion nicht nur durch die fehlende Belastung des Knochens, sondern v. a. aufgrund der unterschiedlichen Zug- und Scherbelastung der Muskeln entweder Unterbelastungen des Knochens unterhalb ca. 800 μ-Strain oder aber Überbelastungen über 10.000–15.000 μ-Strain auftreten, was unter Umständen zu einer Überlastung und damit auch zu einer Mikrofrakturierung führen kann. Dabei sei nochmals auf die Veröffentlichung von Schwalbe et al. (2011) hingewiesen, die mithilfe der Schallemissionsanalyse (SEA) einen Nachweis der Rissbildungsgrenze des humanen Femurs erbringen konnten. Hier wären dringend

Forschungen mittels der Schallemissionsanalyse bezogen auf den Schädel angebracht, um auszuschließen oder nachzuweisen, dass es derartige Kräfte bei einer CMD oder/und bei kieferorthopädisch durchgeführten Behandlungen gibt, die dann für Prädilektionsstellen von Frakturen oder anderen Pathologien am Schädel verantwortlich werden.

3.2.10 Kieferorthopädie

Übertragen auf die Kieferorthopädie gibt es bislang nur wenig Studien, die sich mit der Einwirkung einer kieferorthopädischen Kraft durch z. B. einen Headgear oder andere kieferorthopädische Apparate auf den menschlichen Schädel und auf den restlichen Körper beschäftigen. Die wenigen existierenden Veröffentlichungen allerdings lassen aufhorchen und nachdenklich stimmen.

Iatrogen ausgelöste negative Scher- und Druckkräfte

Craniale Störungen

In diesem Abschnitt werden craniale Störungen besprochen, die bei einer CMD oder einer kieferorthopädischen Behandlung auftreten können. Bumann und seine Mitarbeiter (1996) untersuchten in einer Studie die biomechanische **Auswirkung eines Headgears auf die Suturen des Viscerocraniums.** In allen Suturen, die die Maxilla und das Os zygomaticum begrenzen, wurden dabei **Druck-, Zug- oder Scherkräfte** gefunden. Am größten waren die Scherkräfte am Os zygomaticum im Bereich der Sutura sphenozygomatica und die Kompressionswerte im kaudalen Bereich der Sutura sphenopalatina in der Maxilla (Brasse et al. 1996, Bumann 1989).

Auch wenn das von Bumann und seinen Mitarbeitern erfundene FEM-Modell nur einen groben Anhaltspunkt darstellt und es sich lediglich um eine Computersimulation handelt, die nicht zwingend auf In-vivo-Verhältnisse übertragen werden kann, gibt die Studie doch einen deutlichen Hinweis auf die am Schädel in den einzelnen Knochen und Suturen auftretenden Zug-, Druck- und Scherkräfte. Regelmäßig finden sich bei der Untersuchung von Patienten mit einer CMD craniale Störungen speziell im Os zygomaticum, Os temporale, Vomer und Os sphenoidale.

In verschiedenen Studien (Bumann et al. 1996, Tanne et al. 1988, Zentner et al. 1995) wurden Verlagerungen der Maxilla in einer rotationsähnlichen Bewegung um die horizontale Achse nach dorsal und kaudal nachgewiesen.

> Maxilla, Vomer, Os ethmoidale und Os sphenoidale bilden eine Achse in der Beweglichkeit des Viscerocraniums und müssen bei kieferorthopädischen Behandlungen immer mit untersucht werden.

Der Aspekt der ungleichen Kraftverteilung im Rahmen einer kieferorthopädischen Behandlung lässt sich vom Headgear auf andere kieferorthopädische Maßnahmen übertragen. Der Fall eines 12-jährigen Jungen (kein Einzelfall) sollte aufhorchen lassen: Der Vater, selbst Zahnarzt, fragte in der Sprechstunde, ob es sein könne, dass die kieferorthopädische Behandlung Auswirkungen auf das Denkvermögen habe, da sein Sohn, der sonst immer beste Noten schreibe, jedes Mal 1–2 Tage nach einer kieferorthopädischen Nachkorrektur (d. h. Erhöhung der Zug- und Druckkräfte auf den Zahnhalteapparat und die Schädelknochen) schlechte Noten in seinen Arbeiten schreibe. Er könne sich dann einfach nicht konzentrieren. Die Untersuchung des Jungen ergab deutliche craniale Störungen. Im weiteren Verlauf erfolgte jeweils am Tag der kieferorthopädischen Korrektur eine craniosacrale Behandlung mit dem Ergebnis, dass kein Einfluss mehr auf die schulischen Leistungen des Jungen festzustellen war. Dies ist kein Einzelfall, wie im Kapitel über die psychischen Zusammenhänge noch genauer beschrieben wird (➤ Kap. 3.8).

> Craniale Störungen, die durch eine kieferorthopädische Behandlung ausgelöst werden können, können zahlreiche Symptome bis hin zu einer skoliotischen Verformung der Wirbelsäule erzeugen. Daher sollte begleitend zu einer kieferorthopädischen Behandlung eine orthopädische (manualtherapeutische bzw. osteopathische) Behandlung erfolgen, um mögliche negative Folgen beherrschen zu können.

Auch Deppe (2008) weist daraufhin, dass Patienten mit einer verifizierten CMD manchmal kurz zuvor in kieferorthopädischer Behandlung waren.

FAZIT

> Nicht jede kieferorthopädische Therapie führt zu Dysfunktionen im Körper. Da dies aber trotzdem häufig der Fall ist, sollte während der Behandlung alle 6 Monate eine gründliche körperliche Untersuchung durch einen versierten Manualtherapeuten vorgenommen werden, der sich in der Untersuchung und Behandlung einer CMD auskennt.

Forcierte Gaumennahterweiterung

➤ Abb. 3.81 zeigt das Röntgenbild eines Patienten nach forcierter Gaumennahterweiterung. Die Stellung des Vomers ist dabei besonders zu beachten. Die Beweglichkeit des Vomers ist von wesentlicher Bedeutung für die gesunde craniosacrale Bewegung (➤ Kap. 2.4.2). Auf ➤ Abb. 3.81 ist erkennbar, wie sich der Vomer in die Sutura intermaxillaris (mediana) einsenken und dort ggf. eingekeilt werden kann und damit schlecht beweglich bleibt.

➤ Abb. 3.81 wurde freundlicherweise von dem kieferorthopädischen Kollegen Hans-Werner Schauer zur Verfügung gestellt: Die Patienten wurden nach Gaumennahterweiterung mit Multibandapparaturen (MB) behandelt. Da bei

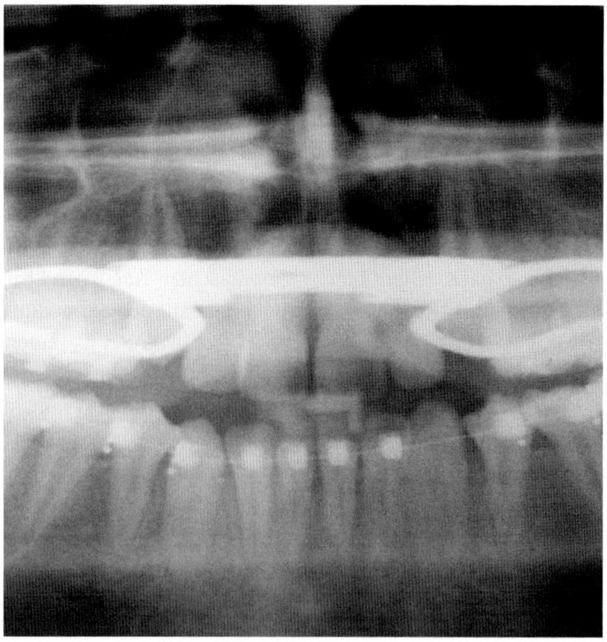

Abb. 3.81 Röntgenbild bei forcierter Gaumennahterweiterung. Man beachte die Stellung des Vomers in der Sutura mediana. [O1020]

MB-Patienten häufiger CMD-Beschwerden auftreten, sollten die Patienten systematisch und schon bei den ersten auffälligen Symptomen eine osteopathischen bzw. craniosacralen Therapie erhalten. In Verdachtsfällen können die Bögen zusätzlich variiert werden, in dem im Bereich der Sutura mediana ein Extraloop zur Kraftreduktion zu liegen kommt oder zusätzlich thermoelastische Bögen zur Kraftreduktion verwendet werden.

Es gibt aber auch noch weitere ernst zu nehmende Veröffentlichungen über die Verformung des menschlichen Schädels unter Einwirkung der kieferorthopädischen Kräfte. Hier wäre z. B. die Arbeit von Zentner et al. (1995) zu nennen, die zeigen konnten, dass es zu initialen Verformungen im Oberkiefer, Jochbein und Jochbogen in der vertikalen und horizontalen Ebene kam. Es fand eine deutliche Verformung verschiedener Teile der unterschiedlichen Strukturen statt und es wurden Durchbiegungen, relative Deformationen verschiedener Teile zueinander, Rotation und Translation beobachtet. Interessant war, dass die Richtung dieser komplexen Verformung oft von der Richtung der einwirkenden Kraft abwich.

Die vielleicht wichtigste neue Arbeit in diesem Bereich ist die Publikation von Bettin et al. „Asymmetrien bei der Einschätzung des kieferorthopädischen Behandlungsbedarfs" (2014). Die drei Autoren haben in ihrem ausgezeichneten Fachartikel mit diversen Kollegen internationale Forschungsergebnisse zusammengetragen, die zeigen, dass viele Bereiche in der Kieferorthopädie nicht evidenzbasiert untersucht sind und handfeste Studien zum Beweis der guten Wirksamkeit fehlen.

Das ideale Bild des Bisses oder die normale Okklusion gehen immer noch auf die von E. H. Angle (1855–1930) eingeführte Definition zur Beschreibung des menschlichen Gebisses zurück. Es erscheint allerdings fraglich, ob sie als allgemeingültiges therapeutisches Ziel für jeden Patienten geeignet ist. Die Autoren konnten nachweisen, dass höchsten 5 % der Bevölkerung eine so definierte **Idealokklusion** aufweisen: *„Darüber hinaus mangelt es an anerkannten wissenschaftlichen Prinzipien der Occlusionsgestaltung und gesicherten Erkenntnissen über Zusammenhänge von Occlusion und oraler Gesundheit."* (Bettin et al. 2014)

Der Anglische Normbegriff ist deshalb in den 1930er-Jahren stark kritisiert worden. *„Gleichwohl hat das normative Konzept der Idealocclusion als maßgebliche Norm Eingang in das Gesetz über die Ausübung der Zahnheilkunde gefunden. Dort heißt es unter § 1, Absatz 3, dass als Krankheit ‚jede von der Norm abweichende Erscheinung im Bereich der Zähne, des Mundes und der Kiefer anzusehen sei, einschließlich der Anomalien der Zahnstellung und des Fehlens von Zähnen.'"* (Bettin et al. 2014)

1972 wurden die Kassen in der Folge sogar durch eine Rechtsprechung des Bundessozialgerichtes (BSG) gezwungen, Kiefer- und Zahnstellungsanomalien generell als **Krankheit** im Sinne der damals gültigen Reichsversicherungsordnung anzuerkennen. So einleuchtend dieser Ansatz vielleicht klingen mag, der Nutzen einer frühzeitigen kieferorthopädischen Therapie ist seit wenigsten **4 Jahrzehnten** höchst umstritten.

Mitte der 1970er-Jahre wurde postuliert: *„Die Frage, ob nun tatsächlich in der Frühbehandlung der Schlüssel zur Herabsetzung oder zur Herabminderung von Gebissanomalien zu suchen ist, konnte bis heute noch immer nicht endgültig beantwortet werden".* (Bettin et al. 2014)

Wie die Autoren weiter ausführen, wurde auch in den 1980er-Jahren auf die Praxisuntauglichkeit präventiver Kieferorthopädie für das Gros der kieferorthopädischen Patienten hingewiesen. Dass die Datenlage zum Versorgungsbedarf und zum Verhältnis von Kosten und Nutzen in der Kieferorthopädie dürftig ist, bemängelte bereits 2001 der „Sachverständigenrat zu Begutachtung der Entwicklung im Gesundheitswesen" und 2008 das Deutsche Institut für medizinische Dokumentation und Information (DIMDI).

Resümee der obigen Ausführungen

Jede noch so gut durchgeführte Kieferorthopädie kann aufgrund der unterschiedlichen Zug-, Druck- und Scherkräfte zu Verformungen des Knochens im Schädelbereich führen, die wiederum zu Störungen im gesamten Körper führen können, wie z. B. Okklusionsstörungen, Kiefergelenkarthropathien, Kopfschmerzen, Skoliosen, Beckenschiefhaltungen, Augenproblemen bis hin zu internistischen Problemen.

Zum heutigen Zeitpunkt ist es kaum möglich zu bestimmen, wann eine bestimmte Variation eines menschlichen Gebisses eine pathologische Potenz besitzt (Ackerman 2010).

Obwohl seit Jahren postuliert wird, dass Zahnfehlstellungen zu gesundheitlichen Störungen wie z. B. beeinträchtigter Nasenatmung, verstärkter Parodontitis, Karies und anderen

Erkrankungen führen kann, zeigen wissenschaftliche Überprüfungen jedoch, dass Mundhygienemaßnahmen eine viel wesentlichere und wichtigere Rolle spielen (Helm und Petersen 1989). Die kieferorthopädische Therapie bringt nach heutigem Kenntnisstand keinen nachweisbaren Nutzen für die Gesundheit des Zahnhalteapparats (Bollen et al. 2008), der Zahnhartsubstanz (Hafez et al. 2012, Long und Lai 2013) und des Kiefergelenks (Gesch et al. 2004A, Mohlin et al. 2007). Studien deuten darauf hin, dass bestimmte Zahnstellungsvarianten, wie Überbiss oder Kreuzbiss der Frontzähne, kaum mit Kiefergelenksproblemen verbunden sind. (Gesch et al. 2004B, Gesch et al. 2004C, Gesch et al. 2005)

Die Schlussfolgerung daraus: Die reine Existenz von „Kiefer- oder Zahnfehlstellungen" stellt unabhängig vom Alter keine legitime Indikation für eine kieferorthopädische Therapie dar, denn die Konsequenzen für die Gesundheit sind unklarer bzw. sogar eher spekulativer Natur (Mohlin und Kurol 2003).

Einwirkung von Kraftvektoren auf den Zahnhalteapparat und den Schädel

Unzweifelhaft wirken durch die kieferorthopädische Behandlungen verschiedene Kraftvektoren auf den gesamten Zahnhalteapparat und damit auch auf die Schädelknochen ein. Inwieweit es nur zu einer veränderten Knochenbelastung ohne negative physiologische Auswirkungen kommt oder ob es negative Auswirkungen auf das gesamte muskuloskelettale System gibt, muss durch weitere Studien verifiziert werden. Aufgrund der Ausführung über die Biomechanik und die Viskoelastizität des Knochens kann allerdings vermutet werden, dass es hier zu Auswirkungen welcher Art auch immer auf den menschlichen Organismus kommt. Leider ist die Studienlage diesbezüglich äußerst dürftig.

In diesem Zusammenhang ist die Veröffentlichung diverser Autoren zum Nachweis der Rissbildungsgrenze des humanen Femurs mithilfe der Schallemissionsanalyse (SEA) auf dem 18. Kolloquium der Schallemission interessant, denn hier wird Folgendes ausgeführt: *„Der menschliche Knochen erfährt unter normalen Bewegungen beispielsweise beim Gehen, Laufen, Springen, Treppensteigen und bei ähnlichen Bewegungen, Beanspruchungen bis zu 90 % der Bruchlast unter statischer Beanspruchung. Die dabei im Mikrobereich erfolgte Überbeanspruchung führt zu Mikrorissbildung im Knochen. Diese Mikrorissbildung verursacht Schallemission und kann an der Hautoberfläche ausgekoppelt werden"*. (Schwalbe et al. 2007)

Die Autoren führen im weiteren Verlauf auf, dass eine Rissbildung zuerst dort auftritt, wo der Sprung des Elastizitätsmoduls im Knochen am Größten ist. Denn dort überlagern maximale Schubspannungen die Normalbeanspruchung. Dieser Bereich ist gekennzeichnet durch den Übergang vom spongiösen Knochen zur Kompakta.

Es gibt nun zwei Möglichkeiten: Entweder lässt die mechanische Beanspruchung nach und damit können die Mikrorisse wieder gekittet werden oder aber es kommt bei weiterer mechanischer Beanspruchung zum Zusammenwachsen und dann zu einem zunehmenden Fortschritt dieser Risse in der Kompakta, was dann mithilfe der Schallemissionsanalyse diagnostiziert werden kann.

Natürlich bezieht sich diese Veröffentlichung nur auf die tägliche Beanspruchung des Femurs, wobei diese sich aus Biegungs-, Torsions-, Zug- und Druckbelastungen sowie Querbeanspruchungen über die Sehnenanbindung zusammensetzt. Aber genau diese Belastungen erfolgen auch im Bereich des gesamten Kauapparats, was unter Umständen durch die kieferorthopädische Behandlung verstärkt wird.

Bei den Wissenschaftlern, die sich mit diesem Phänomen beschäftigen, besteht der Konsens, dass die Mikrorisse allerdings wesentliche Signale zum Erhalt der mechanischen Eigenschaften des Stützapparats darstellen. Denn hier wird der Knochen physiologisch umgebaut.

Inwieweit durch die unterschiedlichen Zug-, Druck- und Scherkräfte am Schädel, wie sie bei jeder noch so guten kieferorthopädischen Behandlung auftreten, negative oder positive Auswirkungen auf den Knochenstoffwechsel und damit auf den gesamten muskuloskelettalen Bereich des Körpers erfolgen, muss durch gut fundierte weitere Studien gezeigt werden. Dies könnte mithilfe der Schallemissionsanalyse geprüft werden. Auffällig ist allerdings die recht große Zahl von Skoliosen bei kieferorthopädisch behandelten Patienten bzw. bei CMD-Patienten im Vergleich zur Normalbevölkerung. Dies sollte v. a. auch im Hinblick auf die Veröffentlichungen von Bettin und Kollegen nachdenklich stimmen.

Ein neues interdisziplinäres Fach

Wie enorm wichtig die Schaffung einer fachübergreifenden neuen Disziplin im Rahmen der Zahnmedizin/Humanmedizin vonnöten ist, mögen einige Fakten zeigen, die einerseits vom Wissenschaftsrat formuliert, andererseits im Artikel von Risse (2013) aufgezeigt wurden. Der Wissenschaftsrat hielt es bereits 2005 in seiner Empfehlung zur Weiterentwicklung der Zahnmedizin an den Universitäten in Deutschland für notwendig, die bestehende Konzeption zu überarbeiten, da die geltende Approbationsordnung für Zahnärzte, welche bereits seit mehr als 50 Jahren besteht, einer Überarbeitung bedarf. Diese grundlegenden Reformen sind allerdings bis heute noch nicht umgesetzt.

Risse führt Folgendes aus: *„Der Schwerpunkt der allgemeinen Zahnmedizin lag bis 2005 auch nach Darstellung des Wissenschaftsrates überwiegend im Bereich der so genannten Mundgesundheit der Zähne und der Kiefer und ließ überregionale Verbindungen zur Disziplin der Allgemeinmedizin in der notwendigen Form vermissen. […] Wegweisende Orientierung war dann die Buchausgabe von Ahlers und Jakstat: Klinische Funktionsanalyse. Die Fachdisziplin der offiziellen Kieferorthopädie hat sich auf dem medizinisch definierten Be-*

reich bislang noch gar nicht nennenswert artikuliert. […] Vielmehr spricht vieles dafür, dass die konventionelle Kieferorthopädie speziell der festen Klammer ein wesentlicher Verursacher für CMD ist. Hierzu trägt bei der konventionellen Kieferorthopädie ihr eingeschränkter Gebietsbereich orofazial oder gar rein dental unter Ausschluss der Funktion nach den KIG (kieferorthopädische Indikations-Gruppen) bei, welche keinerlei Krankheitsdiagnostik und Therapie zulassen. Nicht diagnostizierte Krankheiten können nicht dargestellt werden und können insbesondere dann auch nicht ursächlich therapiert werden. Auch fehlen der konventionellen Kieferorthopädie die notwendige Behandlungsmethoden zur gezielten Therapie von Krankheit, insbesondere von interdisziplinären CMD-Krankheiten". (Risse 2013)

Weiterhin schreibt Risse: *„Wird der Gebietsbereich der zahnärztlichen Tätigkeit auf den Bereich ‚craniomandibulär' mit den Zentren Kiefergelenk und Occlusion sowie auf eine einseitige Myopathie des Kauorgans konzentriert, so werden die wesentlichen antagonistisch-funktionellen Diagonal-Beziehungen der Kau- und Schluckmuskulatur mit der Nacken-, Schultermuskulatur mit dem dorsocaudalen Cranium und dem gelenkigen Zentrum der Atlasgelenke und den oberen HWS-Gelenken mit dem integrierten oberen Rückenmark völlig außer Acht gelassen. Verhärten in Folge okklusaler Scherkräfte oder Hebelmomente oder Zwangsverlagerungen des Unterkiefers bestimmte Muskelgruppen des direkten Kauorgans, so üben diese unweigerlich Aktivierungsreaktionen der antagonistischen Funktionsmuskulatur der craniocervikalen Muskulatur aus, was in aller Regel zur Drehverkantung der Atlasgelenke führen muss."* (Risse 2013)

Eine mittlerweile sehr große Zahl von Zahnärzten, Kieferorthopäden und Ärzten anderer Fachdisziplinen aus der Humanmedizin verweisen auf die häufig schädigende Wirkung von kieferorthopädischen Behandlungen. In diesem Buch wurde mehrfach auf diesen Umstand verwiesen. Da der Autor weder Zahnmediziner noch Kieferorthopäde ist, allerdings häufig als Orthopäde mit den negativen Auswirkungen der CMD zu tun hat, sei es, dass diese genetisch, entwicklungsphysiologisch, traumatisch oder aber iatrogen durch eine falsche Zahnbehandlung und durch „falsche" Kieferorthopädie verursacht wurden, soll an dieser Stelle erneut der Facharzt der Kieferorthopädie Georg Risse mit Zitaten zu Wort kommen, die nicht weiter kommentiert werden müssen, da sie ausdrucksstark genug sind: *„Die offizielle Definition der ‚festen Klammer' wurde 1972 durch Jarabek festgelegt. Dieser bezeichnete das orthodontische Gerät als: ‚Arbeit verrichtende Maschine, welche über Wochen und Monate Arbeit verrichtet' […] Die feste Klammer ist somit eine im Kopfbereich implantierte Maschine, welche mit Spannenergie geladen ist, und nach ihrer Programmierung selbstständig Arbeit verrichtet und komplexe Strukturen und Funktionszusammenhänge im Kopfbereich und danach nachhaltig verändert. Die feste Klammer rangiert somit nach dem Medizinproduktegesetz in der höchsten Risikostufe.*

Diese Straight-Wire-Technik ist mit Unterstützung der Hochschullehrerschaft der Kieferorthopädie und der DGKFO Pflichtleistung der gesetzlichen Krankenversicherung, GKV, für Vertragszahnärzte und Versicherte der GKV nach SGB V. Die offensichtliche Begründung scheint zu sein: Der Einsatz von einheitlichen Fertigbögen ist angeblich wirtschaftlich […] Noch dramatischer wird die Situation, wenn man erkennt, dass nach der offiziellen Kieferorthopädie als ‚eugnathe Zahnstellung' die Zahnstellungen nach den 6 Schlüsseln der Straight-Wire-Technik nach Andrews definiert werden, welche eindeutig nicht nach den Kriterien der Eugnathie erstellt wurden, sondern überwiegend nach Gipsmodellen in einer Angle-Klasse I nach den Kriterien von ‚nice appearance'. Diese Werte der Zahnstellung nach Kahl-Nieke und der Straight-Wire Anatomie widersprechen den Werten der funktionellen Anatomie nach G. H. Schuhmacher in wesentlichen Bereichen diametral. […] Die Ausrichtung der Zähne nach der Straight-Wire-Technik in der offiziellen Kieferorthopädie wird vom anatomischen Institut der westfälischen Wilhelms-Universität ‚als Behandlungsfehler im juristischen Sinn' bezeichnet (Die vier Faktoren der Fehlregulation U. Stratmann, Dental Tribune, Austrian Edition 12/2010, S. 7)." (Risse 2013)

Anatomisch und medizinisch äußerst fragwürdig ist nach Ansicht des Autors ein weiteres Verfahren, welches seit einigen Jahren von Zahnärzten und Kieferorthopäden propagiert wird, bei dem es nur noch um ein reines Schönheitsideal des Menschen geht. Hier wird die Lachlinie als ein gültiger Parameter für die ästhetische Analyse genommen, man orientiert sich an der ästhetischen Proportion des Lächelns und spricht sogar vom „kalifornischen" Lächeln und überträgt diese ästhetisch relevanten Bezugslinien des Gesichts in den Artikulator, um dann daraus die prothetische Behandlung zu konzipieren. Mit anderen Worten: Ein schönes Einheitslächeln wird uns demnächst überall entgegenstrahlen, aber ob die Funktion auch stimmt? Dies scheint Nebensache zu sein. Es geht nur noch um schöne Proportionen und Linien, so wie der plastische Chirurg gewisse gewünschte Schönheitsideale erzeugt, egal, ob der Körper es verträgt oder nicht. Modeerscheinung versus ordentliche Medizin.

Henning Madsen, niedergelassener Kieferorthopäde aus Ludwigshafen, befasst sich bereits seit Jahren mit der Evidenz in seinem Fachgebiet, d. h. also mit der Frage, welche Belege aus hochwertigen wissenschaftlichen Studien vorliegen könnten. Seine Bilanz ist ebenfalls niederschmetternd. Eine kieferorthopädische Behandlung mag ästhetische Vorteile bringen – einen gesundheitlichen Nutzen hat sie im Normalfall nicht (Madsen 2015A, 2015B).

Qualität und Häufigkeit der kieferorthopädischen Behandlung

Unter dem Titel „Zu viel, zu früh, zu lang, zu schlecht" veröffentlichte Madsen 2015 zwei Artikel über die Qualität und

Häufigkeit kieferorthopädischer Behandlungen in Deutschland (Madsen 2015A, 2015B). Seine provozierende Überschrift begründet Madsen auf eindrucksvolle Weise anhand von guten randomisierten weltweiten Studien.

Dauer der Zeit

Während im internationalen Vergleich die kieferorthopädische Therapie im Durchschnitt zwischen 20–25 Monaten liegt, beträgt sie in Deutschland selbst nach Abzug der Retentionszeit immerhin noch 36,4 Monate, in Universitätskliniken oft sogar mehr als 40 Monate.

Schlechtes Ergebnis

In der Kieferorthopädie wird die Qualität der Behandlung normalerweise mit dem PAR-Index gemessen, wobei hohe Werte über 25 für große Abweichungen sprechen, kleine Werte um 5 für gute Endergebnisse. Madsen führt dazu aus: *„Typischerweise werden in Deutschland, wo praktisch halbe Jahrgänge kieferorthopädisch versorgt werden, besonders viele Fälle mit geringem Korrekturbedarf behandelt, was sich in auffallend niedrigen PAR-Werten zu Beginn der Behandlung niederschlägt: Universität Freiburg mit 15 Punkten, Universität Düsseldorf mit 22,3 Punkten, elf Kieferorthopäden mit 23 Punkten, herausnehmbar [Anmerkung: herausnehmbare Zahnspangen] behandelte Patienten mit 19,5 Punkten. Derartig niedrige Anfangswerte sind in der internationalen Literatur nur ausnahmsweise zu finden.“* (Madsen 2015B)

Die Effizienz der Behandlung lässt sich an der Reduzierung des PAR-Werts messen, der bei Beginn der Therapie meist zwischen 25–30 Punkten liegt und international pro Jahr der Behandlung eine Reduktion zwischen 8–14 Punkten PAR-Verbesserung erfährt, die hingegen in Deutschland wesentlich geringer ist.

„Unter den 15 Studien mit der geringsten Behandlungseffizienz sind erneut 8 aus Deutschland. Dabei schießt die Universitätsklinik Freiburg mit erstaunlich geringen 1,76 Punkten PAR-Reduktion pro Jahr den Vogel ab, aber auch elf deutsche Kieferorthopäden kommen lediglich auf 3,74 Punkte, die sich auch nach Abzug von 12 Monaten Retentionszeit nur auf 4,71 erhöhen.

Während Kieferorthopäden weltweit zwischen 8 und 14 Punkten PAR-Verbesserung jährlich schaffen, liegt der typische Wert in Deutschland bei unter 5 Punkten. In Deutschland ist die kieferorthopädische Behandlung also nicht einmal halb so effizient wie in anderen Ländern.“ (Madsen 2015B)

Zu frühe Behandlung

Madsen schreibt dazu: *„In zwei groß angelegten, randomisierten Studien wurde für diese Patientengruppe [Anmerkung: im Vorschulalter] nachgewiesen, dass ein früher Beginn mit so genannten funktionskieferorthopädischen Apparaturen, gefolgt von einer späteren Behandlung mit MB-Apparatur keine Vorteile gegenüber einer einphasigen mit MB-Apparatur hatte.“* (Madsen 2015A)

Bezüglich des kieferorthopädischen Goldstandards führt Madsen weiter aus: *„Es ist daher internationaler Goldstandard kieferorthopädische Behandlung bei Heranwachsenden im frühen bleibenden Gebiss mit etwa 11–12 Jahren zu beginnen und diese in der Regel mit einer einzigen, fest sitzenden Apparatur durchzuführen.“* (Madsen 2015A)

In Deutschland wird leider nach wie vor von einigen Gesellschaften, so dem German Board of Orthodontics (GBO), eine Frühbehandlung bereits ab dem Vorschulalter mit meist herausnehmbaren Apparaten favorisiert, wobei dies durch keinerlei internationale Studiendaten belegt werden kann. Madsen schreibt hierzu: *„Ebenso wird der frühe Behandlungsbeginn damit gerechtfertigt, dass es gelte, das Kieferwachstum zu beeinflussen. Gerade diese letzte Hypothese, die in Deutschland bis heute tapfer verteidigt wird, ist durch die zahlreichen randomisierten, kontrollierten Studien über die Therapie der Klasse II eindrucksvoll widerlegt worden.“* (Madsen 2015A)

Wie auch in den Ausführungen von Risse (2002) weiter oben bereits beschrieben, werben die Kieferorthopäden in Deutschland nach wie vor mit dem gesundheitlichen Nutzen ihrer Behandlung, die als Prophylaxe vor Parodontitis, Karies, CMD, Depressionen, orthopädischen Problemen etc. gesehen wird. Stand der Wissenschaft nach Madsen, Risse und weiteren ernst zu nehmenden Autoren hingegen ist folgender: *„Stand der Wissenschaft ist dagegen, dass kieferorthopädische Behandlung weder zur Prophylaxe noch zur Therapie von Karies, Parodontitis und craniomandibulären Dysfunktionen geeignet ist. Bis auf eine leichte Reduktion des Risikos für Schneidezahntraumen sind weitere gesundheitliche Nutzwirkungen kieferorthopädischer Behandlungen gering oder spekulativ.“* (Madsen 2015A)

Fallbeschreibung

Anamnese

Am 22.6.2005 stellt sich eine 40-jährige Musikerin vor, die seit 1997 unter einem Spasmus hemifacialis links leidet. Sie war in chiropraktischer Behandlung, die jedoch keinen Erfolg brachte.
Die neurologische Untersuchung ergibt keinen pathologischen Befund, bislang wurde kein Schädel-MRT oder -CT durchgeführt. Die Patientin berichtet, dass sich die Zähne verschoben hätten, sie leide v. a. an Schulter-Nacken-Problemen und Blähungen. Durch die Kopfhaltung beim Geigespielen kann sie den Spasmus verstärken. Sie sagt, dass sie viel Stress und Druck habe, da sie alleinerziehende Mutter ist.

Erstbefund und Therapie

Der **Befund** am 22.6.2005 zeigt einen massiven Fehlbiss, einen erheblichen Spasmus der vom N. facialis versorgten Muskeln links. Die ganze linke Schädelseite bewegt sich paradox und steht unter extremer Duraspannung. Bei der Palpation ist praktisch kein Platz im Meatus acusticus externus, deutlicher Kreuzbiss, teilweise Nonokklusion, der Unterkiefer ist nach rechts verschoben, die Zunge zeigt ebenfalls eine Deviation nach rechts. Alle Muskeln sind hyporeaktiv und erst nach cranialer Behandlung wieder normoreaktiv. Weitere Befunde: C1–C3-Blockierung, zervikothorakaler Übergang in Extension-Rotation-Seitneigung rechts, Blockierung rechtes Sacroiliacalgelenk (➤ Abb. 3.82).
Therapie mit Craniosacraltherapie, anderen osteopathischen Techniken, Akupunktur und danach Bissnahme und Anfertigung einer Aufbissschiene (➤ Abb. 3.83, ➤ Abb. 3.84).

Wiedervorstellung

Bei der Wiedervorstellung am 19.7.2005 gibt die Patientin an, dass sie in den ersten Tagen nach der Behandlung sehr müde war. Sie sieht vom Aspekt her sehr gut aus.
Der objektive Befund ist ebenfalls wesentlich besser, es findet sich nur noch das linke Os temporale in leichter Extension und eine Spannung am Inion (äußerster Vorsprung des Occiputs unterhalb des Lambda, Schnittpunkt der Sutura sagittalis und der Sutura lambdoidea) sonst cranial frei, Spasmus deutlich besser. Die Schiene passt ausgezeichnet. Sie trägt sie auch tagsüber (➤ Abb. 3.83, ➤ Abb. 3.84).

Kontrolle

Bei der Kontrolle am 3.8.2005 geht es der Patientin sehr gut, sie hat keine Beschwerden mehr, kein Spasmus in den vom N. facialis versorgten Muskeln. Der Befund ist sehr gut: HWS/BWS komplett frei, Occiput-Sacrum-Schaukel frei, Sphenoid beidseits in Extension; noch wenig Bewegung am Inion und Occiput; solange man am Sphenoid arbeitet, überhaupt kein Spasmus, sobald aber am Occiput therapiert wurde, geht der Spasmus gleich los.

Erneute Vorstellung nach symptomfreier Phase

Die Patientin stellt sich in den nächsten 4 Jahren nicht mehr vor, da es ihr sehr gut geht. Dann teilt sie telefonisch mit, dass sie die Schiene verloren hat und alle Symptome wieder aufgetaucht seien. Bei der Vorstellung am 31.8.2009 sind wieder verschiedenste Blockierungen zu erkennen, C1–C4 in Rotation links mit Hartspann, Sacrum in Rückwärtstorsion über die rechte diagonale Achse, alle Muskeln dysreaktiv, Os zygomaticum links fest und Os temporale links paradox (d. h. statt in Flexion in Extension gehend), wieder Spasmus der vom N. facialis versorgten Muskeln links.
Die erneute Behandlung mit nachfolgender Schienenanfertigung führt sofort wieder zur Beschwerdefreiheit.

Mögliche Erklärung der Symptome

Bei dieser Patientin war es durch die CMD zu einer massiven Störung des cranialen Bewegungsmusters gekommen. Beide Ossa temporalia hatten sich verdreht und damit das Occiput und die Sutura occipitomastoidea unter Druck gesetzt. Vorstellbar ist die Irritierung des N. facialis mit Auslösung des Spasmus aufgrund seines Verlaufs im inneren Gehörgang, Canalis facialis des Os temporale. Der Hauptteil des N. facialis zieht dann durch das Foramen stylomastoideum, ist demnach Spannungszuständen im Bereich der Sutura occipitomastoidea ausgesetzt. Die Auslösung des Spasmus bei der Therapie des Occiputs spricht ebenfalls für diese These.

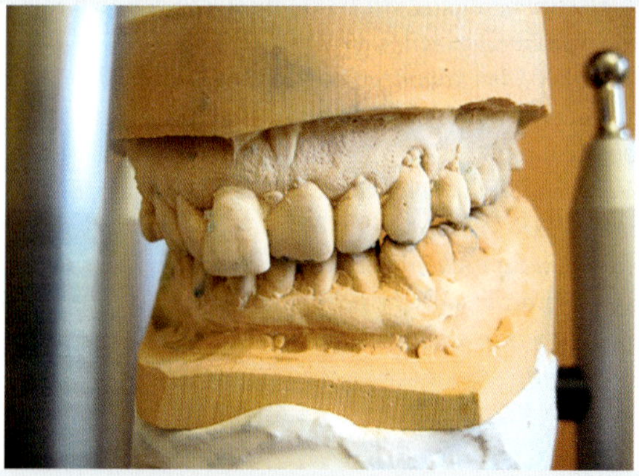

Abb. 3.82 Darstellung der Situation der Patientin von anterior mit sichtbarer Torquierung und Abkippung einzelner Zähne [M592]

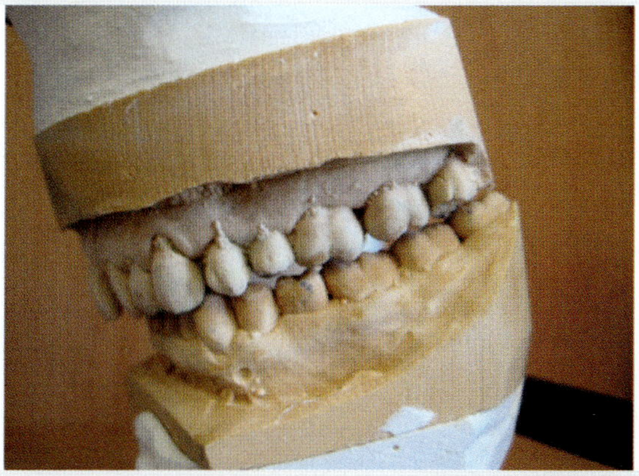

Abb. 3.83 Auch links keine optimale Verzahnung, eher singuläre Zahnstellung. In ➤ Abb. 3.1 (ohne Schiene) sieht man die Angle-Klasse II mit Nonokklusion bei 25 und retraler Zwangsführung. [M592]

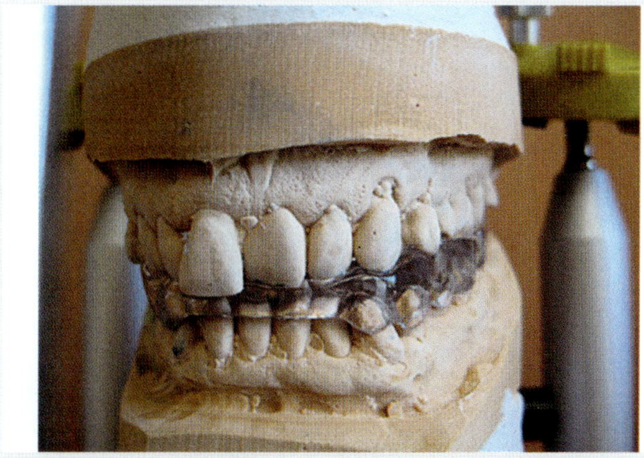

Abb. 3.84 Versorgung mit der Aufbissschiene in Richtung Angle-Klasse I. Nach Therapie kommt der Unterkiefer deutlich weiter nach anterior, sodass die Schiene 2–3 mm im Seitenzahnbereich aufgebaut werden muss. [M592]

3.3 Neurologie

3.3.1 Komplexität des sensomotorischen Systems

Nach Rohen gliedert sich das sensomotorische System sowohl funktionell wie auch strukturell in verschiedene Teilsysteme (Rohen 2001). An oberster Stelle steht der **motorische** und der **sensorische Cortex,** der über die motorischen Endstrecken (Hinterstrangbahnen) afferent und efferent über die Pyramidenbahnen mit der Körperperipherie in Verbindung steht. Willkürliche Einzelbewegungen werden über diese Verbindungen ausgeführt.

Für die Ausführung von komplexeren Bewegungsprogrammen benötigt das sensomotorische System die **subkortikalen Kerne,** in denen die Bewegungsprogramme entwickelt, erlernt und umgesetzt werden. Die subkortikalen Kerne (Striatum, Pallidum) wiederum sind mit dem Cortex direkt und indirekt verbunden und projizieren vom Thalamus aus in den Cortex und zurück. Die subkortikalen Kerne organisieren und stabilisieren die gesamten komplexen Bewegungsprogramme und sind daher für das Automatisieren dieser Programme zuständig.

Die ausführenden Organe, die an letzter Stelle dieses sensomotorischen Systems stehen, sind die **Muskeln im Bereich des Stütz- und Bewegungssystems.** Sie werden über die absteigenden Rückenmarkbahnen und die Spinalnerven unter Mitwirkung der komplexen Neuronensysteme des Rückenmarks gesteuert.

Diese komplexen Bewegungen würden jedoch nicht funktionieren, wäre nicht eine weitere Steuerungs- und Kontrollfunktion im Gehirn vorhanden: das **Cerebellum.** Das Kleinhirn stimmt die komplexen Bewegungsprogramme mit der aktuellen Lage des Körpers im Raum ab, sodass alle Bewegungen unter Einwirkung der Schwerkraft im dreidimensionalen Raum stattfinden können (Haberfellner 1981). Diese Aufgabe kann das Kleinhirn nur erfüllen, indem es seine Informationen aus den großen Sinnesorganen erhält, v. a. aus dem **Auge,** dem **Ohr** und dem **Labyrinthorgan.** Weitere Informationen bekommt das Kleinhirn aus der Körperperipherie (spino-zerebelläre Bahn), aus der Muskulatur der Kopfgelenke (cuneo-zerebelläre Bahnen) und aus dem Kern des N. trigeminus (trigemino-zerebelläre Bahnen) (Kopp et al. 1989, Lotzmann und Steinberg 1993B). Durch die Verarbeitung dieser Inputs funktioniert das Cerebellum wie ein Computer, der über seine Efferenzen harmonisierend und korrigierend auf die komplexen Bewegungsprogramme des Cortex und der subkortikalen Kerne einwirken kann.

Aus dieser neurophysiologischen Einbindung des **N. trigeminus** in die Steuerung und Regelung des Kleinhirns im Bereich von Körperhaltung und Körperbewegung erklärt sich die **wechselseitige Beeinflussung von craniomandibulärem System und Körperperipherie.** Obwohl diese Wechselbeziehungen bereits in vielen Untersuchungen und Beobachtungen belegt sind (De Laat A et al. 1998, Lotzmann 1991, Ridder 1998, Seedorf et al. 1999), werden sie von einem Großteil der Mediziner noch abgelehnt oder negiert.

Die Querverbindungen zwischen den Hirnnerven wurden bereits mehrfach dargestellt (➤ Kap. 2.8.1, ➤ Kap. 2.8.3, ➤ Kap. 3.1.1) und werden im Augenheilkunde- und im HNO-Kapitel (➤ Kap. 3.4, ➤ Kap. 3.5) ausführlicher besprochen. Daher genügt an dieser Stelle eine Abbildung der Ursprünge der einzelnen Hirnnerven als Hinweis auf die enge Lagebeziehung mit den Querverbindungen untereinander (➤ Abb. 3.85).

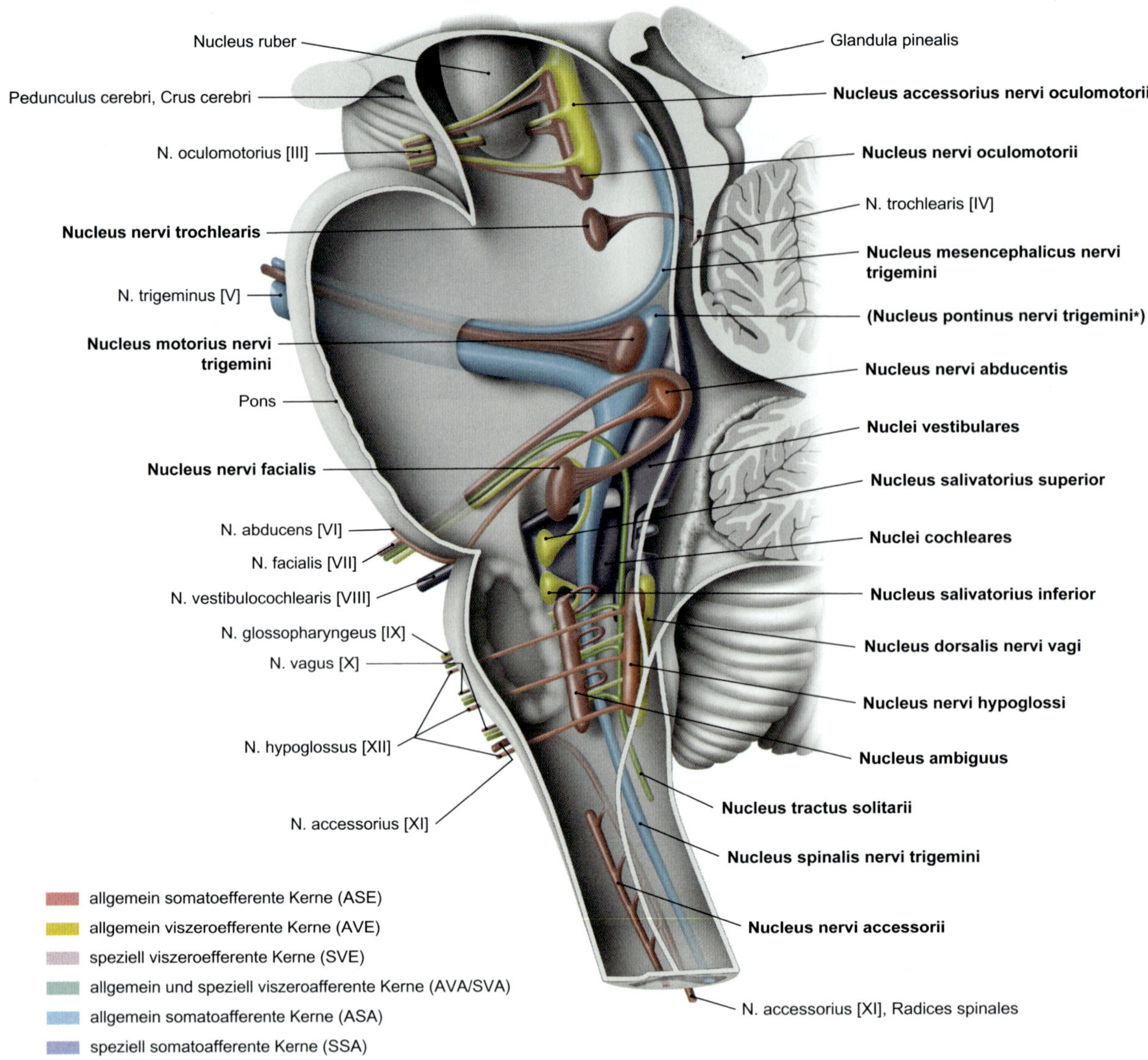

Abb. 3.85 Schema des Hirnstamms mit Lage der Hirnnervenkerne. Der trigeminale Komplex hat zu fast allen anderen Kernen Kontakt. [S700]

3.3.2 Stressphänomene

Stressreaktionsprozess

Bei CMD-Patienten werden nachts durch die unphysiologischen Beiß- und Knirschvorgänge permanent Stresshormone wie Adrenalin, Noradrenalin und Kortison freigesetzt (➤ Kap. 2.8.3). Dies bedeutet für den Körper einen ständigen strukturellen Stress.

Stress-Definition nach Pischinger

Stress ist jede unspezifische Reaktion des Körpers auf jegliche Beanspruchung.

➤ Abb. 3.86 macht noch einmal die Stressreaktionsprozesse deutlich, die 1953 zuerst von Selye beschrieben wurden.

Dargestellt anhand der Reaktion der Nebenniere, zeigt ➤ Abb. 3.86, dass der Organismus auf Stress stereotyp und unspezifisch mit dem allgemeinen **Adaptationssyndrom** reagiert. Ein nur kurzfristig gestörter Rhythmus wird sich wieder auf den Normalpegel einpendeln, dauerhafter Stress führt hingegen zu einer Störung aller biologischer Rhythmen. Er kann vom Körper über Jahre und Jahrzehnte kompensiert werden (Widerstandsphase), bis schließlich die Erschöpfungsphase eintritt (Selye 1953).

Aus einer Fülle von Arbeiten über Stress und Stressbewältigung werden die folgenden herausgegriffen:

- Ursin und Olff (1992) sprechen von einem erhöhten Kortikoidspiegel bei ausbleibender Stressbewältigung.

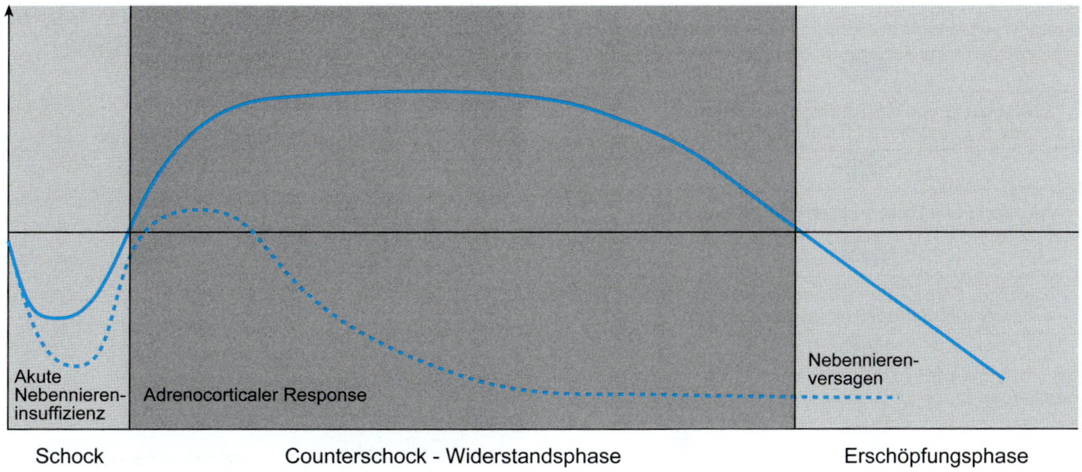

Abb. 3.86 Stressreaktionskurve nach Selye [L106]

- Huether und Mitarbeiter (1997) bezeichnen die einzelnen Prozesse als Stress-Reaktions-Prozess (SRP).
- Greenough und Bailey beschreiben 1988 eine vermehrte neuronale Verschaltung aufgrund sich vergrößernder Dendritenbäume der Pyramidenzellen, Vermehrung von Gliazellen und höherer Synapsendichte in den involvierten neuralen Gebieten bei Versuchstieren. Sie beschreiben den kontrollierbaren Stressreaktionsprozess (kSRP). Dieser Prozess kann vom Individuum aus eigener Kraft kontrolliert und beendet werden.

Im Gegensatz zum kontrollierbaren Stressreaktionsprozess steht der **unkontrollierbare Stressreaktionsprozess** (uSRP), der bei den strukturellen Okklusionsstörungen und Stressphänomenen bei CMD-Patienten zu finden ist. Der uSRP zeichnet sich dadurch aus, dass er vom betroffenen Individuum nicht aus eigener Kraft bewältigt werden kann, weil die vorhandenen Bewertungs- und Bewältigungsstrategien nicht situationsgerecht angewendet werden können bzw. ungeeignet sind. Die beim uSRP auftretenden neuroendokrinen Vorgänge führen über plastische Veränderungen zu überwiegend degenerativen neuronalen Verschaltungen. Ein derartiger Destabilisierungsprozess birgt die Gefahr der Dekompensation, wie sie in Form stressinduzierter Erkrankungen hinlänglich bekannt ist (u. a. Allergien, Herzinfarkt, Bauchfett, Arteriosklerose, Psychosen) (Bauer 2002).

Körperwahrnehmung und Stressbereitschaft

Drei Fähigkeiten sind im präfrontalen Cortex hauptsächlich lokalisiert:

- Zielorientiertes Denken
- Entscheidungsfindung
- Körperwahrnehmung.

Dort ist auch die Wahrnehmung von Stress lokalisiert, die neue wie alte Sinneswahrnehmungen als angenehm oder unangenehm markiert (somatische Marker) (Damasio 1995).

Wie bedeutsam derartige **somatische Marker** sind, wird am Verhalten von Stirnverletzten deutlich, bei denen weitgehend die Fähigkeit verlorengegangen ist, Gefühle zu empfinden. Gleichzeitig erlischt damit auch die Fähigkeit, Entscheidungen zu treffen (Damasio 1995).

Piet Vroon beschreibt in seinem fantastischen Buch „Drei Hirne im Kopf" die Evolutionsgeschichte des Gehirns, in deren Verlauf die komplexeren Strukturen wie abstraktes Denken und Selbstbewusstsein zuletzt entwickelt wurden. Diese jüngeren Fähigkeiten sind von evolutionsgeschichtlich früheren Strukturen durchdrungen, die die biologischen Überlebensinteressen des Organismus vertreten. Damit können auch teilweise irrationale Verhaltensmuster erklärt werden. Ebenfalls erklärbar werden damit auch die unkontrollierbaren Stressreaktionsprozesse, die von älteren Hirnarealen und nicht vom frontalen Cortex gesteuert werden. Unkontrollierbare Stressreaktionsprozesse sind bei CMD-Patienten zu beobachten, die nachts in den REM-Phasen wegen der Okklusionsstörung mit den Zähnen knirschen und pressen und damit Stressphänomene auslösen und Stresshormone ausschütten. Diese Reaktionen können von ihnen nicht bewusst kontrolliert werden (Vroon 1993). ➤ Abb. 3.87 zeigt auf, welche Folgen lang anhaltender, nicht kontrollierter Stress (in einer Kaskade) haben kann.

Nach Pischinger sind die in ➤ Abb. 3.88 aufgelisteten Prozesse immer auf **nichtbewältigte Stressreaktionen** zurückzuführen (Pischinger 1998).

Nach Goodheart ist in der Applied Kinesiology (➤ Kap. 2.6) der **M. gastrocnemius** neben den Mm. tibialis posterior, gracilis und sartorius den Nebennieren zugeordnet. Diese Muskeln zeigen bei chronischen Stressreaktionsprozessen zunächst eine Hyperreaktivität, im späteren chronischen Verlaufsprozess dann eine Hyporeaktivität, was zu Muskeldysfunktionen im Bereich des gesamten Beins führt (Goodheart 1965). Vor allem die **Instabilität der Füße** mit Verlust von Längs- und Quergewölbe sowie die **Valgusstellung der Rückfüße** mit Ansatztendinosen sind hier zu nennen (➤ Kap. 3.1.4). ➤ Abb. 3.89 zeigt die Testung eines der vier Muskeln

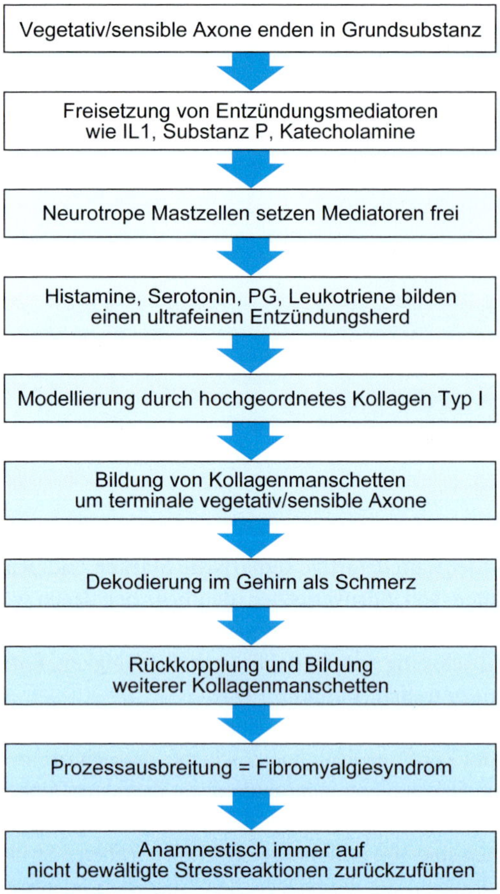

Abb. 3.87 Kaskade der aufgetretenen Pathologien bei chronischem Stress [M592/L106]

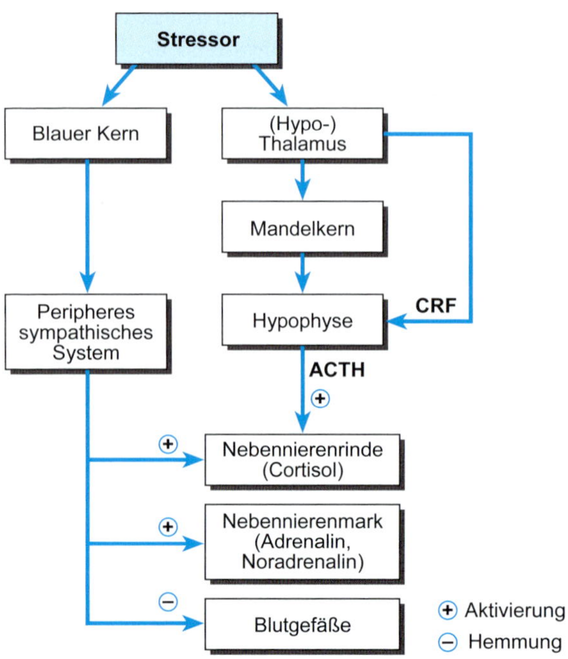

Abb. 3.88 Übersicht über die wichtigsten am Stressreaktionsprozess beteiligten zentralen wie auch peripheren Systeme (nach Hüther). Man beachte die Achse Hypothalamus-Hypophyse-Nebennierenrinde. [L106]

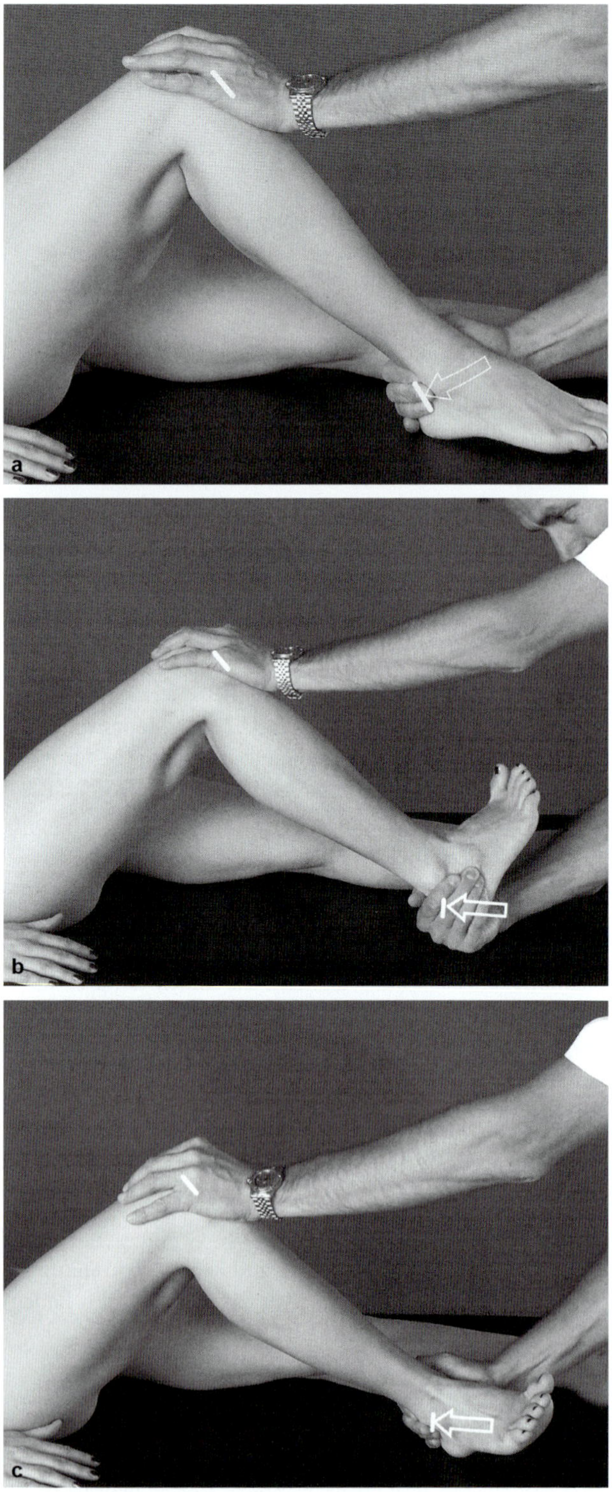

Abb. 3.89 Test des M. gastrocnemius mittels AK. **a** Test des M. gastrocnemius (beide Köpfe). **b** Test des Caput mediale des M. gastrocnemius. **c** Test des Caput laterale des M. gastrocnemius. [M593]

(M. gastrocnemius). Nochmals sei erwähnt, dass dieses Buch keinen Kurs in Applied Kinesiology ersetzen kann. Die Muskeltests sind relativ schwierig in der Durchführung und nur in entsprechenden Kursen suffizient zu erlernen.

3.3.3 Kopfschmerz und Migräne

Spannungszustand der Meningen

In diesem Kapitel steht nicht die Darstellung der verschiedenen Kopfschmerzarten im Vordergrund, sondern die zugrunde liegenden Muster. In den Anfängen der craniosacralen Untersuchung und Therapie wurde die Ursache für Migräne und Kopfschmerzen den Meningen und ihren Spannungszuständen zugeschrieben. Untersuchungen der vergangenen Jahre haben gezeigt, dass diese These in dieser Ausschließlichkeit nicht stimmt (Piekartz 2000). Trotzdem sollten die Spannungszustände der Meningen nicht außer Acht gelassen werden, da sie den Funktionskreislauf der Gefäße und die Axone der Nerven behindern bzw. auf längere Sicht schädigen können (➤ Abb. 3.90).

In der **Internationalen Klassifikation der Kopfschmerzen** (ICHD-II) aus dem Jahr 2004 werden drei Hauptgruppen von Kopfschmerzen unterschieden (Ash 2006):

- **Primäre Kopfschmerzen,** nichtassoziiert mit strukturellen Störungen:
  a. Migräne ohne Aura
  b. Migräne mit Aura
  c. Spannungskopfschmerz
  d. Cluster-Kopfschmerz
  e. Neu aufgetretener persistierender Kopfschmerz: chronischer, täglicher Kopfschmerz, beginnend mit Schmerz oder rasch aufbauend zu ununterbrochenem und nichtremittierendem Schmerz
- **Sekundäre Kopfschmerzen:** Kopfschmerz aufgrund organischer Ursachen, z. B. Kopf- oder Gesichtsschmerz aufgrund von temporomandibulärer Gelenkstörung
- Craniale **Neuralgien,** zentraler und primärer fazialer **Gesichtsschmerz** und anderer Kopfschmerz

In der Kategorie 11.7 gibt es in der ICHD-II den Titel „TMD-bezogener Kopfschmerz" (TMD = CMD). Dort werden z. B. Symptome wie Diskusverlagerung, Arthritiden und Kapsulitis aufgeführt. In der Kategorie „Kaumuskulatur" werden u. a. Spasmen und myofaszialer Schmerz erwähnt.

Unter dem neu eingeführten Begriff der OMD (oromandibular dysfunction) versteht man Funktionsstörungen des Kiefergelenks, der Kaumuskulatur und des gesamten craniomandibulären Systems.

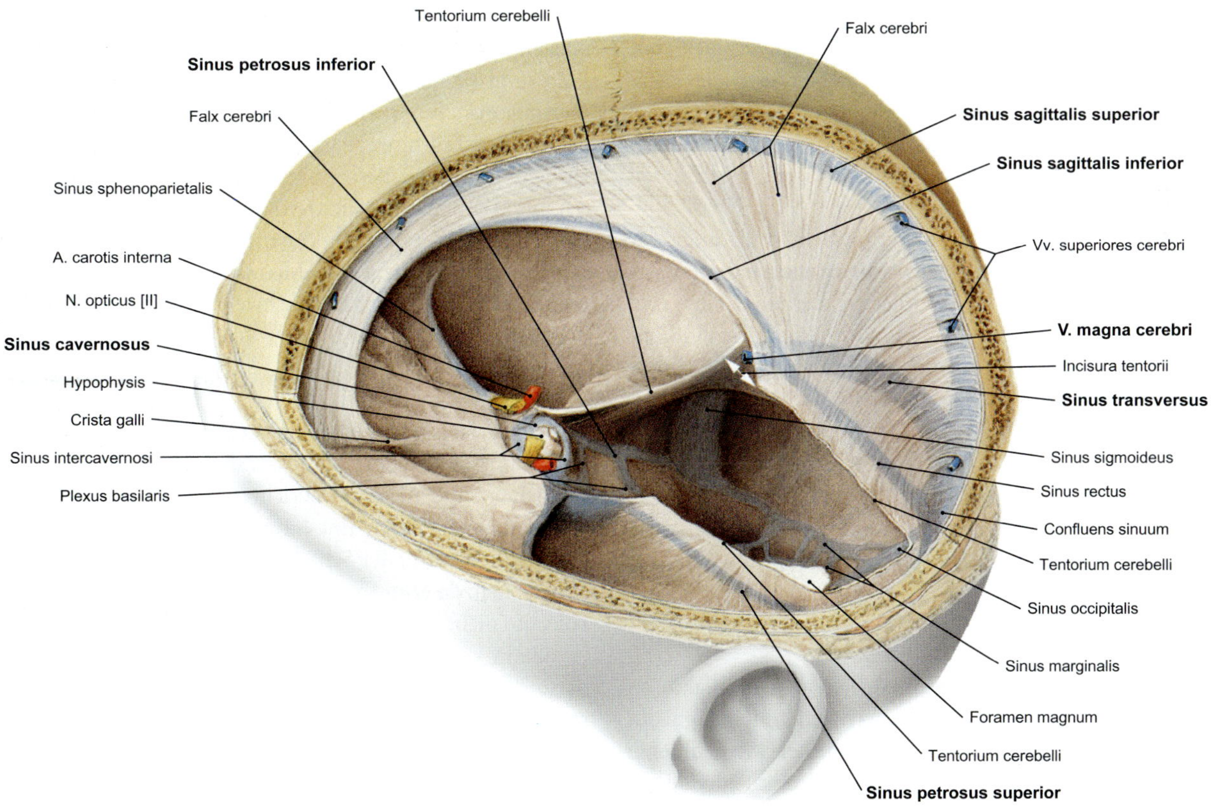

Abb. 3.90 Meningen im Cranium. Man beachte die Lage des Sinus rectus, des Sinus sagittalis und des Sinus transversus. [S700]

In der ICHD wird darauf hingewiesen, dass es enge Beziehungen zwischen oromandibulärer Dysfunktion und Spannungskopfschmerz gibt. Auch auf den trigeminoautonomen Reflexbogen wird verwiesen, der möglicherweise beim Cluster-Kopfschmerz und bei der Migräne aktiv ist (Ash 2006).

Neurodynamik der Hirnnerven

Für die Entwicklung von Kopfschmerzen und Migräne sind die gestörte Neurodynamik der Hirnnerven und das trigeminovaskuläre System verantwortlich (➤ Kap. 3.1.1). Bei Präparationen am knöchernen Schädel ist es immer wieder erstaunlich zu sehen, wie sehr die Dura mater die einzelnen Hirnnerven an Knochenvorsprüngen gegen den Knochen presst und wie stark der Zug der Dura an den Austrittsstellen der Hirnnerven sein kann, wenn pathologische Zustände vorliegen.

Störung des neurovaskulären Systems

Spannungszustände der Dura und der Meningen beeinflussen das neurovaskuläre System in den Sinus im Schädel, führen zu Affektionen des trigeminovaskulären Systems und damit zur Ausschüttung von Entzündungsmediatoren im Gehirn. Dies führt – global gesprochen – zu einer Reizung der Axone und löst unterschiedliche Arten von Kopfschmerzen aus, je nachdem, wo die Prozesse im Schädel stattfinden.

Die Auswirkungen von **erhöhten Druckverhältnissen** und nachfolgenden Kopfschmerzen haben fast alle Menschen einmal an sich selbst beobachten können, z. B. bei einer starken Grippe, nach Lumbalpunktion, bei Hirnhautentzündung, im Rahmen einer Borreliose und bei anderen intracraniellen Prozessen.

Neben dem trigeminovaskulären System spielt auch der **Kleinhirnbrückenwinkel** eine wichtige Rolle bei der Entstehung von Kopfschmerzen. Dort liegen Arterien, Venen und Hirnnerven in einem engen Verbund beieinander und können auf geänderte Druckverhältnisse extrem schnell mit Kopfschmerzen bis hin zum Cluster-Kopfschmerz reagieren (➤ Kap. 3.1.1, ➤ Abb. 3.9).

> In Deutschland leiden ca. 8 Millionen Menschen an Migräne und Kopfschmerzen (Flöter 1998), 95 % davon an Spannungskopfschmerzen, Migräne oder medikamenteninduzierten Kopfschmerzen.

Bei der Entstehung einer **Migräne** spielen neben Erbfaktoren weitere Ursachen wie der Hormonzyklus, Alkoholkonsum und die regelmäßige Einnahme bestimmter Medikamente (wie z. B. Barbiturate, Opiate) eine Rolle. Verschiedene Faktoren wie z. B. bestimmte Nahrungsmittel, Stress oder eine CMD können einen Migräneanfall auslösen. Bis heute ist jedoch nicht eindeutig geklärt, wie eine Migräne entsteht. Bislang stand die These eines Gendefekts im Bereich der Steuerung des Kalziumkanals im Vordergrund der Diskussion (Flöter 1998). Mittlerweise ist die Theorie der neurovaskulären Ursache in den Mittelpunkt der Forschung getreten. Es wird vermutet, dass die Fasern des **N. trigeminus (V) mechanisch, elektrisch oder chemisch gereizt** werden. Dies führt zur **Freisetzung von Entzündungsbotenstoffen** in der Dura, die nicht nur eine Erweiterung der arteriellen Blutgefäße bewirken, sondern auch deren Wanddurchlässigkeit erhöhen. Dadurch kommt es zu einer weiteren Freisetzung von Entzündungsmediatoren, worauf der Migränekopfschmerz teilweise zurückgeführt werden kann. Die migränetypischen Schmerzen werden jedoch v. a. durch die **Gefäßdehnung** verursacht.

Die Befunde bildgebender Verfahren (MRT, PET) lassen vermuten, dass bei der Migräneattacke die Modulation des trigeminovaskulären Systems durch z. B. den dorsalen Raphe-Kern und den Locus coeruleus sowie das Ganglion pterygopalatinum eine große Rolle spielt. Das trigeminovaskuläre System und das Ganglion pterygopalatinum sind bei einer CMD fast immer (stark) betroffen, sodass die **CMD auch eine Migräne auslösen kann,** v. a. wenn unter Stressbedingungen nicht nur vermehrt zugebissen wird, sondern weitere Stresshormone freigesetzt werden (Alastair et al. 2002, Bogduk 1986, Markowitz et al. 1987, Moskowitz 1990, Wörz 2001).

Symptome und Zeichen einer Migräne sind: pulsierend, einseitig, mit Übelkeit und teils Erbrechen einhergehend, Foto- und Phonophobie, Dauer: 4–72 Stunden, Verschlimmerung durch körperliche Belastungen. Bei **Spannungskopfschmerzen** hingegen kommt es durch körperliche Anstrengung zu einer Besserung der Beschwerden. Bei Patienten mit Migräne und gleichzeitiger CMD ist neben der medikamentösen Therapie die Versorgung mit einer okklusalen Schiene eine hervorragende Methode, um Häufigkeit, Dauer und Intensität der Migränebeschwerden zu reduzieren.

Extensions- bzw. Flexionsstörungen des Schädels

In den meisten Lehrbüchern zur Craniosacraltherapie wird im Zusammenhang mit craniosacralen Störungen über Kopfschmerzen und Migräne berichtet. Nach Upledger (1994) haben viele Patienten mit **Extensionsläsionen** im Bereich des Schädels (d. h., der Schädel kann nicht in Flexionsbewegung gehen, da er in Extension fixiert ist) starke Migräneanfälle, die nicht selten mit Funktionsstörungen der Ossa temporalia in Verbindung stehen. Seiner Erfahrung nach haben diese Patienten zwar Probleme im muskuloskelettalen Bereich, können diese aber besser kompensieren und klagen daher weniger darüber. Wahrscheinlich neigt diese Gruppe von Kopfschmerzpatienten dazu, diese Leiden (Migräne) und Schwächen (der Muskeln) durch körperliche Aktionen in Schach zu halten (Upledger 1994).

Patienten mit **Flexionsläsionen** im Bereich des Schädels klagen häufiger über Instabilität im Becken- und im Lumbosacralbereich mit unangenehmen Schmerzen sowie über bis zur Arbeitsunfähigkeit führende Kopfschmerzen und leiden häufig unter Funktionsstörungen im endokrinen System (z. B. Dysmenorrhö, Bluthochdruck). ➤ Abb. 3.91 zeigt, wie sich die Anfertigung einer Aufbissschiene in korrekter Position beim CMD-Patienten positiv auswirken kann (Studie von Steinmetz und Ridder 2009):

- Bei über 58,5 % der Patienten, die unter Migräne litten, zeigte sich mit der Schienenbehandlung eine Verringerung der Schmerzen um ≥ 40 %.
- Bei 54,6 % ergab sich eine Verminderung der Kopfschmerzen um > 30 %.
- Bei 6,1 % ergab sich zwar keine Minderung der Schmerzstärke, aber eine deutliche Verringerung der Häufigkeit der Episoden.

Eine alleinige Schienenherstellung und -therapie ohne vorangehende Behandlung (➤ Kap. 4.2) ist nicht ausreichend.

Ähnliche Erfahrungen wie bei der Musikerin im Fallbeispiel am Kapitelanfang konnten in der Praxis des Autors auch bei anderen Patienten gesammelt werden: Bei CMD-Patienten verschwanden Kopfschmerzen bzw. Migräne entweder ganz oder es kam zu einer deutlichen Reduzierung der Schmerzintensität und/oder der Häufigkeit der Schmerzattacken (Steinmetz und Ridder 2003).

Ein Zitat aus dem Buch „Schienentherapie" von Major M. Ash soll die Überlegungen zu Kopfschmerz und Migräne abschließen: *„Chronischer Schmerz kann zu lang anhaltenden Veränderungen im Zentralnervensystem führen, die den Schmerz und das Leiden der Patienten aufrechterhalten. Die persönlichen und sozialen Auswirkungen chronischer orofacialer Schmerzen zeigen sich bei manchen Patienten in Form von Depression, Angst, vielfältigen körperlichen Symptomen, übermäßiger Inanspruchnahme des Gesundheitssystems, zu starkem Vertrauen in Medikamentenwirkstoffe und der Vermeidung persönlicher, sozialer und beruflicher Verantwortlichkeiten."* (Ash 2006)

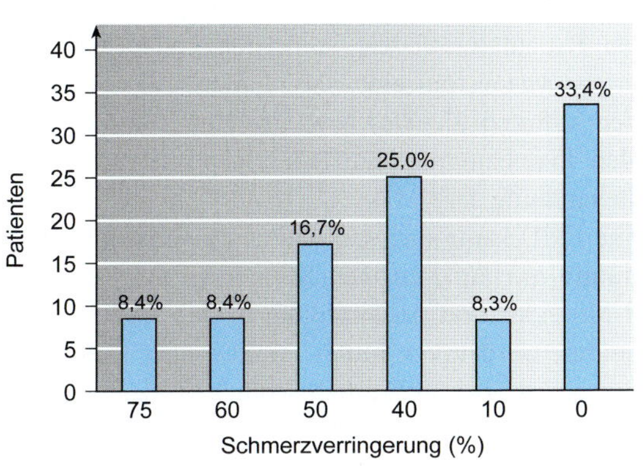

Abb. 3.91 Schmerzverringerung bei CMD-Patienten mit Migräne nach Versorgung mit einer Aufbissschiene [M592/L106]

Wie chronische Schmerzen Gene steuern und das Gehirn verändern können, wird auch im Buch von Joachim Bauer „Das Gedächtnis des Körpers" (Bauer 2002) erklärt. Länger andauernde Schmerzerfahrungen lassen im Gehirn ein **Schmerzgedächtnis** (➤ Kap. 3.8.4) entstehen. Dies kann auch bei Patienten mit einer CMD beobachtet werden, wo trotz suffizienter Therapie und objektiver Befundbesserung die Schmerzen kaum beeinflusst werden können. Und zur CMD führt Ash weiter aus: *„Deshalb setzt der Ansatz zur Behandlung von CMD-Patienten eine Diagnose voraus, die – sofern indiziert – eine geeignete reversible Behandlung ermöglicht."* (Ash 2006)

3.3.4 Trigeminusneuralgie

Die alte Bezeichnung „Tic douloureux" trifft den Charakter der Erkrankung am besten, da es sich um **blitzartig einsetzende, heftige, brennende Schmerzen im Versorgungsgebiet eines Trigeminusastes** handelt. Während dieses nur wenige Minuten anhaltenden Schmerzes kontrahiert sich die mimische Muskulatur in dem betroffenen Areal. Nach dem Anfall erfolgen vegetative Reizerscheinungen (z. B. Brechreiz, Geräuschempfindlichkeit).

Die Beeinflussung des Trigeminus und die Bedeutung des gesamten trigeminalen und des trigeminovaskulären Systems wurden bereits besprochen (➤ Kap. 3.2.3, ➤ Kap. 3.3.3). An dieser Stelle wird kurz auf die Trigeminusneuralgie eingegangen, die im Rahmen einer CMD auftreten kann und den Patienten aufgrund der enormen Schmerzen erheblich beeinträchtigt.

Meist wird bei diesen Patienten zunächst eine medikamentöse Therapie mit **Carbamazepin** als Mittel der Wahl versucht. Konventionelle Analgetika oder Vitaminpräparate sind wirkungslos. Erst bei frustranen Verläufen werden in zweiter Linie operative Maßnahmen ergriffen (neurovaskuläre Dekompression nach Janetta oder Thermokoagulation des Ganglion Gasseri).

Die leidgeplagten Patienten suchen oft zahlreiche Ärzte und Therapeuten auf und nehmen hohe Kosten für meist sinnlose Therapien auf sich. Auch wenn die Operation zu Schmerzfreiheit führt, ist die Ursache – sollte sie in einer CMD liegen – nicht behoben und es können weitere Symptome auftreten, in manchen Fällen sogar eine neue Trigeminusneuralgie kontralateral. Die medikamentöse Schmerztherapie kann begleitend fortgesetzt werden, bis der Reizzustand und die Affektion des Trigeminus aufgehoben sind.

Bei jeder Trigeminusneuralgie ist nach einer CMD zu fahnden. Liegt eine CMD vor, ist sofort mit der Therapie zu beginnen (➤ Kap. 4.2).

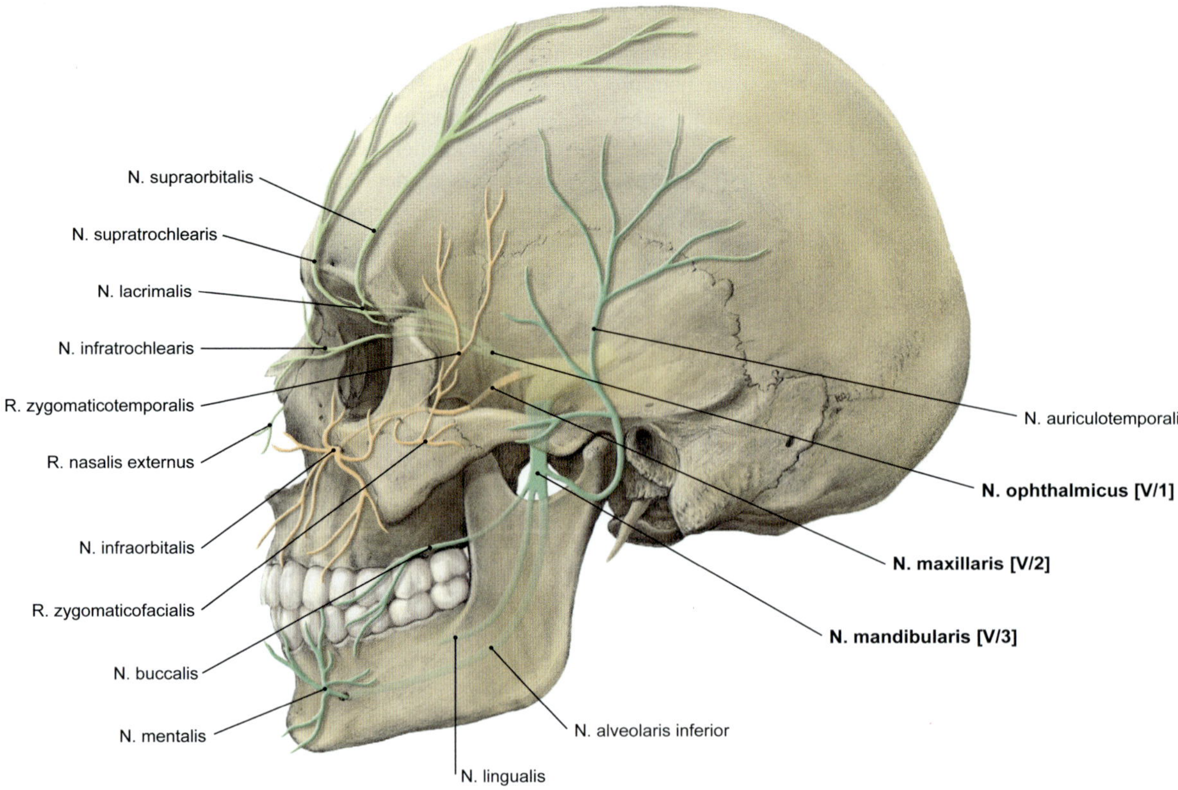

Abb. 3.92 Darstellung der Verzweigungen des N. trigeminus [S700]

Der **N. mandibularis** (dritter Ast des N. trigeminus [➤ Abb. 3.92]) muss sich bei Kopfflexionen und Extensionen mehrere Millimeter bewegen können.

Kommt es zu mechanischen Irritationen im Verlauf dieses Nervs, kann eine Trigeminusneuralgie ausgelöst werden. Die Lokalisation der Irritation kann dabei im gesamten Verlauf des Nervs liegen und negative Auswirkungen auf das Ganglion trigeminale im Bereich des Foramen ovale haben (➤ Abb. 3.93):

- In der Mandibula selbst
- In den Kaumuskeln und suprahyoidalen Muskeln
- In cranialen Störungen der Gesichtsschädelknochen, hier v. a. der Orbita, des Os zygomaticum und des Os temporale

Im Bereich der **Fissura orbitalis superior** kann der erste Ast des N. trigeminus (Ramus ophthalmicus) geschädigt werden, im Foramen rotundum der Nervus maxillaris des N. trigeminus und im Foramen ovale der N. mandibularis als Unterkieferast des N. trigeminus.

Die Lokalisation im Mandibulabereich führt leicht zur Fehldiagnose einer Zahn- oder Kieferhöhlenaffektion, sodass nicht selten umfangreiche Zahnbehandlungen und sogar Zahnextraktionen vorgenommen werden, bevor die richtige Diagnose einer Trigeminusneuralgie gestellt wird.

3.3.5 Andere Gesichtsneuralgien

Zu den Neuralgien im Bereich des Gesichts zählen außer der Trigeminusneuralgie folgende Schmerzzustände:

- Hemifazialer Spasmus
- Symptomatischer Gesichtsschmerz
- Glossopharyngeusneuralgie
- Zoster ophthalmicus
- Lippenherpes

Diese Erkrankungen können bei einer Störung der Hirnnerven im Bereich des Kleinhirnbrückenwinkels (➤ Kap. 3.3.3) vorliegen. Der Autor hatte in den vergangenen 10 Jahren nur sieben Patienten mit Tic douloureux oder hemifazialem Spasmus, wovon fünf eine CMD hatten. Bei vier dieser Patienten konnten die Tics bzw. der Hemispasmus beseitigt werden. Eine Patientin hatte keinerlei positiven Effekt durch die Behandlung der CMD.

Eine CMD kann auch Ursache einer **Glossopharyngeusneuralgie** mit anfallsartigen Schmerzen am Zungengrund oder Mittelohr und Ausstrahlung in den Rachen sein. Die Symptome werden v. a. durch Trinken einer kalten Flüssigkeit ausgelöst, aber auch durch Schlucken oder Sprechen mit begleitendem Husten.

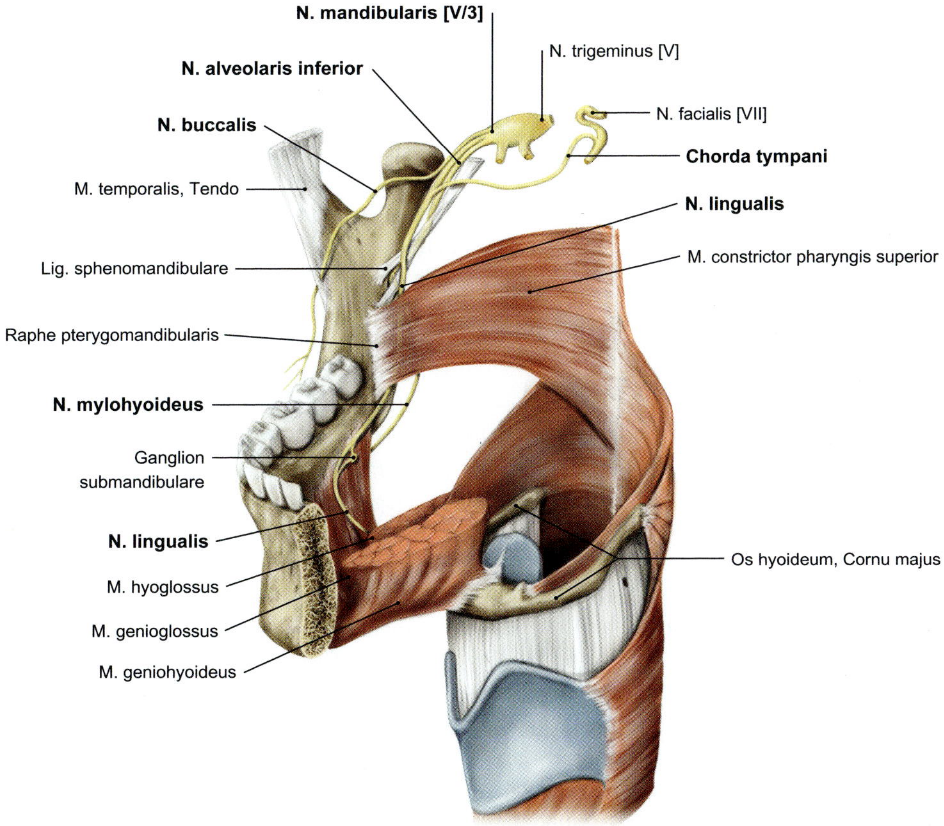

Abb. 3.93 Foramen ovale mit Durchtritt des N. mandibularis, des dritten Astes des N. trigeminus [S700]

3.3.6 Pathologie des Os temporale

Eine CMD kann grundsätzlich alle cranialen Strukturen beeinflussen. Deshalb muss die Untersuchung dieser Strukturen fester Repertoirebestandteil des Behandlers sein. Die CMD beeinflusst jedoch primär das Os temporale als „trouble maker“ (das hier ausführlicher besprochen wird), des Weiteren den Vomer, die Maxilla, das Os zygomaticum, das Os sphenoidale und das Occiput.

Führt man sich die in ➤ Tab. 3.4 genannten Verbindungen des Os temporale zu den anderen Schädelknochen vor Augen, wird die Bedeutung dieses Knochens klar.

Die Rotationsachsen der Ossa temporalia gehen ungefähr durch den Meatus acusticus externus in das Schädelgewölbe hinein nach anterior und treffen sich im Bereich der Sella turcica. Während der Flexionsphase des Os temporale bewegt sich der Proc. zygomaticus nach inferior, während die Spitzen der Pars mastoidea nach superior und posterior gehen. Das Os temporale bewegt sich dabei wie das **Os ilium,** und nicht selten findet man ähnliche pathologische Muster zwischen beiden Knochen. So befindet sich bei einem in Flexion stehenden Os temporale rechts auch das Os ilium in einer anterioren Rotationsstellung (➤ Abb. 3.94).

An der Pars petrosa des Os temporale ist das **Tentorium cerebelli** verankert. Eine Außenrotationsbewegung des Os temporale (Flexionsphase) verursacht eine leichte Bewegung an den vorderen Rändern des Tentorium cerebelli nach anterior. Dadurch kommt es zu einer Straffung bzw. Abflachung dieser Membran und in der Folge zu einer Druckveränderung im Liquor cerebrospinalis. Dieser Zug am Tentorium cerebelli hat wiederum Auswirkungen auf den Kleinhirnbrückenwinkel (➤ Kap. 3.3.3), die eine Erklärung für Symptome wie Kopfschmerz, Tinnitus, Schwindel etc. sein können.

Die Ossa temporalia sind häufig ursächlich an Craniosacralbeschwerden beteiligt. Dies ist allerdings nicht nur auf die vielen Muskelansätze zurückzuführen, die Positionsveränderungen der Ossa temporalia verursachen können, sondern v. a. auf die Auswirkungen auf die angrenzenden Knochensuturen.

Tab. 3.4 Die Suturen des Os temporale in Angrenzung an anderen Schädelknochen

Sutura temporozygomatica	Os zygomaticum
Sutura petrojugularis	Os occipitale
Sutura petrobasilaris	Os occipitale
Sutura sphenopetrosa	Os sphenoidale
Sutura squamosa	Os parietale
Sutura occipitomastoidea	Os occipitale
Temporomandibulargelenk	Mandibula

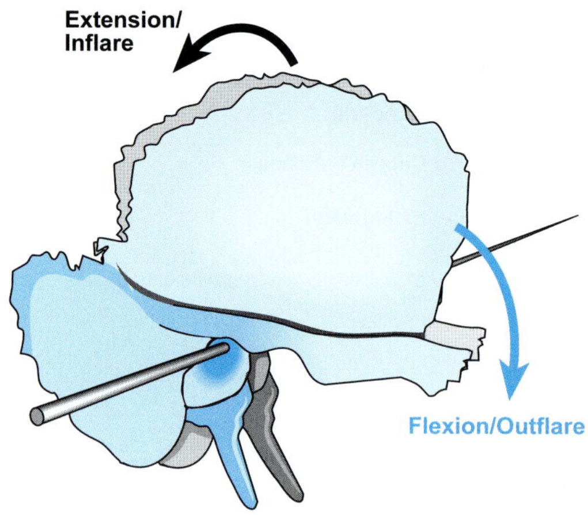

Abb. 3.94 Rotationsbewegung des Os temporale um die Achse durch den Meatus acusticus externus [M592/L106]

> Durch Verspannung im M. sternocleidomastoideus wird über den Ansatz dieses Muskels am Proc. mastoideus das Os temporale in eine Extensionsstellung gezogen.

Neben der offensichtlichen Wirkung der Kaumuskeln (z. B. M. temporalis und M. masseter) auf das Os temporale darf der **M. sternocleidomastoideus** nicht vergessen werden, der über den Ansatz am Proc. mastoideus des Os temporale einen starken Einfluss auf die Stellung des Knochens hat und bei jeder CMD mit behandelt werden muss.

Neben den Muskeln und Suturen unterliegt das Os temporale speziell bei der CMD als wesentlichem Einflussfaktor der **Okklusionsstörung** (➤ Kap. 3.2). Okklusionsstörungen führen in der Regel zu Fehlstellungen der Ossa temporalia: Auf der einen Seite liegt eine Flexionsstellung (Außenrotation), auf der anderen Seite eine Extensionsstellung (Innenrotation) vor. Da die Ossa temporalia mit der Bewegung der Ossa iliaca gekoppelt sind (s. o.), findet sich auch eine Beckenfunktionsstörung.

Die Fortleitung vom Os temporale nach kaudal geschieht über die **Sutura petrojugularis,** die der Dreh- und Angelpunkt zwischen Os temporale und Occiput ist.

Von der Sutura petrojugularis geht es über Störungen der oberen HWS nach kaudal. Upledger vertritt die Meinung, dass die mit dem Temporomandibulargelenk in Zusammenhang stehenden Beschwerden in der Regel nicht effektiv behandelt werden können, wenn nicht zuerst die Ossa temporalia aus ihrer Dysfunktion herausgebracht werden (Upledger 1994).

Aus klinischer Sicht können Zusammenhänge zwischen den Funktionsstörungen der Ossa temporalia und Symptomen (Druck auf dem Ohr, Tinnitus, Trigeminusneuralgien etc.) hergestellt werden, wenn man die Blutgefäße und Nerven betrachtet, die durch diese Knochen hindurchlaufen:

- V. jugularis interna
- Sinus petrosus inferior
- N. facialis (VII)
- N. petrosus major
- Ganglion semilunare des N. trigeminus
- Der zum Ohr führende Ast des N. vagus

Diese Zusammenhänge erklären die meisten Symptome in den Bereichen Gehör, Gleichgewicht, Schmerz und Vagotonus, aber auch Probleme im Bereich der Augen und Ohren (➤ Kap. 3.4, ➤ Kap. 3.5).

Grundsätzlich gibt es zwei Möglichkeiten, wie das Os temporale auf eine Okklusionsstörung reagieren kann:

- Bei bislang ungestörtem craniosacralem Mechanismus kann das Os temporale die **Ausgleichbewegung** mitmachen, sodass die Störung häufig an anderer cranialer Stelle oder weiter peripher im Körper gelegen auftritt, z. B. im Os zygomaticum oder in der oberen HWS.
- Liegen hingegen bereits craniosacrale Störungen vor, die verhindern, dass das Os temporale diese Ausgleichsbewegung mitmachen kann, entstehen häufig **Probleme im Kiefergelenk** selbst.

3.4 Augenheilkunde

Fallbeschreibung

Anamnese

Die 24-jährige Patientin stellt sich das erste Mal am 23.8.2005 in der Praxis vor. Das linke Auge tränt seit mindestens einem Jahr und ist immer feucht. Auch Ohr und Nase sind ständig „zu“. Sie wird von ihrer Augenärztin geschickt, die einen fast verschlossenen Tränenkanal links diagnostizierte, den sie jedoch mit einer dünnen Sonde durchspülen konnte. Vor Durchführung einer Operation hätte sie die Patientin gern auf CMD und/oder craniosacrale Störungen untersuchen lassen. Untersuchungen bei HNO-Ärzten hätten keinen pathologischen Befund ergeben.

Die Patientin hatte 5 Jahre lang eine kieferorthopädische Behandlung. Sie wacht morgens eher müde auf, braucht einige Stunden, bis sie richtig wach ist und hat oft Schulter-Nacken-Verspannungen.

Befund und Therapie

Befunde: Typische CMD mit Duraspannung und positiver Occiput-Sacrum-Schaukel (OSS), alle Muskeln hyporeaktiv, Zittern der Muskulatur bei Krafttestung, Kreuzbiss links, 12 und 22 fehlen, insuffiziente Eckzahnführung beidseits, paradoxe Bewegung des linken Os temporale, linkes Os zygomaticum in Flexionsstellung schmerzhaft

blockiert, linke Orbita unter Spannung, C1/2-Blockierung, Vorlauf rechtes SIG.
Therapie: Komplette orthopädisch-osteopathische Behandlung (➤ Kap. 4.2, ➤ Kap. 4.3), danach Bissnahme und Versorgung mit einer Aufbissschiene im Unterkiefer.

Wiedervorstellung am 10.10.2005

Die Patientin trägt die Schiene, alle Symptome sind deutlich besser. Keine Beschwerden mit dem Auge, sie war seitdem nicht mehr bei der Augenärztin. Die Beschwerden am Ohr links sind unterschiedlich: mal offen, mal zu. Der Zahnarzt meint, dass die oberen 8er extrahiert werden sollten.
Befund: Sieht alles hervorragend aus, lediglich C5/6 stand in Extension-Rotation-Seitneigung rechts. Stufe palatinal, Palatinum steht links tiefer als Maxilla.

Wiedervorstellung am 24.11.2006

Der Patientin ging es lange Zeit gut, bis die Schiene zerbrach und die alten Probleme allmählich wieder zurückkamen. Zusätzlich klagt sie über Schmerzen im LWS-Bereich beim Springen und Laufen, die Beschwerden hatten nach dem Joggen angefangen.
Befund: Wieder typische Symptome einer CMD mit positiver Occiput-Sacrum-Schaukel, Sacroiliacalgelenk rechts blockiert nach links anterior über die linke Diagonale, linkes oberes Sprunggelenk in Valgusstellung, C1–C3-Blockierung, schwacher M. psoas beidseits bei Occiputfixation.
Nach Anfertigung einer neuen Aufbissschiene kommt wieder alles in Ordnung, und die Patientin hat keine Beschwerden mehr.

Wiedervorstellung am 10.9.2007

Der Patientin ging es 9 Monate lang sehr gut, dann bekam sie vom Zahnarzt zwei neue Kronen, sodass die Schiene nicht mehr passgerecht war. Zunehmend wieder Kopf- und Augenprobleme.
Befund: Occiput-Sacrum-Schaukel positiv, unilaterales Sacrum links anterior, L5 Extension-Rotation-Seitneigung links, C1/2 in Rotation links, linkes Os zygomaticum total fest.
Es erfolgt erneut eine osteopathische Therapie mit anschließendem Einschleifen der Schiene. Danach ist die Patientin wieder beschwerdefrei.

Kontrolle am 21.7.2009

Die Kontrolle zeigt objektiv lediglich eine segmentale Funktionsstörung bei C5/6. Subjektiv ist die Patientin beschwerdefrei.

Zusammenfassung

Bei dieser Patientin war es wegen der CMD zu einer Störung des Os zygomaticum, der Maxilla und des Palatinum gekommen. Dadurch wurde der Tränenkanal zwischen Maxilla und Os lacrimale eingeengt. Durch die Beseitigung der CMD und die craniale Behandlung konnte die Tränenflüssigkeit wieder ablaufen.
➤ Abb. 3.95 zeigt Aufnahmen vom Biss der Patientin: Sie zeigen rechts eine gute Okklusion der Zähne mit Ausnahme von 18, der eine Nonokklusion hat, links schlechte Verzahnung mit singulärer Zahnstellung.

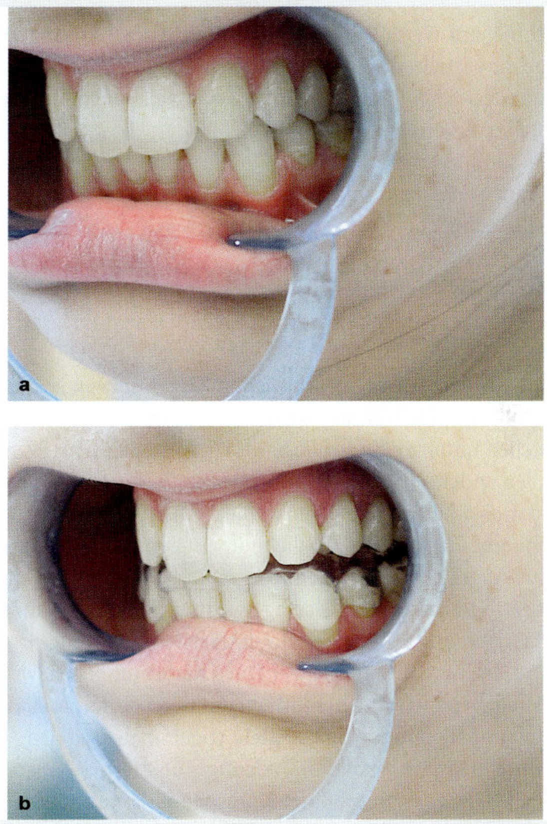

Abb. 3.95 Situation im Mund von links. **a** Ohne Schiene. **b** Mit Schiene. [M592]

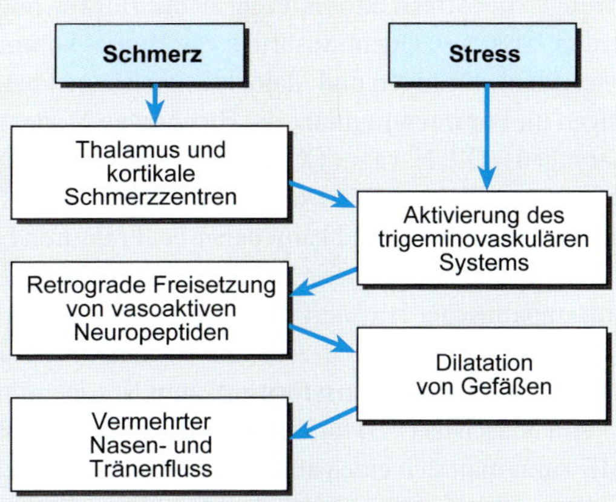

Abb. 3.96 Zusammenhänge zwischen Ganglion trigeminale, Tränen- und Nasendrüsen, des trigeminovaskulären Komplexes und des Cortex [M592/L106]

Denkbar wäre bei der Patientin zusätzlich die Beteiligung des trigeminovaskulären Komplexes durch die cranialen Dysfunktionen mit erhöhter Duraspannung (➤ Kap. 2.8.3, ➤ Abb. 3.96). Die Aktivierung dieses Systems bewirkt eine zentrale Übertragung von nozizeptiven Informationen und führt damit retrograd über die Freisetzung von vasoaktiven Neuropeptiden zu einer Dilatation von Gefäßen mit nachfolgendem Tränenfluss und Verstopfung der Nase.

3.4.1 Anatomie und Physiologie

Nachfolgend werden die Hirnnerven mit Verbindung zum Auge dargestellt, die an physiologischen und pathologischen Zuständen beteiligt sind. Dabei lassen sich folgende Problemfelder erkennen:

- Akkommodationsstörungen
- Tränendrüsenstörungen
- Sehstörungen
- Schielen
- Ausbruch von Herpes labialis

Diese Problemfelder werden im Folgenden ausführlicher besprochen.

- Die Kerngebiete der **motorischen Augennerven** N. oculomotorius (III), N. trochlearis (IV) und N. abducens (VI) stehen miteinander in Verbindung. Der N. opticus ist mit allen anderen Hirnnerven verbunden. *Bedeutung:* Informationsübertragung von pathologischen Einflüssen aus anderen Hirnnerven auf die motorischen Augennerven.
- Die Augennerven haben außerdem Verbindung zu den **Vestibulariskernen** (Gleichgewichtssinn im Innenohr). *Bedeutung:* Macht Schwindel erklärbar.
- Die Hirnnerven sind von der **Dura mater** umgeben, werden daher auch als Ausstülpung des Cerebrums bezeichnet. Dabei kommt dem Ganglion trigeminale und dem Mittelhirn eine besondere Bedeutung als Herpes-Reservoir zu. *Bedeutung:* Bei erhöhter Duraspannung Zug an den Hirnnerven, Ausbreitung von **Herpes labialis.** Da bei erhöhtem Stressaufkommen die Patienten nachts verstärkt zubeißen, kann beim Vorliegen von craniomandibulären Störungen der Stressfaktor mit Zug an der Dura so hoch werden, dass es zu einem Ausbruch von Herpes kommt.
- Kiefergelenkstörungen und Malokklusion können bei Störungen im **Foramen jugulare** die Hirnnerven N. glossopharyngeus (IX), N. vagus (X) und N. accessorius (XI) beeinflussen (➤ Abb. 3.97). Der Orbitaboden bildet das Dach der Kieferhöhle und kann daher bei Frakturen beeinträchtigt sein. *Bedeutung:* Der N. vagus (X) als größter parasympathischer Hirnnerv hat Verbindung zu anderen parasympathischen Fasern, z. B. zum N. oculomotorius (III) **(= Akkommodationsstörung),** zum N. trigeminus (V) und N. facialis (VII) **(= Tränendrüsenstörung).** Bei CMD kann man sich eine pathologische Reaktion über die parasympathischen Fasern aus dem Ganglion pterygopalatinum vorstellen, das durch erhebliche Verspannungen der Mm. pterygoideus lateralis et medialis, die bei Biss- und Kieferdysfunktionen immer vorliegen, einen Einfluss v. a. auf die Hirnnerven N. oculomotorius (III) (= Akkommodationsstörung), N. trigeminus (V) und N. facialis (VII) hat und damit auch auf den Ziliarkörper als Hauptorgan der Akkommodation (Berke 1999).
- Bei einer Verengung der **Fissura orbitalis** durch craniale Veränderungen können negative Auswirkungen auf die durchziehenden Hirnnerven N. oculomotorius (III), N. trochlearis (IV) und N. abducens (VI) entstehen. *Bedeutung:* Fast alle Schädelknochen sind an der Bildung der Orbita beteiligt. Bei cranialen Störungen kann es daher zu Veränderungen im Bereich der Fissura orbitalis superior mit Beeinträchtigung aller motorischen Augennerven kommen. Dadurch können **Sehstörungen** und **Schielen** ausgelöst werden. D. h., dass eine unmittelbare Schädigung der Hirnnerven in der Fissura orbitalis bereits Sehstörungen auslösen kann. Das **Schielen bei Kindern durch craniale Störungen** wird jedoch meist durch eine abnorme **Spannung am Tentorium cerebelli** verursacht, die in Störungen der Schädelbasis (z. B. Occiput) oder des Os temporale mit Zug an den vorderen Schenkeln des Tentoriums begründet sein kann. Rotationsfehlstellungen des Os temporale liegen bei CMD-Patienten in den meist Fällen vor. Das Ziel der Therapie muss daher die Auflösung der Spannung im Tentorium cerebelli sein.
- **Ganglion cervicale superius** als sympathisches Grenzstrangganglion. *Bedeutung:* Impuls per Atlastherapie nach Arlen führt zu einem im EMG nachweisbaren **Tonusabfall,** z. B. auch im M. masseter.
- Der **Ziliarkörper** erhält seine Innervation überwiegend durch den Parasympathikus und steuert die Akkommodation. *Bedeutung:* Querverbindungen innerhalb der parasympathischen Nervenstränge zwischen dem N. oculomotorius (III), dem ersten Ast des N. trigeminus (V) und dem N. facialis (VII) über das Ganglion pterygopalatinum, ggf. sogar Querverbindungen bis zu den präganglionären Nervenfasern im Bereich des Kreuzbeins. Es kann zu **Akkommodationsstörungen** kommen (➤ Abb. 3.98).

Die Zusammenhänge zwischen den Augenmuskeln, den kurzen Nackenmuskeln und der oberen Zervikalregion werden entweder bei dem weiter oben beschriebenen Test, die gekoppelten Bewegungen der Augenmuskeln mit den kurzen subokzipitalen Muskeln zu palpieren (➤ Kap. 3.1.1) erkennbar oder durch eine AK-Muskeltestung (➤ Kap. 2.6.1): Der Patient befindet sich in Rückenlage, im Leertest sollte der M. rectus femoris normoreaktiv sein. Rotation des Kopfes maximal

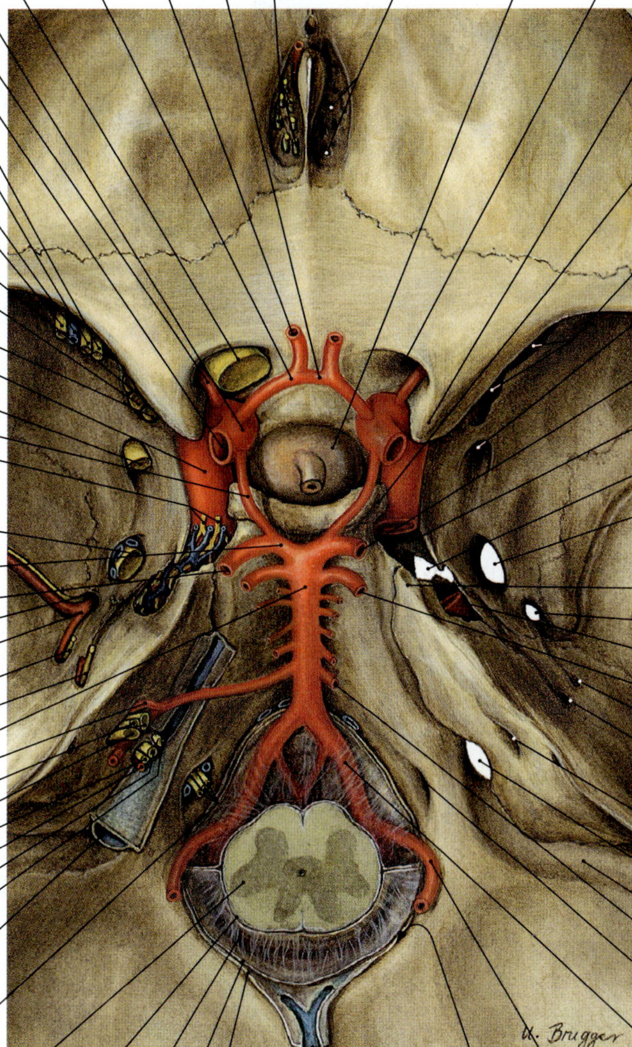

Abb. 3.97 Darstellung des Foramen jugulare in der Schädelbasis mit Durchzug der Hirnnerven N. glossopharyngeus (IX), N. vagus (X) und N. accessorius (XI) [S700]

nach rechts, Augen maximal nach links, dabei erneute Testung des M. femoris. Danach wird die andere Seite getestet.

Wenn der Muskel bei einer Kopfrotation hyporeaktiv wird, liegt eine Störung in dem oben geschilderten Komplex (Augenmuskeln – kurze, Nackenmuskeln – obere Zervikalregion) vor (➤ Abb. 3.99).

3.4.2 Probleme mit der Gleitsichtbrille

Erfahrungen aus der Praxis

Nicht wenige Patienten klagen über Kopfschmerzen, Schwindel und weitere Probleme beim Tragen einer Gleitsichtbrille. Auch die Umstellung auf diese Brillenart fällt nicht leicht. Ähnliche Aussagen hört man von Optikern.

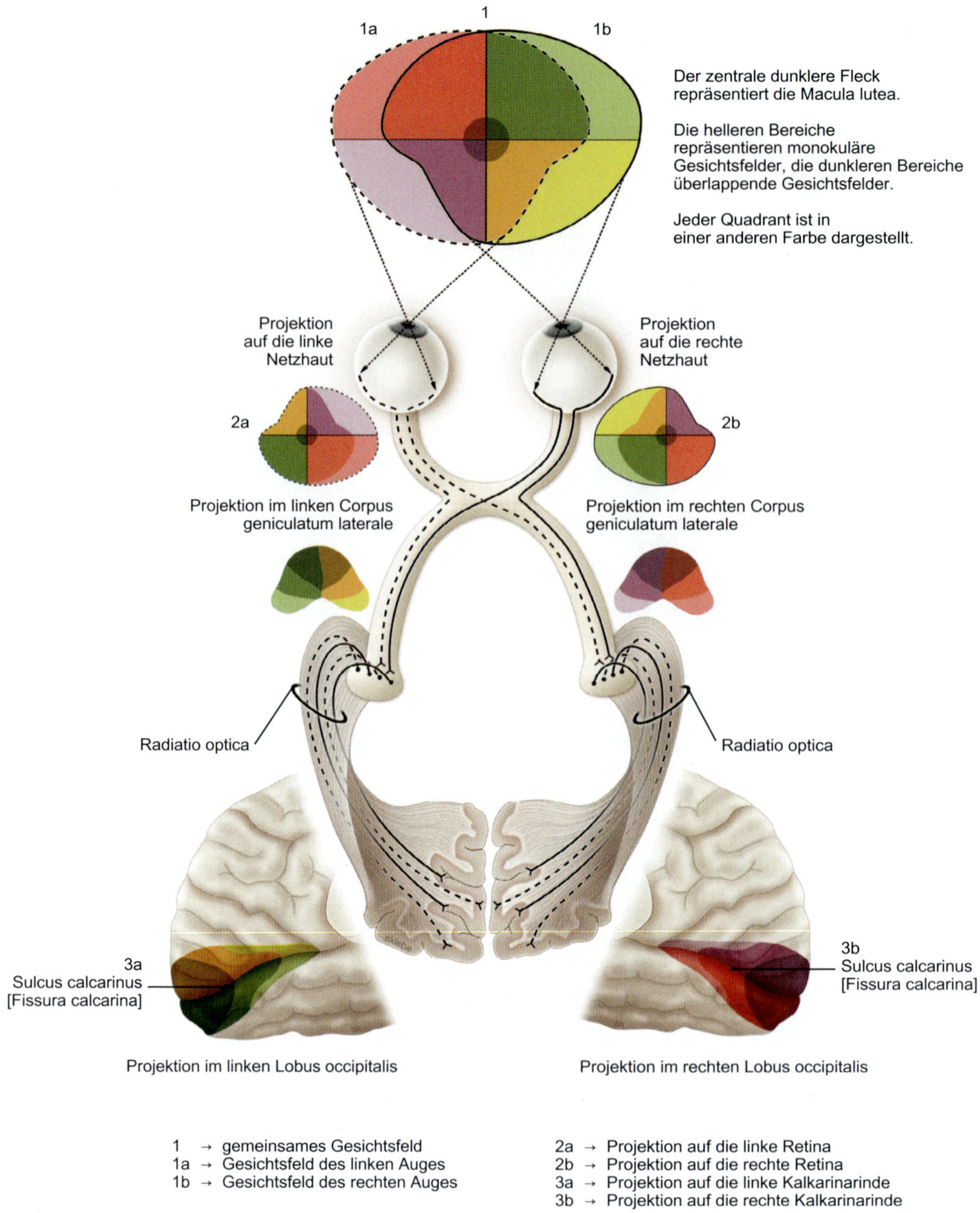

Abb. 3.98 Schematische Darstellung der zentralen Verbindung für Konvergenz und Akkommodation. *Brechungsebene des Lichts. [S700]

Daher wurde vom Autor eine kleine Fallstudie mit Patienten durchgeführt, die eine Gleitsichtbrille tragen. Mit einer Fallzahl von zehn Patienten ist sie für eine Veröffentlichung zu klein. Die Ergebnisse, die hier kurz wiedergegeben werden, sollten jedoch zum Nachdenken anregen.

Fazit der Studie

- Ein Drittel der Teilnehmer hat die Gleitsichtbrille ohne Probleme vertragen.
- Bei einem weiteren Drittel kam es nach der Versorgung mit der Gleitsichtbrille neben orthopädischen auch zu Augenproblemen. Diese Teilnehmer konnten die Brille nur tragen, wenn alle paar Wochen manuelle Behandlungen der HWS durchgeführt wurden. Es lagen jedes Mal Funktionsstörungen vor.
- Ein weiteres Drittel der Probanden kam mit der Brille gar nicht zurecht und entwickelte neben den orthopädischen Beschwerden und Augenproblemen auch andere Pathologien wie z. B. Bluthochdruck. Diese Patienten trugen die Gleitsichtbrille nicht weiter.

Die durch das Tragen einer Gleitsichtbrille verursachten Probleme werden durch das nachfolgende Patientenbeispiel (Kasten) illustriert. Der Fall dieses Patienten war für die

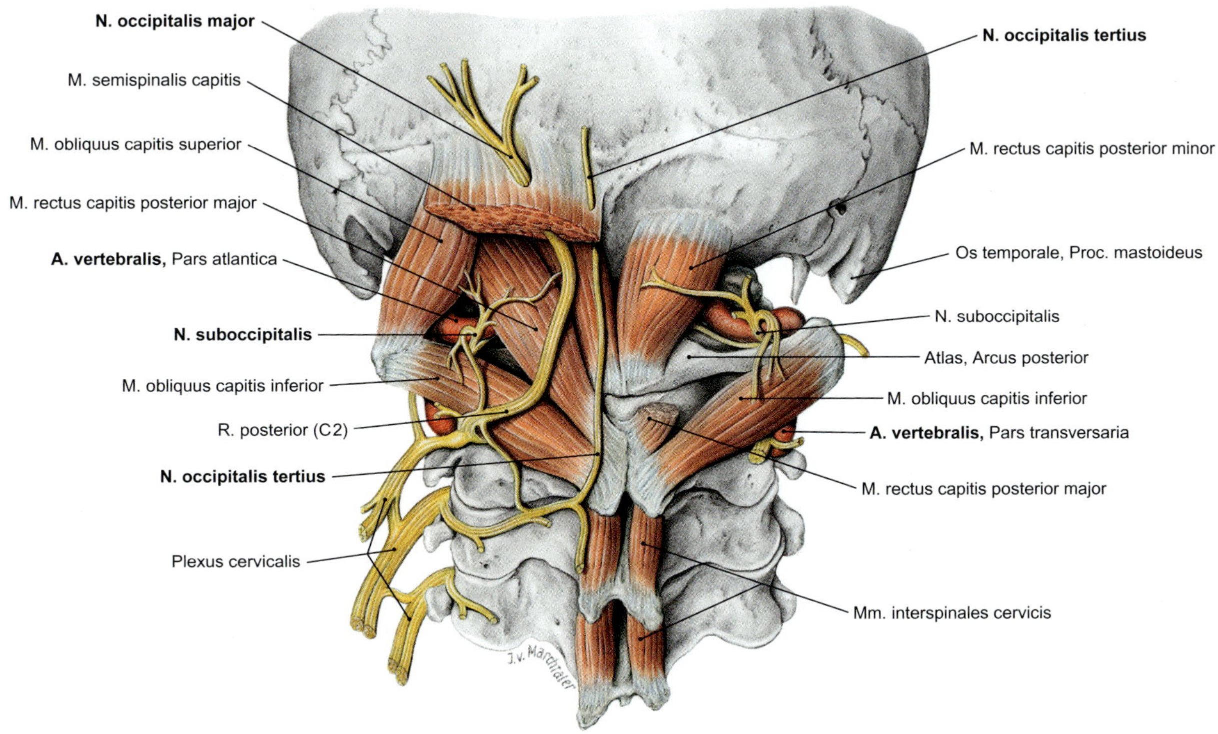

Abb. 3.99 Verlauf und Lage der kurzen Nackenmuskeln im Suboccipitalbereich und Verlauf der Nn. occipitalis major et minor [S700]

Durchführung der Studie ausschlaggebend (Ridder 2000B) und zeigt den Zusammenhang zwischen Nackenrezeptorfeld und suboccipitalen Muskeln auf.

Fallbeschreibung

60-jähriger adipöser Patient, bislang ohne größere gesundheitliche Probleme. Er kommt in das Therapiezentrum des Autors, um durch medizinische Trainingstherapie seine Haltung und seine Figur zu verbessern. Bei der zweiten Trainingseinheit kommt es zu Schwindelattacken, die sich beim dritten Mal deutlich steigern. Die Blutdruckmessung ergibt einen Wert von 240/170 mmHg. Auf Befragen verneint der Patient einen hohen Blutdruck in den vergangenen Jahren, da er regelmäßig gemessen habe. Bis auf den erhöhten Blutdruck finden sich keine weiteren Pathologien. Auf genaueres Nachfragen gibt der Patient an, seit 3 Monaten eine Gleitsichtbrille zu tragen. Nachdem er die Brille abgenommen hat, normalisiert sich der Blutdruck innerhalb von 3 Minuten auf einen Wert um 130/70 mmHg. Diese Blutdruckschwankungen lassen sich durch Aufsetzen und erneutes Abnehmen der Brille mehrfach wiederholen. Dem Patienten wird geraten, zunächst seine alte Bifokalbrille zu tragen. Wenn der Patient die Bifokalbrille trägt, treten weder Schwindel noch hohe Blutdruckwerte auf.

Funktionsstörungen im Bereich der Schädelknochenbeweglichkeit

Die Tatsache, dass es bei hormonellen Schwankungen (z. B. in der Schwangerschaft oder Menopause) und bei rheumatischen Erkrankungen zu Schwellungen des Weichteilgewebes kommen kann, die zu Engpasssyndromen führen (z. B. Karpaltunnelsyndrom mit typischen Neuralgien im Bereich von Arm und Hand), legt den Schluss nahe, dass ein ähnlicher Pathomechanismus bei Störungen im craniomandibulären Bereich besteht. Denn Erkrankungen oder andere Faktoren mit Störungen im Bereich des Kiefergelenks (z. B. Schädelbasisbruch, Commotio cerebri, Bissanomalien) führen zu Funktionsstörungen im Bereich der Schädelknochenbeweglichkeit. Diese äußern sich häufig in Form einer **erhöhten Spannung der Dura mater mit Zug an den Hirnnerven** bzw. Veränderungen, z. B. auch **Schwellungen des Bindegewebes im Bereich der Durchtrittsstellen der Hirnnerven** oder anderer Hirnstrukturen an der Schädelbasis. Wie bereits besprochen, kommt der Spannung der Dura zwar eine auslösende Wirkung an diesem Pathomechanismus zu (➤ Kap. 3.3), der größere Effekt dürfte aber auf der Störung des trigeminovaskulären Systems beruhen.

Auswirkungen von Kiefergelenkstörungen und CMD auf das Foramen jugulare und damit auf die Hirnnerven N. glossopharyngeus (IX), N. vagus (X) und N. accessorius (XI) können zu einer Vielzahl von **Störungen in der Körperperipherie** führen, z. B.:

- Schwindel, Kopfschmerz, Augenprobleme, HWS-Syndrom, Dorsalgien, Beckenschiefstand mit Lumbalgien etc. bei Störungen des N. glossopharyngeus
- Schwindel, gastrointestinale Probleme etc. bei Störungen des N. vagus
- HWS-Syndrom, Augenprobleme, Verspannungen der Mm. trapezius und sternocleidomastoideus bei Störungen des N. accessorius

Die **Kompensationsfähigkeit** des Menschen bei Störungen und Erkrankungen ist erstaunlich groß. Es kann sein, dass sich der betroffene Patient trotz der vorliegenden Störungen noch als gesund empfindet. Tritt ein auslösender Faktor hinzu, z. B. die Verordnung einer Gleitsichtbrille, die bei vielen Patienten einen weiteren, erheblichen Anpassungsmechanismus erfordert, kann es zu einer **Dekompensation** der vorher noch tolerierten Störmuster kommen. Die Gleitsichtbrille ist demnach der berühmte Tropfen, der das Fass zum Überlaufen bringt. Im beschriebenen Fall (Kasten) ist die Brille das auslösende Agens eines bereits zuvor bestehenden pathologischen Musters. Schließlich gibt es viele Menschen, die ohne Probleme eine Gleitsichtbrille tragen können und tolerieren.

Zuerst müssen die vorliegenden cranialen Störungen oder die CMD behandelt werden, damit die Gleitsichtbrille vertragen wird.

Akkommodation des Auges

Beim Tragen einer Gleitsichtbrille muss sich das Auge ständig neu einstellen. Diese Akkommodation erfolgt über den **Ziliarkörper** und die **Augenmuskeln.** Der Ziliarkörper wird fast ausschließlich von **parasympathischen Nervenfasern** versorgt. Die parasympathische Innervation des Auges nimmt ihren Ausgang im Mittelhirn, wo die akzessorischen Kerne des N. oculomotorius (III) liegen. Diese akzessorischen Kerne umfassen u. a. die Edinger-Westphal-Kerne und den Nucleus von Perlia. Auch der M. sphincter pupillae wird hautsächlich durch parasympathische Nervenfasern gesteuert (Ridder 2000B).

Es ist vorstellbar, dass durch die ständig erforderliche Akkommodation des Auges, z. B. bei Musikern im Orchestergraben, bei schlechten Lichtverhältnissen, beim Anpassen einer neuen Brille oder beim Tragen einer Gleitsichtbrille, der Ziliarkörper überfordert ist und damit letztlich auch der Parasympathikus. Sollte dies eine mögliche Erklärung sein, kann über die Querverbindungen der parasympathischen Fasern vom N. oculomotorius (III) zum Ganglion pterygopalatinum und von dort zu den Nn. facialis (VII) und trigeminus (V) sowie ggf. auch zu den präganglionären Nervenfasern des Parasympathikus ein pathologischer Einfluss von den Augen auf die Ebene der HWS und des gesamten trigeminovaskulären Systems erfolgen.

Da alle Hirnnerven miteinander in Verbindung stehen, können sie Informationen untereinander austauschen und auch Störimpulse weiterleiten. Dies ist v. a. beim größten parasympathischen Nerv zu bedenken, dem **N. vagus (X),** der aufgrund seines langen Verlaufs für viele Symptome mit verantwortlich sein kann, z. B. für ein Kloßgefühl im Pharynx, für Heiserkeit, Herzarrhythmien, Oberbauchbeschwerden, Magen-Darm-Probleme.

Der bei CMD oft betroffene N. vagus (X) kann für viele Symptome im Bereich der Augen mit verantwortlich sein.

3.4.3 Unklare Augenprobleme

Bei unklaren Augenproblemen ohne augenärztlich nachweisbaren Befund sollte an eine CMD gedacht werden.

CMD-Patienten geben häufig weitere Augensymptome an, z. B.:

- Flimmern
- Schlieren vor den Augen
- Verschwommenes Sehen
- Trockene Augen mit Juckreiz
- Druck auf den Augen
- Sehverschlechterung

Bei der augenärztlichen Untersuchung sind für diese Symptome meist keine pathologischen Substrate zu finden.

Häufig verschwinden die Symptome nach suffizienter orthopädisch-osteopathischer Behandlung und Versorgung mit einer Aufbissschiene innerhalb von einigen Wochen.

Die genannten Augensymptome können durch folgenden Mechanismus zustande kommen (➤ Abb. 3.100):

- Bei cranialen Störungen der Schädelbasis kommt es zu Spannungszuständen im Foramen lacerum, durch das der N. petrosus superficialis major zieht.
- Diese Öffnung in der Schädelbasis liegt zwischen der Ala major des Os sphenoidale und dem Os temporale, das bei CMD-Störungen immer mit einbezogen ist.
- Druck oder Zug auf den N. petrosus major kann die Blutzufuhr zum Hinterhauptlappen um bis zu 50 % drosseln, wodurch Sehstörungen entstehen können (Edvinsson et al. 1977).

Berger stellte auf dem 9. Bremer Interdisziplinären CMD-Symposium im Jahr 2008 den Zusammenhang zwischen den okulären Krankheiten und der **kompensatorischen Kopfzwangshaltung** her (Jaeschke 2008). Die Kopfzwangshaltungen – vom leichten bis stärkeren Torticollis reichend – reduzieren den Schielwinkel, sodass besseres räumliches Sehen

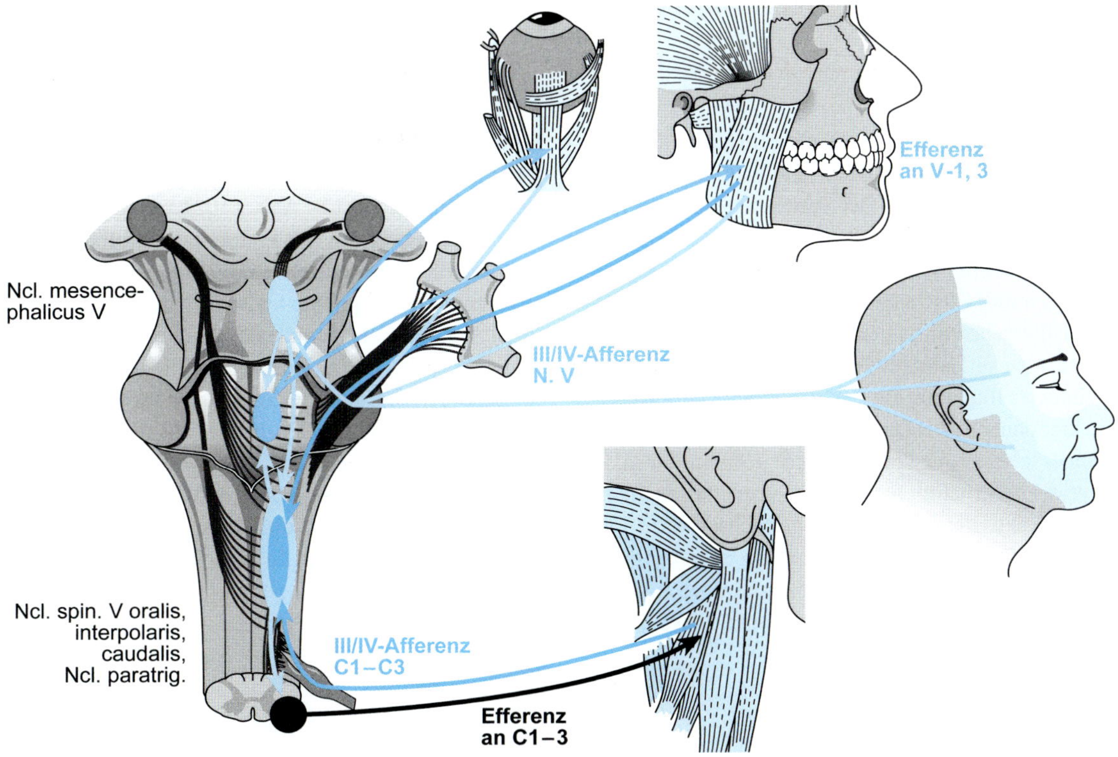

Abb. 3.100 Neurologischer bzw. muskulärer Zusammenhang zwischen Augenmuskeln, Halsmuskeln (insbesondere M. sternocleidomastoideus) und Gleichgewichtsorgan. Kontrolle des Gleichgewichts und Stabilisierung des Gesichtsfelds. Afferenzen kommen aus den Augenmuskeln, vom Gleichgewichtsorgan und aus den Halsmuskeln. Efferenzen beeinfl ussen die Augenmuskeln und die Körpermuskeln. Der M. sternocleidomastoideus stellt den Kopf dabei in Seitneigung zur einen, Rotation zur anderen Seite ein. [F490]

ermöglicht wird (z. B. weniger Doppelbilder). Im Fall der schrägen Augenmuskeln entstehen charakteristische Neigungszwangshaltungen. Diese Kopfhaltungen gehen mit Muskelfehlspannungen einher und können auf längere Sicht eine CMD verursachen, aber auch der umgekehrte Weg ist denkbar.

Abschließend noch einmal der Zusammenhang zwischen CMD und Augenproblemen im Überblick (Steinmetz und Ridder 2009) (➤ Abb. 3.101):

- Das uncharakteristische Symptom Augenschmerzen bzw. Augenbrennen erleiden immerhin 20,1 % der CMD-Patienten.
- Eine Reduzierung in der Häufigkeit des Auftretens von > 60 % nach Versorgung mit einer Aufbissschiene erleben 13,4 %.

Bei den Patienten mit Sehstörungen verzeichnen 40 % einen Rückgang der Probleme um ≥ 50 %.

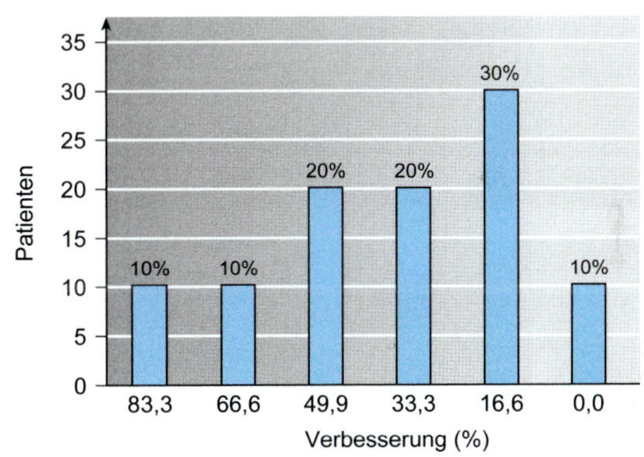

Abb. 3.101 Verbesserung von Sehstörungen bei CMD-Patienten nach Versorgung mit einer Aufbissschiene [M592/L106]

3.5 Hals-Nasen-Ohren-Heilkunde

Fallbeschreibung

Anamnese

Erste Konsultation am 7.8.2006. Die 74-jährige Patientin leidet seit vielen Jahren unter Dreh- und Lagerungsschwindel nur bei Positionswechsel. Der Schwindel hatte sich in dem Jahr, bevor sie sich erstmals in der Praxis des Autors vorstellte, so drastisch verschlechtert, dass sie monatelang unter Übelkeit und Gleichgewichtsstörungen litt, sich mehrmals übergeben musste und nur noch im Sitzen schlafen konnte. Etwa ein Jahr vor Beginn des Schwindels wurde ein entzündetes Implantat aus dem Oberkiefer entfernt. Unmittelbar danach setzte ein Tinnitus rechts ein.

Die ehemals lebensfrohe Frau, die sonst gern mit ihren Enkeln etwas unternahm, hatte keine Lebensfreude mehr, da sie diesen Aktivitäten nicht mehr gewachsen war.

2 Monate nach Behandlung und Versorgung mit einer therapeutischen Bissschiene waren Schwindel und Übelkeit beseitigt, und die Patientin nahm wieder aktiv am Leben teil.

Befund und Therapie

Befund am 7.8.2006: Alle Muskeln dysreaktiv, typische CMD mit singulärer Zahnstellung (Spitze auf Spitze statt Verzahnung) rechts (➤ Abb. 3.102), wenig Platz im Meatus acusticus beidseits mit Knacken und Knirschen, extremer Schwindel bei jedem Lagewechsel, positive OSS, Duraspannung, Triggerpunkte im Bereich der Kaumuskeln, v. a. im M. masseter, segmentale Funktionsstörungen von C1 bis C5, C1 dabei in Flexionsstellung, Blockierung des rechten Sacroiliacalgelenks in Vorwärtstorsion des Sacrums über die linke Achse und Verschiebung des Beckens rechts nach superior um 1 cm, Unterschenkel gleich lang.

Therapie: Manualtherapeutische/osteopathische Behandlung, danach Bissnahme und Anfertigung einer Aufbissschiene (➤ Abb. 3.102). Zusätzlich Krankengymnastik.

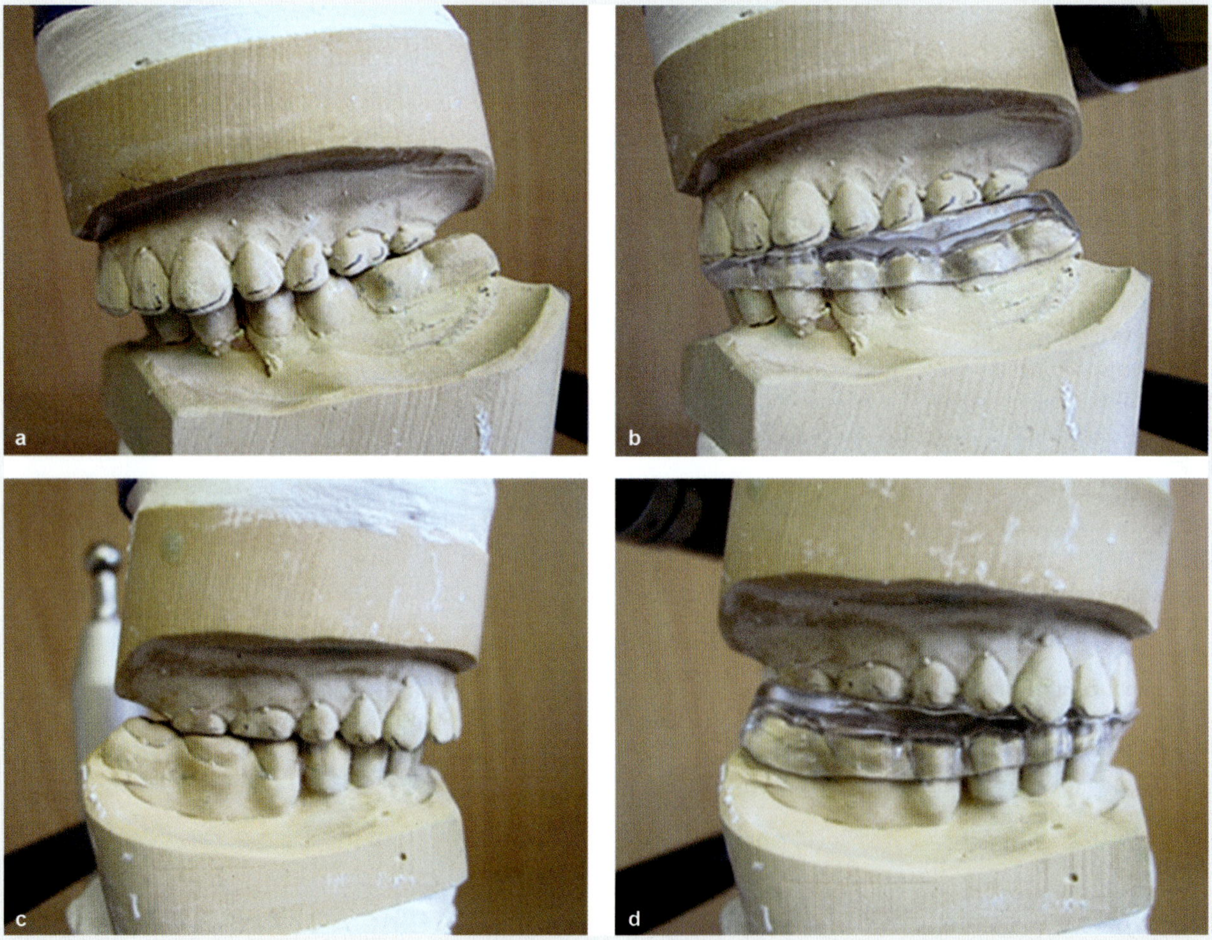

Abb. 3.102 Patientin mit Dreh- und Lagerungsschwindel. **a** Darstellung im Artikulator ohne Schiene. Man beachte die plane Fläche von 26 und 27, von 36 und 37 sowie die retrale Zwangsführung. **b** Darstellung von links mit Aufbissschiene, deutlich wird die neue anteriore Position der Mandibula, weshalb eine Bissanhebung von 3 mm erforderlich war. **c** Darstellung des Modells der Patientin von rechts. Zu sehen ist die retrale Zwangsführung, die singuläre Zahnstellung und die fast plane Kaufl äche von den Molaren. **d** Darstellung der Situation mit Aufbissschiene von rechts. [M592]

Befund am 10.10.2006

Die Patientin sieht viel besser aus, ist wieder lebensfroh, hat praktisch keinen Schwindel mehr. C1–C3 noch leicht in Rotation nach links, Muskelhartspann auf der linken HWS-Seite, linkes Ileum anterior, L5 in Extension-Rotation-Seitneigung rechts, OSS frei, keine cranialen Störungen mehr, Biss mit Schiene perfekt, bewegt sich viel freier mit dem Kopf beim Reden und bei Bewegung, legt sich ohne Probleme auf Rücken und Bauch.

Seit dieser Zeit kontinuierliche Verbesserung, Patientin ist seit Anfang 2007 beschwerdefrei und kommt einmal im Jahr zur Kontrolle.

3.5.1 Neuroanatomische Vernetzung des craniomandibulären Systems (HWS und HNO-Bereich)

Das trigeminale System aus HNO-Sicht

Der N. trigeminus spielt eine wichtige Rolle bei der Verschaltung des HNO- und des Zahnmedizinbereichs. Deshalb werden an dieser Stelle noch einmal die wesentlichen Informationen über das trigeminale System genannt (➤ Kap. 3.2.3, ➤ Kap. 3.3.4).

Sowohl im Bereich der Fingerbeeren als auch in der Subocciptalregion ist eine enorme Dichte an Mechanorezeptoren, Propriozeptoren, Chemorezeptoren und Nozizeptoren zu verzeichnen. Bei einer Reizung der Nerven wird jede Erregung über das Hinterhorn zur Zona intermedia weitergeleitet, in der das WDR (white dynamic range neuron) liegt. Dort erfolgt die erste Verschaltung **(Inhibition).** Von der Zona intermedia erfolgt die Weiterleitung in den Nucleus vestibularis. Der **Nucleus vestibularis** ist insofern beachtenswert, als dort alle Afferenzen des Corti-Organs, des Labyrinths, der Trigeminuskerne und der Oculomotoriuskerne verarbeitet und abgeglichen werden (➤ Abb. 3.103).

Wenn auf segmentaler Ebene keine Inhibition stattfindet oder wenn deszendierende inhibitorische Neuronen die Afferenzen nicht neutralisieren, wirkt der Überschuss an afferenten Impulsen exzitativ. Dies löst letztlich klinische Symptome aus wie z. B. Schwindel, Tinnitus, Kiefergelenkschmerzen.

Das craniomandibuläre System wird primär durch den N. trigeminus versorgt. Wühr hat in einer Arbeit den N. trigeminus – und allgemein das Nervensystem – mit einer Computeranlage verglichen, wobei der Computer „Nervensystem" über die afferenten Nerven den Input von peripheren Sensoren erhält. Diese werden analysiert und in den zentralen Kernen verrechnet, um über die efferenten Nerven zu den Erfolgsorganen weitergereicht zu werden. Dieses Funktionsprinzip gilt überall im Nervensystem, somit auch im Bereich des craniomandibulären Systems (Wühr 2004A, 2004B).

Der N. trigeminus funktioniert wie ein Computer und erhält über seine afferenten Nervenfasern (primär aus dem Zahnhalteapparat, der Kaumuskulatur und dem Kiefergelenk) den Input in seine sensiblen Kerngebiete.

Die Ausdehnung der sensiblen Kerne ist auffallend groß und reicht vom Mittelhirn bis in das zweite Zervikalsegment. Hier werden – wie im Computer – die Informationen, die über die afferenten Bahnen kommen, analysiert und verrechnet und schließlich über die motorischen Nervenfasern zu den Erfolgsorganen (Kau-, Zungen- und Mundbodenmuskeln) weitergeleitet. Man kann demnach von einem **sensiblen Input mit motorischem Output** sprechen.

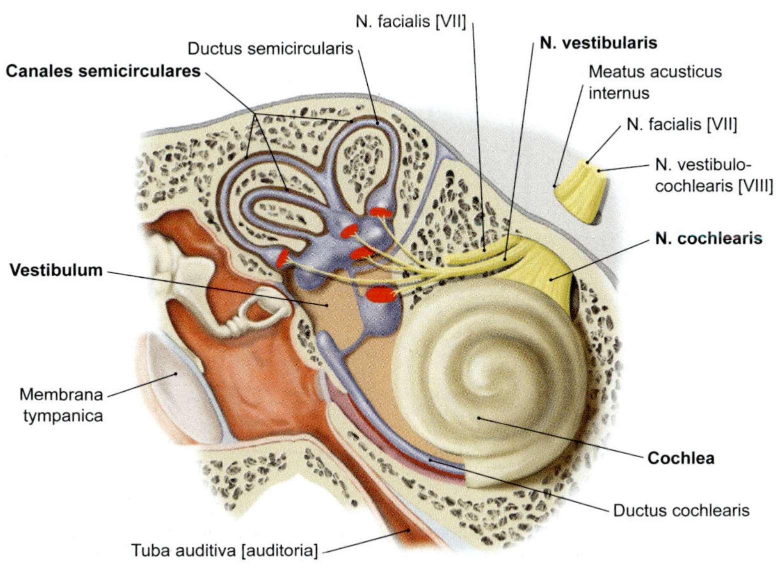

Abb. 3.103 Übersicht der Gleichgewichtsbahn: aus dem Nucleus vestibularis superior, medialis und inferior gehen Fasern für das Kleinhirn und Verbindungen zu den motorischen Kernen des III. (N. oculomotorius), IV. (N. trochlearis) und VI. (N. abducens) Hirnnervs über den Fasciculus longitudinalis medialis. *Verbindungen zum Kleinhirn. [S700]

In vielen Veröffentlichungen wird der **N. trigeminus** als derjenige sensomotorische Nerv bezeichnet, der die meisten synaptischen Verbindungen mit anderen Körperebenen hat (Garten 2004, Hirsch 2003, Hülse und Losert-Bruggner 2002, Kopp et al. 1989, Losert-Bruggner 2000B, Wühr 2004B). Den Trigeminuskernen kommt eine erhebliche Rolle zu, da es hier zu einer Konvergenz von Afferenzen verschiedener Hirnnerven, den spinalen Afferenzen aus der Region C2/C3 und weiteren Afferenzen aus der Peripherie kommt. Damit sind die Kerngebiete des Trigeminus in die Substantia gelatinosa im Rückenmark in der Höhe von C1/2 eingebettet. Diese Substantia gelatinosa (nach ihrem Entdecker Luigi Rolando auch als Substantia gelatinosa Rolandi bezeichnet) hat die Funktion der Umschaltstelle für Schmerzafferenzen auf Neurone des Tractus spinothalimacus lateralis (➤ Abb. 3.104).

Die graue Substanz wird ja in Laminae und Nuclei aufgeteilt, wobei in den Laminae (Zellschichten) je nach Lage in der grauen Substanz unterschiedliche Afferenzen zum Cerebrum geleitet werden. In den Laminae I, II und VII werden v. a. die Schmerzafferenzen verschaltet, wobei im dorsalsten Bereich der grauen Substanz die Laminae I und II im Bereich der Substantia gelatinosa liegen, die ja im gesamten Rückenmark vorhanden ist.

Wie schon erwähnt, ist der **Tractus spinothalamicus** der wichtigste Anteil des sensiblen Vorderseitenstrangs und die afferenten Informationen aus dem Nucleus spinalis nervi trigemini verlaufen durch die Brücke zusammen mit dem Tractus spinothalamicus lateralis zum Thalamus.

Eine gute Darstellung dieser Verlaufsbahn ist in dem Buch von Peter Duus „Neurologisch-topische Diagnostik, Anatomie, Physiologie, Klinik" (Thieme, 2001) nachzulesen und auch zu sehen.

Auffällig sind v. a. die Verbindungen des N. trigeminus zu den übergeordneten Nervenzentren, die bei der Regulierung der Körperhaltung und bei der Aufrechterhaltung des Gleichgewichts eine wichtige Rolle spielen: das Cerebellum, die Nackenmuskulatur, der N. oculomotorius und das Innenohr (➤ Abb. 3.104).

Wühr (2004B) überträgt die Computeranalogie für den N. trigeminus auch auf jedes einzelne Rückenmarksegment. In jedem Segment sitzt ein **„neuraler Computer"**, der seinen Input durch afferente Fasern aus der Stütz- und Bewegungsmuskulatur, aus den Sehnen und Gelenkkapseln, aus den viszeralen Organen, aus der Haut und aus den Knochen erhält. Diese Informationen werden analysiert und verrechnet. Efferente Fasern geben die entsprechenden Steuerimpulse dann an die Erfolgsorgane zurück bzw. weiter (Wühr 2004B).

Die **Substantia gelatinosa** des N. trigeminus ist eingebettet in das neurale Netzwerk, sodass die einzelnen „Rückenmarkcomputer" nicht nur isoliert auf segmentaler Ebene arbeiten, sondern darüber hinaus Verbindungen zu den übergeordneten Zentren im Gehirn besitzen.

Die craniomandibuläre Funktion ist von den Wechselwirkungen des N. trigeminus mit anderen Teilsystemen des neuralen Netzwerks abhängig. Umgekehrt kann jedoch eine CMD auch die neuralen Netzwerke im gesamten Körper negativ beeinflussen.

Kontrollfunktionssystem auf spinaler Ebene

Für das Auftreten von Symptomen ist die Verarbeitung von Afferenzen auf spinaler Ebene („Rückenmarkcomputer")

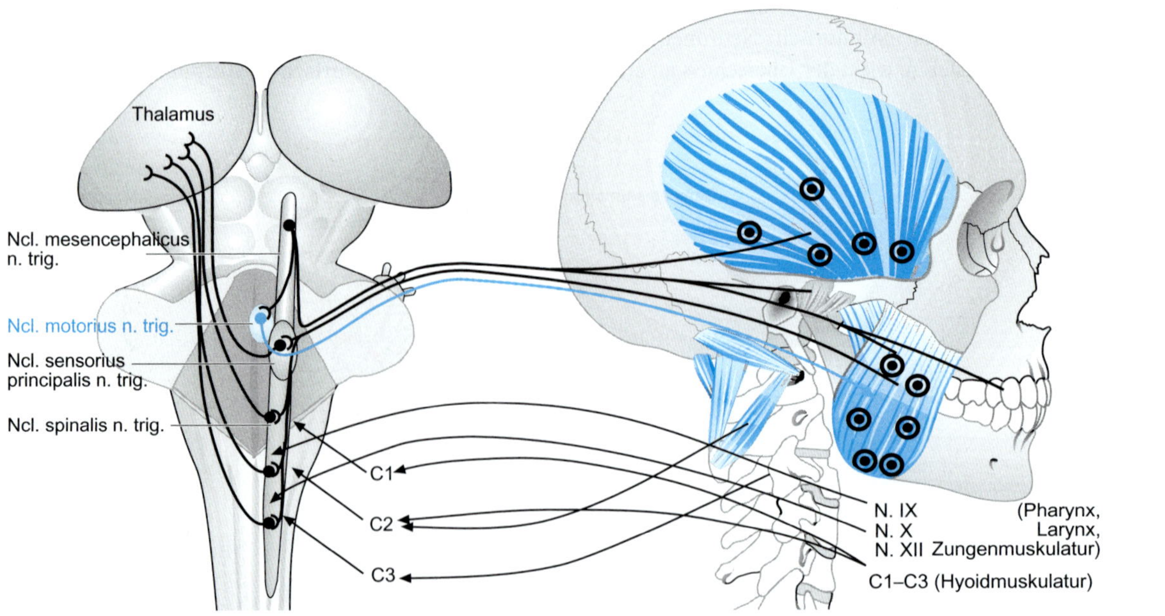

Abb. 3.104 Das Trigeminussystem. Dargestellt sind sämtliche propriozeptiven Afferenzen von den Muskelspindeln, den Sehnenrezeptoren, den Gelenkkapseln der oberen drei Halswirbel und den sensiblen Afferenzen aus dem Desmodontium in die Hirnnervenkerngebiete des N. trigeminus. Dargestellt sind außerdem die Verschaltungen der Kerngebiete des N. trigeminus untereinander sowie der Bezug zum Thalamus. [M593/L126]

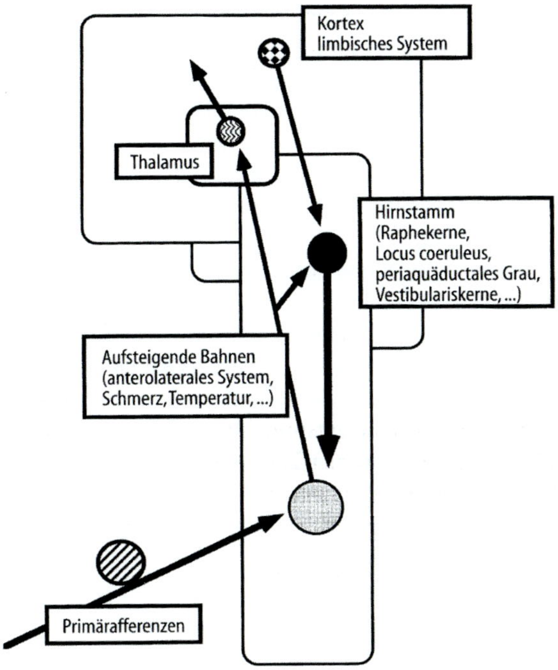

Abb. 3.105 Darstellung der deszendierenden Bahnen im Rückenmark, die die Verarbeitung der afferenten, auch nozizeptiven Informationen im Rückenmark modulieren. Ausgangspunkt sind Nervenzellengruppen des Hirnstamms, die Serotonin und Noradrenalin als Transmitter verwenden. [E588]

von Bedeutung. Im Folgenden wird erläutert, wie diese afferenten Informationen im Rückenmark durch **absteigende Bahnen aus dem ZNS** verarbeitet und beeinflusst werden. Absteigende Bahnen im Rückenmark kontrollieren sowohl den spinalen motorischen Apparat als auch die Verarbeitung und Weiterleitung des sensorischen Einstroms aus der Peripherie. Sie spielen eine entscheidende Rolle bei der Auswahl, welche Informationen aus der Peripherie zum ZNS durchgelassen werden.

➤ Abb. 3.105 zeigt ein Schema der deszendierenden Bahnen, die die Verarbeitung afferenter, nicht zuletzt nozizeptiver Informationen im Rückenmark modulieren. Ausgangspunkt sind Nervenzellgruppen des Hirnstamms, die **Serotonin** und **Noradrenalin** als Transmitter verwenden (Zimmermann 1993).

Scheinbar existiert kaum eine supraspinale Struktur mit deszendierenden Bahnen zum motorischen Apparat, die nicht auch direkt oder indirekt auf die sekundären sensorischen Neurone im Hinterhorn, auf die Zona intermedia oder auf das Vorderhorn projizieren würden. Auch Kerngebiete, die man bisher mit anderen Funktionen in Verbindung brachte, beeinflussen das sensorische Geschehen im Hinterhorn über direkte absteigende Bahnen, z. B. die Vestibulariskerne (Motorik) oder der Hypothalamus (autonome Funktionen). Vor allem dem **Vestibulariskernkomplex** kommt dabei eine wesentliche Bedeutung zu (➤ Abb. 3.103, ➤ Abb. 3.106).

Die deszendierenden Bahnen projizieren v. a. in zwei Gebiete:

1. In das oberflächliche Hinterhorn im Sinne einer hemmenden Modulation des nozizeptiven Geschehens
2. In das Zentrum des Hinterhorns, das für die nichtnozizeptive Verarbeitung steht

Diese Zusammenhänge sind wiederum von Bedeutung für eine CMD bzw. für ein Schleudertrauma oder eine Fehlhaltung, aus denen sich eine CMD entwickeln kann.

Über den Nucleus cuneatus externus (ECN) (➤ Abb. 3.103) projizieren die propriozeptiven Afferenzen zum Kleinhirn. Die exterozeptiven Afferenzen werden über den Nuc-

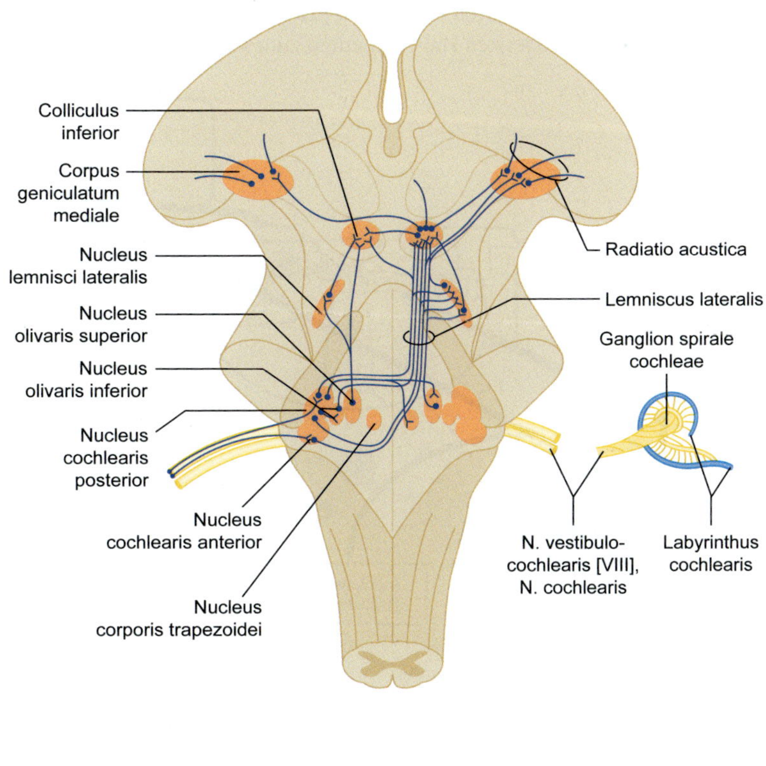

Abb. 3.106 Schematische Darstellung der Hörbahn: Die aus der Schnecke kommenden Fasern des N. cochlearis bilden mit dem N. vestibularis den am Boden des inneren Gehörgangs verlaufenden N. vestibulocochlearis (VIII. Hirnnerv). [L231]

leus cuneatus (CU) zum Thalamus und weiter zur Großhirnrinde geleitet. Zu beachten ist das Fehlen exterozeptiver Afferenzen zu den Vestibulariskernen (Hülse et al. 2005).

Zervikale Muskelafferenzen

Propriozeptiven Afferenzen des Spinalnervs C2 ins ZNS kommt eine große Bedeutung zu (s. o.). Eine besondere Rolle spielen im Rahmen einer CMD die in ➤ Abb. 3.107 dargestellten Verschaltungen.

Ein Hauptmerkmal der Verteilung der propriozeptiven Afferenzen des Spinalnervs C2 in das ZNS ist die Projektion zu einzelnen Abschnitten des ipsilateralen Vestibulariskernkomplexes:

- Zum kaudalen Abschnitt in Form des medialen Vestibulariskerns,
- medial davon in Form des Nucleus praepositus hypoglossi,
- sowie zum ventralen Cochleariskern.

Der laterale und obere Vestibulariskern (Ursprung von vestibulo-okulomotorischen Projektionen) werden zwar nicht direkt von den zervikalen Afferenzen erreicht, allerdings erhält der kontralaterale äußere Vestibulariskern vermehrt Projektionen aus dem Nucleus cervicalis centralis, der wiederum die wichtigste Relaisstation für zervikale Muskelafferenzen im Halsmark darstellt. Besonders ausgeprägt ist diese Projektion aus den Segmenten C2/3.

Besonderheiten des craniozervikalen Übergangs

Eine Besonderheit der Innervation des craniozervikalen Übergangs besteht in der **direkten Projektion propriozeptiver Afferenzen** aus den obersten Halssegmenten zum Vestibulariskernkomplex. Der craniozervikale Übergang besitzt darüber hinaus eine hohe Dichte an Propriosensoren. Ein wichtiger Aspekt der direkten Projektion liegt darin, dass das ZNS erst im Vestibulariskernkomplex einen hemmenden oder bahnenden Einfluss auf diese Afferenzen ausüben kann.

Die HWS benötigt aufgrund ihrer hohen Flexibilität zwei Gleichgewichtsapparate:

- Das Labyrinth
- Die direkte Projektion des Nackenrezeptorfelds zum Vestibulariskernkomplex

Dadurch erfolgt eine ständige doppelte Rückkopplung der Stellung der HWS im Raum. Die **zervikalen muskulären Propriosensoren** (v. a. die Muskelspindeln) besitzen nicht nur selbst eine Wirkung auf den Bogengangapparat und auf das vestibuläre System, sondern unterliegen wiederum selbst Einflüssen von:

- Nozizeptiven Afferenzen aus den Halsgelenken (Kapsel, kurze Nackenmuskeln etc.)
- Afferenzen aus dem Kiefergelenk
- Afferenzen aus der Kaumuskulatur
- Afferenzen aus den Augenmuskeln

➤ Abb. 3.108 zeigt das Schema des Trigeminuskomplexes. In den Trigeminuskernen kommt es zu einer Konvergenz der Afferenzen der Hirnnerven N. facialis (VII), N. glossopharyngeus (IX), N. vagus (X) sowie spinaler Afferenzen aus C2 und C3 (➤ Kap. 3.2.3) mit den jeweiligen Afferenzen des N. trigeminus aus der Kaumuskulatur und den sensiblen Nerven aus dem Desmodontium der Zähne.

Neuroplastizität

Die Afferenzen zum ZNS werden durch modulierende und hemmende Bahnen beeinflusst und kontrolliert. Bei chronisch persistierender Überschreitung einer bestimmten Reizmenge

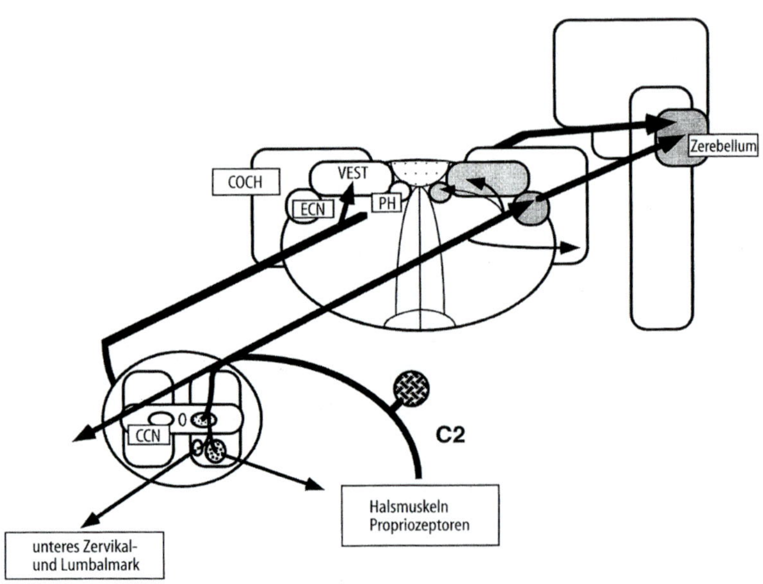

Abb. 3.107 Verteilung der propriozeptiven Afferenzen des Spinalnervs C2 in das ZNS. Man beachte die direkten Zielgebiete im Rückenmark in Form des Nucleus cervicalis centralis (CCN) sowie propriospinale Neuronen, die zum unteren Zervikal- und Lumbalmark projizieren. [E588]

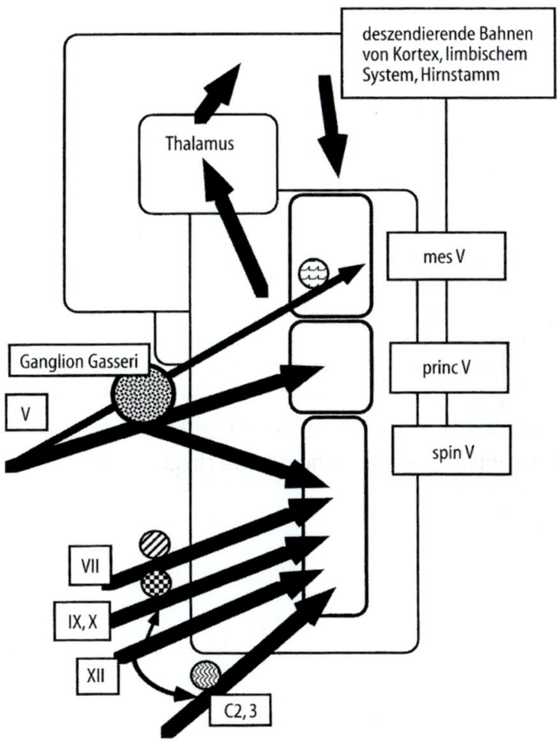

Abb. 3.108 Schema des Trigeminuskernkomplexes. Die Afferenzen der Hirnnerven N. facialis (VII), N. glossopharyngeus (IX), N. vagus (X) sowie die spinalen Afferenzen aus C2 und C3 projizieren in die Kerngebiete des N. trigeminus (V). [E588]

kann es zur Neuroplastizität mit chronischer Reizüberflutung kommen (Bauer 2002). Das bedeutet, dass der chronischen CMD, Dysfunktionen der Augenmuskeln, funktionsgestörten oberen HWS-Segmenten mit oder ohne degenerative Prozesse, muskulären Verspannungen mit Fehlhaltungen des Kopfes etc. eine herausragende Bedeutung zukommen, da sie eine ständige Überflutung der Reizschwelle verursachen und eine Vielzahl von Störungen im HNO-Bereich auslösen können.

3.5.2 Dysphagie und Dysphonie

Muskuläre Funktionsketten

Jede (auch peripher lokalisierte) hyper- oder hyporeaktive oder hyper- oder hypotone oder auf andere Weise mangelhaft funktionierende Muskelgruppe beeinflusst über Muskelketten die äußere und innere Kehlkopfmuskulatur und führt zu Dysfunktionen der Selbstregulation dieser Muskulatur. Fast immer steht dabei die Zervikalregion im Zentrum der Dysfunktionen. Von dort strahlen die Verspannungen in die Konstriktorenkette des Vokaltrakts ein, dessen Spannung wiederum den Kehlkopf erreicht.

Muskuläre Dysfunktionen sind immer **kompensatorische Muster.** Kompensation bedeutet in diesem Zusammenhang, dass eine Muskelgruppe versucht, die Funktion einer anderen Muskelgruppe zu übernehmen, die diese Funktion nicht mehr ausüben kann. Dies führt immer zu einer mangelhaften Funktion der kompensierenden Muskeln (➤ Abb. 2.70).

Extreme muskuläre Dysfunktionen und Faszienverspannungen treten v. a. bei CMD auf, die nicht selten mit deutlichen Körperfehlhaltungen kombiniert sind. Aus Untersuchungen weiß man, dass eine **Kopfvorhalteposition** von 1 cm aus der Neutral-Null-Stellung heraus bereits eine Abweichung von bis zu 1 mm im Bereich der Zahnreihe bedeuten kann (Ayub et al. 1984, Piekartz 2000, Zonnenberg et al. 1986). Häufig können z. B. Profisänger diese Dysfunktionen über längere Zeit mit einer guten Technik kompensieren, jedoch wird die Zeitspanne, in der die Stimme beansprucht werden kann, immer kürzer, sodass es schließlich zu Heiserkeit, Dysphonie und schwerwiegenden anderen Erkrankungen kommen kann (Sängerknötchen, Pseudoparalysen der Stimmbänder [Hülse et al. 2005]). Meist sind dem Sänger dabei die körperlichen Zusammenhänge, v. a. im Hinblick auf eine CMD, gar nicht bekannt.

Der Kehlkopf

Der Kehlkopf liegt im unteren Rachenraum und umfasst den Bereich vom Kehldeckel, der etwa in Zungenbeinhöhe liegt, bis zum Ringknorpel kaudal. Der Schildknorpelvorsprung ist von außen zu tasten („Adamsapfel"). Im Inneren des Schildknorpels befinden sich die Stimmlippen, deren craniale Anteile die Stimmbänder sind. Die verschiedenen Knorpelanteile des Kehlkopfs (Schildknorpel, Stellknorpel, Ringknorpel) sind durch Muskeln und Bänder miteinander verbunden.

Die Hauptfunktionen des Kehlkopfs sind die Schließung der Trachea zum Schutz vor Fremdkörpern und die Öffnung der Luftröhre für die Atmung.

Die Muskeln des Kehlkopfs führen die Öffnungs- und Schließbewegungen in Zusammenarbeit mit den Muskeln des Vokaltrakts aus und bilden eine Art **Sphinktersystem** (➤ Abb. 3.109). Dieses lässt sich in drei Sphinkteren unterteilen:

- Der innere Sphinkter, der hauptsächlich durch den M. vocalis und andere Muskeln wie z. B. den M. cricoarytenoideus lateralis gebildet wird
- Der äußere Sphinkter, der vom M. cricothyroideus und dem M. constrictor pharyngis inferior gebildet wird
- Der obere Sphinkter, der vom Kehldeckel, den aryepiglottischen Falten und den Taschenfalten geformt wird

Die anatomische Verbindung zum Rachen wird durch den äußeren Sphinkter gebildet, der den Rachen umschließt.

Physiologie des Kehlkopfes

Alle drei Sphinkteren (s. o.) arbeiten eng zusammen, wobei der obere Sphinkter einen Einfluss auf die beiden anderen

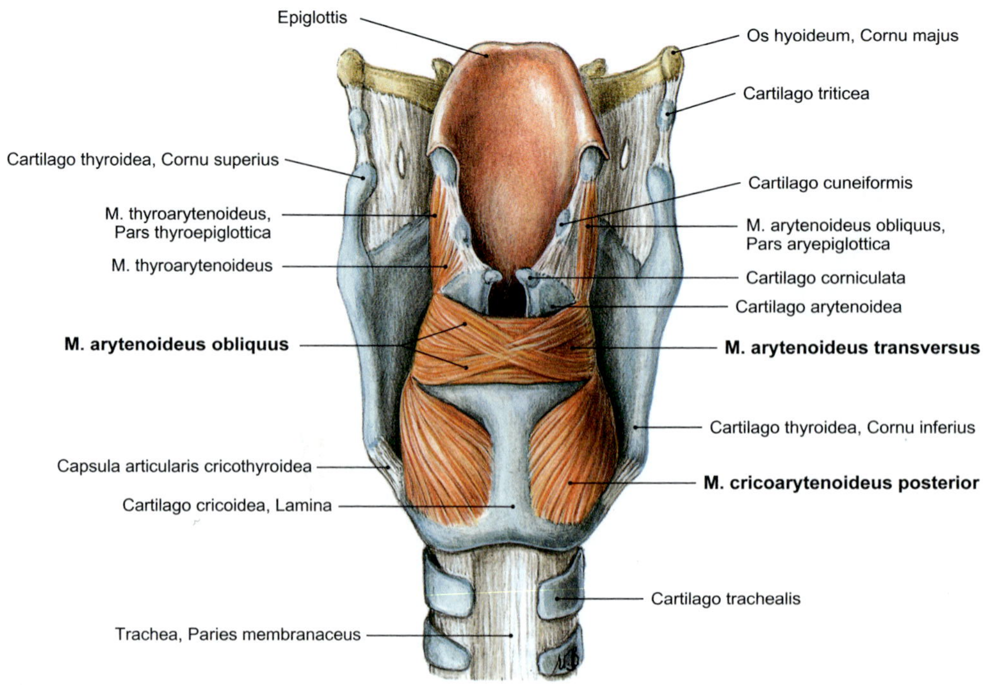

Abb. 3.109 Muskulatur des Kehlkopfs [S700]

Sphinkter ausübt. Je nach Anstrengung und Funktion müssen zusätzlich Hilfsmuskeln eingesetzt werden, z. B. die Schluckmuskeln, die Mundbodenmuskulatur, die Zunge und ggf. die mimischen Gesichtsmuskeln.

Der zentrale Aspekt der Stimmfunktion liegt im inneren Sphinkter. Dort befinden sich die Stimmlippen mit den Stimmbändern. Zwischen den Stimmlippen und den Taschenfalten (oft „falsche Stimmlippen" genannt), die ebenfalls Teil des oberen Sphinkters sind, liegen seitliche Buchten, die sog. Morgagni-Taschen. Stimmlippen und Taschenfalten bilden ein Ventilsystem für die Luftröhre.

Das Einatmen geschieht lediglich durch einen Muskel: den M. cricoarytaenoidus posterior (PCA). Die **Einstellung der Stimmlippen** wird durch zwei Muskelaktivitäten koordiniert:

1. Die Funktion des **M. vocalis** besteht darin, die Form der Stimmlippe zu verändern: durch Kontraktion werden die Stimmlippen dicker, durch Entspannung dünner.
2. Der **M. cricothyreoideus** ist ein äußerer Kehlkopfmuskel und zieht bei Kontraktion den vorderen Teil des Ringknorpels (Cartilago cricoidea) an den Schildknorpel (Cartilago thyreoidea). Dadurch werden die Stellknorpel (Cartilago arytenoidea), die durch ein starkes Band (Lig. cricoarytenoideum) am hinteren Rand des Ringknorpels festgehalten werden, nach hinten bewegt (➤ Kap. 3.5.2, ➤ Abb. 3.110). Diese Bewegung verursacht eine Anspannung, d. h. eine Stimmlippenverlängerung. Die Entspannung des M. cricothyroideus bewirkt die Stimmlippenverkürzung.

Alle Muskeln und Faszien des Körpers üben einen Einfluss auf die Stimme aus. Die Muskeln, die die Gestalt des Vokaltrakts hauptsächlich beeinflussen, lassen sich nach zwei funktionalen Betrachtungsweisen einteilen, sind allerdings auch abhängig von der gesamten Körperstatik: Hilfsspannungsketten und Kehlkopfstellung.

Hilfsspannungsketten zur Kehlkopffunktion

Zwei Spannungsketten unterstützen den Kehlkopf in seiner Funktion:

1. Die **vordere Spannungskette,** deren äußerer Teil von der Zunge und der mit ihr verbundenen Muskeln von Unterkiefer, Zungenbein, Gaumenbögen und Schädel einschließlich aller Kieferschließ- und Kaumuskeln gebildet wird, und deren innerer Teil aus den Muskeln besteht, die von der Zunge über den Kehldeckel, die aryepiglottischen Falten und die Taschenfalten zu den Stimmlippen verlaufen; außerdem gehört der M. thyreohyoideus dazu, der das Zungenbein mit dem Schildknorpel verbindet.
2. Die **hintere Spannungskette,** die hauptsächlich vom oberen, mittleren und unteren Rachenringmuskel gebildet wird, die zusammen die hintere Wand des Rachenraums bilden

Vordere und hintere Spannungskette unterliegen dem Einfluss einer CMD, besitzen daher bei einer CMD immer ein pathologisches Spannungsmuster (➤ Abb. 3.110).

Der Einsatz **der vorderen äußeren Spannungskette** (s. o.) ist stark durch die Sprachgewohnheiten geprägt (Persönlichkeit, Muttersprache etc.).

Die **hintere Spannungskette** steht primär mit den mimischen Muskeln in Verbindung, da die Fasern der Rachen-

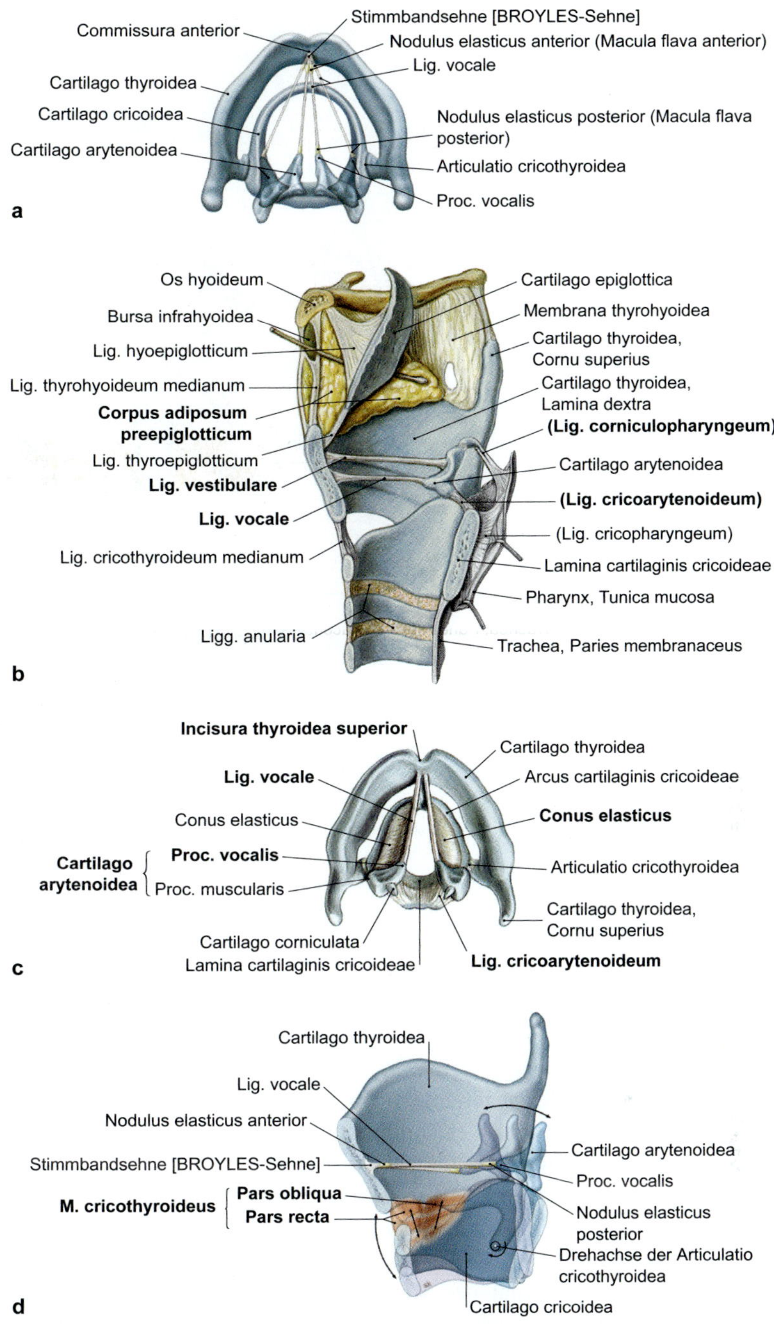

Abb. 3.110 a, b Knöcherner und knorpeliger Aufbau des Kehlkopfs mit seinen Ligamenten. **c** Lig. vocale in geöffneter Position durch Aktivierung des M. cricothyroideus. **d** Darstellung des M. cricothyroideus mit der Drehachse der Articulatio cricothyroidea. [S700]

ringmuskeln zum Proc. pterygoideus, zum Unterkiefer, zur Zunge etc. verlaufen (➤ Abb. 3.111). Über die gemeinsame Raphe pterygomandibularis hat eine Kontraktion des oberen Rachenringmuskels Einfluss auf die Wangenmuskulatur, auf die Lippen sowie auf weitere mimische Muskeln und umgekehrt.

Bei CMD können Verspannungen der mimischen Muskulatur negative Auswirkungen auf die Stimme haben.

Da der M. cricothyroideus seine nervale Versorgung nicht wie die anderen Kehlkopfmuskeln vom unteren, sondern vom oberen Kehlkopfnerv erhält, der auch die Rachenringmuskeln versorgt, geschieht es bei **untrainierten Sängern** häufig, dass sich diese Muskeln gleichzeitig kontrahieren und den Rachen mit zunehmender Tonhöhe (Schließung des Sphinkters mit zunehmender Aktivität des M. cricothyroideus) verengen.

Eine **schlechte Körperhaltung** (z. B. durch PC-Arbeit etc.) und CMD oder andere Erkrankungen haben negative Aus-

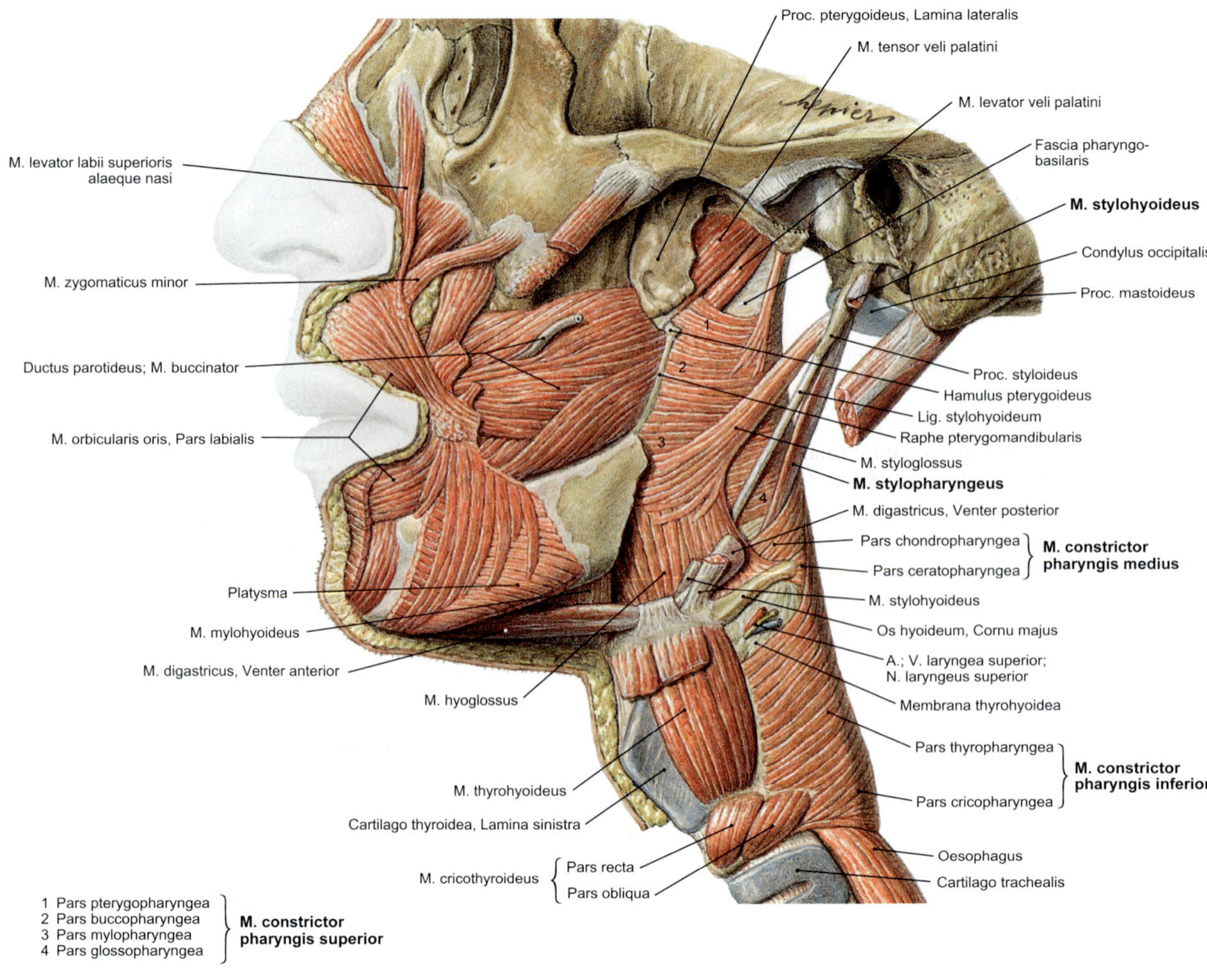

Abb. 3.111 Rachenmuskeln und Raphe pterygomandibularis [S007-3-23]

wirkungen auf diese beiden Spannungsketten, was wiederum negative Auswirkungen auf die Kehlkopffunktion hat.

Eine **veränderte Kehlkopfstellung** entsteht z. B. durch Anspannung der vorderen Kette, die den Kehlkopf nach oben zieht und damit die Kontraktion der inneren Kehlkopfmuskeln erschwert.

Die Wirkung der Aktivität des **M. vocalis** kann abgeschwächt werden, sodass dieselbe Tonhöhe mit größerer Aktivität des Muskels gebildet werden muss:

- Der Umfang der Stimmlippeneinstellung ist eingeschränkt. Damit wird der Tonhöhenumfang der Stimme reduziert.
- Lautstärke und Klangqualität können nicht mehr adäquat ausgeregelt werden.
- Bei Tiefstand des Kehlkopfs wird der subglottische Luftdruck erhöht und damit die Klangqualität geringer.
- Die kompensatorische mediale Kompression behindert das Öffnen der Stimmlippen, sodass beim Einatmen das Geräusch hörbar wird.

Einfluss von Kopfstellung und Rumpfhaltung

Kopfstellung

Die Kopfstellung hat großen Einfluss auf die Öffnung zwischen Mundraum und Vokaltrakt. Dabei ist der Grad der Streckung des Halses wichtig für den Grad des Abstands zwischen Zungenwurzel und Kehldeckel einerseits und hinterer Vokaltraktwand andererseits. Eine Einschränkung der Kopfbeweglichkeit hat darüber hinaus Auswirkungen auf die **Körperhaltungsreflexe** (Mountcastle und Powel 1959, Massion 1976, u. a.). Änderungen der Kopfhaltung wirken sich auf die **Haltungsmuskeln** der Arme, der Beine und des Brustkorbs aus:

- Die Mechanorezeptoren in den Gelenken werden durch die Kopfhaltung beeinflusst.
- Die Lage des Kopfs im Raum beeinflusst über die Labyrinthschädelreflexe die Verteilung des Tonus in Arm- und Beinmuskeln.

- Die Wirkung eines Reflexes dauert so lange, wie die entsprechende Kopfstellung und Kopfhaltung beibehalten werden.
- Die von diesen Reflexen bewirkten Tonusveränderungen sind am deutlichsten an Schultern, Hüften, Ellenbogen und Knien zu beobachten.

Diese Auswirkungen haben bereits 1957 Alexander und 1982 Feldenkrais beschrieben. Sie konnten folgende Zusammenhänge aufzeigen:

- Eine Kopfhaltung oberhalb der nullgeraden Haltung (Nulllinie) beeinflusst den Sänger mehr in Richtung Mundatmung, unterhalb der Nulllinie in Richtung Nasenatmung.
- Eine Kopfhaltung leicht nach oben fördert den rhythmischen Ablauf der Interkostal-Abdominal-Atmung, eine Kopfhaltung unterhalb der Linie führt dagegen zu einer eher unkoordinierten Bewegung zwischen Brustkorb und Bauchmuskeln, die in Richtung Brustatmung geht.
- Die erhobene Kopfhaltung beeinflusst positiv die Flexibilität und Koordination von Arm- und Beinbewegungen.
- Die erhobene Kopfhaltung beeinflusst positiv die Rumpfhaltung besonders in Richtung gestreckte Wirbelsäule und gedehnte Flanken.
- Leichte Kopfbewegungen während des Stimmtrainings haben positive Wirkung auf Atmungsablauf und Körperbewegung.
- Umgekehrt beeinflusst eine bessere, balancierte Rumpfhaltung mit beweglichen Armen und Beinen die Kopfhaltung und den Atemvorgang positiv.

Rumpfhaltung

Neben der Kopfhaltung übt auch die Rumpfhaltung Einfluss auf die Stimme aus. Vor allem die Mm. pectorales, latissimus und serratus spielen dabei eine wichtige Rolle, da die Armhaltung Stimmfunktion und resultierende Stimmqualität beeinflusst. Die Stimmqualität ist am besten, wenn der Arm im Ellenbogen leicht gebeugt und leicht nach lateral vorn gehalten wird.

Hyoidale Muskeln

Die supra- und infrahyoidalen Muskeln werden ebenfalls aus den oberen Kopfgelenken gesteuert. Das heißt, der Kehlkopf kann insgesamt in seiner Funktion durch degenerative Veränderungen oder Fehlhaltungen im Bereich C1–C3 oder auch nach Trauma mit Gewebeverletzungen (z. B. Schleudertrauma) beeinflusst werden. Dem **N. vagus (X)** kommt hierbei besondere Bedeutung zu, da er die Schlundmuskeln motorisch mitversorgt und über seinen Nebenast, den N. laryngeus recurrens, den Stimmlippenschluss kontrolliert.

Die betroffenen Patienten leiden häufig unter Schluckbeschwerden, Globusgefühl und Dysphonie, in extremen Fällen auch unter einer spastischen Dysphonie, wenn noch weitere Pathologien hinzukommen (z. B. eine CMD). Ein Beispiel aus der Praxis des Autors ist eine 60-jährige Patientin, die über 10 Jahre an einer **spastischen Dysphonie** litt, mehrfach Injektionen mit Botox® erhalten hatte, die immer nur kurzfristig eine geringe Besserung brachten. Auch andere Therapien wie Logopädie und Atemtherapie waren ohne Erfolg. Erst nach manualtherapeutischer bzw. osteopathischer Behandlung und anschließender Anfertigung einer therapeutischen Bissschiene verbesserte sich die Dysphonie zunehmend innerhalb eines Jahres.

Diaphragmenkette

Neben dem Diaphragma abdominalis gibt es weitere Diaphragmen: Diaphragma pelvis, Diaphragma urogenitale, das Lungendiaphragma, Diaphragma oris, Diaphragma palatini, Tentorium cerebelli und Diaphragma sellae.

- Von kaudal nach cranial finden sich das **Diaphragma pelvis** mit dem **Diaphragma urogenitale** sowie das **Diaphragma abdominalis,** das den Thoraxraum vom Abdomen „trennt".
- Das **Lungendiaphragma** kann zu einem Thoracic-outlet-Syndrom führen.
- Das **Diaphragma oris** des Mundbodens oberhalb der Stimmlippen wird durch Muskeln beeinflusst, die am Os hyoideum ansetzen.
- Das **Diaphragma palatini** liegt darüber und kann Formvarianten aufweisen. Es beeinflusst mit seiner Bewegung den Zungengrund und die Rachenwand sowie die Eustachio-Röhren. Es wird vom M. compressor nasi mitbewegt, der mit seiner Sehne über den Nasenrücken zieht. Diese letzten beiden Diaphragmaebenen beeinflussen bei einer Dysfunktion die Doppelventile im Kehlkopfbereich.
- Die am weitesten cranial liegenden Anteile der Diaphragmenkette sind das **Tentorium cerebelli** und das **Diaphragma sellae** im Gehirn. Beide Strukturen sind häufig bei CMD und nach direktem Schädeltrauma oder Schleudertrauma der HWS betroffen. Durch eine Spannung des Tentorium cerebelli werden der Rhythmus des Liquors, die Spannung der Dura mater, die Funktion des hormonellen Systems in der Hypophyse, die Augenmuskeln und viele andere Strukturen beeinflusst (Upledger 1994, Liem 2001).

Die Art und Weise, wie die Diaphragmenebenen genutzt werden, sowie Dysfunktionen in den verschiedenen Ebenen beeinflussen Sing- und Sprechvermögen weitreichend. Eine suffiziente Stimmfunktion kann daher nur bei einer guten Funktion der Diaphragmen vorliegen (➤ Abb. 3.112).

3

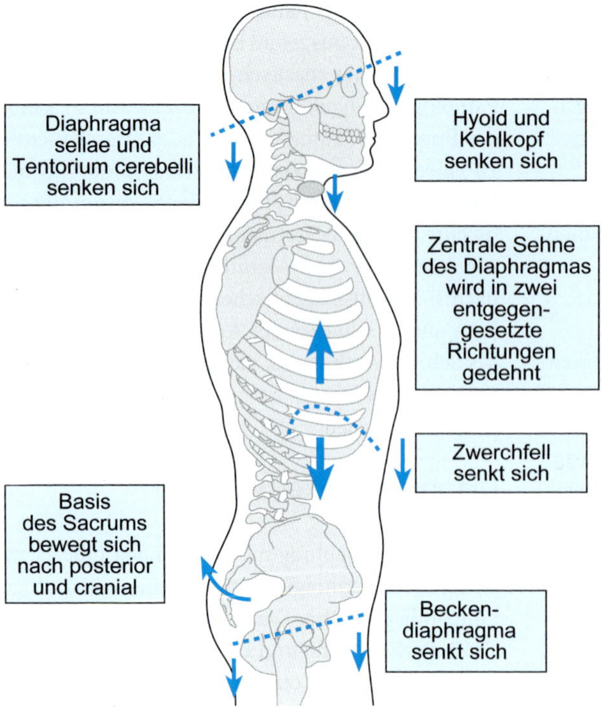

Abb. 3.112 Diaphragmenkette [L106]

3.5.3 Tinnitus

Die Geschichte des Tinnitus von 1.500 v. Chr. bis zur Neuzeit und die aktuellen wissenschaftlichen Erkenntnisse sind in der wunderbaren Arbeit von Wolfgang von Heymann und Christian Köneke (2009) dargestellt. Die Ursachen von Tinnitus sind vielfältig. Studien belegen die mögliche Veränderung des Tinnitus allein durch Bewegungen der HWS, des Kiefers, der Augen, des Kopfes etc., d. h. durch die nicht-auditiven, somatosensorischen tiefen Afferenzen des gesamten Trigeminuskomplexes sowie der Zervikalsegmente C1–C3 (v. Heymann und Köneke 2009).

Die Standardtherapieverfahren der HNO führen nur in einem geringen Prozentsatz zu einer Reduzierung bzw. zu einem Verschwinden des Tinnitus. Daher stehen seit einigen Jahren psychotherapeutische Behandlungen für Patienten mit Tinnitus im Vordergrund.

CMD und Tinnitus

Zahlreiche Studien belegen den Zusammenhang zwischen CMD und Tinnitus. Von diesen Untersuchungen kann hier nur eine Auswahl aufgeführt werden:

- Ash spricht von einer signifikanten Erhöhung der Prävalenz von Schwindel und Tinnitus bei Patienten mit einer CMD. Bei diesen CMD-Patienten können zusätzliche Symptome wie Hörstörungen und Ohrenschmerzen auftreten (Ash 2006, Chole 1992).
- Bereits 1997 veröffentlichte Biesinger eine randomisierte, kontrollierte und prospektive Studie, in der die Überlegenheit der manuellen Therapie gegenüber der medikamentösen Behandlung beim akuten Tinnitus gezeigt werden konnte (Biesinger 1997).
- Auch Kempf hat in einer Veröffentlichung den Zusammenhang zwischen CMD und Tinnitus deutlich gemacht (Kempf 2005).
- Dapprich spricht davon, dass bei 25 % der Tinnitus-Patienten der Auslöser eine CMD ist (Dapprich 2005).

Im eigenen Patientenklientel kann der Autor beobachten, dass Tinnitus bei CMD-Patienten gehäuft auftritt – in mehr als 50 % der Fälle –, und dass der Tinnitus (je nach Ausprägung und Dauer) in gut einem Drittel der Fälle beseitigt oder in der Intensität deutlich reduziert werden kann.

Da eine CMD fast immer mit Funktionsstörungen der Kopfgelenke einhergeht, kann man postulieren, dass die Behandlung der Kopfgelenke zu einer Beeinflussung des Tinnitus führt. Eine positive Ausgangssituation liegt immer dann vor, wenn der Patient äußert, dass er durch Bewegung des Unterkiefers die Intensität des Tinnitus verändern kann (Erfahrung des Autors).

- Nöcker zeigt ebenfalls den Zusammenhang zwischen HWS, CMD und Tinnitus auf (Nöcker 2005).
- Die Studie von Steinmetz und Ridder konnte zeigen, dass bei 42,3 % der Patienten die Intensität der Beschwerden um mehr als ein Drittel abnahm (Steinmetz und Ridder 2003) (➤ Abb. 3.113).

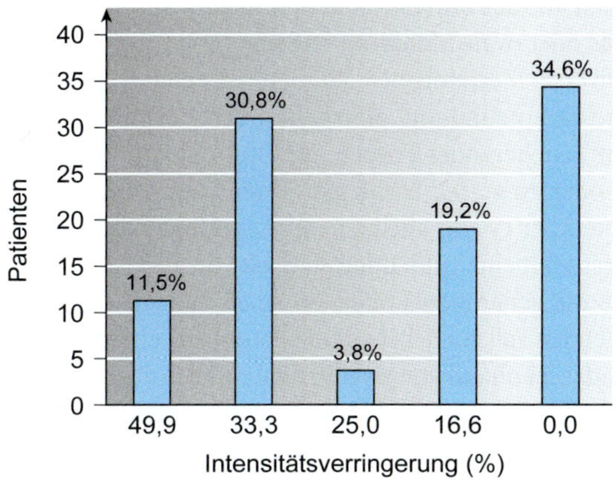

Abb. 3.113 Intensitätsverringerung bei CMD-Patienten mit Ohrgeräuschen nach Versorgung mit einer Aufbissschiene [M592/L106]

Bei Schwindel mit zugrunde liegender CMD kommen den **Konvergenzen aus dem Trigeminussystem und den Afferenzen der oberen zervikalen Segmente** eine besondere Bedeutung zu. Diese Zusammenhänge sind hinlänglich bewiesen. Auch wenn der Zusammenhang zwischen dem Trigeminussystem und den vestibulokochleären Afferenzen noch nicht in allen Einzelheiten nachgewiesen ist, weisen doch sehr viele Forschungsergebnisse in diese Richtung. Durch neuroanatomische Markierungen und Färbungen wurden Verbindungen zwischen den sensomotorischen Funktionen des N. trigeminus nachgewiesen. Dadurch erklären sich die gegenseitige Beeinflussung des N. mandibularis und der oberen drei zervikalen Spinalnerven (➤ Abb. 3.106). Insbesondere die Verbindungen zwischen den Hinterhornneuronen des zweiten Spinalnervs (d. h. Segment C1/C2) und den Cochleariskernen sind bewiesen (v. Heymann und Köneke 2009).

Für einen durch den N. trigeminus induzierten Tinnitus spricht außerdem die Tatsache, dass die Gefäße des Innenohrs ebenfalls aus dem N. trigeminus innerviert werden. Von Heymann und Köneke (2009) beschreiben weitere Forschungsergebnisse, die postulieren, dass zusätzlich zur HNO-Akuttherapie (mit Rheologika, Vasodilatatoren, Cortison etc.) die zahnärztliche Behandlung mit Veränderung der Kondylenposition durch eine Aufbissschiene und parallel die Behandlung durch einen versierten Orthopäden bzw. Manualtherapeuten erfolgen muss.

Muskeln mit direkter Beziehung zur Hörfunktion und zur CDM

Folgende Muskeln haben einen direkten Bezug zur Hörfunktion und zur CMD:

- Der **M. tensor veli palatini** strafft den weichen Gaumen und öffnet die Tuba auditiva. Er ist der einzige Muskel des weichen Gaumens, der vom N. mandibularis versorgt wird. Als dritter Ast des N. trigeminus ist der N. mandibularis bei CMD immer involviert.
- Der **M. tensor tympani** spannt das Trommelfell und wird über das Ganglion oticum innerviert, ein parasympathisches Ganglion, das bei CMD ebenfalls oft alteriert ist.

Entwicklungsgeschichtlich betrachtet, waren diese beiden Muskeln ursprünglich Kaumuskeln. In der Phylogenese verwandeln sich Kieferknochen in die Gehörknöchelchen des Mittelohrs. Durch diesen entwicklungsgeschichtlichen Zusammenhang können sich Schmerzen des Kiefergelenks oder der Kaumuskeln bei einer CMD auf die Tensoren auswirken, da sowohl die Kaumuskeln und das Kiefergelenk als auch die Tensoren eine gemeinsame Nervenversorgung und Konvergenz auf Interneurone des N. trigeminus aufweisen.

3.5.4 Zervikalschwindel

Der Zusammenhang zwischen Schwindelattacken, Funktionsstörungen der oberen HWS und der Kopfgelenke sowie CMD-Problemen ist hinreichend belegt (Bernhöft und Klammt 1988, Galm et al. 1998, Hülse et al. 2001). Steinhaus hat in einem Artikel die Zusammenhänge zwischen zervikalem Schwindel und den Kopfgelenken veröffentlicht: *„Die afferenten Impulse der Propriozeptoren (Muskelspindel) der Halsmuskulatur und die Mechanorezeptoren der zugehörigen Insertionen projizieren in die Zona intermedia des Halsmarks und in den medialen und deszendierenden Vestibulariskern, ebenso die nozizeptiven Afferenzen der Haut. Die propiozeptiven Afferenzen im Nucleus vestibularis aktivieren eine deszendierende, GABAerge Inhibition auf das Hals- und Rückenmark mit Beteiligung der Motoneurone."* (Steinhaus 2005)

Der Einstrom propiozeptiver Afferenzen führt zu einer Aktivierung der deszendierenden Hemmung, die das Durchschlagen nozizeptiver Afferenzen bis in die Vestibulariskerne verhindert. Ist der Einstrom der Noziafferenzen zu hoch, kann er durch die deszendierende Inhibition aus den Vestibulariskernen nicht ausreichend gedrosselt werden. Die überschüssigen Noziafferenzen erreichen die Vestibulariskerne. Die Folge ist eine **Aktivierung des Tractus spinovertebralis mit Tonusasymmetrie,** die der Patient als Links- oder Rechtsdrall empfindet. Andererseits ist bei hypotonen Muskeln die Impulsflut der Propriozeptoren reduziert. Dies führt zu einer fehlerhaften Verrechnung der spinovestibulären mit vestibulären Afferenzen, was der Patient als Schwindel empfindet.

Aus einer Studie von Steinmetz und Ridder (2003) geht hervor, dass bei 66,6 % der Patienten die Intensität des Schwindels nach Versorgung mit einer Aufbissschiene um mehr als ein Drittel abnahm (➤ Abb. 3.114).

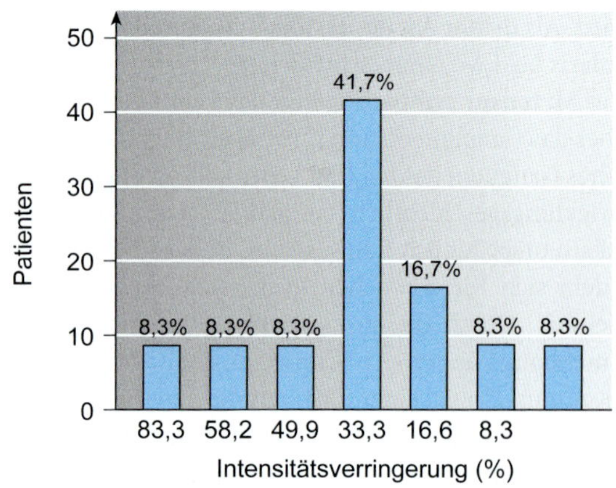

Abb. 3.114 Intensitätsverringerung des Schwindels bei CMD-Patienten nach Versorgung mit einer Aufbissschiene [M592/L106]

3.5.5 Hörsturz

Der Hörsturz ist insbesondere bei den Musikern eine gefürchtete Komplikation. Wenn der Tinnitus die Alarmreaktion des Hörnervs darstellt, kann der Hörsturz als die defizitäre zerstörende Reaktion bezeichnet werden. Oft sind Musiker betroffen, die eine CMD haben und gleichzeitig unter starkem Druck stehen (nicht selten Solisten). Bei der Anamnese von CMD-Patienten wird man gehäuft die Aussage finden: „Den Hörsturz bekam ich in einer absoluten Stressphase.“ Bei starkem Stress beißen die Patienten nachts in den Traumphasen (Stressverarbeitung) besonders häufig zu und verstärken damit die negativen Auswirkungen der CMD.

Bei einer CMD werden vermehrt Stresshormone freigesetzt. Dies führt zu einer noch weiter herabgesetzten Reizschwelle, sodass ein Hörsturz schneller entstehen kann.

Eine Fensterruptur (= Hörsturz) ist eine gefährliche Erkrankung, die zum kompletten oder eingeschränkten Hörvermögen führen kann, oft verbunden auch mit Schwindelgefühl. Interessanterweise ist die exakte Pathogenese des Hörsturzes bis heute nicht eindeutig gelungen. Man spricht dann von einer Fensterruptur, wenn eine der zwei hauchdünnen Membranen, die das Mittel- mit dem Innenohr verbinden, also die runde oder ovale Membran reißen.

Diverse Mechanismen können zu einer Ruptur führen: Mittelohrentzündung, plötzliche Druckveränderungen, z. B. beim Tauchen oder Fliegen, Knalltraumata durch Explosionen oder zu starke Lärmexpositionen auf Konzerten/in der Disco. Aber es gibt auch eine nicht geringe Zahl von Patienten (es fehlt eine eindeutige Statistik von allen Ursachen), die ohne die genannten Ereignisse einen Hörsturz erleiden. Im Folgenden soll zunächst auf die Pathologie eingegangen werden, dann anhand von zwei Patientenfällen aber eine Variante der Ursache und der Behandlung dargestellt werden.

Sowohl das **ovale** wie auch das **runde Fenster** können reißen, wobei die Ruptur des ovalen Fensters einen Notfall darstellt, der einer sofortigen Operation bedarf. Zur Erinnerung: Wenn Schallwellen auf das Trommelfell treffen, wird dies zur Schwingung gebracht. Dadurch werden die Gehörknöchelchen (Hammer, Ambos und Steigbügel) in Bewegung gesetzt, wobei der Steigbügel das ovale Fenster nach innen drückt und über die ausgelöste Bewegung der Innenohrflüssigkeit das runde Fenster nach außen Richtung Mittelohr gedrückt wird. Durch die Hebelwirkung der Gehörknöchelchen und die Größendifferenz zwischen dem Trommelfell und dem ovalen Fenster können die Schallwellen um das Zweiundzwanzigfache verstärkt werden. Deswegen stellen auch hohe Schallwellen wie bei lautem Knall oder enorme Druckschwankungen wie beim Tauchen oder Fliegen eine Gefahr für einen Hörsturz da.

Bei einer Ruptur des ovalen Fensters kann die Perilymphe (die Flüssigkeit im Ohrlabyrinth, das aus der Cochlea (Hörschnecke) und dem Vestibularisorgan [Gleichgewichtsorgan] besteht) auslaufen, so das Innenohr „austrocknen“ und ein Gehörverlust entstehen.

Die besten Diagnostiken sind einerseits die Tonaudiometrik, um den Grad des Hörverlusts zu verifizieren, und die Tympanuskopie, die nicht nur die Diagnose sichert, sondern über die auch gleichzeitig eine Operation durchgeführt werden kann.

Gefürchtet ist allerdings auch eine über eine Mittelohrentzündung weitergeleitete **Mastoiditis,** denn die Hohlräume des Mastoids sind pneumatische Nebenräume und funktionieren als akustische Resonanzräume, vergleichbar mit den Nasennebenhöhlen.

Fallbeschreibung

Anamnese

Ein mir bekannter langjähriger Patient meldete sich aus der HNO-Abteilung der Universitätsklinik und war vollkommen verzweifelt, da er links einen kompletten Hörverlust (die fünfmalige Tonaudiometrie zeigt keinen Ausschlag) erlitten hatte und jetzt seit 5 Tagen in der Klinik Kortisoninfusionen und tägliche Kortisonspritzen durchs Trommelfell ins Mittelohr bekommen hat. Trotzdem trat keine Verbesserung ein, sodass er am darauffolgenden Montag operiert werden sollte. Er wollte vorher aber unbedingt in meiner Praxis noch einmal untersucht und behandelt werden.

Befund und Therapie

Auffällig bei der Untersuchung am Freitag waren diverse craniale Fehlstellungen mit positiver Duraspannung, in Extension stehendes linkes Os temporale, ebenfalls das Zygoma in Extension, starke Verspannungen der Sutura sphenopalatina links mit Stufenbildung zwischen Maxilla und Os palatinum sowie Rotationsfehlstellungen von C1–C3 mit stärkerer zervikaler Faszienverspannung. Nach kompletter Behandlung konnte der Patient mich erfreulicherweise auf dem linken Ohr wieder verstehen, wenngleich natürlich noch keine 100 % Remission zu verzeichnen war. Daraufhin sagte er die Operation am Montag ab. Eine Kontrolle in der HNO- Abteilung der Universität mittels Tonaudiometrie ergab eine fast 50 % Remission, die sich nach zwei weiteren Behandlungen auf fast 100 % verbesserte.

Interpretation

Welche Ursachen lagen hier vor? Erst bei genauer Befragung bei der zweiten Behandlung erwähnte der Patient, dass er ein paar Monate zuvor bereits zunehmende Schwindelattacken und Kopfschmerzen bekommen hatte und diese langsam steigernd aufgetreten seien, nachdem er beim Zahnarzt auf dem Zahn 37 eine neue Krone bekommen hatte. Daran hatte er, da die Beschwerden erst sporadisch auftraten und langsam zunahmen, nicht mehr gedacht. Eine Kontrolle und Nachbehandlung mittels Aufbissfolie und T-Scan zeigte, dass diese Krone minimal zu hoch war. Nachdem diese jetzt vom Zahnarzt abgeschliffen wurde, waren alle Probleme verschwunden.
Diese Patientenanamnese zeigt, dass nicht nur Knalltraumata etc. für einen Hörverlust verantwortlich sein können, sondern auch eine Craniomandibuläre Dysfunktion (CMD) oder lediglich eine etwas zu hohe Krone an einem oder zwei Zähnen.

Fallbeschreibung

Anamnese

Es handelte sich um einen 24-jährigen Patienten, der rückwärts die Kellertreppe herunterfiel und mit dem Hinterhaupt auf den Stufen aufschlug. Kurzfristiger Bewusstseinsverlust und anschließend kompletter Hörverlust auf beiden Ohren, was mittels Tonaudiotomie festgestellt werden konnte. Dieser Unfall passierte im Ausland und erst einige Wochen danach wurde dann ein CT durchgeführt, was eine Fraktur im Bereich der Felsenbeinpyramide zeigte, allerdings ohne Austritt von Liquor. Daher schlug man in der Universitätsklinik vor, noch einige Zeit zu warten, in der Zeit medikamentös zu behandeln und gegebenenfalls, wenn es nicht zu einer Remission käme, ein Cochlea-Implantat einzusetzen.

Innenohrverletzungen

Die möglichen Verletzungen durch Knalltraumata, Infektionen etc. wurden bereits oben beschrieben. Jetzt geht es um Verletzungen des Innenohrs durch Gewalteinwirkungen nach Stürzen oder anderen Unfällen, wo es **zu Frakturen im Bereich der Felsenbeinpyramide** kommt. Hier sollen „nur" die leichten Frakturen beschrieben werden und nicht die schweren Unfallmechanismen, wo es dann auch zu Hirnquetschungen mit Verletzungen der Hirnmasse kommt.

Labyrinthstörungen bei Fraktur an der Schädelbasis

Diese entstehen entweder durch den Sturz oder andere Gewalteinwirkungen auf die Stirn oder auf die Hinterhauptregion und werden in Längs-, Quer- und Schrägfrakturen unterschieden, wobei 80 % aller Frakturen der Pyramide **Längsfrakturen** sind. Diese entstehen meist durch direkte Auswirkungen auf die Gesichts-/Kieferregion, wobei die Frakturlinie dann parallel zur großen Pyramidenachse verläuft.
Querfrakturen treten meist bei Gewalteinwirkungen auf den Hinterkopf auf, wodurch das Ohrlabyrinth und der äußere Gehörgang beschädigt werden, allerdings ohne dass die Wände des Mittelohrs davon betroffen wären.
Man unterscheidet:

- Äußere Querfrakturen: gehen direkt durch das Labyrinth.
- Innere Querfrakturen: liegen etwa in der Höhe des Inneren Gehörgangs.

In beiden Fällen gibt es keine Verletzung vom Trommelfell. Falls der Frakturspalt so groß sein sollte, dass die Liquorräume damit geöffnet werden, findet ein Liquorabfluss über die Paukenhöhle und die Tuba auditiva in die Nase statt, was man als **„falsche" Rhinoliquorrhö** bezeichnet. Durch die Eröffnung der Liquorräume und damit durch den Abfluss der Flüssigkeit trocknet das Labyrinth quasi aus, was zu einem kompletten Ausfall desselben führt, es kommt zur Taubheit ein sowie zum Drehschwindel, Erbrechen und oft zu einem Nystagmus zur Gegenseite. Zusätzlich besteht die Gefahr der aufsteigenden Infektion als Komplikation mit Hirnabszessen und Meningitis oder gegebenenfalls sogar intrazerebrale Blutungen, sodass die Gabe von Antibiotika bei solchen Verletzungen obligat ist.
Bei Schrägeinwirkungen mit einem Aufprall hauptsächlich in der Occipital-Mastoidal-Region treten eher **Schrägfrakturen** auf, welche das Innenohr, das Mittelohr, den Gesichtskanal und auch das kavernöse Mastoid schädigen können.
Siehe auch ➤ Abb. 3.115, ➤ Abb. 3.116, ➤ Abb. 3.117.
In allen Fällen findet man bei der Otoskopie ein intaktes Trommelfell. Bei Verletzungen im Bereich des Mastoids mit Einblutungen in dieser Region, kann man am Mastoid teilweise dunkle Verfärbungen erkennen. Teilweise kommt es auch zu einer **Fazialisparese,** welche einige Minuten nach dem Trauma auftreten kann und den Hinweis auf das Vorliegen eines Hämatoms im Verlauf des Nervens gibt. Es kann ebenfalls auch zu Paresen des 2. und 3. Trigeminusastes kommen, wenn die Frakturlinie der Schädelbasis das runde oder ovale Fenster mitbetreffen sollte.

Befund und Therapie

Da die Universitätsklinik dem Patienten geraten hatte, noch einige Zeit die Situation zu beobachten, da bislang kein Liquor ausgetreten war und sich gegebenenfalls die Situation verbessern könnte, stellte sich der Patient über Empfehlungen in meiner Praxis vor. Bei dieser Erstuntersuchung lag eine komplette Taubheit rechts vor, links konnte er nur Bruchstücke von Wörtern verstehen, wenn man direkt am Ohr mit voller Lautstärke hineinsprach. Wie auch im ersten geschilderten Fall lagen hier etliche craniale Störungen vor, so unter anderem ebenfalls eine Rotationsfehlstellung des Os temporale nach posterior, eine Stufenbildung zwischen Maxilla und Os palatinum mit Irritationen des Ganglion sphenopalatinum, eine erhebliche Duraspannung, segmentale Funktionsstörungen der oberen Halswirbelsäule mit massiven Faszienverspannungen und Triggerpunkten im Bereich der kurzen Nackenmustrecker sowie eine massive Craniomandibuläre Dysfunktion mit Abradierung von fast allen Zähnen, teilweise Zahnverlusten, Tiefbiss und retraler Zwangsführung mit Einengung des Meatus acusticus externus.
Behandelt wurde mit manualtherapeutischen und osteopathischen Techniken, die auch eine Sinusdrainage beinhalteten. Während der gesamten Behandlungszeit wurde der Biss mit Watterollen gesperrt, sodass einfach ein Zahnkontakt nicht möglich war und nach der Behandlung wurde ein Bissnahme in der sich neu eingestellten Ruheschwebelage mit einem Futar genommen, um hier eine Aufbissschiene für den Unterkiefer vom Zahnarzt anfertigen zu lassen. Nach der ersten Behandlung war es bereits möglich, sich mit dem Patienten – wenn auch nicht optimal – auf eine Entfernung von zwei Metern wieder zu verständigen. Bei der nächsten Behandlung brachte der Patient die Schiene vom Zahnarzt mit. Es wurde nochmals komplett durchbehandelt, die Schiene überprüft und eingeschliffen und es wurde eine weitere Verbesserung der Hörverständigkeit links erreicht, rechts leider keine Besserung, sodass die Implantation eine Cochleaimplantates vorgesehen war. Bei der kurz danach durchgeführten dritten Behandlung berichtete der Patient über eine weiterhin verbesserte Hörfähigkeit links, welche mittlerweile ca. 50 % betrug.

Schlussfolgerung

Beide Fälle zeigen, dass selbst einem kompletten nachgewiesenen Gehörverlust, welcher bei einem schweren Trauma entstehen kann, wobei aber noch keine Liquorflüssigkeit aus dem Labyrinth ausgetreten ist, darüber nachzudenken wäre, ob dieses Unfallereignis nicht nur der berühmte Tropfen war, der das Fass zum Überlaufen brachte. Sollten bereits Vorerkrankungen in Form einer CMD vorliegen, die bereits zu cranialen Störungen v. a. im Bereich des Os temporale und damit ja auch der Pars petrosa geführt haben, bislang vom Patienten aber noch einigermaßen kompensiert werden konnten, was dann durch das Unfallereignis nicht mehr mög-

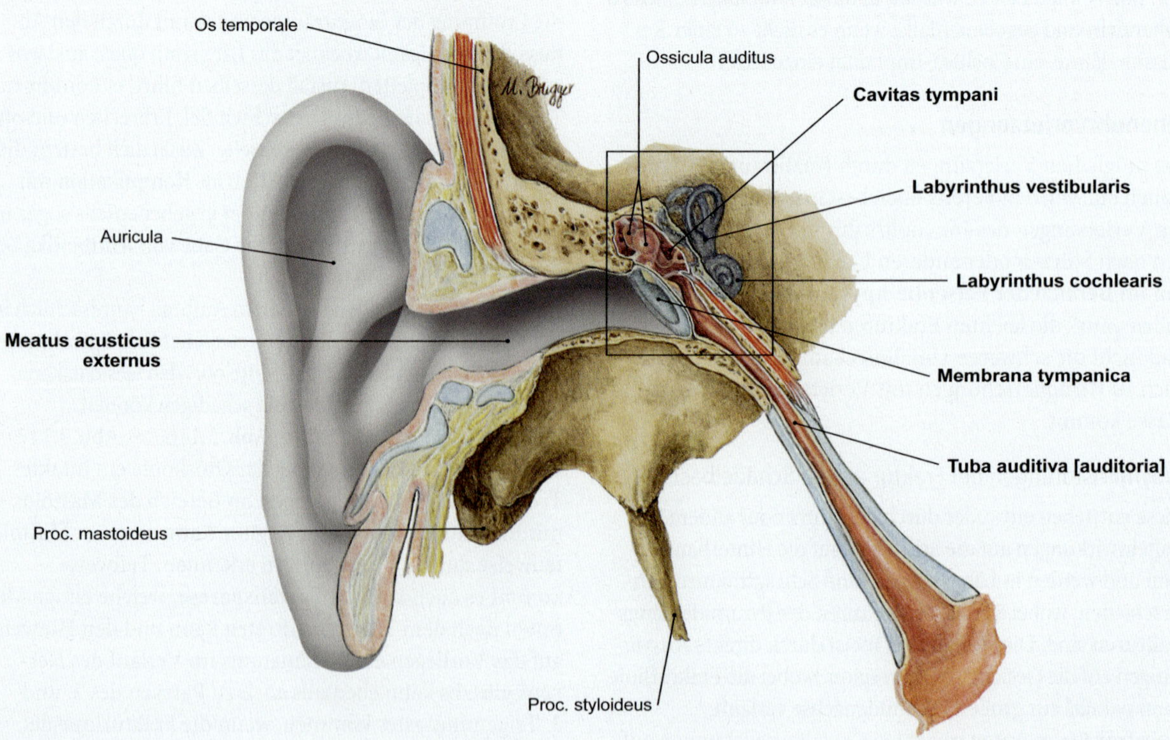

Abb. 3.115 Teile des Ohrs, rechts. Längsschnitt durch Gehörgang, Mittelohr und Ohrtrompete, Ansicht von vorne. [S700]

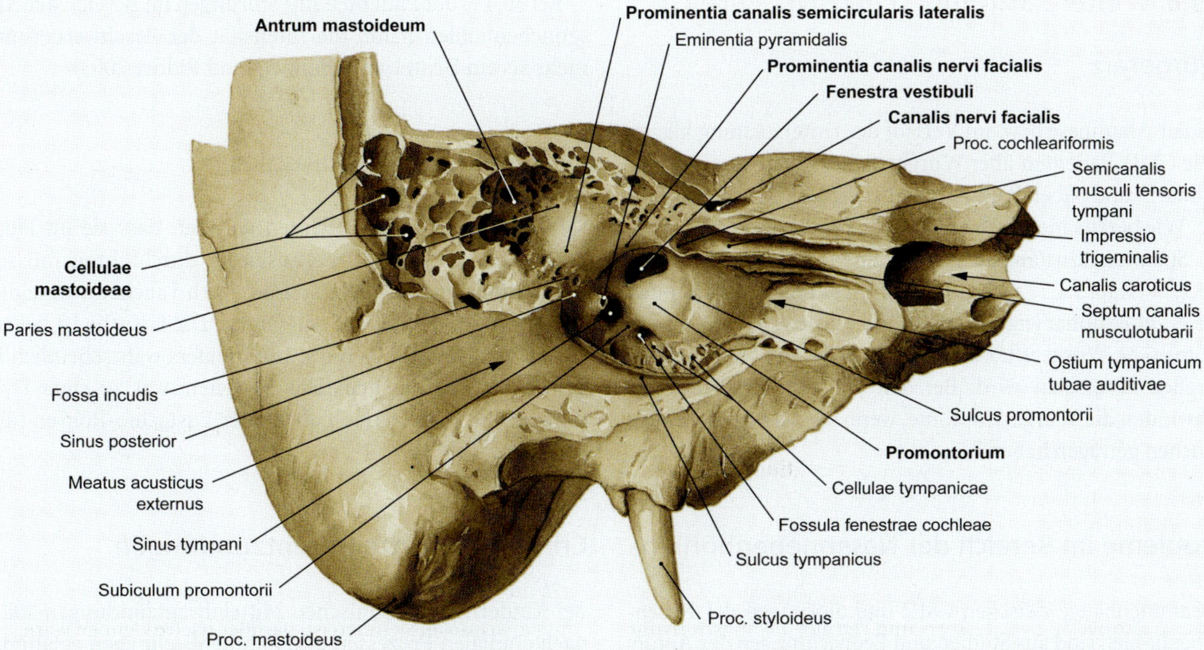

Abb. 3.116 Mediale Wand (Paries labyrinthicus) der Paukenhöhle (Cavitas tympani), rechts. Vertikaler Schnitt in der Längsachse des Felsenbeins von lateral vorne. [S700]

lich war, kann eine Kaskade von unterschiedlichen Problemen entstehen. In diesem Fall ist es wichtig, nach craniomandibulären und craniosakralen Störungen zu suchen und diese adäquat zu behandeln. Bei Vorliegen einer craniomandibulären Dysfunktion ist die Zusammenarbeit mit einem Zahnarzt zur Anfertigung einer Aufbissschiene obligat.

In diesem Zusammenhang ist nochmals auf die enorme Bedeutung **des Ganglion pterygopalatinum (= sphenopalatinum)** hinzuweisen, welches so gut wie immer bei diesen traumatischen Ereignissen mitbetroffen ist. In ➤ Kap. 3.3.3 und ➤ Kap. 3.4.1 der in diesem Buch wird darauf nochmal ausführlich eingegangen.

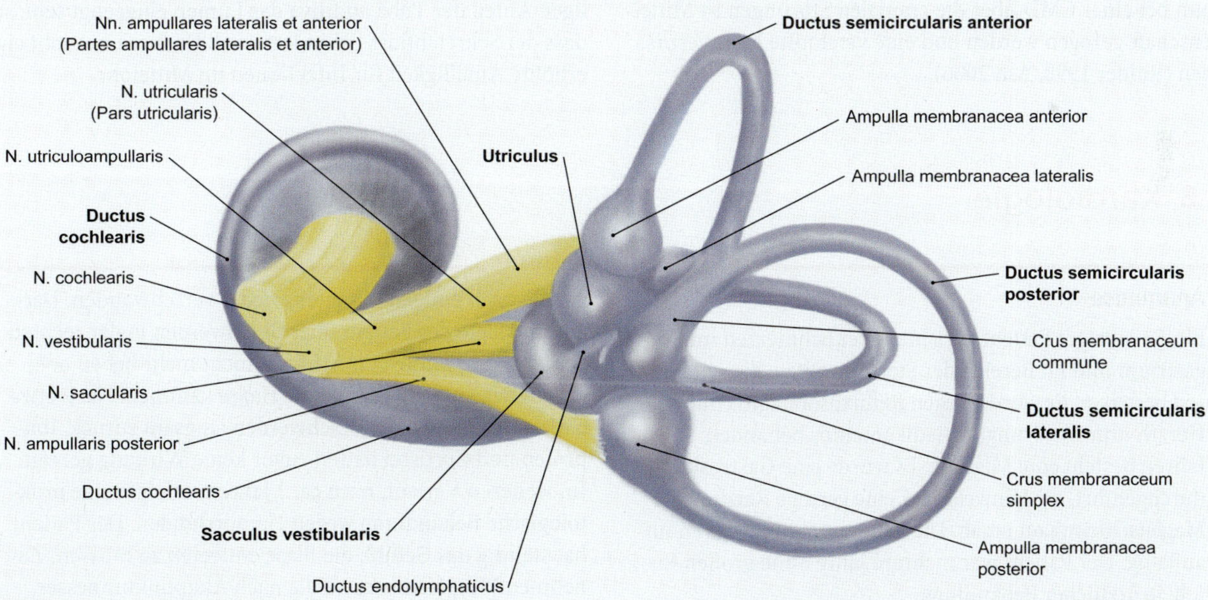

Abb. 3.117 N. vestibulocochlearis [VIII] und häutiges Labyrinth, Labyrinthus membranaceus; halbschematische Übersicht; Ansicht von dorsal [S700-L284]

3.5.6 Weitere Störungen im HNO-Bereich

Würgereiz

Bei der Anamnese bzw. im Verlauf der Untersuchung klagen viele CMD-Patienten über Würgereiz. Sie gehen ungern zum Zahnarzt und haben Angst vor der therapeutischen Bissnahme. Wie bereits mehrfach erwähnt, kommt es bei einer CMD zu Spannungszuständen im Foramen jugulare (➢ Kap. 2.8.1, ➢ Kap. 3.1.1, ➢ Kap. 3.4.1). Dies kann zu Irritationen des **N. glossopharyngeus (IX)** führen, über den sowohl der motorische Würgereflex (Uvula) als auch der sensible Würgereflex verursacht wird. Bei den meisten Patienten verschwinden die Würgesymptome, wenn sie die Schiene einige Wochen getragen haben.

Probleme im Bereich der Nasennebenhöhlen

Zusammenhänge zwischen CMD und Störungen der Nasennebenhöhlen sind aus Studien und Beobachtungen des Autors in seiner Praxis bekannt (Ridder 1998, Steinmetz und Ridder 2003). Immer wieder berichten Patienten über eine deutlich freiere Nasenatmung, seit sie eine Schiene tragen. Häufig bringt eine operative Korrektur des Septums bei Deviation nicht denselben Erfolg wie die Schiene. Als Ursache der Nasennebenhöhlenprobleme kommen die **verminderten Bewegungen der Schädelknochen** im Rahmen einer CMD in Betracht, die durch die craniosacrale Therapie mit begleitender Schienentherapie wieder eine bessere Beweglichkeit bekommen.

Auch das **trigeminovaskuläre System** (➢ Kap. 3.2.3) kann bei einer CMD über die cranialen Störungen in Mitleidenschaft gezogen werden und eine verstopfte Nase verursachen (Ridder 1998, Ash 2006).

Bei 36,4 % der Patienten mit Störungen im Bereich der Nasennebenhöhlen nahm die Intensität der Beschwerden um mehr als ein Drittel ab (Steinmetz und Ridder 2003).

Otalgien und Druckausgleich

Sehr oft klagen CMD-Patienten darüber, dass sie im Flugzeug oder Lift einen Druckausgleich durchführen müssen und Schmerzen im Ohr verspüren. Auch Tauchen vermeiden sie wegen des Drucks auf den Ohren. Die Ursache ist bei retralen Zwangsführungen des Unterkiefers wahrscheinlich in dem engen **Meatus acusticus** zu sehen, was zu einer Dysfunktion im Bereich der Tuben oder Eustachio-Röhren führen kann.

Chronische Mittelohrentzündungen

Bei Kindern mit chronischen Mittelohrentzündungen sollte nach cranialen Prozessen und Zahnfehlstellungen gefahndet werden. In der Anamnese von Erwachsenen gibt es ebenfalls einen Hinweis auf einen möglichen Zusammenhang mit einer CMD, da die Mittelohrentzündung durch einen zu engen **Meatus acusticus** provoziert werden kann.

Darüber hinaus sind die anatomischen Verhältnisse beim Mittelohr zu berücksichtigen: Ein Drittel der **Tuba auditiva** (laterale knöcherne Anteile) ist fast ständig geöffnet, während die medialen zwei Drittel durch Prozesse wie Schlucken und Gähnen einem ständigen Wechsel von Öffnen und Schließen unterliegen. Bei CMD-Störungen kann am knorpeligen Anteil der Tuba auditiva das Lumen eingeengt sein, sodass der Sekretabfluss behindert wird. Dadurch entsteht eine erhöhte Anfälligkeit für Infektionen im Mittelohr.

3.6 Kardiologie

Fallbeschreibung

Anamnese

Ein 52-jähriger Patient berichtet über Schmerzen im Epigastrium und im Bereich der Sternumspitze, die seit 5 Jahren bestehen. Er wurde wegen Refluxösophagitis und Herzrhythmusstörungen medikamentös behandelt. Seit Jahren besteht eine Migräne. Es wurde eine Gastroskopie durchgeführt, die Hinweise auf eine geringe Reizung der Magenschleimhaut ergab. Die Laborergebnisse waren unauffällig. Der Patient war mehrere Jahre ohne großen Erfolg in ärztlicher Behandlung.

Zu den genannten Beschwerden kamen im weiteren Verlauf noch Probleme an der Achillessehne (v. a. rechts) hinzu, die nach einigen Monaten wieder verschwanden. Daraufhin klagte der Patient über Beschwerden in der rechten Schulter: Er konnte den Arm fast nicht mehr heben oder darauf liegen, nicht einmal die Haare kämmen. Nach etwa 6 Monaten gingen die Beschwerden langsam zurück. Ibuprofen und Cortison hätten zuvor keine Wirkung gezeigt. Im weiteren Verlauf, nach ca. 3 Jahren, erfolgte eine proktologische Behandlung wegen Hämorrhoiden. Der Patient hat ständig das Gefühl, die Blase entleeren zu müssen. Zunehmend Kopfschmerzen, die nach Akupunktur besser werden. Er trinkt nie Alkohol.

Erste Konsultation am 2.5.2008

Typische CMD mit Deviation nach rechts, Kreuzbiss links mit Nonokklusion, retrale Zwangsführung, Zahn-auf-Zahn-Stellung links, Dysfunktion der Kaumuskeln, Triggerpunkt in den Mm. levator scapulae, trapezius und in den Kaumuskeln, Duraspannung mit paradoxer Occiput-Sacrum-Bewegung, paradoxe Bewegung des Os temporale links, Blockierung C1–4, linkes Bein funktionell 1 cm länger, Schultertiefstand, Verspannung der Halsmuskeln und der Nackenregion, Druckschmerz über der Sternumspitze. Bei AK-Testung generalisierte Hyperreaktivität der Muskeln. Neurologische Untersuchung unauffällig. Haut sehr trocken mit Effloreszenzen im Gesicht und am Oberkörper.

Therapie

Behandlung mit Chirotherapie, Ohrakupunktur, Osteopathie, danach Bissnahme und Anfertigung einer okklusalen Schiene durch den Zahnarzt. In den darauffolgenden Wochen wöchentliche Behandlung, wobei die viszeralen Techniken für Sternum, Ligg. sternopericardiaca und die Blase im Vordergrund standen. Zusätzlich craniosacrale Techniken.

Kontrolle am 11.7.2008

Die Kontrolluntersuchung ergab objektiv nur noch wenige Auffälligkeiten, C1/2 in Rotation nach rechts, LWS und Becken frei, aber verstärkte BWS-Kyphose, nur 28° Rotation beidseits. Subjektiv: ohne Medikamente fast keine Herzrhythmusstörungen mehr, keine sternalen Druckschmerzen oder Beklemmungen mehr, die Blase funktioniert einwandfrei und selbst die Haut hatte sich verbessert. Der Patient hatte bereits längere Zeit in der „Adaptationsphase" nach Selye gelebt, das heißt, auch sein Immunsystem war überfordert, wodurch wahrscheinlich die Hauteffloreszenzen zu erklären waren. Die sternalen Beschwerden und Herzprobleme sind über absteigende Faszienketten zu erklären (➤ Kap. 2.8.1).

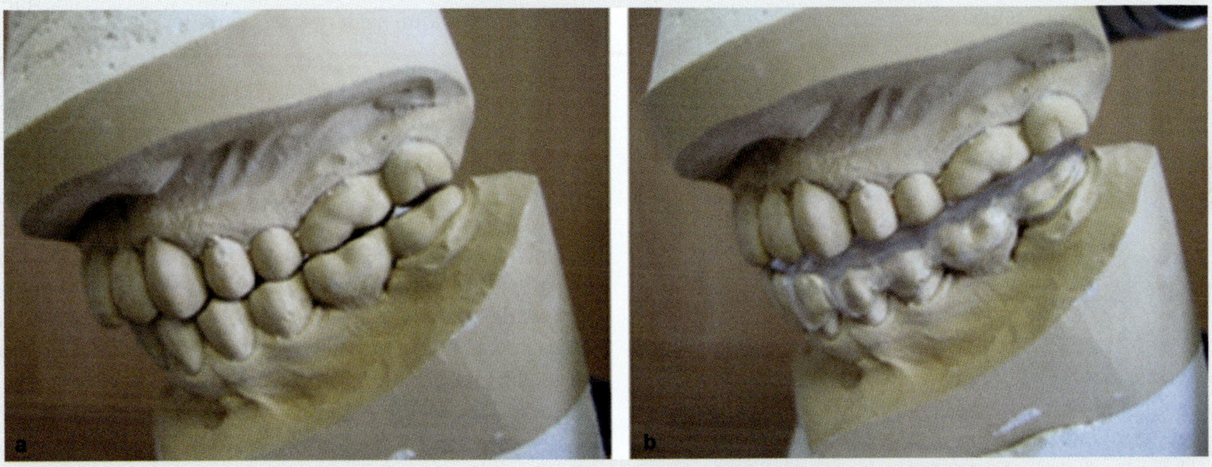

Abb. 3.118 Darstellung des Modells im Artikulator von links lateral. **a** Ohne Schiene. **b** Mit Schiene. Man beachte die nicht suffiziente Verzahnung im Molarbereich und die weiter anterior stehende Position der Mandibula nach Versorgung mit der Aufbissschiene. [M592]

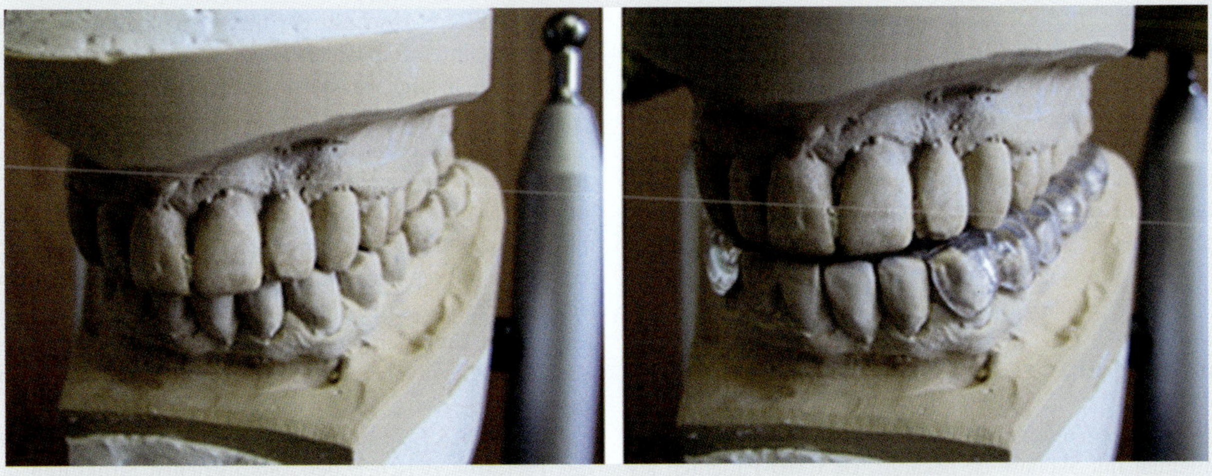

Abb. 3.119 **a** Auf der a. p. Ausrichtung ist der leichte Kreuzbiss auf der linken Seite und die retrale Zwangsführung, die durch die Aufbissschiene aufgehoben wurde (**b**), zu erkennen. [M592]

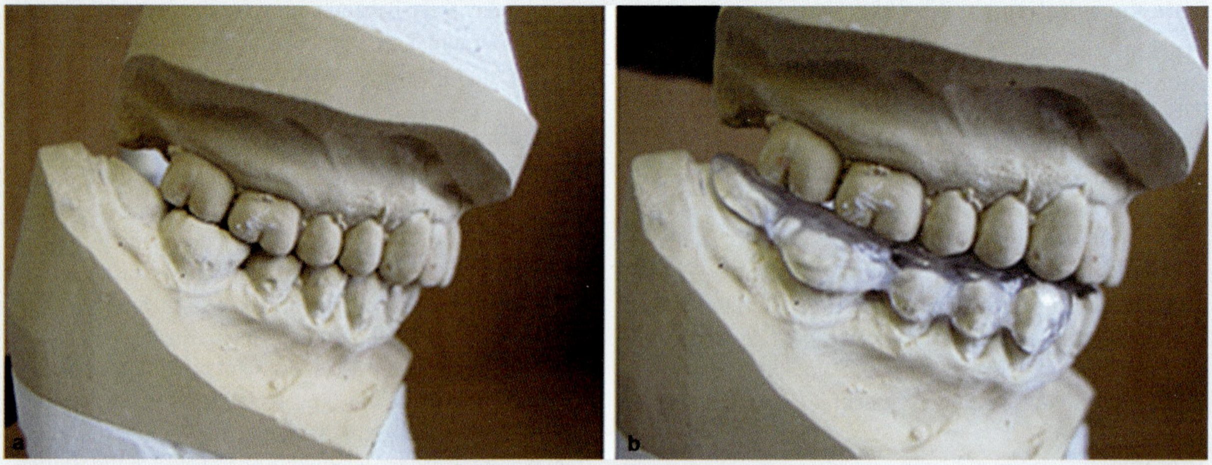

Abb. 3.120 Darstellung von rechts lateral. **a** Ohne Schiene. **b** Mit Schiene. Singuläre Zahnstellung im Molarbereich ohne Schiene, weiter posterior gelagerte Mandibula nach Versorgung mit der Aufbissschiene. Insgesamt war eine Rotationsänderung der Mandibula zu verzeichnen. [M592]

➤ Abb. 3.118, ➤ Abb. 3.119 und ➤ Abb. 3.120 zeigen das Gipsmodell des Patienten mit und ohne Schiene im Artikulator. Dabei fallen v. a. auf der linken Seite der Kreuzbiss und die Nonokklusion im dorsalen Molarenbereich auf. Mit der Schienenversorgung kam der Unterkiefer in eine Rotation nach rechts und weiter nach anterior.

3.6.1 Myofasziale bzw. muskuloskelettale Läsionskette

Alle myofaszialen Züge im Thoraxbereich sind direkt oder indirekt mit dem Herzen verbunden.

Der Autor konnte während seiner Assistenzarztzeit in einer Rehabilitationsklinik zahlreiche Erfahrungen mit kardiologischen (60 %) und orthopädischen Nachsorgepatienten (40 %) machen. Kardiologische Notfälle, die im Standarduntersuchungsprogramm keine Pathologien aufwiesen, wurden häufig durch manuelle Therapie der BWS symptomfrei (bei Engegefühl des Thorax, Herzrhythmusstörungen, Arrhythmien und Angina pectoris). Diese Phänomene sind mittlerweile hinlänglich bekannt (Haldemann 1986, Zusman 1986, Neumann 2003, Stiles 1979, Steinrücken 1980). Es stellt sich die Frage, wie die Herzprobleme entstehen und worin die Verbindung zur CMD bestehen könnte. In Betracht kommen myofasziale, muskuloskelettale, nervale und hämodynamische Ursachen, auf die im Folgenden näher eingegangen wird.

Aufhängung des Herzens im Mediastinum

Das gehäufte Vorkommen von Herzrhythmusstörungen bei Patienten mit Skoliose ist bekannt. Da CMD-Patienten als Begleiterkrankung oft eine Skoliose haben (➤ Kap. 3.1.2) und über Herzbeschwerden klagen, liegt die Annahme skelettaler bzw. myofaszialer Störungen als Ursache der Herzrhythmusstörungen nahe.

Die absteigende Kette vom Temporomandibulargelenk wurde bereits im Abschnitt über die **tiefe Frontallinie** (TFL) beschrieben (➤ Kap. 2.8.2), der eine besondere Bedeutung für die Ausrichtung von Kopf, Hals und oberem Rücken zukommt. Betrachtet man den medialen Streckenabschnitt der TFL, zieht diese vom Tuberculum pharyngeum an der Basis des Occiputs über die Mm. styloidei und über die Procc. spinosi der HWS weiter nach kaudal. Die Gewebe der Pleuragruppe ziehen von den Procc. spinosi der HWS hinab, verbinden sich mit dem mittleren M. scalenus und ziehen bis in das Mediastinum und das Perikard hinein und schließlich zum Diaphragma.

Der anteriore Abschnitt der tiefen Frontallinie zieht von den supra- und infrahyoidalen Muskeln in die obere Thoraxapertur hinein und von dort hinter dem Sternum bis zum Xyphoid (➤ Abb. 3.121).

Das Perikard ist fest mit dem Centrum tendineum des Diaphragmas verbunden. Auch die Faszien des Mediastinums sind mit dem Diaphragma verbunden, außerdem die Pleura visceralis der Lungen. Diese Gewebe verbinden sich mit dem vorderen Längsband (LLA) der Wirbelsäule. Die bei einer CMD vorliegende Spannung im vorderen und hinteren Längsband kann daher eine Fortleitung mit Spannungszuständen in die myofaszialen Stränge des Mediastinums verursachen (➤ Abb. 3.122).

In ➤ Abb. 3.122 sind die Aufhängungen des Herzens und des Pericards zwischen den verschiedenen Strukturen der Wirbelsäule, des Sternums, der Gefäße, der Lunge und des Diaphragmas zu erkennen.

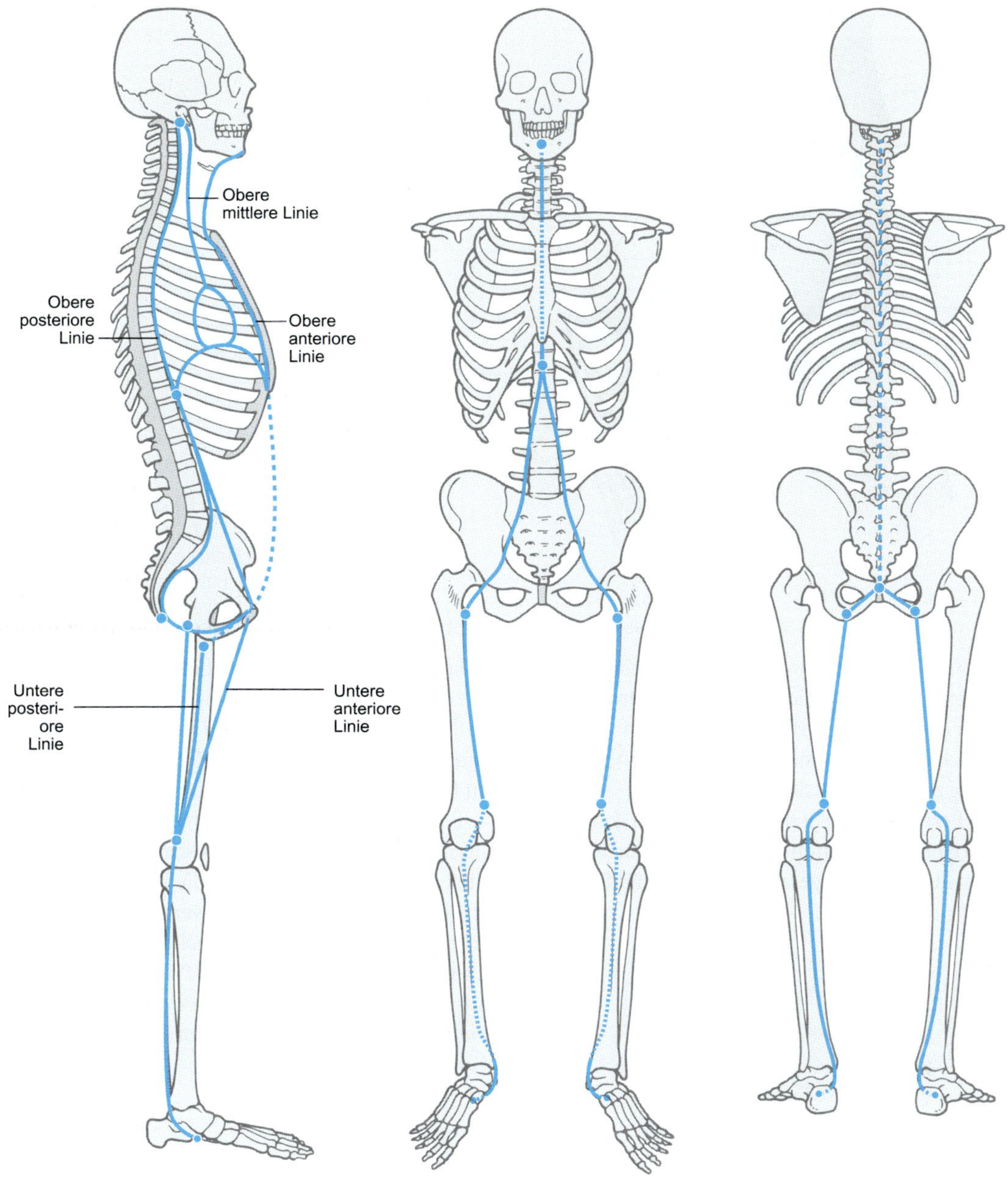

Abb. 3.121 Darstellung der tiefen Frontallinie. Myofasziale und knöcherne Strukturen. [E669]

Durch Verspannungen der Faszien und Ligamente, an denen das Herz im Thorax aufgehängt ist, kann es zu Beeinträchtigungen des Reizleitungssystems und der Blutversorgung der Herzmuskulatur und damit zu Herzrhythmus- und Durchblutungsstörungen kommen.

Bandstrukturen des Perikards

Das Perikard (Herzbeutel) ist die fibrös-seröse Hülle des Herzens und besteht aus einem inneren Anteil und einem äußeren, fibrösen Anteil. Auf den äußeren fibrösen Anteil wird im Folgenden näher eingegangen. Das **Pericardium fibrosum** stellt die Fortsetzung der bereits besprochenen Fascia pharyngobasilaris (➤ Kap. 2.8.1) dar. Das Perikard besteht aus einer dicken, festen Membran und bildet einen fibrösen Beutel, der von den großen Herzgefäßen durchzogen wird. Es ist mit festen Bandstrukturen an verschiedenen Stellen im Thorax und Mediastinum angeheftet. Das bedeutet, dass es den Spannungen im muskuloskelettalen bzw. myofaszialen Bereich ausgesetzt ist.

Von besonderer Bedeutung sind die **Verbindungen zum Sternum** über die Ligg. sternopericardiaca und zur Wirbelsäule über die Ligg. vertebropericardiaca sowie cervicopericardiaca. Diese drei Bandstrukturen spannen das Perikard wie ein Zelt zwischen Brustbein und Wirbelsäule auf und können von ihrem jeweiligen Ursprungsort aus pathologi-

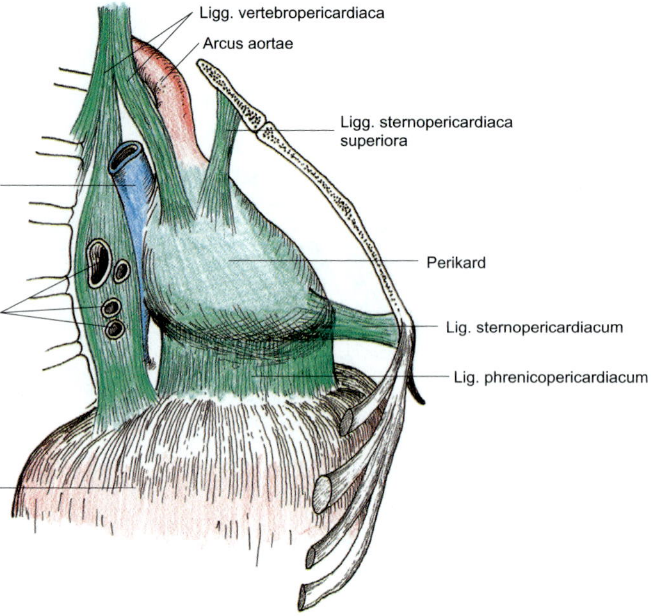

Abb. 3.122 Bandstrukturen des Perikards. Zu beachten sind v. a. die Ligg. vertebropericardiaca mit der Aufhängung des Perikards an der Wirbelsäule, da Haltungsschäden unmittelbar Einfluss auf das Perikard haben. [L243]

sche Muster in das Perikard weiterleiten. Darüber hinaus verlaufen die Ligg. vertebropericardiaca vom sechsten Halswirbel bis zum dritten Brustwirbel parallel zu den sagittalen Septen der Fascia pharyngobasilaris. Über diesen Verlauf ist die Verbindung zur Schädelbasis gegeben.

Das fibröse Perikard ist nicht dehnbar. Es kann daher dem über die anderen Bänder vermittelten Zug nicht ausweichen, sondern muss sich in seiner gesamten Lage verändern. Übt lediglich ein Band einen pathologischen Zug aus, kann das Perikard dies noch relativ gut kompensieren, bei mehreren pathologischen Mustern kann jedoch die mechanische Belastung zur Überforderung des Reizleitungssystems und damit zu Herzrhythmusstörungen führen.

Bei CMD werden fast immer alle Bandstrukturen, die zum Perikard ziehen, in Mitleidenschaft gezogen, insbesondere die Fascia pharyngobasilaris, die BWS mit dem longitudinalen Band und auch die Ligg. vertebropericardiaca. Skoliotische Veränderungen der Wirbelsäule und Verbiegungen des Thorax wirken sich negativ auf die Ligg. sternopericardiaca aus. Daher treten Probleme im Bereich des Herzens in ihrer vielschichtigen Erscheinungsform bei CMD häufiger auf (➤ Abb. 3.123).

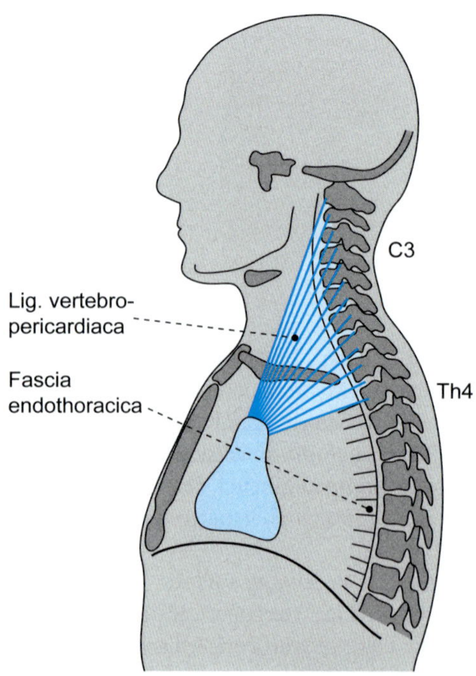

Abb. 3.123 Darstellung der Lamina cervicalis praevertebralis mit Verbindungen zum Herzen [E954]

3.6.2 Viszerosomatische Reflexe

Bei Erkrankungen des Herzens können Schmerzsensationen in Segmente projiziert werden, die von denselben Spinalnerven innerviert werden: an der Körperoberfläche (Dermatom), im Bereich der Muskeln (Myotom) und des Skeletts (Sklerotom) (➤ Abb. 3.124).

Diese segmentalen Zusammenhänge erklären auch die häufig bei Erkrankungen und Irritationen des Herzens zu beobachtenden schmerzhaften Rippenblockierungen und interkostalen muskulären Verspannungen im Bereich der Rippen 4–6. Bei übertragenen Schmerzen in diesem Bereich spielt der **N. phrenicus** eine besondere Rolle: *„Da aus allen zwerchfellnahen Organen von Brust- und Bauchraum afferente Parasympathicusfasern in die Bahn des N. phrenicus gelangen, können Störungen der Organe von Brust- und Bauchraum Schmerzen in jenen Segmenten auslösen, in denen der*

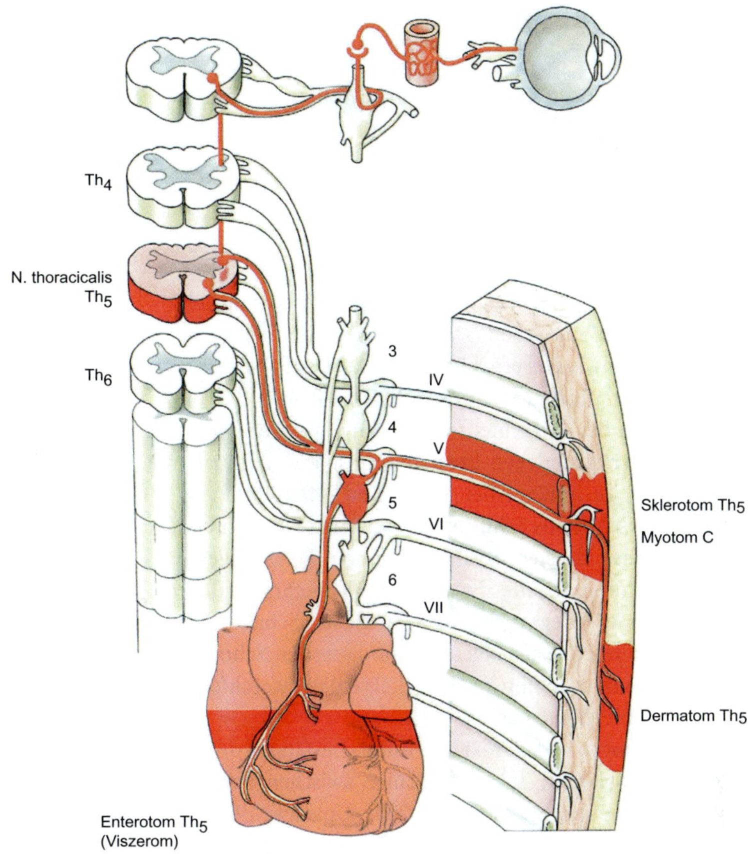

Abb. 3.124 Segmentale Innervation von D5 in das Viszerotom (Herz), das Myotom und das Dermatom [O567]

N. phrenicus entspringt, also in den Segmenten C3, C4, C5 (Schultergürtel), wobei der Ursprung des N. phrenicus bei verschiedenen Volksgruppen verschieden ist." (Wancura 2009)

Wenn man aus der Perspektive der Kardiologie bzw. der inneren Medizin die Aussage von Wancura auf die CMD bezieht, erscheinen folgende Zusammenhänge plausibel: Das Areal der Rr. ventrolaterales der Zervikalnerven des Plexus cervicalis (C1–C4) hat aus Sicht der Segmentanatomie große Bedeutung, weil alle Störungen von zwerchfellnahen Organen über den N. phrenicus in das Areal der Nn. supraclaviculares projizieren können. Insbesondere sind hier die **Hautäste des Plexus cervicalis** der Nn. occipitales minores und supraclaviculares zu nennen, deren Versorgungsgebiet bei CMD-Patienten häufig Hautirritationen z. B. in Form von Parästhesien zeigt. Weiterhin von Bedeutung sind die **Muskeläste des Plexus cervicalis,** v. a. die Versorgung des M. sternocleidomastoideus aus C2/C3, die Äste für den M. trapezius aus C2–C4 und die motorischen Fasern zu den Mm. scaleni und den unteren Zungenbeinmuskeln. Darüber hinaus existieren Verbindungen des Plexus cervicalis zu den Hirnnerven N. hypoglossus (IX), N. accessorius (XI) und N. facialis (VII). Alle vom Plexus cervicalis versorgten Muskeln sind bei Patienten mit CMD betroffen. Diese neuralen Verschaltungen erklären zum Teil die Vielfältigkeit der Symptome.

3.6.3 Neuro- und Hämodynamik

Da alle Nerven und Blutgefäße in den Faszien verlaufen, kann jede pathologische Anspannung der Faszien die Funktion von Nerven und Blutgefäßen negativ beeinflussen und sich damit störend auf die Neuro- und Hämodynamik auswirken. Diese rein mechanischen Störungen reichen demnach aus, damit es zu Veränderungen der Blutversorgung der Herzmuskulatur und damit zu Änderungen im Reizleitungssystem mit Herzrhythmusstörungen kommt.

Das fibröse Perikard wird vom **N. phrenicus** (➤ Kap. 3.6.2) innerviert. Das seröse Pericard, das unmittelbar vom fibrösen Perikard beeinflusst wird, verfügt über vasomotorische und sensible Fasern aus dem Plexus cardiacus. Der N. phrenicus versorgt außerdem das Diaphragma, das mit dem Perikard direkt und auf breiter Basis verbunden ist. Durch Verspannungen des Diaphragmas kann das Perikard negativ beeinflusst werden, sodass auch auf diesem Weg Störungen im Bereich des Herzens entstehen können.

Bei einer CMD liegen darüber hinaus immer pathologische Zustände der oberen HWS-Region vor, die über die absteigenden Faszien (➤ Kap. 3.5.1) bis zum Diaphragma hinab pathologische Muster auslösen können.

Es existieren mehrere pathologische Muster, durch die eine CMD Auswirkungen auf das Perikard haben kann: nicht nur myofaszial, sondern auch nerval über die Verbindungen des N. phrenicus aus C3/4 und zusätzlich über die pathologische Bewegung des Diaphragmas, das ebenfalls vom N. phrenicus versorgt wird.

3.6.4 Diaphragma

Das Diaphragma ist nicht nur der wichtigste Atemmuskel und die „Trennung" zwischen Brust- und Bauchhöhle, sondern hat als großer Muskel erheblichen Einfluss auf alle myofaszialen Ketten im Körper (➤ Abb. 3.125, ➤ Abb. 3.126).

Die Bedeutung des Zwerchfells wird auch aus seiner zentralen Rolle bei verschiedenen Entspannungs- und manualtherapeutischen Techniken, bei Yoga- und Atemübungen ersichtlich. Es wird oft als Schnittstelle zwischen Psyche und Körper bezeichnet, da sich psychoemotionale Belastungen, z. B. schwere **traumatische Erlebnisse** (Verkehrsunfälle, Folter, belastende Kriegserlebnisse) an dieser Schaltstelle manifestieren können. Nach solchen traumatischen Schockerlebnissen kommt es häufig zu einer Starre des Zwerchfells in der tiefen Inspirationsphase.

Die Beobachtungen in der Praxis des Autors bestätigen die in der Literatur dargelegten Zusammenhänge zwischen Psyche und Zwerchfell (Henning 2009, Paoletti 2001, Upledger 1994).

Aber auch seelische Belastungen wie **Trauer, emotionale Kränkungen** oder **Dauerstress** (z. B. im Beruf) können zu Kontraktionen und anhaltenden Tonuserhöhungen des Zwerchfells führen und Ketten von Verspannungen auslösen. Eine CMD kann sich auch nach Schleudertrauma und anderen Unfällen entwickeln. Deshalb sollte das Zwerchfell anamnestisch, diagnostisch und therapeutisch bei jeder CMD berücksichtigt werden.

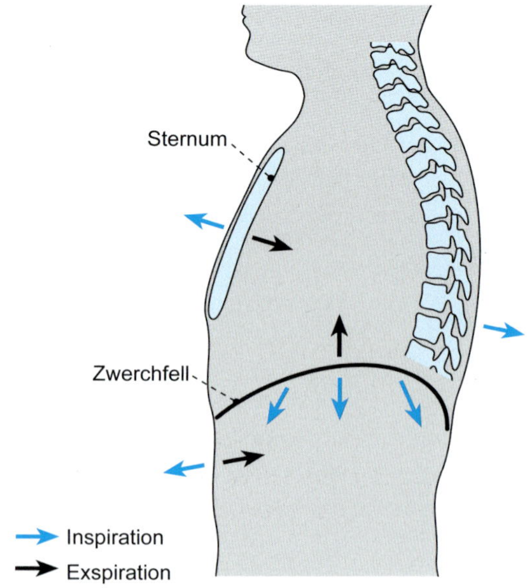

Abb. 3.125 Diaphragmabewegung bei Inspiration und Exspiration mit Auswirkung auf die umgebenden Strukturen [M592/L106]

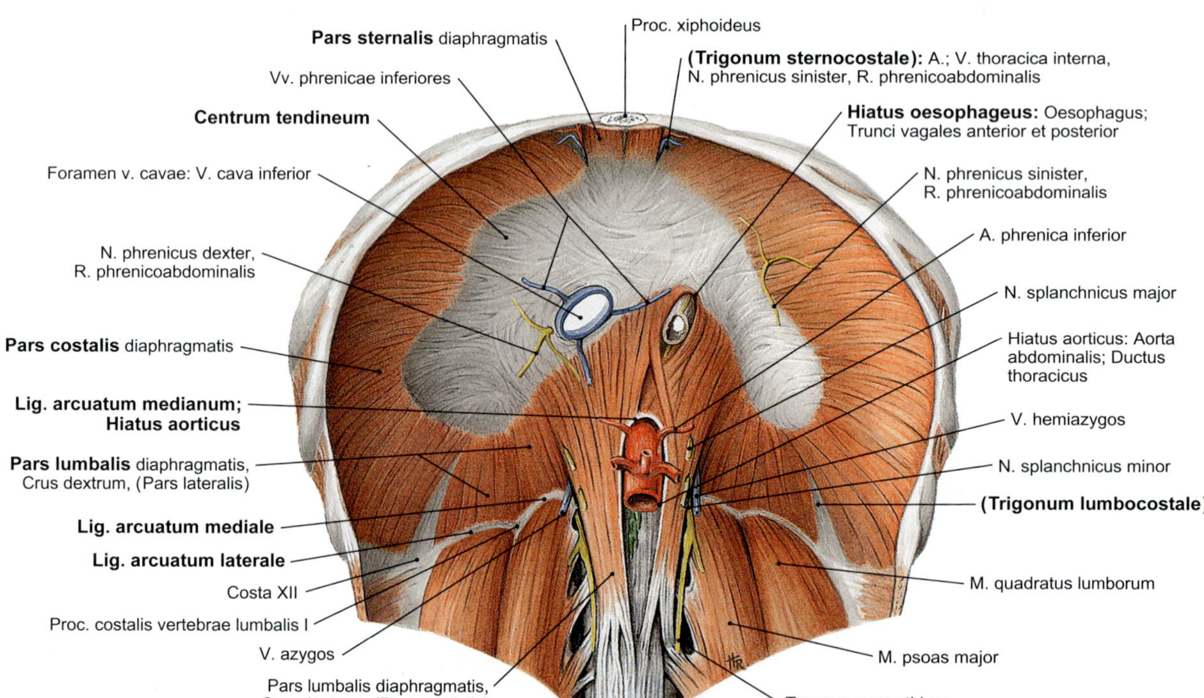

Abb. 3.126 Darstellung des Diaphragmas mit dem Centrum tendineum und der Überkreuzungsstelle von M. psoas und Zwerchfellschenkel [S700]

Durch die Kontraktion des Diaphragmas verringert sich der Druck innerhalb des Brustkorbs, gleichzeitig erhöht sich der Druck in der Bauchhöhle, was zu Funktionsstörungen der Organe in der Bauchhöhle führen kann. Gleichzeitig zieht das Zwerchfell das Perikard mit diesem Zug nach unten, da die Fasern des Pericards mit den Fasern des Zwerchfells verbunden sind. Dieser Zug wird über die Faszienverbindung durch die Karotisscheide bis zur Schädelbasis weitergeleitet (➤ Kap. 3.6.1). Eine zusätzliche Nervenversorgung erfährt das Diaphragma über die Nn. thoracici aus den Segmenten Th 9–12. Auch dieser Abschnitt der Wirbelsäule ist bei einer CMD häufig in Mitleidenschaft gezogen und kann zu pathologischen Verspannungszuständen des Zwerchfells führen. Die Patienten klagen nicht nur über Herzrhythmusstörungen und Engegefühl im Thorax, sondern fühlen sich insgesamt ermattet, angeschlagen und haben einen reduzierten Gesundheitszustand. Dieser Zustand geht mit teilweise undefinierbaren Schmerzen im Körper, Ermüdung, einem Gefühl des allgemeinen Unwohlseins, und u. U. mit Depressionen einher.

Das Fallbeispiel (Kasten) veranschaulicht die Verbindungen des trigeminalen Systems zu den absteigenden Faszienketten in den Thorax bis zum Zwerchfell, die kardiologische Symptome auslösen können.

3.6.5 N. vagus (X)

Der N. vagus ist bei einer CMD-Störung fast pathognomonisch mit beteiligt. Aufgrund seiner Lage im Foramen jugulare ist er Spannungszuständen ausgesetzt, und seine Lokalisation im Kleinhirnbrückenwinkel prädestiniert ihn für Irritationen. Er ist der größte parasympathische Nerv im Körper

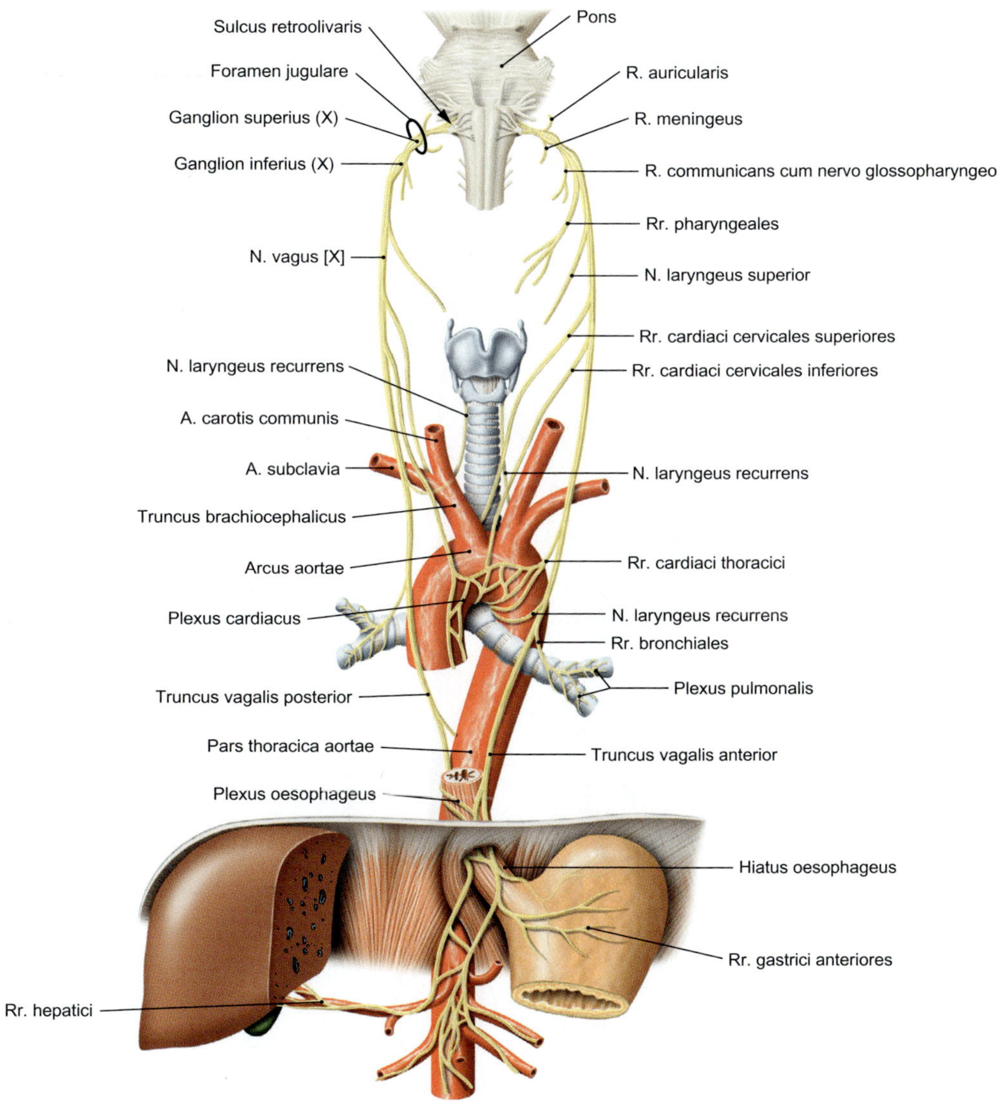

Abb. 3.127 Verlauf des N. vagus und seine Versorgung der viszeralen Organe [S700]

und besitzt zahlreiche Verbindungen zu verschiedenen Organen (➤ Abb. 3.127). Im Folgenden wird kurz sein Bezug zum Herzen aufgezeigt.

Motorisch innerviert der N. vagus über die Rr. pharyngei die Rachenmuskeln und über den N. laryngeus superior den M. constrictor pharyngis. Somatosensibel versorgt er die Hirnhaut der hinteren Schädelgrube, Teile des Ohrs und des äußeren Gehörgangs sowie das Trommelfell. Über seine parasympathischen Anteile hat er Verbindung zu Trachea, Bronchien, Herz und Herzgefäßen sowie zum Verdauungstrakt (bis zur linken Kolonflexur) und zur Niere (➤ Abb. 3.127).

Die parasympathische Versorgung des Herzens erfolgt durch den N. vagus über den Plexus cardiacus superficialis und profundus, die sympathische Versorgung über das Ganglion cervicale superius medius und inferior sowie über das Ganglion thoracale aus den Brustwirbelsegmenten BWK 1–4.

Die Einengung des Foramen jugulare durch einseitigen Hypertonus des M. rectus capitis lateralis und die dadurch verursachte Drehung des Occiputs zur Seite kann zu einer Irritation der Hirnnerven N. glossopharyngeus (IX), N. vagus (X) und N. accessorius (XI) führen (➤ Abb. 3.128).

Durch Hypertonus des M. sternocleidomastoideus, der ebenfalls häufig bei CMD-Störungen vorhanden ist, kann es zu einer Kompression der A. carotis communis kommen, die in einer Faszienscheide zusammen mit der V. jugularis und dem N. vagus verläuft. Die **Karotisscheide** wird von einem Dreieck gebildet, das aus den Mm. omohyoideus, sternocleidomastoideus und dem hinteren Teil des M. digastricus besteht. Der Boden dieses Dreiecks wird von den Mm. scalenus anterior und medialis gebildet. In allen Muskeln kann bei einer CMD eine ausgeprägte Dysfunktion beobachtet werden.

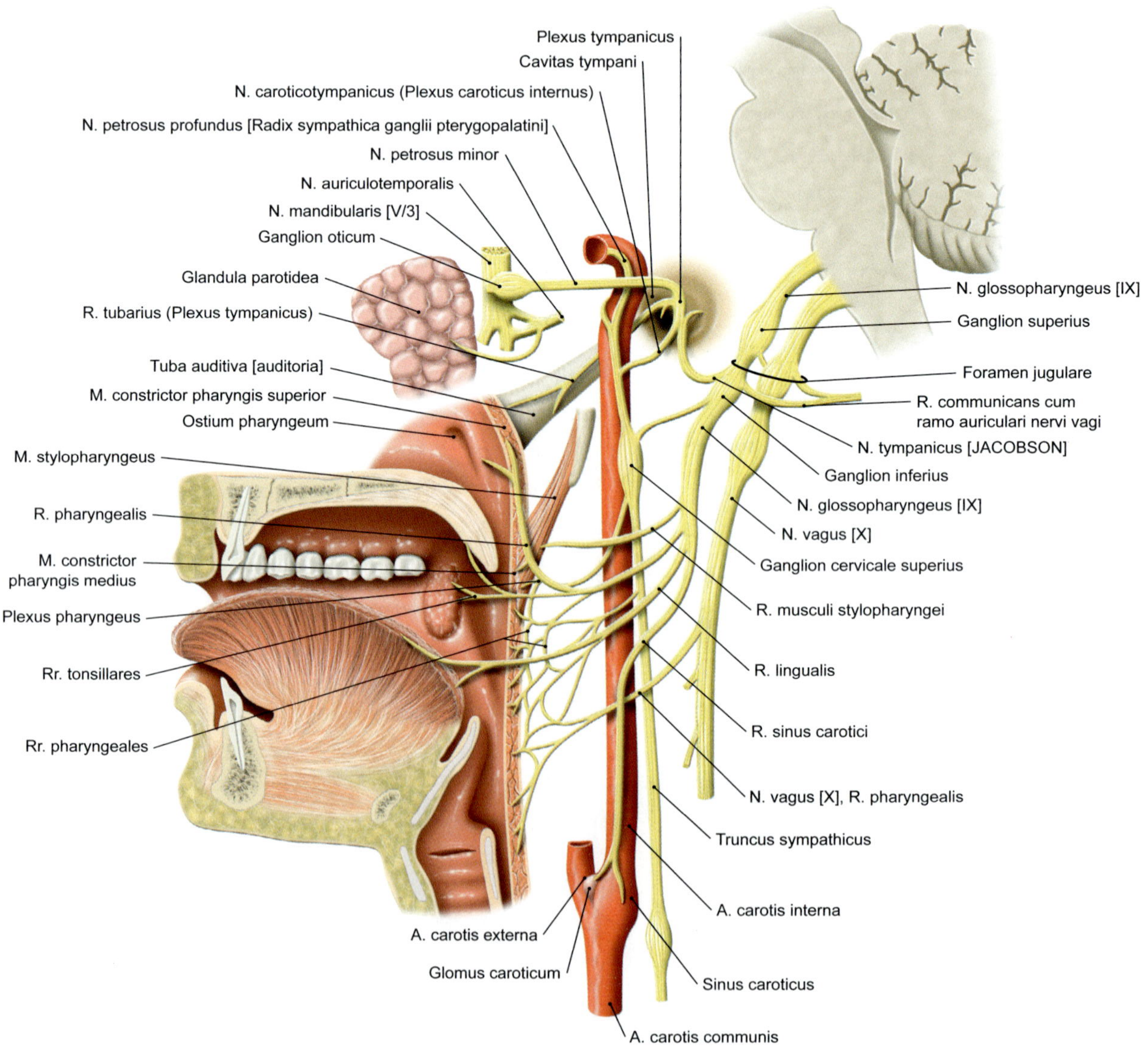

Abb. 3.128 Schema der zentralen Verbindung des N. glossopharyngeus (IX) [S700]

Fallbeschreibung

Anamnese

Die 27-jährige Patientin ist Pflegerin in einem Krankenhaus und wurde von einem Patienten massiv geschlagen, der sich nicht gut betreut fühlte. Die Schläge erfolgten gegen die linke Stirn- und Gesichtsseite. Die bis dahin gesunde Patientin entwickelte daraufhin innerhalb von 3 Monaten Kopfschmerzen, Schwindel, Kieferknacken, chronische Müdigkeit, allgemeine Abgeschlagenheit und Muskelschmerzen im ganzen Körper. Zusätzlich entwickelten sich massive psychische Konfliktsituationen, auch im Hinblick auf die Frage, ob sie in diesem Beruf weiterarbeiten könne.

Untersuchungsbefund

Bei der Vorstellung in der Praxis lagen eine Subluxation des linken Kiefergelenks vor, eine Verschiebung des Unterkiefers nach rechts, enorme Verspannungen der gesamten Kaumuskeln, segmentale Funktionsstörungen der oberen HWS, Duraspannung, Verdrehung des linken Os temporale, des Os frontale und des Os zygomaticum sowie eine massive Fehlspannung des Diaphragmas. Neben den psychischen Konflikten litt die Patientin zunehmend unter Engegefühl im Thorax, Herzschmerzen und Thoraxverspannungen links, die zunächst – da ein pathologisches Substrat ausgeschlossen wurde – als psychosomatisch interpretiert wurden.

Therapie

Die Patientin wurde manualtherapeutisch und osteopathisch v. a. im Bereich von Diaphragma, Thorax, Kiefer und Schädel behandelt und mit einer okklusalen Schiene versorgt. Zusätzlich erfolgte Physiotherapie. Nach 3 Monaten waren die Beschwerden verschwunden, lediglich die Angstsymptomatik existierte noch, sodass weiterhin psychotherapeutische Behandlungen erfolgten.

3.6.6 Fascia cervicalis profunda

Die Fascia cervicalis profunda (tiefe Halsfaszie), in manchen Büchern auch **Lamina praevertebralis** genannt, verbindet Kopf und Kauapparat mit dem Brustkorb. Sie verläuft von der Sutura occipitomastoidea hinter der Fossa jugularis und ist nahe dem Tuberculum pharyngeum des Occiputs fixiert, von wo sie bis zu ihrem Ansatz am ersten Brustwirbel weiter

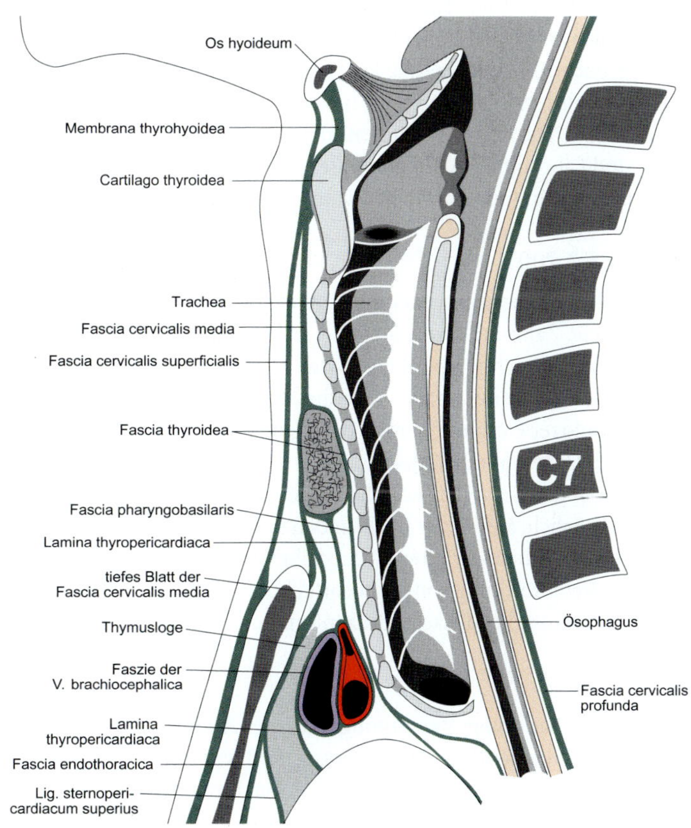

Abb. 3.129 Sagittalschnitt durch den Hals mit den Halsfaszien [L243]

nach kaudal fortläuft und sich einerseits als Fascia endothoracica fortsetzt, andererseits im posterioren Bereich mit dem Lig. longitudinale anterius der Wirbelsäule verwachsen ist (➤ Abb. 3.129). Damit ist eine kontinuierliche Bahn vom Schädel bis zum Steißbein gegeben. Diese Verbindung ermöglicht die Fortleitung von Störungen, die vom craniomandibulären System ausgehen, zum Becken oder umgekehrt von Dysfunktionen im Beckenbereich nach cranial bis in die craniomandibuläre Funktionseinheit.

Die Fascia cervicalis profunda umhüllt außerdem die Skalenusmuskeln, geht über die Clavicula in die Axilla über und umhüllt dort die A. subclavia sowie den Plexus brachialis. Damit entsteht eine fasziale Kontinuität bis zum Oberarm. Die Fascia cervicalis profunda übt damit auch eine Stützfunktion auf den Plexus cervicalis und die Zervikalganglien aus, die sich in der Umschlagfalte der Faszien befinden. Die Anordnungen der Faszien im HWS-Bereich und v. a. das Vorkommen viszeraler Faszien in dieser Region werden in ➤ Kap. 2.8.1 erläutert (➤ Abb. 2.53).

Eine Besonderheit der Fascia cervicalis profunda ist die Tatsache, dass sie auch den sympathischen Grenzstrang, die drei Halsganglien und den N. phrenicus umhüllt. Bei Spannungszuständen der tiefen Halsfaszie, die bei CMD regelmäßig vorliegen, kann es zu Irritationen der drei Halsganglien und des N. phrenicus und damit zu Irritationen des Zwerchfells und des Perikards kommen.

3.7 Innere Medizin

Fallbeschreibung

Anamnese

Der 46-jährige Patient unterzog sich Pfingsten 2006 einer knapp 14-tägigen Fastenkur, danach machte er Urlaub und trieb in dieser Zeit viel Sport. Es kam zunehmend zu Muskelkater in beiden Oberschenkeln, auch im Bereich der Hüfte, Laufen war fast nicht mehr möglich. Der Patient musste daraufhin den Urlaub abbrechen und nach Hause fahren. Nach 3 Wochen erfolgte trotz Schmerzmittel und Myolytika eine weitere Verschlechterung. In der Zeit von Juli bis September 2006 suchte der Patient 13 Ärzte auf. Die zuletzt gestellte Verdachtsdiagnose lautete Polymyalgia rheumatica. Er konnte mittlerweile kaum noch laufen und saß zum Teil im Rollstuhl. Die Ergebnisse der mittlerweile 30 Arzt-, Röntgen- und Laboruntersuchungen waren negativ, lediglich BSG und Entzündungsparameter waren hoch.

Befund am 6.2.2007

Typische CMD mit Deviation nach links, Kreuzbiss, retrale Zwangsführung, Zahn-auf-Zahn-Stellung, Dysfunktion der Kaumuskeln mit Triggerpunkten in den Mm. masseter, trapezius und scalenus anterior/medius, Duraspannung mit paradoxer Occiput-Sacrum-Bewegung, paradoxe Bewegung des Os temporale links.
Alle Muskeln sind äußerst schwach, das Anheben der Beine ist fast nicht möglich. Neben der CMD finden sich andere Störungen im Bereich des Craniums (v. a. Sphenoid in Flexion). Durch Verabreichung von Phytocortal® und Phyto-L® wieder normal starke Muskeln. Beckenfunktionsstörung.

Therapie

Craniosacrale Behandlung, Versorgung mit einer Aufbissschiene und medikamentöse Unterstützung der Hypophyse und der Nebenniere (durch Phytocortal®), da durch die ständige Ausschüttung von Stresshormonen die Hypophysen-Nebennieren-Achse gestört war. Beim Zahnarzt wurde bei 16 ein bereits seit Längerem bekannter nervtoter Zahn, bei 15 ein Restzustand nach Wurzelbehandlung, bei 46 ein schon seit 2 Jahren nervtoter Zahn diagnostiziert; daraufhin Röntgenaufnahme des Kiefers, fraglicher Schatten. Extraktion von 15 und 16, seitdem weitere Besserung. Nimmt 2 × tägl. Arnica D30.

Labor

Das 24-Stunden-Stresshormon-Profil zeigte eine abnorme Kurve mit Höchstwerten nachts und stark erniedrigten Werten tagsüber. Durch konsequentes Tragen der Aufbissschiene, osteopathische Behandlung und medikamentöse Begleittherapie (Phytocortal® und Phyto-L®) konnte der Patient innerhalb von 3 Monaten wieder schmerzfrei laufen. Die Laborwerte waren unauffällig.

Interpretation

Bei dem Patienten lag bereits seit längerer Zeit eine CMD vor, die zu strukturellem Stress mit erhöhter Ausschüttung von Stresshormonen führte (➤ Kap. 3.3.2). Damit war die gesamte Muskulatur in Mitleidenschaft gezogen. Die Diät mit radikaler Kalorienreduzierung und nachfolgender sportlicher Betätigung brachten den Körper über seine physiologische Grenzen und in die Dekompensation. Die beherdeten Zähne im Oberkiefer haben die Situation möglicherweise ebenfalls verschlechtert.
Trotz der massiven körperlichen Symptomatik lagen bis auf die erhöhten BSG- und Entzündungsparameter sowie den verzerrten Spiegel der Stresshormone keine Auffälligkeiten vor. Dieses Phänomen ist bei CMD-Patienten nicht selten zu beobachten.

3.7.1 Hormonelles System

Die Ossa temporalia sind bei CMD-Störungen immer mit betroffen und werden in der Osteopathie auch als „trouble maker“ bezeichnet (➤ Kap. 3.3.6). Darüber hinaus spielen sie eine Rolle bei hormonellen Dysfunktionen. Bei einer CMD-Störung ist meist eine **gegenläufige Bewegung der Ossa temporalia** zu diagnostizieren, z. B. findet sich bei einem hohen Prozentsatz der Patienten das linke Os temporale in Innenrotation und das rechte in Außenrotation. In der Folge entsteht über die Fortleitung dieser Fehlstellung über die Pars petrosa des Os temporale ein Spannungszustand im Bereich der Sella turcica, in der die **Hypophyse** liegt. Die Irritation der Hypophyse kann zu unterschiedlichen hormonellen Dysfunktionen führen wie z. B. zu einer vermehrten oder verminderten Bildung von Hypophysenhormonen.

In der Literatur finden sich nur vereinzelte Anmerkungen zu den Zusammenhängen zwischen CMD und hormoneller Dysbalance. Im Jahrbericht 2008 der DGSS (Deutsche Gesellschaft zum Studium des Schmerzes) werden z. B. Beziehungen zwischen der CMD und internistischen Erkrankungen wie Bluthochdruck, Diabetes und Atemwegserkrankungen diskutiert (www.dgss.org).

Hormonelle Dysfunktion der Nebennierenrinde

Die Zusammenhänge einer hormonellen Dysfunktion der Nebennierenrinde hat eingangs die Fallbeschreibung (Kasten) deutlich gemacht. Einerseits besteht bei einer CMD eine strukturelle Stresssituation, die zur Freisetzung von Stresshormonen führt (➤ Kap. 3.3.2), andererseits wird über die Spannungszustände im Bereich der Hypophyse eine veränderte Ausschüttung von ACTH (adrenokortikotropes Hormon) verursacht, die wiederum die Hormonbildung in der Nebenniere verändert.

> Stress ist nach Pischinger ein Zustand der Disharmonie und eine Bedrohung für die Homöostase. Der Körper wird alles versuchen, um das biologische Gleichgewicht wiederherzustellen.

Eine zentrale Komponente des Stressregulationssystems ist das im Nucleus paraventricularis des **Hypothalamus** lokalisierte **CRH-System** (CRH = corticotropin releasing hormone). Über den Hypothalamus werden bei Stress komplexe neuroendokrine (humorale, hormonale oder neurosekretorische) Mechanismen in Gang gesetzt. Dabei spielt es keine Rolle, welcher Art der auslösende Stressfaktor ist (Schmerz, Verletzung, Trauer, CMD etc.). Das im Hypothalamus produzierte CRH wird über die Blutbahn zur Hypophyse transportiert, wo es die Bildung und Freisetzung von ACTH stimuliert. ACTH führt in der Nebennierenrinde zur Ausschüttung von Cortisol. Damit hat sich die Achse Hypothalamus–Hypophyse–Nebennierenrinde auf den Stressfaktor eingestellt, was bei einer Konfrontation mit Stressoren über das efferente sympathische System des Nebennierenmarks alle Körperorgane beeinflusst.

In der Literatur wird auch vom allgemeinen Anpassungssyndrom (GAS = general adaption syndrome) gesprochen, das bei übermäßigem und lang anhaltendem Stress entsteht (Pischinger 1998). Die Anpassungsreaktionen sind zum Teil auf archaische Instinkte zurückzuführen, die vererbt wurden und uns die Überlebensfähigkeit in Natur und Gesellschaft ermöglichen. Hält der Stresseinfluss aber allzu lang an, variieren die individuell pathophysiologischen Zustände und können zu psychiatrischen, endokrinologischen und entzündlichen Erkrankungen oder zu einer erhöhten Anfälligkeit für solche Erkrankungen führen.

Je nachdem, wie lang die CMD bereits besteht, kommt es zunächst zur Widerstandsphase nach Selye (➤ Kap. 2.8.1), sodass vermehrt Stresshormone ausgeschüttet werden. Die der Nebenniere zugeordneten Muskeln in der Applied Kinesiology (z. B. M. tibialis posterior, M. gastrocnemius) antworten zunächst mit einer Hyperreaktivität, in späteren Phasen mit einer deutlichen Muskelschwäche. Mit dieser Muskelschwäche ist die Dekompensationsphase der Stressreaktion nach Selye erreicht, wie sie in dem geschilderten Fall vorlag: Der Patient wollte sich mit den sportlichen Aktivitäten am Strand etwas Gutes tun. Da jedoch seine hormonelle und muskuläre Situation bereits stark beeinträchtigt war, führte das Sporttreiben zu einer weiteren Überforderung des gesamten hormonellen Systems und damit dann zum kompletten Zusammenbruch (➤ Kap. 3.3.2, ➤ Abb. 3.86).

Weitere hormonelle Dysbalancen

Auch andere hormonelle Dysbalancen müssen in Zusammenhang mit der CMD überdacht, weiter diskutiert und erforscht werden, v. a. die Dysmenorrhö und der Hyperthyreoidismus. Zum besseren Verständnis der Zusammenhänge zwischen CMD und innerer Medizin und anderen medizinischen Fachbereiche wird an dieser Stelle der Abstract des Referats zum Thema „Nucleus ambiguus“ von Jochen Fanghänel zitiert, das er auf dem „Curriculum Anatomie und Schmerz“ 2001 in Greifswald gehalten hat:

„Der Nucleus ambiguus – nur eine anatomische Nomenklatur?

Diese Frage kann eindeutig mit „nein“ beantwortet werden. Irritationen im zentralen Nervensystem sind keine Seltenheit, v. a. in den Kerngebieten der Medulla oblongata. Besondere Aufmerksamkeit verdient dabei der sogenannte Ambiguuskomplex. Dieser enthält speziell visceroefferente Neurone der Hirnnerven IX, X und XI. Die Hirnnerven IX, X und der craniale Anteil des Hirnnervs XI besitzen in der Medulla oblongata ein gemeinsames Ursprungs- und Endigungsgebiet für ihre verschiedenen funktionellen Komponenten. Diese Zellen, deren Axone insgesamt wie jene des N. facialis ein „inneres Knie" bilden, innervieren die quer gestreifte Muskulatur des weichen Gaumens, des Pharynx und des Larynx. Der Kernkomplex beherbergt aber auch Zellen, die die Muskulatur des Ösophagus versorgen und solche, die mit ihren Axonen zur Trachea und zu den Bronchien gelangen.

Auch dürfte die Mehrzahl der kardioinhibitorischen Neurone, die die Herzfrequenz und die Kontraktilität (Herzkraft) beeinflussen, im Bereich des Nucleus ambiguus liegen.

Vermutlich endigen diese Neurone in den einzelnen Organen sowohl an peripheren Ganglien wie auch an quer gestreifter Muskulatur (M. sternocleidomastoideus, M. trapezius). Im Ambiguuskomplex liegen also spezielle und allgemein viscero-efferente Komponenten vermischt vor. Dieser Sachverhalt ist insofern von Interesse, als man bei Erfolg bzw. Misserfolg der Behandlung der o. g. Stressmuskeln (M. sternocleidomastoideus und M. trapezius) an Irritationen durch den N. vagus und N. glossopharyngeus denken muss. Auch sollte dann an ein Engpasssyndrom des N. vagus (Zwerchfell!) gedacht werden sowie an den gemeinsamen Austritt der Nerven IX, X und XI aus dem Schädel durch das Foramen jugulare, z. B. bei Tumoren und anderen raumfordernden Prozessen." (Fanghänel 2001) (➤ Abb. 3.85).

3.7.2 Ober- und Unterbauch

Zu den funktionellen Bauchbeschwerden zählen Übelkeit, Singultus, Erbrechen, generelles Unwohlsein, Obstipation, Diarrhö, Gastritis, Meteorismus etc. Diese Störungen sind zum Teil erklärbar über die Funktion des **N. vagus** (➤ Kap. 3.6.5): Der N. vagus versorgt sowohl den Magen als auch die linke Kolonflexur und ist bei einer CMD immer mit beteiligt. Meteorismus mit Gasansammlung im Bereich der linken Kolonflexur und evtl. Druck auf das Zwerchfell können die genannten Symptome auslösen.

Darüber hinaus kann es bei einigen Patienten mit CMD zu einer **Dysfunktion des Diaphragmas** mit Dauerspannung kommen. Das Diaphragma sammelt und verarbeitet in seiner Funktion als Pufferzone die Funktionsstörungen der CMD nach kaudal und umgekehrt die kaudalen Funktionsstörungen nach cranial. Dadurch gerät es unter eine dauernde Zugspannung und kann unmittelbar oberhalb oder unterhalb liegende Organe irritieren und komprimieren. Bei ständigem Druck auf Leber und Magen kann es zu allgemeinem Unwohlsein und Schlappheit kommen.

20–25 % der Patienten in der gastroenterologischen Praxis werden mit der Diagnose „funktionelle Ober- oder Unterbauchbeschwerden" entlassen, ohne dass dafür ein pathologisches Substrat oder eine psychische Ursache gefunden werden konnte. In solchen Fällen sollte an eine CMD gedacht und gezielt nach ihr gesucht werden.

Dysfunktion des Diaphragmas

Bei Patienten mit CMD können Veränderungen der Beweglichkeit des Diaphragmas zur Chronifizierung von Schmerzsymptomen führen. Viele betroffene Patienten leiden an Singultus, Refluxösophagitis, Arrhythmien oder Gastropathien, die teilweise durch einen vagovasalen Reflex ausgelöst werden. Des Öfteren ist auch eine psychische Alteration in Zusammenhang mit erlebten traumatischen Ereignissen zu beobachten. Letzteres lässt den Schluss zu, dass bei vielen dieser Patienten eine Störung der Homöostase (physisch wie psychisch) vorhanden ist.

Dem kuppelartig gewölbten Zwerchfell kommt eine besondere Bedeutung zu. Die **Pars lumbalis** ist eine Region, die nicht nur kompliziert aufgebaut, sondern auch gut dazu geeignet ist, die Verbindung zwischen dem Zwerchfell und dem vegetativen Nervensystem aufzuzeigen: Die engen nachbarschaftlichen Beziehungen zwischen Zwerchfell, M. psoas und Truncus sympathicus ermöglichen die Fortleitung von viszerosomatischen Schmerzen. Häufig kommt es bei CMD-Patienten außerdem zu Verspannungen sowohl des Diaphragmas als auch des M. psoas, was zu weiteren Irritationen des Truncus sympathicus führen kann (➤ Abb. 3.130).

Chronische Schmerzen und vegetatives Nervensystem

Aufgrund der engen anatomischen Verhältnisse in seinem Verlauf zwischen dem Ursprung des M. psoas und der Pars lumbalis des Diaphragmas kann der Truncus sympathicus mechanisch beeinträchtigt werden, und es kann zu chronischen Schmerzen kommen. Es ist bekannt, dass sympathische Nervenfasern an der Entstehung von chronischen Schmerzen beteiligt sind, da afferente (sensorische) Fasern aus der Peripherie zusammen mit motorischen Nervenfasern verlaufen (Wancura 2009, Willard 2010).

Diese Nervenfasern projizieren auf sog. Strangzellen im Rückenmark, die nach Kreuzung im Rückenmark die Gegenseite erreichen und zu übergeordneten Zentren ziehen. Allerdings können afferente Fasern des Sympathikus auch auf motorische Zellen im Vorderhorn des Rückenmarks (motorische Vorderhornzellen) im Sinne eines einfachen Reflexbogens projizieren (➤ Abb. 3.131).

3.7.3 Nieren- und Blasenregion

Im Zusammenhang mit einer CMD kann es auch zu Nieren- und Blasenproblemen kommen, die ausführlich in ➤ Kap. 3.9 besprochen werden.

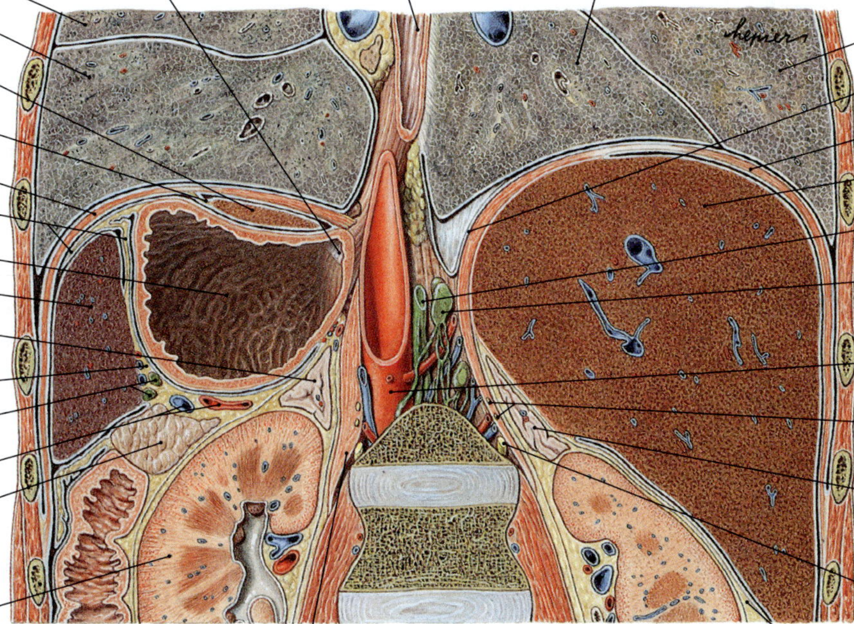

Abb. 3.130 Kreuzungsstelle zwischen aufsteigendem Zwerchfellschenkel und absteigendem Psoasstrang mit unmittelbarer Nachbarschaft der Nieren sowie des Truncus sympathicus [S700]

3.7.4 Thoraxregion

An dieser Stelle wird nicht die Angina pectoris als wichtigste Verdachtsdiagnose bei Thoraxschmerzen besprochen, sondern die sog. **pseudopectanginösen Schmerzen,** die weder kardiogener noch angiogener Genese sind. In der ICD (2009) ist dieses Krankheitsbild nicht aufgeführt und selbst bei der Internetrecherche in den einschlägigen medizinischen Portalen findet man dazu keine Angaben.

Bei Notfallpatienten zählt der thorakale Schmerz zu den am häufigsten geklagten Symptomen. Häufig werden auch ventrale oder dorsale Thoraxschmerzen angegeben, die nach chirotherapeutischer oder manueller Behandlung im Bereich der BWS oft verschwinden. Thoraxschmerzen im Rahmen einer CMD sind meist muskulär, ligamentär und faszial bedingt. Schmerzlokalisationen sind Brustwirbelsäule, Brustwand und angrenzende Schulterregion, die im Sinne eines somatischen oder viszeralen Rezeptorenschmerzes zu interpretieren sind.

Auch bei den Thoraxschmerzen spielen **Verspannungen des Diaphragmas** (➤ Kap. 3.7.2) eine besondere Rolle. Die zentralen und ventralen Anteile des Diaphragmas werden durch den N. phrenicus und seine phrenikoabdominalen Äste innerviert. Sämtliche Schmerzreize, die aus dieser Region hervorgehen, werden in den unteren BWS-Abschnitt, in die Regio epigastrica und in die Schulter- und Nackenregion projiziert.

Viszerale Schmerzen

Die nozizeptive Versorgung der Pleura der lateralen und dorsalen Abschnitte des Recessus costodiaphragmaticus sowie der ventral korrespondierenden Peritonealflächen erfolgt durch Nerven der Segmente BWK 6–12. Diese können sich als **„referred pain"** in verschiedene Körperareale bis zur Lumbalregion projizieren (Wancura 2009). Die Weitergabe viszerosensibler Informationen bis ins ZNS erfolgt über den ventrolateralen Anteil der Medulla oblongata. Von dort gehen die Informationen über den Nucleus des Tractus solitarii und über die pontine Relaisstation weiter in den Hypothalamus und von dort weiter in die Basalganglien und in den präfrontalen Cortex.

> Viszerale Schmerzen können sowohl psychovegetative, endokrine als auch somatomotorische Reaktionen hervorrufen.

Die pathophysiologischen Zustände bei Verspannungen der Ligg. sternopericardiaca und vertebropericardiaca wurden

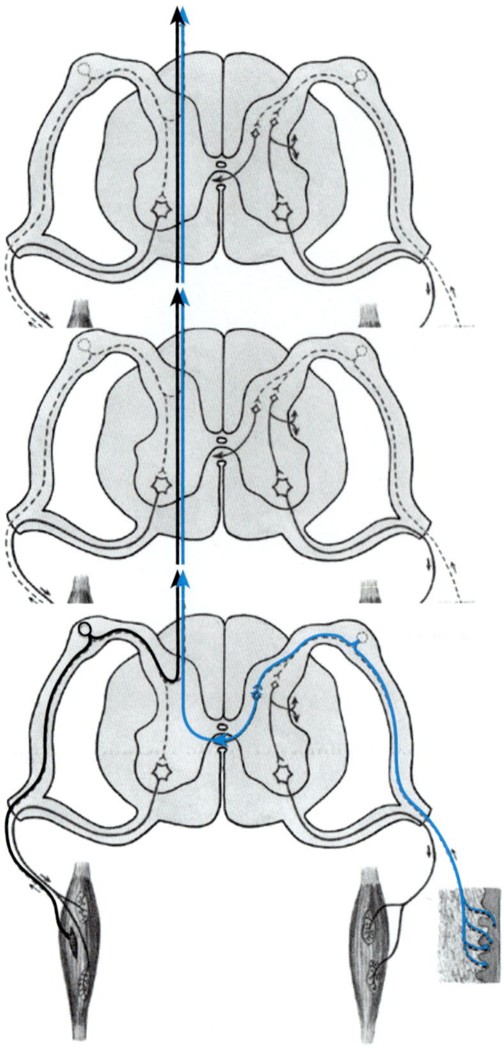

Abb. 3.131 Verschaltungsprinzip der afferenten Fasern auf Strangzellen im Rückenmark und auf motorische Zellen im Vorderhorn des Rückenmarks ipsilateral und kontralateral. Sowohl ipsi- wie auch kontralateral können sie dann zu übergeordneten Zentren ziehen. [L106]

bereits weiter oben beschrieben (➤ Kap. 3.6.1). Es sei an dieser Stelle noch einmal darauf hingewiesen, dass auch das Pericardium fibrosum und die dem mittleren Mediastinum zugewandten Anteile der Pleura mediastinalis von sensiblen Ästen des N. phrenicus innerviert werden. Diese Zusammenhänge können die besondere Bedeutung des Diaphragmas und des N. phrenicus bei der Entstehung thorakaler Schmerzen erklären.

Spannungszustände der Fascia endothoracica

Die Fascia endothoracica geht im Bereich des Diaphragmas nach kaudal in die Fascia transversalis über, die die Innenseite des gesamten Abdomens auskleidet. Sie liegt der gesamten Innenseite des Brustkorbs an und befindet sich direkt unter den Rippen und den Zwischenrippenmuskeln, mit denen sie über Faserstrukturen verbunden ist (➤ Abb. 3.132). Dorsal existieren feine ligamentäre Verbindungen zu den Wirbeln. Nach innen findet sich – getrennt durch eine subpleurale Bindegewebeschicht – die **Pleura parietalis,** die den gesamten Brustkorb auskleidet. Man kann sie auch als innere Schicht der Fascia endothoracica bezeichnen. Sie wird in verschiedene Abschnitte geteilt und nennt sich im Bereich der Rippen Pleura costalis, im Bereich des Mediastinums Pleura mediastinalis und im Bereich des Zwerchfells Pleura diaphragmatis. Im kaudalen Bereich bedeckt die Fascia endothoracica das Diaphragma, mit dem sie eng verbunden ist.

Auf der Oberfläche des Perikards bildet die Fascia endothoracica eine fibröse Schicht, die mit dem Perikard verwachsen ist. Hierüber können Faszienspannungen im Thoraxbereich auf das Herz übertragen werden und zu Symptomen des Herzens führen. Die Pleura ist über die Fascia endothoracica im Bereich des Trigonum sternocostale auch an der Brustwand angeheftet, was bei Verspannungen der Fascia endothoracica zu retrosternalen Beschwerden führen kann. Im cranialen Abschnitt bedeckt die Fascia endothoracica die Pleurakuppel und hat Verbindungen mit dem Periost der ersten Rippe und mit der Gefäßscheide der A. subclavia. Dies kann zu Störungen der Rippenbeweglichkeit und Verminderung der Blutströmung führen. In diesem Bereich kommt es zu einer Verdickung der Fascia endothoracica, aus der sich das Diaphragma cervicothoracalis bildet (➤ Kap. 3.7.5).

Im Thoraxraum müssen Faszien und Pleura während der Atemexkursionen Spannungen aufnehmen und wieder abgeben können. Während der **Inspiration** senkt sich das Diaphragma 1,5–7 cm nach unten, dabei öffnet sich lateral der Recessus costodiaphragmaticus, und das Perikard wird nach kaudal gezogen. Die Spannung der Ligg. pulmonalia und die Vorspannung des Lungenparenchyms nehmen dabei zu. Restriktionen im Bereich der Fascia endothoracica (z. B. bei Rippenblockierungen) können zu unphysiologischen Spannungszuständen im Bereich der Fascia endothoracica führen und weitere Beschwerden im Bereich des Thorax auslösen.

3.7.5 Thoracic-Inlet-Syndrom

Die komplexen anatomischen Verhältnisse im Bereich der oberen Thoraxapertur sind bei der Diagnostik und Behandlung von Engpasssyndromen für jeden Manualtherapeuten eine Herausforderung. Eine Restriktion in diesem Bereich beeinträchtigt die freie Beweglichkeit des craniosacralen Systems auf vielfältige Weise.

Transversale Restriktion

Im Bereich der Thoraxapertur werden die vorherrschende longitudinale Faszienbewegung und die Beweglichkeit des

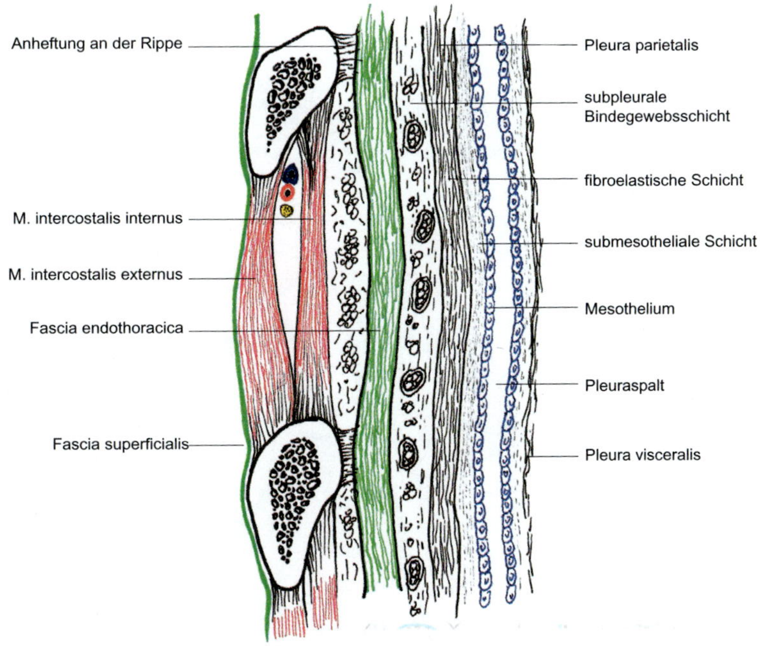

Abb. 3.132 Längsschnitt durch die Thoraxwand mit Darstellung der engen Beziehung zwischen Fascia endothoracica und Pleura parietalis [L243]

craniosacralen Systems durch eine transversale Restriktion der anatomischen Strukturen (z. B. Faszienspannung) beeinträchtigt. Dieser anatomische Komplex wird auch als „thoracic inlet" bezeichnet. Eine enorme Anzahl von Blut- und Lymphbahnen suchen ihren Weg durch diesen Komplex, um die Flüssigkeit vom Kopf wieder **in** die Brusthöhle zurückzubefördern. Wird dieser Flüssigkeitstransport durch eine Verspannung des Gewebes **(Faszienspannung)** auch nur geringfügig beeinträchtigt, kann es zu einer oberen Einflussstauung mit den sichtbar gestauten Halsvenen kommen.

Im Prinzip beinhaltet das Thoracic-Inlet-Syndrom drei Syndrome, die durch die drei in dieser Region aufeinanderfolgenden Engpässe verursacht werden (➤ Abb. 3.48):

- **Obere Thoraxapertur**
- **Skalenuslücke**
- **Kostoklavikuläre Passage**

Beteiligte Strukturen sind die Knochen (Wirbelkörper des zervikothorakalen Übergangs, obere Rippen, Clavicula, Acromion und der superiore Anteile des Sternums) und die Faszien des Hals- und Nackenbereichs sowie die thorakalen Faszien. Durch diese aus Knochen, Muskelfasern und Faszien gebildeten Engpässe ziehen Gefäß-Nerven-Bündel, die durch Veränderungen beeinträchtigt werden können.

M. subclavius

Auf die Bedeutung des M. subclavius und der Fascia clavipectoralis wurde bereits eingegangen (➤ Kap. 3.1.5). Ein **Hypertonus** des M. subclavius kann sekundär auch durch eine Reizung des N. phrenicus auftreten, der ebenfalls aus der Spinalwurzel C3 innerviert wird. Hierdurch werden die Zusammenhänge zwischen Diaphragma, oberer HWS, CMD und Muskeldysfunktionen deutlich.

Unterhalb des M. subclavius treten A. und V. axillaris und Plexus brachialis durch. Die Durchtrittsstelle kann durch Verspannungen des Muskels und der Faszien zwischen erster Rippe und Clavicula eingeengt werden, sodass es zu einer oberen Einflussstauung und damit zu einem „thoracic inlet" kommt (➤ Abb. 3.133). Die Fascia clavipectoralis setzt sich bis in die Axilla hinein fort, weshalb es auch am Oberarm bei Faszienverspannungen zu Flüssigkeitsstauungen kommen kann (➤ Abb. 3.134).

M. sternocleidomastoideus

Durch den schrägen Verlauf des M. sternocleidomastoideus und des M. trapezius und ihrer Faszien können die funktionelle Beweglichkeit der knöchernen Strukturen der Thoraxapertur und damit die Passagefähigkeit und Faszienbewegung ebenfalls erheblich beeinträchtigt werden. Ebenso können die **infrahyoidalen Muskeln** und die **Fascia cervicalis** superficialis und media durch Verspannungen zu Störungen in diesen Regionen führen. Die letztgenannten Faszien bilden zwar ein Kontinuum, umschließen aber verschiedene Muskeln. Durch Kontraktionen dieser Faszien und Hypertonus der beteiligten Muskeln kann es zu einer weiteren Verengung der Thoraxapertur bzw. der drei genannten Engpassstellen kommen.

Da die **Vv. jugularis** externa und interna in Schichten sie ummantelnder Faszien eingebettet sind, können Faszienver-

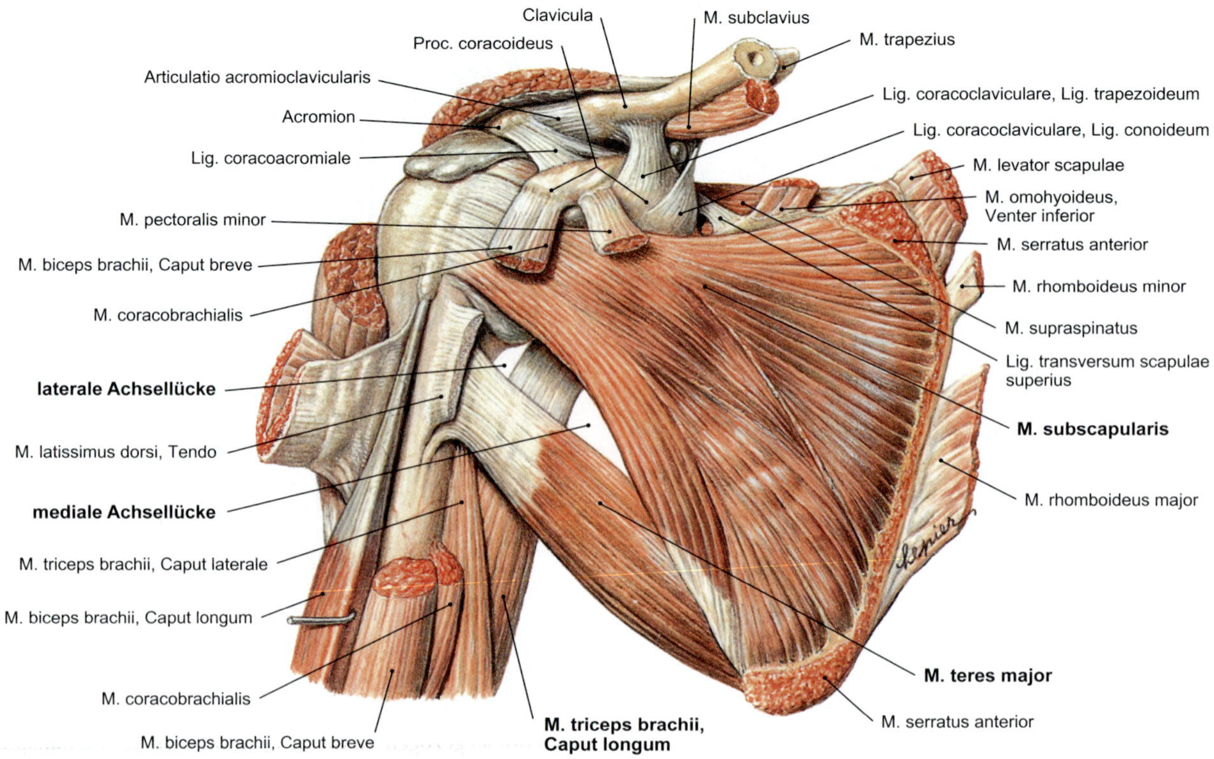

Abb. 3.133 Darstellung der Schulter- und Oberarmmuskeln mit Lagebeziehung des M. subclavius an der kaudalen Clavicula sowie mit einigen Fasern am Lig. trapezoideum und Lig. coracoideum [S700]

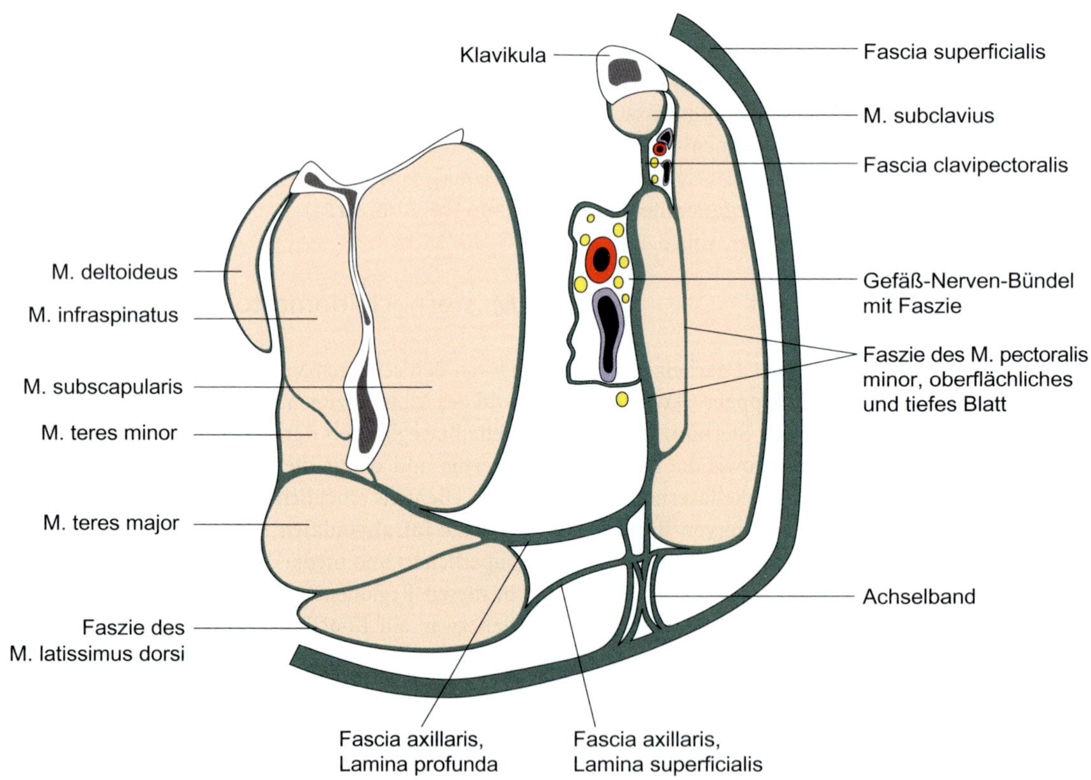

Abb. 3.134 Darstellung der Fascia clavipectoralis mit Aufzweigung bis in die Axilla und bis zum M. latissimus dorsi [L243]

spannungen zu venösem Rückstau im Bereich von Hals und Schädel führen (Stauungszeichen supraklavikulär, leichte Benommenheit).

Auch die **axiale Faszie** (nach Willard), die die Wirbelsäule und die paravertebralen Muskeln umhüllt, ist an diesen Prozessen beteiligt. Sie verläuft ohne Unterbrechung vom Schädel bis zum Os coccygis. Daher können sich Verspannungen im Bereich des Schädels bis in den Beckenbereich auswirken.

Sibson-Faszie

Die sog. Sibson-Faszien wölben sich über die Lungenspitzen. Sie sind an den Querfortsätzen des siebten HWK und an den medialen Rändern der ersten Rippe verankert und Teil bzw. Fortsetzung der Ligg. vertebropleurale, transversopleurale und costopleurale (➤ Abb. 3.135). Diese Bänder bilden das sog. **zervikothorakale Diaphragma** (Bourgerey), das sich zur Lungenspitze hin verdickt und in die Fascia endothoracica übergeht.

Faszienverspannung

Wie bereits in der Einführung die Rolle der Faszien in der Hämodynamik dargestellt wurde (➤ Kap. 2.8.1), sind das Gefäß- und das Lymphsystem untrennbar mit dem Fasziensystem verbunden. Die Faszien besitzen einen eigenen Rhythmus mit einer Frequenz von 8–12 Zyklen pro Minute. Sie fungieren daher auch als periphere Pumpen, die v. a. Lymphe, aber auch Blut aus der Peripherie zum Herzen zurücktransportieren. Daher betrachtet man die Faszien als eine Ergänzung zur zentralen Herzpumpe (Paoletti 2001, Wühr 2004A).

Fasziengewebe besteht nicht aus geordneten und parallel verlaufenden Bändern, sondern aus schräg, spiralförmig und kreisförmig angeordneten Schichten. Dank dieser unterschiedlichen Ausrichtung kann durch Kontraktionen der Faszien in den sie umgebenden Strukturen Flüssigkeit transportiert, der Flüssigkeitsrückstrom also positiv beeinflusst werden. Umgekehrt können bei einer Restriktion der Fasziensysteme der venöse und der lymphatische Fluss erheblich beeinträchtigt werden, v. a. an solchen Stellen, an denen Lymphgefäße und Venen austreten, sodass die Gefäße bei einer Verspannung der Faszien eingeengt werden.

Die klinischen Symptome eines durch Faszienverspannungen verursachten Thoracic-Inlet-Syndroms äußern sich in **Schmerzen im Nacken- und Schulterbereich** sowie in **Parästhesien im Arm und in der Hand.** Die Faszienverspannungen können unterschiedliche Ursachen haben wie z. B. berufsbedingte Körperfehlhaltungen, traumatisch bedingte Verletzungen im Hals- oder Schulterbereich, Muskelverspannungen bei anhaltendem Stress, Narbenbildungen und v. a. Fehlsteuerungen der Muskeln und Faszien durch eine CMD.

Bei Verdacht auf ein Thoracic-Inlet-Syndrom sollte ergänzend eine genaue osteopathische Untersuchung der myofaszialen Strukturen durchgeführt werden. Zusätzlich kann der **Sotto-Hall-Test** durchgeführt werden: Der Arm der betroffenen Seite wird vom Untersucher abduziert, außenrotiert und nach dorsal gezogen. In dieser Position wird der Radialispuls getastet. Bei Vorliegen eines Thoracic-Inlet-Syndroms ist der Radialispuls abgeschwächt. Dieser Test ist leider häufig nicht zuverlässig (abgeschwächter Puls, obwohl keine Restriktion vorliegt) und sollte ergänzt werden durch eine gründliche osteopathische Untersuchung der myofaszialen Strukturen und der Fehlstellungen im Bereich des zervikothorakalen Übergangs, der ersten Rippe und der Clavicula.

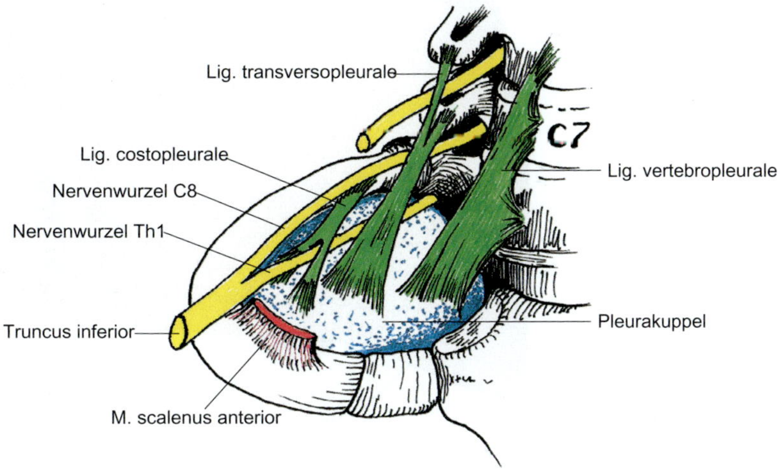

Abb. 3.135 Das zervikothorakale Diaphragma mit den Ligg. vertebropleurale, transversopleurale und costopleurale [L243]

3.7.6 Leber- und Gallenregion

Die Leber ist mit dem Zwerchfell verbunden und kann bei CMD über den N. phrenicus und die Fascia endothoracica beeinträchtigt werden (➤ Kap. 3.7.4).

Die Hauptindikationen für eine Behandlung der Leber mit viszeralen osteopathischen Techniken sind **Störungen der Stoffwechselfunktion der Leber.** Dies ist darauf zurückzuführen, dass die Leber 600 verschiedene biochemische Funktionen erfüllen muss.

Die Leber ist über mehrere Ligamente in der Bauchhöhle verankert und wird auf diese Weise mehr oder weniger stabil in ihrer Position gehalten. Die Ligamente sind eine Duplikatur des Peritoneums. Der dorsale Leberrand ist über das Lig. coronarium mit dem Diaphragma verbunden. Das Lig. coronarium geht beidseits in das Lig. triangulare dextrum bzw. sinistrum über. Vom Lig. coronarium zieht das Lig. falciforme hepatis an der ventralen Bauchseite nach kaudal (➤ Abb. 3.136). Das Lig. falciforme hepatis verläuft in der Fetalzeit bis zum Nabel und stellt die Nabelvene dar. Diese obliteriert unmittelbar nach der Geburt und bleibt als rundlicher, bindegewebiger Strang (Lig. teres hepatis) erhalten. In Richtung Bauchhöhle ist die Leber mit dem Magen und dem Duodenum über das Omentum minus verbunden.

Unter der **Leberbewegung (Mobilität)** versteht man die passive Bewegung der Leber unter dem Einfluss des Diaphragmas und anderer benachbarter Organe. In vivo wiegt die Leber deutlich weniger als in vitro, da sie am Diaphragma angeheftet ist, und der negative Druck in der Lunge oberhalb des Diaphragmas das Organ nach cranial zieht, sodass der Schwerkraft eine entgegengesetzte Kraft gegenübersteht. Auf dem Längsschnitt ➤ Abb. 3.137 ist deutlich die Verwachsung von Leber und Diaphragma im Bereich des Centrum tendineum zu sehen. Auch die Verbindungen zu Magen und Duodenum über das Omentum minus sind dargestellt. Aus ➤ Abb. 3.137 wird ebenfalls ersichtlich, dass alle Eingeweide der großen Bauchhöhle vom Peritoneum parietale umgeben sind und durch Ligamente miteinander verbunden bleiben.

Die Leber spielt eine wichtige Rolle im venösen Kreislauf. Ist dieser Kreislauf gestört und kommt es dadurch zu einer venösen Stase, beeinträchtigt das die diaphragmale „Ansaugung" der Leber an das Diaphragma. Dies kann zu einer **Leberptose** und damit zu einem Zug am Diaphragma nach kaudal führen, was wiederum die unter der Leber liegenden Organe (z. B. die rechte Niere) negativ beeinflusst. Nachfolgend wird eine Reihe von assoziierten viszeralen Läsionen beschrieben, die indirekt oder direkt mit der Leberptose zusammenhängen. Die meisten Störungen können bei andauernder Läsion über aufsteigende Ketten eine CMD auslösen, andererseits kann eine CMD solche Störungen über absteigende Läsionsketten verursachen.

LWS und SIG-Probleme

Durch eine venöse Stase in der Leber kann es zu einem Rückstau über die Leber hinaus in die epiduralen Venen der sacralen Regionen kommen, die von der V. azygos ausgehen. Dies

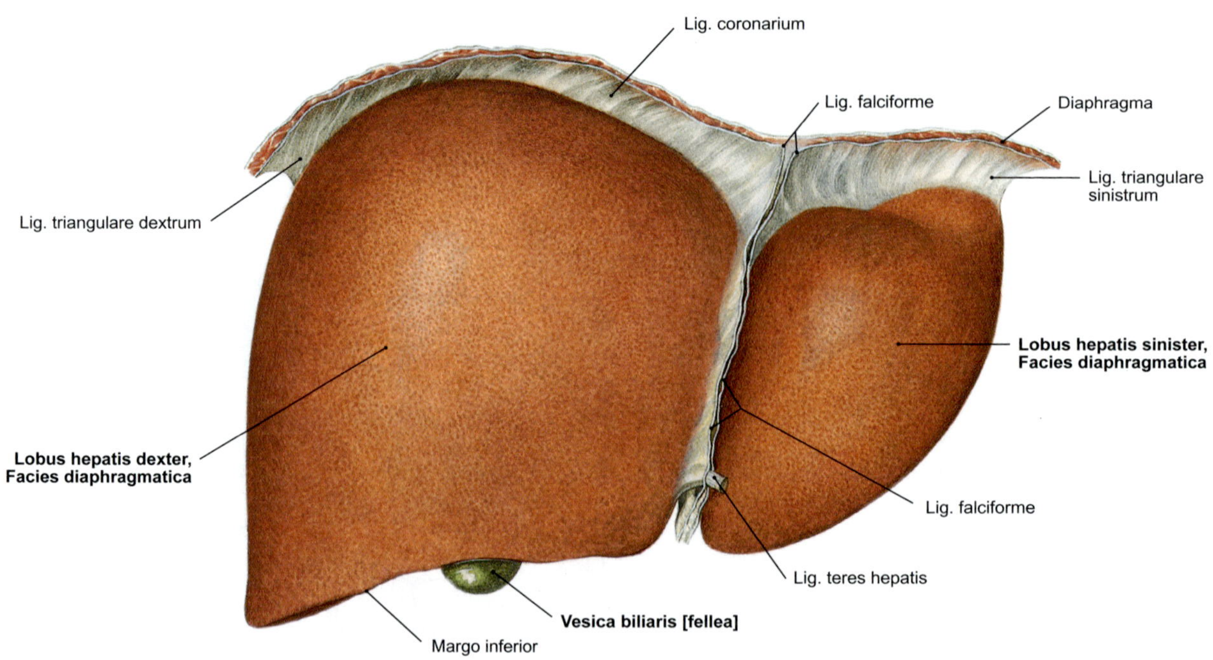

Abb. 3.136 Die Aufhängung der Leber am Diaphragma über das Lig. coronarium [S700]

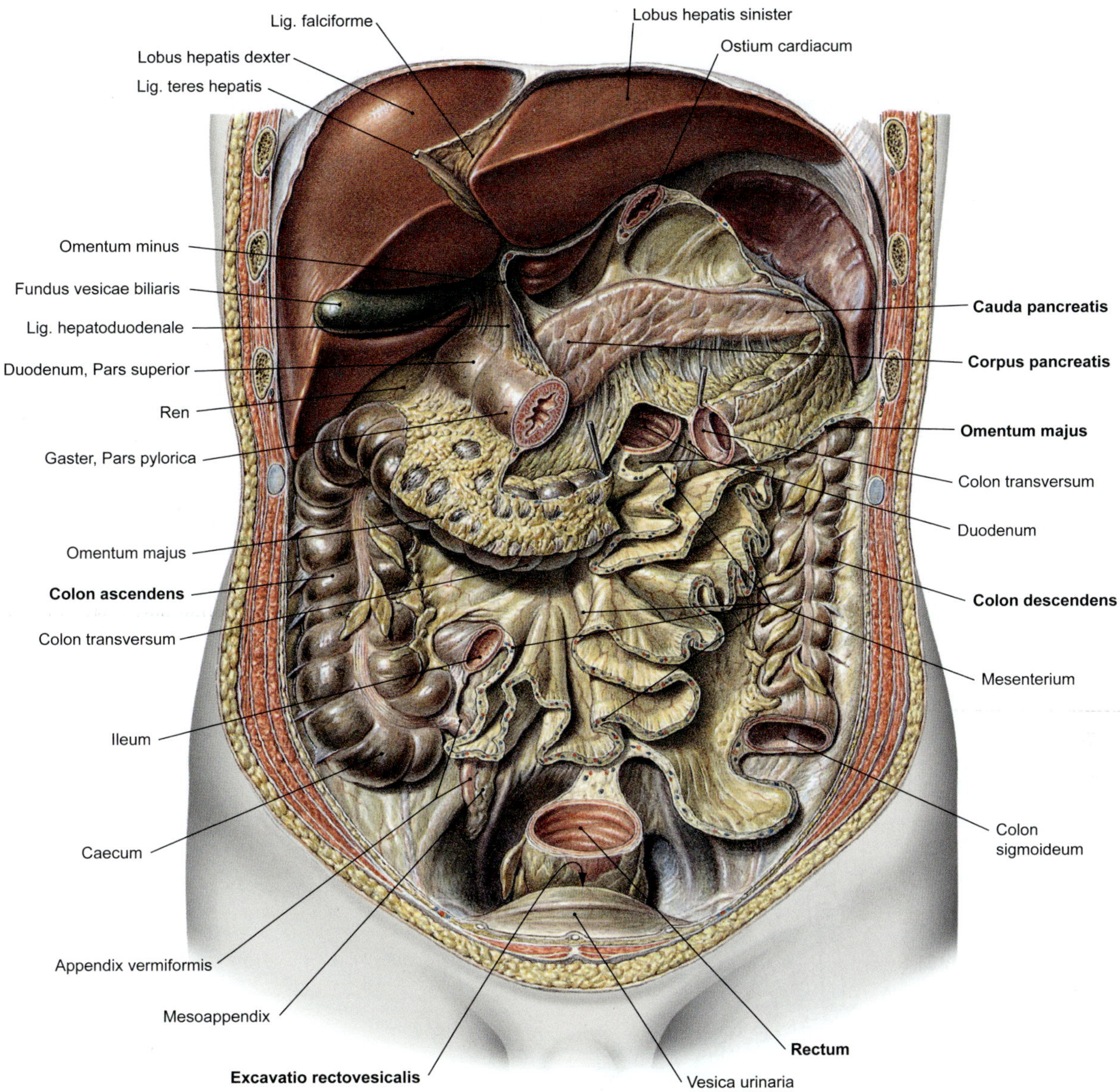

Abb. 3.137 Darstellung der Auskleidung des Bauchraums durch das Peritoneum parietale. Gut sichtbar sind das Omentum minus und das Mesenterium. [S700]

führt zu einem raumfordernden Prozess und kann eine radikuläre Symptomatik (Wurzelkompression) verursachen. Dieses Phänomen ist hauptsächlich linksseitig zu beobachten (da nur auf der linken Seite die V. testicularis/ovarica direkt in die V. renalis sinistra mündet und diese in die V. cava inferior) und führt dort zu ischialgiformen Beschwerden. Als negativer Begleiteffekt kann der venöse Rückstau im Bereich der V. testicularis zu einer Varikozele führen.

Schulterschmerzen

Eine typische Folge von Mobilitätsstörungen der Leber ist die Fixation der Region BWK 7–10 mit den angrenzenden Rippen. Sie wird verursacht durch den **viszerosomatischen Reflex** (Wancura 2009). Bei den betroffenen Patienten ist die Beweglichkeit der Scapula deutlich eingeschränkt, was häufig zu rechtsseitigen Schulterschmerzen führt, die dadurch verstärkt werden, dass durch den Zug der Leber nach kaudal die Fascia endothoracica unter Spannung gerät und diese Spannungsverhältnisse über Faszienzüge bis in die Schulter fortgeleitet werden.

Schleudertrauma und Irritation des N. phrenicus

Wie bereits weiter oben beschrieben, kann es bei einem Schleudertrauma zu Zerreißungen der Ligamente und Kapseln im Bereich der craniomandibulären Region kommen (➤ Kap. 3.5.1), wodurch in der Folge eine CMD ausgelöst werden kann. Umgekehrt kommt es bei einer CMD fast immer zu segmentalen Funktionsstörungen in den Bereichen C1–C3, die auch den N. phrenicus beeinflussen.

Nach einem Schleudertrauma sind Läsionen im HWS-Bereich häufiger rechts als links zu finden. Eine möglich Ursache könnte darin bestehen, dass die Leber am Diaphragma anhaftet, das bei einem Schleudertrauma durch das Schockerlebnis (maximale Inspiration) unter erhöhte Spannung gesetzt wird. Damit ergibt sich eine **Spannungslinie vom Diaphragma über die Leber zur Pleura endothoracica bis in die HWS.**

Unter bestimmten Umständen kann es daher zu einer Addition der pathologischen Zustände dieser auf- und absteigenden Läsionsketten kommen.

Funktionelle Oberbauchbeschwerden

Schon bei einer leichten Leberptose kommt es zu einer kaudalen Verlagerung und zum Bewegungsverlust der rechten Niere (s. o.). Über Faszienzüge von der Niere zum Colon ascendens (➤ Abb. 3.138), zum M. psoas und über die Adduktorenkette zur unteren Extremität kann dies zu Funktionsstörungen im distalen und proximalen Gelenk zwischen Tibia und Fibula und zwischen Talus und Os cuboideum führen.

Patienten mit diesen Beschwerdebildern klagen über ein Schweregefühl im rechten Oberbauch, über schlechten Schlaf und morgendliche Müdigkeit sowie über nächtliches Aufwachen zwischen 2 Uhr und 4 Uhr. Darüber hinaus werden Photophobie, Augenprobleme und nächtliches Schwitzen berichtet. Diese Symptome können mit den Prinzipien der **Traditionellen Chinesischen Medizin** (TCM) erklärt werden: Das der Leber zugeordnete Sinnesorgan ist das Auge. Linksseitige Kopfschmerzen, die hinter dem Ohr beginnen und zum Auge ziehen, folgen häufig dem Verlauf des Gallenblasen-Meridians über der Sutura occipitomastoidea. In der

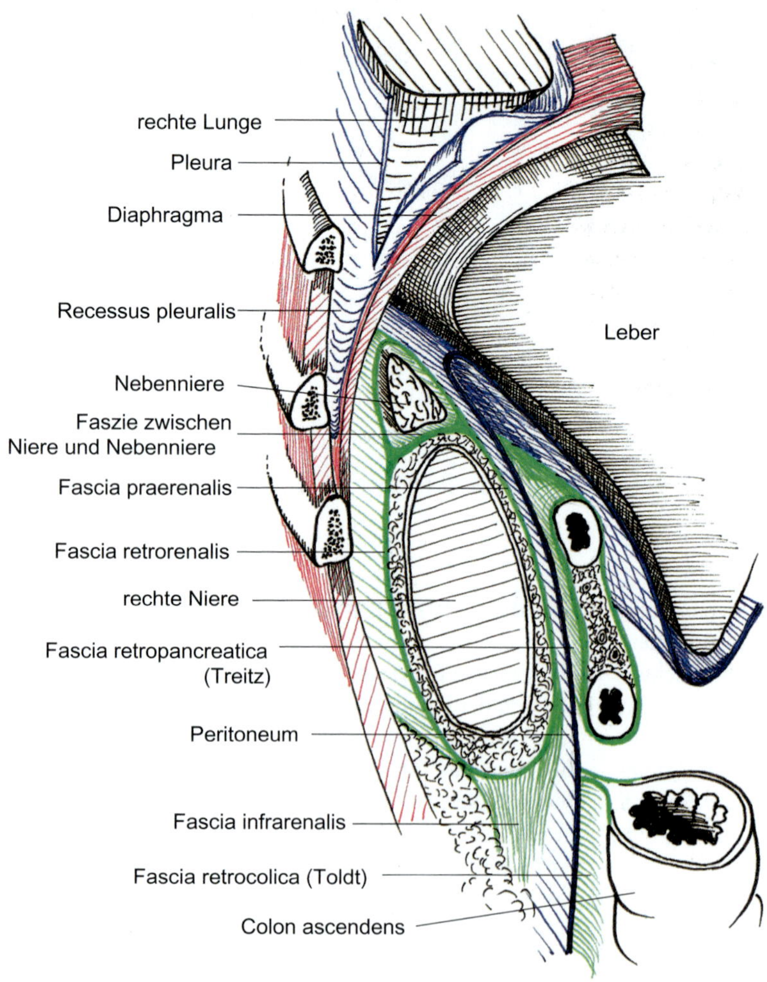

Abb. 3.138 Fasziale Verbindungen zwischen Leber, Thorax und Nieren bis zum Colon ascendens [L243]

TCM wird deshalb ein Zusammenhang zwischen seitlichen Kopfschmerzen und Leber- und Gallenstörungen gesehen.

Die Sutura occipitomastoidea ist bei CMD-Störungen immer betroffen: Veränderungen im Bereich des Kiefergelenks führen in der Fortsetzung zu einer Rotationsfehlstellung des Os temporale mit Spannung in der Sutura occipitomastoidea.

3.7.7 Intestinum

Bei der Beschreibung des **Ambiguuskomplexes** wurde bereits darauf hingewiesen, dass dieser Kernkomplex auch Zellen für die Versorgung der Muskulatur des Ösophagus besitzt und solche, die mit ihren Axonen zur Trachea und den

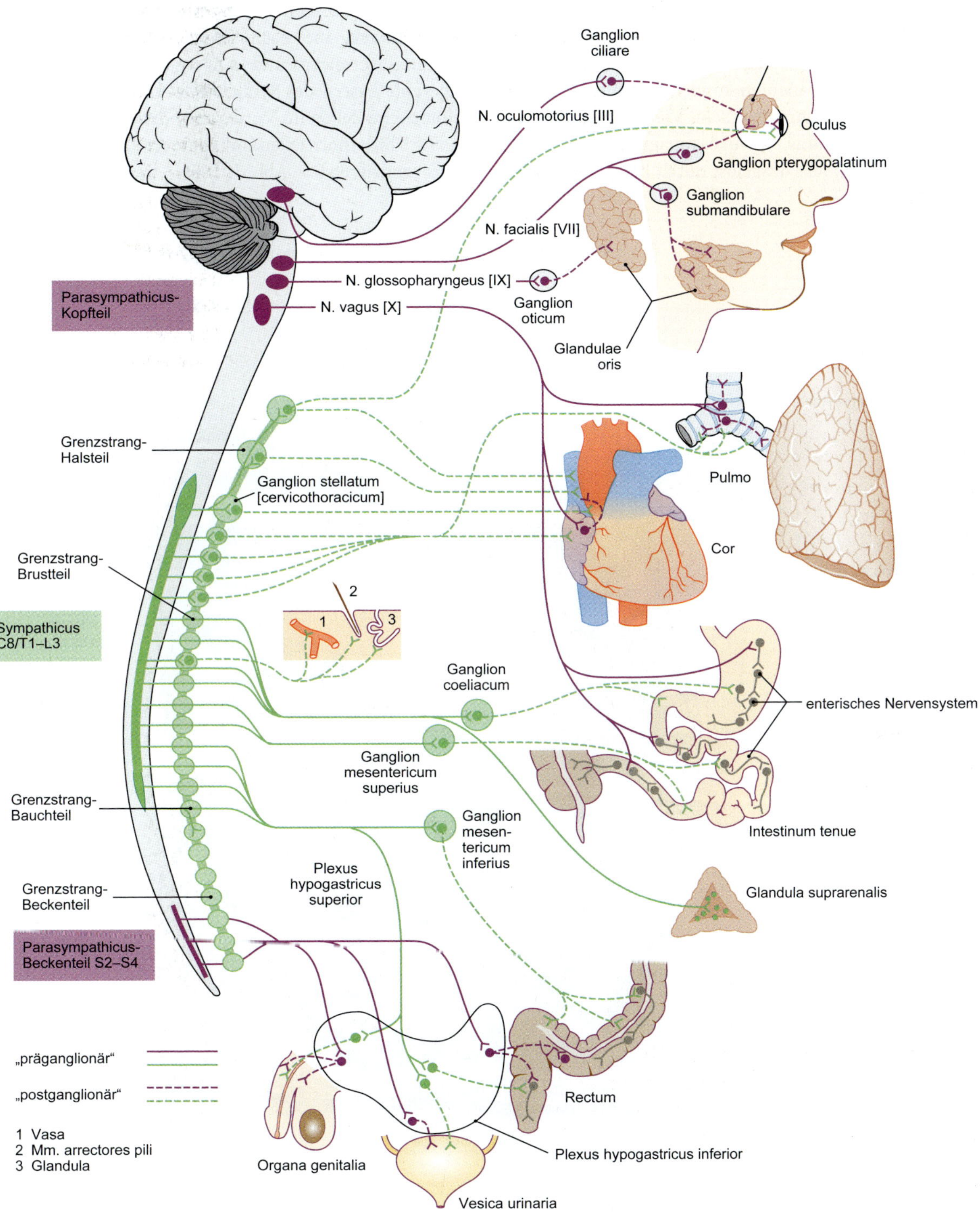

Abb. 3.139 Übersicht über die Funktionen des vegetativen Nervensystems [S700]

Bronchien gelangen (➤ Kap. 3.7.1). Auch die Mehrzahl der kardioinhibitorischen Neurone, die die Herzfrequenz und die Kontraktilität (Herzkraft) beeinflussen, liegt im Bereich des N. ambiguus.

Eine wichtige Rolle spielt dabei der N. vagus. ➤ Abb. 3.139 zeigt die Verbindung des Parasympathikus bzw. des N. vagus zu den inneren Organen sowie die sympathische Versorgung der inneren Organe.

Auf die Rolle des Zwerchfells wurde bereits im Kardiologiekapitel eingegangen (➤ Kap. 3.6.4). Ursache chronischer Schmerzen bei CMD-Patienten können Veränderungen der Beweglichkeit des Diaphragmas sein. Viele Patienten leiden gleichzeitig an Singultus, Refluxösophagitis, Arrhythmien oder Gastropathien, teils ausgelöst durch einen vagovasalen Reflex.

Sympathische und parasympathische Nervenfasern spielen bei der Entstehung von **chronischen Schmerzsyndromen** eine wichtige Rolle, da afferente (sensorische) Fasern aus der Peripherie zusammen mit motorischen Nervenfasern verlaufen. Auf diese Weise werden Störungen innerer Organe als Schmerz im zugehörigen Segment an andere Stelle projiziert.

Diese Nervenfasern projizieren auf sog. **Strangzellen im Rückenmark,** die nach Kreuzung im Rückenmark die Gegenseite erreichen und zu übergeordneten Zentren ziehen. Afferente Fasern des Sympathikus können jedoch auch auf motorische Zellen im Vorderhorn des Rückenmarks (motorische Vorderhornzellen) im Sinne eines einfachen Reflexbogens projizieren (➤ Abb. 3.131).

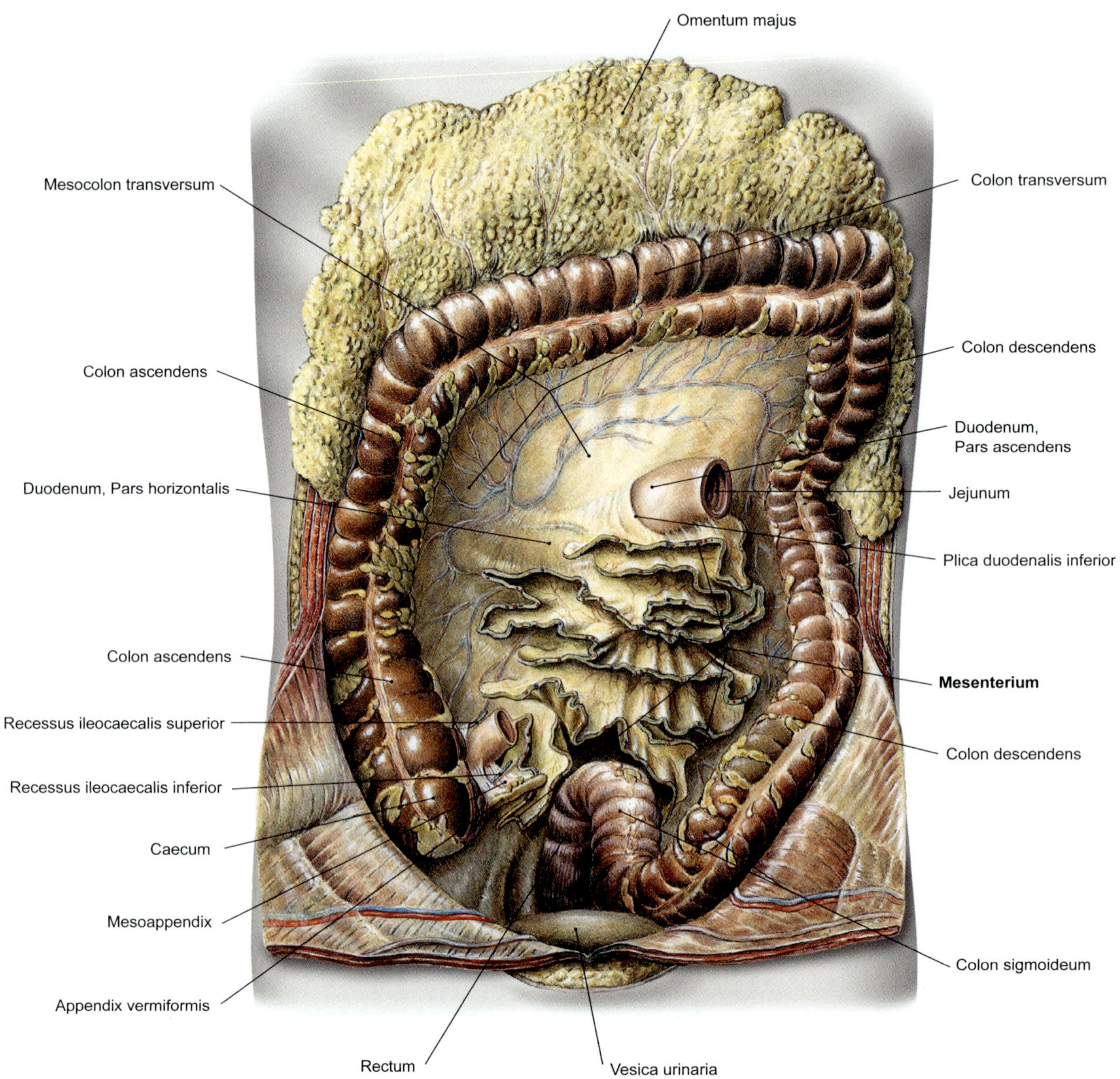

Abb. 3.140 Problemzonen des Colons im Bereich Sigma und ICV [S007-2-23]

Aus den genannten nervalen Verschaltungen lassen sich die **viszerosomatischen Reflexe** ableiten sowie die Tatsache, dass bei Patienten mit der Diagnose „funktionelle Ober- oder Unterbauchbeschwerden", bei denen keine eindeutige Diagnose gestellt werden konnte, eine CMD bestehen kann, die über eine Irritation des N. vagus und des sympathischen Nervensystems ausgelöst wird.

Strukturen und Gewebe, die vor dem M. psoas und dem M. iliacus verlaufen, sind besonders anfällig für Irritationen: rechts die Iliozökalklappe und links das Sigma mit dem Mesocolon sigmoideum (➤ Abb. 3.140, ➤ Abb. 3.141).

Da der **M. iliopsoas** bei CMD-Patienten mit funktionellem Beckenschiefstand fast immer eine Beeinträchtigung zeigt, sind insbesondere Iliozökalklappe und Sigma irritiert. Bei der Therapie dieser Strukturen sollte das Mesosigmoid vor dem Sigma und die Iliozökalklappe vor der Radix mesenterica behandelt werden.

3.8 Psychologie und Psychosomatik

In verschiedenen Publikationen wird beschrieben, dass bei Patienten mit psychischen und psychiatrischen Erkrankungen gehäuft eine CMD beobachtet werden kann (Mohl 1993 und 1994, Türp 1999, Graber 1980, Slade et al. 2007). In anderen Arbeiten ist im umgekehrten Sinn davon die Rede, dass eine CMD psychische Alterationen und Erkrankungen auslösen kann (Ash 2006, Ningel et al. in Ahlers und Jakstat 2000, Celic et al. 2006, John et al. 2007).

3.8.1 Stress

In diesem Bereich besteht noch großer Forschungsbedarf. Allerdings wurde bereits in den 1980er-Jahren erkannt, dass

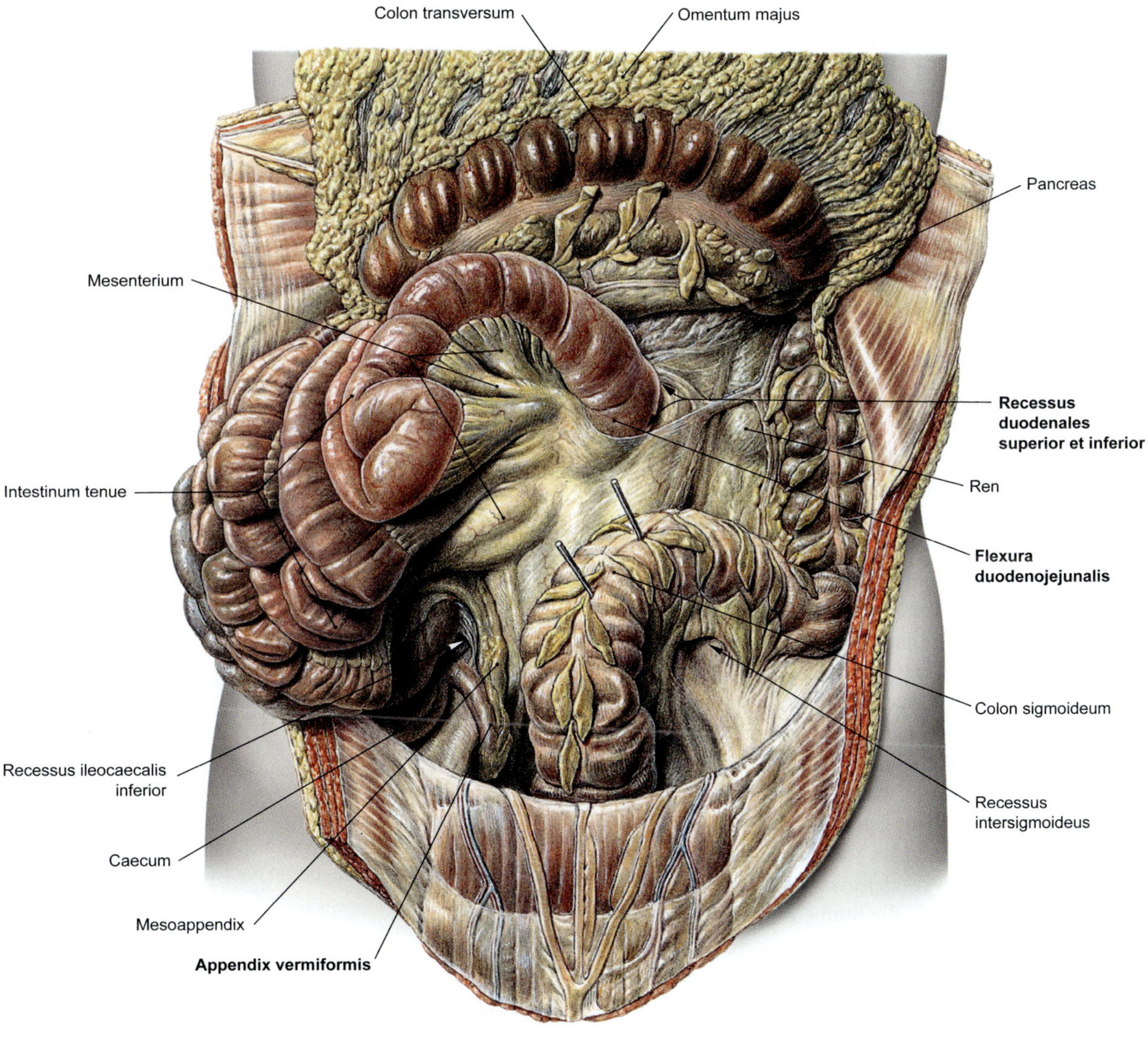

Abb. 3.141 Über das Mesocolon sigmoideum können Zugspannungen nach cranial weitergleitet werden. [S700]

psychische Faktoren die Funktion des **N. trigeminus** zu beeinflussen scheinen. Psychoemotionaler Stress sendet aus dem limbischen System Afferenzen in den motorischen Kern des N. trigeminus. Dadurch wird die Kaumuskulatur zum Knirschen und Pressen (Parafunktion) veranlasst. Die **chronische Hypertonizität der Kaumuskeln** führt letztlich zu schmerzhaften Verspannungen und Triggerpunkten im Bereich der Muskulatur und im weiteren Verlauf zu einer Schädigung des gesamten Zahnhalteapparats.

Da diese Funktionen (Knirschen und Pressen) hauptsächlich bei einer maximalen Intercuspidation auftreten (zu 80 % nachts in den Traumphasen), ist auch der umgekehrte Schluss denkbar, dass bei schlechten Okklusionsverhältnissen die Verarbeitung von psychischen Anspannungen letztlich zu einem Input via N. trigeminus in das limbische System führt. Dies löst dann Depressionen oder andere psychische Alterationen oder Erkrankungen aus.

Holmes und Rahe haben im „Journal of Psychsomatic Research" 1967 einen Stresstest mit 44 Parametern zusammengestellt (➤ Tab. 3.5). Die Parameter werden über einen Zeitraum von 2 Jahren aufgeschrieben. Die jeweils vorgegebene Punktzahl wird zum Schluss addiert:

- Bei einem Score unter 200 ist der Körper des Patienten im Gleichgewicht.
- Bei einem Score zwischen 200 und 300 wird eine von drei Personen krank.
- Bei einer Punktzahl über 300 erkranken 80 % der Personen an unterschiedlichen Leiden.

Die Liste ➤ Tab. 3.5 zeigt eindrücklich, wie schnell eine Punktzahl von über 200 erreicht werden kann, wenn verschiedene Ereignisse innerhalb von 2 Jahren zusammenkommen (Summierung negativer Auswirkungen). Jeder Mensch hat im Schlaf ca. 10 Minuten maximale Intercuspidationen, die bei Stress deutlich zunehmen können. Bei einer normalen Okklusion ist dies nicht weiter mit negativen Auswirkungen assoziiert, bei einer CMD kann dieses nächtliche Zubeißen allerdings zu einer Potenzierung der negativen Auswirkungen auf den Körper führen.

Das Ziel einer Studie von Hirsch (2003) mit 1.011 Jugendlichen im Alter von 10–18 Jahren bestand u. a. in der Identifikation von Einflussfaktoren auf die CMD. 30 % der Kinder und Jugendlichen wiesen anamnestisch sowie 60 % klinische Symptome von Dysfunktionen im Sinne einer CMD auf. Präpubertär waren Geschlechtsunterschiede kaum vorhanden, mit Eintritt in die Pubertät wurden diese allerdings deutlicher und verstärkten sich im Lauf der Zeit, wobei die subjektive Schmerzwahrnehmung bei weiblichen Probanden stärker vorhanden war. Die Prävalenz von CMD bei Jugendlichen war zu dem Zeitpunkt, als die Studie durchgeführt wurde, nicht bekannt, was für ein enormes Kompensationsvermögen der Jugendlichen spricht. Man kann nur immer wieder staunen über die fehlenden Schmerzen bei Jugendlichen, obwohl die orthopädische Untersuchung viele Problempunkte ausweist.

Tab. 3.5 Stresstest nach Holmes und Rahe (1967)

Stresstestparameter	Punkte
Tod eines Partners	100
Scheidung	73
Trennung	63
Gefängnisstrafe	63
Tod eines nahen Angehörigen	63
Eigene schwere Krankheit/Unfall	53
Heirat	50
Starke Arbeitsbelastung über längere Zeit	47
Wiederversöhnung und neue Partnerschaft	45
Erreichen der Pension	45
Krankheit eines nahen Verwandten	44
Schwangerschaft	40
Sexuelle Probleme	39
Familienzuwachs	39
Berufliche Veränderungen	39
Heirat der Tochter	38
Finanzielle Veränderungen	38
Tod eines nahen Freundes	37
Beruflicher Neuanfang	36
Wohnungswechsel	36
Heftige Diskussionen mit dem Partner	35
Hypothek aufnehmen	31
Keine Hypothek bekommen	30
Verantwortung im Beruf ändert sich	
Heirat des Sohnes	29
Auszug der Tochter oder des Sohnes	29
Streit mit angeheirateten Kindern/Verwandten	29
Erreichen persönlicher Ziele	28
Beginn/Ende der beruflichen Tätigkeit des Partners	26
Beginn/Ende der Schulzeit	26
Schulwechsel	20
Wechsel von täglichen Gewohnheiten	24
Streit mit dem Chef	23
Wechsel des Schlafrhythmus	16
Wechsel der Arbeitszeiten	20
Wechsel der Freizeitgestaltung	19
Wechsel der religiösen Gepflogenheiten	19
Wechsel der sozialen Aktivitäten	18
Aufnahme einer kleinen Hypothek	17
Änderungen der Personen, die im Haus wohnen	15
Änderung der Essgewohnheiten	15
Urlaub	13
Große Weihnachtsfeier	12
Kleine rechtliche Bestrafung (z. B. Parkticket)	11

Hirsch fasst in seiner Arbeit zusammen: „CMD stellt ein signifikantes Gesundheitsproblem bereits in der Altersgruppe unter 18 Jahren dar. In der Ätiopathogenese von CMD kommt dem Jugendalter mit seinen wesentlichen biologischen und psychosozialen Veränderungen eine wichtige Rolle zu, daher müssen mögliche Präventionskonzepte hier ansetzen." (Hirsch 2003)

3.8.2 Autismus

Im Zeitraum von 1978 bis 1980 führte Upledger in Zusammenarbeit mit Bernhard Rimland einen Doppelblindversuch mit 63 Kindern durch. Sie stellten die These auf, dass Kinder mit Autismus an einer Kompression der Dura mater an der Schädelbasis leiden. Die Übereinstimmung zwischen den gefundenen Ergebnissen im Doppelblindversuch und der von Rimland aufgestellten Skala hatte eine Signifikanz von 0,01 (Upledger 1994).

Folgende Ursachen wurden aufgeführt:

- Trauma, auch während der Geburt (z. B. Zangeneinsatz)
- Entzündung der Dura
- Aufsteigende Störung durch Verkeilung im lumbosacralen Übergang und Kompression der Occiputkondylen

Bei CMD kommt es grundsätzlich zu einer **Spannung in der Dura mater,** v. a. im Bereich der Occiputkondylen. Da in diesem Bereich der trigeminovaskuläre Komplex liegt und darüber hinaus der N. trigeminus direkte Verbindungen ins limbische System hat, sind Zusammenhänge zwischen Psyche und CMD in beide Richtungen ohne Weiteres denkbar. Weitere Forschungen sind erforderlich.

3.8.3 Konzentrationsstörung

Konzentrationsstörungen bei ADHS-Kindern oder Legasthenikern konnten in der Praxis des Autors durch die Zusammenarbeit mit Kieferorthopäden und Zahnärzten deutlich gebessert bzw. beseitigt werden. In allen Fällen lag eine CMD mit Störungen u. a. im **Os temporale** und im **Occiput** mit einhergehenden **Duraspannungen** vor. Auch Upledger und andere Autoren beschreiben derartige Zusammenhänge (Upledger 1994). Sutherland berichtet von einer ca. 50-prozentigen Erfolgsquote bei Patienten mit Legasthenie, die eine Störung der Ossa temporalia und der Sutura occipitomastoidea hatten und mit craniosacralen Behandlungsmethoden therapiert wurden (Upledger 1994).

Selbstverständlich sind nicht alle Fälle von Legasthenie, ADHS, Konzentrationsstörung etc. auf eine CMD zurückzuführen. Wenn aber bei solchen Störungen gleichzeitig eine CMD vorliegt, kann die Therapie derselben oft zu einer deutlichen Besserung, wenn nicht zum Verschwinden der Konzentrationsstörungen führen.

3.8.4 Physiologische und psychologische Aspekte

Ursachen der Chronifizierung des Schmerzes

In seinem Buch „Differenzierte medikamentöse Schmerztherapie" schreibt Wörz zur Ursache der Chronifizierung: *„Dabei gibt es Zellsysteme des nozizeptiven Systems, die allein durch intensive Schmerzreize ihre Aktivität dauerhaft erhöhen können (z. B. „schlafende" Nozizeptoren werden durch Mikroentzündungen in Gelenken geweckt und bleiben danach „wach"). Im Zentralnervensystem (Rückenmark und Gehirn) kommen dann noch Zellsysteme hinzu, die nur bei assoziativ dargebotenen Schmerzreizen dauerhaft verändert aktiv sind und zu einer Ausbreitung der Schmerzreaktion in weite Teile des Zentralnervensystems führen können."* (Wörz 2001)

Bei der CMD vergehen oft Jahre, bis endlich die Diagnose gestellt wird. In dieser Zeit entwickeln die Patienten aufgrund der dauerhaften Reizung des nozizeptiven Systems chronische Schmerzen in verschiedenen Körperarealen, die sich im Laufe der Jahre verstärken und kaum einer Therapie zugänglich sind. Gelangen diese Patienten schließlich zu einem guten CMD-Spezialisten, der ihre Erkrankung diagnostizieren und behandeln kann, kann trotz der Chronifizierung ein großer Teil der Patienten so suffizient behandelt werden, dass ein Großteil der Beschwerden in kurzer Zeit verschwindet.

Was aber geschieht mit den Patienten, die eindeutig eine CMD haben, suffizient bezüglich der CMD behandelt wurden, bei denen objektiv auch keine oder nur noch geringe Dysfunktionen bestehen, die aber doch weiterhin über ihre Schmerzen klagen? In diesen Fällen muss die Frage nach dem Schmerzgedächtnis gestellt werden und wie dieses behandelt werden kann.

Das Schmerzgedächtnis

Der Begriff „Schmerzgedächtnis" wurde wesentlich von Professor Zieglgänsberger geprägt, der schon als junger Wissenschaftler den Transmitter Glutamat intensiv erforschte und feststellte, dass Glutamat in der Lage ist, Schmerzsignale zu verstärken (Zieglgänsberger 2002, Azad 2003).

Auf dem Deutschen Schmerzkongress 2006 wurde Schmerz als **eigenständige Krankheit** definiert statt nur als Symptom einer Erkrankung. Es wird eine eigene Behandlung gefordert, weil es bei chronischem Schmerz zu anatomischen Veränderungen im Körper kommt, sodass gedächtnisähnliche Prozesse bei Schmerzkrankheiten eine große Rolle spielen. Nervenzellen senden bei Verletzungen, anatomischen Veränderungen, Entzündungen oder anderen Prozessen regelmäßig Signale über die verschiedenen Nervenbahnen ins Rückenmark, die von dort z. B. zum Gehirn weitergeleitet werden. Treten diese Signale in regelmäßigen kürzeren Abständen auf oder sind sie gar pausenlos vorhanden, verändert sich auf Dauer der Gate-Control-Mechanismus. Auch wenn der Schmerzreiz nicht stärker werden sollte, werden pausenlos Signale ans Gehirn gemeldet.

Den neuesten wissenschaftlichen Erkenntnissen nach beeinflusst Dauerschmerz sogar die genetische Aktivität der Nervenzellen. In der Folge werden aufgrund der veränderten Anfangs- und Endcodes an der RNS in der Zelle neue Eiweißketten gebildet, die zu veränderten physiologischen Prozessen führen und zum Beispiel die Zellmembran der Nervenzellen so verändern können, dass die Nervenzelle nun schneller reagiert oder es zu einer Dauerpolarisation kommt, um nur zwei Beispiele zu nennen. In der Konsequenz entsteht mehr oder/und länger andauernder Schmerz.

Die einzelnen Veränderungen – auch bezüglich des genetischen Codes – können in dem hervorragenden Buch von Bauer (2002) nachgelesen werden.

Schmerztherapie

Die Therapie bei Schmerzen, damit auch für CMD-Patienten, besteht in der Gabe von Schmerzmitteln und in der Verordnung von Physiotherapie, ggf. auch Akupunktur. Bei der Gabe von Analgetika sind folgende drei Stufen allgemein akzeptiert:

- **1. Stufe:** schwach wirksame Schmerzmittelstoffe wie Acetylsalicylsäure, Paracetamol oder Diclofenac bzw. COX-1-Hemmer
- **2. Stufe:** mittelstarke morphinähnliche Mittel, sog. schwache Opiate, hierzu zählen Wirkstoffe wie Tramadol, Tilidin und Naloxon
- **3. Stufe:** Morphin und andere morphinähnliche Schmerzmittel, wie Morphinsulfat, Buprenorphin oder Fentanyl (heutzutage wegen der geringeren Nebenwirkungen oft als Pflaster eingesetzt)

Bei gut 18 Millionen chronischen Schmerzpatienten in Deutschland und der Tatsache, dass ⅔ der Bevölkerung regelmäßig leichtere Schmerzmittel einnimmt, verwundert es nicht, dass der jährliche Umsatz von Schmerzmitteln in Deutschland bei rund 500 Millionen Euro liegt.

Bislang setzte der Autor bei Patienten mit Schmerzgedächtnis gern einen Arzneistoff (Flupirtin) aus der Gruppe der zentral wirkenden, nichtopioiden Analgetika ein. Leider gibt es aktuelle Meldungen des Bundesinstituts für Arzneimittel und Medizinprodukte (BfArM), wonach aufgrund eines Lebertoxizitätsrisikos die Dauer der Behandlung mit flupirtinhaltigen Arzneimitteln und auch die Zielgruppe begrenzt werden muss. Weitere Forschungen sollten die Lebertoxizität entweder bekräftigen oder relativieren.

Remifentanil, ein Opioid, das bislang nur in der Anästhesie verwendet wurde, könnte an die Stelle von Flupirtin treten. Im Tierversuch wurde gezeigt, dass eine einmalige Gabe von Remifentanil nicht nur Schmerzen bekämpfen, sondern auch das Schmerzgedächtnis der Nervenbahnen im Rückenmark löschen konnte.

Nach Bauer (2002) stellt die Psychotherapie und Verhaltenstherapie einen nicht unwesentlichen Therapieansatz bei der Behandlung chronischer Schmerzen dar, der oft schon früher eingesetzt werden sollte. Bauer plädiert dafür, Analgetika und Psychopharmaka über einen nicht allzu langen Zeitraum einzusetzen.

Neuere Therapieansätze mit Glycin

Neue Forschungen versuchen Stoffe zu finden, die in der Lage sind, das Schmerzgedächtnis wieder zu löschen. Körpereigene Systeme könnten ein Schlüssel dazu sein, wie etwa die „Endocannabinoide“: Marihuana-artige Stoffe, die im Gehirn produziert werden.

Als weiterer möglicher Wirkstoff ist **Glycin** in den Mittelpunkt der Forschung gerückt. Glycin, eine nichtessenzielle hydrophile Aminosäure (➤ Abb. 3.142), ist einer der wichtigsten Bausteine für Proteine und an der Synthese von zahlreichen bedeutenden Stoffwechselmolekülen beteiligt, die v. a. in Regulationsprozessen wie dem Immunsystem, dem Stoffwechselsystem des Nervensystems und dem Entgiftungssystem des Körpers eine Rolle spielen (Hecht et al. 2010). Es ist ubiquitär in allen Körperzellen, v. a. aber in sehr hohen Konzentrationen in den Nervenzellen und im ZNS (Gehirn wie Rückenmark) zu finden. Neben der Gammaaminobuttersäure (GABA) ist Glycin der wichtigste inhibitorisch wirkende Neurotransmitter des Menschen. Man kann behaupten, dass ohne GABA und Glycin das menschliche Gehirn nicht funktionsfähig wäre (Kommissarova et al. 2010).

Professor Hecht führt in seinem Artikel (2010) folgende Fähigkeiten des Glycins an:

„Glycin ist

- *fähig zur Rezeptorbindung und zwar an glycinerge und GABA-Rezeptoren*
- *ein natürliches Adrenolytikum (Antistresswirkung)*
- *ein spezifischer Regulator der Nervenzellen*
- *neben Protein an der Bildung von Kollagen im Bindegewebe (z. B. Gelenkknorpel) beteiligt*
- *der unspezifischen Konjugation von Xenobiotika fähig, wenn Wirkstoffe mit toxischen Nebenwirkungen die Zelle erreichen. Dabei gehen die körpereigenen Xenobiotika eine Symbiose ein und schwächen die toxischen Wirkungen von Arzneimitteln, Alkohol, Toxinen, Narkotika u. a. ab oder beseitigen diese*

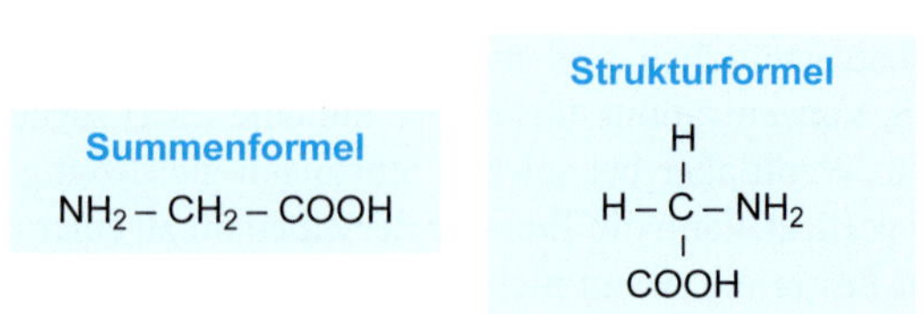

Abb. 3.142 Glycin: Summen- und Strukturformel [L106]

- *gemeinsam mit GABA fähig, die Bildung des Schmerzgedächtnisses zu hemmen, indem körpereigene Schmerztransmitter neutralisiert werden.*" (Hecht 2010)

Aus den oben aufgeführten Fähigkeiten des Glycins wird deutlich, wie sehr diese Substanz bei CMD-Patienten in verschiedener Hinsicht hilfreich sein kann.

Das Schmerzgedächtnis verhindern oder verändern

Über die Entstehung des Schmerzgedächtnisses wurde bereits in diesem Buch geschrieben bzw. auf andere Quellen verwiesen (➤ Kap. 3.3).

Ein wichtiger Faktor ist dabei der Einstrom von Kalzium ins Zellinnere des Hinterhornneurons auf Rückenmarkebene, was durch die Aktivierung der NMDA-Rezeptoren (N-Methyl-D-Aspartat) geschieht. Durch den Kalziumeinstrom werden Proteinkinasen aktiviert, die wiederum die AMPA-Rezeptoren (Amino-3-hydroxy-5-methyl-4-isoxazolpropionat) so verändern, dass diese durch den Transmitter Glutamat besser aktiviert werden können. Daraus entsteht die Hyperalgesie und in der Folge bei ständiger Konditionierung der Schmerzen das Schmerzgedächtnis. Glycin ist in der Lage, an den Glutamatrezeptoren anzudocken und damit die Depolarisation der Zellmembran zu verhindern. Das wiederum bewirkt, dass der Kalziumeinstrom, welcher durch die NMDA-Rezeptoren ausgelöst wurde, gehemmt wird.

Antistresseffekt

Wie bereits dargestellt werden bei CMD-Patienten durch die falsche Okklusion v. a. nachts vermehrt Stresshormone ausgeschüttet. Das führt zu einer Daueranspannung des Patienten und im Endeffekt zu hormonellen Dysfunktionen. Auch hier könnte der Einsatz von Glycin hilfreich sein, da es einen alpha-1-adrenolytischen Effekt besitzt. Dadurch wird die übermäßige Ausschüttung von Katecholaminen reduziert. Glycin wirkt somit auch stresslösend.

Kollagensynthese

Da Glycin neben Prolin auch für die Bildung von Kollagen zur Verfügung steht, wäre dies ein weiterer wichtiger Punkt bei den CMD-Patienten, die aufgrund der jahrelang vorherrschenden muskulären Dysfunktionen mit vermehrten unphysiologischen Gelenkbelastungen konfrontiert sind. Hier wäre ein Therapieversuch in der Zukunft möglich, um Glycin bei Myalgien und Arthropathien sinnvoll einzusetzen und um weitere Schäden an kollagenem Bindegewebe zu verhindern und ggf. beschädigtes Gewebe einer Reparatur zuzuführen.

Applikation

Aufgrund der heutzutage oft schlechten Ernährungsgewohnheiten und den damit verbundenen Dysbiosezuständen des Darms wurde Glycin als orthomolekulare Substanz ausschließlich für die sublinguale Applikation hergestellt. Die tägliche Einnahme sollte 1–2 g betragen.

3.8.5 Einfluss der Psyche auf das craniomanibuläre System

Leider gibt es zu diesem Thema erst wenige ernst zu nehmende Veröffentlichungen. Wie wichtig aber der psychische Einfluss bei CMD-Patienten ist, die bereits seit Jahren unter diversen Schmerzsymptomen leiden, ohne dass die Ursache erkannt wurde, mag allein die Betrachtung des akuten Schmerzes auf die Psyche und den Körper zeigen, denn der akute Schmerz ist mehr als eine reine Sinneswahrnehmung – er besitzt verschiedene Komponenten:

- Eine vegetative Komponente über das autonome Nervensystem mit Parasympathikus/Sympathikus mit Symptomen wie Schweißausbruch, Kreislaufproblemen, Übelkeit etc.
- Eine motorische Komponente mit muskulären Abwehrreaktionen, die in Muskelverspannungen münden
- Eine affektiv-emotionale Komponente, die unter Umständen Angst auslösen kann

Diese Komponenten finden sich allerdings auch beim chronischen Schmerz, wenngleich in veränderten Formen und Auswirkungen und münden teils in Aggressivität, Depressionen und Persönlichkeitsveränderungen, v. a. wenn die Ursache der Schmerzen nicht gefunden wurde und CMD-Patienten eine Ärzteodyssee hinter sich haben und immer wieder in die psychische Ecke gesteckt werden. Irgendwann geht einem das im wahrsten Sinne des Wortes auf den „Geist".

Der Weg von der CMD über den akuten, dann den chronischen Schmerz bis hin zu psychischen Verhaltensstörungen ist daher recht eindeutig. Wie sieht aber der umgekehrte Weg aus?

Wühr hat dazu 2004 einen hervorragenden Artikel veröffentlicht, der mit einigen Aspekten korreliert, die in diesem Buch bereits beschrieben wurden. Über alle seine Sinnesorgane nimmt der Mensch Reize aus seiner Umgebung auf. Wie diese weiter im Gehirn verarbeitet werden, ist immer noch ein großes Geheimnis, auch wenn viele Geheimnisse mittlerweile aufgeklärt sind. Bislang ging man noch davon aus, dass wir die Sinneseindrücke auf der Basis unserer Persönlichkeit bewerten.

Aber dieser Ansatz muss revidiert werden, da wir Menschen zu einer objektiven Wahrnehmung gar nicht fähig sind, was nach Wühr oft auch die Grundlage jeglichen Streits und Konflikts ist. Unser Gehirn assoziiert demnach alle subjektiven Wahrnehmungen mit einem negativen oder positiven Gefühl. Wühr führt dazu aus: „*Das lateinische Wort für Gefühl heißt emotio. Die E-motion bedeutet ‚Hinaus-Bewegung'. Tatsächlich sind es unsere Gefühle/Emotionen, die unseren Stütz- und Bewegungsapparat aktivieren und unser*

Verhalten steuern... Aber nicht nur außen aktivieren uns unsere Emotionen. Auch unser Verhalten nach innen wird so gesteuert. Das betrifft unsere Immunreaktion, unseren Stoffwechsel, die Ausschüttung von Hormonen und die Aktivierung unseres vegetativen Systems. [...] Psychoemotionaler Stress kann zu Bruxismus führen. Dieses parafunktionelle Knirschen und Pressen mit den Zähnen kann eine Schädigung der Zahnhartsubstanz und des Zahnhalteapparats, Kaumuskelverspannung, Kiefergelenksschädigung und systemische Beschwerden zur Folge haben." (Wühr 2004)

Biochemische Ebene des Stresses

Fast jeder psychoemotionale Stress wird unmittelbar auch die Hormonachse des sympathischen Nervensystems (Kampf- oder Fluchtreaktion) aktivieren. Es werden daher die verschiedenen Stresshormone wie Adrenalin und Noradrenalin, aber auch Cortison und andere Hormone ausgeschüttet. Persistiert dieses Verletzungsmuster, was unterschwellig wie die Aktivierung eines Fluchtreflexes fungiert, so kann es zu einem ständigen Widerstandssymptom mit erhöhter Ausschüttung von Stresshormonen bis hin zum Erschöpfungssyndrom mit deutlicher Hormondysbalance kommen (vergleiche das Stresskonzept nach Selye). Daher muss bei der Behandlung auch immer die gesamte Palette der hormonellen orthomolekularen Therapie mit einbezogen werden.

Emotional-psychische Ebene

Zum Teil wird dies auch durch die hormonellen Störungen (vergleiche Wechseljahre) erklärt, andererseits können diverse neurogene Störungen wieder aufflackern oder sich neu entwickeln. Nicht 100-prozentig behandelte Entwicklungsstörungen im Kleinkindalter (Moro-Reflex etc.) können wieder aufkommen oder es bilden sich Quervernetzungen im Gehirn, die einen ständigen Fluchtreflex simulieren können. Hier ist vor allen Dingen die Amygdala (Alarmanlage) zu nennen.

Die Amygdala ist der paarig angelegte Mandelkern des Gehirns und für die zentrale Verarbeitung für emotionale Umweltreize und deren Auswirkungen auf vegetative Funktionen wie Atmung, Herzschlag und Muskelspannung verantwortlich. Liegt nun eine nicht verarbeitete Stresssituation zugrunde, so wird die Amygdala in vergleichbaren Situationen sofort Flucht oder Angriff signalisieren, da es hier um überlebensrelevante Reaktionen für den Menschen geht. Diese Prozesse laufen so schnell ab, dass sie praktisch nicht bewusst werden (Birbaumer 2015).

Wie in diesem Buch bereits ausführlich in ➤ Kap. 2.8.1 und ➤ Kap. 3.7.1 beschrieben (➤ Abb. 3.86), führt auch Wühr in seiner Arbeit an, dass Dys-Stress auf Dauer zu einer funktionellen Überlastung der Körpersysteme und zu einer Ausschüttung von Entzündungsmediatoren im interstitiellen Bindegewebe führt. Dieses interstitielle Bindegewebe wird als extrazelluläre Matrix dem gesamten Fasziensystem zugeordnet. Hier finden sämtliche unspezifischen Immunreaktionen statt, die daraufhin das spezifische Immunsystem aktivieren. Pischinger (1998) und Pischinger et al. (1975) bezeichnen es daher als Grundregulationssystem, welches wiederum auch die Endstrecke der Stressreaktionen ist. Bei einer CMD werden bekanntermaßen ständig Stresshormone freigesetzt, die auf Dauer zu einer Veränderung der Mikroanatomie des Fasziengewebes mit all den negativen Auswirkungen auf den Körper führen (➤ Kap. 3.7.1).

Der umgekehrte Weg laut Wühr besteht darin, dass anhaltender psychischer Dys-Stress über die Veränderungen im interstitiellen Bindegewebe (= Mikroanatomie des Fasziengewebes) zu einer CMD führen kann, was definitiv denkbar und auch anatomisch erklärbar wäre. Ob nun aber eine CMD auf Dauer psychischen Dys-Stress auslöst oder umgekehrt, ist für die Behandlung sekundär, denn beides muss behandelt werden. Einerseits strukturell durch die Aufbissschiene, um die falsche Okklusion zu behandeln, andererseits durch eine psychotherapeutische, psychosomatische, verhaltenstherapeutische oder andere Art von Therapie.

Stressbelastung

In den letzten Jahren konnten bahnbrechende neue Erkenntnisse über die physiologischen Folgen von Stressbelastung zusammengetragen werden. Neben dem bekannten Hypothalamus, der in Stresssituationen über die Hypophyse in den Nebennieren eine erhöhte Produktion von Stresshormonen auslöst, rückte v. a. der **präfrontale Cortex** in den Mittelpunkt der Forschung, denn diese Region reagiert äußerst sensibel auf Stress, sogar auf alltägliche Ängste und Sorgen.

Interessant ist die langsame Entwicklung des präfrontalen Cortex, der erst nach der zweiten Lebensdekade voll entwickelt ist. Über ein weitverzweigtes Netzwerk aus Pyramidenzellen sendet der präfrontale Cortex dämpfende Signale (➤ Abb. 3.143) an tiefer liegende archaische Hirnregionen wie die Basalganglien, den Hypothalamus, v. a. aber die Amygdala, eine Hirnregion, welche die Angstreaktionen steuert (Birbaumer 2015).

Bei akutem Stress allerdings werden biochemische Signale ausgelöst, die den präfrontalen Cortex in seiner Aktivität soweit dämpfen können, dass er seine dämpfenden Einwirkungen auf die archaischen Regionen verliert und letztere Areale die Überhand gewinnen. Bei diesen biochemischen Reaktionen handelt es sich um die Ausschüttung großer Mengen von unter anderem Noradrenalin und Dopamin, d. h. erregenden Neurotransmittern. Auch die dadurch aktivierte Amygdala schüttet extrem hohe Konzentrationen an Noradrenalin und Dopamin aus, was Angstreaktionen verstärken kann (➤ Abb. 3.144).

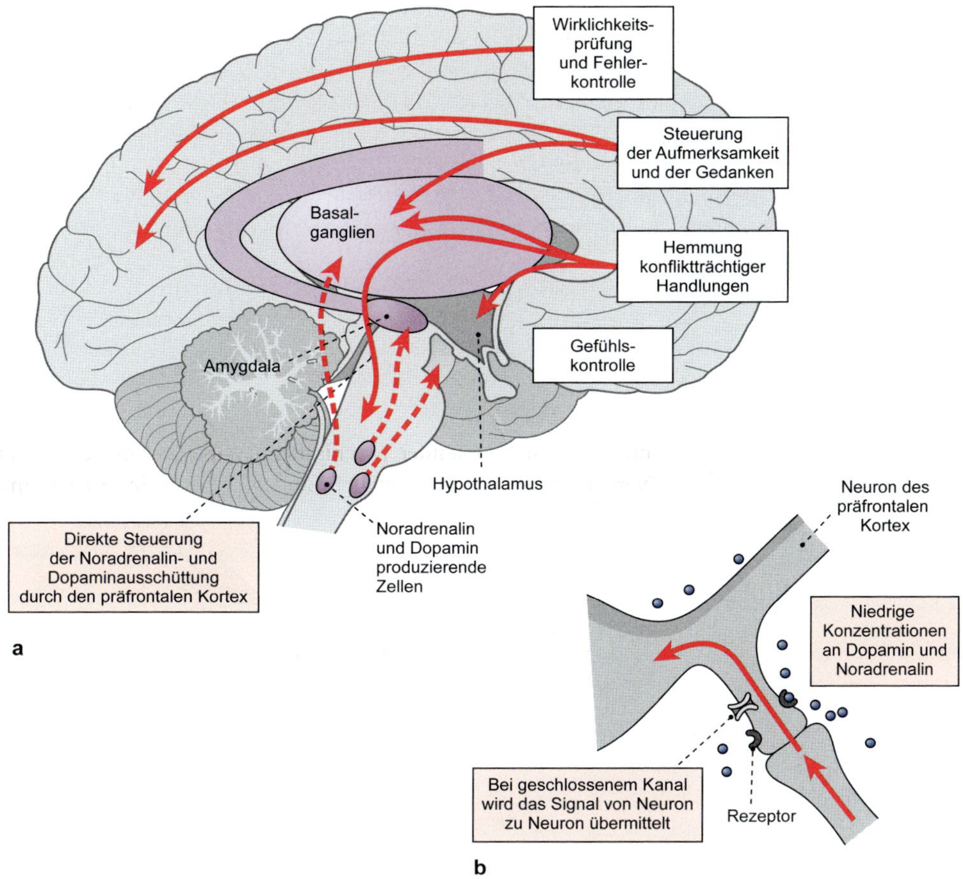

Abb. 3.143 Signale vom präfrontalen Cortex in entspannter Situation [L106]

Chronischer Stress

Unter normalen Bedingungen, d. h. kurze Stress- und Angstphasen, werden die Botenstoffe Dopamin und Noradrenalin durch Enzyme rasch wieder abgebaut. Was geschieht aber bei chronischen Stress- oder Angstreaktionen? Neuroforschungen konnten zeigen, dass sich in dieser Situation die Nervenverbindungen in den älteren Hirnregionen, die Emotionen und Triebe verarbeiten, verstärken, hingegen die für komplexe Denkprozesse benötigten Hirnareale zu schrumpfen beginnen.

CMD und Stress

An dieser Stelle muss erneut auf die Stressreaktion von Selye verwiesen werden, die er bereits 1953 aufstellte. Seine Theorie scheint damit bewiesen. Wie bereits erwähnt, bereitet eine falsche Okklusion bereits Stress im Körper, d. h., es kommt zu überhöhten Ausschüttungen von Stresshormonen allein aufgrund der CMD. Viele Patienten können diese Situation lange Zeit relativ gut durch gesunde Lebensweise, Sport etc. kompensieren. Wenn sich aber von außen noch weiterer Stress einstellt, so sind die Kompensationsmöglichkeiten erschöpft (➤ Abb. 3.86) und die archaischen Zentren des Gehirns übernehmen die Steuerung.

Dieser Mechanismus begünstigt nach Ansicht der Forscher wahrscheinlich die Entstehung von Angststörungen und Depressionen, aber auch von anderen „psychischen" Erkrankungen. In der Summation darf auch nicht die Rolle des N. trigeminus vergessen werden, der bei einer CMD immer eine zentrale Rolle spielt und unmittelbar die Verbindung zu unserem emotionalen Teil des Gehirns, dem limbischen Areal, besitzt.

Interessanterweise steigert das Hormon Östrogen offenbar die Stressanfälligkeit, was erklären könnte, dass Frauen in den Studien zur CMD öfter über seelische Probleme klagen als Männer, obwohl die Prävalenz zur CMD in beiden Geschlechtern gleich ist.

3.8.6 Psychische Störungen und Craniomandibuläre Dysfunktion

In den vorrausgegangenen Seiten war primär der Zusammenhang einer CMD und den daraus über neurale und hormonelle Fehlsteuerungen verursachten psychischen Problemen und emotionalen Problemen die Rede. Wie bereits ausgeführt, werden nicht wenige Patienten mit einer CMD, die bereits mehrere Jahre dauert, als psychisch kranke Personen

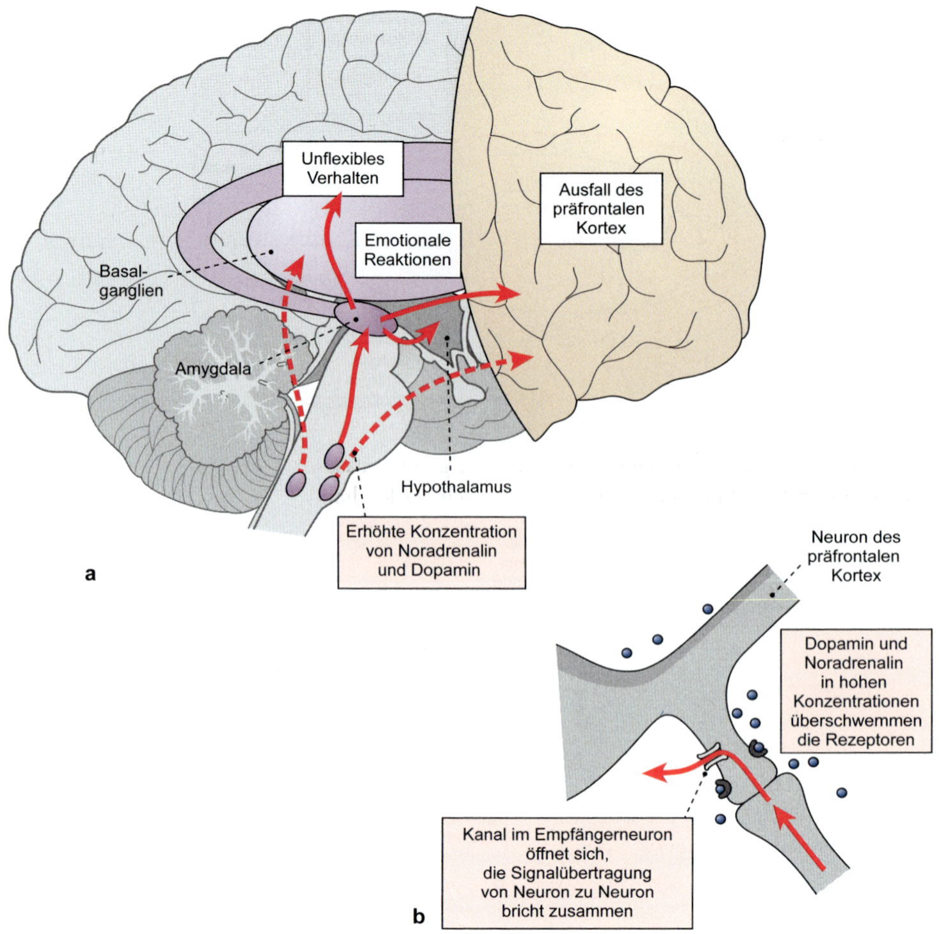

Abb. 3.144 Änderung der Signale vom präfrontalen Cortex unter Stress [L106]

„abgestempelt“ und gelangen demnach in den nächsten therapeutischen „Teufelskreis“. Natürlich gibt es viele Symptome und Verhaltensweisen bei diesen Patienten, die in diese Richtung deuten, aber nicht wenigen Patienten kann mit guter interdisziplinärer Therapie doch noch geholfen werden. Allerdings stehen wir als Orthopäden und Zahnmediziner tatsächlich oft vor der Frage, ob sich der Patient aufgrund der zugrunde liegenden CMD und einer falschen Behandlung psychisch derart verändert hat, dass er abnorme Auffälligkeiten zeigt, oder aber ob es tatsächliche psychische Störungen bis hin zu schizophrener Psychose sind, die den Patienten zu den Ärzten treibt, v. a. hier zu den Zahnärzten, was zu spät von den Therapeuten erkannt wird und damit eine weitere Leidensgeschichte entsteht. Wie hoch letztendlich der Prozentsatz einer primären CMD und danach seelischen Problemen oder umgekehrt von seelischen Problemen und danach einer CMD ist, kann an dieser Stelle und auch durch das Studium der Literatur bislang nicht richtungsweisend angegeben werden. Der Grund ist, dass zu wenig Patienten intensiv interdisziplinär behandelt werden, um hier wirklich eine gute Statistik aufstellen zu können. Nach über zwei Jahrzehnten mit etlichen tausend Patienten geht der Autor aber eher davon aus, dass nur ein geringer Teil der CMD-Patienten unter primären psychischen und psychosomatischen Erkrankungen leidet. Das betrifft wahrscheinlich nicht mehr als 5–10 % des gesamten Klientels.

Psychologischer Aspekt von Mund- und Kauapparat

Nicht wenige Autoren (Rocabado 1983, Larssen 2007, Faust Quelle fehlt etc.) interpretieren den Mund als wesentliches Organ der Entwicklung, auch im seelischen Bereich. Nicht umsonst wird die erste Entwicklungsphase nach der Entbindung als orale Entwicklungsphase bezeichnet (Os, Oris = Mund), denn das Saugen an der Mutterbrust gehört zu den ersten reflexartigen Bewegungsausführungen des Neugeborenen. Damit stellt die Mundregion auch die erste zwischenmenschliche Beziehung her und diese kann bereits eine entscheidende Störung erleiden, wenn der Saugreflex nicht optimal ausgeprägt ist, eine Kopfschieflage besteht, in der das Neugeborene sich nur von einer Seite an die Brust anlegen lässt, die Mutter gegebenenfalls wegen Erkrankung ihrerseits oder des Kindes wegen nicht stillen kann oder andere Probleme bestehen, die dazu führen, dass kein normaler Saugreflex ausgebildet wird.

Neben der Aufgabe der Nahrungsaufnahme haben der Mund und das Mundorgan aber noch eine psychologische Bedeutung, die sich auch nach der oralen Entwicklungsphase weiter fortsetzt, denn die Lippen und die Mundregion sind mit extrem vielen Nerven versorgt und werden nicht nur beim Zerkleinern von Speisen und damit auch Schmecken der Substanzen, über das Sprechen bis hin zu emotionalen Gefühlen beim Lächeln, Grimassen schneiden oder Küssen benötigt. Wir benutzen daher neben der Mimik im Gesicht v.a. den Mund, auch um Stimmungen jedweder Art auszudrücken. Wenn es daher zu Schmerzen und Funktionsstörungen im Mundbereich kommt, kann dies unter Umständen auch psychosomatische Störungen auslösen. Der umgekehrte Weg ist allerdings ebenso denkbar und auch tatsächlich nachweisbar, dass sich bei unverarbeiteten seelischen oder psychischen Störungen, welche primär sind, körperliche Beeinträchtigungen im orofazialen System einstellen können. Daher wird dies von Psychologen häufig als das **„Orofaziale-Schmerzdysfunktionssyndrom"** bezeichnet. Der Begriff **„Myoartropathie"** stammt eher aus dem medizinischen Bereich, wenn tatsächlich durch eine falsche Okklusion, durch Unfälle oder andere Ursachen Okklusionsstörungen im Bereich des Zahnapparats entstehen, die Schmerzen sowohl im Bereich der Kau- und Gesichtsmuskulatur verursachen wie auch im Bereich der Kiefergelenke und weiterer umgebender Strukturen.

Nach Faust sind aber diese Symptome plus weitere Symptome wie Kiefergelenkknacken, Bruxismus, Schlafstörungen, depressive Verstimmungen, Angstgefühle, Kloßgefühl im Hals, unklare Bauschmerzen bei konkretem Nachfragen fast immer auf ein seelisch bedeutsames Ereignis im Hintergrund zurückzuführen, dass entweder die Ursache ist oder als Reaktion auf das Zermürben des Schmerzbild entstanden ist. Nach seiner Meinung gibt es keine spezifischen Persönlichkeitsfaktoren, allerdings bestimmte Häufungen: *„angepasst-unauffällig, verantwortungsbewusst, durchaus geschäftstüchtig, dabei aber gefühlsmäßig kontrolliert, gegebenenfalls aggressionsgehemmt, leicht kränkbar bis ängstlich und unsicher. Außerdem neigen die Betroffenen zu Verleugnung jeglicher persönlicher Probleme."* (www.volker-faust.de/psychiatrie)

Nach Ansicht des Autors dieses Buches sind diese Störungen bei CMD-Patienten aber meistens auf ein negatives Zusammenspiel zwischen den Hirnnerven, dem limbischen System und biochemischen Faktoren wie Ausschüttung von Stresshormonen zurückzuführen und weniger auf psychische und psychosomatische Faktoren, welche primär bei einem gewissen Prozentsatz des Klientels bestanden haben.

Dentale Parafunktionen

Auch Faust beschreibt diese dentalen Parafunktionen (Knirschen, Zähnepressen, Zungenpressen) und führt dazu aus, dass **die Ursache in der Regel zuerst ein Biss ist,** der nicht optimal abgestimmt ist. Dies sei nach ihm keine Besonderheit, da zwischen 15–80 % aller Patienten keine optimale Gebissbedingungen, also okklusale Störungen, aufweisen. Ebenfalls gibt er an, dass sich deutliche Schlifffassetten auf den Zähnen finden würden, Störungen der Kiefergelenkbeweglichkeit vorhanden seien und eine Druckschmerzhaftigkeit der zuständigen Kaumuskeln bestünde. Seiner Aussage: *„Die meisten haben keinerlei Beschwerden, geschweige denn Schmerzen und beklagen sich nicht."* muss an dieser Stelle allerdings widersprochen werden. Nach 26 Jahren Tätigkeit im Rahmen der CMD-Behandlungen und Zusammenarbeit mit vielen Zahnärzten und Versorgung von mehr als 7.000 Patienten in diesem Bereich kommt der Autor wieder zu dem Ergebnis, dass die meisten dieser Patienten wirkliche Beschwerden haben, wenn auch nicht unmittelbar im Bereich des Kausystems, sondern weiter peripher, fortgeleitet über die Hirnnerven und über die Spannung der Dura mater sowie durch biochemische und neurale Strukturen in den ganzen Körper mit Beckenschiefstellungen, Dysfunktionen der Haltemuskeln, Herzrhythmusstörungen, Ohrgeräuschen und weiteren Symptomen. Gerade diese Symptome werden nur selten in Zusammenhang mit einer CMD gebracht.

In den weiteren Ausführungen seiner Veröffentlichung gibt Faust an, dass das Beschwerdebild auch mit den objektivierbaren Parametern Schlifffassetten oder Kiefergelenkbewegungsstörung eine zahnärztliche Behandlung nach sich zöge, mit der man zunächst einmal eine stabile Kieferabstützung bekäme, doch nicht in jedem Fall ein befriedigendes Langzeitergebnis. Dies würde der Autor unterstreichen, jedoch nicht seine daraus gemachte Schlussfolgerung: *„Manche dieser dentalen Parafunktionen können als unbewusste Selbstverletzung gedeutet werden. ... Ähnlich wie bei jenen seelisch gestörten, die sich ritzen oder gar schneiden, löst sich bei Pressen, Knirschen und Zungenpressen eine innere Anspannung. Belastende Gefühle werden unbewusst artikuliert und durch die Mund- und Zungenbewegungen gelöst. ... Interessanterweise fühlen sich Patienten, die nachts mit den Zähnen knirschen und z.B. durch eine Aufbissschiene daran gehindert werden, tagsüber unruhiger, angespannter, irgendwie negativer."* (www.volker-faust.de/psychiatrie)

Ein befriedigendes Langzeitergebnis kann also nicht immer erreicht werden und die Patienten fühlen sich tagsüber oder auch nachts mit der Schiene nicht optimal, sodass etliche 100.000 Aufbissschienen jedes Jahr weggeworfen werden, da sie entweder keinen Nutzen oder einen negativen Nutzen verursachen. Dies führt der Autor zum größten Teil nicht auf psychische Probleme primärer Art zurück, sondern auf die fehlende interdisziplinäre Zusammenarbeit. Wird ein Zahnarzt bei vorliegenden oben beschriebenen Symptomen eine Aufbissschiene nach bestem Wissen und Gewissen anfertigen, ohne dass vorher aber der Beckenschiefstand, die segmentalen Funktionsstörungen in der oberen Halswirbelsäule und cranio-mandibuläre Störungen beseitigt wurden, um nur einige zu nennen, so wird diese Schiene vielleicht kurzfristig eine Besserung bringen, langfristig aber zu Störungen führen. Dies sind dann auch die Patienten, die sich durch die Schiene eher belästigt fühlen. Durch diese falschen Therapien kann es dann in der Tat dazu kommen, dass die Patienten einen fast kompletten Verlust der richtigen Propriozeption im Bereich der Mundorgane besitzen und es damit fast unmöglich ist, den für sie noch richtigen Biss zu finden.

Psychologischer Hintergrund

Faust führt in seiner Veröffentlichung weiterhin aus: *„Ist der psychologische Hintergrund nicht bekannt (weil er z. B. auch nicht herausgearbeitet wurde), kann jeder zahnmedizinische Eingriff das Problem noch verschlimmern. Denn die Schmerzen kommen immer wieder, das Vertrauensverhältnis zum Patienten gerät ins Wanken, der Zahnarzt ist ratlos, der Betroffene eilt von Arzt zu Arzt („Doktor-Hopping") - ohne definitive Erleichterung. … „Gerade solche Patienten sind psychologischen Überlegungen gegenüber besonders negativ und ablehnend eingestellt. … Dabei fiel schon früh eine Diskrepanz zwischen dem Idealbild und Selbstbild der Betroffenen auf, d. h. zwischen dem, was sie gerne sein möchten, und dem, wie sie sich wirklich sehen. Tatsächlich erscheinen Patienten mit solche orofazialen Schmerz-, Dysfunktions-Syndromen im Vergleich zu solchen mit anderen psychosomatischen Störungen zwar als vertrauensvoller im zwischenmenschlichen Bereich, aber auch als schneller zu Resignation, ja depressiven Verstimmungen neigend."* (www.volker-faust.de/psychiatrie)

Auch wenn der Autor dieses Buches mit der prozentualen Angabe des Autors Faust bezüglich der primär psychischen Probleme bei cranio-mandibulären Patienten nicht konform geht, so sind die Ausführungen von Faust doch höchst interessant, denn es gibt nun mal einen nach Angaben von anderen Ärzten und meiner Person kleineren Prozentsatz der primär psychisch erkrankten Patienten, die dann als CMD-Patienten „Probleme machen". Dieser Fakt wird leider in der Tat nicht rechtzeitig erkannt. Hierzu gibt Faust wertvolle Erklärungen und insofern ist es auch ratsam, einen Psychologen oder Psychiater heranzuziehen, wenn Zweifel an der Schilderung der Beschwerden seitens des Patienten bestehen.

Psychologische Störungen

Der Patient erwartet vom Zahnarzt, dass dieser seinen „normalen" Biss wiederherstellen soll, was aber oft nicht gelingt, da der Zahnersatz aus seelischen Gründen einfach nicht passen kann.

Nach Faust …

1. fällt dabei eine deutliche Diskrepanz zwischen Befund und Befinden des Patienten auf.
2. hat der Patient bereits eine lange Zahnarztkarriere hinter sich und bringt eine große Prothesen- oder Schienensammlung mit.
3. besteht eine Fluktuation der Beschwerdesymptomatik.
4. haben seelische Störungen einen extrem hohen Stellenwert im Leben des Patienten, sodass sie zunehmend lebensunfähig sind.
5. besteht eine zeitliche Übereinstimmung des Beginns der Beschwerden mit einem einschneidenden Lebensereignis.

Zudem sollte folgendes auffälliges Patientenverhalten sofort hinterfragt werden und geprüft werden, ob hier nicht primär psychische/psychiatrische Störungen vorliegen, was so auch vom Autor dieses Buches bestätigt werden kann: Patienten möchten selbst Korrekturversuche an ihren Schienen vornehmen und diese mit Schere, Nagelfeile, Schleifgeräten, Knetmasse, ja sogar Kaugummi unter der Schiene oder sonstigen Hilfsmitteln durchführen. Diese Patienten sowie jene, die bereits eine lange Leidensgeschichte hinter sich haben, welche primär tatsächlich durch anatomische Veränderungen im Mund-/Zahnbereich bedingt ist, fühlen sich oft bei den Entscheidungen der Ärzte/Zahnärzte nicht richtig mit einbezogen, auch wenn man ihnen alles ausführlich erklärt hat. Nicht selten kommt es zu Frustrationen und sogar zu aggressiven verbalen Äußerungen gegenüber den behandelnden Ärzten. Dies kann dann auch soweit gehen, dass Honorare nicht bezahlt werden wollen, da der Arzt angeblich nicht suffizient genug behandelt habe bzw. ganz im Gegenteil dem Patienten geschadet habe.

Seelische Erkrankungen

Faust führt in seiner Arbeit v. a. drei Ursachen der seelischen Krankheiten auf, welche mehr psychiatrische Aspekte besitzen und bei CMD-Behandlungen bei diesen Patienten fast immer zu einem Misserfolg führen müssen.

1. Schizophrene Psychosen

Bei diesen liegen v. a. „Leibgefühlsstörungen" (Fachbegriff: **Zoenästhesien**) vor, die nicht nur im gesamten Körper, sondern bezüglich auf das Thema CMD auch im Zahn-/Mundbereich zu Irritationen und dementsprechend „falschen" Behandlungen führen können. Schwierig ist es v. a. dann, wenn diese Schmerzempfindungen nachvollziehbar sind, da sie auch bei vielen anderen Zahnpatienten auftreten. Dies geht von brennenden und bohrenden Schmerzen über Missempfindungen im gesamten Kopfbereich bis hin zum Mundbereich. Nach Meinung von Faust hätten diese Patienten aber nicht nur diese klaren Schmerzhinweise, sondern v. a. für den Zahnarzt unkorrigierbare eigene Vorstellungen von der Ursache ihrer Beschwerden und der sich daraus ergebenden Therapie. Häufig würden sie sogar nach Resektionen verlangen, nach Extraktionen oder Trepanationen. Auch dies kann vom Autor dieses Buches bestätigt werden. Schöpft man als behandelnder Arzt Verdacht, ist es meist bereits zu spät, da der Patient die Praxis vielleicht schon verlassen hat und zu einem anderen Arzt gegangen ist, um dort ähnliche oder dieselben Beschwerden zu äußern.

2. Depressionen

Depressionen gehören zu den häufigsten seelischen Störungen überhaupt. Hier sind die vom Patienten empfundenen körperlichen Beschwerden so gut wie immer ohne organischen Befund und daher auch meist im Bereich Magen-Darm, Herz-Kreislauf, im Kopfbereich, Schmerzen im Bereich des muskuloskelettalen Bereichs wie aber auch Bereich der Mund- und Rachenregion anzusiedeln. Auch Probleme im Bereich Augenheilkunde und HNO werden immer wieder angegeben. Wenn bei der interdisziplinären Untersuchung seitens des Zahnarztes und eines speziell ausgebildeten Orthopäden/Osteopathen in Bezug auf CMD kaum Hinweise diesbezüglich zu finden sind, sollte eine fachärztliche Konsultation von einem Psychosomatiker/Psychiaterin empfohlen werden.

3. Angststörungen

Zahlenmäßig haben diese deutlich zugenommen, sind aber deutlich weniger dramatisch ausgeprägt als in bei der Schizophrenie oder Depression. Insbesondere findet sich hier aber die „spezifische Phobie". Darunter wird eine nach Faust *„dauerhafte, unangemessene, extensive Furcht vor bestimmten Situationen, Gegenständen, Lebewesen, usw., die zwar - objektiv gesehen – vielleicht unangenehm, aber nicht unüberwindbar sein müssen"* (www.volker-faust.de/psychiatrie) verstanden.

Es gibt hier eine Vielzahl von Phobien. Die bekannteste ist sicherlich die Höhen- oder Spinnenphobie, aber auch anderen Phobien wie Klaustrophobie oder Angst vor Krankheiten gehören dazu.

Eine weitere Gruppe von Patienten, die weniger bei den Orthopäden, dafür eher bei Plastischen Chirurgen, Kieferchirurgen und bei den Dermatologen zu finden sind, sind Patienten mit einer **Dysmorphophobie,** worunter man eine nicht begründete Befürchtung einer körperlichen Deformierung versteht. Diese Patienten empfinden ihr Aussehen als hässlich, abstoßend und anderweitig schlecht, obwohl sie normal oder sogar gut aussehen. Diese in ihrer Vorstellung vorhandene Hässlichkeit bezieht sich dabei auf diverse Körperteile, meist aber auf den Gesichtsbereich, da dieser für die anderen Menschen primär sichtbar ist. Dementsprechend lassen sich viele dieser Patienten z. B. ihre Nase, Ohren und Kinn behandeln oder gehen zu Therapeuten, die ihnen Wangen und Lippen unterspritzen, weil diese angeblich zu klein und zu hässlich seien, oder sie lassen sich beim Zahnarzt und Kieferorthopäden ihre Zahnfront ästhetisch verschönern, und zwar sowohl in der Stellung wie auch in der Farbe (Demasur et al. 1995).

Leider ist die Realität so, dass durch die operativen Eingriffe nicht selten die Patienten mit einer Körperdysmorphenstörung nicht zufrieden sind und sich weiter hässlich fühlen. Teilweise wird dann noch ein weiteres Mal operiert, wobei das Ergebnis wieder dasselbe ist. Eigentlich hilft nur eine psychologisch/psychiatrische Behandlung.

Faust führt des Weiteren aus, dass eine besonders große Problematik bei hysterischer Anlage von Patienten bestehe, diese allerdings rasch auffallen würde. Die Schilderung ihrer Probleme und Leiden seien oft bereits so ungewöhnlich, teilweise theatralisch, dass der Zahnarzt meist rechtzeitig Verdacht schöpfen könne. Äußerungen wie „der Gaumen brennt fürchterlich", „meine Wangenknochen sind durch die Schiene nach oben gedrückt worden", etc. lassen schnell auf eine derartige Problematik schließen. Typisch nach Faust sind auch die nicht selten *„(hysterischen) Demonstrationen ihrer prothetischen Korrekturwünsche mit Watte, Papiertaschentüchern, Kaugummis, mit Zirkel und Millimetermaß, mit Spiegel u. a., um besonders glaubhaft zu beweisen, was sie stört und was verändert werden muss. … Der Patient verlangt eine technische Perfektion, die von seiner kranken Persönlichkeitsstruktur aber grundsätzlich in Frage gestellt werden wird."* (www.volker-faust.de/psychiatrie)

Psychosoziale Aspekte in der Kieferorthopädie

Die Autoren Demasur et al. (1995) haben eine Veröffentlichung über psychosoziale Aspekte in der kieferorthopädischen Behandlung bei behandelten und unbehandelten Erwachsenen mit ähnlich gut sichtbaren Zahnstellungsfehlern veröffentlicht. In der Literatur über Kieferorthopädie wurden bereits von einigen Autoren Zusammenhänge zwischen Zahn-/Kieferfehlstellungen und psychologischen Problemen gefunden, andere Autoren haben diese Zusammenhänge allerdings verneint. Meist liegt bei Erwachsenen, die noch eine kieferorthopädische Durchführung wollen, ein ästhetisch-psychologischer Grund vor. Auf der anderen Seite gibt es aber viele Leute, die aber gerade diese individuelle Note von „schiefstehenden Zähnen" nicht korrigiert haben möchten, um nicht das bekannte Einheitslächeln der Kieferorthopädie zu haben. Die Autoren haben in Form von Interviews insgesamt 50 erwachsene weibliche Personen mit gut sichtbaren Zahn- und/oder Kieferfehlstellungen untersucht und interviewt. 25 dieser Personen wurden kieferorthopädisch behandelt, 25 Personen auf eigenen Wunsch hingegen nicht. Diese dienten als Kontrollgruppe. Insgesamt wurden den Probanden 52 Fragen aus 11 Bereichen gestellt, so unter anderem zur Person, v. a. zur Akzeptanz des eigenen Aussehens, zur Akzeptanz der Zahn-/Kieferstellung, Selbsteinstufung der Beziehung zum gesellschaftlichen Umfeld, Einschätzung des eigenen Charakters etc. Das Ergebnis war: In der Behandlungsgruppe war eine hochsignifikante Besserung der psychischen Zufriedenheit mit der eigenen dentofazialen **Ästhetik** als vor der kieferorthopädischen Behandlung zu vermerken. Trotzdem scheint es sehr schwierig, verallgemeinernde

Dyskonklusionen zu ziehen oder Richtlinien für den Einzelfall aufzustellen, wenn es um die Frage der kieferorthopädischen Behandlung bei Erwachsenen geht. Diese hier angesprochene Gruppe scheint demnach nicht – wie bei dem Autor Faust geschrieben – zum Klientel mit einer körperdysmorphophoren Störung zu gehören, die auch primär wegen der Ästhetik, allerdings weil sie sich hässlich finden, eine Korrektur der Zähne oder des Gesichts haben wollen, dann aber mit dem Ergebnis auch nicht zufrieden sind. Bei dem hier genannten Klientel scheint es tatsächlich so zu sein, dass die behandelten Klienten durch die ästhetische Kieferorthopädie einen Lebensgewinn erzielt haben.

Schlussfolgernd kann man insgesamt festhalten, dass das Fachfeld der Zahnärzte sehr unterschiedlich mit dem Thema der CMD und Psyche umgeht, etliche Zahnärzte lehnen diesen Zusammenhang komplett ab, andere vertreten ihn dafür vehement. Von Peschke in Kiel beschreibt es folgendermaßen: *„Eine craniomandibuläre Dysfunktion darf auf keinen Fall als eine psychosomatische oder psychiatrische Erkrankung bezeichnet werden, nur weil sich infolge jahrelanger Schmerzzustände bei vielen Patienten auch psychische Beeinträchtigungen einstellen. Um es konkret zu sagen: Die psychischen Beeinträchtigungen chronisch schmerzkranker CMD-Patienten sind die Folge einer zahnärztlichen CMD-Erkrankung und nicht deren Ursache.“* (DZZ, Editorial 6/2005)

Eine ausführliche Stellungnahme zu seinem Artikel, der immerhin 33 DIN A 4 Seiten lang und hochspannend ist, würde den Rahmen hier sprengen, zumal viele Dinge bereits in diesem Buch erörtert und beschrieben wurden. Trotzdem eine kurze Stellungnahme zu den nachfolgenden Aussagen:

Als Spezialist der DGFDT in der DGZMK orientiert sich von Peschke aber eng an den Vorgaben und neuen Leitlinien der DGZMK und schreibt des Weiteren bezüglich der Definitionen OD, MAP und CMD Folgendes:

Alle drei Erkrankungsbilder CMD, MAP („Myoarthropathien“) und OD („okklusale Dysästhesien“, ein Erkrankungsbild mit psychiatrischem Hintergrund) können zu den gleichen Symptomen und Beschwerden führen.

Definitionsgemäß (DGFDT in der DGZMK) haben die „Okklusalen Dysästhesien“ und die „Myoarthropathien“ nichts mit der Okklusion zu tun. Also keine Ursächlichkeit in Störungen der Okklusion.

Genau das aber unterscheidet die Erkrankung CMD von den okklusalen Dysästhesien und den Myoarthropathien. Hier lässt sich die Ursächlichkeit der Beschwerden in der Okklusion, also in Störungen des Bisses nachweisen und damit dann auch zahnärztlich behandeln und zwar nur durch zahnärztliche Korrekturen in die Okklusion. Eine CMD gehört daher zu den sogenannten „Okklusopathien“. Eine MAP oder OD hingegen nicht.

Deshalb sind Physiotherapeuten, Osteopathen und andere Gesundheitsdienstleister zwar möglicherweise in der Lage, eine MAP oder eine okklusale Dysästhesie zu behandeln, aber eben keine CMD, denn CMD ist eine Erkrankung mit einer okklusalen Ursächlichkeit. Und diese okklusalen Ursächlichkeiten können nur zahnärztlich behandelt werden.

Bezüglich seiner Ausführungen zum Thema okklusale Dysästhesien geht der Autor dieses Buches fast konform. Allerdings muss seinen Ausführungen zur Myoarthropathie und der Tatsache, dass nur die Zahnärzte eine CMD behandeln könnten,deutlich widersprochen werden. Es müsste stattdessen heißen: ... und diese okklusalen Ursächlichkeiten können nur interdisziplinär, d. h. in Zusammenarbeit mit Zahnärzten, Kieferorthopäden, Orthopäden und weiteren Fachdisziplinen behandelt werden!

Denn eine falsche Okklusion kann sich zum Beispiel durch einen jahrelangen Beckenschiefstand oder durch Rotationsfehlstellungen in der HWS einstellen. Würde der Zahnarzt dann die Okklusion ändern, ohne dass die muskuloskelettalen Probleme behoben wären, würden entweder diese Probleme verstärkt werden oder/und sich eine neue Störung der Okklusion einstellen.

Des Weiteren kann sich aus einer Myoarthropathie auch eine CMD entwickeln, die dann behandelt werden muss. Wenn – um nur ein von vielen Bespielen zu nennen – sich durch ein Schleudertrauma Überdehnungen, ggf. auch Zerreißungen in den Bändern (z. B. Lig. stylomandibulare), Muskeln und Kapseln eingestellt haben, die bilaminäre Zone einen Schaden erlitten hat und sich womöglich auch eine Instabilität der HWS durch eine Atrophie der autochthonen Nackenmuskeln entwickelt hat, wird der Patient primär sicherlich über eine Myoarthropathie klagen, d. h. Schmerzen in den Kaumuskeln, oft einseitig, Schmerzen im Bereich des Kiefergelenks und auch muskuläre Verspannungen am Kopf durch Verspannung des M. temporalis als Kaumuskel. Über längere Zeit wird sich aus diesem Symptomenkomplex aber eine CMD entwickeln, da diese Fehlsteuerungen zu vermehrtem Abrieb an einigen Zähnen führen dürfte und irgendwann die Okklusion nicht mehr stimmt. Auch hier benötigt man eine interdisziplinäre Therapie, denn eine alleinige zum Beispiel physiotherapeutische Behandlung der Kaumuskulatur wird hier nicht zum Erfolg führen.

Schon im Vorwort zur 3. Auflage dieses Buches hatte der Autor einen Absatz aus der wissenschaftlichen Stellungnahme der Deutschen Gesellschaft für Zahn-, Mund- und Kieferheilkunde aus dem Jahr 2005 erwähnt: *„Der Interdisziplinäre Einsatz von zahnmedizinischen und medizinischen Maßnahmen zur Behandlung von Funktionsstörungen und Erkrankungen des cranio-mandibulären Systems ist heute unumstritten. Sowohl okklusal- als auch physikalisch-medizinische Maßnahmen sind damit fester Bestandteil der Funktionstherapie, deren erfolgreicher Einsatz in zahlreichen wissenschaftlichen Untersuchungen nachgewiesen wurde.“*

Was den interdisziplinären Ansatz und die Weiterentwicklung auch im Hinblick auf interdisziplinäre Ausbildungen angeht, gab es von Seiten des DGZMK leider so gut wie keine Weiterentwicklung. Ganz im Gegenteil, denn im Juli

2019 hat die DGFDT als federführende Fachgesellschaft in Zusammenarbeit mit verschiedenen anderen Gesellschaften, so auch der DGZMK, die S1-Leitlinie publiziert, die zwar eine Handlungsempfehlung einer Expertengruppe sein soll, die aber in ihrem Inhalt stark in eine Psychiatrierung der CMD-Patienten geht (S1 Leitlinie. Okklusale Dysästhesie – Diagnostik und Management. AWMF Registriernummer 083-037). Nach Ansicht des Autors stellt die gesamte Leitlinie einen Rückschritt in der Entwicklung der Behandlung der CMD dar. Denn ihr Kern besteht darin, dass die meisten CMD-Patienten an einer psychischen Wahrnehmungsstörung leiden würden und diese neue Erkrankung wird nun als okklusale Dysästhesie (OD) bezeichnet. Die okklusale Dysästhesie würde dann auftreten, wenn der Patient nach zahnärztlicher Behandlung darüber klagt, dass sein Biss nicht mehr in einer optimalen Lage sei, mit anderen Worten, er sei zum Zeitpunkt der zahnärztlichen Behandlung bereits psychosozial belastet gewesen und daher würde er diese Missempfindungen haben. Laut den Fachgesellschaften, die an dieser neuen Leitlinie beteiligt waren, liegt dann eine OD vor, wenn Patienten nach zahnärztlicher Behandlung länger als 6 Monate über störende oder unangenehm empfundene Zahnkontakte klagen, diese aber nicht im Eingang mit dem klinischen Befund stünden.

Wenn der Autor dieses Buches dieser Definition folgen sollte, müsste er als Fazit festhalten, dass fast alle von ihm behandelten Patienten in den letzten 26 Jahren bezüglich der CMD eigentlich OD-Patienten gewesen wären. Die meisten von ihnen kamen nämlich nicht primär zu ihm, sondern zum Zahnarzt. Sie kamen dann erst nach der zahnärztlichen Behandlung in die Praxis des Autors, weil ihnen nicht geholfen werden konnte oder nur wenig geholfen werden konnte. Das nach jahrelangen nicht optimal verlaufenden Zahnbehandlungen und zunehmenden Schmerzen auch die Psyche darunter leidet, ist selbst jedem Laien klar.

Des Weiteren führt die Leitlinie aus, dass die OD sich v. a. nach Zahnextraktionen, Füllungen und unterschiedlich umfangreichen Restaurationen einstellen würde und die Patienten eine Fokussierung auf den Aspekt der Okklusion als Ausdruck des Krankheitsbildes hätten. (DGFDT, 2019 b, S. 5)

Da kaum ein Zahnarzt über manualtherapeutische, geschweige denn osteopathische Diagnosefähigkeiten und Therapiefähigkeiten verfügt, um z. B. nach einer Extraktion zu prüfen, ob eine Verschiebung in der Sutura sphenopalatina erfolgt ist, die dann über eine Irritation des Ganglion sphenopalatinum zu diversen (neurophysiologischen nachvollziehbaren und gesicherten!) Schmerzen und Sensationen führt, ist eine derartige Aussage nach Meinung des Autors vollkommen indiskutabel. Dies ist eine Stigmatisierung der CMD-Patienten. Gerade bei Extraktionen im molaren Bereich können eine derartige Irritation und auch eine Verschiebung in der Sutura sphenopalatina erfolgen.

Auf der S. 6 der Leitlinie DGFDT ist des Weiteren zu lesen, dass „*ansonsten wirkungsvolle therapeutische Maßnahmen in Bezug auf die Okklusion aus Sicht der Patienten wirkungslos erscheinen und sogar zu einer Verschlechterung der Symptomatik führen können, auch wenn die zahnmedizinischen Interventionen Lege artis ausgeführt wurden.*“ Nach zahnärztlichen Gesichtspunkten mag hier eine Behandlung Lege artis ausgeführt worden sein, nach allgemein medizinischen und interdisziplinären Vorstellungen kann aber eine Fehlbehandlung vorgelegen haben, da die peripheren Störungen vor zahnärztlicher Intervention nicht berücksichtigt und behandelt worden sind. Die Forderung der DGZMK, dass interdisziplinär bei CMD-Patienten vorgegangen werden sollte, wird hier weder beachtet noch durchgeführt. Durch etliche wissenschaftliche Untersuchungen konnte mittlerweile einwandfrei festgestellt werden, dass sich bei Vorliegen von muskuloskelettalen Veränderungen wie z. B. Beckenschiefstand, anatomisch- oder funktionelle Beinlängendifferenz, segmentaler Funktionsstörungen speziell im Bereich C1–C3 und weiteren Problemen Veränderungen in der Okklusion ergeben. Diese Fehlstellungen müssen primär verändert und aufgebhoben werden, sodass sich entweder die alte gute Okklusion wiedereinstellen oder aber dann der Zahnarzt in dieser neuen eingestellten Situation eine Behandlung lege artis durchführen kann. Anderenfalls wäre seine Behandlung nicht sachgerecht.

Unter anderem sollen laut Leitlinie folgende Parameter auf eine okklusale Dysästhesie (OD) hinweisen:

- Die Okklusion wurde wiederholt und erfolglos geändert.
- Es liegt eine Diskrepanz zwischen okklusalem Befund und Befinden vor.
- Die Patienten erläutern ihr Problem ausführlich und zum Teil mit Begriffen aus der zahnmedizinischen Fachsprache.
- Die Beschwerden sind in keinem nachvollziehbaren Verhältnis zu Inhalt und Stärke der beklagten Beschwerden.
- Der Patient war bereits bei multiplen Vorbehandlern, die die Okklusion nicht erfolgreich einstellen konnten.
- Etc.

Dies ist nur ein Teil der aufgeführten Parameter.

Wenn ein Patient schon bei einigen Zahnärzten war, die ihm nicht richtig helfen konnten, weil er eben nicht interdisziplinär behandelt wurde und schon gar nicht vor zahnmedizinischer Prothetik oder Schienentherapie fachgerecht vorbehandelt wurde, so wird er natürlich schon bei verschiedenen Vorbehandlern gewesen sein, mittlerweile auch einige Begriffe aus der Zahnmedizin kennen und dem behandelnden Arzt intensiver seine Problematik schildern können. Dies als psychogene Ursache auszulegen, ist wissenschaftsfremd, auch wenn es bei einigen Fällen zutreffen mag. Wenn diese Äußerungen von Patienten direkt auf eine OD hinweisen würden, die damit nach Aussage der Leitlinien vom zahnärztlichen Standpunkt her nicht behandelbar ist, sondern nur von Seiten der Psychiatrie oder Psychosomatik, dann würden die Kliniken für Psychosomatik und Psychiatrie überquellen.

Man kann die Situation vergleichen mit postoperativen Schmerzen nach Totalendoprothesen der Hüfte oder des Knies auch wenn man Lege artis operiert hat und der Patient danach weiterhin Schmerzen hat und dem Behandler sagt, dass irgendwie seine Statik nicht stimmen würde. Übertragen auf die Zahnmedizin heißt dies „mein Biss stimmt nicht mehr".

Übersehen wurde aber vom Orthopäden lediglich, dass hier eine funktionelle Beinlängendifferenz ggf. auch durch die Lagerung vom OP-Tisch zurück ins Bett vorgelegen hat, die dann zu einer Fehlbelastung der Hüfte und des Beckens und demnach zu Beschwerden führte. Orthopädische Patienten, die eine unerkannte Beckenschiefstellung oder segmentale Funktionsstörung im Bereich der LWS oder HWS haben, die nicht erkannt wurden, sind Schmerzpatienten und nach einiger Zeit auch psychisch belastet. Dieselbe Aussage gilt hier für zahnmedizinische Patienten, wo wegen fehlender interdisziplinärer Zusammenarbeit nicht erkannt wurde, dass die Okklusionsstörung z. B. durch eine Fehlstellung in den oberen Halswirbeln oder durch craniale Dysfunktionen verursacht wurde, verursacht u. U. durch ein Schleudertrauma, wie in ➤ Kap. 3.1.8 beschrieben.

Die Überbrückung und das Einschleifen von Schienen, neuen Kronen und Füllungen erfolgen bei den meisten Zahnärzten in halbsitzender bzw. halb liegender Position. Hier fällt der Unterkiefer allein durch die Schwerkraft schon nach retral, sodass eine optimale Überprüfung seitens des Zahnarztes nicht festgestellt werden kann. Der Autor dieses Buches hat es selbst einige Male erlebt und von vielen Patienten zusätzlich genau dieselben Informationen erhalten, dass bei der Prüfung der Okklusion z. B. nach einer Überkronung eines Zahns (meist noch im Zustand der Anästhesie) nachgeschliffen wurde und man in halbliegender Position das Gefühl hatte, es würde stimmen. Kaum einige hundert Meter draußen gelaufen, merkte man dann, dass doch noch Störfaktor vorhanden war. Die Leitlinie weist dementsprechend auch darauf hin, dass das klinische Beschwerdebild der OD einer Störung der Okklusion (Okklusiopathie) ähnele, wenn der Patient angibt, dass sein Biss nicht mehr stimme und diesbezüglich eine Abgrenzung stattfinden müsse. Dies sei im Praxisalltag häufig und käme mit oder ohne vorhergehende zahnärztliche Maßnahme vor. Gemäß dieser Leitlinie liegt dann eine Okklusiopathie vor, wenn sowohl in der statischen wie auch in der dynamischen Okklusion objektivierbar störende Kontakte festgestellt werden können. Hingegen sollen bei der *„Okklusalen Dysästhesie (OD) Zahnkontakte in der statischen oder dynamischen Okklusion nur vermeintlich störend sein, nicht objektivierbar sein und für andere unspezifische Beschwerden verantwortlich gemacht werden"*.

Diese Aussage muss entgegengehalten werden, dass bei vielen Patienten, welche nicht interdisziplinär vorbehandelt wurden und unmittelbar danach beim Zahnarzt sind, vielleicht keine objektivierbar störenden Kontakte festgestellt werden können, diese aber offensichtlich sind, wenn der Patient vorbehandelt wurde.

Fallbeschreibung

Dies ist klinischer Alltag in der Praxis des Autors. Als Beispiel mag die Aufzeichnung einer Okklusion mittels T-Scan dienen. Es handelt sich hier um einen Bauarbeiter, der durch einen Unfall eine multiple Schädelfraktur erlitten hatte und nach gesichtschirurgischer Rekonstruktion über diverse Schmerzen und Funktionsstörungen klagte, der ihn begutachtende Professor allerdings keine CMD diagnostizieren konnte.
Der Patient hatte bereits diverse Therapien, so auch eine psychosomatische Therapie erhalten, es hatte bislang aber nichts zu einer deutlichen Besserung geführt, sodass er wieder arbeitsfähig war. Bei der Untersuchung in unserem Zentrum ergab sich bei der ersten Messung ohne Behandlung das folgende Bild (➤ Abb. 3.145a) und nach der Behandlung eine komplett andere Okklusion (➤ Abb. 3.145b). Neben noch anderen Untersuchungen, auch apparativer Art, konnte festgestellt und festgehalten werden, dass dieser Patient eindeutig unter einer CMD litt, Fehlkontakte in der gesamten Okklusion vorhanden waren bzw. auch Nonokklusion vorhanden war und erst durch eine gezielte interdisziplinäre Therapie, inklusive Zahntherapie mittels Schienentherapie eine Beschwerdefreiheit erzielt werden konnte. Der Patient ist mittlerweile beschwerdefrei, arbeitet wieder und hat keinerlei psychische Probleme.

Ferner wird in der Leitlinie die Diagnose OD damit begründet, dass die Okklusion vom Menschen normalerweise nicht bewusst wahrgenommen wird. Diese Aussage ist für den Autor dieses Buches überhaupt nicht nachvollziehbar, da jeder Mensch seine Zahnkontakte merkt, wenn er zubeißt. Wenn die Okklusion in Ordnung ist, registriert er dies als gut und nicht störend, sollten allerdings Frühkontakte oder Fehlkontakte vorhanden sein, dann empfindet er diese Okklusion als störend und verkehrt.

Irritierend ist, dass in der Leitlinie steht, dass die okklusale Dysästhesie nicht heilbar sei. Hier wird davon ausgegangen, dass der OD immer eine psychiatrische oder psychosomatische Störung zugrunde liegt und sie damit zahnmedizinisch nicht heilbar ist. Wenn dies so wäre, hätte der Autor keinem seiner Patienten helfen können. Das Gegenteil ist allerdings der Fall. Die Leitlinie empfiehlt sogar den Zahnärzten, dass *„Schmerzen und Beschwerden im orofazialen Bereich nicht vorschnell als okklusionszentriert gesehen werden dürfen"* (DGFDT/DGZMK, 2019 b, S. 16), sondern stattdessen der Zahnarzt den Patienten über die psychosoziale Ursache und die pathologische Wahrnehmungsstörung aufklären soll (DGFDT/DGZMK, 2019 b, S. 13).

Interessant ist es auch, wenn die Leitlinie dann ausführt, dass es vereinzelt Fälle gäbe, in den Patienten mit einer OD erfolgreich mit einer aufwändigen okklusalen Therapie behandelt werden konnten, diese aber *„als seltene Ausnahmen zu sehen wären, die nicht als Empfehlung zu betrachten sind,*

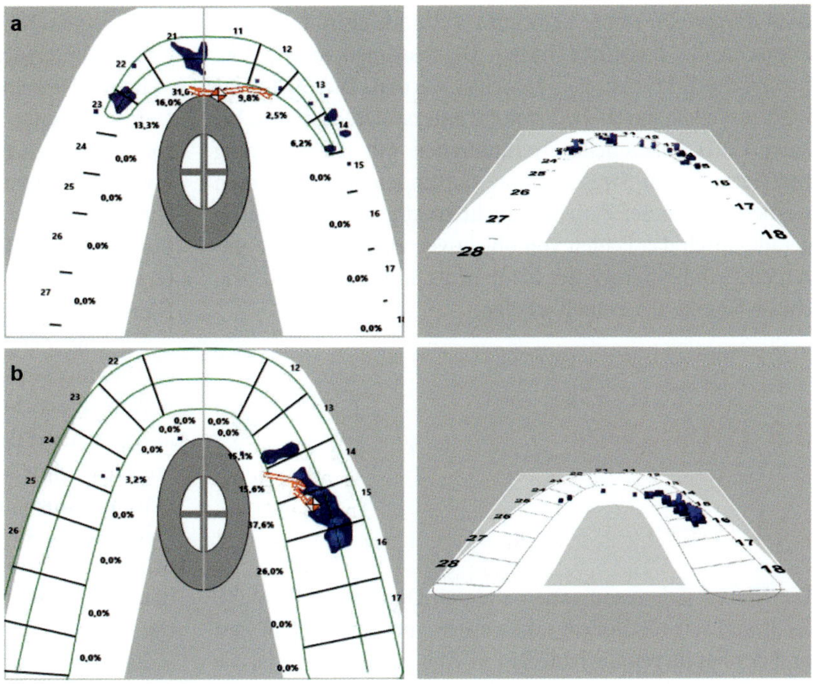

Abb. 3.145 Okklusionsfehlstellung: **a** Vor Behandlung. **b** Nach Behandlung der Sutura sphenopalatina und der Os sphenoidale. [M592]

zumal möglicherweise die Diagnose OD nicht korrekt gestellt wurde" (DGFDT/DGZMK, 2019 b, S. 16).

Diese Leitlinie sorgt dafür, dass einem CMD-Patienten, der definitiv eine strukturell-funktionelle CMD aufweist, die Chance auf eine suffiziente Behandlung versagt wird. Nach Auffassung des BGH (Urteil vom 15.04.2014 – IV ZR 382/12, GesR 2014, S. 404 ff) sind zwar die Leitlinien nicht rechtsverbindlich, aber im Falle einer Behandlung, die von der Leitlinie abweicht, muss dies im Falle eines Verfahrens wegen eines Behandlungsfehlers unter Umständen begründet werden. Das wird für Patienten unmöglich sein, da sie die neu formulierte Leitlinie meist als psychisch krank abstempelt. Sämtliche interdisziplinären Ansätze und wissenschaftlichen Erkenntnisse in den letzten Jahren und auch sämtliche Forschungsergebnisse, die eine multikausale Ursache für eine CMD erwiesen haben und auf eine interdisziplinäre Behandlung hinweisen, werden hier negiert. Dies ist ein Rückschritt ins Mittelalter.

Es existieren Dutzende von wissenschaftlichen Veröffentlichungen, die nachweisen, dass CMD-Patienten primär größtenteils eben nicht psychisch krank sind, sondern dass ihre Psyche unter den Schmerzen und Problemen, welche eine CMD auslösen kann, leidet. Professor Kopp von der Universitätsklinik Frankfurt hat dies in mehreren Veröffentlichungen sehr deutlich bekräftigt. Auch Dr. Christiansen aus Ingolstadt hat sich diesbezüglich klar ausgedrückt und es existieren weitere Veröffentlichungen, die in diese Richtung gehen. So berichtet eine Studie aus den Niederlanden mit 112 Probanden (Visscher et al., 2016) davon, dass das vermehrte Auftreten von Depressionen v. a. mit einem erhöhten Schmerzlevel einhergehen würde, was bedeutet, dass mit zunehmenden Schmerzen, ausgelöst durch eine CMD, auch die Depressionen zunehmen.

Eine große Studie mit 1.000 Probanden von Bertoli und de Leeuw (2016) kam zu dem Ergebnis, dass CMD-Patienten mit Muskelschmerzen, welche über einen langen Zeitraum nicht nur mit Depressionen und Ängsten, sondern auch mit suizidalen Gedanken konfrontiert werden, diese häufiger haben als Vergleichsgruppen mit Gelenkschmerzen. Auch bei chronischen Schmerzen, z. B. über Jahre anhaltenden Lumbalgien und Lumboischialgien mit Bandscheibenvorfällen, Instabilitäten und anderen Beschwerden ist eine höhere Rate von Depressionen und Hoffnungslosigkeit zu verzeichnen, da ihnen nicht geholfen werden kann. Diese Patienten leiden primär erst einmal nicht unter einer CMD, sondern unter anderen Erkrankungen und trotzdem ist der wissenschaftliche Stand der, dass bei chronischen Schmerzpatienten die Psyche zunehmend leidet. Warum sollen also CMD-Patienten, die seit Jahren Schmerzen und Beschwerden haben, im Vergleich zu anderen Schmerzgruppen zu ca. 90 % psychosomatische oder psychiatrische Störungen haben und warum sollte dies bei anderen Gruppen nicht gelten?

50 % der Patienten mit tiefen Kreuzschmerzen leiden an einer CMD (Kopp und Plato, 2008. S. 68).

Die vielen Veröffentlichungen, von denen hier nur einige genannt und zitiert wurden, können folgendermaßen zusammengefasst werden: Wenngleich ein geringer Prozentsatz der CMD-Patienten sicherlich zur Gruppe der okklusalen Dysästhesie gehören, so hat doch die Majorität der CMD-Patienten, die chronische Schmerzen und psychische Probleme angeben, nur deswegen ihre psychischen Auffälligkeiten, weil sie jahrelang von Arzt zu Arzt gelaufen sind und keiner die Diagnose CMD gestellt hat. So konnten sich die Schmerzen über viele Jahre potenzieren und – wie in diesem Buch auch dargestellt – über neuronale Verbindungen des Trigeminus in das limbische System Depressionen und andere psychische Erkrankungen ausgelöst werden. Diese Aussage wird zusätzlich durch die Tatsache unterstützt, dass auch bei einer CMD hormonelle Dysfunktionen mit Ausschüttung von vermehrtem Stresshormon stattfinden. Des Weiteren werden viele dieser Patienten nicht ernst genommen, da sie gerade durch das Fehlen von objektiven Parametern in einzelnen Fachdisziplinen der Medizin als Simulanten und psychisch Kranke abstempelt werden,

3.9 Urologie

3.9.1 Nieren

Die Nieren stehen mit vielen anderen Organen in Kontakt. Sie liegen retroperitoneal und werden von perirenalem Fett und der **Fascia renalis** bedeckt (➤ Abb. 3.146). Diese Faszie ist nach cranial und lateral geschlossen, nach kaudal und medial aber geöffnet. Die Faszien fusionieren ventral der LWS. Das vordere Blatt der Fascia renalis liegt dem Peritoneum parietale unmittelbar an. Das hintere Blatt liegt mit einer dünnen Fettschicht der Faszie des M. psoas und des M. quadratus lumborum an.

Die rechte Niere steht tiefer als die linke. Sie hat eine Beziehung zur zwölften Rippe, zu BWK 11 bis LWK 1, zum Diaphragma rechts, den Mm. psoas, quadratus lumborum und transversus abdominis, zur Leber, zum Duodenum, zum Colon ascendens und zum Colon transversum (➤ Abb. 3.147).

Bei **tiefer Inspiration** verlagern sich die Nieren 2–3 cm nach kaudal (Mobilität). Das bedeutet, dass Bewegungen von Kräften außerhalb der Organe auf die Nieren übertragen werden (durch Atmung, Bewegungsapparat oder Gefäßpulsationen). Diese Bewegungen sind so groß (z. B. von Darm,

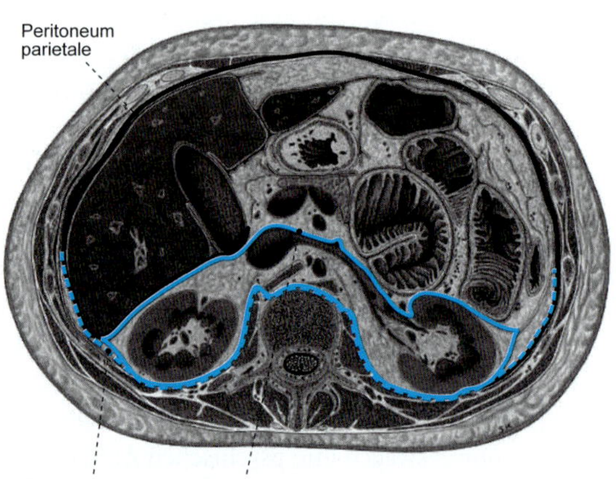

Abb. 3.146 Darstellung der Nierenfaszien mit Fascia transversalis und Fascia renalis [S700-L238]

Diaphragma, Nieren etc.), dass sie bei der Röntgen- und Ultraschalluntersuchung zu erkennen sind.

Beim Vierbeiner war der nach hinten offene **Nierensack** sinnvoll, insofern sich die Niere bei der Atemexkursion horizontal bewegen konnte. Die Entwicklung des Menschen zum Zweibeiner ergab eine Kippung um 90°, sodass der offene Nierensack kaudal zu liegen kam. Diese Lage begünstigt eine Ptose der Niere. Der Verlust des Baufetts der Capsula adiposa (z. B. bei Hungerdiäten) hat beispielsweise ein Absinken der Nieren zur Folge.

Die Lage der Nieren kann außerdem durch Verspannungen des M. psoas, des Zwerchfells und des M. quadratus lumborum negativ beeinflusst werden. Der M. psoas dient dabei als Leitschiene der Niere, an der das Organ nach kaudal gleiten kann. Diese Muskeln sind bei CMD-Patienten fast immer betroffen (meist einseitig) und gehen aufgrund muskulärer Fehlspannungen mit Beckenschiefstellungen einher. Je nach Schweregrad der Nierenptose können z. B. die dorsal liegenden Äste des Plexus lumbalis und weitere Nerven beeinträchtigt werden:

- Eine **Irritation des N. subcostalis** (12. Rippe) kann ein Schmerzsyndrom am Übergang der BWS zur LWS paravertebral auslösen.
- Eine **Irritation des N. iliohypogastricus** kann Schmerzen im Flankenbereich verursachen.
- Eine **Reizung des N. ilioinguinalis** löst Leistenschmerzen aus.
- Eine **Reizung des N. genitofemoralis** führt zur Schmerzausstrahlung in die Genitalien und in den Bereich der Adduktoren bis zum medialen Knie.
- Eine **Irritation des N. cutaneus femoris lateralis** führt zur typischen Meralgia paraesthetica nocturna am lateralen Oberschenkel.

Eine Behandlung der Niere von ventral und der Nierenkapsel von dorsal ist daher bei diesen Störungen integrativer Bestandteil der CMD-Behandlung.

Der **Grynfelt-Raum** liegt zwischen Ileumkamm (inferior), Wirbelsäule (medial) und zwölfter Rippe (superior). Verspannungen in diesem Bereich (z. B. durch Triggerpunkte im M. quadratus lumborum oder Blockierungen der zwölften Rippe) können die Nierenmobilität stören, da der posteriore Anteil der Nierenkapsel beeinträchtigt wird. Bei der Untersuchung sollte man daher dieses Areal palpieren, um Schmerzen und Irritationen diagnostizieren zu können.

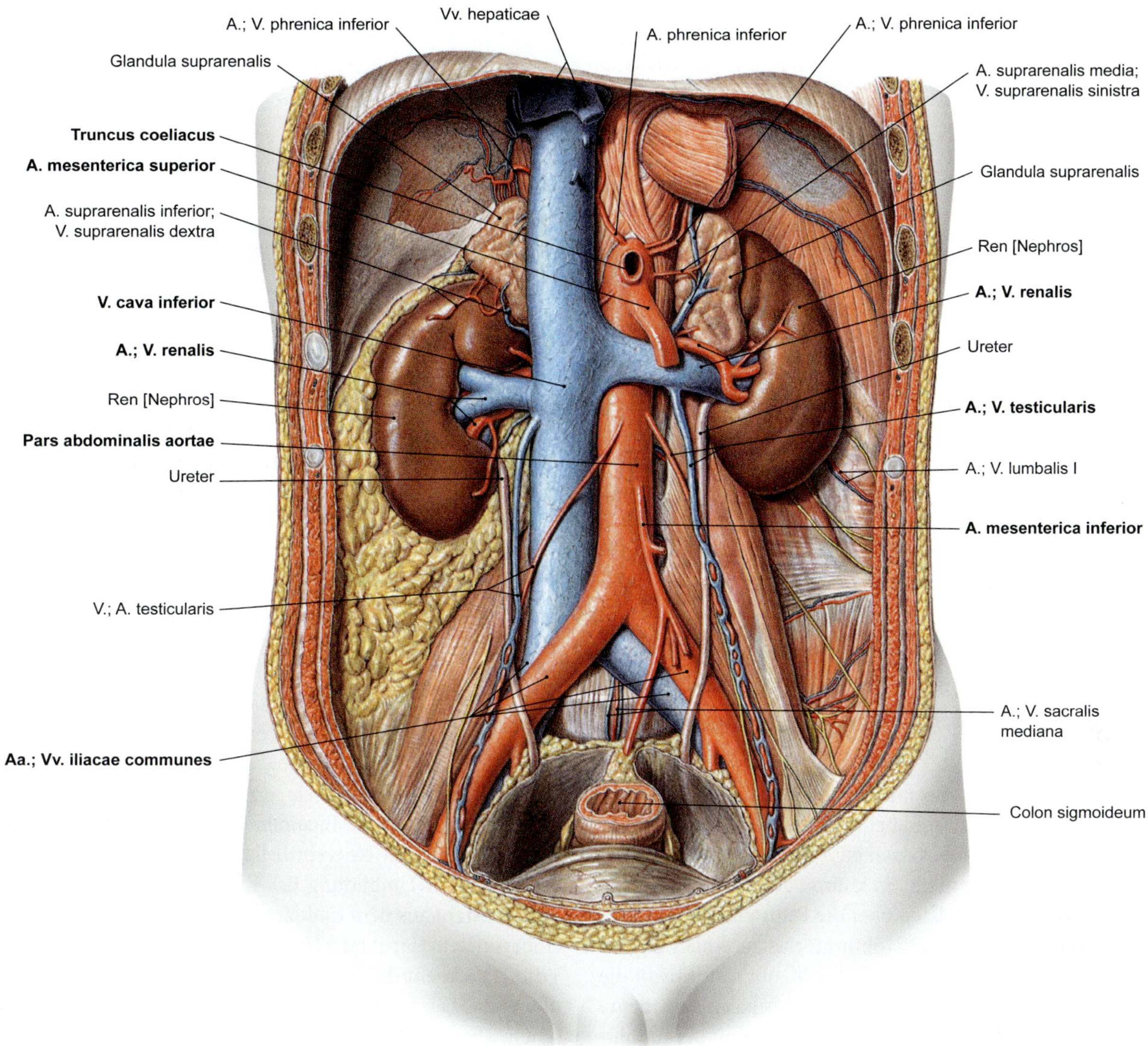

Abb. 3.147 Topografie der Nieren von ventral. Man beachte die retroperitoneale Lage und den Bezug zum Duodenum, Psoas und Pankreas. [S700]

3.9.2 Blase

Die Blase wird inferior vom unteren Anteil der Vagina bzw. Prostata, Urethra und vom Beckenboden begrenzt, superior vom Peritoneum, Ileum, Sigma und vom Fundus uteri bei der Frau. Die posteriore Begrenzung erfolgt bei der Frau durch die obere Vaginalregion sowie durch Cervix und Corpus uteri; beim Mann durch die Ductus deferentes, die Gll. seminales und das Rectum. Normalerweise reicht der Oberrand der gefüllten Blase bis zu 3 cm über den Symphysenrand hinaus, bei entleerter Blase liegt der Oberrand direkt hinter der Symphyse.

Die häufigste Ursache für Blasenstörungen ist eine **Beckenbodenschwäche.** Bei Frauen jüngeren Alters kann dies durch Saugglockenentbindungen oder durch einen großen Dammschnitt entstehen, im höheren Alter durch die Senkung der Bauchorgane oder durch chronische Obstipation. Infrage kommen letztlich alle Faktoren, die die Blase nach kaudal drücken oder durch Beckenbodenschwäche absinken lassen.

Bei Blasenproblemen in Kombination mit einer CMD stehen andere Strukturen im Vordergrund. Bei einer CMD-Störung bestehen oft über Jahre **Beckenverwringungen.** Dadurch werden folgende Strukturen negativ beeinflusst (chronische Verspannung oder Überdehnung):

- Inferior der Harnblase das Lig. pubovesicale anterior
- Lateral der M. obturatorius internus und der M. levator ani

Dem **M. obturatorius internus** kommt dabei eine besondere Bedeutung zu (➢ Abb. 3.148, ➢ Abb. 3.149).

Die Membrana obturatoria wird außen vom M. obturatorius externus und innen vom M. obturatorius internus be-

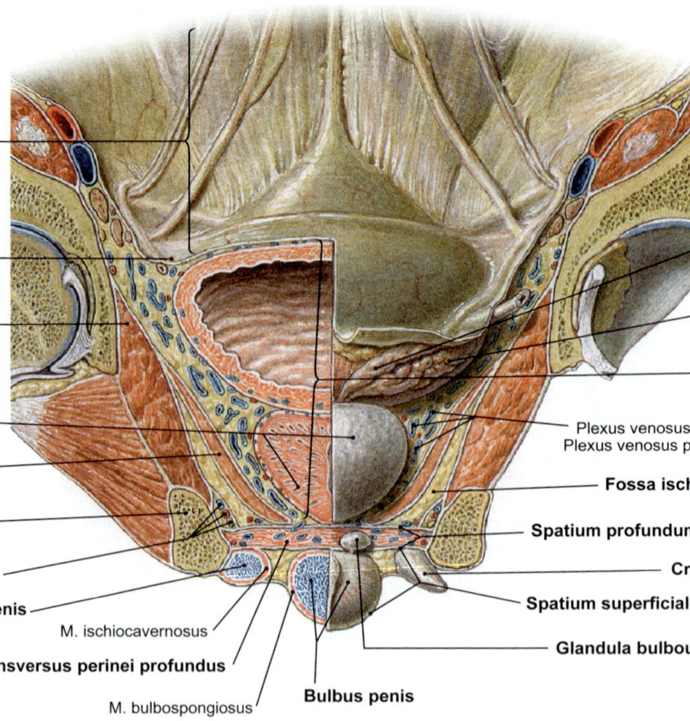

Abb. 3.148 Topografie der Blase. Man beachte besonders die Lage der Fascia obturatoria mit dem M. obturatorius internus. [S700]

deckt. Der M. obturatorius internus gehört zu den Außenrotatoren der Hüfte. Diese sind bei Beckenfehlstellungen, funktionellen Beinlängendifferenzen etc., die bei einer CMD vorliegen, immer mitbetroffen. Es kommt zu einer Fortleitung von Spannungsverhältnissen über die Fehlstellung der Hüfte und über den hypertonen M. obturatorius zu einem Zug an der Harnblase, da sich die Faszie des M. obturatorius in die Beckenfaszie und von dort in die pubovesikalen Ligamente weiter fortsetzt. Dort steht sie in Verbindung mit der umbilikovesikalen Faszie, die die gesamte Harnblase umgibt und sich nach cranial vor dem Lig. umbilicale medianum bis zum Nabel fortsetzt. Dieses Ligament wird auch als **„Urachusstrang“** bezeichnet, eine epitheliale Struktur, die beim Embryo nach der Umbildung der Kloake entsteht. Die Kloake selbst besteht aus dem Enddarm und der Allantois, einer Art embryonalen Harnblase (Rohen und Lütjen-Drecoll 2006). Vom Nabel geht das Lig. umbilicale in das Lig. teres hepatis und in das Lig. falciforme weiter, womit die Verbindung zwischen Diaphragma, Leber, Blase und Hüfte gegeben ist (➤ Abb. 3.150).

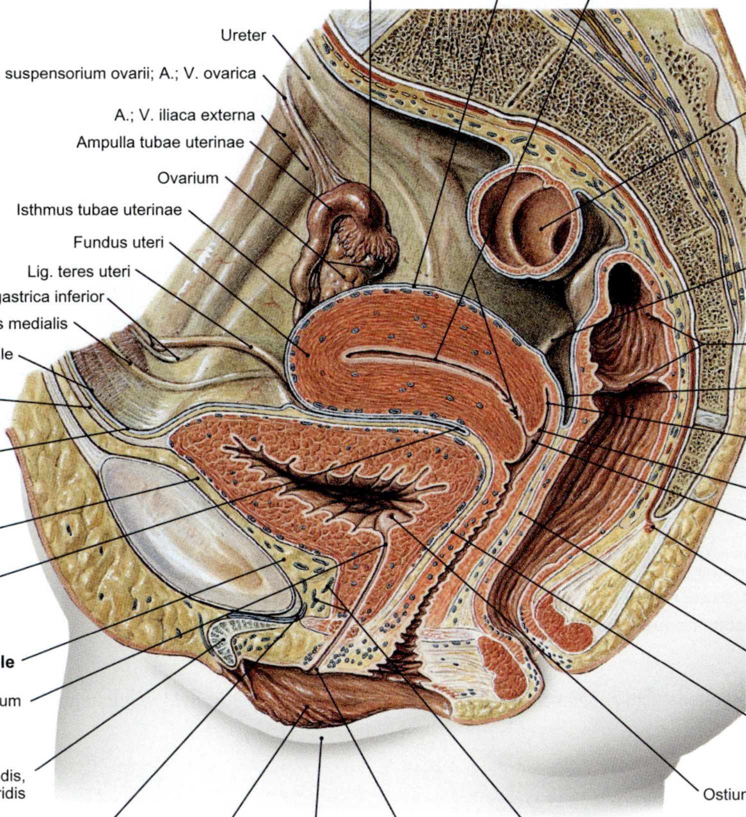

Abb. 3.149 Topografie der Blase im Medianschnitt. Man beachte den Verlauf des Lig. umbilicale medianum. [S700]

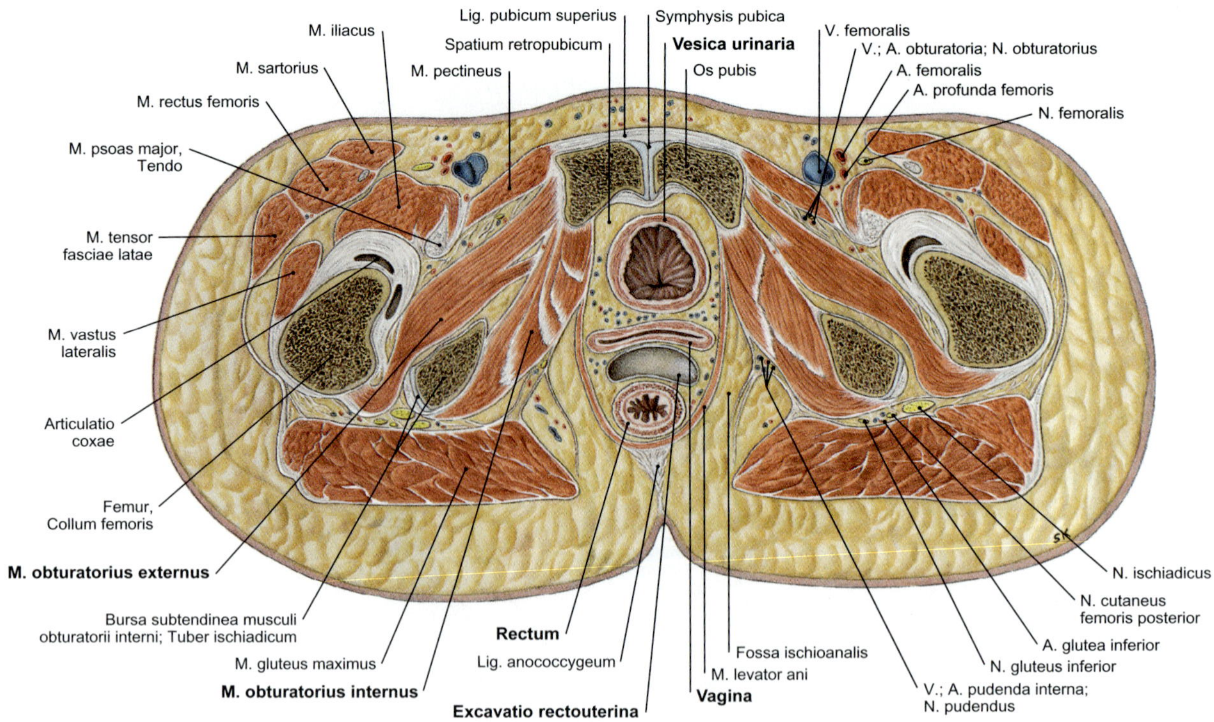

Abb. 3.150 Die Membrana obturatoria wird außen vom M. obturatorius externus und innen vom M. obturatorius internus bedeckt. [S700]

KAPITEL

4 Untersuchung und Therapie

In diesem Kapitel werden zusammenfassend alle wichtigen Untersuchungsschemata und Untersuchungstechniken beschrieben und die Therapie für die CMD ausgeführt.

Ein routinierter Therapeut wird die Therapie der gefundenen Pathologien meist sofort durchführen und dann den nächsten Behandlungsschritt vornehmen. Aus didaktischen Gründen ist es jedoch sinnvoll, vor der Therapie (➤ Kap. 4.2) die funktionelle Untersuchung in acht Schritten (➤ Kap. 4.1.6) darzustellen.

Im Folgenden werden die wichtigsten Untersuchungs- und Behandlungstechniken vorgestellt. Die Darstellung weiterer möglicher Techniken würde den Rahmen dieses Buches sprengen. Für weiterführende Informationen wird auf die einschlägige Literatur (➤ Kap. 6.2) bzw. auf die Fortbildungskurse der Gesellschaften (www.dgom.info, www.daegak.de, www.daegfa.de) oder die vom Autor durchgeführten Kurse (www.medcenter-ow.de) verwiesen.

4.1 Untersuchung

Falls sich anamnestisch der Verdacht auf eine CMD erhärtet, sollte man zur Bestätigung **vier Schnelltests** durchführen, die umgehend erste brauchbare Untersuchungs- und Behandlungsergebnisse liefern können:

1. Zuerst wird die Bewegung zwischen Occiput und Sacrum geprüft.
2. Wenn diese pathologisch ist, erfolgt die Testung der ischiokruralen Muskeln mittels Applied Kinesiology (AK).
3. Sind diese hypo- oder hyperreaktiv, wird noch die Beckenstellung untersucht.
4. Ist diese ebenfalls auffällig, wird mit den Kleinfingern im Ohr des Patienten bei Öffnung und Schließung des Munds geprüft, ob Schmerz und Krepitationen vorhanden sind.

Ergeben sich bei mindestens zwei Untersuchungen pathologische Befunde, besteht dringender Verdacht auf eine CMD, und es sollten zunächst die ersten vier Punkte des Behandlungsablaufs durchgeführt werden (➤ Kap. 4.2.1, ➤ Kap. 4.2.2, ➤ Kap. 4.2.3 und ➤ Kap. 4.2.4), bevor die ausführliche Untersuchung des Patienten in acht Schritten erfolgt (➤ Kap. 4.1.6).

4.1.1 Vorgehen

Jede Konsultation beginnt mit einer detaillierten **Anamnese,** die gezielt nach CMD-Symptomen fragt. Dazu gehören auch Fragen nach vorausgegangenen kieferorthopädischen Eingriffen, langwierigen Zahnbehandlungen, Schleudertrauma etc. (➤ Kap. 2.1.4 [Hinweise für die Anamnese]).

Tab. 4.1 Schema für den Untersuchungs- und Behandlungsablauf bei Verdacht auf CMD

Schema		Untersuchungs-/Behandlungstechnik	Kapitel
Schema 1	Punkt 1	Biss mit Watterollen sperren	➤ 4.1.2
	Punkt 2	Behandlung der Occiput-Sacrum-Schaukel (OSS)	➤ 4.1.3
	Punkt 3	Atlasimpuls, Impulstechnik nach Goodheart	➤ 4.1.4
	Punkt 4	Re-Test, ob Muskeln normoreaktiv, wenn ja: weiter mit Schema 2	➤ 4.1.5
	Punkt 5	Funktionelle Untersuchung	➤ 4.1.6
Schema 2	Punkt 6	Behandlung aller Pathologien (mit Watterollen im Mund)	➤ 4.2.1
	Punkt 7	Ohrakupunktur	➤ 4.2.2
	Punkt 8	Bissnahme im Sitzen, Re-Check, ob beim Zubeißen alle Muskeln normoreaktiv bleiben und keine Pathologien mehr auftreten	➤ 4.2.3
	Punkt 9	Prüfung, ob aszendierende Probleme vorhanden sind	➤ 4.2.4
	Punkt 10	Bissnahme beenden, sechs- bis max. achtmal zubeißen lassen, dann Re-Check	➤ 4.2.5
	Punkt 11	Schienentherapie	➤ 4.2.6

Zum Testen der Muskeln mittels Applied Kinesiology (AK) muss ein normoreaktiver **Indikatormuskel** gefunden werden (➤ Kap. 2.6.1). Da bei Vorliegen einer CMD ein solcher meist nicht vorhanden ist, muss **vor** Untersuchung und Therapie die **Occiput-Sacrum-Schaukel** (OSS) behandelt werden (➤ Kap. 4.1.3). Oft kehren sich nach dieser Therapie Untersuchungsbefunde um, sodass man ohne vorherige OSS-Therapie falsch behandelt hätte. Die Behandlung der OSS ist eine Conditio sine qua non, da ohne diese notwendige Therapie eine adäquate weitere Untersuchung nicht durchzuführen ist.

Im Anschluss an die Atlas- und OSS-Therapie (➤ Tab. 4.1) wird die genaue körperliche Untersuchung durchgeführt (➤ Kap. 4.1.6). Die Muskeln sollten nach der Behandlung normoreaktiv sein, sodass man korrekte Untersuchungsergebnisse erhält.

4.1.2 Biss mit Watterollen sperren (Punkt 1)

Bei Verdacht auf CMD werden zwei Watteröllchen auf die Zahnreihen gelegt, sodass während der ganzen Behandlung kein Zahnkontakt möglich ist. Der Patient kann während der Behandlung aber auch z. B. einen Aqualizer tragen.

4.1.3 Behandlung der Occiput-Sacrum-Schaukel (Punkt 2)

Die Behandlung der Occiput-Sacrum-Schaukel (OSS) ist ein essenzieller Faktor der CMD-Therapie. Normalerweise gehen Occiput und Sacrum bei **Inspiration (Flexion)** und **Exspiration (Extension)** in die gleiche Richtung (➤ Abb. 4.1). Bei erhöhter Duraspannung drehen sich die Bewegungsrichtungen um, d. h., das Occiput bewegt sich bei Inspiration in die Extension. Es können aber auch andere Muster auftreten, z. B.: Das Occiput ist starr und begibt sich überhaupt nicht in Flexion, geht aber dann in die Extension hinein.

Bei erhöhter Duraspannung drehen sich die Bewegungsrichtungen um, d. h., das Occiput bewegt sich bei Inspiration in die Extension hinein, statt in die Flexion.

Es ist wichtig, dass der Therapeut diese **abnormalen Bewegungen** spürt:

- Die Kuppen der Finger der einen Hand liegen in lockerem Kontakt auf der Protuberantia occipitalis. Sie dürfen nicht zu tief im suboccipitalen Weichteilgewebe liegen, da dort die Bewegung nicht zu spüren ist.
- Die andere Hand liegt in Längsrichtung auf dem Sacrum.
- Man lässt den Patienten tief ein- und ausatmen und beurteilt die Bewegung der Knochen unter den Händen.

Statt den craniosacralen Rhythmus (CRI) zu spüren, behilft man sich hier mit der korrespondierenden tiefen In- und Exspiration, um die Bewegung gut ertasten zu können. Ist die Bewegung gestört, erfolgt unmittelbar danach die **Therapie** (➤ Abb. 4.1):

- Die eine Hand umfasst mit Daumen und Mittelfinger das Occiput und führt eine leichte Kompression aus. Die Sutura occipitomastoidea darf dabei nicht erfasst werden, die Finger müssen streng auf dem Occiput liegen.
- Der Zeigefinger derselben Hand liegt auf dem Dornfortsatz von C2 und schiebt diesen bei Inspiration nach kaudal, während Daumen und Mittelfinger das Occiput in Flexion drehen.
- Bei Exspiration kehrt sich der Vorgang um.
- Die zweite Hand liegt auf dem Sacrum und verstärkt ebenfalls Extension- und Flexionsbewegungen des Sacrums synchron zum Occiput.

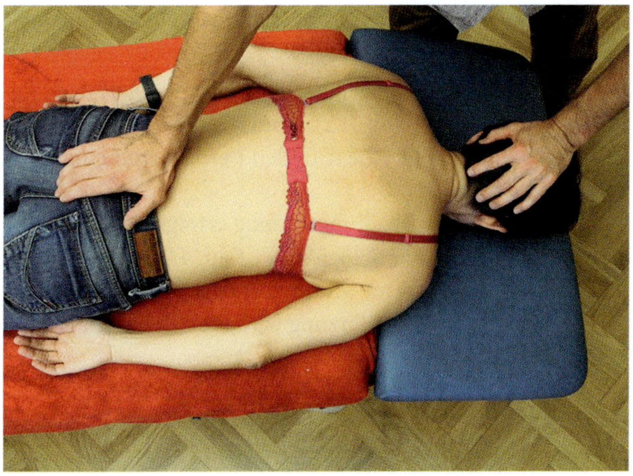

Abb. 4.1 Therapie der Occiput-Sacrum-Schaukel (OSS). Occiput, C2 und Sacrum werden mit Inspiration bzw. Exspiration symmetrisch bewegt. [M592]

4.1.4 Atlasimpuls, Impulstechnik (Punkt 3)

Die **Atlastherapie nach Arlen** ist eine eigenständige Diagnostik- und Therapiemethode, auf die hier nicht näher eingegangen werden kann (spezielle Kurse zum Thema bieten die Fachgesellschaften an, z. B. www.aegamk.de). Wer diese Technik beherrscht, kann sie jedoch durchführen, um die Spannung der Kaumuskeln und die zu hohe Spannung anderer Körpermuskeln zu detonisieren.

Man kann sich stattdessen mit der **Impulstechnik nach Goodheart** behelfen, die im Bereich des Ganglion cervicale superius ansetzt. Dieses große Ganglion liegt in Höhe des 2./3. Halswirbels unter dem M. sternocleidomastoideus, hinter der A. carotis interna und der V. jugularis. Leichte Impulse mit den Fingern in dieser Region haben eine ähnliche Wirkung wie die Atlastherapie (➤ Abb. 4.2).

4.1.5 Re-Test (Punkt 4)

Erst nach der OSS- und Atlastherapie (➤ Kap. 4.1.3, ➤ Kap. 4.1.4) – wenn die Muskeln normoreaktiv sind – nimmt man die genaue körperliche Untersuchung (➤ Kap. 4.1.6) vor.

Nur auf diese Weise erhält man korrekte Untersuchungsergebnisse.

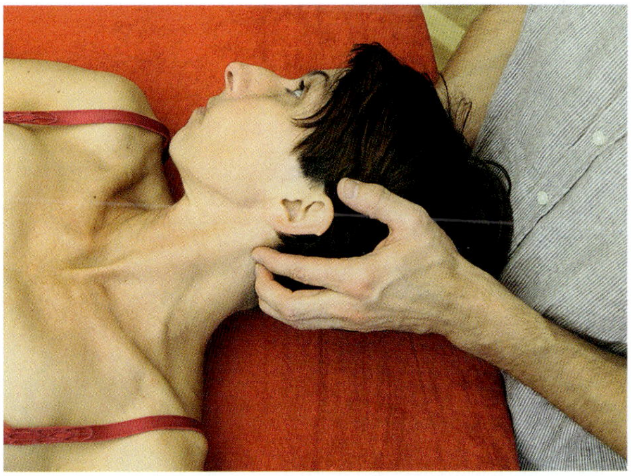

Abb. 4.2 In Rückenlage wird mit den Fingern DII–DIII etwa 20-mal im Bereich des Atlasquerfortsatzes geklopft (Goodheart-Technik). [M592]

4.1.6 Funktionelle Untersuchung (Punkt 5)

Die Untersuchung des Patienten mit Haltungsanalyse erfolgt in acht Schritten (➤ Tab. 4.2). Daraus ergibt sich eine Liste pathologischer Befunde, die u. U. den Verdacht auf eine CMD nahelegen.

In der gleichen Behandlungssitzung erfolgt die vollständige Behandlung aller Pathologien (➤ Kap. 4.2.1). Der Patient hat dabei Watterollen im Mund, um einen Zahnkontakt zu vermeiden. Am Ende der Sitzung wird die Bissnahme durchgeführt (➤ Kap. 4.2.3).

Körperasymmetrie, Inspektion (Schritt 1)

Beim stehenden Patienten werden von dorsal die in ➤ Abb. 4.3 aufgelisteten Punkte untersucht. Seitendifferenzen werden in die rechten Spalten eingetragen. Bei der Kopfhaltung wird besonderes Augenmerk auf eine leichte Torticollishaltung gelegt, um die pathologische Situation des **M. sternocleidomastoideus** zu erfassen. Die **Fußstellung** gibt Aufschluss über Muskelschwächen der Beine, die bei CMD oft auftreten.

Tab. 4.2 Funktionelle Untersuchung in acht Schritten

Schritt 1	Körperasymmetrie, Inspektion
Schritt 2	Inspektion von lateral
Schritt 3	Gesichtsschädel und HWS, liegend von anterior
Schritt 4	Klinische Funktionsprüfung von Becken und Abdomen in Rückenlage
Schritt 5	Klinische Funktionsprüfung des TMG und der Okklusion im Sitzen oder Liegen
Schritt 6	Klinische Funktionsprüfung des TMG und der Okklusion in Rückenlage
Schritt 7	Untersuchung der Schädelknochenbeweglichkeit im Liegen
Schritt 8	Befunderhebung mittels AK-Muskeltest

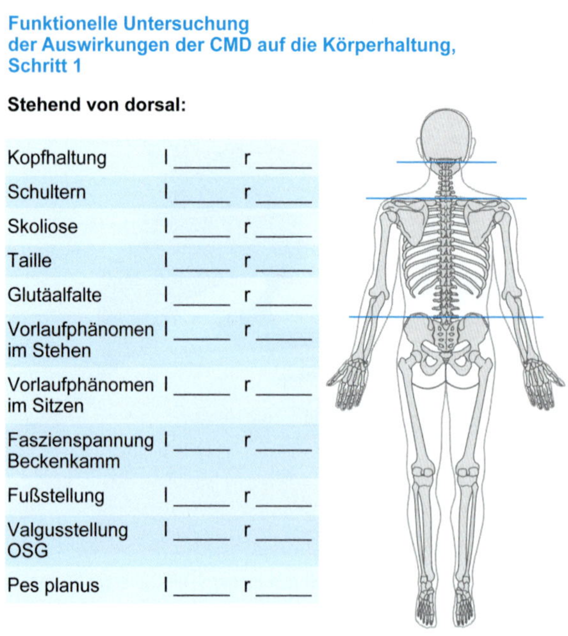

Abb. 4.3 Schritt 1 der funktionellen Untersuchung [M592/L106]

Inspektion von lateral (Schritt 2)

Bei der Inspektion von lateral wird v. a. auf Kopfvorhalteposition, eine vermehrte BWS-Kyphose oder LWS-Lordose, die Bauchform und die Kniestellung geachtet. Eine **Schwerpunktverlagerung des Körpers nach dorsal** ist typisch für Patienten mit CMD (➤ Abb. 4.4).

Gesichtsschädel und HWS, liegend von anterior (Schritt 3)

Eine **Schulterprotraktion** findet sich meist physiologischerweise am dominanten Arm, kann bei CMD aber auch Ausdruck des Überwiegens der Pectoralismuskeln und der verstärkten BWS-Kyphose mit Lateralisation der Scapulae sein.

Unterschiedliche Orbitagrößen können ein Hinweis auf eine Störung im Gesichtsschädelbereich geben. Deshalb muss die Bewegung des **Os zygomaticum** immer überprüft werden.

Die Wichtigkeit der Untersuchung der Okklusionsebene wurde bereits vorher ausführlich beschrieben (➤ Kap. 2.7). Die seitenungleiche Bewegung des Mastoids bei Atmung wird dokumentiert und behandelt. Sowohl das **Hyoid** als auch der **Schildknorpel** sind oft durch die einseitig verspannte supra- und infrahyoidale Muskulatur zu einer Seite gezogen. Deshalb stehen hier die Behandlung mit Faszientechniken und die muskuläre Lockerung im Vordergrund (➤ Abb. 4.5).

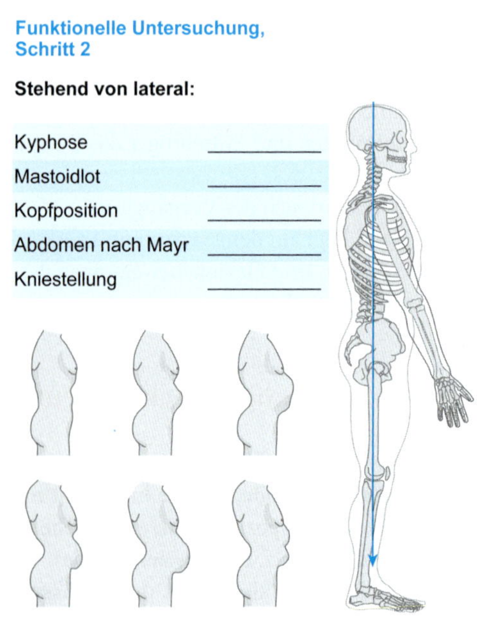

Abb. 4.4 Schritt 2 der funktionellen Untersuchung [M592/L106]

Klinische Funktionsprüfung von Becken und Abdomen in Rückenlage (Schritt 4)

Unterschiedliche Beinlängen sind zu 85 % funktionell und nur in ca. 15 % der Fälle anatomisch bedingt. Diese funktionellen Störungen können manualtherapeutisch gut behandelt werden. An Sacrumtorsionsfehlstellungen stehen L/L oder L/R im Vordergrund, d. h. eine Kippung der Sacrumbasis nach links anterior über die linke diagonale (L/L) oder rechte diagonale Achse (L/R) (➤ Abb. 4.6). Ileumfehlstellungen nach anterior und posterior finden sich etwa gleich oft, häufig vergesellschaftet mit einer Pubisfehlstellung, die als erstes behandelt werden muss. Eingeschränkte Innenrotation der Hüfte und ein positiver Patrick-Test sind bei normalen Hüftgelenksituationen Ausdruck des **funktionellen Beckenschiefstands** und verschwinden nach adäquater Behandlung.

Die **Untersuchung des Abdomens** umfasst das Sigmoid, die Radix mesenterica, die Leber und Niere sowie die Stellung des Diaphragmas. Vor der Therapie sollte ein Test auf schmerzhafte Druckpunkte an den Sehnenansatzstellen (vgl. Tenderpoints bei Fibromyalgie, ➤ Kap. 3.1.6) durchgeführt werden. Eine erneute Überprüfung dieser Punkte nach der Therapie zeigt meist eine deutliche Reduzierung bzw. ein Verschwinden der Schmerzen.

Klinische Funktionsprüfung des Temporomandibulargelenks und der Okklusion im Sitzen oder Liegen (Schritt 5)

Der **Watterollentest** (➤ Kap. 4.1.2) ist einfach durchzuführen und gibt bereits einen Hinweis auf mögliche Störungen. Der Patient wird gebeten, den Mund zu öffnen. In den geöffneten Mund werden auf die Zahnreihen zwei Watteröllchen gelegt, auf die der Patient beißen soll. Dabei stellt sich der Unterkiefer oft in einer anderen Stellung ein als vorher (➤ Abb. 4.7). Man kann auch einen Mundspatel verwenden, auf den man quer zubeißen lässt. Falls sich der Spatel ver-

Funktionelle Untersuchung, Schritt 4

Rückenlage:

Beinlänge, anatomisch oder funktionell	l _____	r _____
Innenrotation Hüfte	l _____	r _____
Außenrotation (Patrick)	l _____	r _____
Pubisstellung	l _____	r _____

Abdomen:

Sigmoid	____________
Leber	____________
Radix mesenterica	____________
Niere	____________

Test auf schmerzhafte Druckpunkte an Sehnenansatzstellen wie bei Fibromyalgie

Abb. 4.6 Schritt 4 der funktionellen Untersuchung [M592/L106]

Funktionelle Untersuchung, Funktionsprüfung des TMG und der Okklusion, Schritt 5

Sitzend:

Mundöffnung	___Querfinger
Deviation	___cm
Subluxation	l _____ r_____
Klickphänomen	ja/nein
Zunge	Eindrücke, Deviation
Watterollentest beim Schließen	

Abb. 4.7 Schritt 5 der funktionellen Untersuchung [M592/L106]

Funktionelle Untersuchung, Schritt 3

Liegend von anterior:

Schulterhaltung, z.B. Protraktion	l _____	r _____
Kopfrotation und -seitneigung	l _____	r _____
Augenebene	l _____	r _____
Orbitagröße	l _____	r _____
Okklusionsebene	l _____	r _____
Mastoidbewegung bei Atmung	l _____	r _____
Hyoid-beweglichkeit	l _____	r _____
Verlagerung des Schildknorpels	l _____	r _____

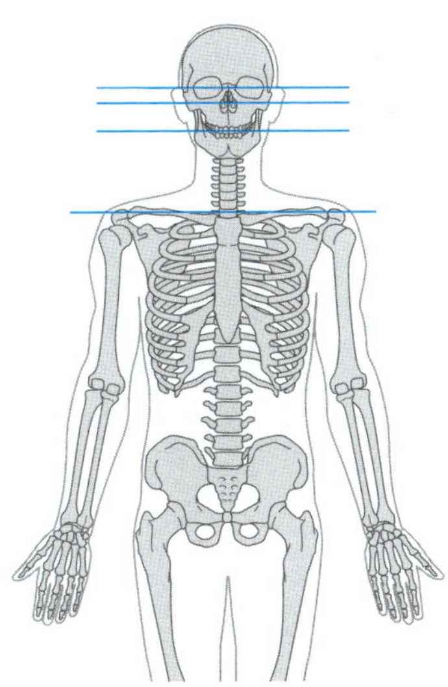

Abb. 4.5 Schritt 3 der funktionellen Untersuchung [M592/L106]

Funktionelle Untersuchung, Klinische Funktionsprüfung des TMG und der Okklusion, Schritt 6

In Rückenlage:

Palpation des TMG bei ICP, in Schwebelage und beim Öffnen
Palpation der Kaumuskeln (siehe Extrablatt)
Palpation des Meatus acusticus ext. beim Öffnen und Schließen
Beurteilung der Okklusion

Abb. 4.8 Schritt 6 der funktionellen Untersuchung [M592/L106]

biegt oder splittert, ist das immer ein Hinweis auf eine nicht suffiziente Zahnstellung und auf eine CMD.

Klinische Funktionsprüfung des Temporomandibulargelenks und der Okklusion in Rückenlage (Schritt 6)

Die **Palpation des Temporomandibulargelenks** (TMG) von außen während des gesamten Vorgangs der Öffnung und Schließung und bei maximalem Zubiss (ICP) gibt Aufschluss über die Anspannung der Kapsel und Bänder, über Schmerzempfindung und ggf. sogar über eine Verschiebung im Gelenk (➤ Abb. 4.8). Daran schließt sich die **Palpation der Kaumuskeln** (➤ Abb. 4.9, ➤ Abb. 4.10, ➤ Abb. 4.17) an,

Kaumuskeln und andere Muskeln

Zungeneindrücke und Abweichung beim Herausstrecken		
Masseter	l _____	r _____
Temporalis	l _____	r _____
Pterygoideus medialis	l _____	r _____
Pterygoideus lateralis	l _____	r _____
Digastricus	l _____	r _____
Mundboden	l _____	r _____
Supra-, infrahyoidale M.	l _____	r _____
SCM	l _____	r _____
Scaleni	l _____	r _____
Zusätzlich:		
Levator	l _____	r _____
Trapezius	l _____	r _____

Abb. 4.9 Kaumuskeln und andere Muskeln zur Untersuchung [M592/L106]

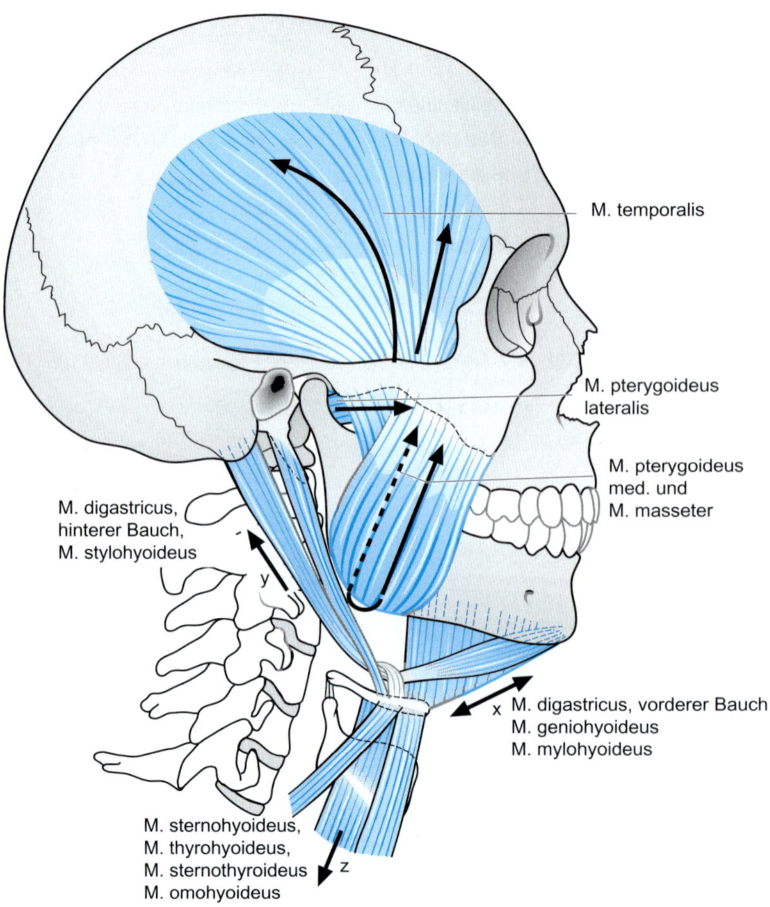

Abb. 4.10 Die Muskulatur des temporomandibulären Systems in ihrem Zusammenwirken. Die schwarzen Pfeile zeigen die globale Wirkrichtung der einzelnen Muskeln an. Die hyoidale Muskulatur hält das Hyoid in den drei Dimensionen des Raums. [M593/L126]

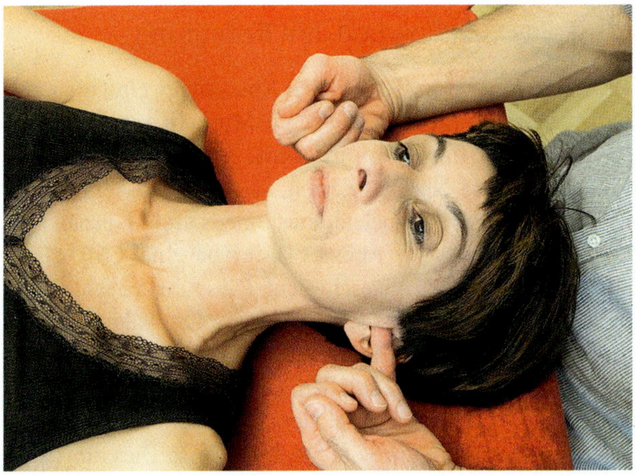

Abb. 4.11 Palpation im Meatus acusticus externus mit geschlossenem Mund, dann maximale Öffnung des Munds und erneutes Schließen. Überprüfung der Größe des Meatus, auf Reibegeräusche und Schmerzphänomene. [M592]

die Tenderpoints, Triggerpunkte oder nur Verspannungen zeigen können. Über die reinen Kaumuskeln hinaus werden auch Muskeln untersucht, die direkte Auswirkungen auf Schädel- und Kiefergelenkstellung haben wie z. B. die Mm. sternocleidomastoideus, trapezius und levator.

Die **Palpation im Meatus acusticus externus** mit dem Kleinfinger wird bei maximaler Mundöffnung durchgeführt (➤ Abb. 4.11), dann schließt der Patient den Mund. Beim Mundschluss ist auf Reibegeräusche, Knackphänomene, Schmerz und Verengung des Meatus acusticus zu achten. Oft ist der Meatus sehr eng. Viele Patienten berichten über rezidivierende Ohrinfekte oder Schmerzen an diesem Ohr (oder auch beidseits). Auf die Beurteilung der Okklusion wurde bereits weiter oben ausführlich eingegangen (➤ Kap. 2.3).

Untersuchung der Schädelknochenbeweglichkeit im Liegen (Schritt 7)

Die Untersuchung der Schädelknochenbeweglichkeit wird am liegenden Patienten durchgeführt (➤ Abb. 4.12). Besonderes Augenmerk gilt hier dem Os temporale, dem Os zygomaticum, der Maxilla, dem Vomer und dem Occiput.

Bei diesem Schritt werden – ebenfalls **in Rückenlage** – die Faszien an den zentralen Punkten (z. B. Fascia clavipectoralis) auf abnorme Spannungszustände geprüft. Auch die Fasciae cervicalis media und superficialis und die Ligamente, die die Pleurakuppel aufspannen, wie z. B. das Lig. vertebropleurale, müssen auf Spannungen untersucht werden (➤ Abb. 4.45, ➤ Abb. 4.46).

In Bauchlage erfolgt die Palpation der paravertebralen Muskeln auf Spannung. Falls diese einseitig vorhanden ist, müssen die Ligg. sacrotuberale und sacrospinale auf spondylogene Reflexe getestet werden (➤ Abb. 4.23).

Funktionelle Untersuchung, Schritt 7

Im Liegen:

Untersuchung der Schädelknochenbeweglichkeit
Prüfung der Faszien an den zentralen Punkten wie z.B. Fascia clavipectoralis auf abnorme Spannungszustände
Prüfung der Spannung der Pleurakuppel
Prüfung der paravertebralen Muskeln auf Spannung in Bauchlage, Check von Ligamentum sacrotuberale und sacrospinale auf spondylogene Reflexe

Abb. 4.12 Schritt 7 der funktionellen Untersuchung [M592/L106]

Befunderhebung mittels AK-Muskeltest (Schritt 8)

Benötigt wird ein normoreaktiver Testmuskel, mit dem die nächsten Tests durchgeführt werden.

Der Patient führt eine Therapielokalisation (➤ Kap. 2.6.3) am Temporomandibulargelenk durch. Diese erfolgt zunächst in Ruheschwebelage ohne Kontakt der Zähne, dann mit maximalem Zubiss (ICP), danach mit Lateralisation und Protrusion der Mandibula sowie mit maximaler Mundöffnung (➤ Abb. 4.13).

Interpretation der Muskeltests

- Liegt eine **positive Therapielokalisation (TL) bei Ruheschwebelage ohne Zahnkontakt** vor, ist dies ein Zeichen für eine lokale Störung im bzw. am Kiefergelenk, z. B. für eine Entzündung, eine Arthrose oder einen durch eine Pa-

Funktionelle Untersuchung, Schritt 8

AK-Befunde:

Im Leertest:		
TL des TMJ:		
Ruheschwebelage	l _____	r _____
max. ICP	l _____	r _____
Lateralisation	l _____	r _____
Öffnung_______ Protrusion_______		
Muskeln:	l _____	r _____
Hamstrings	l _____	r _____
Piriformis	l _____	r _____
Gastrocnemius	l _____	r _____
Tibialis post.	l _____	r _____
Nackenflexoren	l _____	r _____
Rectus femoris	l _____	r _____
Andere		

Abb. 4.13 Schritt 8 der funktionellen Untersuchung [M592/L106]

thologie aktiven Akupunkturpunkt. Dies kann vollkommen unabhängig von einer CMD der Fall sein, die positive TL kann aber auch gleichzeitig mit einer CMD vorliegen.

- Eine **positive TL bei maximaler Intercuspidation (ICP)** ist immer ein Hinweis auf eine Okklusionsstörung in Zusammenhang mit einer CMD. Da die Okklusion letztlich die Stellung des Caput mandibulae im Gelenk festlegt, kommt es zu Stress im Gelenk, der die positive TL hervorruft.
- Eine **positive TL bei Bewegungen der Mandibula** weist auf muskuläre oder arthrogene Störungen hin.
  - Bleibt die TL beim Zubeißen positiv, sind diese Probleme mit einer CMD vergesellschaftet.
  - Wird die positive TL beim Zubeißen aufgehoben, ist die Okklusion wahrscheinlich in Ordnung. Es liegt keine CMD vor, sondern es handelt sich lediglich um muskuläre Störungen. Allerdings können länger anhaltende muskuläre Störungen letztlich zu einer CMD führen.

Muskeldysfunktion und ihre Bedeutung

Da jedem Muskel in der Applied Kinesiology ein Organsystem zugeordnet ist, sollten folgende Muskeln immer getestet werden: Hamstrings, M. piriformis, M. gastrocnemius, M. tibialis posterior, Nackenflexoren, M. quadriceps femoris, M. infraspinatus, M. sternocleidomastoideus und M. psoas.

- Die **Hamstrings** (➤ Abb. 4.14) sind bei einer CMD fast immer funktionell abgeschwächt. Dies führt zu fehlender Stabilität lumbal und in den Knien, zu Lumbalgien und Gonalgien, v. a. beim Treppab- oder Bergablaufen.
- Der **M. piriformis** ist mit dem Gonadensystem gekoppelt. Er ist ein wichtiger Muskel, der oft auf der einen Seite hyper-, auf der anderen Seite hyporeaktiv ist. Dies führt zu Torsionsfehlstellungen des Sacrums, die craniale Dysfunktionen auslösen (➤ Kap. 4.2.1).
- Der **M. gastrocnemius** (➤ Abb. 4.15) und der **M. tibialis posterior** sind dem Nebennierensystem zugeordnet.

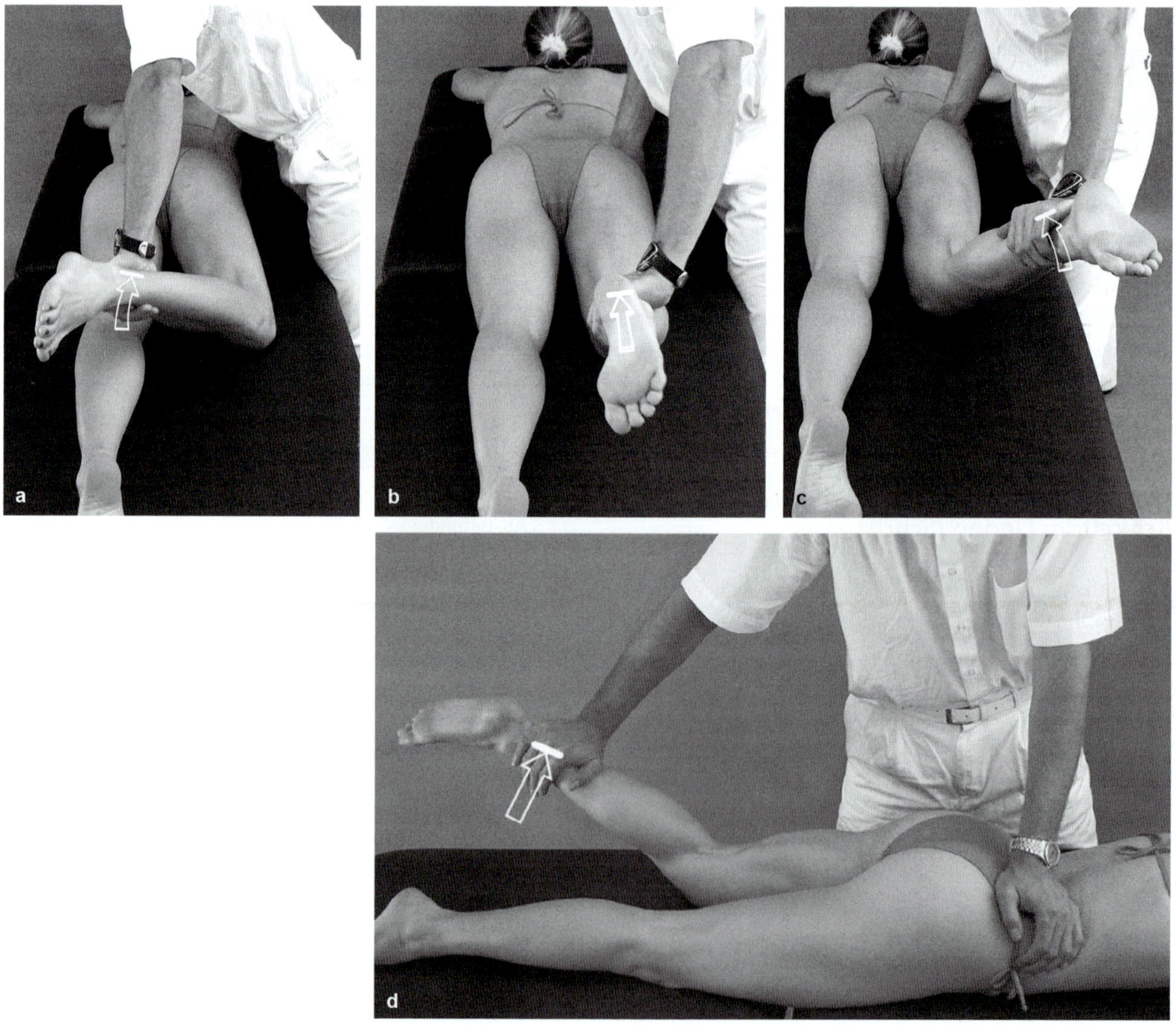

Abb. 4.14 Hamstrings. **a** Test der lateralen Hamstrings. **b** Test der Hamstrings global. **c** Test der medialen Hamstrings. **d** Test der Hamstrings global. [M593]

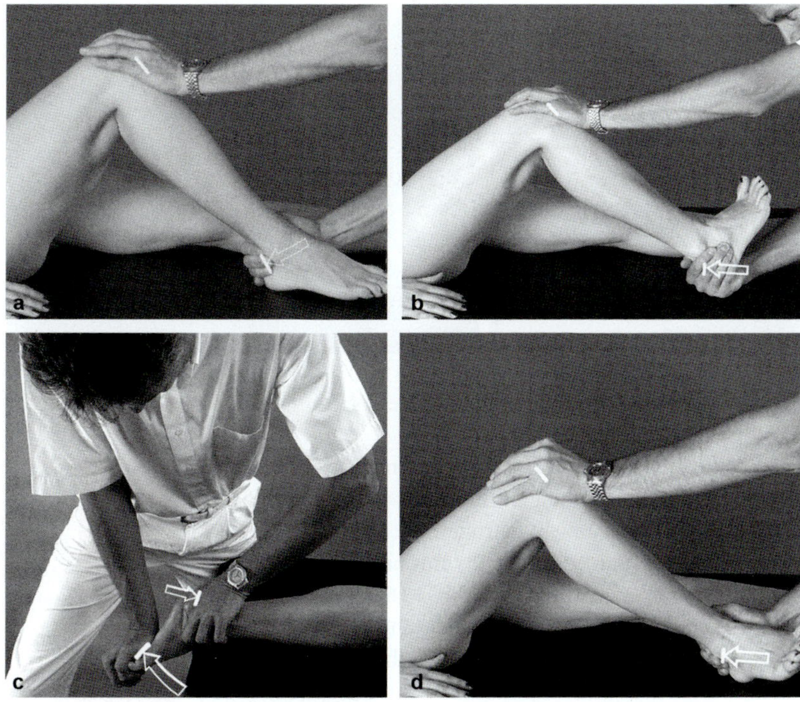

Abb. 4.15 M. gastrocnemius. **a** Test des M. gastrocnemius (beide Köpfe). **b** Test des Caput mediale des M. gastrocnemius. **c** Test des M. gastrocnemius nach Leaf (1996). **d** Test des Caput laterale des M. gastrocnemius. [M593]

Meist sind sie bei länger andauernder CMD (chronischer struktureller Stress) funktionell schwach. Dies führt zu fehlender Kniestabilität mit Gonalgien und Achillodynien.

- Die **Nackenflexoren** sind bei fast allen Patienten mit CMD funktionell schwach. Diese Schwäche löst eine insuffiziente Kopfstabilität mit Schulter- und Nackenver-

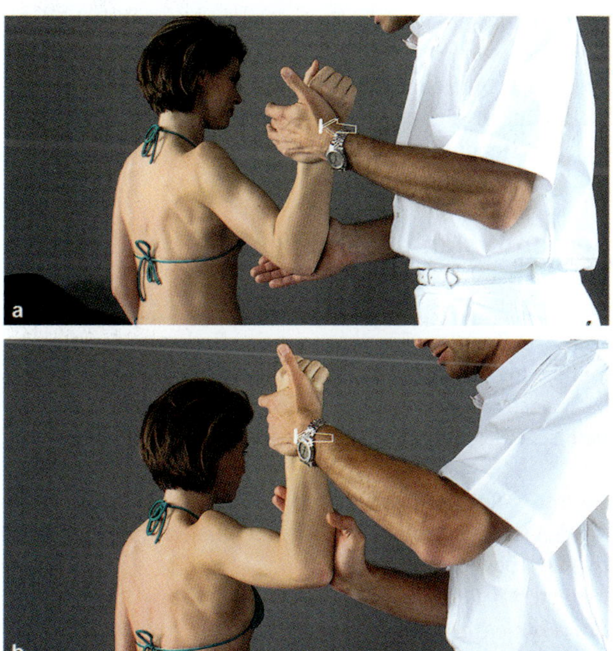

Abb. 4.16 M. infraspinatus. **a** Test der kranialeren Infraspinatus-Fasern. **b** Test der kaudaleren Infraspinatus-Fasern. [M593]

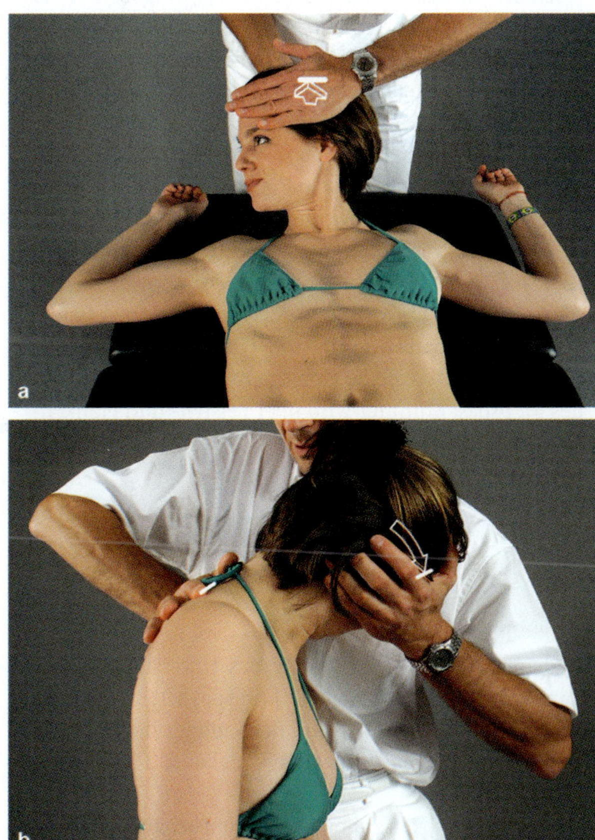

Abb. 4.17 M. sternocleidomastoideus [M593]

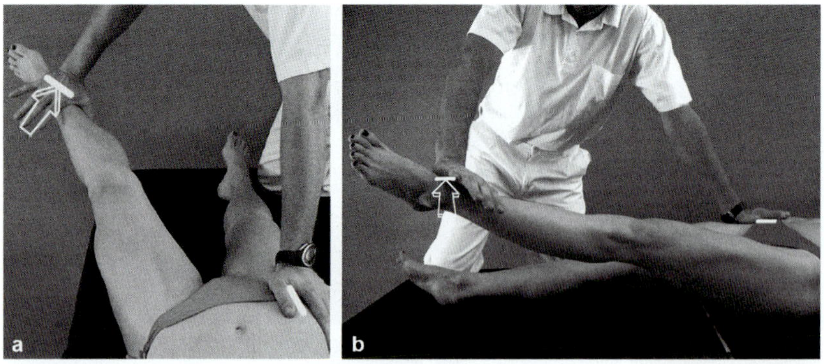

Abb. 4.18 M. psoas. Test des M. psoas in Rückenlage. [M593]

spannungen aus. Oft sind damit auch Verspannungen der Fascia clavipectoralis kombiniert.

- Der **M. quadriceps femoris** ist als Testmuskel (sofern er nach der OSS-Behandlung normoreaktiv ist) gut geeignet, da er bei CMD meist nicht betroffen ist.
- Der **M. infraspinatus** ist dem Thymus und damit dem Immunsystem zugeordnet (➤ Abb. 4.16). Nicht selten findet sich bei einer CMD durch die ständige Ausschüttung von Stresshormonen ein geschwächtes Immunsystem, worauf der M. infraspinatus mit funktioneller Schwäche und Bildung von charakteristischen Triggerpunkten sowie Schmerzausstrahlung in den dorsalen Oberarm reagiert.
- Auch der **M. sternocleidomastoideus** (➤ Abb. 4.17) ist oft dysfunktionell betroffen. Er ist auf der einen Seite oft hyper-, auf der anderen hyporeaktiv. Dies wird entweder durch eine Fehlstellung der Ossa temporalia ausgelöst oder bedingt erst eine solche.
- Da das **Diaphragma** meist dysfunktionell mitbetroffen und die Leber mit dem Zwerchfell eng verbunden ist, ist die Leber oft in ihrer Bewegung gestört. Dies führt zu einer Muskeldysfunktion des **M. pectoralis major sternalis.**
- **M. psoas** (➤ Abb. 4.18) und **Zwerchfell** können sich gegenseitig negativ beeinflussen. Dies führt zu Nierenfehlstellungen und damit zu einer meist einseitigen Schwäche des M. psoas. Mitunter wird über Leisten- und Flankenschmerzen geklagt.

4.2 Therapie

Nachdem die ersten fünf Punkte des Untersuchungs- und Behandlungsgangs (= Schema 1 [➤ Tab. 4.1, ➤ Kap. 4.1]) durchgeführt wurden, wird die Behandlung in der Reihenfolge der Punkte 6–11 fortgesetzt (= Schema 2 [➤ Tab. 4.3, ➤ Kap. 4.2]).

Die Bissnahme (vom Zahnarzt oder vom behandelnden Arzt) und die Abdrücke (vom Zahnarzt) benötigt der Zahntechniker für die Herstellung der Aufbissschiene (➤ Kap. 4.4.8).

Tab. 4.3 Schema 2: Behandlungsablauf bei CMD (Schema 1 ➤ Abb. 4.1)

Punkt 6	Behandlung aller Pathologien (mit Watterollen im Mund)
Punkt 7	Ohrakupunktur
Punkt 8	Bissnahme im Sitzen, Re-Check, ob beim Zubeißen alle Muskeln normoreaktiv bleiben und keine Pathologien mehr auftreten
Punkt 9	Prüfung, ob aszendierende Probleme vorhanden sind
Punkt 10	Bissnahme beenden, sechs- bis max. achtmal zubeißen lassen, dann Re-Check
Punkt 11	Schienentherapie

4.2.1 Behandlung aller Pathologien (mit Watterollen im Mund) (Punkt 6)

Sinnvollerweise beginnt man mit dem stabilisierenden Element des Beckens als Vermittler zwischen unteren Extremitäten und Rumpf. Welche Techniken im Therapieverlauf angewendet werden, ist natürlich dem Arzt und Therapeuten überlassen. Auf die Fülle der Therapieformen kann hier aus Platzgründen nicht näher eingegangen werden. Es werden stellvertretend nur einige Techniken herausgegriffen.

Beckentorsion und segmentale Funktionsstörung LWK 5

Bei CMD-Patienten besteht meist eine Beckendysfunktion im Sinne einer **L/L-Störung,** d. h. eine Abkippung der Sacrumbasis nach anterior links über die linke Diagonale. Die osteopathische Behandlung erfolgt aus der Sims-Position heraus.

Befund Rechter Sulcus tief, linker inferiorer-lateraler Winkel (ILA) dorsal-kaudal, Vorlaufphänomen: rechts positiv (➤ Abb. 3.30).

Federtest Lendenlordose federt gut, entspricht L/L.

Therapie (➤ Abb. 4.19, ➤ Abb. 4.20):

- Ausgangsstellung ist die „Sims-Position", die aus der Bauchlage herbeigeführt wird. Hüft- und Kniegelenk werden jeweils um 90° gebeugt, das Sacrum muss im rechten

Winkel zur Unterlage stehen. Den Patienten möglichst nahe an die Kante der Liege bringen.

- Der Patient liegt immer auf der Seite der beteiligten Achse, d. h., bei L/L-Blockierung muss der Patient auf der linken Seite liegen.
- Der Behandler steht auf der blockierten Seite.
- Eine Hand liegt im Sulcus, die andere auf der Schulter.
- Die Hüfte wird passiv bewegt, bis eine Beugung am Ileum gefühlt werden kann. Das Sacrum darf sich nicht mitbewegen!
- Der Patient atmet ein und drückt die Schulter nach dorsal gegen die Hand des Therapeuten, beim Ausatmen wird der Arm Richtung Boden gezogen. Dies sollte mehrfach wiederholt werden.
- Die Hand gleitet von der Schulter zum Sulcus, die andere zu den Knöcheln des Patienten. Die Tasthand im Sulcus ist nötig, um zu spüren, dass man im SIG bleibt und nicht in die LWS hinein therapiert.
- Der Patient drückt die Füße leicht gegen die Hand des Therapeuten Richtung Decke. Nach 5–6 Sekunden isometrischer Anspannung lässt der Patient locker, und der Therapeut führt die Beine bis zur nächsten Barriere Richtung Boden. Auch dies wird einige Male wiederholt.

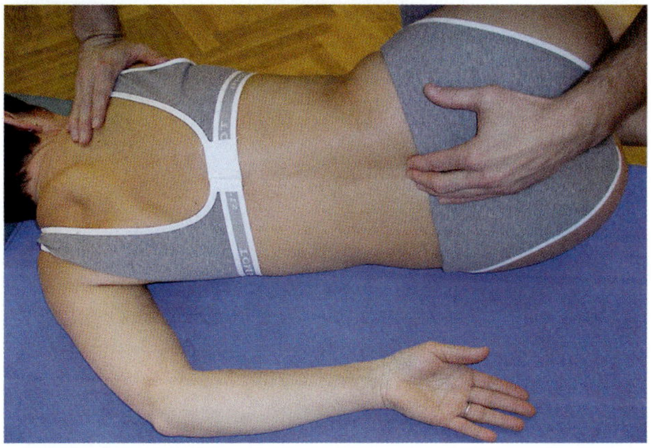

Abb. 4.19 Vorbereitung auf die Therapie von L/L über Dehnung des M. latissimus und leichte Rotation des Oberkörpers. Die palpierenden Finger liegen über der Sacrumbasis. [M592]

Der häufigste Fehler besteht darin, dass die Bewegung des Beins bis in die untere LWS hinein geführt wird. Das bedeutet jedoch, dass das SIG nicht mehr behandelt wird. Es darf nicht zu schnell gearbeitet werden.

Ebenfalls häufig zu beobachten ist eine **ERS-Störung von L5,** d. h., der LWK 5 steht in Extension, Rechtsrotation und Seitneigung (➤ Abb. 4.21). Da LWK 5 und Sacrum entgegengesetzt rotieren, liegt bei einer L/L-Störung z. B. eine ERS-Störung nach rechts vor.

Therapie (➤ Abb. 4.22, hier ERS L5 links):

- Der Patient sitzt und hat die Arme überkreuzt.
- Der Therapeut sitzt auf der kontralateralen Seite der Störung, d. h. bei ERS L5 links auf der rechten Seite.
- DII der rechten Hand liegt zwischen Dornfortsatz (DF) von L4/5, DIII auf dem Querfortsatz von L5, DIV zwischen DF L5/S1. Mit diesen Palpationsfingern wird erspürt, wann genau die Bewegung bei LWK 5 ankommt. Der Wirbel muss exakt dreidimensional eingestellt sein.
- Der Therapeut führt mit seiner rechten Hand an der Schulter des Patienten diesen passiv an die Barrieren der Flexion, Seitneigung und Rotation nach rechts.

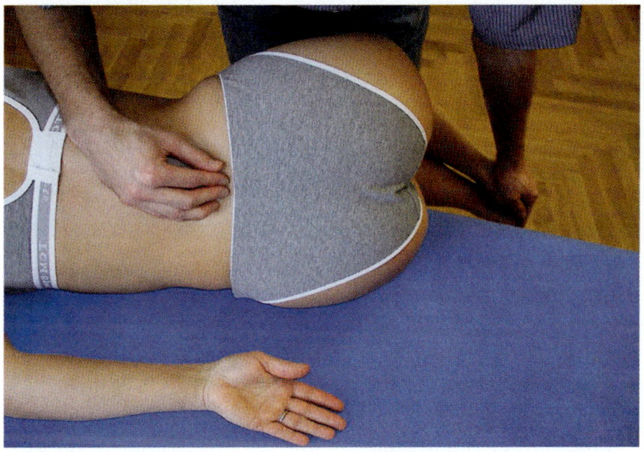

Abb. 4.20 Über die Arbeit mit dem M. piriformis wird das Sacrum wieder in die richtige Position hineingezogen. Die palpierenden Finger liegen zwischen L5 und S1, um zu verhindern, dass in die LWS hinein therapiert wird. [M592]

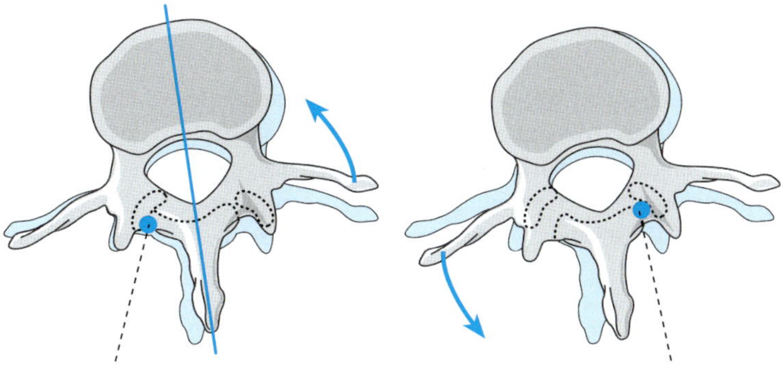

Abb. 4.21 Vertebrale Dysfunktion vom nicht-neutralen Dysfunktionstyp II anhand von ERS links (Wirbel in Extension-Rotation-Seitneigung nach links). Hier öffnet die linke Facette bei Flexion nicht. [L106]

4

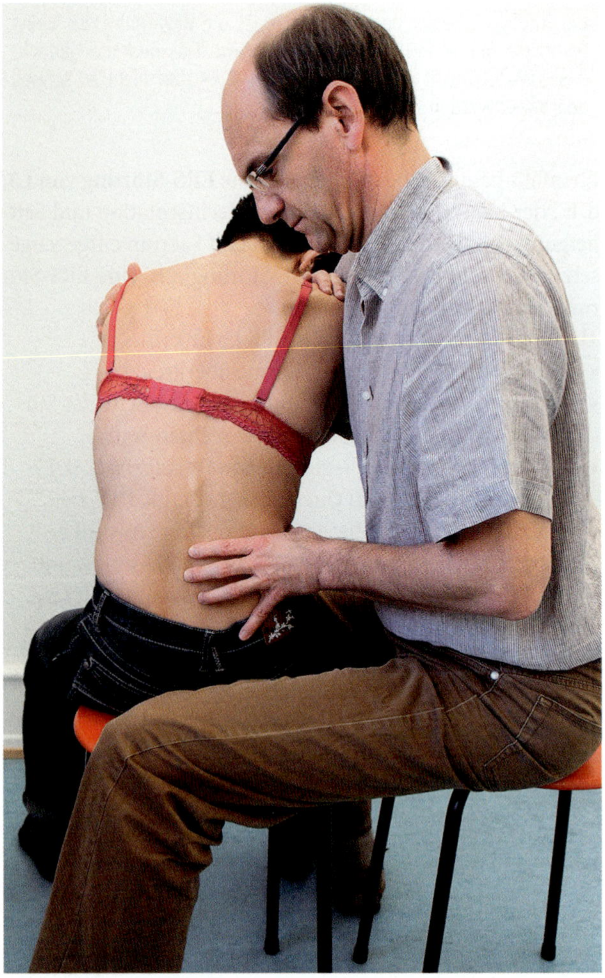

Abb. 4.22 Therapie der ERS im Sitzen. Bei der Flexion muss exakt der zu behandelnde Wirbel eingestellt sein. [M592]

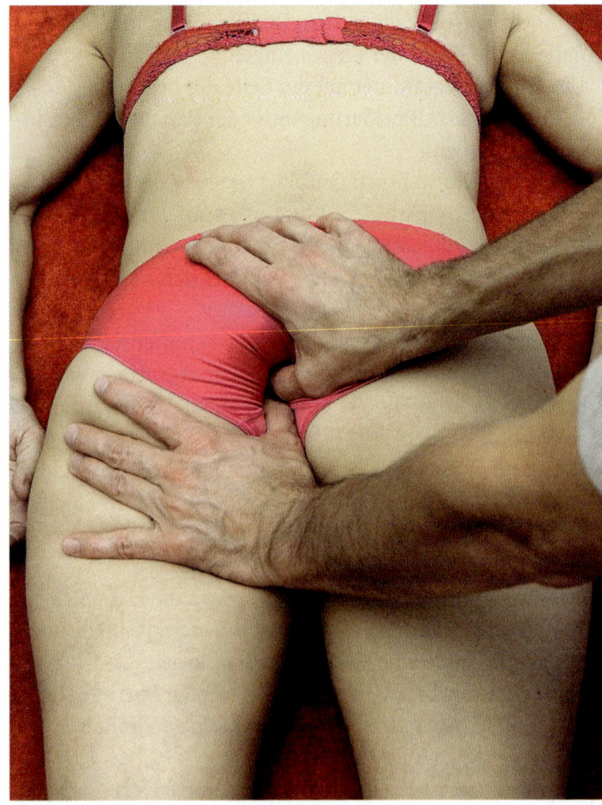

Abb. 4.23 Bei der Therapie des Lig. sacrotuberale muss streng medial des M. gluteus maximus auf der Hälfte der Verbindungslinie zwischen Tuber und Sacrumspitze in Richtung der ipsilateralen Schulter gedehnt werden. [M592]

- Der Patient richtet sich mit leichtem Druck gegen die Hand auf seiner linken Schulter in die freie Richtung auf, der Therapeut hält dagegen, sodass eine isometrische Anspannung für 6–8 Sekunden entsteht.
- Nach der Entspannung wird der Patient an die neue Barriere geführt. Das Manöver wird drei- bis fünfmal wiederholt.

Lig. sacrotuberale

Nach der Becken- und LWS-Behandlung (s. o.) sollte der Bereich der mittleren BWS auf einseitige paravertebrale Muskelverspannungen untersucht werden. Diese treten als spondylogene Reflexe bei Verspannungen des Lig. sacrotuberale auf, die bei Beckenstörungen fast immer vorhanden sind.

Therapie (➤ Abb. 4.23):
- Die Behandlung erfolgt von der kontralateralen Seite.
- Der Therapeut mittelt die Strecke zwischen Tuber und Sacrumspitze, geht dort medial vom M. gluteus maximus mit den beiden Daumen Richtung Schulter in die Tiefe, bis er am Ligament ist. Bei Verspannungen ist dies oft sehr schmerzhaft.
- Dann wird gedehnt oder eine Querfriktion durchgeführt.

Unter dieser Therapie lässt die muskuläre Spannung paravertebral sofort nach, was eine dritte Person gleichzeitig palpieren könnte.

M. piriformis

Bei den Beckenfunktionsstörungen, die mit der CMD vergesellschaftet sind, muss der M. piriformis in die Untersuchung und Behandlung mit einbezogen werden. Er entspringt mit insgesamt drei Strängen an der anterioren Seite des Sacrums zwischen den Foraminae des ersten bis vierten Segments, zusätzlich am Rand des Foramen ischiadicum majus und an der Vorderfläche des Lig. sacrotuberale. Durch die letztgenannte Verbindungsstelle sind Dysfunktionen aus der Peripherie des Beins über das Lig. sacrotuberale und den M. piriformis in das Becken übertragbar. Der M. piriformis verläuft durch das Foramen ischiadicum majus und inseriert am Oberrand des Trochanter major hinter der gemeinsamen Sehne der Mm. obturatorius internus et gemellus. Seine

Funktion besteht in der Außenrotation des Oberschenkels und in einer leichten Abduktion. Bei einer Flexion von über 90° wird er zum reinen Abduktor.

Verspannungen des M. piriformis können nicht nur Sacrumfehlstellungen, sondern aufsteigend auch **Funktionsstörungen des Craniosacralsystems** bewirken. Eine Hypertonie des Muskels führt zu einer Seitneigung und Torsion des Sacrums zur selben Seite, was aufsteigend zu einer Seitneigung und Torsion des Occiputs führt und eine Störung im Sphenobasilargelenk auslöst. Häufig wird die einseitige Verspannung des M. piriformis (speziell bei Männern) durch das Tragen der Geldbörse in der rechten Hosentasche ausgelöst oder durch ständige Fehlhaltungen des Beins in Außenrotation (z. B. Autofahren über lange Strecken). Allerdings kann es auch absteigend über eine CMD zu Rotationsfehlstellungen des Os temporale, des Occiputs und in der Folge des Sacrums und damit zu einer Verspannung des M. piriformis kommen, die in einer Außenrotation des Beins fortgesetzt wird.

Therapie Es gibt verschiedene Techniken der Muskeldehnung und -auflockerung, die den Patienten auch als Heimprogramm mitgegeben werden sollten.

M. obturatorius internus

Der M. obturatorius steht bei CMD-Patienten oft in Zusammenhang mit **Hüft- und Blasenproblemen.** Deshalb werden an dieser Stelle auch zwei Techniken für diese Behandlung vorgestellt:

Therapie (➤ Abb. 4.24, ➤ Abb. 4.25):

- In **Bauchlage** wird am Innenrand des Foramen obturatorium mit gestreckten Fingern der Muskel ertastet und durch Querfriktion aufgedehnt. Oft ist dieser Muskel sehr schmerzhaft verkürzt.
- In **Rückenlage** wird die Innenrotationsfähigkeit beider Hüften verglichen. Bei der Behandlung verstärkt man bei verminderter Innenrotation diese durch Traktion mit den Fingern nach ventrolateral am Trochanter major.

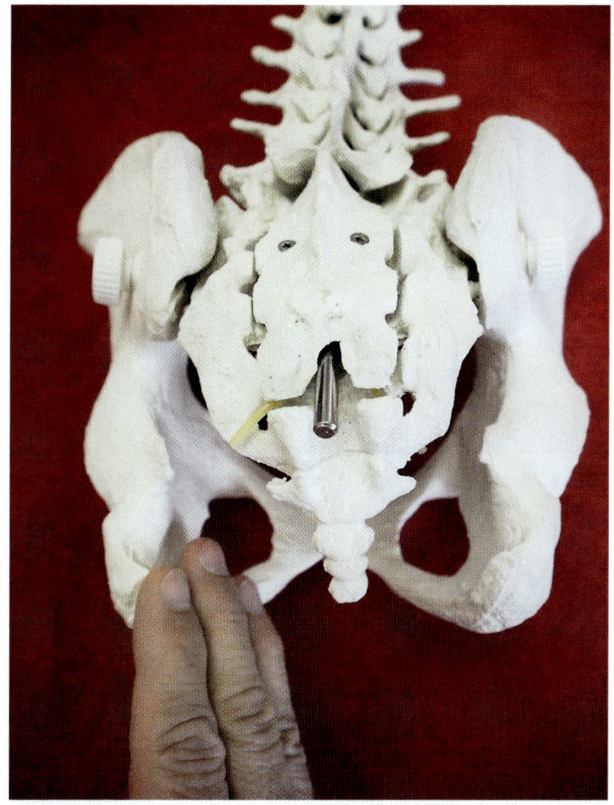

Abb. 4.24 Fingeranlage zur Therapie des M. obturatorius internus [M592]

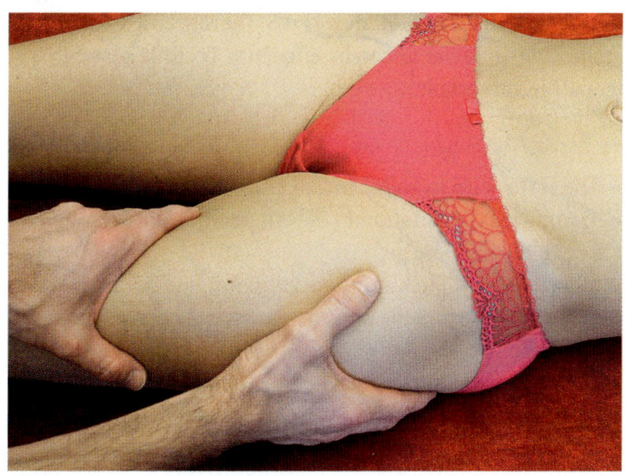

Abb. 4.25 Therapie des M. obturatorius internus in Rückenlage mit Fingeranlage hinter dem Trochanter major [M592]

Brustwirbelsäule

Bei CMD-Störungen liegt fast immer eine **Hyperkyphose der BWS mit stark eingeschränkter Rotationsmöglichkeit** vor.

Therapie (➤ Abb. 4.26):

- Der Patient sollte in Seitenlage mit gestrecktem unterem und gebeugtem oberem Bein in eine Rotation gebracht werden.
- Bei jeder Ausatmung drückt der Therapeut an der Schulter und am Thorax weiter in die Rotation hinein.

Rotationsübungen für die BWS kann der Patient auch im Heimprogramm ausführen.

Heimprogramm Der Patient soll sich bei jeder Exhalation vorstellen, dass sein Arm einen Zentimeter länger wird. Die Übung sollte in beide Richtungen ausgeführt werden.

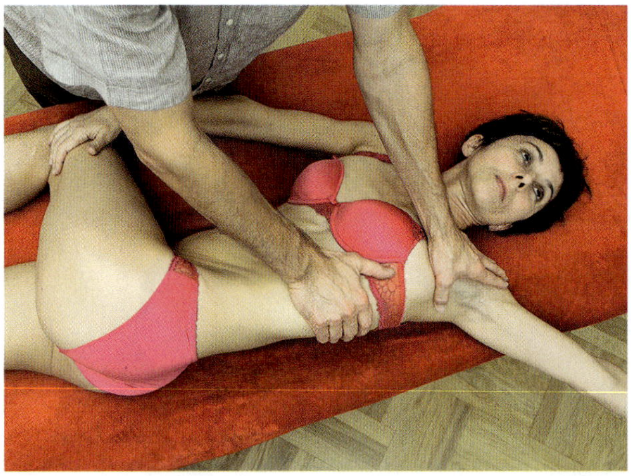

Abb. 4.26 Mobilisation der BWS mit gleichzeitiger Dehnung v. a. der Pectoralis- und Zwischenrippenmuskeln aus der Seitenlage heraus [M592]

Atlanto-Axial-Gelenk (C1–C2)

Nach der BWS sollten der **zervikothorakale Übergang (CTÜ)** und die **HWS** untersucht und behandelt werden. Bei einer CMD liegen fast immer segmentale Funktionsstörungen der oberen drei Halswirbel vor, aus denen Afferenzen in das Trigeminussystem gesendet werden.

Auf die Behandlung der einzelnen Fehlstellungen im Bereich der HWS kann hier nicht näher eingegangen werden. Da C2-Fehlstellungen oft zu deutlichen **Einschränkungen der Rotationsfähigkeit der HWS** führen, wird an dieser Stelle eine einfache und sehr effiziente Technik aus der Osteopathie vorgestellt.

Therapie (➤ Abb. 4.27):
- Die HWS wird in volle Flexion eingestellt.
- Dann wird die Rotation in die eingeschränkte Richtung bis an die Barriere geführt.
- Es erfolgt eine Blickwendung (evtl. mit leichter isometrischer Rotation) in die entgegengesetzte „freie" Richtung für ca. 5 s.
- In der Entspannung Einstellen der neuen Barriere in weitere Rotation
- Wiederholung drei- bis fünfmal, dann Re-Test

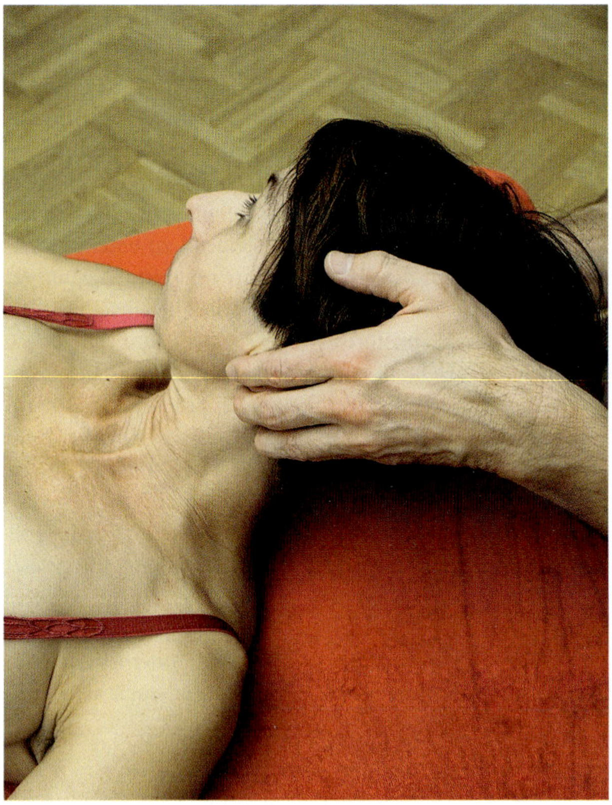

Abb. 4.27 Darstellung der Therapie von C2 bei maximaler Flexion des Kopfs [M592]

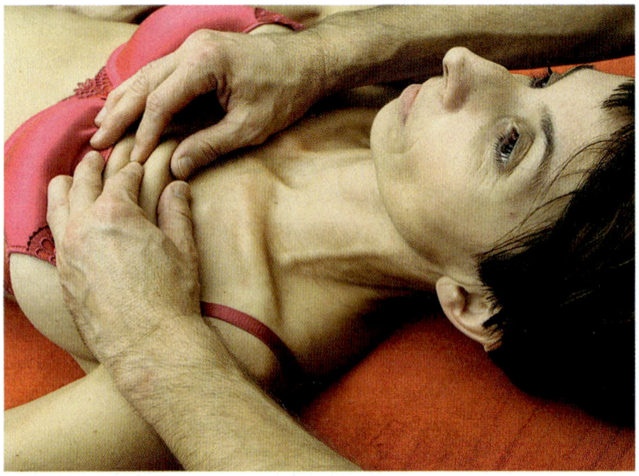

Abb. 4.28 Therapie der Inhalationsdysfunktion der Rippen I–III links. Schlüsselrippe ist die dritte Rippe [M592]

Rippen

Bei CMD treten häufig **Inhalationsdysfunktionen der oberen vier Rippen** auf, die sich bei der Ausatmung nicht mehr nach kaudal bewegen können. Dies wird meist durch Verspannungen der Fascia clavipectoralis und des M. pectoralis minor verursacht.

Therapie Die Rippendysfunktionen können einfach behandelt werden, indem man die unterste Schlüsselrippe aufsucht, die sich nicht nach kaudal bewegt und diese in der jeweiligen Exspirationsphase nach kaudal mobilisiert (➤ Abb. 4.28).

Craniale Strukturen

Auf die Wichtigkeit der Behandlung des Vomers wurde bereits hingewiesen (➤ Kap. 2.4.2). Nachfolgend werden Diagnostik und Therapie weiterer wichtiger Schädeldysfunktionen erklärt. Dieses Buch soll zum Nachdenken anregen, kann jedoch kein Ersatz für die Kurse sein, in denen dieses Wissen vermittelt wird (z. B. www.dgom.info).

Vomer

Therapie

- Bei **Extensionsstellung** des Vomers induziert eine Hand die Flexion des Sphenoids über die Alae majores, die andere Hand führt eine Flexion des Vomers über Elevation des harten Gaumens anterior der Sutura palatina transversa durch (➤ Abb. 4.29).
- Bei **Flexionsstellung** des Vomers wird genau andersherum gearbeitet, d. h., die eine Hand induziert die Extension des Sphenoids über die Alae majores, während die zweite Hand eine Extension des Vomers über die Elevation des harten Gaumens posterior der Sutura palatina transversa herbeiführt.

Transversale Verschiebung des Vomers

Bei der transversalen Verschiebung ist der Vomer wie ein Stahlblech torquiert (➤ Abb. 4.30).

Therapie Das Sphenoid wird stabilisiert und die Maxilla transversal zunächst mit indirekter Technik in die leichte Richtung verschoben, dort für 10–15 Sekunden gehalten, bis ein Release eintritt. Anschließend wird direkt in die andere Richtung gearbeitet.

Rotationsfehlstellung des Os temporale

Test Zum Testen positioniert man jeweils die Finger DII und DIII beider Hände anterior der Mastoidspitze und lässt den Patienten ein- und ausatmen. Bei Inspiration sollte die Mastoidspitze nach posterior-medial gehen, bei Exspiration nach anterior-lateral. Oft kommt es bei CMD zu einseitigen paradoxen Bewegungen des Os temporale, sodass dieses statt in Flexion zu gehen, in Extension gleitet.

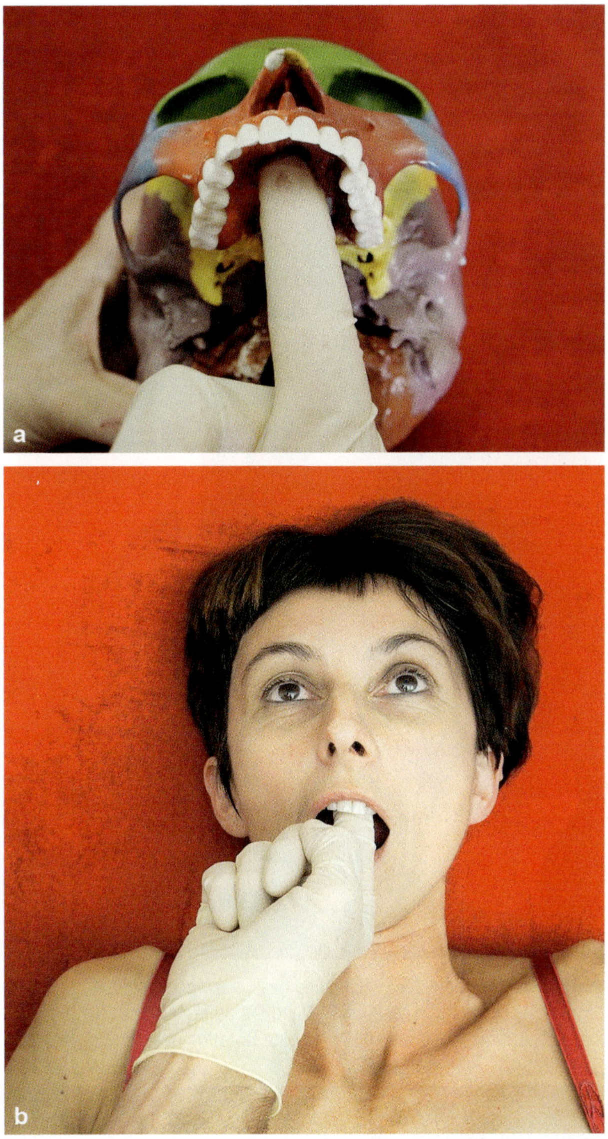

Abb. 4.29 Fingeranlage bei Therapie der Flexions- bzw. Extensionsdysfunktion des Vomers [M592]

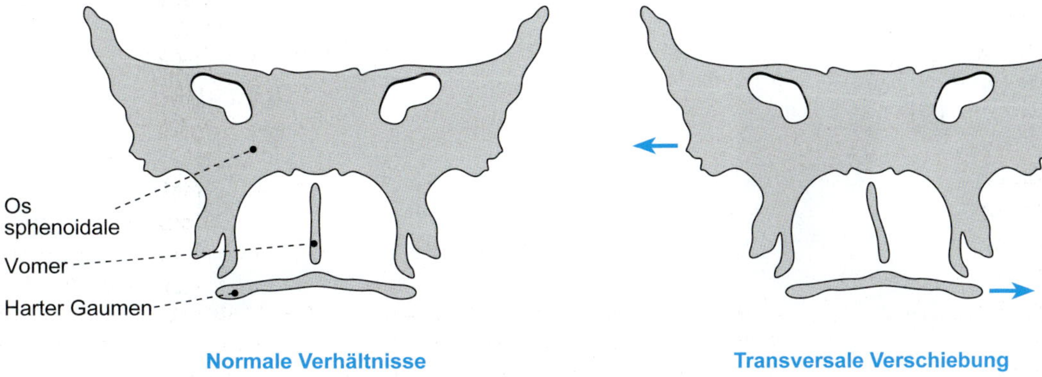

Abb. 4.30 Transversale Verschiebung des Vomers zwischen Os sphenoidale und Maxilla [E947]

Therapie (➤ Abb. 4.31):

- Daumen und Zeigefinger werden um den Proc. zygomaticus gelegt, der Mittelfinger liegt im Gehörgang, der Ringfinger wird vor und der Kleinfinger hinter dem Proc. mastoideus positioniert.
- Gleichzeitig legt man die Finger 2–5 der anderen Hand horizontal auf das Occiput.
- Bei tiefer Inspiration des Patienten erfolgt der Druck auf Daumen und Ringfinger, sodass eine Außenrotation und Flexion des Os temporale induziert wird. Gleichzeitig wird auch das Occiput mit der anderen Hand in eine Flexion gebracht.
- Bei Exspiration erfolgt ein Druck auf Zeigefinger und Kleinfinger, sodass eine Innenrotation des Os temporale bzw. eine Extension induziert wird. Der Mittelfinger stellt die Bewegungsachse dar. Gleichzeitig induziert die zweite Hand am Os occipitale eine Extension. Vorsicht: die Handbewegung ist entgegengesetzt!
- Diese Bewegung sollte fünf- bis sechsmal wiederholt werden.

Lig. sphenomandibulare

Test Beim Test der Bewegung des Lig. sphenomandibulare wird die Bewegung der Alae majores bei sanfter kaudaler und

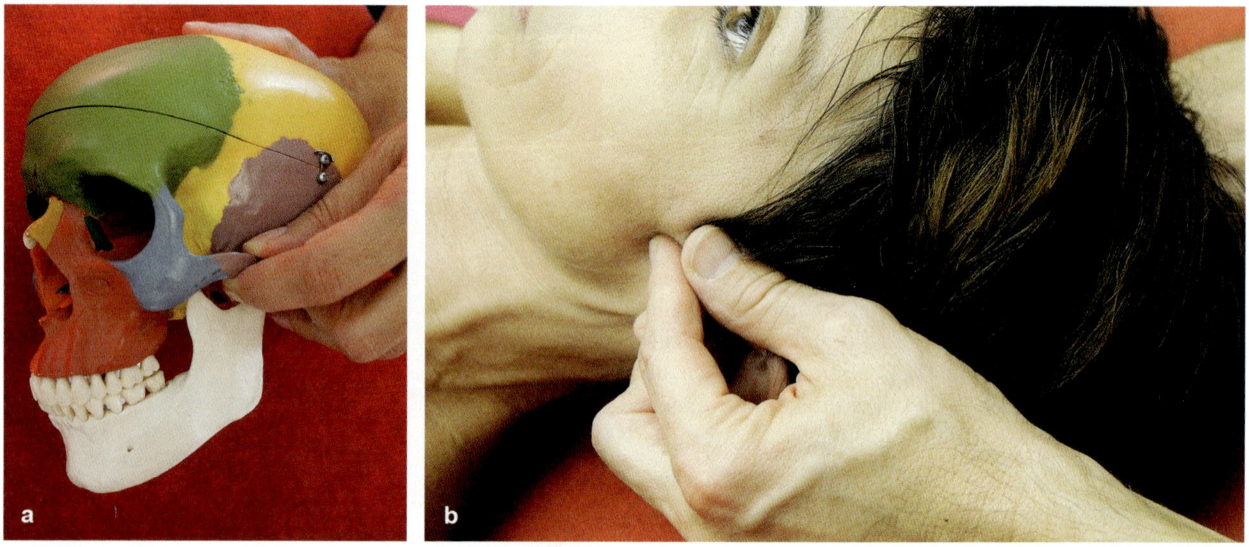

Abb. 4.31 Therapie der Fehlstellung des Os temporale mit Finger-in-the-ear-Test. Daumen und Zeigefinger umgreifen den Proc. zygomaticus des Os temporale, DIII liegt im Meatus, DIV und DV umfassen das Mastoid. Parallel dazu induziert die zweite Hand eine Flexions-/Extensionsbewegung am Occiput. Auf diese Weise kann leicht eine Rotation des Os temporale in Flexion bzw. Extension eingestellt werden. [M592]

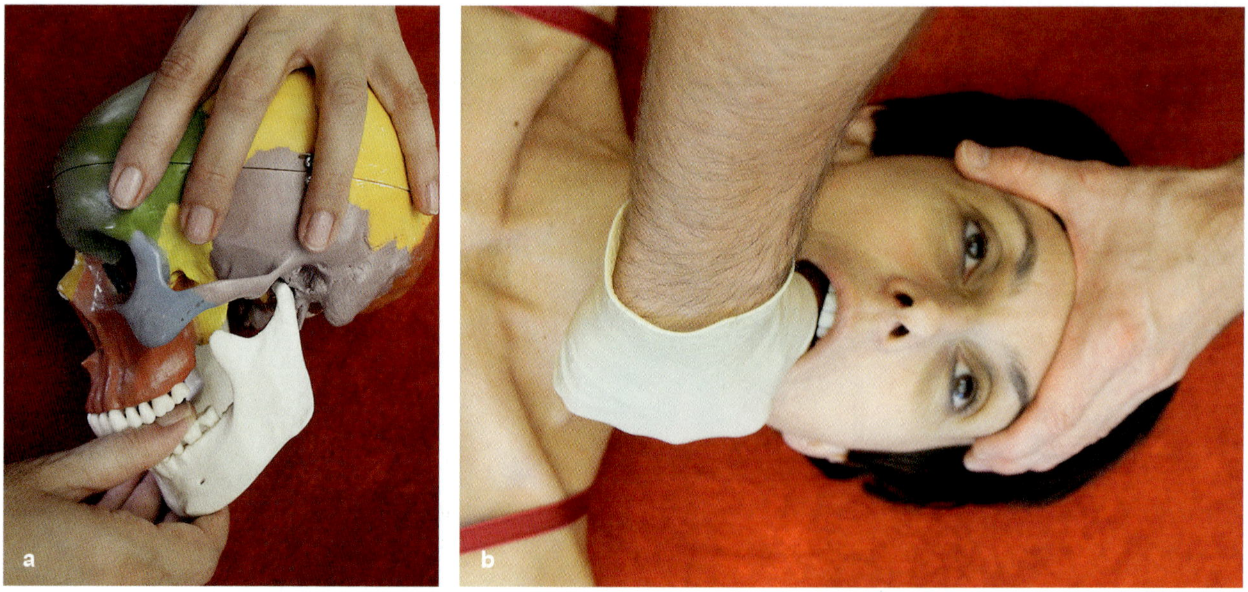

Abb. 4.32 Therapie des Lig. sphenomandibulare: Das Os sphenoidale wird über die Alae majores in Flexion gebracht, gleichzeitig über die Traktion an der Mandibula das Ligament gedehnt. [M592]

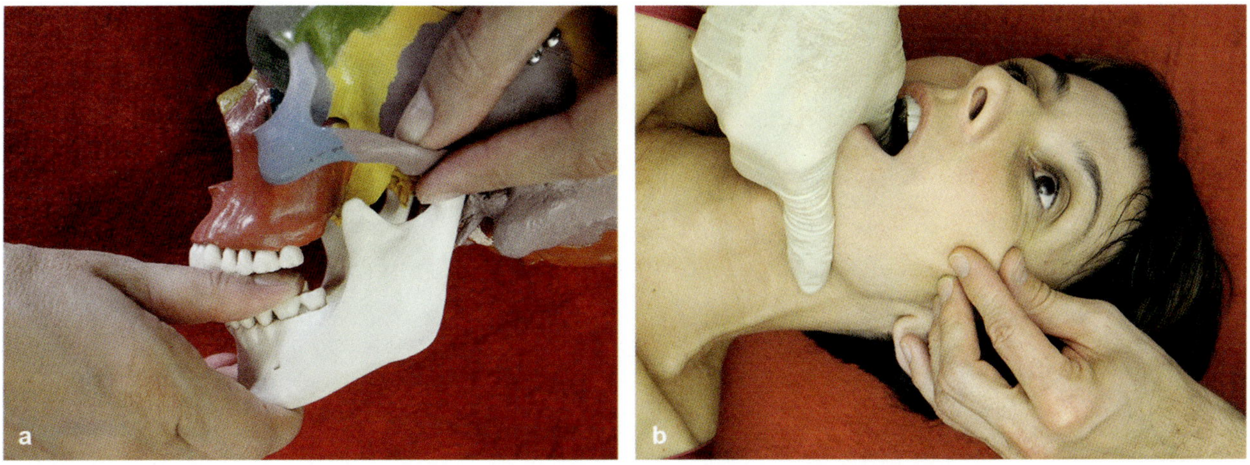

Abb. 4.33 Therapie des Lig. stylomandibulare: Dehnung des Bands über Traktion an der Mandibula bei gleichzeitiger Rotation am Arcus zygomaticus [M592]

anteriorer Traktion registriert. Bei einer Verspannung des Ligaments steht die homolaterale Ala major in einer Extension (high sphenoid).

Therapie Bei der Behandlung werden die Alae majores in Flexion gebracht. Die Mandibula wird nach kaudal gezogen und gehalten, bis ein Release eintritt (➢ Abb. 4.32).

Lig. stylomandibulare

Bei Verspannung des Lig. stylomandibulare geht das Os temporale durch den Zug des Bands an der Mandibula in Außenrotation bzw. in Flexionsstellung.

Therapie Das Os temporale wird in Innenrotation bzw. Extension geführt. Gleichzeitig erfolgt ein sanfter Zug an der Mandibula nach kaudal, bis ein Release zu fühlen ist (➢ Abb. 4.33).

Sutura petrobasilaris und sphenopetrosa – earpull

Bei Funktionsstörungen des Os temporale müssen auch die angrenzenden Suturen überprüft und behandelt werden.

Test Durchführung eines vergleichenden Zugs am Ohr, der den Widerstand des Gewebes im Seitenvergleich prüft.

Therapie Für die Behandlung der Sutura petrobasilaris und sphenopetrosa (die Technik wird auch als „earpull" bezeichnet) legt man den Daumen nahe an den äußeren Gehörgang, Zeige- und Mittelfinger werden hinter das Ohrläppchen nahe dem Os temporale positioniert (➢ Abb. 4.34). Der Zug erfolgt nach lateral-posterior in Richtung des sitzenden Therapeuten, bis ein Release eintritt.

Sutura sphenosquamosa

Therapie Bei der Behandlung dieser Sutur gibt es direkte und indirekte Behandlungsmöglichkeiten:

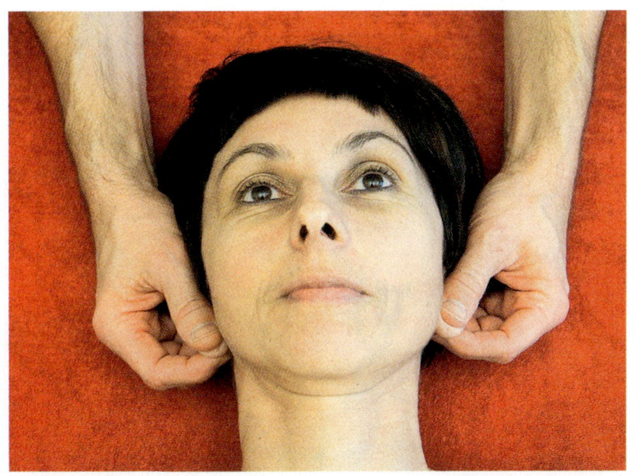

Abb. 4.34 Lösen der Sutura petrobasilaris und sphenopetrosa über den Earpull-Mechanismus [M592]

- Die Fingeranlage am Os temporale erfolgt wie bei der Therapie des Schädelknochens mit „finger in ear" (➢ Abb. 4.31). Das Os sphenoidale wird mit den Langfingern DII und DIII auf der Ala major und mit dem Kleinfinger intraoral an den Weichteilen vor dem Pterygoid behandelt. Daumen und Zeigefinger der anderen Hand umfassen den Arcus zygomaticus des Os temporale, DIII liegt am Mastoid. Das Os temporale wird dann in Außenrotation gebracht, die Ala major nach medial-anterior (➢ Abb. 4.35).
- Alternativ kann eine Induktion gegenläufiger Bewegungen mit dem Os temporale in Innenrotation und dem Os sphenoidale in Außenrotation durchgeführt werden.

Os zygomaticum

Das Os zygomaticum ist bei CMD-Störungen sehr häufig mit betroffen, da die Fortleitung von Fehlstellungen des Os temporale über den Arcus zygomaticus ins Zygoma erfolgt. Oft gibt der Patient Beschwerden im Bereich des Wangenknochens schon bei Berührung an.

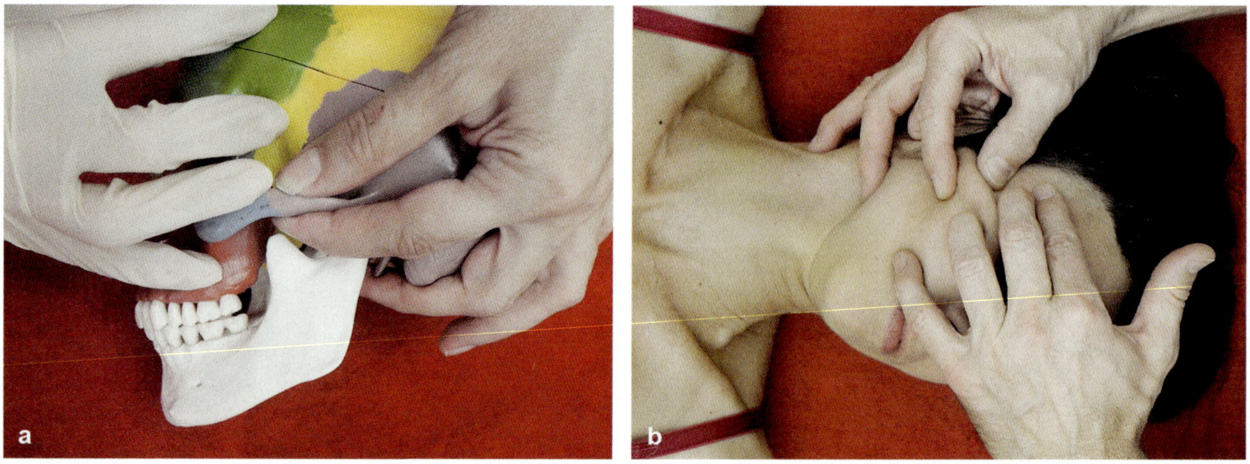

Abb. 4.35 Therapie der Sutura sphenosquamosa: Die eine Hand arbeitet mit Daumen und Zeigefinger am Arcus zygomaticus, die andere Hand mit Fingeranlage DII/III an der Ala major des Os sphenoidale und dem Kleinfinger am Proc. pterygoideus lateralis. Letzteres ist aus anatomischen Gründen nicht immer durchführbar. [M592]

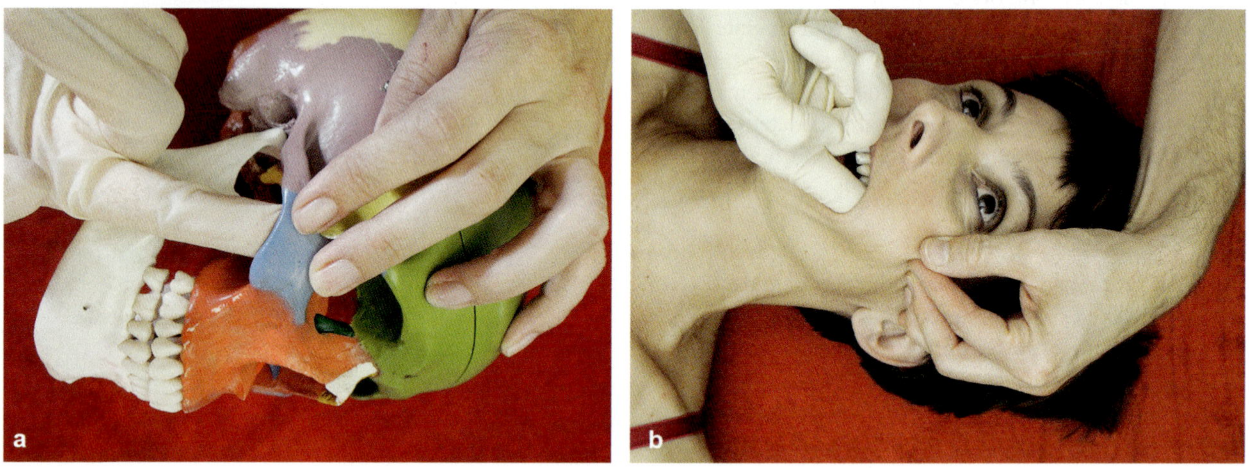

Abb. 4.36 Therapie des Os zygomaticum: Mit der Fingerkuppe von DII wird von intraoral innen das Os zygomaticum palpiert, die Finger DI bis DIII der anderen Hand liegen zusammen außen am Zygoma. Beide Hände führen eine Art Achterbewegung des Knochens aus, um alle Suturen zu lösen. [M592]

Test Das Os zygomaticum wird nach cranial und kaudal gedrückt, wobei oft ein Schmerz in einer Bewegungsrichtung auftritt. Im Seitenvergleich wird danach die Beweglichkeit des Zygomas überprüft.

Therapie Die Behandlung erfolgt mit dem Zeigefinger intraoral, mit den Fingern DI–DIII der zweiten Hand extraoral direkt auf dem Zygoma (➤ Abb. 4.36). Es wird eine Achterbewegung des Knochens induziert, bis sich die freie Beweglichkeit wieder einstellt. Häufig ist die Behandlung recht schmerzhaft, aber äußerst effektiv.

Maxilla

Die Maxilla kann auf vielfältige Weise in ihrer Bewegung gestört sein. Sie kann sich z. B. **durch einen Biss auf etwas Hartes** (Kirschkern) durch die einseitige Belastung verdrehen, sodass sie auf dieser Seite weiter nach cranial steht. Die Behandlung erfolgt über den Druck mit dem Zeigefinger auf der kontralateralen Seite.

Therapie Nach Zahneingriffen im Molarbereich steht der an das Os palatinum angrenzende Teil der Maxilla oft cranial. Bei der Therapie wird mit DII im vorderen Bereich der Maxilla nach cranial gedrückt, um den posterioren Teil wieder nach kaudal zu holen, gleichzeitig erfolgt mit dem dritten Finger (DIII, im Bild nicht dargestellt) der Druck am Os palatinum nach cranial (➤ Abb. 4.37).

Duralmembransystem

Die horizontal verlaufenden Duralmembranen stehen oft unter Spannung. Neben der Behandlung der Occiput-Sacrum-Schaukel wird bei CMD-Patienten auch eine Technik zur Balance der Duralmembranen ausgeführt.

Therapie Die Behandlung des Tentorium cerebelli erfolgt über den Unterkiefer und hat eine unmittelbare Auswirkung auf die temporoparietalen Knochennähte (Sutura squamosa). In ➤ Abb. 4.38 sind die Auswirkungen der am Unter-

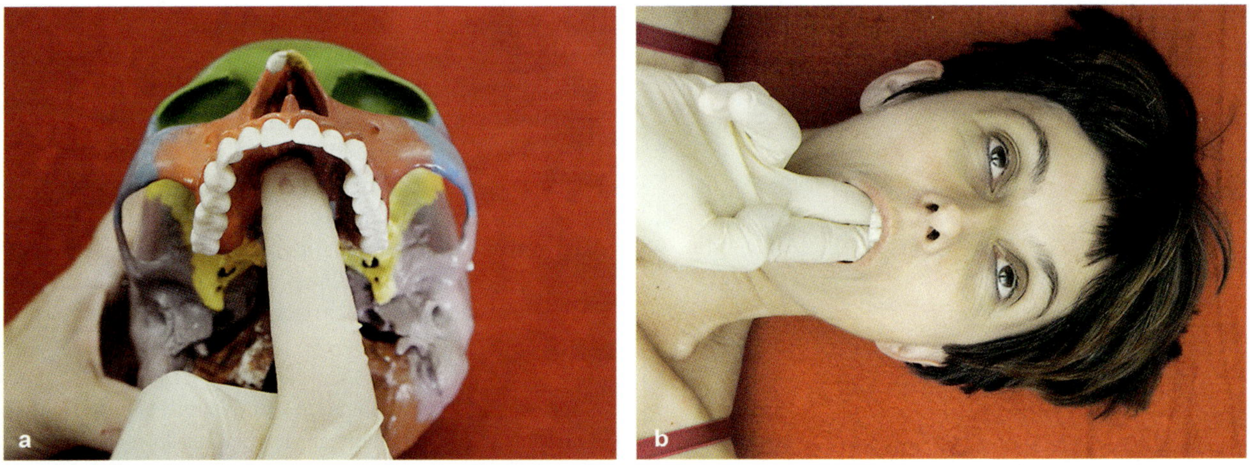

Abb. 4.37 Demonstration der Fingeranlage zur Behandlung der Maxilla [M592]

4

kiefer angesetzten Traktionen auf die Knochennähte zwischen Os temporale und Os parietale zu erkennen. Das Os temporale bewegt sich dabei nach cranial und an den oberen Rändern nach lateral. Damit entsteht zwar ein unphysiologischer Schub, aber die Ossa parietalia werden gleichzeitig nach cranial bewegt. Das hat wiederum Auswirkungen auf die Falx cerebri, die durch diesen funktionellen Zug nach cranial bewegt wird.

Allerdings widersetzt sich die Falx cerebri dieser Zugkraft nach cranial, sodass eine Außenrotation der Ossa parietalia entsteht. An diesem Punkt kommt es zu einer Schaukelbewegung der Mandibula und der Ossa temporalia. Durch Beibehaltung des cranialen Zugs an der Mandibula entsteht langsam ein Membranausgleich, der sich sowohl auf die Falx cerebri als auch auf das Tentorium cerebelli auswirkt, das an den Ossa temporalia befestigt ist. Schließlich kommt es zu einem Release des gesamten Membransystems im Schädel.

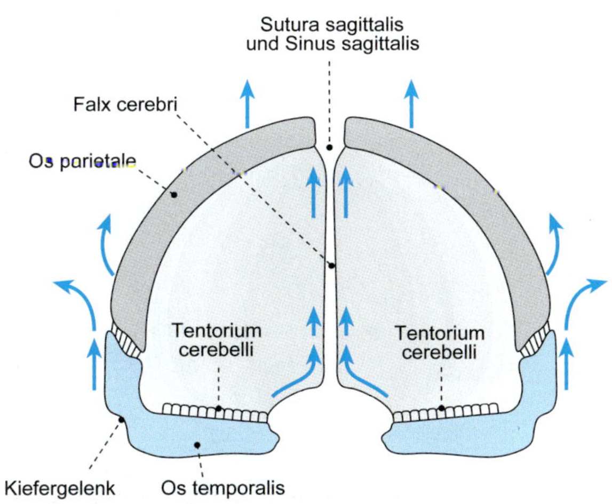

Abb. 4.38 Auswirkungen der am Unterkiefer angesetzten Traktion mit Behandlung der Sutura squamosa, des Sinus sagittalis, der Falx cerebri und des Tentorium cerebelli [E947]

Weitere Techniken zur Ausbalancierung des craniosacralen Duralmembransystems können den Lehrbüchern entnommen werden (Upledger 1994, Liem 2001, Rang und Höppner 1997).

Kaumuskeln

Therapie (➤ Abb. 4.39, ➤ Abb. 4.40 und ➤ Abb. 4.41):

- Der **M. pterygoideus medialis** wird am besten durch eine Ausstreichbewegung am Unterrand der Mandibula behandelt: Etwa in der Mitte des aufsteigenden Mandibulaasts beginnend streicht der Therapeut in Richtung Kinn medial des Mandibularands aus. Dies wird mehrfach wiederholt. Gleichzeitig wird ein Seitenvergleich zum Test der Verspannungen und der Schmerzhaftigkeit durchgeführt.
- Der **M. masseter** wird vom Tragus aus Richtung Mundwinkel mit kraftvoller Massagetechnik ausgestrichen und dabei gleichzeitig auf Triggerpunkte untersucht. Sollten

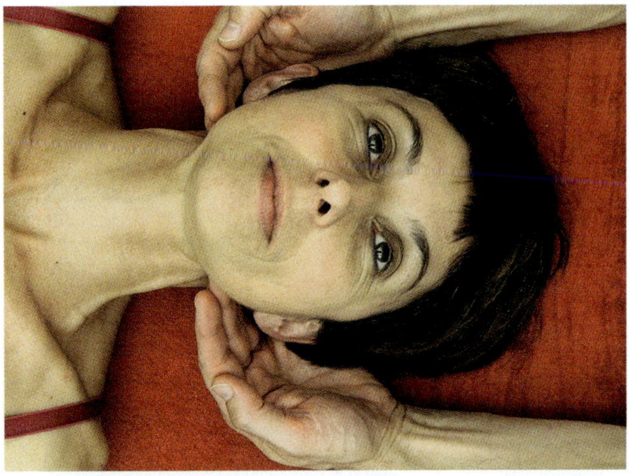

Abb. 4.39 Dehnung des M. pterygoideus medialis am Winkel der Mandibula [M592]

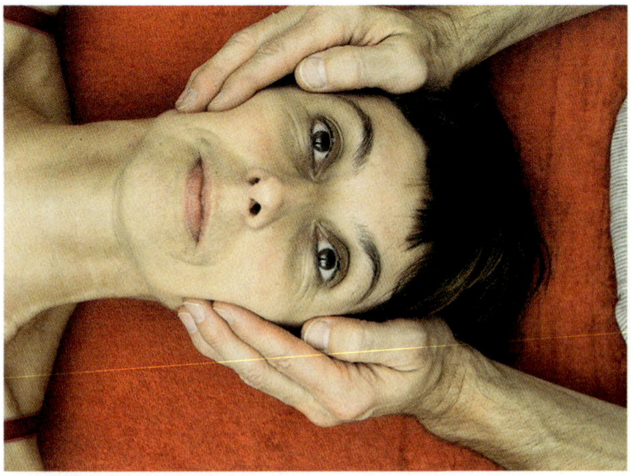

Abb. 4.40 Massagebehandlung des M. masseter [M592]

Triggerpunkte vorliegen, ist eine Behandlung durch „dry needeling“ mit einer Akupunkturnadel und anschließender Massage des Triggerpunktes indiziert (➤ Abb. 4.40).

- Bei der Therapie des **M. pterygoideus lateralis** kann man nicht direkt am Muskel arbeiten, da dieser von der Mundhöhle nur indirekt über das vor ihm liegende Weichteilgewebe erreichbar ist (➤ Abb. 4.41). Der Therapeut geht am besten mit DII oder DV entlang der oberen Zahnreihe bis zur Schleimhauttasche zwischen Mandibula und Maxilla. Dort wird mit der Fingerkuppe das Gewebe gedehnt. Über die Bindegewebezüge wird dadurch auch indirekt der M. pterygoideus lateralis erreicht und gedehnt. Nach suffizienter Behandlung sollte die Deflexion der Mandibula aufgehoben sein. Falls nicht, sollte geprüft werden, ob eine Subluxation des Diskus die Abweichung der Mandibula verursacht.

Mimische Muskeln

Die mimische Muskulatur zählt zu den Abkömmlingen der Kiemenbögen (v.a. des zweiten Bogens) und wird von den Ästen des N. facialis (VII) innerviert. Ihren Ursprung haben die meisten Muskeln an den Schädelknochen bzw. an den darüber verlaufenden Faszien.

Über die Behandlung der Muskeln können auch die Faszien entspannt werden. Die Faszien der mimischen Muskulatur setzen sich in die Kopfhaut und von dort weiter in die Nackenfaszien fort. Deshalb kann durch eine Therapie der mimischen Muskeln eine Reduzierung der Spannung im Nacken erreicht werden. Für diesen Entspannungseffekt ist neben der Faszienbehandlung wohl auch die Verbindung zwischen N. facialis und N. trigeminus verantwortlich.

Therapie (➤ Abb. 4.42, ➤ Abb. 4.43): Der Therapeut beginnt an der Nasenwurzel (1) und streicht mit leichtem Druck bis zur Schläfe aus, an der in Kreisen massiert wird. Dies wird (wie auch alle anderen Schritte) mehrfach wiederholt (2). Danach erfolgt die Massage des M. orbicularis oculi unter dem Auge (3), gefolgt von der Ausstreichung der Nasolabialfalte (4). Dann wird der M. orbicularis oris massiert (5) und abschließend die Kinnpartie (6).

Faszien und Ligamente

Thoracic-Inlet-Syndrom

Beim Thoracic-Inlet-Syndrom handelt es sich um drei Syndrome (➤ Kap. 3.7.5), da in dieser Region drei enge Passagen aufeinander folgen: obere Thoraxapertur, Skalenuslücke und kostoklavikuläre Passage. Zusätzlich kommen die Faszien des Hals- und Nackenbereichs sowie die thorakalen Faszien hinzu. Das Gefäß-Nerven-Bündel in der jeweiligen anatomischen Kompressionsstelle ist dabei von einem Komplex aus Knochen, Muskelfasern und Faszien umgeben.

Therapie Bei der Behandlung des Thoracic-Inlet-Syndroms müssen daher neben der Therapie des M. subclavius, der Fascia clavipectoralis und der Fascia cervicalis media auch die transversalen Restriktionen am Thorakaleingang beseitigt werden.

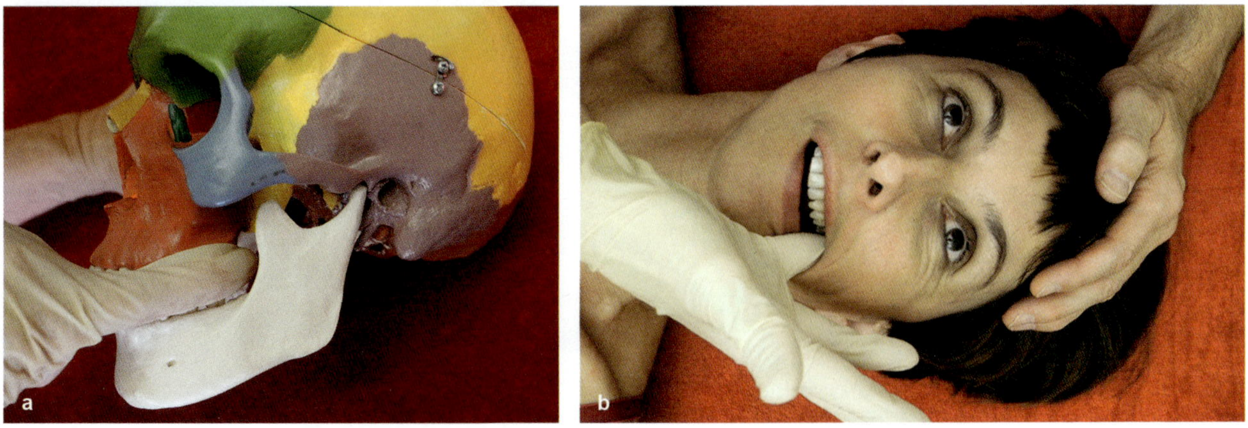

Abb. 4.41 Therapie des M. pterygoideus lateralis indirekt über die davor liegenden Weichteile [a: M592, b: M593]

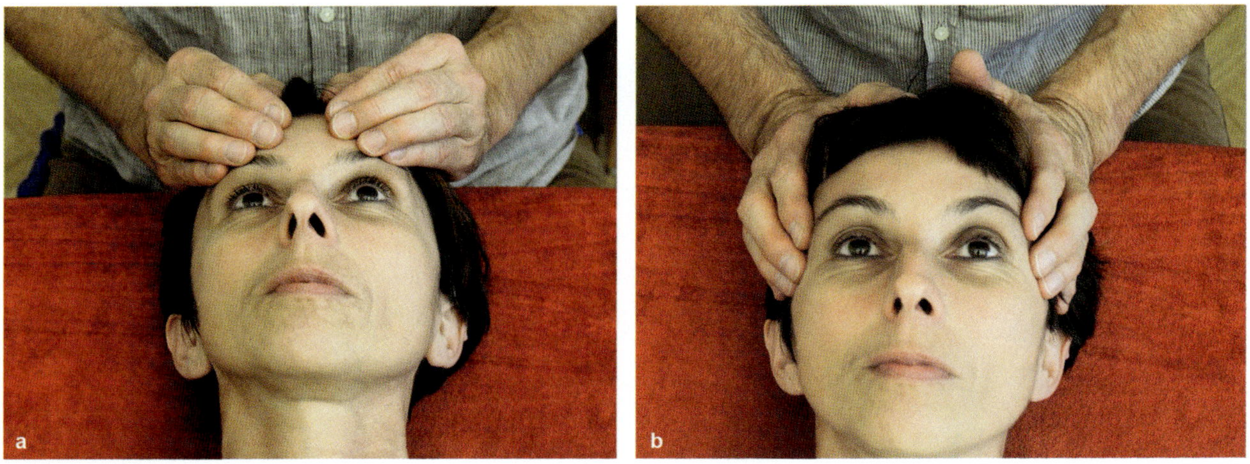

Abb. 4.42 Therapie der mimischen Muskeln über eine Massage, die jeweils von medial nach lateral die Muskeln ausstreicht. Erster Schritt von der Nasenwurzel bis zur Schläfe. [M592]

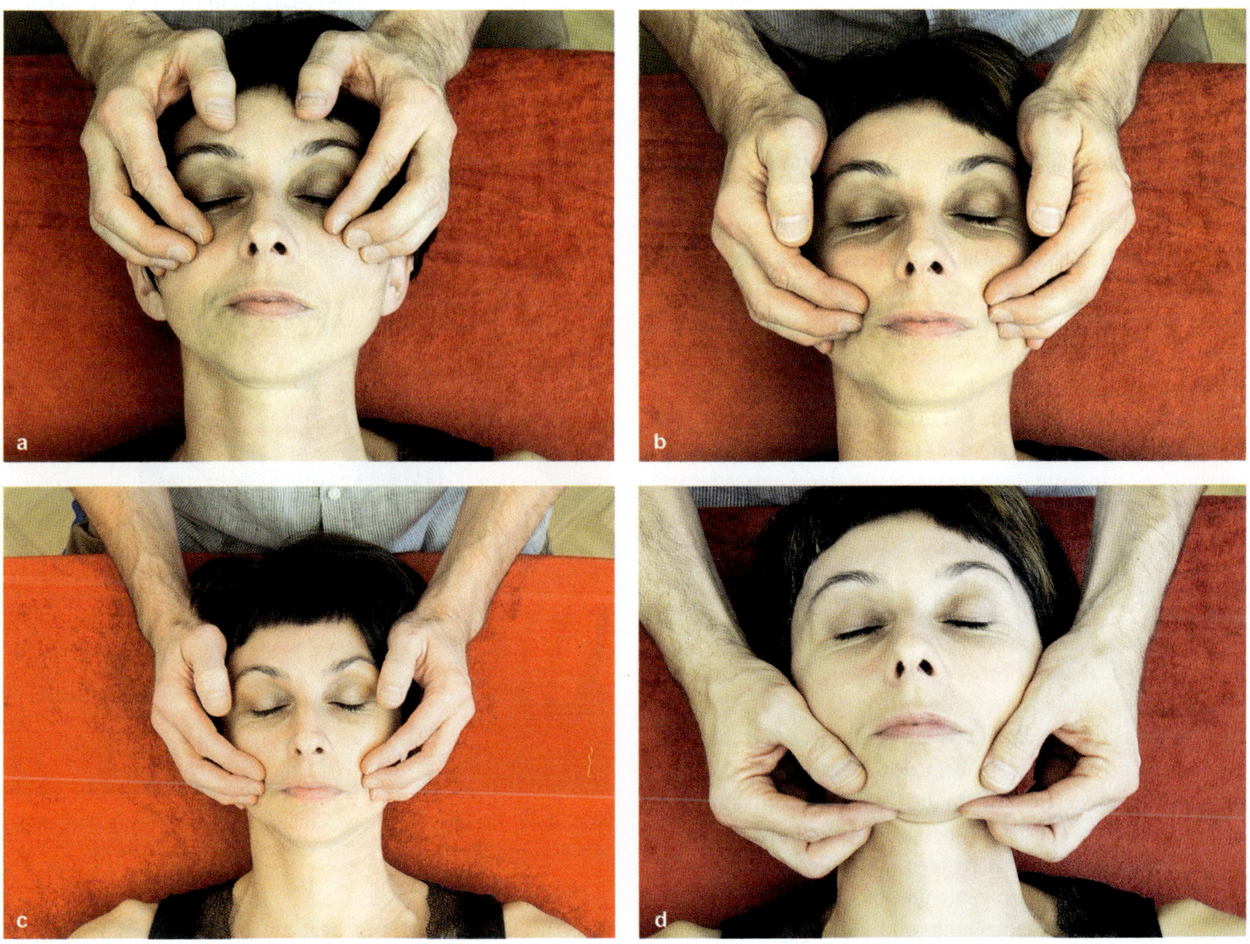

Abb. 4.43 Weitere Reihenfolge der Therapie der mimischen Muskeln. **a** M. orbicularis oculi. **b** M. buccinator. **c** M. orbicularis oris. **d** Kinnmuskeln. [M592]

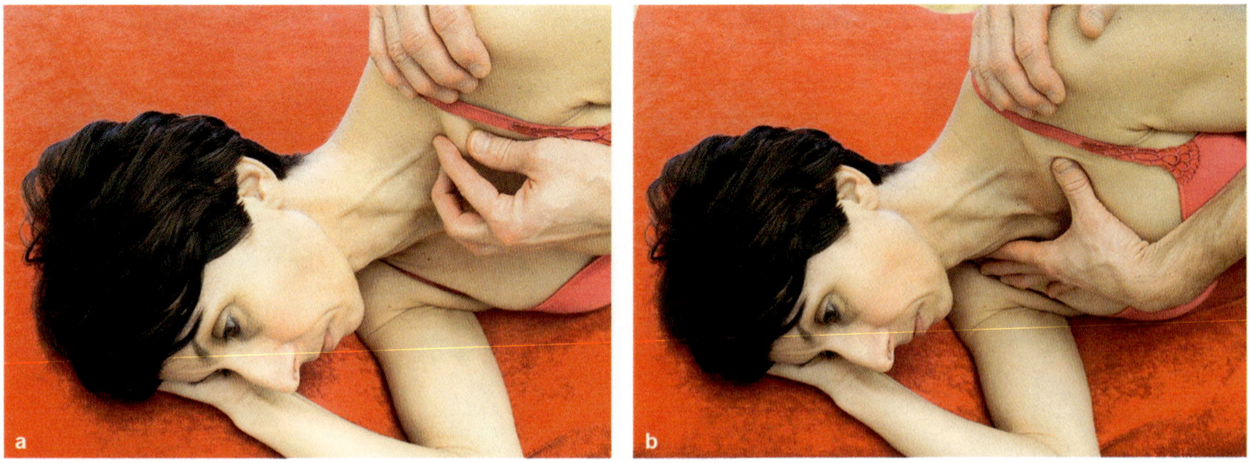

Abb. 4.44 In Seitenlage wird durch Druck auf die oben liegende Schulter die Spannung des M. subclavius getestet. Bei der Behandlung erfolgt die Längsdehnung des Muskels mit dem Daumen der patientennahen Hand. [M592]

Fascia clavipectoralis

Zunächst sollte der M. subclavius behandelt werden. Damit erfolgt bereits oft eine Lösung der Faszie. Ansonsten arbeitet man mit myofaszialer Lösetechnik (MFR) mit einer Hand tief im M. pectoralis, die andere Hand umfasst die Clavicula.

Test Zunächst geht der Therapeut beim Patienten (in Seitenlage) mit dem rechten Daumen medial auf die erste Rippe, die linke Hand führt die Schulter nach anterior-medial. Dabei wird eine Einschätzung der Elastizität und des Bewegungsspiels vorgenommen (➤ Abb. 4.44). Es folgt der Vergleich mit der Gegenseite.

Therapie Aus der gleichen Ausgangsstellung wie beim Test wird der Gegenhalt an der ersten Rippe ausgeführt. Bei maximaler Spannung des Muskels kann dann entweder mit einer direkten Technik, mit einem Unwinding oder/und einem Recoil gearbeitet werden.

Mittlere Halsfaszie

Therapie einer Restriktion der linken Seite (nach dem Konzept der myofaszialen Lösetechniken der Osteopathie) Der Therapeut stellt den rechten Fuß auf die Liege, der rechte Arm des Patienten ruht auf dem Bein des Therapeuten. Die linke Hand des Therapeuten wird um die Clavicula herum aufgelegt, sodass die mittlere Halsfaszie oberhalb der Clavicula, die Fascia subclavicularis unterhalb der Clavicula palpiert werden kann. Die rechte Hand des Therapeuten liegt am Kopf des Patienten und induziert eine Seitneigung und Rotation nach rechts (➤ Abb. 4.45). Mit dem aufgestellten Bein kann ggf. die Spannung durch Seitneigung des Patienten verstärkt werden.

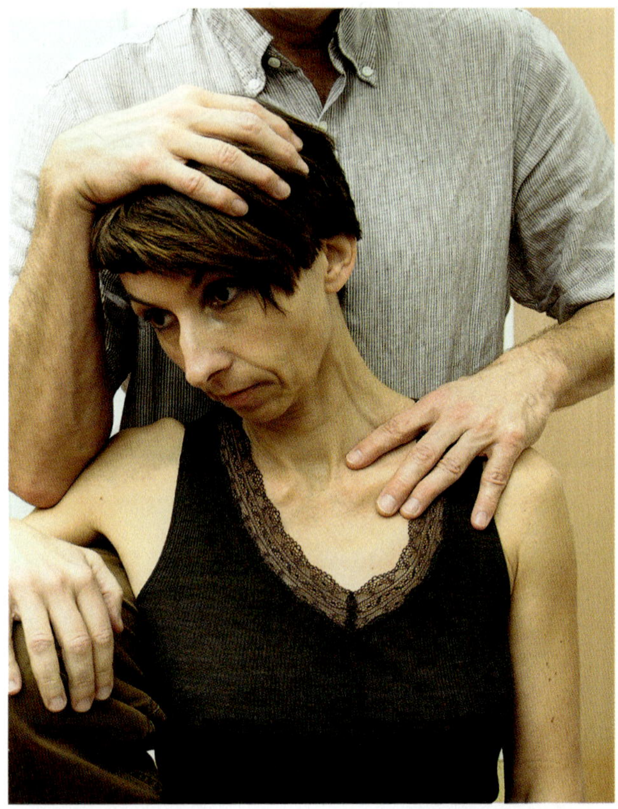

Abb. 4.45 Therapie der mittleren Halsfaszie und der Fascia clavipectoralis mit Seitneigung des Kopfs zur kontralateralen Seite [M592]

Transversale Restriktionen

Therapie Der Patient liegt auf dem Rücken. Eine Hand des Therapeuten liegt quer zum zervikothorakalen Übergang (CTÜ). Die andere Hand liegt auf der vorderen Wand des Thorax mit Kontakt auf den Sternoklavikulargelenken, dem Jugulum und den oberen Rippen. Diese Hand übt einen langsam stärker werdenden Druck von anterior nach posterior aus und registriert dabei die Bewegungen der verschiedenen Gewebeschichten. Bei Restriktionen derselben folgt der Therapeut mit Release-Techniken dieser Spannung, bis eine Auflösung der Spannung eintritt, dabei wird der Druck konstant gehalten. Der Druck muss allerdings ständig der Reaktion des Körpers angepasst werden, sodass man der Bewegung noch folgen kann. Bei zu starker Kraftanwendung würde man die ausgleichende Eigenbewegung des Gewebes unterdrücken. Insgesamt sollte die Kraft maximal bis 1,5 kg gehen.

Pleurakuppel und Lig. transversopleurale

Test Mit den palpierenden Fingern beider Hände wird festgestellt, welches Band verspannt ist und in welche Richtung der Faszienzug die Finger zieht (➤ Abb. 4.46).
Therapie Bei der Behandlung des Lig. transversopleurale sitzt der Patient, der Rumpf wird durch den Therapeuten fixiert. Mit der gegenseitigen Hand wird eine Seitneigung und Rotation von Kopf und HWS zur Gegenseite induziert, die Spannung aufgenommen und nur gehalten. Die andere Hand monitoriert zuerst die verspannten Ligamente der Pleurakuppel (➤ Abb. 4.47). Dann wird diese Hand unterhalb der Clavicula gelegt und nimmt Kontakt mit der Fascia clavipectoralis bzw. mit der Pleura auf. Die Dehnung erfolgt nach inferior-lateral, während der Patient ausatmet.

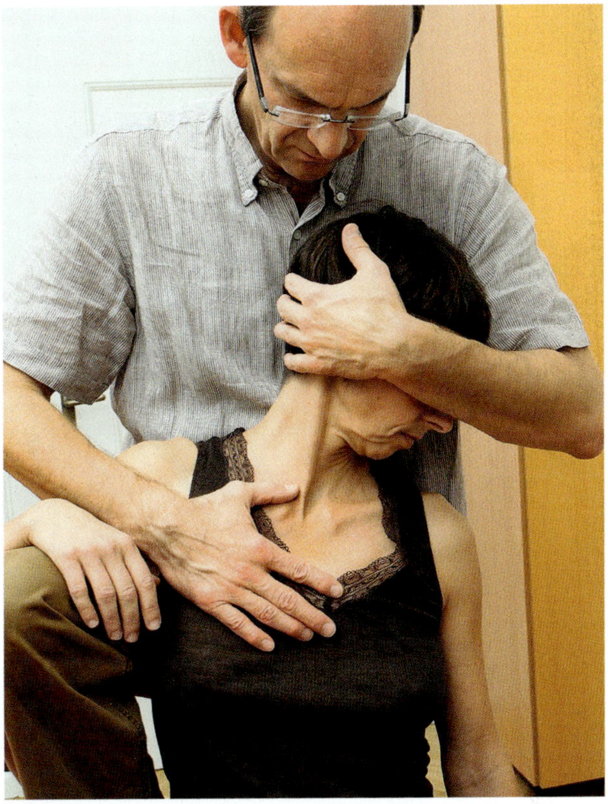

Abb. 4.47 Therapie der Ligamente der Pleurakuppel [M592]

Diaphragma

Die besondere Bedeutung des Diaphragmas für die myofaszialen Ketten im Körper wurde bereits ausführlich besprochen (➤ Kap. 3.6.4). Ebenfalls von entscheidender physiologischer Bedeutung ist die Verbindung zwischen Thorax und Becken über die Verzahnung der Zwerchfellschenkel mit den Ursprüngen des M. psoas. Die Behandlung des Diaphragmas sollte deshalb integrativer Bestandteil des Therapiekonzepts sein.

Therapie Aus der Fülle der Möglichkeiten werden hier zwei Behandlungen herausgegriffen:

- Am **liegenden Patienten** wird mit dem Daumen der einen Hand ein sanfter, aber stetiger Druck unterhalb des Xyphoids in Richtung Nabel ausgeführt, gleichzeitig mit dem Daumen der anderen Hand ein Druck im Nabel in Richtung Xyphoid. Bei jeder Ausatmung des Patienten sinkt der Therapeut mit den Daumen etwas weiter in das Gewebe ein (➤ Abb. 4.48). **Cave:** Nicht zu schnell und zu kräftig drücken, da dies einen Gegendruck und Schmerzen erzeugt. Der Therapeut führt die Behandlung etwa über fünf Atemzüge fort und lässt dann plötzlich im Sinne eines Recoils los.

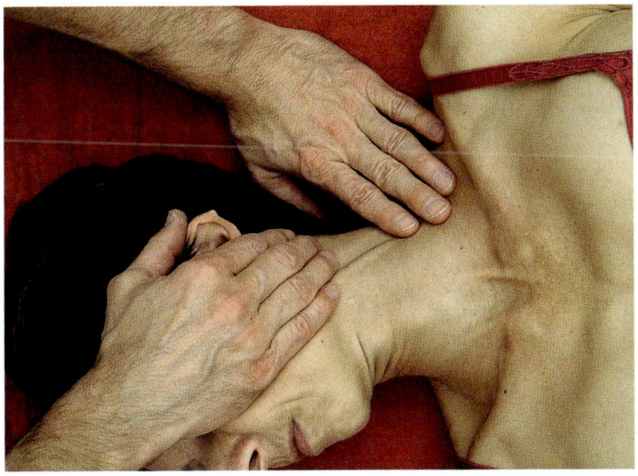

Abb. 4.46 Palpation der Ligg. vertebropleurale und transversopleurale [M592]

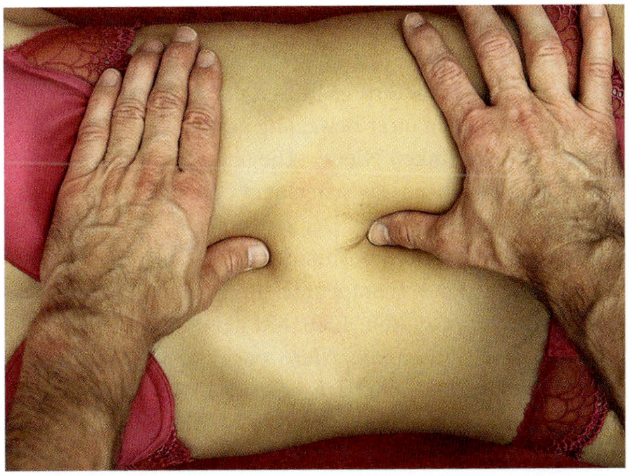

Abb. 4.48 Therapie des Diaphragmas in Rückenlage durch Annäherung des Lig. teres hepatis mit gleichzeitiger Dehnung des Diaphragmas [M592]

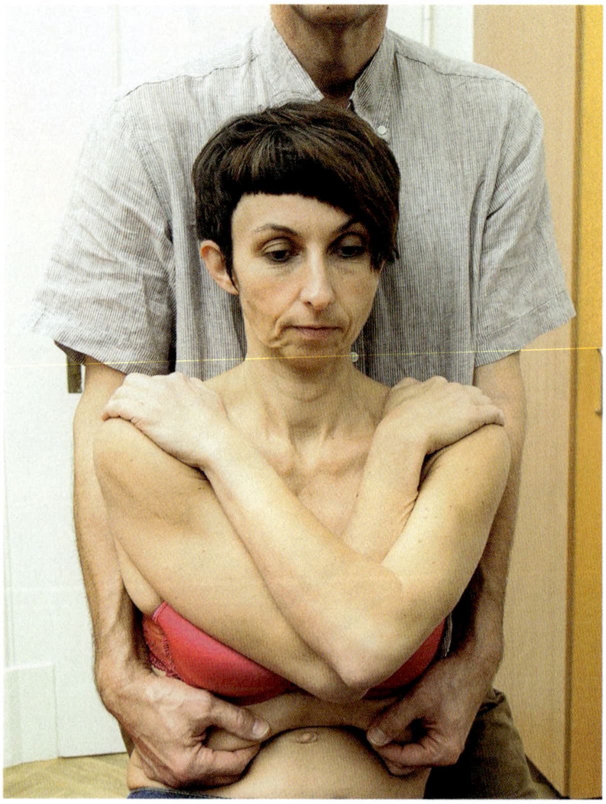

Abb. 4.49 Dehnung des Diaphragmas subkostal im Sitzen [M592]

- Am **sitzenden Patienten** greift der Therapeut von hinten unter die Rippenbögen, lässt die Hände langsam ins Gewebe einsinken und führt dann eine vorsichtige Dehnung des Zwerchfells durch, indem er die Arme nach cranial-lateral bewegt (➤ Abb. 4.49). Auch dies wird synchron mit der Ausatmung durchgeführt.

Viszerale Organe

Nieren

Der **M. psoas** stellt die Bewegungsscheide für die Nieren dar. Bei Beckenfunktionsstörungen im Rahmen einer CMD sind die Nieren häufig in ihrer Bewegung gestört.

Therapie der linken Niere Die obere Hand wird unterhalb des Rippenbogens zwischen dem Colon descendens und dem Jejunum positioniert. Der Hypothenar wird dabei am kaudalen Pol der Niere positioniert, d. h. ca. 1–3 cm unterhalb des Nabels. Der Therapeut lässt die Hand langsam nach dorsal einsinken (➤ Abb. 4.50). Mit der dorsalen Hand hebt er im Grynfelt-Raum die Niere nach anterior an. Dann schiebt er die linke Niere nach superior bis an die erste Barriere. Mit jeder Exspiration dehnt er wieder aus dem lockeren Zustand heraus das Gewebe, bis eine Spannung zu spüren ist. Dies wird mehrfach wiederholt, bis sich die Niere richtig bewegt.

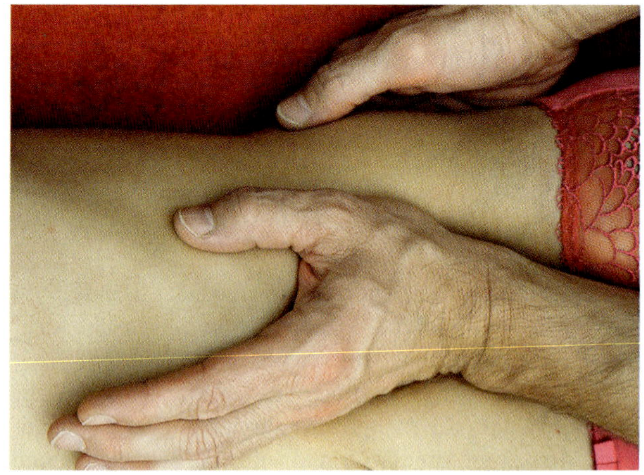

Abb. 4.50 Therapie der linken Niere: Hypothenar und Thenar kommen am unteren Nierenpol zu liegen, die andere Hand palpiert von dorsal die Nierenkapsel. [M592]

Leber

Durch die Fixationen der Leber an diverse Strukturen wird ihr Gewicht von 1.500 g (entblutet) auf 400 g reduziert. Dies geschieht im Wesentlichen durch die Fixation an die V. cava inferior, die Area nuda des Diaphragmas und darüber hinaus durch den Unterdruck im Thorax. Bei Störungen des Diaphragmas kann daher die Leber ebenfalls mit betroffen sein. Die folgende Behandlungsmöglichkeit der **Kompression der „frozen liver"** (in ihrer Mobilität stark eingeschränkte Leber) ist nur eine von vielen.

Therapie Patient liegt auf der linken Seite. Die Hände werden über den Rippenbogen gelegt. Mit Körpergewicht werden die unteren Rippen und die Leber nach medial gedrückt (➤ Abb. 4.51). Auf diese Weise wird die Fähigkeit der Leber getestet, sich relativ zum Diaphragma zu bewegen. Diese Bewegung ist bei „Verklebung" mit dem Zwerchfell stark eingeschränkt. Man bringt dann die Leber direkt an die Barriere

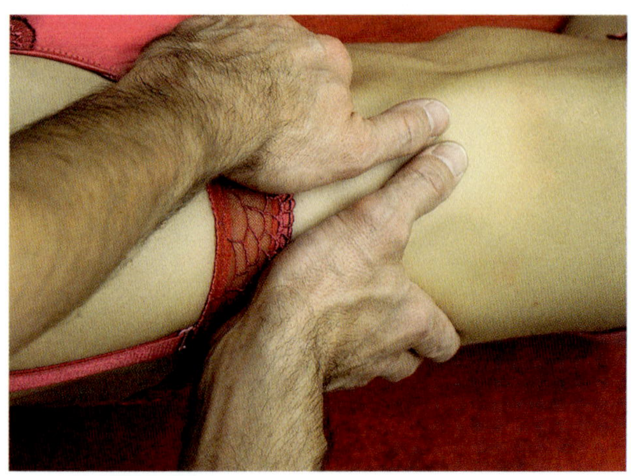

Abb. 4.51 Horizontale Kompression der Leber in Seitenlage zur Therapie der „frozen liver" [M592]

und behandelt repetitiv mit der Geschwindigkeit, die das Gewebe zulässt. Die Therapie wird mit einem Recoil beendet.

Indikationen für eine Leberbehandlung (neben der zugrunde liegenden CMD): schlechter Lebermetabolismus, intrahepatische Cholestase, Depression, geschwächtes Immunsystem, chronische Sinusitis oder Bronchitis sowie Periarthritis der rechten Schulter.

Mesosigmoid

Faszienverspannungen im linken Unterbauch, die durch absteigende Störungen bei einer CMD verursacht wurden, betreffen oft das Sigma und das Mesosigmoid.

Therapie Die Finger werden oberhalb, die Daumen unterhalb der Linie vom Mesosigmoid bis zur Duodeno-Jejuno-Junction gelegt, und der Therapeut palpiert bis in die Tiefe (➤ Abb. 4.52). Der Bewegungstest erfolgt durch Schieben nach superior-lateral und inferior-medial. Restriktionen werden erfasst und mit Unwinding-Techniken oder vergleichbaren Techniken behandelt. Der Therapeut sollte außerdem versuchen, den medialen Anteil nach superior und gleichzeitig den lateralen Anteil nach inferior zu schieben (und vice versa).

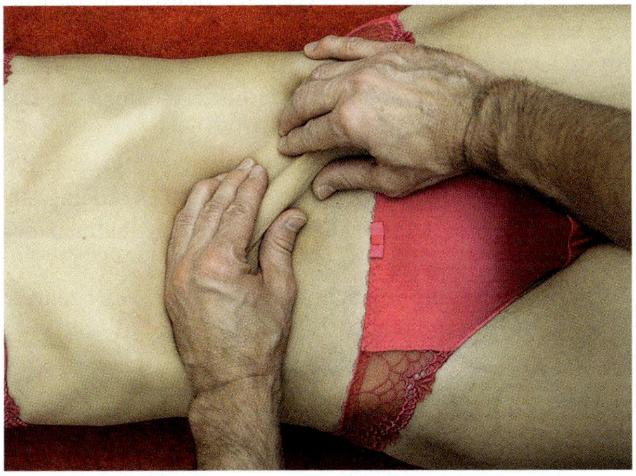

Abb. 4.52 Therapie des Mesosigmoids in Rückenlage [M592]

Sigmoid

Nach der Therapie des Mesosigmoids (s. o.) wird das Sigma behandelt.

Therapie Der Patient liegt in Seitenlage links, die Hüften sind gestreckt. Die Finger des Therapeuten liegen lateral vom Sigmoid. Es wird ein Zug nach superior-medial mit gleichzeitiger Spreizung der Finger durchgeführt (➤ Abb. 4.53). Die Therapie wird in entgegengesetzter Richtung wiederholt.

Es gibt noch weitere Behandlungstechniken zur kombinierten Therapie von Mesosigmoid und Sigma sowie zur Induktionen der Motilität, auf die aber aus Platzgründen nicht eingegangen werden kann (detaillierte Informationen z. B. in den Kurse der DGOM [www.dgom.info] oder bei Barral und Mercier 2002).

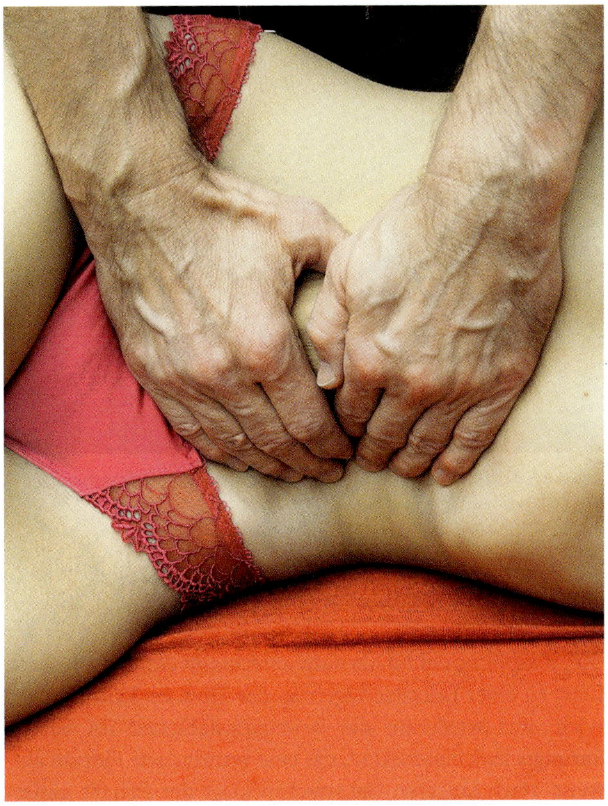

Abb. 4.53 Therapie des Sigmoids in Seitlage [M592]

Ansatztendinosen im Bereich der Fibula

Bei CMD-Patienten liegt in den meisten Fällen eine Hyporeaktivität (Muskelschwäche [➤ Kap. 2.3.4]) der ischiokruralen Muskeln vor. Durch den Zug der Mm. peronaeus longus und tibialis anterior kommt es zu einer Verlagerung des Caput fibulae nach anterior mit schmerzhaften Ansatztendinosen der Muskulatur in diesem Bereich und gleichzeitiger Einschränkung der Rotation des Caput fibulae (➤ Kap. 3.1.4).

Therapie Bei aufgestelltem Bein mit ca. 90° Flexion im Kniegelenk legt der Therapeut bei anteriorer Stellung des Fibulaköpfchens den Daumen von vorn als Schienung auf das Köpfchen. Mit der anderen Hand übt er einen kurzen, aber heftigen Impuls auf den Daumen aus, um das Fibulaköpfchen nach dorsal zu bringen (➤ Abb. 4.54). Damit das Bein nicht wegrutscht, sollte sich der Therapeut auf den Vorfuß des Patienten setzen. Anschließend erfolgt die Dehnung des M. peronaeus.

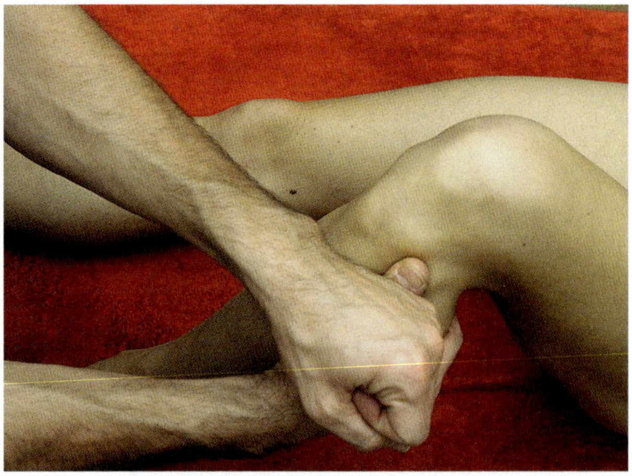

Abb. 4.54 Anterior stehendes Fibulaköpfchen und Impulstechnik auf den Daumen des Therapeuten [M592]

Oberes Sprunggelenk

Die Abkippung der Fibula nach anterior im cranialen Bereich führt zu einer Dorsalverlagerung der Tibia im kaudalen Bereich, was wiederum die Bewegungsfähigkeit im oberen Sprunggelenk einschränkt, das eine verminderte Flexion aufweist. Nach längeren Gehstrecken klagt der Patient außerdem über Schmerzen im Bereich des OSG.

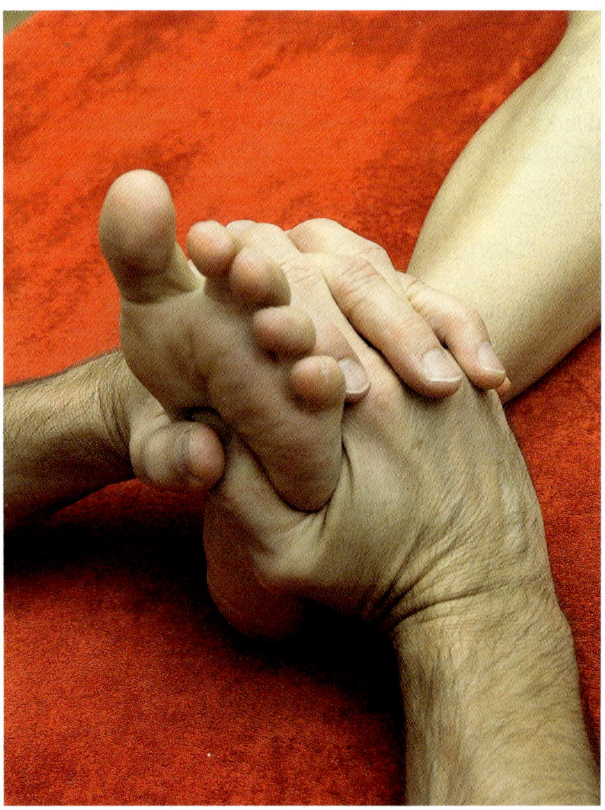

Abb. 4.55 Chirotherapeutische Manipulation des oberen Sprunggelenks mit Kreuzgriff [M592]

Therapie Am ausgestreckten Bein wird der Fuß knapp distal des OSG mit ineinander verkreuzten Fingern gefasst, die Daumen liegen an der Fußsohle. Der Patient wird aufgefordert, ein- und dann auszuatmen. Bei der Ausatmung erfolgt dann ein kurzer, heftiger chirotherapeutischer Impuls nach kaudal (➤ Abb. 4.55).

4.2.2 Ohrakupunktur (Punkt 7)

Im Anschluss an die Behandlung aller Pathologien (➤ Kap. 4.2.1) erfolgt eine Ohrakupunktur, um Kiefergelenk und Kaumuskeln zu entspannen. Dabei nimmt man v. a. die folgenden sechs Punkte (➤ Abb. 4.56):

- An der Rückseite des Ohrs den Punkt für die motorische Versorgung des Kiefergelenks (2)
- An der Vorderseite den Punkt für die sensible Versorgung (1)
- Ergänzend die Punkte der meist verspannten Mm. masseter (3) und temporalis (4)
- Als allgemeiner Detonisierungspunkt für das Kiefergelenk und die Muskeln Nadelung des Mundbodens (5)
- Ebenso empfiehlt sich das Stechen der Region C1/2 (6).

Bei CMD-Patienten, bei denen oft Stress, Angst, Unruhe und weitere emotionale Probleme vorliegen (können), empfiehlt sich eine zusätzliche Nadelung der Punkte Angst (7), Ärger (8) und Antidepression (9) (➤ Abb. 4.57). Da der N. trigeminus bei der CMD immer involviert ist, sollte man die Trigeminusregion ebenfalls nadeln (10).

Die Nadelung der genannten Punkte (1–10) bereitet die Bissnahme vor (➤ Kap. 4.2.3). In späteren Behandlungssitzungen kann die Akupunktur erfolgreich in Rahmen der Zahnheilkunde eingesetzt werden, z. B.:

- Zur **Verringerung von Schmerzen** während einer zahnärztlichen Behandlung

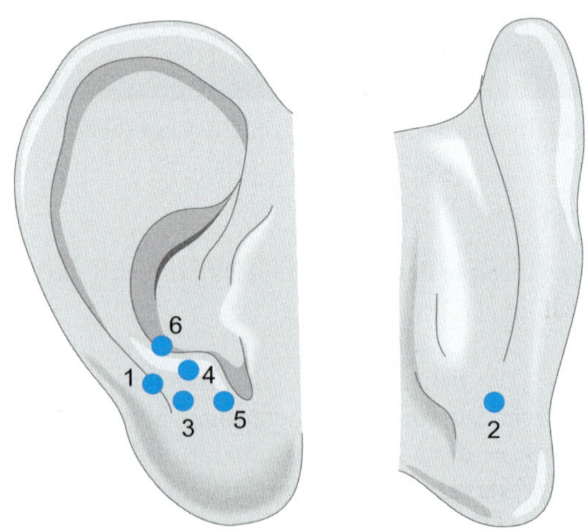

Abb. 4.56 Ohrakupunktur mit den Punkten Kiefergelenk motorisch (1), Kiefergelenk sensibel (2), M. masseter (3), M. temporalis (4) und Mundboden (5). Region C1/2 (6). [M592/L106]

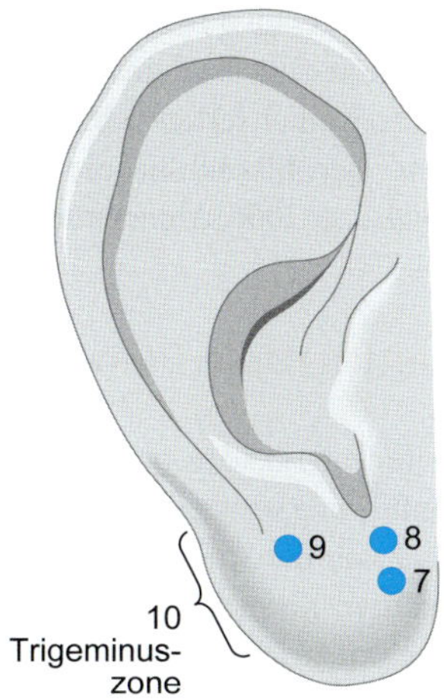

Abb. 4.57 Ohrakupunktur an den Punkten Angst (7), Ärger (8) und Antidepression (9) [M592/L106]

- Zur **Ausschaltung des Würgereizes** durch Stimulation des Pe 6 (auf dem Unterarm zwei Fingerbreit von der Handgelenkfalte entfernt) oder Druck (Akupressur) auf das Kinngrübchen
- Zur **Reduzierung von Kaumuskulaturverspannungen**
- Zur **Herabsetzung von Angstzuständen** vor einer zahnärztlichen Behandlung

Zur **Angstlösung** können die Akupunkturpunkte Di 4, Gb 20, Ex-6 stimuliert werden. Erfolge werden dabei jedoch auch mit anderen Punkten (z. B. Ma 5, Ma 7) erzielt, die eher der Analgesie dienen (Rubach 2000).

4.2.3 Bissnahme im Sitzen – Re-Check (Punkt 8)

Nach der Therapie der OSS (➤ Kap. 4.1.3) sowie der Behandlung aller Pathologien (➤ Kap. 4.2.1) und der Ohrakupunkturbehandlung (➤ Kap. 4.2.2) wird eine Bissnahme mit einem Bissregistriermaterial (z. B. Futar®) durchgeführt (➤ Abb. 4.58). Es ist wichtig, dass die Bissnahme im Sitzen durchgeführt wird, z. B. auf der Untersuchungsliege oder auf einem Hocker. Der Patient sitzt aufrecht, ggf. muss der Arzt die Haltung korrigieren. Wichtig ist außerdem die bipolare Aufrichtung zwischen Becken und Schädel. Es ist darauf zu achten, dass der Patient den Mund langsam schließt. Daher ist es sinnvoll, ihn vorher einige Male den Mund öffnen und schließen zu lassen, um die richtige Geschwindigkeit festzulegen. Es darf jedoch kein Zahnkontakt bestehen. Bei der Bissnahme sollte der Arzt die Front freilassen, damit er sehen kann, wie weit der Patient zubeißt, und mögliche Abweichungen rechtzeitig diagnostizieren und korrigieren kann.

Nach Aushärtung des Bissregistriermaterials nach ca. 30 Sekunden erfolgt die AK-Muskeltestung zur Prüfung, ob die Bissnahme in der für den Patienten richtigen Stellung erfolgt ist. Der Patient beißt mehrfach in das ausgehärtete Registriermaterial, während unterschiedliche Muskeln auf Kraft getestet werden. Diese dürfen keine Abschwächung zeigen. Auch darf es zu keiner erneuten Beckenverschiebung oder segmentalen Funktionsstörungen der HWS durch Zubiss kommen, andernfalls ist die Bissnahme nicht korrekt.

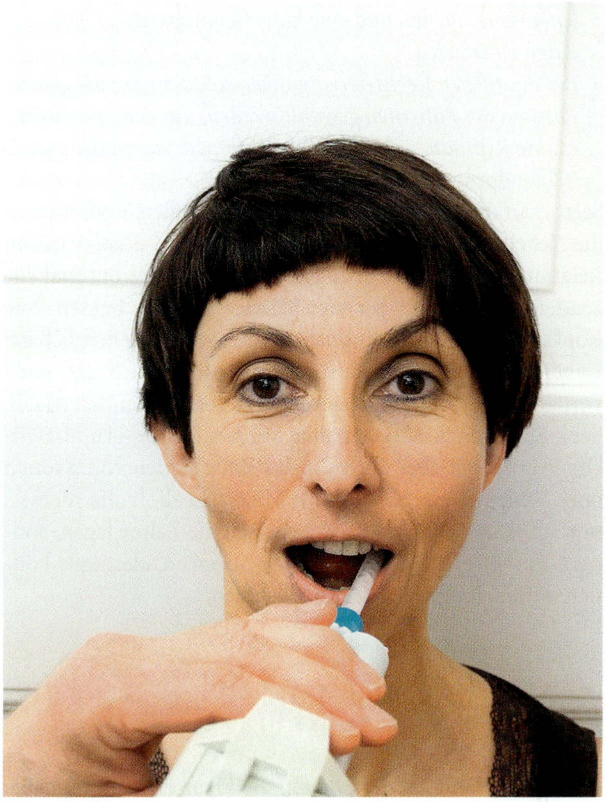

Abb. 4.58 Durchführung der Bissnahme mit Futar®. Beim Zubeißen ist darauf zu achten, dass der Kiefer nicht passiv geführt wird und der Patient langsam und entspannt zubeißt. [M592]

Die vom Autor favorisierte Bissnahme im Sitzen wurde zwischenzeitlich auch in einer Veröffentlichung von Ohlendorf et al. verifiziert (2015), die in ihrem Artikel die Auswirkungen der Probandenmessposition auf die Lage und Bewegungen des Unterkiefers beschreiben. Da bereits laut Ohlendorf einige Autoren (Garry, Haberfellner, Schobert etc.) die unmittelbaren Wechselwirkungen zwischen Körperstatik und Kiefergelenk beschrieben haben, war es das Ziel dieser Arbeit, durch eine Registrierung der Kondylenposition bei maximalen Mundbewegungen wie der Öffnung, der Protrusion wie auch Laterotrusion herauszufinden, in welcher Position – sitzend oder stehend – eine Registrierung am besten gelingt. Das Ergebnis ihrer Arbeit ließ sich folgendermaßen zusammenfassen:

- *„Die komplexen Zusammenhänge und Wirkungsmechanismen des menschlichen Körpers sollten auch in der Praxis Berücksichtigung finden.*
- *Sämtliche Messungen zur Bestimmung der Kieferrelation und Bewegungsbahnen sollten in einer sitzenden, aufrechten Körperposition erfolgen, um weitestgehend Fehlerquel-*

len auszuschließen und eine hohe Genauigkeit der Messdaten zu erzielen.

- *Bei sämtlichen Registriervorgängen sollte immer die gleiche Position des Patienten gewählt werden, um eine möglichst exakte Reproduzierbarkeit der Ergebnisse zu ermöglichen.*" (Ohlendorf et al. 2015)

Setzt man diese Ergebnisse mit den posturalen Stellreflexen, die Nebel in ihrer Arbeit beschrieben hat (➤ Kap. 3.1.2) in Relation, so wird sehr deutlich, dass nur in der optimal sitzenden Position mit genauer Ausrichtung der beiden Pole Kopf und Becken eine optimale Bissregistrierung möglich ist. Dabei sollten durch diese sitzende Position auch ggf. noch vorhandene Störfaktoren aus den unteren Extremitäten, z. B. Senk-Spreiz-Fuß, ausgeschaltet werden. Dieses grundsätzliche Prinzip gilt aber auch für das Einschleifen von Kronen oder Schienen (➤ Kap. 4.4.8): Möglichst die Folie niemals nur auf einer Seite im Mund zwischen die Zähne legen, sondern immer gleichzeitig auf beide Seiten. Andernfalls können minimale Abweichungen entstehen.

4

4.2.4 Prüfung, ob aszendierende Probleme vorhanden sind (Punkt 9)

Der Patient läuft auf dem Boden die Figur einer Acht, dabei sollte er den Mund leicht geöffnet und keinen Zahnkontakt haben (Nonokklusion). Danach werden wichtige Kennmuskeln auf Normoreaktivität überprüft. Der Therapeut kann auch den Patienten auf der Stelle hopsen lassen, um die Muskeln zu testen. Falls es zu einem Rezidiv (Muskelschwäche) kommt, müssen die nicht craniomandibulären Strukturen nachgebessert werden, z. B. USG, OSG, SIG. Danach wird eine erneute Prüfung durch Provokation der Gelenke vorgenommen. Falls keine Rezidive mehr auftreten, wird die Behandlung mit Punkt 10 (➤ Kap. 4.2.5) fortgesetzt.

4.2.5 Bissnahme beenden, IKP, Re-Check (Punkt 10)

Das Bissregistriermaterial (➤ Kap. 4.2.3) wird entfernt. Danach lässt man den Patienten etwa zehnmal zubeißen. Stellen sich die zuvor beseitigten Dysfunktionen wieder ein, ist der Beweis für das Vorliegen einer CMD erbracht, da als einziger Testparameter das Zubeißen (= die Okklusion) verändert wurde. Es ist faszinierend zu beobachten, wie sich nach einer zehnmaligen maximalen Intercuspidation erneut eine Beckenverschiebung mit Blockierung des SIG, segmentale Dysfunktionen der HWS, die vorher beseitigte Muskelschwäche der ischiokruralen Muskeln und weitere Pathologien in Sekundenschnelle wieder einstellen.

Beim Zahnarzt werden die Abdrücke angefertigt und ein Gesichtsbogen durchgeführt. Ob der Gesichtsbogen sinnvoll ist und nicht ggf. bei einem engen Meatus acusticus zu falschen Werten bei der Messung führt, wird kontrovers diskutiert. Diese Diskussion soll aber an anderer Stelle geführt werden. Der Zahntechniker fertigt schließlich nach Vorlage der Abdrücke und der Bissnahme die Aufbissschiene an (➤ Kap. 4.4.8) (vgl. Ash 2006, Ahlers und Jakstat 2000).

4.2.6 Schienentherapie (Punkt 11)

Die Schiene sollte im Unterkiefer getragen werden und eine ausreichende Eckzahnführung besitzen. Die ausschlaggebende Voraussetzung für den Erfolg der Schienentherapie ist die suffiziente Behandlung des ganzen Körpers (➤ Kap. 4.2.1, ➤ Kap. 4.2.2) und die Bissnahme im Anschluss an die Behandlung (➤ Kap. 4.2.5). Führt die Überprüfung der Schiene mittels Muskeltests und weiteren Provokationen nicht zu einem erneuten Auftreten von Dysfunktionen, ist die Position der Schiene korrekt.

Relaxierungsverfahren der Kaumuskeln

Verschiedene Methoden sind dazu geeignet, um im Vorfeld der Anfertigung einer Aufbissschiene eine bessere Okklusion zu erhalten, die dann mittels Registriermaterial festgehalten wird. Die bekanntesten sind die Myozentrik, die Benutzung von TENS-Geräten und die IPR. Bei der **Myozentrik** handelt es sich um eine muskelgeführte, zentrale Lage des Unterkiefers nach neuromuskulären Kriterien (Jankelson 1990) zur Neupositionierung des Unterkiefers mittels Aufbissschiene oder Zahnersatz. Dabei werden mittels TENS-Therapie über die Stimulierung der Nn. trigeminus und facialis die Kaumuskeln entspannt. Danach wird die Bissnahme in der neuen Position der Mandibula durchgeführt.

Der generelle Kritikpunkt an diesen Denkmodellen besteht darin, dass sie lediglich die Arbeit im Bereich der Kiefer- und Kaumuskulatur vorsehen, während der übrige Körper nicht in die diagnostischen und therapeutischen Überlegungen mit einbezogen wird. Zwar können diese Verfahren z. T. gute Erfolge erzielen. Ein schnellerer, suffizienterer, effektiverer und dauerhafterer Behandlungserfolg wird jedoch mit dem in diesem Buch vorgestellten Verfahren erzielt, das den ganzen Menschen in das Verfahren mit einbezieht.

Schema für die Schienentherapie

Unmittelbar bevor die Schiene beim nächstmöglichen Termin eingesetzt wird, wird der Patient noch einmal vollständig behandelt, da er mittlerweile wieder einige Hundert Male zugebissen und erneut diverse Dysfunktionen im Körper aufgebaut hat. Im Anschluss an die Behandlung wird die Schiene eingesetzt, von den Ärzten geprüft und, falls erforderlich, eingeschliffen.

An das Einsetzen der Aufbissschiene schließt sich eine 4- bis 6-wöchige **Physiotherapie** an. In dieser Zeit ist ein konsequentes Tragen der Schiene wichtig, möglichst auch tagsüber. Nach der Physiotherapie werden **Kontrolltermine** beim Arzt mit Behandlung und beim Zahnarzt mit eventuellem Nachschleifen der Schiene vereinbart. Nach Absprache mit dem Arzt wird die **Physiotherapie** weitergeführt, die Schiene wird weiter getragen, ggf. auch tagsüber, sonst nur nachts.

Physiotherapeutische Maßnahmen stellen eine wichtige Behandlungskomponente dar, da sich der Patient zuvor meist über viele Jahren an die Fehlstellungen gewöhnt hatte, sodass es einer gewissen Zeit der intensiven Behandlung und des Trainings bedarf, um ihn aus den Dysfunktionen wieder herauszubekommen.

Die nächsten **Kontrolltermine** beim Arzt und ggf. beim Zahnarzt erfolgen nach 1–3 Monaten und nach weiteren 4–6 Monaten.

Wenn die Lage im weiteren Behandlungsverlauf sowohl subjektiv als auch objektiv stabil ist, sollte die Schiene nur noch nachts getragen werden und **einmal pro Jahr eine Kontrolle** erfolgen. Da die Schiene möglichst keine jahrelange Dauertherapie werden sollte, stellt sich die Frage nach einer definitiven zahnärztlichen Versorgung, möglicherweise in Kombination mit einer kieferorthopädischen Behandlung (➤ Kap. 4.3.1). Diese Planung muss mit dem Patienten ausführlich besprochen und kann aus verschiedenen Gründen nicht immer durchgeführt werden.

4.2.7 Elektromyografie (EMG)

EMG-Ableitungen der Kaumuskulatur im Bereich der Zahnmedizin gibt es vermehrt seit den 1970er-Jahren. Eine erste große Studie wurde allerdings erst 2003 mit 103 Teilnehmern von Andre Siemer im Rahmen seiner Dissertation durchgeführt. Er untersuchte in dieser Dissertation insgesamt 29 Veröffentlichungen von verschiedenen Autoren in den Jahren zuvor. Folgende Kernaussagen können hier zusammengefasst werden:

1. Fast alle von ihm untersuchten Studien weisen nur eine extrem geringe Teilnehmerzahl auf, besitzen ein unterschiedliches Studiendesign und sind daher kaum miteinander vergleichbar.
2. Es konnte in seiner Studie kein Einfluss des Alters auf die Ergebnisse festgestellt werden.
3. Die Anwendung einer standardisierten EMG-Untersuchungstechnik ist unabdingbar, um vergleichende Aussagen treffen zu können.
4. Wichtig ist ebenfalls eine konstante Kopfhaltung der Patienten, da festgestellt werden konnte, dass bei unterschiedlichen Kopfhaltungen andere EMG-Muster entstehen.
5. Es konnte kein Unterschied zwischen den Geschlechtern festgestellt werden.
6. Es gab eindeutige Unterschiede zwischen den Messungen rechte/linke Schädelseite, allerdings ohne erkennbare Regelmäßigkeit.
7. Die Aktivität der Kaumuskeln auf der Arbeitsseite war signifikant höher als auf der Balanceseite.
8. Minimale okklusale Interferenzen haben bereits eine erhebliche Einwirkung auf die Aktivität der Kaumuskeln.
9. Okklusale Störungen sowie reduzierte Antagonistenkontakte gehen oft mit einem reduzierten EMG-Aktivitätsmuster von M. masseter und M. temporalis einher.
10. Im Vergleich der Angle-Klasse I gegenüber Angle-Klasse II war bei der maximalen Intercuspidation die Aktivität des M. masseter in der Klasse I nach der kieferorthopädischen Behandlung deutlich höher.
11. Der von vielen Untersuchern definierte „Normalbefund" wurde meist vom Autor selbst definiert, sodass diese Befunde ebenfalls nicht verglichen werden konnten.
12. Sämtliche von Siemer kontrollierten Studien ließen sich mit seiner Untersuchung nicht ohne weiteres vergleichen und es wurde gefolgert, dass die Zunahme der EMG-Aktivität wohl nicht ausschließlich auf die kieferorthopädische Behandlung, sondern z. T. auch auf die normalen Veränderungen durch das Wachstum zurückgeführt werden konnten.

Trotzdem lässt sich eine Schlussfolgerung aus dieser Dissertation für die Behandlung bei CMD-Patienten finden:

1. Wichtig ist eine standarisierte Untersuchung.
2. Es gibt einen definitiven Zusammenhang zwischen Bisslage, Okklusion und EMG-Muster der Kaumuskulatur, ohne allerdings bislang eindeutige Ergebnisse zu zeigen. Es konnten durch die Studien lediglich Hinweise auf mögliche Ursachen der unterschiedlichen EMG-Aktivitäten gegeben werden.

Auch andere Autoren haben sich intensiv mit den EMG-Mustern bei CMD-Patienten auseinandergesetzt. So führten Steinmetz und Ridder (2000) bei hohen Streichern, die unter einer CMD litten, EMG-Messungen von Kau- und Schultermuskulatur durch und konnten den positiven Effekt von Myozentrikschienen nachweisen.

Brigitte Losert-Bruggner beschäftigt sich bereits seit vielen Jahren mit craniomandibulären Dysfunktionen und hat in vielen Veröffentlichungen anhand von EMG-Ableitungen die pathologischen Frequenzmuster bei CMD-Patienten nachweisen können (Losert-Bruggner 2000A, 2000B, 2006, 2010). Durch eine suffiziente Therapie normalisierten sich schließlich die EMG-Muster. Frau Losert-Bruggner benutzt neben den manualtherapeutischen Behandlungen eine niederfrequente TENS-Therapie, mit der die Kaumuskulatur behandelt wird, um wieder einen normalen Aktivitätsmodus zu erreichen. In dieser neuromuskulär ausgerichteten relaxierten Position wird dann die Aufbissschiene angefertigt.

In einer gemeinsamen Veröffentlichung mit Prof. Manfred Hülse (2009) konnte sie nachweisen, dass auch durch HWS-Schleudertraumata eine CMD ausgelöst werden kann, welche dann zu funktionellen Kopfgelenkstörungen mit veränderten Muskelpotenzialen und daraufhin zu einer anhaltenden Beschwerdesymptomatik führt. In dieser Studie wurden insgesamt 187 Patienten mit chronischen Beschwerden nach HWS-Trauma gezielt auf eine CMD untersucht. Auch hier konnte Frau Losert-Bruggner mittels der EMG-Ableitungen der Kau- und Nackenmuskeln eindeutige Zusammenhänge zwischen falscher Kieferposition und pathologischem EMG-Muster feststellen. Dieses pathologische Muster konnte durch die Behandlungen und durch die Einstellungen mittels einer Aufbissschiene wesentlich verbessert werden, was ebenfalls mit einem EMG nachgewiesen werden konnte.

Für den Autor gehört daher die EMG-Ableitung der Kaumuskeln sowie der Nackenmuskeln zu den grundlegenden Untersuchungstechniken bei CMD-Patienten. Die Messungen werden dabei mit dem Gerät der Firma SinfoMed® durchgeführt, wobei jeweils folgende Messungen erfolgen:

- Messung des Ruhetonus: Messung beim Zubiss ohne und mit Watterollen für eine kurze Zeit (2 Sekunden)
- Messung über einen längeren Zeitraum von 10 s

Anhand von zwei exemplarischen Fällen, die aus einigen hunderten von Messungen herausgegriffen wurden, sollen die Ergebnisse dargestellt werden.

Fallbeschreibung

Anamnese

72-jährige Patientin; hatte vor 30 Jahren einen Autounfall mit Schleudertrauma und Bandscheibenprotrusionen sowie Bandscheibenvorfällen im Bereich der mittleren HWS mit Verdrängung des Myelons.

1999 stürzte die Patientin aufs Gesicht, wobei sämtliche Zähne im Oberkiefer komplett zerstört wurden und eine Oberkieferprothese angefertigt werden musste. Danach zunehmend Schmerzen im Bereich des Gesichts wie auch des gesamten Schädels und der Nackenregion. Insgesamt Schwierigkeiten mit der gesamten Aufrichtung der Wirbelsäule, die Patientin läuft ständig leicht gebeugt.

Befund

Deutliche craniomandibuläre Dysfunktion mit positiver Duraspannung, paradoxer Bewegung des rechten Temporale, Vertical Strain superior, segmentale Dysfunktion C1–C4, 1.–3. Rippe rechts in Inhalationsdysfunktion, starke Genua valga beidseits mit Pes valgus beidseits. L5 in Extension/Rotation/Seitneigung rechts, linkes Ileum anterior, deutliche Muskelatrophie der gesamten Glutealmuskeln, funktionelle Abschwächung der ischiocruralen Muskeln.

➤ Abb. 4.59 zeigt auf der linken Seite das Ruhepotenzial eines idealen Menschen, gemessen an hunderten von Menschen, die keine CMD hatten. Dies sind die ermittelten Mittelwerte, die als Referenzwerte im Programm hinterlegt sind. Auf der rechten Seite ist das Ruhepotenzial der gemessenen CMD-Patientin im April 2015 vor der Schienentherapie. Man kann hier deutlich die Diskrepanz zwischen der rechten und linken Körperseite erkennen und v. a. die wesentlich erhöhte Ruhespannung im M. digastricus (DA). Der M. masseter (MA) hat rechtsseitig mehr als eine doppelt so hohe Spannung wie links. Der M. temporalis (TPA) ist beidseits in etwa gleich. Auffällig ist wieder die zervikale Gruppe (CG), welche ebenfalls rechtsseitig stärker feuert.

In ➤ Abb. 4.59 wird dann jeweils die Spannung beim Zubeißen in die vorhandene Okklusion für 2 s gemessen, dann kommt eine Entspannungsphase, dann wieder Zubiss, dann wieder eine Entspannungsphase. Dies wird mit Watterollen zwischen der Prämolaren-/Molarenreihe wiederholt. Gemessen wird jetzt im Vergleich links/rechts nur noch die Temporalis- und Massetermuskulatur. Auffällig ist hierbei, dass der M. masseter rechts im Ruhetonus mehr als das doppelte feuert wie links, beim Zubiss hingegen nur eine minimale Kraft entwickeln kann. Erst nachdem man die Watterollen zwischen die Zähne gelegt hat, kann auch der rechte M. masseter mehr Kraft entwickeln. Was bedeutet dies?

Ein über Monate bzw. Jahre verspannter Muskel (die Patientin ist 72 Jahre alt) kann aus dieser extremen Anspannung heraus kaum noch eine Aktivität entwickeln. Erst wenn er durch die Watterollen (Erhöhung der Bisslage) etwas gedehnt wird und damit seine Grundspannung nachlässt, kann er wieder eine Kraft entwickeln. Diese Reaktion ist bei vielen CMD-Patienten zu beobachten.

In der darunter stehenden Tabelle werden die Spitzenwerte mit ihrer prozentualen Differenz sowie die Durchschnittswerte (AVG) angegeben. Die obigen Ausführungen sind hier deutlich erkennbar, aus einem verspannten Muskel heraus kann nur noch wenig Kraft entwickelt werden. Die Differenzen zwischen den beiden Temporalis-Muskeln sowie den Masseter-Muskeln liegen im Durchschnitt (AVG) bei 32 % respektive 75 % in der ersten Messung und bei 23 % respektive 73,8 % bei der zweiten Messung. Allein durch die Relaxierung, bedingt durch die Watterollen, wird beim M. masseter diese Differenz herabgesetzt.

Auch bei längerem Zubeißen über 10 Sekunden (➤ Abb. 4.59) erkennt man die deutlichen Differenzen zwischen den jeweiligen Kaumuskeln, was sich in ➤ Abb. 4.59 in der Spektrumanalyse ebenfalls zeigt.

Die Patientin wurde nach kompletter manualtherapeutischer/osteopathischer und physiotherapeutischer Behandlung inkl. Akupunktur mit einer Aufbissschiene versorgt (Therapiedurchführung wie in diesem Buch beschrieben). Drei Monate später erfolgte eine erneute EMG-Messung, diesmal allerdings im Vergleich normaler Zubiss und Schiene. In ➤ Abb. 4.60, Vergleich ideale EMG-Aktivität zur Aktivität der Patientin, erkennt man im Vergleich zur Voraufnahme 3 Monate zuvor eine Angleichung der Ruhepotenziale der Kau- und Nackenmuskeln zwischen beiden Körperseiten. Zwar sind die Ruhepotenziale des M. temporalis und M. digastricus noch erhöht, sämtliche Werte gehen aber allmählich Richtung Normalität. Dies zeigt sich in ➤ Abb. 4.60. Beim Zubiss ohne Schiene ist bereits eine Verbesserung des Aktivitätspotenzials der Kaumuskulatur zu sehen, obwohl die Okklusion nicht stimmt. Der Zubiss mit der Aufbissschiene hingegen zeigt ein fast normales Muster zwischen beiden Körperseiten.

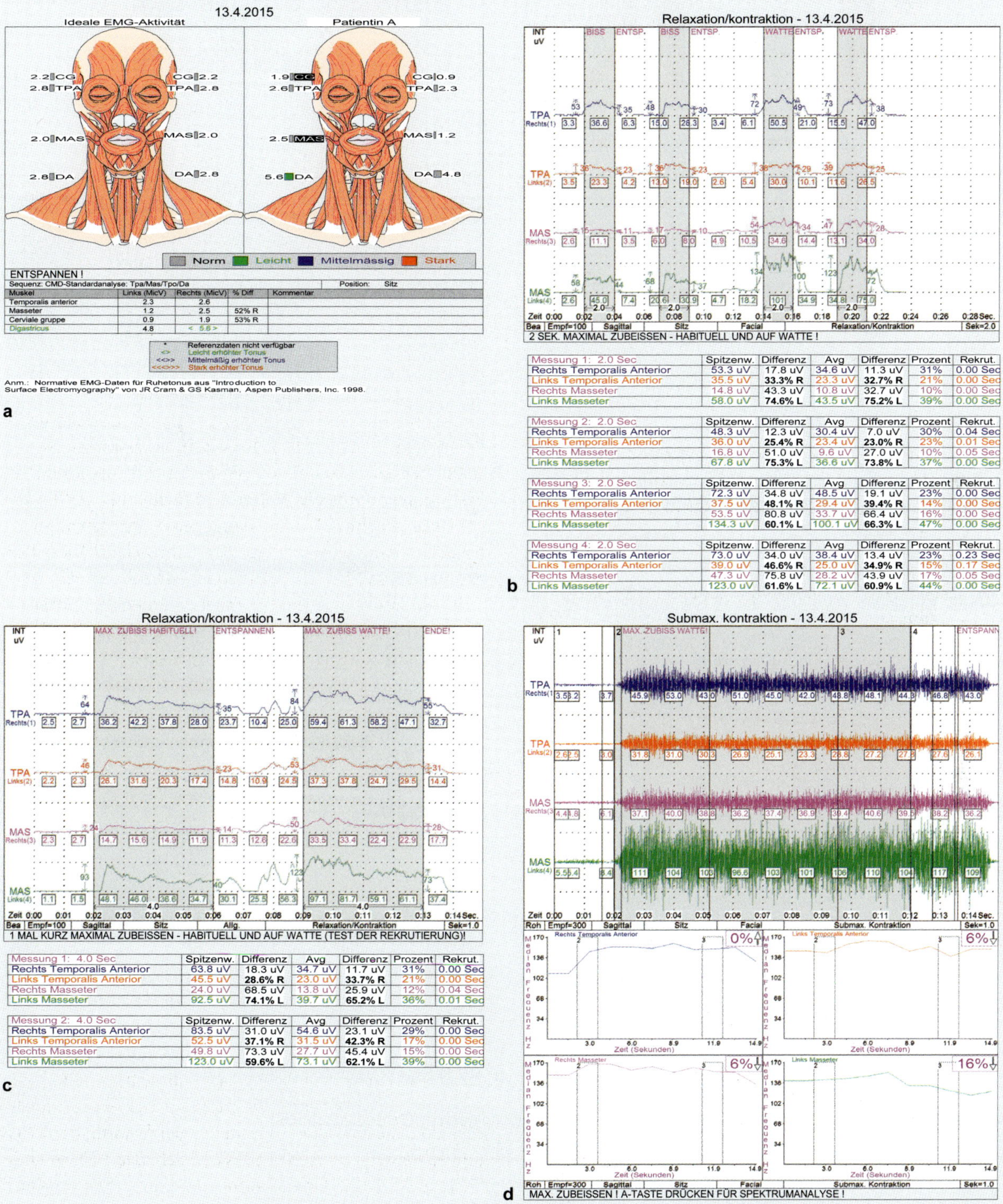

Abb. 4.59 EMG-Beispiel der 72-jährigen Patientin aus der Fallbeschreibung **vor** der Behandlung [M592]

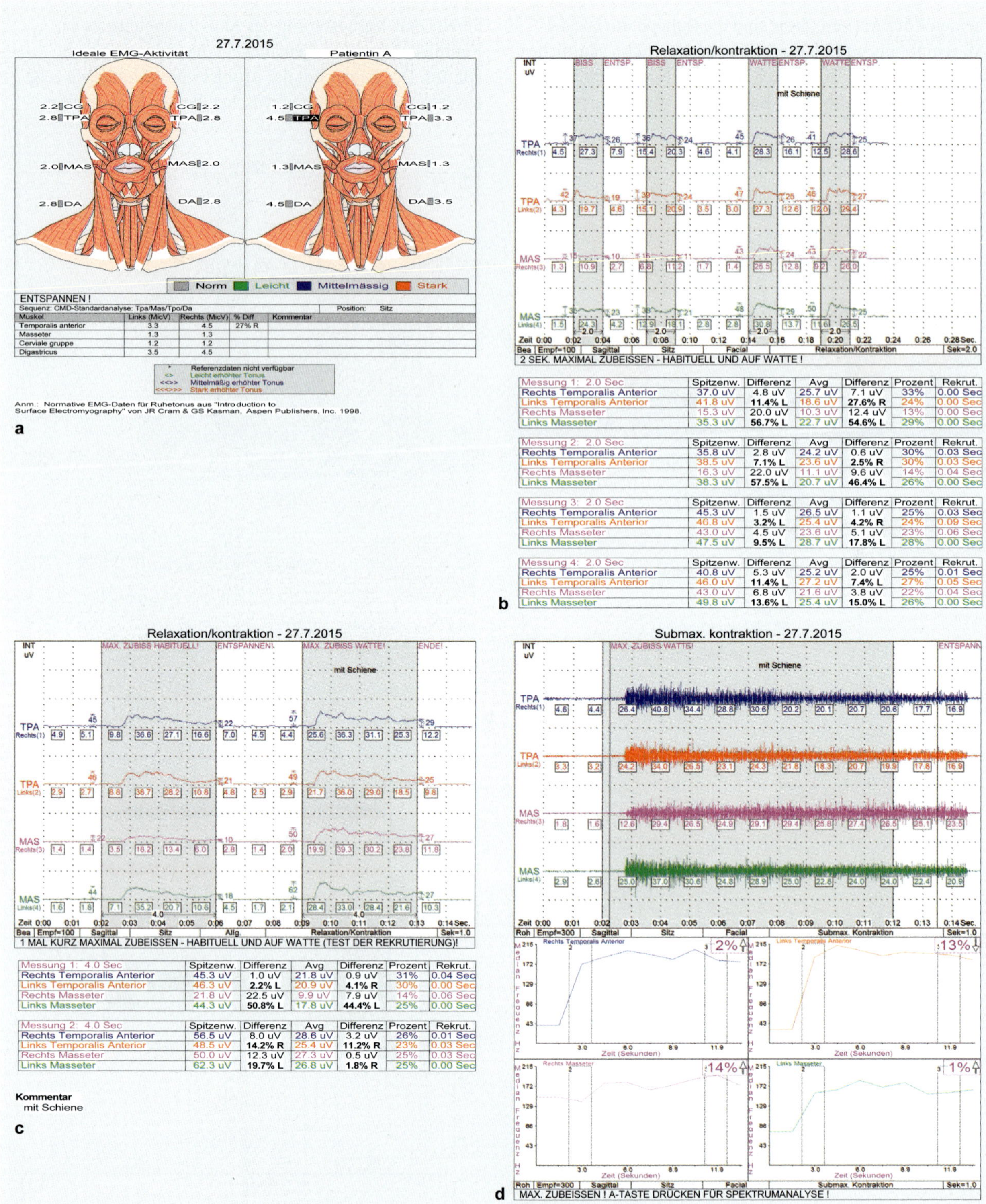

Abb. 4.60 EMG-Beispiel der 72-jährigen Patientin aus der Fallbeschreibung **nach** der Behandlung [M592]

Fallbeschreibung

Anamnese

45-jährige Patientin, seit mehreren Jahren Knieprobleme, v. a. beim Joggen, aber auch in Ruhe. Seit Jahren bereits schlechte Nasenatmung, wobei die HNO-Untersuchung unauffällig war. Tinnitus rechts, rezidivierende Verspannungen im Schulter-Nacken-Bereich sowie des Öfteren im unteren LWS-/Becken-Bereich.

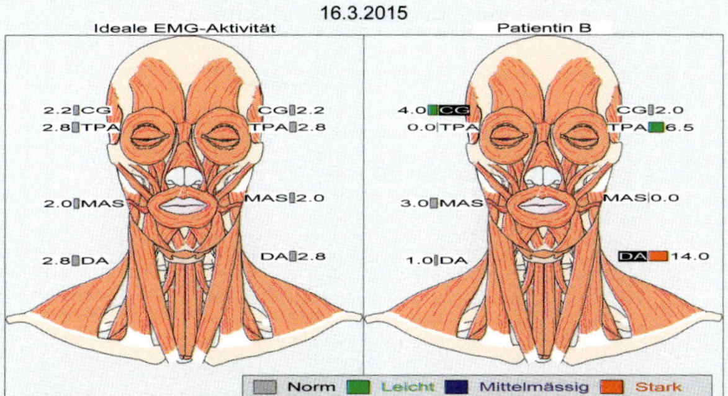

ENTSPANNEN !

Sequenz: CMD-Standardanalyse: Tpa/Mas/Tpo/Da — Position: Sitz

Muskel	Links (MicV)	Rechts (MicV)	% Diff	Kommentar
Temporalis anterior	< 6.5 >	0.0		
Masseter	0.0	3.0		
Cerviale gruppe	2.0	< 4.0 >	50% R	
Digastricus	<<< 14.0 >>>	1.0	93% L	

*	Referenzdaten nicht verfügbar
<>	Leicht erhöhter Tonus
<<>>	Mittelmäßig erhöhter Tonus
<<<>>>	Stark erhöhter Tonus

Anm.: Normative EMG-Daten für Ruhetonus aus "Introduction to Surface Electromyography" von JR Cram & GS Kasman, Aspen Publishers, Inc. 1998.

a

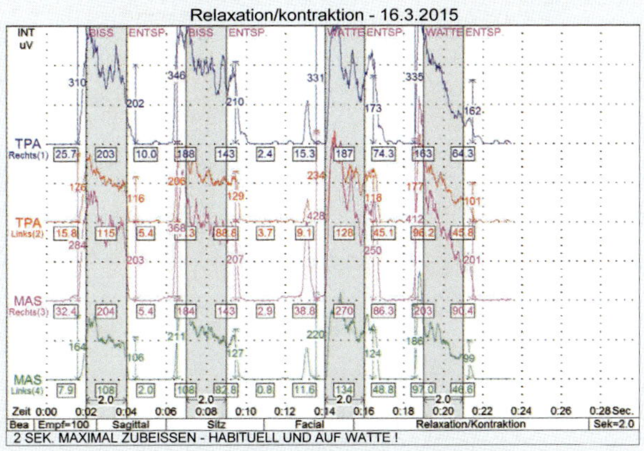

Messung 1: 2.0 Sec	Spitzenw.	Differenz	Avg	Differenz	Prozent	Rekrut.
Rechts Temporalis Anterior	310.3 uV	134.5 uV	201.6 uV	85.2 uV	32%	0.00 Sec
Links Temporalis Anterior	175.8 uV	**43.4% R**	116.4 uV	**42.3% R**	19%	0.00 Sec
Rechts Masseter	283.8 uV	120.0 uV	203.1 uV	96.8 uV	32%	0.00 Sec
Links Masseter	163.8 uV	**42.3% R**	106.3 uV	**47.7% R**	17%	0.00 Sec

Messung 2: 2.0 Sec	Spitzenw.	Differenz	Avg	Differenz	Prozent	Rekrut.
Rechts Temporalis Anterior	346.3 uV	140.5 uV	209.6 uV	80.7 uV	31%	0.00 Sec
Links Temporalis Anterior	205.8 uV	**40.6% R**	128.9 uV	**38.5% R**	19%	0.00 Sec
Rechts Masseter	367.5 uV	156.8 uV	207.1 uV	80.1 uV	31%	0.00 Sec
Links Masseter	210.8 uV	**42.7% R**	127.0 uV	**38.7% R**	19%	0.00 Sec

Messung 3: 2.0 Sec	Spitzenw.	Differenz	Avg	Differenz	Prozent	Rekrut.
Rechts Temporalis Anterior	330.5 uV	97.0 uV	172.6 uV	54.8 uV	26%	0.07 Sec
Links Temporalis Anterior	233.5 uV	**29.3% R**	117.8 uV	**31.7% R**	18%	0.07 Sec
Rechts Masseter	427.5 uV	207.3 uV	250.3 uV	126.3 uV	38%	0.00 Sec
Links Masseter	220.3 uV	**48.5% R**	124.0 uV	**50.5% R**	19%	0.06 Sec

Messung 4: 2.0 Sec	Spitzenw.	Differenz	Avg	Differenz	Prozent	Rekrut.
Rechts Temporalis Anterior	335.0 uV	158.0 uV	162.3 uV	61.4 uV	29%	0.00 Sec
Links Temporalis Anterior	177.0 uV	**47.2% R**	100.9 uV	**37.8% R**	18%	0.00 Sec
Rechts Masseter	412.0 uV	226.5 uV	200.9 uV	102.3 uV	36%	0.00 Sec
Links Masseter	185.5 uV	**55.0% R**	98.6 uV	**50.9% R**	18%	0.00 Sec

b

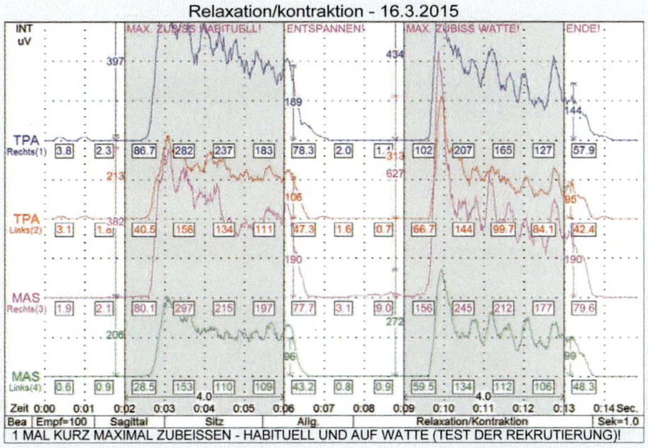

Messung 1: 4.0 Sec	Spitzenw.	Differenz	Avg	Differenz	Prozent	Rekrut.
Rechts Temporalis Anterior	397.0 uV	183.8 uV	189.4 uV	83.3 uV	33%	0.25 Sec
Links Temporalis Anterior	213.3 uV	**46.3% R**	106.1 uV	**44.0% R**	18%	0.28 Sec
Rechts Masseter	382.3 uV	176.8 uV	189.6 uV	93.3 uV	33%	0.00 Sec
Links Masseter	205.5 uV	**46.2% R**	96.3 uV	**49.2% R**	17%	0.28 Sec

Messung 2: 4.0 Sec	Spitzenw.	Differenz	Avg	Differenz	Prozent	Rekrut.
Rechts Temporalis Anterior	434.0 uV	121.3 uV	144.1 uV	49.6 uV	27%	0.61 Sec
Links Temporalis Anterior	312.8 uV	**27.9% R**	94.5 uV	**34.4% R**	18%	0.63 Sec
Rechts Masseter	626.5 uV	354.5 uV	189.8 uV	90.9 uV	36%	0.00 Sec
Links Masseter	272.0 uV	**56.6% R**	98.9 uV	**47.9% R**	19%	0.61 Sec

c

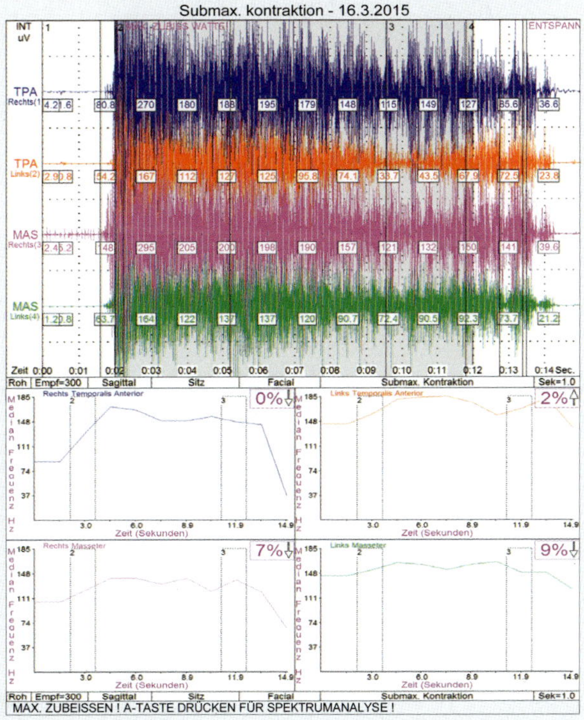

d

Abb. 4.61 EMG-Beispiel der 45-jährigen Patientin aus dem Fallbeispiel **vor** Behandlung [M592]

Befund

Typische craniomandibuläre Dysfunktion mit retraler Zwangsführung, singulärer Zahnstellung rechts, links gute Verzahnung. Erhebliche Schmelzdefekte an allen Zähnen, v. a. auch an den unteren Eckzähnen, daher keine suffiziente Eckzahnführung mehr. Dysfunktion der Kaumuskeln mit Triggerpunkten im M. masseter sowie Triggerpunkten im Bereich des M. levator und M. trapezius beidseits. Dura-

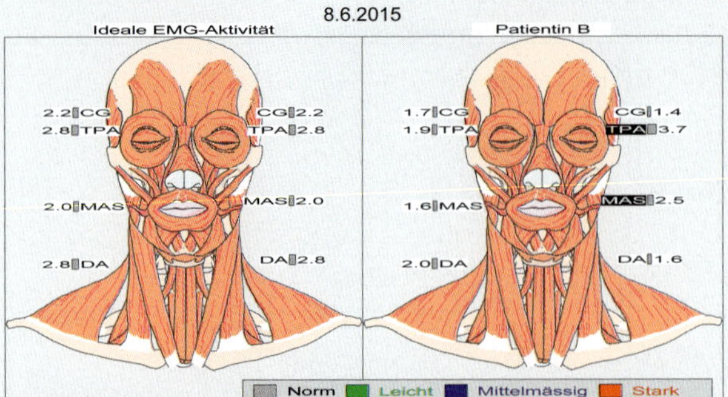

ENTSPANNEN !

Sequenz: CMD-Standardanalyse: Tpa/Mas/Tpo/Da — Position: Sitz

Muskel	Links (MicV)	Rechts (MicV)	% Diff	Kommentar
Temporalis anterior	3.7	1.9	49% L	
Masseter	2.5	1.6	36% L	
Cerviale gruppe	1.4	1.7		
Digastricus	1.6	2.0		

*	Referenzdaten nicht verfügbar
<>	Leicht erhöhter Tonus
<<>>	Mittelmäßig erhöhter Tonus
<<<>>>	Stark erhöhter Tonus

Anm.: Normative EMG-Daten für Ruhetonus aus "Introduction to Surface Electromyography" von JR Cram & GS Kasman, Aspen Publishers, Inc. 1998.

a

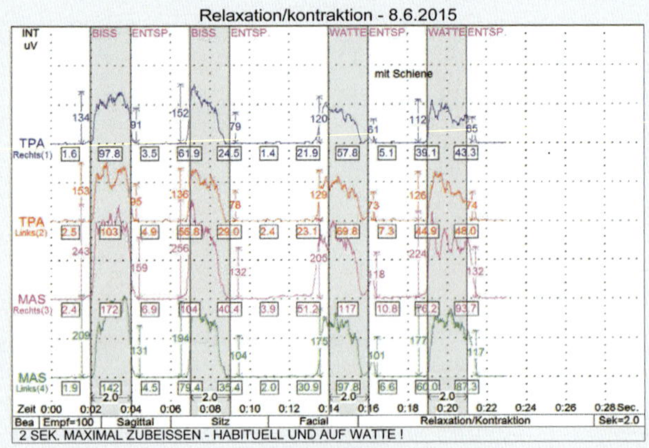

Messung 1: 2.0 Sec	Spitzenw.	Differenz	Avg	Differenz	Prozent	Rekrut.
Rechts Temporalis Anterior	133.8 uV	18.8 uV	90.5 uV	4.6 uV	19%	0.00 Sec
Links Temporalis Anterior	152.5 uV	**12.3% L**	95.1 uV	**4.8% L**	20%	0.09 Sec
Rechts Masseter	242.8 uV	33.8 uV	159.5 uV	28.1 uV	33%	0.00 Sec
Links Masseter	209.0 uV	**13.9% R**	131.4 uV	**17.6% R**	28%	0.10 Sec

Messung 2: 2.0 Sec	Spitzenw.	Differenz	Avg	Differenz	Prozent	Rekrut.
Rechts Temporalis Anterior	152.3 uV	16.0 uV	79.2 uV	1.1 uV	20%	0.00 Sec
Links Temporalis Anterior	136.3 uV	**10.5% R**	78.1 uV	**1.4% R**	20%	0.00 Sec
Rechts Masseter	256.0 uV	62.5 uV	131.6 uV	27.2 uV	33%	0.00 Sec
Links Masseter	193.5 uV	**24.4% R**	104.4 uV	**20.7% R**	27%	0.00 Sec

Messung 3: 2.0 Sec	Spitzenw.	Differenz	Avg	Differenz	Prozent	Rekrut.
Rechts Temporalis Anterior	119.5 uV	9.5 uV	61.1 uV	11.7 uV	17%	0.00 Sec
Links Temporalis Anterior	129.0 uV	**7.4% L**	72.8 uV	**16.1% L**	21%	0.00 Sec
Rechts Masseter	204.5 uV	29.8 uV	118.3 uV	17.0 uV	33%	0.00 Sec
Links Masseter	174.8 uV	**14.5% R**	101.3 uV	**14.4% R**	29%	0.00 Sec

Messung 4: 2.0 Sec	Spitzenw.	Differenz	Avg	Differenz	Prozent	Rekrut.
Rechts Temporalis Anterior	112.3 uV	14.0 uV	65.2 uV	8.9 uV	17%	0.00 Sec
Links Temporalis Anterior	126.3 uV	**11.1% L**	74.1 uV	**12.0% L**	19%	0.01 Sec
Rechts Masseter	224.3 uV	47.0 uV	131.8 uV	14.6 uV	34%	0.00 Sec
Links Masseter	177.3 uV	**21.0% R**	117.2 uV	**11.1% R**	30%	0.01 Sec

b

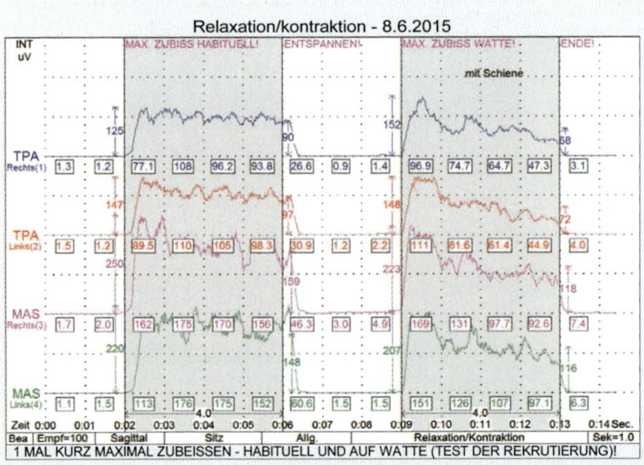

Messung 1: 4.0 Sec	Spitzenw.	Differenz	Avg	Differenz	Prozent	Rekrut.
Rechts Temporalis Anterior	124.8 uV	22.0 uV	89.9 uV	6.8 uV	18%	0.09 Sec
Links Temporalis Anterior	146.8 uV	**15.0% L**	96.7 uV	**7.0% L**	20%	0.14 Sec
Rechts Masseter	250.3 uV	30.8 uV	159.3 uV	11.2 uV	32%	0.00 Sec
Links Masseter	219.5 uV	**12.3% R**	148.1 uV	**7.0% R**	30%	0.09 Sec

Messung 2: 4.0 Sec	Spitzenw.	Differenz	Avg	Differenz	Prozent	Rekrut.
Rechts Temporalis Anterior	152.3 uV	4.8 uV	68.0 uV	3.8 uV	18%	0.03 Sec
Links Temporalis Anterior	147.5 uV	**3.1% R**	71.8 uV	**5.3% L**	19%	0.03 Sec
Rechts Masseter	222.5 uV	15.5 uV	118.1 uV	2.6 uV	32%	0.00 Sec
Links Masseter	207.0 uV	**7.0% R**	115.5 uV	**2.2% R**	31%	0.00 Sec

c

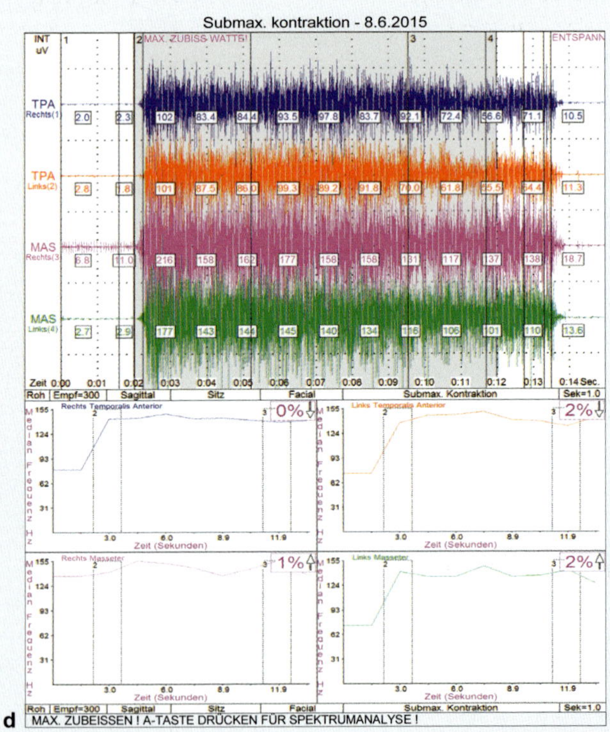

d

Abb. 4.62 EMG-Beispiel der 45-jährigen Patientin aus dem Fallbeispiel **nach** der Behandlung [M592] spannung mit paradoxer Bewegung des Os temporale links, funktionell abgeschwächte ischiocrurale Muskulatur sowie funktionell abgeschwächte Nackenflexoren. Verspanntes Lig. sacrotuberale links mit spondylogenen Reflexen zur BWS bei Rotationsfehlstellung des Beckens. Segmentale Funktionsstörungen C1/2 sowie LWK 5.

Die Messung im März 2015 ergab erhebliche Differenzen zwischen der linken und der rechten Körperseite im Ruhetonus mit Spitzenwerten von 14 im linken M. digastricus und 6,5 im linken Temporalismuskel. In ➤ Abb. 4.61 sieht man die extremen Kräfte, die diese Patientin mit ihrer Muskulatur aufbringen kann, wobei auch hier wieder Differenzen zwischen beiden Körperseiten von bis zu 50 % bestehen. Im Vergleich zur ersten Patientin, die fast 30 Jahre älter war, sieht man hier noch die enormen Kraftpotenziale der Kaumuskulatur.

Auch bei dieser Patientin wurde nach kompletter Durchbehandlung eine Aufbissschiene angefertigt und eine Nachmessung 3 Monate später im Juni durchgeführt. Wie in ➤ Abb. 4.62 ersichtlich, hat sich auch hier das Ruhepotenzial der Kau- und Nackenmuskeln extrem verbessert und geht in Richtung Normalität. Auch in ➤ Abb. 4.62 erkennt man nun, dass beim Zubeißen die Potenziale nicht in Richtung pathologische massivste Kraftentwicklung gehen, sondern in Richtung normale Kraftentwicklung, und hier bereits eine Angleichung zwischen beiden Körperseiten stattgefunden hat, sodass statt der Differenzwerte von bis zu 50 % nur noch Differenzen von bis zu 14 % mit der Schiene bestehen. Bei der Bissprobe über 10 s sind diese Differenzen dann sogar nur noch bei 2,2 % bzw. 5,3 %. Dies lässt sich auch in der Spektrumanalyse in ➤ Abb. 4.62 nachweisen.

Eine Besonderheit: der M. pterygoideus lateralis

Interessant sind die Untersuchungen, die von Dr. med. habil. Andreas Vogel in den 1980er-Jahren initiiert und dann an der Leipziger Universität durchgeführt wurden. Über einen Zeitraum von 10 Jahren wurden tierexperimentielle Studien durchgeführt, bei denen die biochemischen, histochemischen und physiologischen Vorgänge im Bereich der Kaumuskeln und der Kiefergelenke untersucht wurden. Im Laufe der Zeit rückte dabei der M. pterygoideus lateralis immer weiter in den Mittelpunkt der Untersuchung. Es wurde dabei jeweils eine einseitige okklusale Störung in Form einer um 3 mm erhöhten Gussfüllung in den 4. Prämolaren und in den 1. Molaren des rechten Oberkiefers bei dem Miniaturschwein MINI-LEWE aufgebracht. Der Versuchszeitraum erstreckte sich über 20 bzw. 48 Wochen.

Im Unterschied zu den Kieferschließmuskeln, bei denen die schnellen FT-Fasern („fast twitch") für die schnelle und kräftige Kontraktion überwiegen, ergab sich beim M. pterygoideus lateralis beim unteren Teil, der als Kieferöffner agiert, ein höherer Anteil an ST-Fasern („slow twitch"), welche für die langsamen Kontraktionen und für lang andauernde Arbeiten nötig sind. Aufgrund des aeroben Stoffwechsels sind sie daher auch weniger schnell ermüdbar im Unterschied zu den Kieferschließmuskeln, die aufgrund des glykolytischen Stoffwechsels schneller ermüden.

Es konnte nachgewiesen werden, dass sich durch die veränderte Okklusion die Kaukraft auf die nicht gestörte Seite verlagerte und gleichzeitig eine morphologische Veränderung des Faserspektrums wie auch eine Veränderung des Stoffwechsels hervorgerufen wurde. Insgesamt veränderte sich das Faserspektrum der Kaumuskeln in Richtung ST-Fasern, der Faserquerschnitt der FT-Fasern vergrößerte sich auf der nicht gestörten Seite, d. h. auf der Seite, auf der sich nun auch die Kaukraft hin verlagert hatte. Damit war auch die Kaukraft auf dieser Seite über längere Zeit gesehen deutlich höher als auf der okklusionsgestörten Seite. Eine Anpassung des anaeroben Stoffwechsels konnte nicht festgestellt werden.

Daher postulierten die Autoren, dass unter Umständen diese fehlende Anpassung des Stoffwechsels ein Grund für die besondere Schmerzhaftigkeit des M. pterygoideus lateralis hätte sein können. Zusätzlich fanden die Autoren heraus, dass der M. pterygoideus lateralis auch nach Wiederherstellen einer gleichmäßigen Okklusion auf der nicht gestörten Seite weiterhin eine Hypertrophie zeigte, die sich nicht erholte. Sie schlossen daraus, dass dieser Muskel bei der CMD am häufigsten betroffen und auch am schmerzhaftesten sei. Sie verweisen dabei auch auf Forschungen aus Australien, die ebenfalls zeigen konnten, dass der M. pterygoideus lateralis bei einer einseitigen Veränderung der Okklusion seine Aktivität signifikant erhöht.

Der Untersuchung wie auch der Behandlung dieses Muskels muss daher bei der Behandlung der CMD-Patienten besondere Aufmerksamkeit geschenkt werden, so wie dies in ➤ Kap. 4.2.1 auch beschrieben wird.

4.3 Weitere Untersuchungs- und Behandlungstechniken

4.3.1 Kieferorthopädische Behandlung

Näheres zur Kieferorthopädie in ➤ Kap. 3.2.10. Aus Platzgründen kann an dieser Stelle nur auf die Möglichkeit hingewiesen werden, nach einer erfolgreichen Schienenbehandlung eine kieferorthopädische Behandlung durchzuführen, um die exakte Position, die die Schiene vorgegeben hat, definitiv und dauerhaft auch ohne Schiene zu erhalten. Da die kieferorthopädische Behandlung nicht immer ein 100-prozentig befriedigendes Ergebnis erbringen kann, muss u. U. an einigen Zähnen eine weitere prothetische Versorgung erfolgen. Eine enge interdisziplinäre Zusammenarbeit zwischen Kieferorthopäden, Zahnärzten und Orthopäden ist in diesen Fällen zwingend notwendig.

4.3.2 Registriersysteme

Bei den Untersuchungen der Kiefergelenkbeweglichkeit können verschiedene Systeme eingesetzt werden. Ein gängiges System, das auch in der Praxis des Autors eingesetzt wird, ist das Zebris® Kiefer-Registriersystem, mit dem sich alle Freiheitsgrade der **Unterkieferbewegungen** nach der Methode der Laufzeitmessung von Ultraschallimpulsen erfassen lassen.

Über einen Gesichtsbogen mit integrierten Empfängermodulen und mit einem gelenknah messenden Unterkiefersensor werden die Bewegungen des Unterkiefers registriert. Da der Gesichtsbogen nicht im Gehörgang fixiert wird, wird die Gelenkbahnbewegung nicht gestört.

Das System ermöglicht eine **Scharnierachsenbestimmung,** die in zentrischer Kondylenposition oder als kinematische Achse aus Protrusions- und Öffnungsbewegungen bestimmt wird.

Neben dem Jaw Motion Analyser® von Zebris® gibt es weitere Geräte auf dem Markt wie ARCUSdigma®, CADIAX®, Freecorder®BlueFox etc. Das wohl beste Registrierungssystem ist der Variocomp, der von Christiansen entwickelt wurde und der in der Lage ist, eine exakte therapeutische Position auf der Spur des Patienten anzusteuern. Mit diesem Gerät kann die Position des zu behandelnden Patienten (Ist-Position) exakt ermittelt werden, welche dann mit der Sollposition der Kondylen verglichen wird, ausgehend von der Stellung des Kondylus im Gelenkraum von 0,5–0,7 mm in allen Richtungen.

4.3.3 Wirbelsäulenvermessung mit der MediMouse®

Die MediMouse® ist ein Messgerät zur computerunterstützten Darstellung und strahlenfreien Untersuchung der Form und Beweglichkeit der Wirbelsäule und Körpergelenke.

Im Vergleich zur konventionellen Röntgenaufnahme bietet die MediMouse® wesentliche Vorteile bei der Darstellung der Messwerte in statischer und v. a. in dynamischer Position. Die anwender- und patientenfreundliche Messung ist nichtinvasiv und der Patient wird keinerlei Strahlung ausgesetzt.

Die MediMouse® wird von Hand entlang der Wirbelsäule und der Körpergelenke geführt. Dabei passt sich der Messkopf den Konturen an. Klinisch relevante Daten wie z. B. die Rückenlänge, die Inklination relativ zum Lot, die Kyphosierung und Lordosierung einzelner Wirbelsäulenabschnitte, die segmentalen Winkel und die Beckenstellung werden drahtlos an den Computer übermittelt.

Die Software generiert selbstständig übersichtliche grafische Darstellungen und Vergleichstabellen. Auffälligkeiten werden sofort am Bildschirm sichtbar. Damit können die beim Patienten gefundenen Werte mit physiologischen und krankheitsspezifischen Normwerten verglichen werden.

4.3.4 Orthomolekulare Therapie

Die Grazer Parodontose-Studie (Olbertz 2006) hat bestätigt, dass eine orthomolekulare Therapie bei CMD-Störungen wegen der Mitbehandlung der Parodontitis durchaus sinnvoll ist. Neben der Behandlung des Darms können z. B. bei Gelenkarthrose Chondroprotektiva eingesetzt werden. In die therapeutischen Überlegungen sollten außerdem metabolische Faktoren mit Auswirkung auf die (orofaziale) Muskulatur wie Lymphstau durch Herde und Störfelder, Unverträglichkeiten und Allergien sowie toxische Substanzen mit einbezogen werden.

Die bei einer CMD vorliegenden allgemeinen Muskeldysbalancen können hilfreich unterstützt werden durch die Supplementierung z. B. von Folsäure, Vitamin B_{12}, Vitamin E sowie Magnesium und Kalzium für die muskuläre Leistungskraft.

Nicht selten liegen bei einer CMD **neurogene Störungen** als Begleiterkrankung vor. Daher ist die Infusion mit Thiogamma® sowie die Therapie mit Liponsäure, Lymphpräparaten und Vitamin-B-Komplexen überlegenswert. Auch die Behandlung mit Hypericum bei neurogenen Läsionen zeigt oft erstaunliche Wirkung, da Hypericum nicht nur als Antidepressivum eingesetzt werden kann, sondern auch bei neuralen Verletzungen.

Der durch die CMD ausgelöste **strukturelle Stress** kann den Patienten anfälliger machen für Herpes-Infektionen und andere virale Erkrankungen. Neben den gängigen antiviralen Therapien ist die Behandlung mit Medizinalpilzen und weiteren immunstimulierenden Maßnahmen sinnvoll.

4.3.5 Physiotherapie

Eine erfolgreiche CMD-Therapie wird sinnvollerweise durch eine Physiotherapie ergänzt. Die Auswahl der Techniken ist dabei zweitrangig. Es kommt v. a. darauf an, dass der Physiotherapeut die Prinzipien der durch die CMD bedingten Störungen versteht und diese adäquat behandeln kann. Darüber hinaus ist es sehr hilfreich, wenn er die Grundlagen der Faszienbehandlung, der Osteopathie und der Spiraldynamik kennt.

Einen wesentlichen Teil der Behandlung nimmt die **Therapie der Kaumuskeln** in Anspruch. Dem Patienten sollte daher ein Programm zur Eigenbehandlung beigebracht werden (➤ Kap. 6). Für die Eigenbehandlung besonders geeignet ist das Konzept der Spiraldynamik. Vertiefende Informationen dazu sind in der Fachliteratur zu finden bzw. in Kursen zur Spiraldynamik zu erfahren (z. B. www.spiraldynamik.com).

Die Skoliose (➤ Kap. 3.1.2) ist bei CMD-Patienten deutlich häufiger anzutreffen als in der normalen Population, daher muss ihre Behandlung ein integrativer Bestandteil der Therapie sein. In ➤ Kap. 6.1.3 werden verschiedene Techniken zur Therapie der Skoliose dargestellt.

4.3.6 Kiefergelenk(sub)luxationen

Bereits in ➤ Kap. 2.7.1 wurde kurz auf die Subluxation des Kiefergelenks eingegangen. An dieser Stelle sollen aber das Problem der Kiefergelenkluxationen und deren konservative Therapie näher erläutert werden. Laut einer systematischen Literaturrecherche in diversen Datenbanken konnte gezeigt werden, dass die **Inzidenz der Kiefergelenkluxationen** in Deutschland auf mindestens 25/100.000 geschätzt werden kann (Prechel et al. 2018). Nach Ansicht der Autoren liegen die Kiefergelenkluxationen immerhin bei 3 % aller dokumentierten Luxationen und betreffen damit nicht gerade wenige Menschen. Wie die Autoren weiter ausführen, dürfte neben neurologischen und neuromuskulären Erkrankungen auch ein **fortgeschrittener Zahnverlust mit Verlust der Abstützung** im Seitenzahnbereich als Prädisposition für die Unterkieferluxation angesehen werden. Sie führen weiterhin aus, dass speziell in einer zunehmend älteren Gesellschaft die Inzidenz für Kiefergelenkluxationen sicherlich ansteigen wird und sprechen gleichzeitig auch von einer erheblichen Dunkelziffer für diese genannte Patientengruppe.

Eine spezielle Gruppe von Patienten, die allerdings von den Autoren in keinster Weise angesprochen wird, ist die Gruppe der **kieferorthopädisch behandelten Patienten,** was nicht nur nach Meinung des Autors ein großes Risikopotenzial für Kiefergelenk(sub-)luxationen wie auch weiteren Erkrankungen beinhaltet, wie im ➤ Kap. 3.2.10 bereits näher erläutert wurde. Mehr als zwei Drittel aller Jugendlichen werden mittlerweile kieferorthopädisch behandelt, und es können durch diese kieferorthopädischen Behandlungen eine Fülle von Erkrankungen nicht nur im Bereich des Mund-/Kieferbereichs entstehen, sondern auch weiter peripher im Bereich der gesamten Wirbelsäule. Im Patientenklientel des Autors finden sich viele Jugendliche und junge Erwachsene, welche auf den ersten Blick optisch ein schönes kieferorthopädisches Ergebnis haben, bei näherer Betrachtungsweise dies aber unter Verlust der Eckzahnführung „gelungen“ ist oder aber mit einer Deflexion des Unterkiefers und Subluxationen des Kiefergelenks mit Zerstörung des Discus und der bilaminären Zone einhergeht.

Ätiologie

Die Luxation des Kiefergelenks kann sowohl einseitig wie auch beidseits sein, in der Regel betrifft dies eine **anteriore Luxation,** wobei das Caput mandibulae vor das Tuberculum articulare tritt. Dies wird begünstigt durch einen bereits geschädigten Discus oder aber auch durch starke muskuläre Züge, wobei hier v. a. der **M. pterygoideus lateralis** aber auch der **M. temporalis** anzuschuldigen sind, die am Discus inserieren und durch starken Zug diesen in eine falsche Position hineinbringen können. In den meisten Fällen der Luxationen kann man als Auslöser ganz normale Bewegungen im Alltag definieren, wie sie z. B. beim Beißen in einen Apfel oder beim Gähnen passieren können. Aber auch länger dauernde Zahnbehandlungen mit über längere Zeit geöffnetem Mund können für eine Luxation verantwortlich sein, v. a. wenn bereits vorher prädisponierende Faktoren vorliegen. Auch nicht selten sind bereits vorgeschädigte Kiefergelenke, z. B. durch Traumata oder rheumatische Veränderungen als Risikofaktoren anzusehen.

Diagnostik

Meist klagen die Patienten über deutliche Schmerzen im Bereich des Kiefergelenks. In den allermeisten Fällen sind sie nicht mehr fähig, den Mund zu schließen. Allerdings ist auch das Gegenteil der Fall, dass Patienten ihren Mund kaum noch öffnen können und nicht in der Lage sind, festere Speisen abzubeißen und zu essen und sich nur noch mit flüssiger Nahrung ernähren können. Bei einseitiger (Sub-)Luxation sieht man oft eine deutliche Abweichung des Unterkiefers zu einer Seite, bei beidseitigen Luxationen tastet man eindeutig die leere Pfanne. Als prädisponierende Faktoren bei der Untersuchung eines Patienten, welcher bislang noch keine Luxation hatte, gilt nach Meinung des Autors auch, dass man bei der Palpation des Kiefergelenks bei langsamer Mundöffnung nicht nur eine **Krepitation** fühlen kann, sondern auch das Kiefergelenk seitlich in eine Subluxation eintritt.

Therapie

Der Autor geht konform mit der Veröffentlichung im Deutschen Ärzteblatt, dass *„bei jeder nicht traumatisch bedingten*

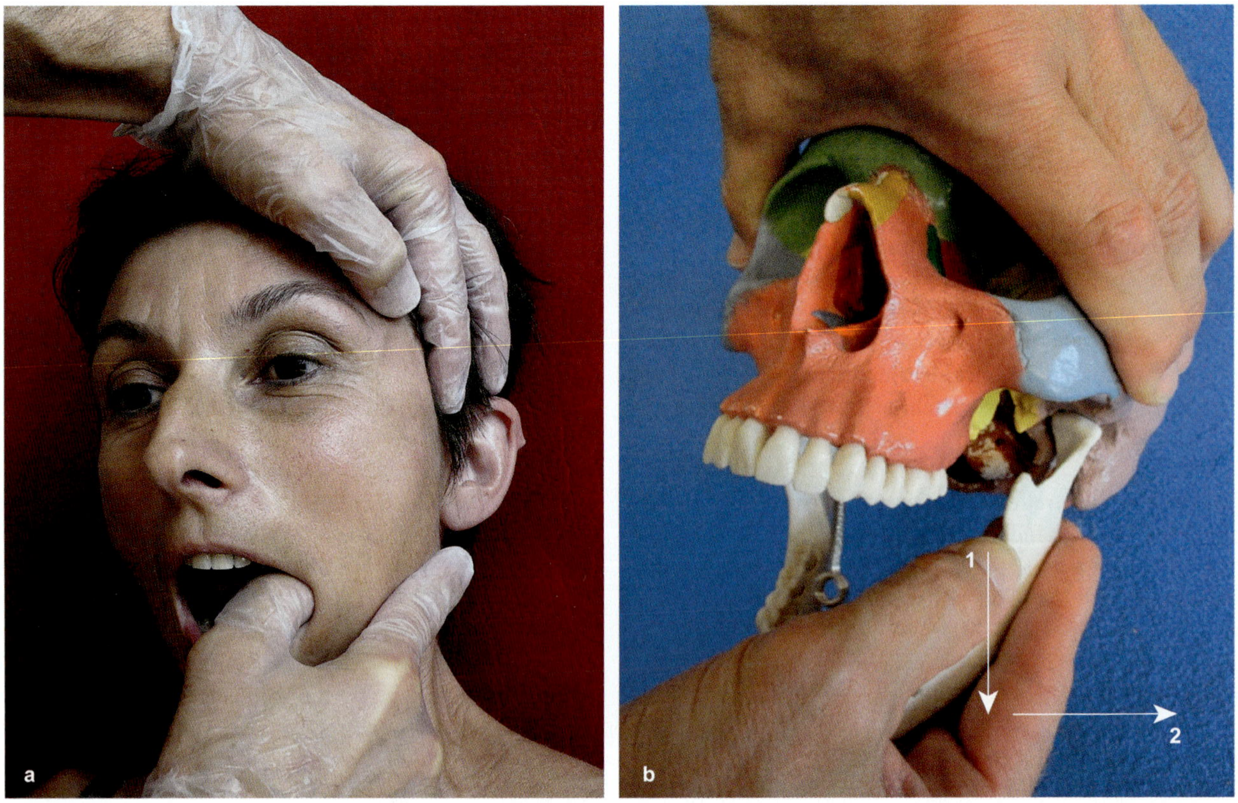

Abb. 4.63 Repositionsmethode nach Hippokrates. Sollten beide TMG betroffen sein, dann nacheinander behandeln. **a** Der Daumen liegt lateral neben der Zahnreihe (Linea obliqua), die restlichen Finger werden von außen an den Unterkiefer gelegt. **b** Zug zunächst nach caudal (Pfeil 1), dann Druck nach dorsal (Pfeil 2). [M592]

Kiefergelenkluxation zunächst eine manuelle Reposition versucht werden sollte. Je früher diese durchgeführt wird, desto höher sind die Aussichten auf eine erfolgreiche Reposition. Die am weitesten verbreitete Methode ist die Reposition nach Hippokrates." (Prechel 2018) (➤ Abb. 4.63)

Die Autoren dieses Artikels führen weiter aus, dass als alternative Methode auch die Reposition mit der **„Wrist-pivot"-Methode** intra- oder extraoral erfolgen kann (➤ Abb. 4.64, ➤ Abb. 4.65, ➤ Abb. 4.66).

Nach Ansicht des Autors dieses Buches sind diese beschriebenen Methoden gut, es sollte aber noch eine weitere Methode zur Anwendung kommen, die vom Autor favorisiert wird, dies in Anlehnung an die Reposition der Luxation eines Schultergelenks. Kennt man den **Unfallmechanismus der Luxation der Schulter,** so kann man in schonender Art und Weise diese Schulter wieder reponieren. Vergleichbar gilt dies auch für das subluxierte/luxierte Kiefergelenk.

Vor Reposition sollte allerdings die verspannte Kaumuskulatur zunächst behandelt werden, hier wieder insbesondere die **M. pterygoideus lateralis** und **M. pterygoideus medialis,** der **M. temporalis** und ggf. auch **Triggerpunkte im Masseter.** Unterstützend kann auch eine Ohr-/Akupunktur zur Anwendung kommen. Unmittelbar danach legt man dann den Daumen auf die Unterkieferzahnreihe und führt leichte Traktionen nach caudal, caudal-medial sowie caudal-lateral und caudal-posterior durch. In die Richtung, in welche die Traktion am leichtesten geht, wird eine Spannung aufgenommen und dieser Druck verstärkt. Dies gilt getreu dem Grundsatz, dass ein Gelenk immer leichter in die Dysfunktion hineingeschoben werden kann, als es aus der Dysfunktion herauszuholen. Verstärkt man nun diese Dysfunktion (in die leichtere Richtung), dann wird nach einiger Zeit ein sog. **Release** einsetzen und man kann das Kiefergelenk auf leichte Art und Weise wieder reponieren, indem man aus dieser Position heraus in die Originalstellung zurückgeht (➤ Abb. 4.67).

Falls die Repositionsmanöver ohne Erfolg bleiben, kann natürlich eine Verabreichung von **Muskelrelaxantien** (z. B. eine Injektion mit Valium, wie dies auch bei Schulterluxationen zur Sedierung des Patienten geschieht) zu einem besseren Erfolg führen. Letztendlich gilt – und dies wird auch von den Autoren des Artikels ausgeführt – *„dass wie in vielen Fällen bei der manuellen Therapie die Erfahrung des Behandlers mit der jeweiligen Technik entscheidend zum Repositionserfolg beiträgt."* (Prechel et al. 2018)

Interessant ist die Schlussfolgerung der Autoren im Deutschen Ärzteblatt, die Folgendes ausführen: *„Durch die epidemiologisch schlechte Datenlage zu verschiedenen Therapieansätzen aufgrund geringer Fallzahlen und inhomogener Studiendesigns mit zum Teil sehr kurzem Follow-Up sind evi-*

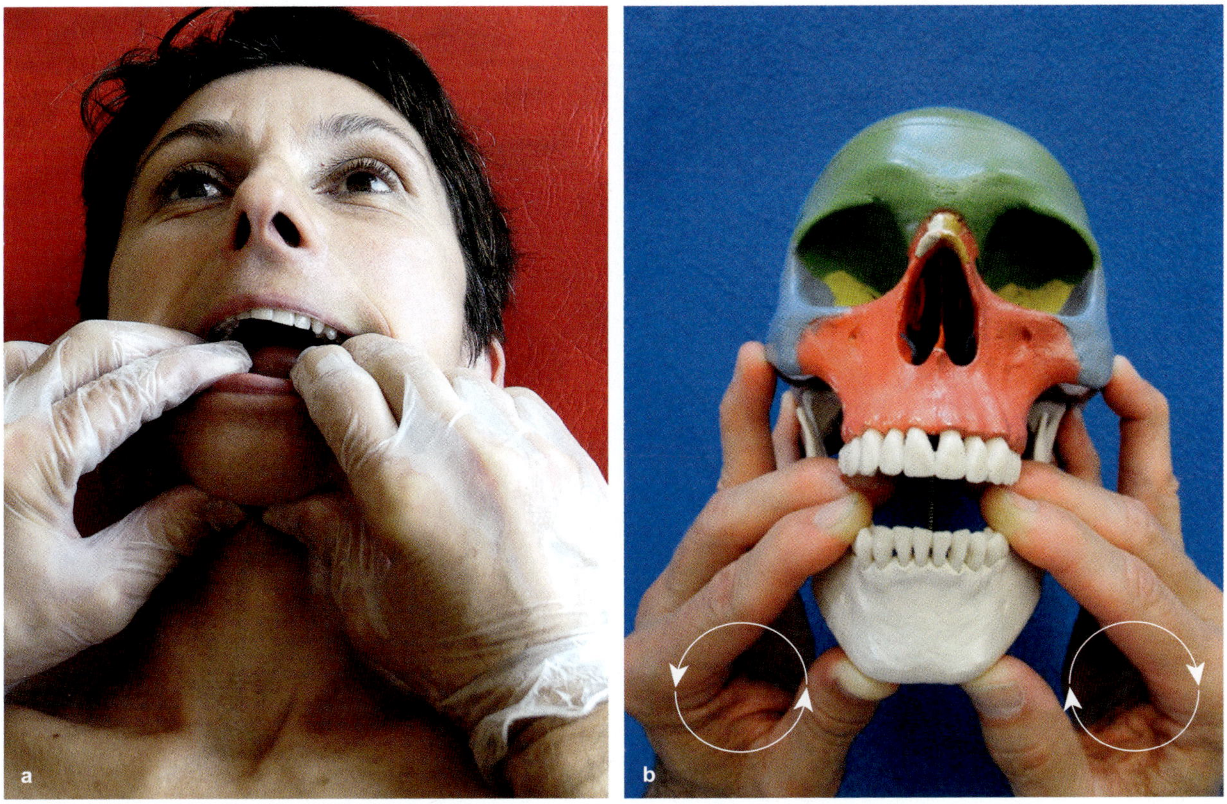

Abb. 4.64 Reposition mit der „Wrist-Pivot"-Methode (intraoral). Bei beidseitiger Luxation werden beide Seiten gleichzeitig reponiert. **a** Die Daumen werden von unten an das Kinn gelegt, Zeige- und Mittelfinger auf die Zähne des Unterkiefers. **b** Durch Drehung der Handgelenke nach ulnar wird über die Daumen ein Druck nach cranial und mit Zeige- und Mittelfinger nach caudal ausgeübt. [M592]

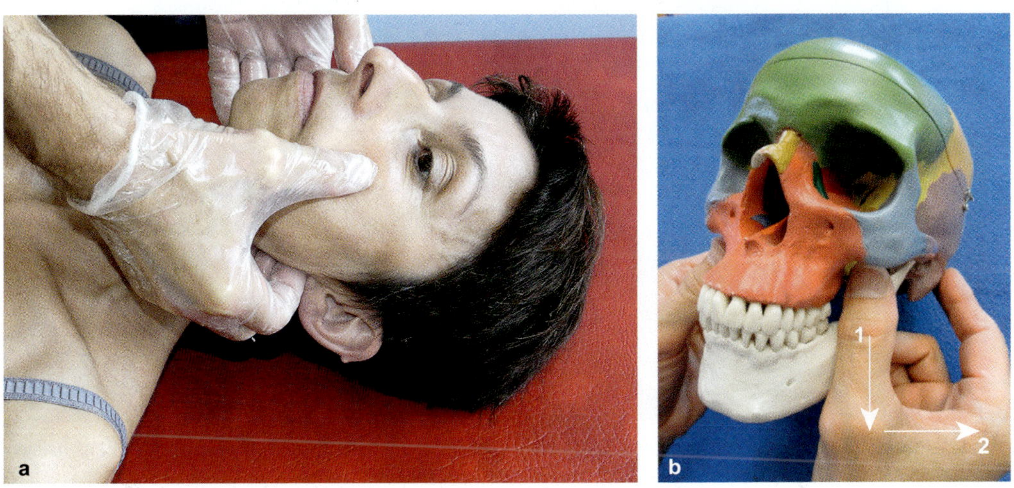

Abb. 4.65 Extraorale Repositionsmethode. Die stärker luxierte Seite zuerst reponieren, oft reponiert sich die andere Seite dann von selbst. **a** Druck mit dem Daumen auf den Processus coronoideus, die anderen Finger auf das Mastoid als Widerlager. **b** Druck mit dem Daumen nach caudal-dorsal (Pfeil). [M592]

denzbasierte Empfehlungen höheren Grades nach wie vor nicht möglich und werden auch in absehbarer Zukunft keine Ergebnisanalysen höheren Evidenzgrades (randomisierte kontrollierte Studien, Metaanalysen) verfügbar sein." (Prechel et al. 2018)

Interessant ist diese Schlussfolgerung insofern, als die Autoren unter dem Abschnitt der Therapie der rezidivierenden Kiefergelenkluxationen verschiedene minimalinvasive oder größere operative Möglichkeiten vorschlagen, so u. a. die Injektion mit Botulinumtoxin, bei der es bei Prechel et al. zitierten Studien ein Sistieren der Luxation für mindestens 5 Monate geben soll. Auch wird von den Autoren die Injektion mit autologem Blut in bzw. um das Kiefergelenk herum empfohlen, *„obwohl eine postulierte Fibrosierung nicht nachzu-*

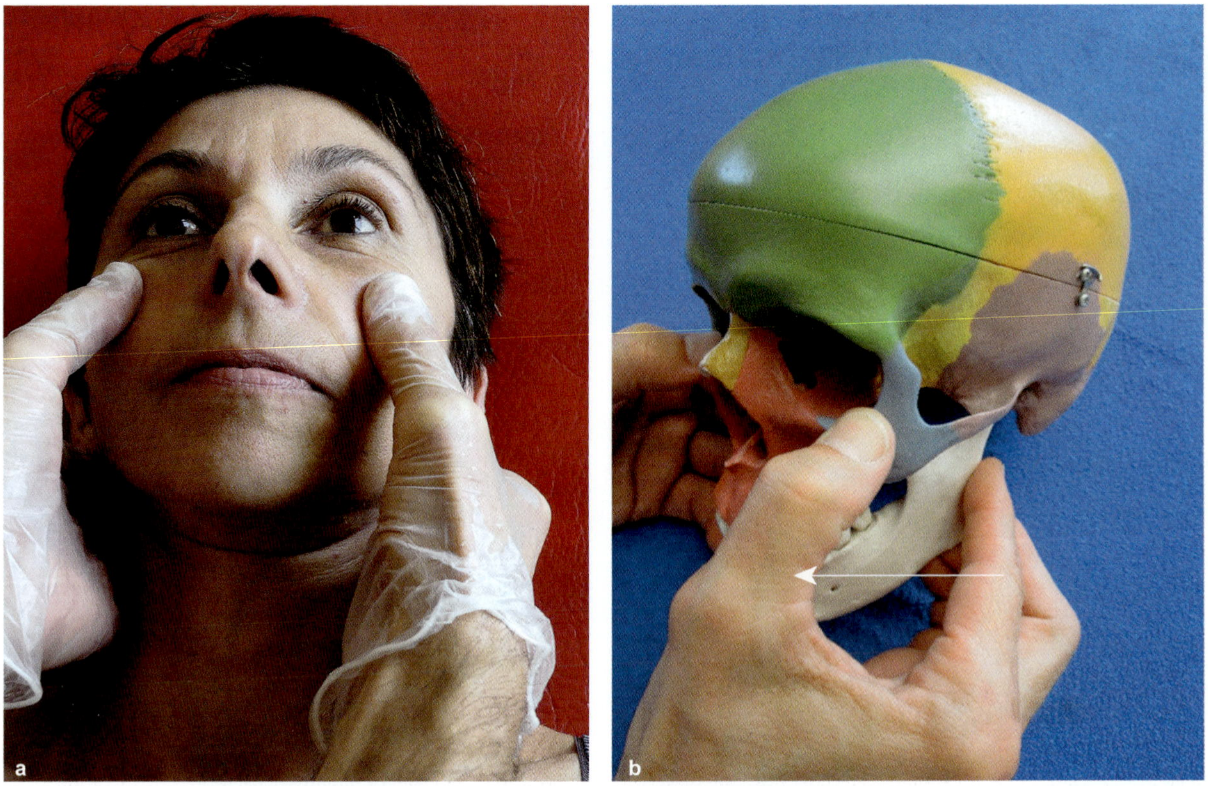

Abb. 4.66 Extraorale Repositionsmethode Schritt 2: **a** Auf der kontralateralen Seite liegen die Finger am Angulus mandibulae, die Daumen auf dem Zygoma als Widerlager. **b** Zug mit den Fingern nach ventral (Pfeil) [M592]

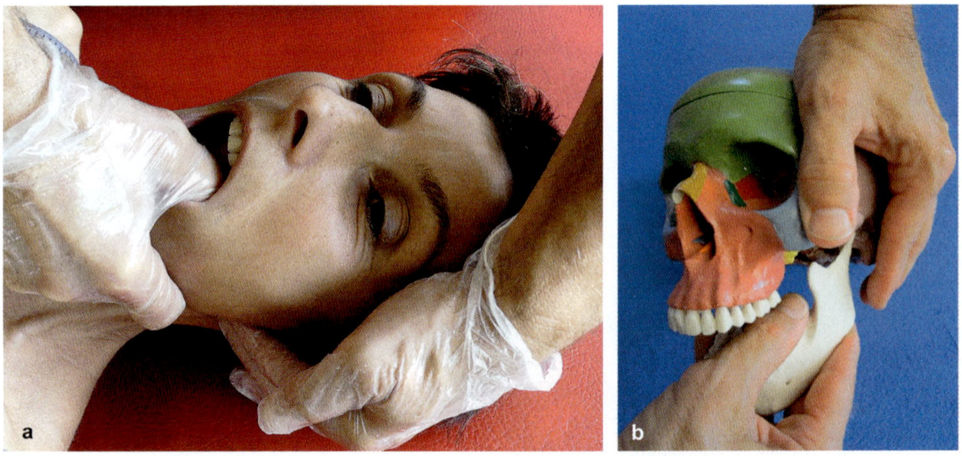

Abb. 4.67 Release Methode. Auf der betroffenen Seite liegt der Daumen auf den Prä-Molaren. Zwei Finger der anderen Hand palpieren die Spannung des Lig. und M. stylomandibulare. In die Richtung des leichteren Widerstands wird eine Spannung aufgebaut, bis ein Release einsetzt. [M592]

weisen ist und bei überschießender Reaktion auch kritisch zu werten wäre." (Prechel et al. 2018)

Zwei der drei Studien bezüglich der Injektion mit Botulinustoxin hatten lediglich eine Fallzahl von vier bzw. fünf Fällen und es geht aus den Studien nicht hervor, ob überhaupt vorher sukzessive mit einer ordentlichen Myozentrikschiene behandelt wurde. Die dritte Veröffentlichung, die Prechel et al. zitieren, hat eine Anzahl von 21 Patienten, bei denen wohl vorher eine konservative Therapie mittels Physiotherapie und wohl teilweise auch mit Aufbiss-Schienen durchgeführt wurde. Nur geht auch diesem Artikel nicht hervor, welche Art von Ausbiss-Schienen und um welche Art von Therapie es sich gehandelt hat. Aus diesen Gründen sind diese Studien kritisch zu bewerten.

Was der Autor dieses Buches in diesem Artikel allerdings vermisst, ist die genaue Untersuchung der Sachlage, warum letztendlich eine Subluxation/Luxation des Kiefergelenks erfolgte. Es wird zwar von ätiologischen Faktoren mit z. B. fortgeschrittenem Zahnverlust mit Verlust der Abstützung im Seitenzahnbereich als Prädisposition für die Unterkieferluxation angesehen, dann aber kein weiterer Rückschluss daraus gezogen. Bei allen Patienten, die der Autor dieses Buches behandelt hat und bei denen eine (Sub-)Luxation des Kiefergelenks bestand, lag in allen Fällen, bis auf eine einzige Ausnahme, als prädisponierender Faktor eine **craniomandibuläre Dysfunktion** vor. Eigentlich ist es zwingend, diese CMD als erstes mit einer suffizienten Myozentrikschiene zu behandeln, wie es auch in diesem Buch ausgeführt wird, sodass sich das Kiefergelenk erholen kann und es nicht zu weiteren (Sub-)Luxationen führen wird.

Erst wenn trotz Versorgung mit einer Myozentrikschiene wiederholt (Sub-)Luxationen auftreten, ist über weitere Maßnahmen nachzudenken.

4.4 Schienen

Aus osteopathischer Sicht und mittlerweile auch nach Meinung vieler Zahnärzte sollte die Schiene möglichst für den Unterkiefer angefertigt werden, da die Versorgung mit einer Oberkieferschiene (z. B. Michigan-Schiene) die Bewegung in den Suturen des Oberkiefers stören und damit zu cranialen Problemen führen kann.

4.4.1 Schienenmodelle

Es existiert eine Vielzahl von Schienenmodellen, auf die im Einzelnen in diesem Kapitel nicht eingegangen werden soll. Ein Großteil der Schienen wird häufig nur als Knirscherschiene (Tiefziehschiene) von vielen Zahnärzten angefertigt, um bei nächtlichem Knirschen den Zahnschmelz zu schützen. Ansonsten haben diese Schienen aber meist keine anderen Auswirkungen auf die CMD. Wenn man Zahlen aus den USA heranzieht, so verwenden fast 70 % der dortigen Allgemeinzahnärzte Schienen zur Behandlung von CMD (Ash 2006) und auch in Deutschland und Europa werden Schienen in allen möglichen Varianten hergestellt, je nachdem, welche Ziele man erreichen möchte: Nur zum Schutz des Zahnschmelzes bei Knirscherschienen, funktionskieferorthopädische Modelle, Schienen zur Behandlung der obstruktiven Schlafapnoe oder z. B. Mundschützer für den Sport.

Es herrschen daher sehr unterschiedliche Ansichten über die Schienentherapie und die Herstellung von Aufbissschienen. Ash hat in seinem Buch über die Schienentherapie die unterschiedlichsten Aspekte der verschiedensten Schienen aufgeführt (Ash 2006).

Die Forderung an eine gute Okklusionsschiene bei zugrunde liegender CDM ergibt sich im Wesentlichen aus den Symptomen der CMD-Patienten. Es gilt einerseits die vertikale Dimension zu erhöhen (z. B. bei Tiefbissen): Es müssen im Wesentlichen die Kiefer- und Nackenmuskeln entspannt werden und die okklusalen Interferenzen beseitigt werden, damit es zu einer neuromuskulären Relaxierung und zu einer Reprogrammierung der Kau- und Nackenmuskulatur kommt. Ein weiterer wesentlicher Punkt ist die Entlastung des Condylus-Discus-Komplexes mit der bilaminären Zone, um Arthrosen des Kiefergelenks zu verhindern oder eine weitere Verschlechterung aufzuhalten. Darüber hinaus gibt es noch weitere Ziele für die Anwendung der Aufbissschienen, wie sie teilweise in den einzelnen Kapiteln bereits dargestellt wurden.

Funktionsweise

Ziel der Myozentrikschienen muss in erster Linie sein, den Patienten aus seinen gesamten körperlichen Dysfunktionen herauszuholen und das gesamte trigeminale System und damit auch das neuromuskuläre System positiv zu beeinflussen. Damit kann die Muskelaktivität der Kaumuskeln und Nackenmuskeln v. a. nachts, aber auch tagsüber aus einer bestehenden Hyperaktivität in eine normale Muskelaktivität hineingeführt werden.

Ob mit der Okklusionsschiene dann die zentrische Okklusion eingestellt wird oder nicht, ist nach Ansicht des Autors nur eine hypothetische Frage. Die Fachgesellschaften der DGFDT (Deutsche Gesellschaft für Funktionsdiagnostik und -therapie in der DGZMK) beschreiben die zentrische Position folgendermaßen: *„Zentrische Kondylenposition (engl.: centric relation); Kranioventrale, nicht seitenverschobene Position beider Kondylen bei physiologischer Kondylus-Discus-Relation und physiologischer Belastung der beteiligten Gewebestrukturen."*

Über die Festlegung und Bestimmung der zentrischen Okklusion wird seit Jahren in der Zahnmedizin kontrovers diskutiert. Dapprich (2010) spricht in seinem Artikel „Die zentrische Kondylenposition – Fiktion oder schon Realität" davon, dass von allen Stellungsnahmen zu diesem Thema nur ein geringer Anteil evidenzbasiert ist: *„In der Funktionsdiagnostik und -therapie sowie der Prothetik – um zwei Bereiche exemplarisch zu nennen – sind nur ca. 15 % evidenzbasiert, d. h. wir arbeiten überwiegend nicht evidenzbasiert."* (Dapprich 2010)

In seinem Artikel „Zentrik? Nein danke!" schreibt Leder: *„Geradezu verzweifelt ist man in der Zahnmedizin schon seit Jahrzehnten auf der Suche nach der perfekten und ultimativen Unterkieferposition, in dieser Publikation der Einfachheit halber ‚Zentrik' genannt. Dass es eine ‚korrekte Kondylenposition' nicht zu geben scheint, spricht sich in der deutschen Funktionsanalyselandschaft nur zögernd herum."* (Leder 2010)

Das sind nur zwei von vielen Veröffentlichungen zum Thema zentrische Okklusion.

Um die Zentrik zu registrieren, wurden in den vergangenen Jahren (und leider weiterhin) viele elektronische Registrierungssysteme entwickelt, die teilweise zu viel Geld kosten ohne großen Nutzen zu bringen. Darüber hinaus existiert noch eine Vielzahl anderer mehr oder weniger gut funktionierender Methoden. Eine gute Übersicht zu den einzelnen Methoden bietet die Inauguraldissertation von Schilcher (2004).

Wenn man zusätzlich berücksichtigt, dass – wie in diesem Buch ausführlich dargestellt – periphere Störungen einen nicht unerheblichen Einfluss auf die Okklusion besitzen, so müssen diese zunächst mitbehandelt werden, um überhaupt eine ordentliche Okklusion zu erreichen. Diese am Schluss erreichte Stellung der Okklusion und damit auch der Kondylen kann über Techniken, wie im Kapitel 4 beschrieben, überprüft und verifiziert werden. Damit ist auch die Frage nach der zentrischen Okklusion nur zweitrangig.

Unterkieferschienen versus Oberkieferschienen

➤ Abb. 4.68 zeigt eine modifizierte **Aufbissschiene nach Gelb.** Die Gelb-Schiene wurde in der Vergangenheit häufig angefertigt und wird es nicht selten auch heute noch. Die Schneidezähne im Unterkiefer werden bei der modifizierten Gelb-Schiene freigelassen, der sublinguale Bügel teils mit einem ummantelten Metallbügel verstärkt.

Falls es nach der Therapie zu einer Veränderung der Lage der Mandibula kommt und falls sich beim Patienten ein Kopfbiss einstellen sollte, bietet sich eine modifizierte Aufbissschiene nach Gelb an, andernfalls sollte besser die Front mitgefasst werden (➤ Abb. 4.69). Wird die Front nicht mitgefasst, kann es zu einer unerwünschten Elongation der Incisivi kommen.

In diesem Zusammenhang sei auf die Studie von Türp zum Thema Okklusionsschienen hingewiesen (Türp 2004). Im Zentrum der Untersuchung stand die Frage, ob mit einer Michigan-Schiene ein größerer Behandlungserfolg bei Kaumuskelschmerzen erzielt werden könne als mit anderen Behandlungsmitteln. Dazu wurde eine Recherche in verschiedenen elektronischen Datenbanken (u. a. Cochrane Library und Web of Science) durchgeführt. Türp konnte keine Belege dafür finden, dass mit einer Michigan-Schiene eine effizientere Beschwerdebesserung erzielt wurde als z. B. mit Physiotherapie oder Körperakupunktur. Angesichts der Begleitumstände ist dieses Ergebnis nicht verwunderlich:

- In den einbezogenen Studien wurden die Patienten vor Anfertigung der Bissnahme bzw. Michigan-Schiene nicht adäquat, d. h. komplett, behandelt. Insofern konnte sich keine suffiziente Neueinstellung der Okklusion ergeben.
- Darüber hinaus behindert die Michigan-Schiene die Bewegung der Sutura intermaxillaris und kann dadurch craniale Störungen verursachen.

> Ziel der Schienentherapie ist eine stabile Beziehung der Okklusion von Ober- und Unterkiefer im Zusammenspiel mit Kiefergelenk und Kaumuskulatur.

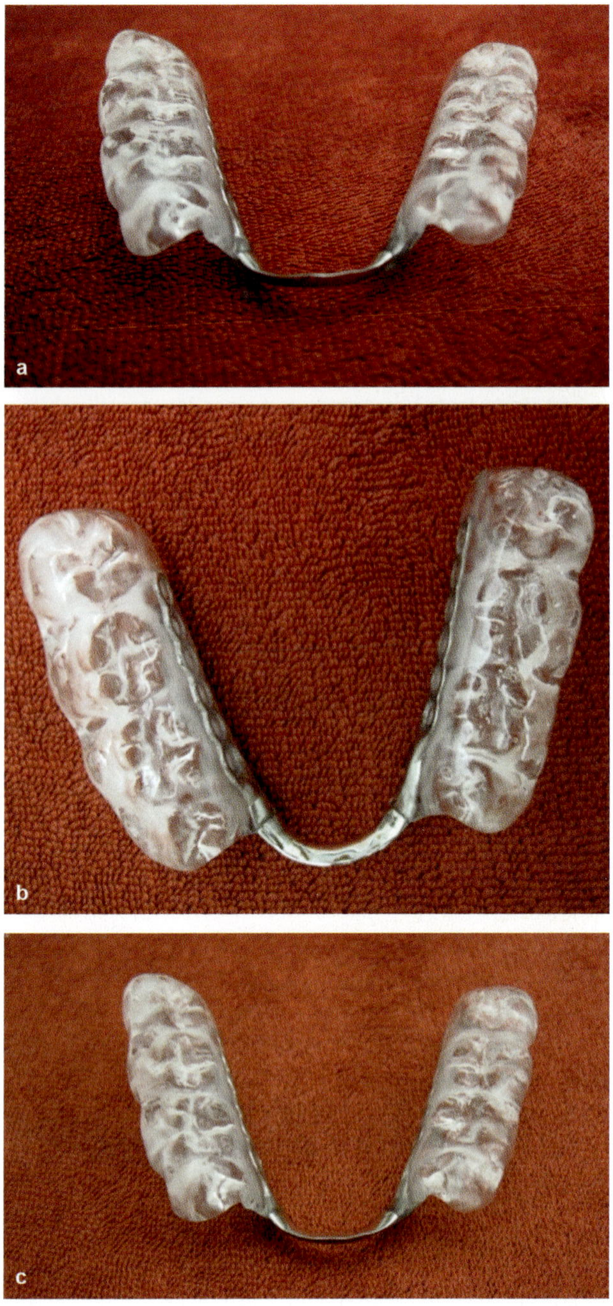

Abb. 4.68 Modifizierte Form einer Aufbissschiene nach Gelb mit Freilassung der Front [M592]

Eine erfolgreiche Schienentherapie beseitigt den Einfluss okklusaler Störungen und entlastet das Kiefergelenk. Des Weiteren wird einer Überbelastung des Zahnhalteapparats entgegengewirkt und somit die Ausdehnung einer Parodontitis bzw. Parodontose reduziert oder aufgehalten. Auch die übermäßige Abnutzung des Zahnschmelzes wird vermindert. Oft kann auch die Schlafqualität erheblich verbessert werden.

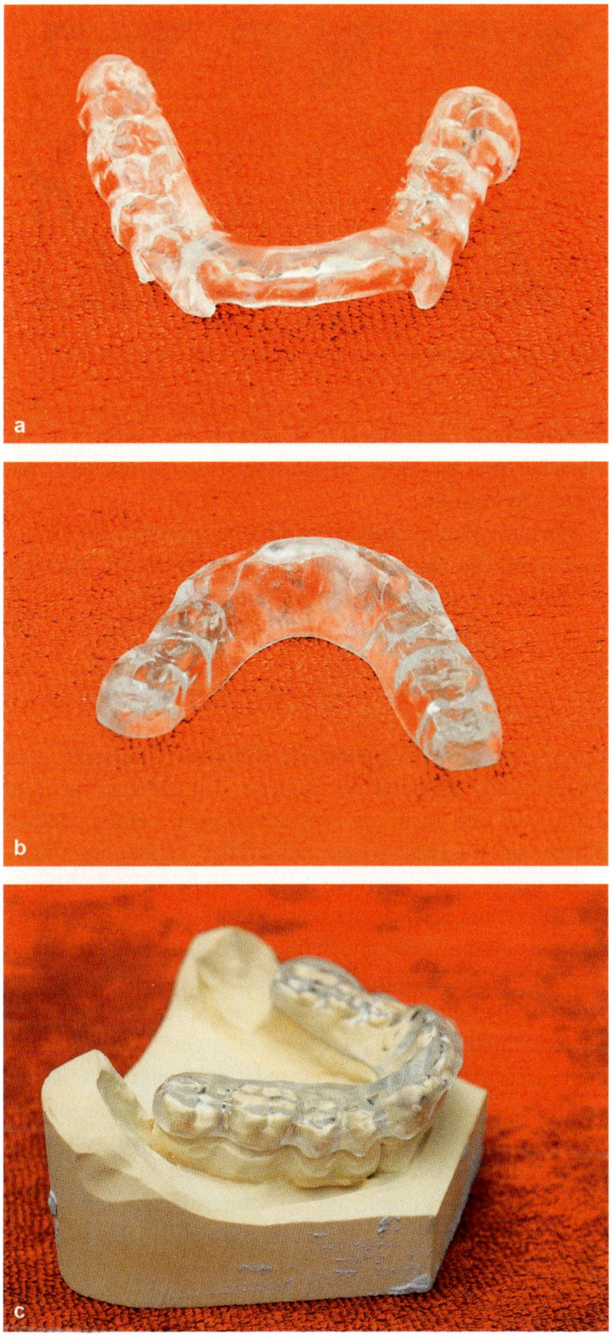

Abb. 4.69 Aufbissschiene für den Unterkiefer mit Fassung der Front und Aufbau einer Eckzahnführung [M592]

4.4.2 Kaufläche

Ähnlich wie die bereits erwähnte Gelb-Schiene, die die Front meist nicht einschließt, gibt es weitere Geräte mit nur partieller Abdeckung der Kauflächen (z. B. Hawley- oder Sved-Apparaturen). Auch Schienen mit Zweipunkt- oder Dreipunktabstützungen, die eher aus dem Bereich der Kieferorthopädie kommen, besitzen eine nur partielle Abstützung der Kaufläche und haben ein anderes Ziel als die in diesem Buch vorgestellte Myozentrikschiene für CMD. Letztere sollte – wie bereits erwähnt – daher immer komplett die gesamte Kaufläche mit einschließen, es sei denn, man käme in eine Kopfbisssituation. Hier müsste die vertikale Abstützung im Bereich der Molaren extrem erhöht werden, um die Front mit einfassen zu können. Dies macht keinen Sinn, da durch eine derartige Erhöhung das Kiefergelenk und die neuromuskulären Strukturen zu sehr belastet werden. In diesen Fällen sollte lediglich die molare und prämolare Fläche einschließlich des Eckzahns gefasst werden und die Front frei bleiben.

Auch bei der Gestaltung der Kaufläche bestehen unterschiedliche Ansichten. Generell scheint es noch keine vergleichende evidenzbasierte Studie zu geben, die nachweisen kann, ob eine plane, eine nur geringfügig oder eine stark ausgeprägte Kaufläche eine bessere Wirkung erzielen wird.

Bei der **Michigan-Schiene** z. B. wird generell eine plane okklusale Fläche mit Ausnahme der Eckzahnführung gefordert. Trotzdem sollten alle Unterkieferzähne in der Schlussbisslage mit der Michigan-Schiene im Oberkiefer Kontakt haben.

Ash schreibt dazu: *„[…] sollten beim Mundschluss alle Zähne gleichzeitig in zentrischer Position mit der Schiene in Kontakt kommen. Der Begriff zentrisch steht hier für alle Bereiche innerhalb der freedom-in-centric. Die Höckerspitzen der tragenden Höcker, also die bukalen Höcker der Molaren und Prämolaren berühren die Schiene. Auch Eckzähne und Schneidezähne haben in Schlussbisslage Kontakt. Die lingualen Höckerspitzen berühren die Schiene nicht.“* (Ash 2006)

Die Idee, die hinter den planen Aufbissflächen steht, beruht auf der Tatsache, dass einerseits störende okklusale Interferenzen ausgeschaltet werden, andererseits der Unterkiefer in seinen Bewegungen noch relativ frei ist, damit auf Dauer eine Neuprogrammierung der muskulären Aktivität erfolgen kann.

Im Gegensatz zu der Michigan-Schiene steht die von dem Autor und anderen in der CMD-Therapie tätigen Orthopäden und Zahnärzten befürwortete Myozentrikschiene (Okklusionsschiene) im Unterkiefer. Diese Schiene wird mithilfe eines Gesichtsbogens und der vorher erfolgten interokklusalen Registrierung vom Zahntechniker hergestellt. Die Schienenherstellung wird detaillierter in ➤ Kap. 4.4.8 beschrieben. Wichtig dabei ist das Ausarbeiten der Höckerspitzen, der Molaren und Prämolaren sowie eine suffiziente Eckzahnführung, sodass der Patient beim Schlussbiss in die zentrische Relation geführt wird.

4.4.3 Eckzahnführung

Die Bedeutung der Eckzahnführung wurde bereits in ➤ Kap. 2.3 näher ausgeführt. Ergänzend seien noch folgende Überlegungen angebracht: Die Eckzahnführung darf weder zu klein noch zu groß ausgeführt werden, damit es nicht zu

Interferenzen bei der Bewegung des Unterkiefers in diversen Abschnitten der Okklusionsfläche kommt. Gerade beim Schluckvorgang und beim langsamen Schließen des Munds sollte die Eckzahnführung so platziert werden, dass der Unterkiefer hier nicht nach lateral oder in die Progenie ausweichen muss. Andererseits müssen sämtliche Laterotrusions- und auch Protrusionsbewegungen auf der Schiene über die Eckzähne des Unterkiefers geführt werden. Bei der lateralen Bewegung des Unterkiefers führt der untere gegen den oberen Eckzahn, was zu einer sofortigen Disklusion im Seitenzahnbereich von mindestens 0,5 mm führen sollte, damit in dem prä- und molaren Bereich keine Kontakte mehr vorhanden sind.

Die Neigung der Eckzahnführung steht dabei in gewisser Relation zur Höhe der Eckzahnführung. Sie sollte nicht zu flach sein, denn dann könnten doch im molaren Bereich noch störende Frühkontakte bei der Laterotrusionsbewegung auftreten, andererseits darf sie nicht zu steil gefasst sein, um zu hohe Schwerkräfte zu vermeiden.

Nicht immer ist eine optimale Eckzahnführung zu erreichen, gerade wenn es zu Extraktionen von Zähnen im Rahmen einer kieferorthopädischen Behandlung kam oder bei einer Angle-Klasse III eine starke Progenie des Unterkiefers besteht. Hier könnte versucht werden, eine gewisse Kombination von Eckzahnführung über den 4er zu erreichen, die Molaren sollten allerdings definitiv keine Kontakte bei der Laterotrusion aufweisen.

4.4.4 Vertikale Höhe

Die Einstellung der vertikalen Höhe unterliegt diversen Faktoren. Einerseits der bereits erwähnten Eckzahnführung, die zu einer suffizienten Disklusion im Seitenzahnbereich führen muss. Andererseits variiert die vertikale Höhe z. B. bei einem Kopfbiss oder einem Tiefbiss. Bei Letzterem muss oft eine Erhöhung von 3–5 mm in Kauf genommen werden. Limitierender Faktor ist dann aber oft das Kiefergelenk, das die Erhöhung eventuell nicht toleriert. Somit muss unter Umständen ein **langsames** Heranführen an die endgültige Höhe vorgenommen werden. Mittels Muskeltest aus der AK kann die vertikale Höhe recht gut eingestellt werden, da eine zu niedrige oder zu hohe Schiene das Kiefergelenk entweder zu wenig oder zu sehr belastet, sodass es zu pathologischen Muskeltests inkl. Beckenstörungen kommen kann.

Generell lässt sich sagen, dass eine Schiene nicht unter einer Dicke von 2 mm angefertigt werden sollte, um eine ausreichende Stabilität aufzuweisen. Einen weiteren wichtigen Parameter stellt die Protrusionsbewegung dar, bei der es zu einer Trennung der Incisivi von etwa 1–2 mm kommen sollte (➤ Abb. 4.70).

Natürlich müssen noch weitere Aspekte in die Betrachtung mit einbezogen werden, z. B. ob die Höhe der Schiene eventuell zu Störungen des Schlafes führt, ob ein suffizienter Lippenschluss noch möglich ist oder ob die Zunge zu wenig Platz hat und es damit zu Störungen des Schluckens und Sprechens kommt.

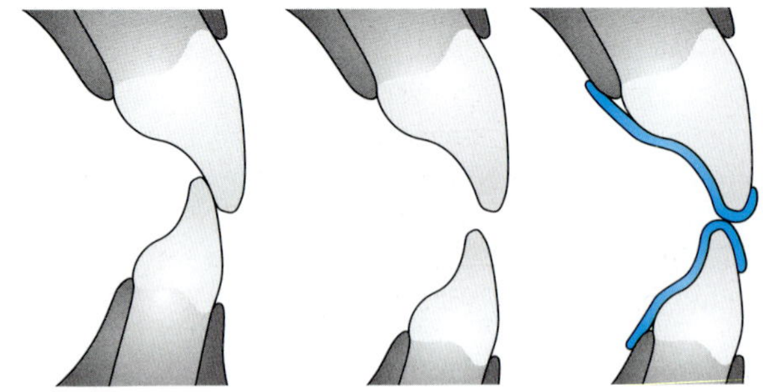

Abb. 4.70 Trennung der Incisivi bei Protrusionsbewegung [L106]

Alle diese Punkte müssen in die Überlegungen des Orthopäden und des Zahnarztes bei ihrer gemeinsamen Therapie des Patienten einbezogen und beachtet werden.

4.4.5 Okklusale Stabilität

Unter dem Begriff **„okklusale Stabilität"** versteht man einerseits die Stabilität der Schiene, d. h. sie darf nicht zu dünn sein und nicht zu Kippbewegungen beim Zubeißen führen, sie muss also passgenau auf den Zähnen im Unterkiefer sitzen. Andererseits ist mit diesem Begriff die Stabilität der Zähne auf der Schiene beim Zubiss wie bei maximaler Intercuspidation gemeint. Beim Zubiss darf es nicht durch störende Frühkontakte in der Gleitbahn zu einem Abrutschen und zu einer Lateralisation oder anterioren-posterioren Verschiebung des Unterkiefers kommen.

Bei der maximalen Intercuspidation sollten alle Zähne möglichst gleichmäßigen Kontakt auf der Schiene haben, wobei in zahnärztlichen Kreisen diskutiert wird, ob dabei nur die buccalen Höcker der Molaren und Prämolaren als tragende Höcker Kontakt auf der Schiene haben sollten oder bukkale wie auch linguale Höcker. Natürlich stellt dies den Idealfall dar, denn bei abgekippten Zähnen ist ein Kontakt auf der Schiene nur z. T. möglich.

Freedom-In-Centric

Der Begriff Freedom-In-Centric beschreibt die Tatsache, dass beim Schlussbiss alle Zähne **gleichzeitig** auf der Schiene auftreffen, es also zu keinen störenden Frühkontakten kommt (z. B. in der Gleitbahn), die verhindern, dass die Endposition der maximalen Intercuspidation unmittelbar störungsfrei eingenommen wird. Diese zentrische Freiheit ist ein relativ kleiner Spielraum, in dem sich der Unterkiefer bis zu 0,5 mm in alle Richtungen bewegen kann, ohne seine horizontale Ebene zu verlieren. Diese Freedom-In-Centric-Position ist aber teilweise rein hypothetisch, da sie sich nicht in allen Gebissen oder auf der Schiene einstellen lässt.

In ➤ Kap. 4.4.8 wird unter dem Thema „Einschleifen der Schiene“ noch darauf eingegangen, dass der Freedom-Of-Centric-Bereich teilweise breiter eingestellt werden muss, da bei langsamem oder schnellem Schließen des Munds oder auch beim Schlucken die Kontakte der Zähne auf der Schiene in unterschiedlicher Position sein können.

4.4.6 Material

Je nach Anforderungen an die Schiene oder nach den Vorlieben und Erfahrungen von Zahnlaboren werden unterschiedliche Materialien angewendet.

Bei den meisten Zahnlaboren, mit denen der Autor in den letzten Jahren zusammengearbeitet hat, wird **Acrylat,** genauer PMMA (Polymethylmethanacrylat) verwendet, was allgemein unter dem Namen Plexiglas bekannt ist. Für die Schienen wird Acrylat nicht eingefärbt, sondern bleibt glasklar, hat eine gute Stabilität und ist relativ bruchfest. Bei der Reinigung sollte man jedoch vorsichtig sein, da aggressive Substanzen oder zu heißes Wasser zu Verformungen führen können.

Eine Weiterentwicklung stellt thermoplastisches Acrylat dar, das in verschiedenen Härtegraden mit unterschiedlicher Biegsamkeit angeboten wird. Bei Zimmertemperatur ist es fest, wird in warmem Wasser aber weich.

Es wird auch noch eine weitere Variante von Zahnärzten verwendet, die unter www.kkd-topdent.de nachzulesen ist. Hier wird ein hyperallergenes, MMA-freies, thermoplastisches Material angeboten, welches über einen Memoryeffekt selbstadjustierend ist.

Zum Teil werden auch mikrogefüllte Komposite verwendet, die lichthärtend sind und meist milchig aussehen. Der Nachteil ist die geringere Bruchfestigkeit als bei Acrylat. Andere Stoffe wie Metall, Silikon, u. a. kommen eher selten oder gar nicht bei Schienen zur Anwendung.

4.4.7 Der Perspektivwechsel

Bei jedem Menschen findet man muskulär-orthopädische Kompensationsmechanismen, die der Körper benötigt, um im Leben weiterhin irgendwie seine Bewegungen, seine muskuläre Belastungsfähigkeit und die alltäglichen Belastungen aufrecht zu erhalten. Pawlik und Schalbe haben in der Zahnmedizin 2016 (Pawlik, Schalbe 2016) einen bemerkenswerten Artikel veröffentlicht, der sich mit der *„Leistungssteigerung durch Atemwegsoptimierung, Körperhaltungsparameter, Verletzungsprävention und Regenerationseffizienz“* beschäftigt.

Diese Arbeit ist insofern bemerkenswert, da von zahnmedizinischer Seite gezeigt wird, welche enorme Auswirkung eine optimale zahnmedizinische Behandlung im orthopädischen und gerade auch im Spitzensport besitzt. Trotz des Vorliegens einer Vielzahl objektiver Messparameter im Bereich der Zahnmedizin und der Humanmedizin, sowie auch in dieser Arbeit von Pawlik und Schalbe dargelegt, wird es weiterhin wohl noch lange Zeit brauchen, bis man die **orthopädische und funktionelle Befunde** auf eine dentosacrale Ursache oder im umgekehrten Sinn dentosacrale Probleme auf orthopädische Ursachen zurückführen wird.

Auf der ➤ Abb. 4.71 sieht man derartige **Kompensationsmechanismen,** die nicht a priori als Erkrankung, sondern als sinnvolle und notwendige Kompensationsmechanismen des Körpers zu verstehen sind. Trotzdem können sich hieraus diverse Pathologien entwickeln. Ob diese Kompensationsmechanismen primär eine orthopädische Ursache hatten (z. B. ein Beckenschiefstand nach Sturz) und dann in der Folge dentale/okklusale Probleme verursacht haben oder die orthopädischen Probleme durch dentale/okklusale Probleme entstanden sind, kann nicht immer im Nachhinein geklärt werden, muss aber von beiden Seiten betrachtet und behandelt werden, wie es in diesem Buch auch dargestellt ist.

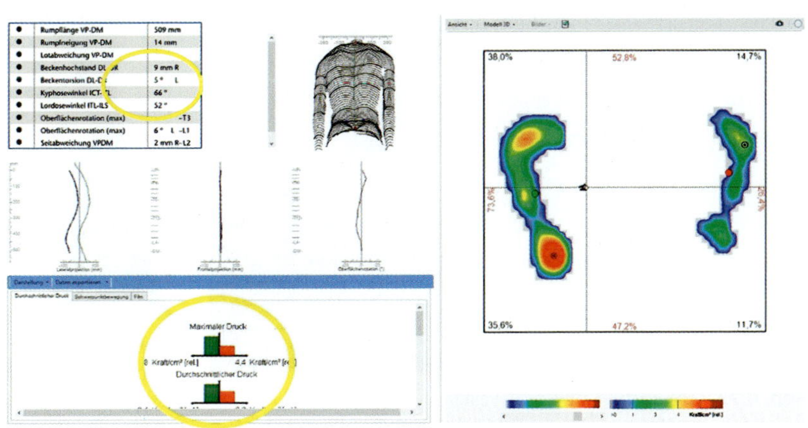

Abb. 4.71 „Dargestellt ist eine stark ungleiche Kraftverteilung auf den Fußsohlen mit ausgeprägten Befunden in den orthopädischen Hüftparametern (Torsion 5°, Beckenschiefstand 9 mm, Lumballordose 52°). Auf dem linken Fuß lasten 75 Prozent des Körpergewichts. Bei einem Körpergewicht von 80 kg liegen entsprechend 60 kg auf dem linken und nur 20 kg auf dem rechten Fuß. Bei einer gelaufenen Strecke von 10 km in einem Fußballspiel (10.000 Schritte) entspricht dies einer Mehrbelastung des gestützten Körpergewichtes von 600 Tonnen. Entsprechend hat dieser Spieler Knieverletzungen mit begleitender Muskelverhärtung im Oberschenkelbereich mit regelmäßigem Rezidiv.“ (Pawlik, Schalbe 2016) [W1067]

Spitzensport

Die Unterschiede bei den Wettkämpfen der Spitzensportler liegen zwischen den ersten zehn Plätzen oft nur in 1 % oder wenigen Sekunden. Interessant ist die Tatsache, dass in Deutschland die Versorgung mit **Myozentrikschienen** im Bereich der Profiligen im Vergleich z. B. zu den nordamerikanischen Profiligen von NBA, NFL, MLB, NHL kaum vorhanden ist.

Die Autoren gliedern die Effekte der sportmedizinischen Leistungsoptimierung dabei in fünf Hauptbereiche:

1. Effektiver Atmen
2. Mehr Kraft und maximale Belastung
3. Mehr Gesundheit und bessere Bewegung
4. Mehr Erholung und Regeneration
5. Schwächen als Potential zur Leistungssteigerung

1 Effektiver Atmen

Wie wichtig die optimale Versorgung des Körpers mit **Sauerstoff** ist, dürfte allgemein bekannt sein: reduzierte Leistungsfähigkeit, verkürzte Lebenserwartung, kardiovaskuläre und weitere Erkrankungen. Personen mit einer Schlafapnoe, die jahrelang unter Müdigkeit und verminderter Leistungsfähigkeit litten, zeigten erhebliche Verbesserungen ihres Gesundheitszustandes, wenn sie dann mit speziellen Masken oder Schnarcherschienen versorgt wurden. Gerade im Spitzensport ist daher eine optimale Sauerstoffversorgung zur Erbringung von Hochleistungen essenziell. Wichtig für das Verständnis der effektiven Atmung ist der Bereich der **Mundboden-Zungenstruktur,** da hier die engste Stelle der Luftversorgung vorliegt.

Pawlik und Schalbe konnten zeigen, dass sich mit einer gezielten myofunktionellen Einstellung und Repositionierung des Unterkiefers der effektive Luftröhrenquerschnitt ad hoc vervielfachen lässt (➤ Abb. 4.72, ➤ Abb. 4.73, ➤ Abb. 4.74, ➤ Abb. 4.75, ➤ Abb. 4.76).

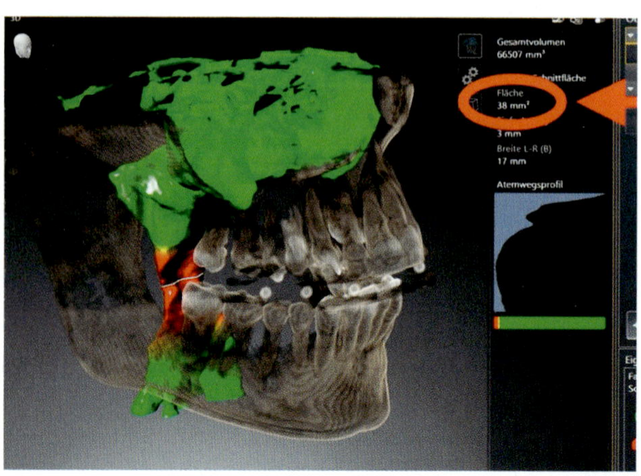

Abb. 4.72 „Die oberen Luftwege in volumentomographischer 3-D-Darstellung mit quantitativer und qualitativer Vermessung" (Pawlik, Schalbe 2016) [W1067]

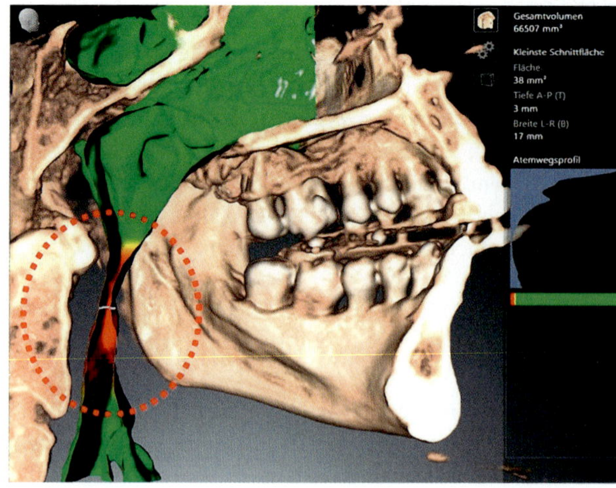

Abb. 4.73 „Die Atemwegseinengung mit minimalem Luftröhrenquerschnitt befindet sich im zahnärztlich-funktionellen Einflussbereich auf Höhe des Unterkiefers." (Pawlik, Schalbe 2016) [W1067]

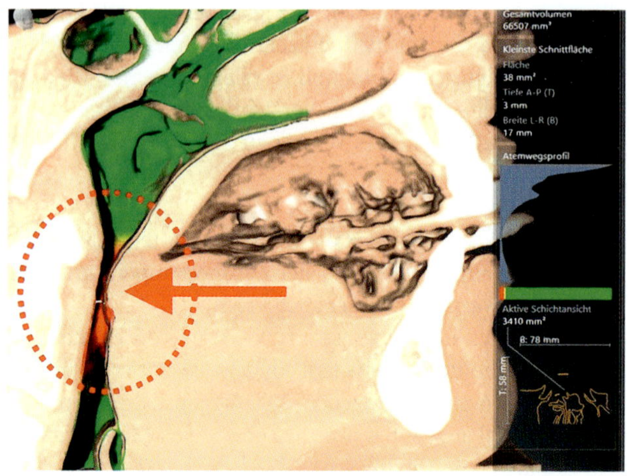

Abb. 4.74 „Die Ursache der Atemwegseinengung ist in der großen Mehrzahl der Fälle der anatomische Komplex aus Zunge und Mundboden (myofunktionelle Atemwegsobstruktion)." (Pawlik, Schalbe 2016) [W1067]

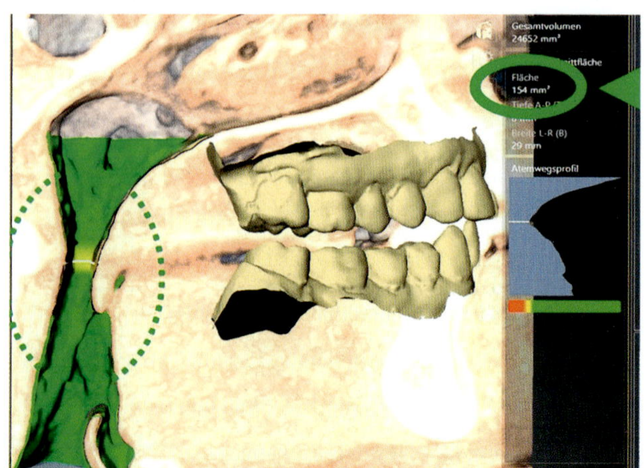

Abb. 4.75 „Nach myofunktioneller Therapie zur Bestimmung einer luftwegsoptimierten Unterkieferposition (OSP-Position) und einem 3-D-Scan der Zähne zur Herstellung einer Schienenversorgung zeigt die Patientin aus ➤ Abb. 4.1 mit einem vervierfachten minimalen Luftröhrenquerschnitt einer signifikanten Atemwegsoptimierung." (Pawlik, Schalbe 2016) [W1067]

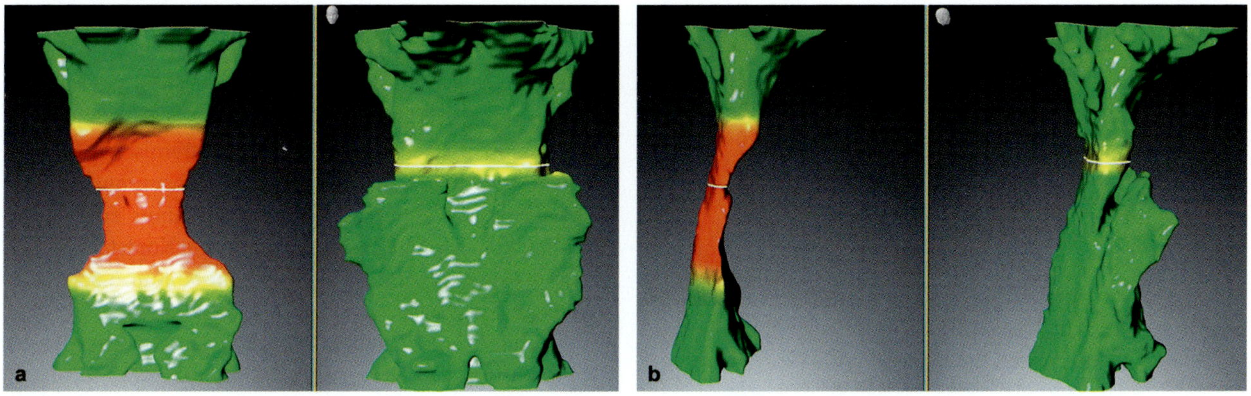

Abb. 4.76 „Die Frontal- (a) und Lateralansicht (b) der Luftröhre in prätherapeutischer Darstellung mit OSP-Unterkieferposition" (Pawlik, Schalbe 2016) [W1067]

2 Mehr Kraft und maximale Belastung

Pawlik und Schalbe führen weiter aus: „*Der Biss erzeugt die mit Abstand größte Kraft- und Druckentwicklung unseres Körpers. Im molaren Bereich steigt der Kaudruck über eine Tonne pro Quadratzentimeter. Damit die enormen Kaukräfte keine Gewebestrukturen zerstören, ist der Unterkiefer rein muskulär gelagert. Über dieses komplexe Muskelsystem werden die Kaukräfte großflächig über die Kopf-, Hals- und Schulterstrukturen abgeleitet […].*" (Pawlik, Schalbe 2016)

Daher ist eine optimale Okklusion unverzichtbarer Bestandteil für **Schulter- und Rumpfstabilisierung,** da sonst die Kaukraftableitung in den gesamten Hals-, Schulter- sowie Rumpf- und Beckenbereich negative Auswirkungen haben kann. Welche massiven Belastungen **hier** auftreten können, wird anschaulich in der ➤ Abb. 4.71 dargestellt.

Wird dann die Synchronisierung der Kaukräfte durch die funktionstherapeutische Behandlung wieder erreicht, zeigt sich dies in der Beseitigung von absteigenden/aufsteigenden orthopädischen Störfaktorketten mit Harmonisierung der Körperstatik und Kraftverteilung (➤ Abb. 4.77).

Es gibt einen deutlichen Unterschied zwischen den **Haltungsparametern im Stand** und den **dynamischen Bewegungsparametern.** Im Stand kann der Proband/Sportler die Messwerte durch bewusste und unbewusste Kompensationsmechanismen vermischen, was bei Bewegung im Spitzensport hingegen – dies ist von größerer Relevanz – nicht möglich ist. Daher sind die dynamischen Werte aktiver Bewegungsprozesse in der Untersuchung für Spitzensportler wichtiger. Je näher der Sportler also dabei an seine körperliche Belastungsgrenze kommt, desto mehr Kompensationsmechanismen werden aufgegeben und die unverfälschten

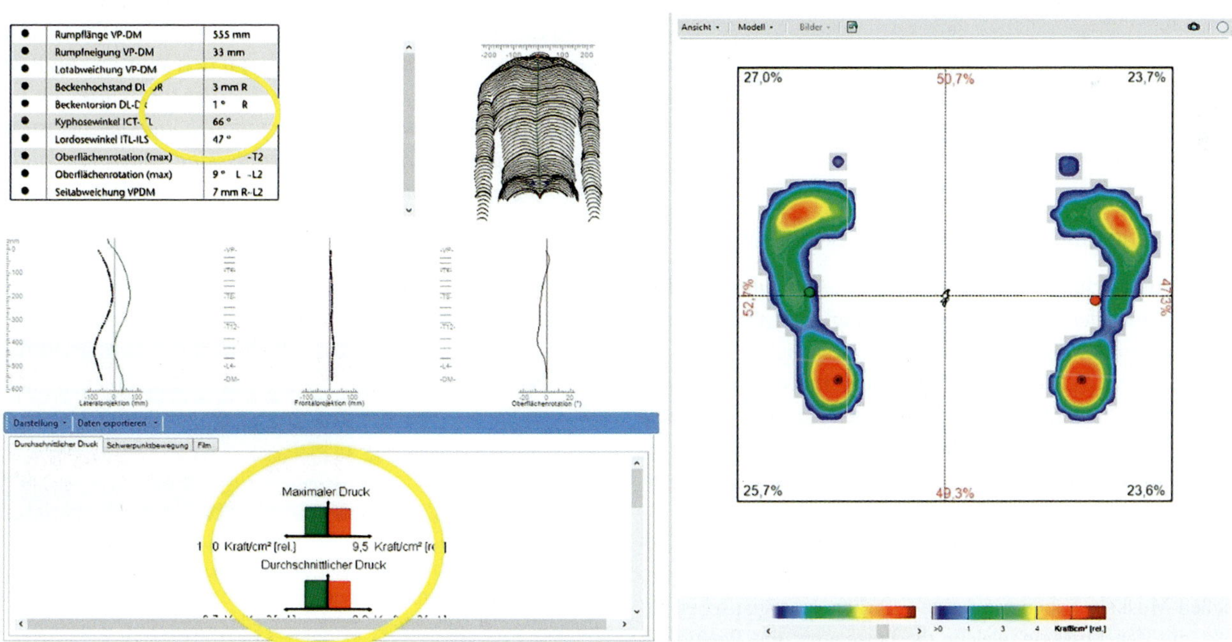

Abb. 4.77 „Nach leistungsmyozentrischer Therapie und MSP-Schiene zeigt sich eine signifikante Optimierung der stabilometrischen Verhältnisse mit einer annähernd beidfüßigen Gleichverteilung." (Pawlik, Schalbe 2016) [W1067]

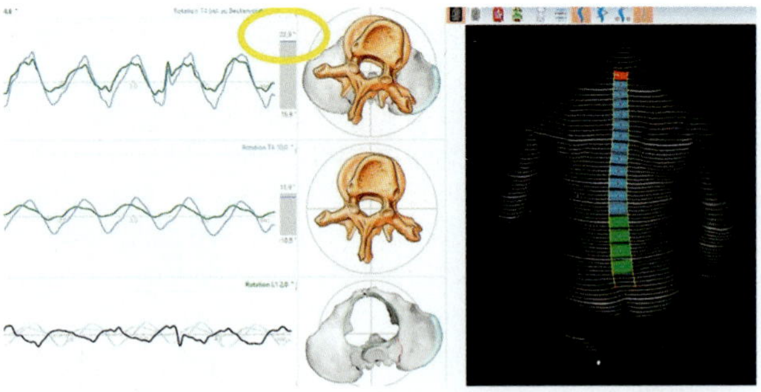

Abb. 4.78 „Die 4-D-Optrimetrie zeigt die Rotation der Wirbelkörper während des Laufens mit einer Geschwindigkeit von 10 km/h für eine Dauer von 30 min. Zu erkennen ist ein ausgeprägter einseitiger Torsionsbefund (22,9°/–15,9°), bei dem der Körper pro Schritt einseitig 7 Grad mehr rotiert." (Pawlik, Schalbe 2016) [W1067]

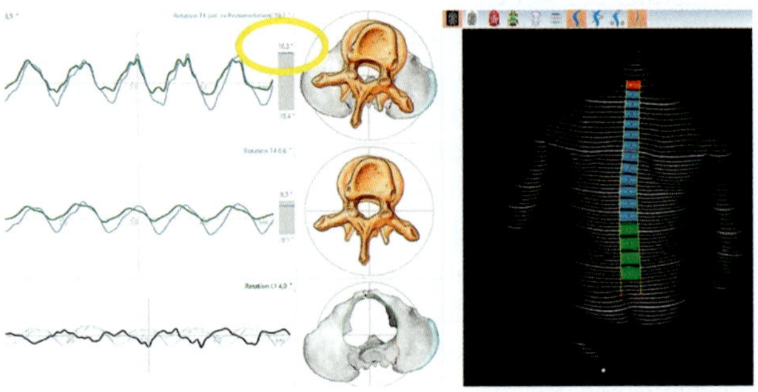

Abb. 4.79 „Die 4-D-Optrimetrie mit MSP-Schiene zeigt einen nahezu korrigierten Torsionsbefund (16,3°/–15,4°) bei gleichem Laufzyklus bei 10 km/h. Die Schiene wurde während des Messvorgangs vom Sportler eingesetzt, um die direkte Körperreaktion aufzuzeichnen. Der Sportler spart demnach beim Tragen der MSP-Schiene effektiv 6,6 Grad oder 28 Prozent Wirbelkörpertorsion im Bereich L1 pro Schritt. Das entspricht bei einem durchschnittlichen Bundesligapunktspiel mit einer Laufstrecke von ca. 10 km (10.000 Schritte) einer Einsparung von über 60.000 Grad Wirbelkörpertorsion (6,6° × 10.000 Schritte)." (Pawlik, Schalbe 2016) [W1067]

habituellen Bewegungsmuster kommen zum Vorschein. Welche Auswirkungen daher eine **MPS-Schiene** im positiven Sinn allein nur auf die Wirbelsäule haben kann, demonstrieren die Autoren an ➤ Abb. 4.78 und ➤ Abb. 4.79.

3 Mehr Gesundheit und bessere Bewegung

Pawlik und Schalbe führen weiter aus: *„Nicht nur der Biss, sondern auch der gesamte Kopf hat ein herausragendes Alleinstellungsmerkmal, denn er kann als einzige große anatomische Struktur frei und aktiv repositioniert werden … Beim Mundöffnen nehmen wir den Kopf in den Nacken … Schlussfolgend sind die kaufunktionellen Muskeln und die Muskeln zur Bewegung und Positionierung des Kopfes identisch."* (Pawlik, Schalbe 2016)

Diese Schlussfolgerung kann vom Autor dieses Buches allerdings nicht komplett mit getragen werden. Die kaufunktionellen Muskeln haben zwar einen starken synergistischen Effekt mit den Muskeln, welche die Bewegung und Positionierung des Kopfes **steuern,** sind aber **nicht identisch mit ihnen.** Allein schon die Kopfbewegung, welche durch eine gerichtete Augenbewegung auf ein Ziel hin induziert wird, spricht dagegen. Auch Spannungen der Dura können Verspannungen der suboccipitalen Muskeln verursachen, welche eine Kopfbewegung induzieren (Meßlinger 2016, Hülse et al. 2005)

Betrachtet man allerdings die neuroanatomischen Verbindungen zwischen Kau-, Nacken- und Augenmuskeln wie auch weiteren, dann kommt dem Trigeminus eine enorm wichtige Rolle zu. Der Zusammenhang von Kopfstellung und Rumpfhaltung ist bereits ausführlich im ➤ Kap. 3.5.2 in diesem Buch dargelegt.

Insgesamt lässt sich aber feststellen, dass der **Einfluss der Kopfposition,** z. B. verursacht durch okklusale Störungen, auf die Wirbelsäulenposition enorm ist. Dies gilt allerdings auch vice versa, dass nämlich bei einer z. B. deutlichen BWS-Kyphose (z. B. bei Morbus Bechterew) die Kopfposition verändert werden muss, damit wir nicht ständig auf den Boden sehen, womit auf längere Sicht durch die Muskelzüge wiederum die Okklusion beeinflusst wird.

4 Mehr Erholung und Regeneration

Verständlich, dass für jeden Menschen Regeneration und Erholung von größter Bedeutung v. a. für die tägliche Leistungsfähigkeit sind. Der Großteil dieser **Regeneration** sollte daher nachts erfolgen. Dies wird u. a. durch die psycho-emotionale Komponente des nächtlichen **Träumens** unterstützt. Hier werden im Schlaf in den Traumphasen sämtliche Emotionen im wahrsten Sinn des Wortes verarbeitet und verbissen. Insofern ist eine gute Okklusion wichtig, denn sonst entstehen Knirschphänomene, wenn der Patient nachts seine Stellung sucht. Da die reflexgesteuerte **Kaukraftinhibition** nachts außer Funktion ist, knirschen und pressen wir während des Schlafens mit einer viel höheren Kraft als tagsüber beim Kauen. Man könnte es auch mit den Worten von Pawlik und Schalbe so ausdrücken: *„Sportler und Patienten mit Funktionsstörungen und hoher psycho-emotionaler Belastung haben nach dem Aufwachen bereits eine ganze muskuläre Trainingseinheit hinter sich, anstatt sich erholt zu haben."* (Pawlik, Schalbe 2016)

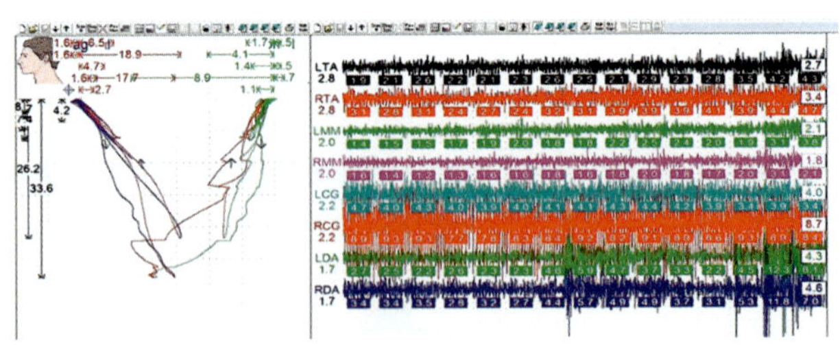

Abb. 4.80 „Die Abbildung zeigt ein Magnetkinesiografie zur Aufzeichnung von Unterkieferbewegungen (links) und die zugehörige Elektromyografie. Der Muskeltonus ist deutlich erhöht und wird häufig durch bruxistische Aktivität verursacht. Die waagerechten Abschnitte der Bewegungsaufzeichnungen stehen für ein ausgeprägtes Kiefergelenksknacken." (Pawlik, Schalbe 2016) [W1067]

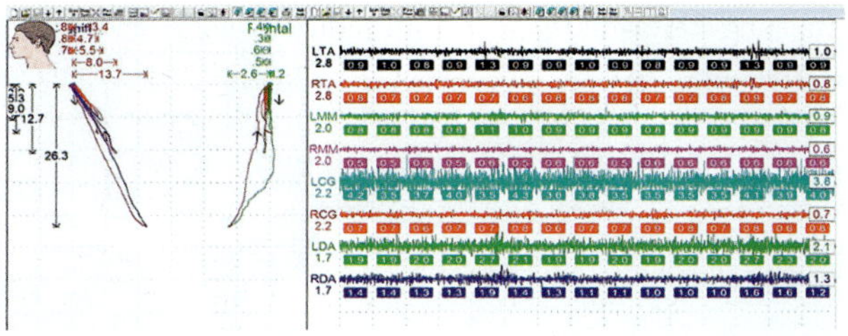

Abb. 4.81 „Die Verlaufskontrolle dokumentiert die nahezu komplette Entstörung der Kaumuskulatur nach myozentrischer Funktionstherapie und MSP-Schiene in situ." (Pawlik, Schalbe 2016) [W1067]

Durch die **Versorgung mittels einer Zahnschiene** lässt sich auch die Kaumuskulatur in ihrer Aktivität erheblich verbessern (➤ Abb. 4.80 und ➤ Abb. 4.81).

5 Schwächen als Potenzial zur Leistungssteigerung

Die Untersuchung in Berlin richtete das Hauptaugenmerk auf die Reaktionszeit, die Schnellkraft, die Maximalkraft und die Bewegungsintelligenz.

Reaktionszeit und die **mentale Belastungsdauer** sind dabei hochrelevante Leistungsmerkmale. Die in Berlin angefertigten speziellen Hochleistungsschienen entlasten dafür gezielt das subocciptale Segment, das mit seinen komplexen Nerv- und Gefäßsträngen Auswirkungen auf den ganzen Körper besitzt. Allgemein körperliche Fehlhaltungen, Störungen der Okklusion, Augenerkrankungen, geistige oder psycho-emotionale Belastungen und weitere Pathologien beeinflussen diesen Bereich sehr stark, wodurch eine Fülle von Störungen im Körper ausgelöst werden können.

Für den Bereich des Spitzensports konnten Pawlik und Schalbe zeigen, dass die Leistungssteigerungsraten im Bereich der Reaktionszeit durch gezielte Schienenbehandlung bei über 10 % liegen. Mit bis zu über 100 % sind die Steigerungsraten bei der Bewegungsintelligenz aber sogar noch größer.

Das Fazit von Pawlik und Schalbe: Einschränkend

„Sieht man den Körper als komplexes Gesamtsystem und erkennt körperweite Zusammenhänge über die Grenzen der einzelnen Fachbereiche an, erschließen sich uns Zahnärzten […] therapeutische Möglichkeiten. Insbesondere im Bereich der orthopädischen Zahnmedizin (Kopf-, Hals- und Rückenschmerztherapie, […]) und der respiratorischen Zahnmedizin (Schlafapnoe, Atmungseffektivierung) sind die zukünftigen Aussichten faszinierend." (Pawlik, Schalbe 2016)

Es muss vom Autor dieses Buches allerdings definitiv darauf hingewiesen werden, dass eine alleinige zahnmedizinische Behandlung auch hier nicht suffizient genug ist und genau dieser Bereich eine **interdisziplinäre Ausbildung und Zusammenarbeit** zwischen Zahnmedizin, Orthopädie, Sportmedizin und Physiotherapie erfordert, **wie dies auch Pawlik und Schalbe fordern.**

Den Autoren Pawlik und Schalbe gebührt hoher Dank, die Zusammenhänge auf so eindrucksvolle Weise aufgezeigt zu haben. Derartige Studien können allein aufgrund der technischen, personellen und finanziellen Ausstattung leider nur spezielle Zentren durchführen, im niedergelassenen Bereich ist dies praktisch unmöglich. Der Autor hat allerdings selbst in den letzten Jahren etliche (Spitzen-) Sportler in interdisziplinärer Zusammenarbeit mit Zahnärzten und anderen medizinischen Bereichen mit Myozentrikschienen versorgt und ähnliche Erfolge erzielen können, wenn auch nicht so wunderbar dokumentiert wie von den Berliner Autoren. Mittlerweile stehen aber auch im Medcenter des Autors derartige Apparate zur Verfügung, um weitere Forschungsarbeiten im niedergelassenen Bereich durchführen zu können. Ergebnisse werden aber erst in der 5. Auflage des Buches veröffentlicht werden können.

4.4.8 Herstellung der Schiene

Zur Herstellung der Schiene werden vom Zahnlabor die Abdrücke von Ober- und Unterkiefer, die therapeutische Bissnahme mit einem Bissregistrat (z. B. Futar®) vom Zahnarzt oder Orthopäden und die Bissgabel für das entsprechende Artikulatorsystem benötigt (➤ Abb. 4.82 und ➤ Abb. 4.83). Der Autor verwendet gerne dieses Material, da nach dem Aufspritzen des Materials auf die Zähne der Patient in seiner Haltung unter Umständen noch korrigiert werden muss. Das dauert einige Sekunden, sodass bei schnell abhärtendem Material das Bissregistrat möglicherweise nicht gelingt, da es bereits zu hart ist.

Das Oberkiefermodell wird auf der Bissgabel fixiert und mit dieser in das Artikulatorsystem übertragen. Somit erhält man die exakte Lageposition des Oberkiefers im Artikulator. Das Modell muss mit Gips exakt aufgefüllt werden, um mit

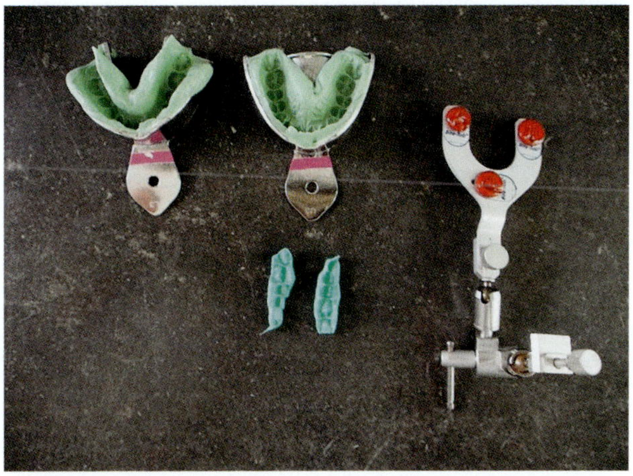

Abb. 4.82 Abdrücke von Oberkiefer und Unterkiefer, Futar®-Biss und die Bissgabel für das entsprechende Artikulatorsystem [M592]

4

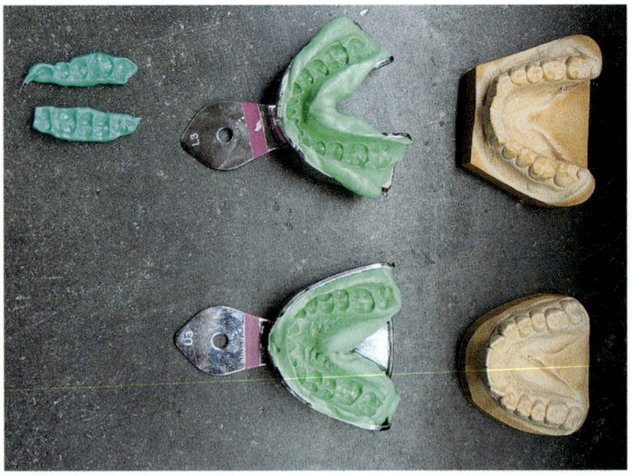

Abb. 4.83 Die hinteren Arbeitsmodelle sind bereits hergestellt worden [M592]

dem Magneten im oberen Teil des Artikulators fixiert werden zu können (➤ Abb. 4.84).

Danach dreht man das Modell um, damit das Bissregistrat aus Futar® und das Unterkiefermodell angepasst werden können (➤ Abb. 4.85).

Der Futar®-Biss wird durch Entfernen der abgezeichneten Fissurenlinien für die Artikulation vorbereitet. Es gibt zwei Möglichkeiten zur Artikulationsfixierung.

- 1. Man legt das Futar® zwischen die Zahnreihen und fixiert dieses mit Klebewachs. Dies birgt allerdings die Gefahr, dass man ein Verrutschen nicht erkennt, da keine visuelle Kontrolle möglich ist.
- 2. Man fixiert mit der Hand das Unterkiefermodell und das Futar® auf dem Oberkiefermodell und füllt das Unterkiefermodell mit Gips auf. Die Fixierung dauert so lange, bis der Gips abgebunden hat (ca. 1 min) (➤ Abb. 4.86). Eine mögliche Fehlerquelle wäre hier, dass es zu einer leichten Kippung auf dem etwas nachgiebigen Futar® kommen kann und damit zu Frühkontakten entweder im Molaren- oder Incisivibereich führt.

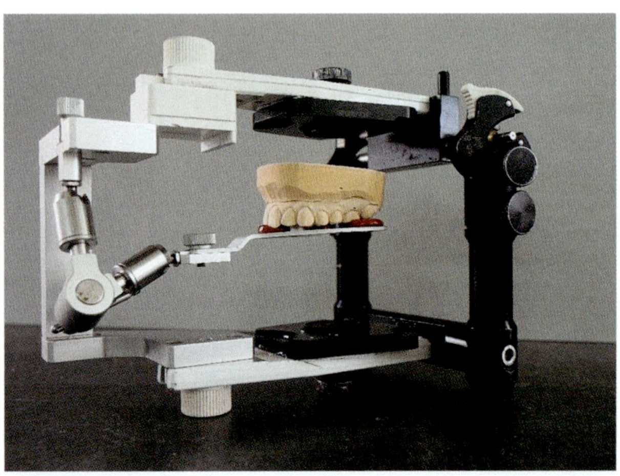

Abb. 4.84 Ein in das Artikulatormodell übertragenes Oberkiefermodell [M592]

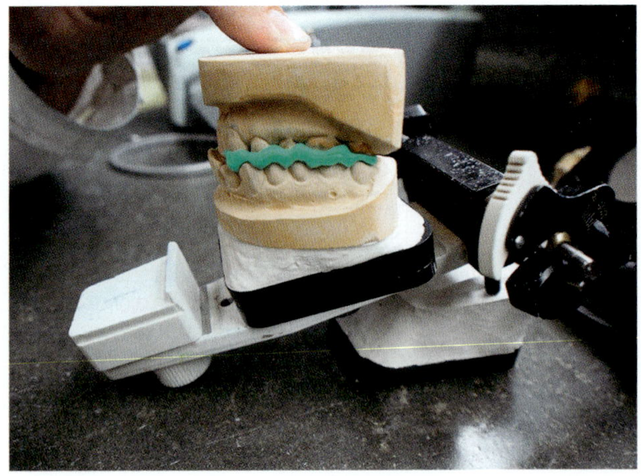

Abb. 4.85 Artikuliertes Oberkiefermodell (kopfüber) mit eingearbeitetem Futar® und aufgesetztem Unterkiefer [M592]

Bei der **therapeutischen Bissnahme** wird (wie in ➤ Kap. 4.2.3 beschrieben) nur auf dem seitlichen Zahnbereich das Futar® aufgetragen, damit der Therapeut im Frontzahnbereich erkennen kann, wie weit der Patient zubeißt. Damit hat man allerdings nur einen „Zweipunktekontakt". Eine Lösungsmöglichkeit wäre, nach Aushärtung des Futars® dieses zu testen und dann nochmals in der Front weiteres Futar® nachzuspritzen. Dies ergibt einen Dreistützpunktkontakt und verhindert eine Kippelung.

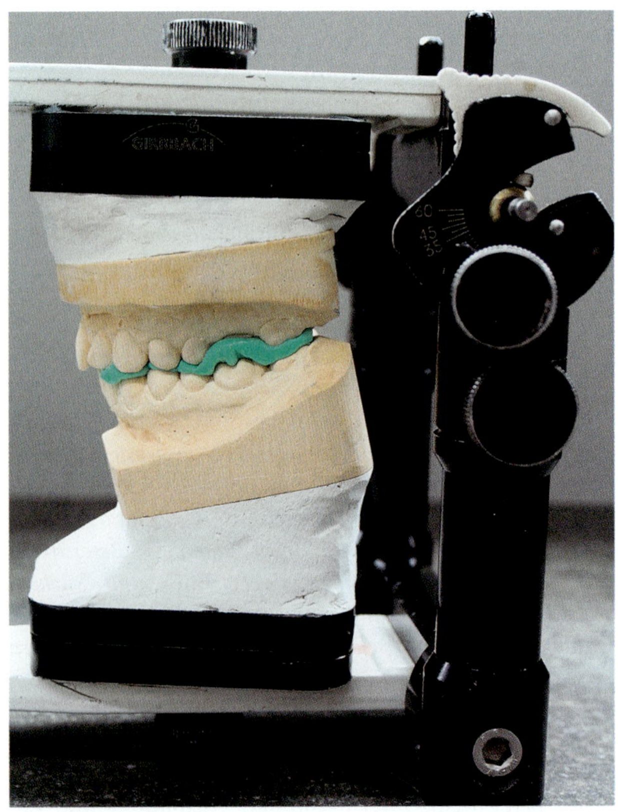

Abb. 4.86 Fertige Artikulation unter Verwendung des Futars® [M592]

Die bei der Patienteneinsetzprobe auftretenden Frühkontakte resultieren eventuell aber auch aus kleinen Abdruckfehlern in der Okklusionsfläche, da das Futar® nicht 100-prozentig aufliegt.

Weitere Fehlerquellen könnten auch kleine Bläschen im Modell sein, die dann beim Aufsetzen des Futars® kleine Inkongruenzen ergeben. Eine weitere, nicht zu unterschätzende Fehlerquelle ist der zum Auffüllen verwendete Gips. Nur hochwertiges Material dehnt sich praktisch nicht mehr aus, minderwertiger Gips hingegen kann sich beim Aushärten noch weiter ausdehnen und zu Differenzen in der Okklusionsfläche der Schiene führen, besonders da der Gips unterschiedlich dick auf die rückwärtige Seite der Abdrücke aufgetragen werden muss (➤ Abb. 4.84).

Es wird nun in einer Dublierform eine Kopie des Unterkieferoriginals angefertigt. Dieses Duplikatmodell wird in ein Vakuum-Tiefzieh-Gerät eingespannt. Das Granulat verhindert ein Unterziehen der Folie unter das Modell, welches eine Ausdünnung der Materialstärke zur Folge hätte (➤ Abb. 4.87). Die 3 mm starke Tiefziehschiene wird auf 165 °C erhitzt und dann unter Vakuum über das Duplikatmodell gezogen. Die Abkühlzeit beträgt 3 min (➤ Abb. 4.88). Eine dünnere Materialstärke ist nicht zu empfehlen, da es dann leichter zu einem Verzug bei der Adjustierung kommen kann. Deutlich zu sehen ist der mit dunklem Stift vermessene Zahnäquator. Dieser Schritt ist notwendig, damit die Schiene einen gleichmäßigen Halt bekommt (➤ Abb. 4.89).

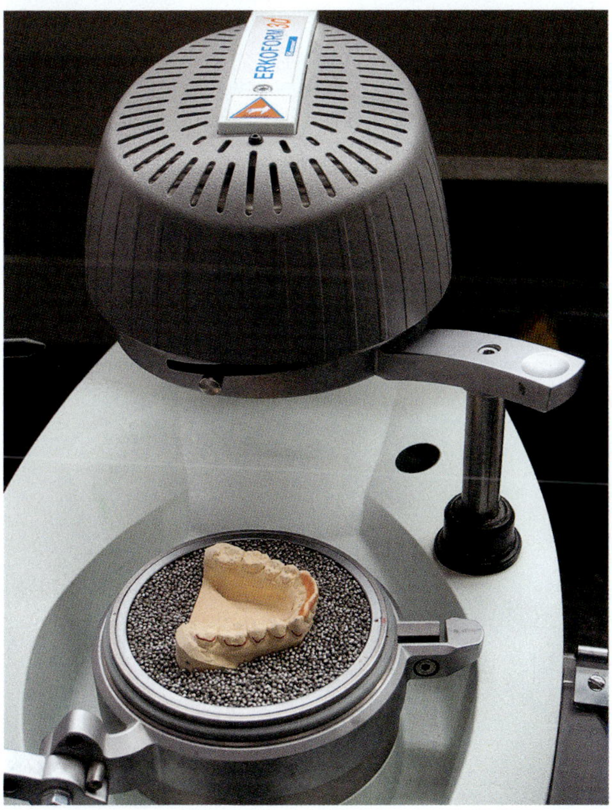

Abb. 4.87 Das Duplikatmodell im Vakuum-Tiefzieh-Gerät [M592]

Der Schienenrohling wird ausgespannt. Die bräunliche Färbung im Frontzahnbereich ist Ausblockwachs. Es dient zur Hohllegung und damit zur Spannungsentlastung der Front. (➤ Abb. 4.90) Der grobe Überschuss der Folie wird

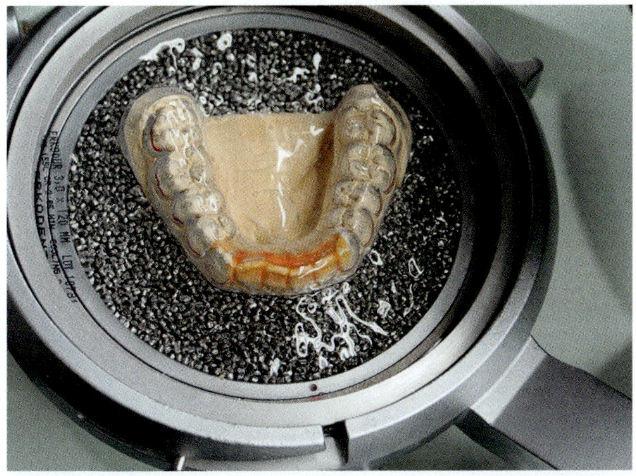

Abb. 4.88 Bei 165 °C wird das Schienenmaterial unter Vakuum auf das Duplikatmodell gezogen. [M592]

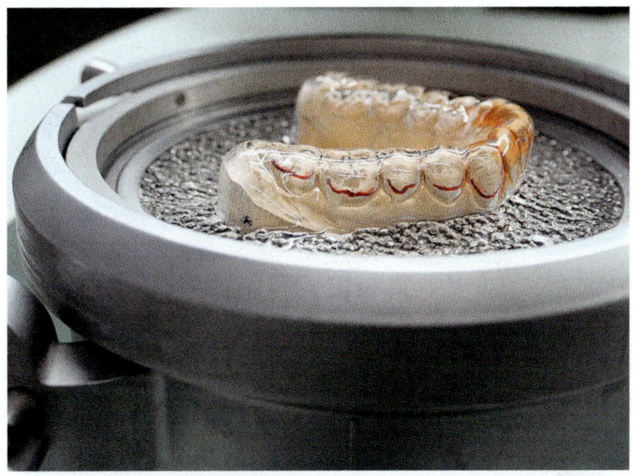

Abb. 4.89 Die rote Linie ist der vermessene Zahnäquator [M592]

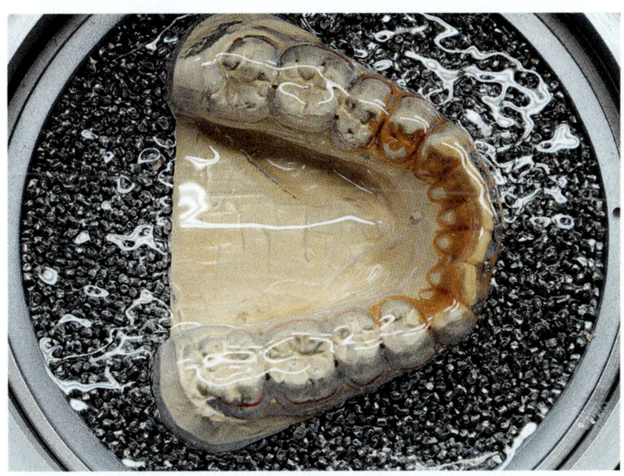

Abb. 4.90 Zur Spannungsentlastung der Front wird Ausblockwachs benutzt. [M592]

entfernt (➤ Abb. 4.91). Der Rohling wird dann vom Duplikatmodell abgenommen und entlang der Äquatorlinie ausgefräst (➤ Abb. 4.92).

Vor dem Aufpassen der Schiene auf das Arbeitsmodell wird der durch das Fräsen entstandene Grat entfernt und die scharfen Kanten poliert. Der fertige Rohling wird dann auf das Duplikatmodell gesetzt (➤ Abb. 4.93). Nach dem Aufpassen des Rohlings auf das Arbeitsmodell wird die Schiene mit Okklusionsfolie auf die Bisshöhe eingeschliffen. Die Minimalstärke der Folie beträgt hierbei 0,5 mm um ein Durchpolieren bei der weiteren Verarbeitung zu verhindern (➤ Abb. 4.94).

Nach dem Auftragen des Kunststoffs auf den Rohling wird das Unterkiefermodell in den Artikulator zurückgesetzt und das Oberkiefermodell in die Adjustierung eingelassen. Als Kunststoff wird PMMA (Polymethylmethacrylat, Plexiglas) verwendet (➤ Abb. 4.95). Es ist der gleiche Kunststoff, der

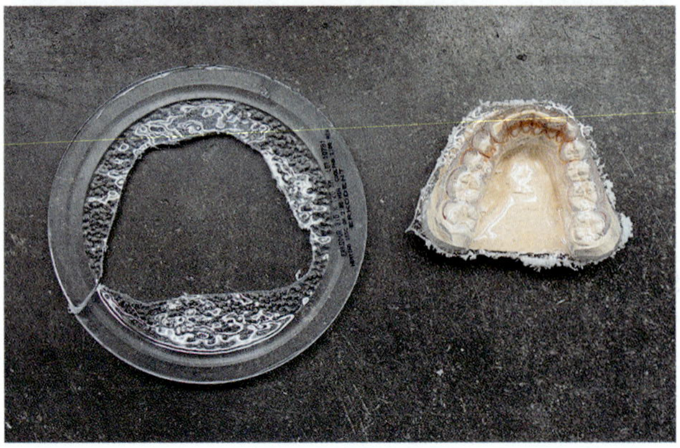

Abb. 4.91 Entfernen von Überschuss [M592]

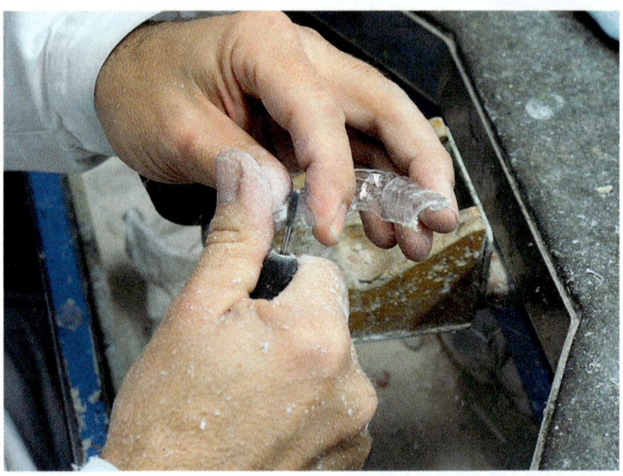

Abb. 4.92 Ausfräsen entlang der Äquatorlinie [M592]

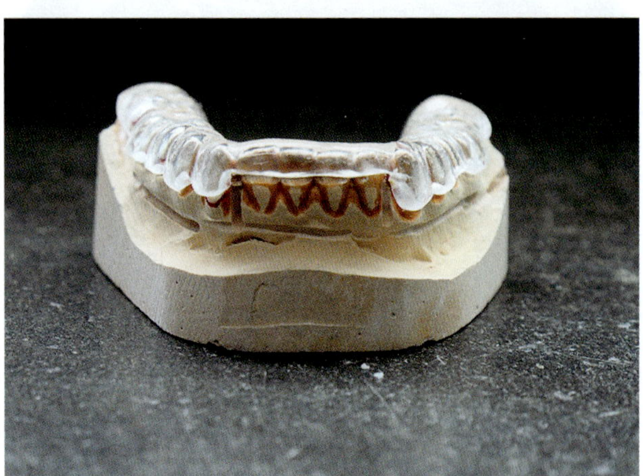

Abb. 4.93 Fertiger Rohling [M592]

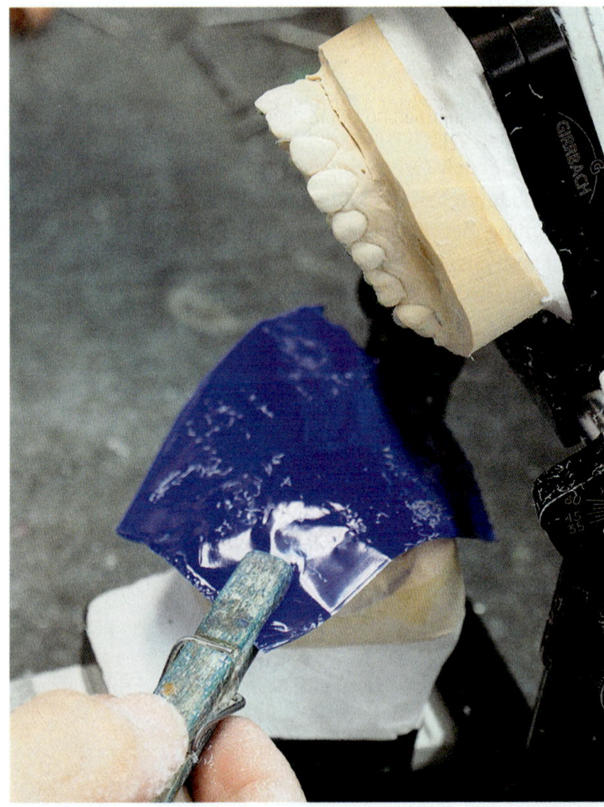

Abb. 4.94 Einschleifen mit Okklusionsfolie [M592]

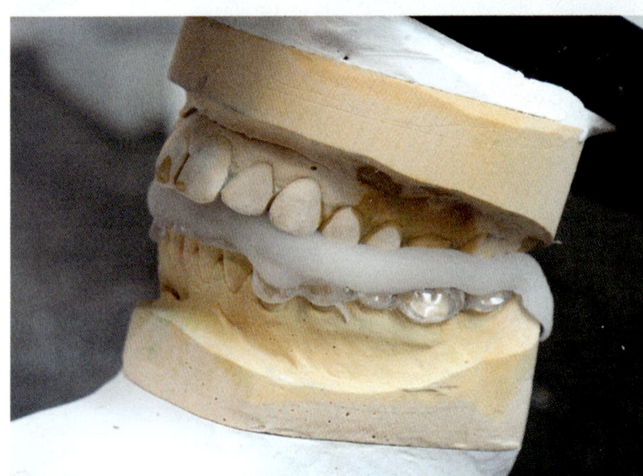

Abb. 4.95 Auftragen des Kunststoffs auf den Rohling [M592]

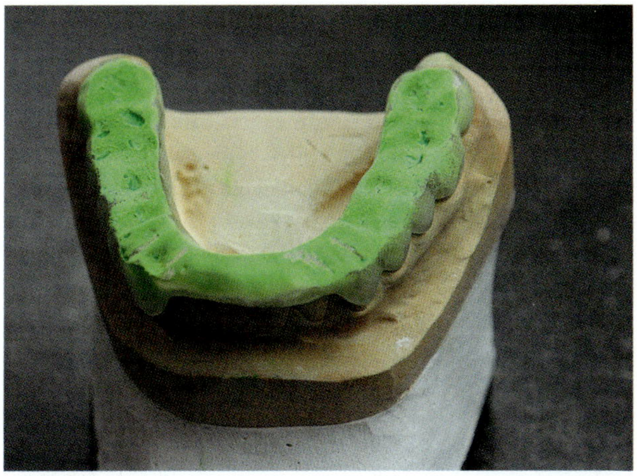

Abb. 4.96 Die Feinjustierung ist mit dem Okklusionsspray genauer als mit der Folie. [M592]

auch bei Zahnprothesen verwendet wird. Die Aushärtung erfolgt bei 55 °C und 5 bar in einem Druckpolymerisationsgerät. Selbstverständlich gibt es auch allergiefreiere Kunststoffe für Allergiker. Nur sind diese in der Verarbeitung je nach Art schwieriger zu handhaben.

Es folgt das Ausarbeiten der Schiene durch Entfernen des Überschusses und Einschleifen der Bewegungsbahnen sowie der Okklusion mittels der Okklusionsfolie. Auf die eingeschliffene Schiene wird Okklusionsspray (farbig) aufgetragen, um eine maximale Genauigkeit zu erzielen. Es erfolgt die

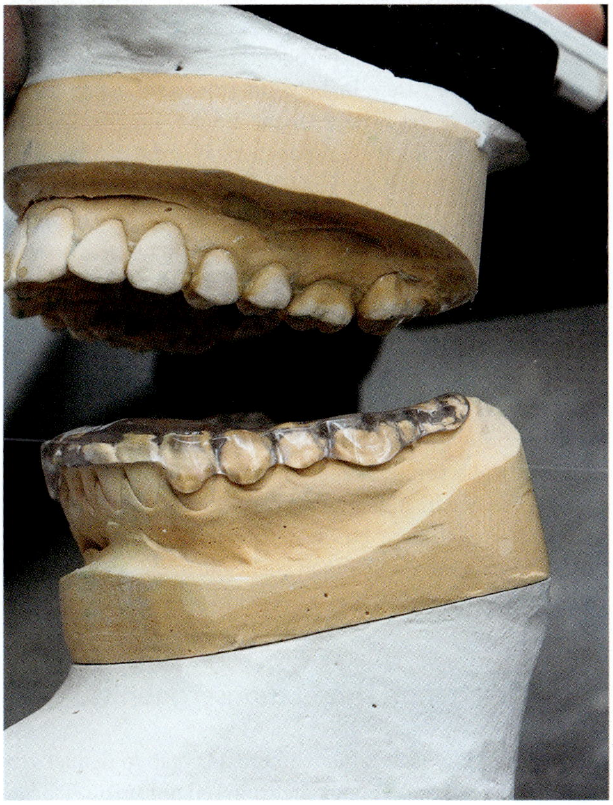

Abb. 4.97 Fertige Schiene [M592]

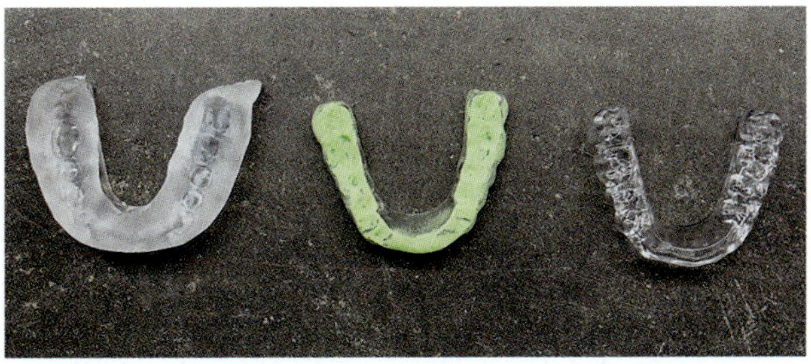

Abb. 4.98 Die verschiedenen Arbeitsstadien der Schiene [M592]

Endkontrolle der Bewegungsbahnen und der Okklusion (➤ Abb. 4.96) Die Schiene wird durch sorgfältiges Ausarbeiten und Polieren fertiggestellt (➤ Abb. 4.97).

In ➤ Abb. 4.98 sind die verschiedenen Arbeitsstadien der Schiene zu sehen. Gut zu erkennen ist der relativ große Überschuss der Adjustierung, der auch so gewollt ist. Das ist vorteilhafter, als wenn verschiedene Schichten übereinandergelegt werden, da das sonst zu Verwerfungen und Blasenbildung führen könnte.

Einschleifen der Schiene

Trotz sorgfältigster Durchführung der Arbeiten kann bei jedem Arbeitsschritt eine minimale Fehlerquelle auftreten, die letztendlich zu Frühkontakten auf der Myozentrikschiene führt. Daher muss nach dem Einsetzen der Schiene eine **erste Anpassung** vorgenommen werden. Es gilt aber der eiserne Grundsatz, dass vor dem Einsetzen der Patient zunächst wieder komplett durchbehandelt werden muss, da sonst die Schiene eventuell nicht passt oder sogar falsch eingeschliffen wird.

Je länger die Zeitspanne zwischen Bissregistrat, der Herstellung der Schiene und dem Einsetzen ist, desto größer können die Differenzen sein, da sich der orthopädische, zahnärztliche oder allgemeinmedizinische Zustand des Patienten verändert haben kann. Es ist daher sinnvoll, dass Erstbehandlung und Einsetzen der Schiene zeitlich kurz aufeinander folgen. Durch diese komplette Vorbehandlung ist der Patient dann auch in einer körperlich optimalen Position und die Kaumuskeln sind relaxiert, sodass sich der Unterkiefer bereits in einer entspannten Ruheschwebelage befindet und damit auch die für ihn optimale zentrische Relation gefunden hat.

Grundsätzliche Prinzipien

Beim Einschleifen der Schiene sollten einige wichtige Punkte berücksichtigt werden:

- Es darf **nicht** im Mund eingeschliffen werden.
- Es wird grundsätzlich in sitzender, aufrechter Position geprüft, um das Zurückfallen des Unterkiefers durch die Schwerkraft zu vermeiden. Dabei darf der Patient den

Kopf nicht in die Extension, Flexion oder Anteversion bringen, da sich damit sofort die Position des Unterkiefers verändert.

- Es muss mit **unterschiedlich farbigen** Folien gearbeitet werden.
- Die Folie sollte immer gleichzeitig beidseits auf die Zähne gelegt werden. Wird die Folie nur auf eine Seite des Unterkiefers gelegt, kann durch diese Erhöhung bereits eine minimale Inkongruenz entstehen. Am sinnvollsten ist daher die Verwendung einer U-förmigen Farbfolie.
- Am effektivsten ist es, ganz am Schluss mit einem Okklusionsspray zu arbeiten, da dieses im Gegensatz zur Folie nicht auf den Höckern der (Prä-)Molaren knittert und somit eine feinere Endjustierung ermöglicht.

Kontaktpunkte auf der Schiene

Das Ziel ist der gleichzeitige Kontakte **aller** Höckerspitzen und Schneidekanten auf der Schiene. Durch die Position einzelner Zähne ist dies allerdings nicht an allen Zähnen möglich, z. B. nicht bei einem gekippten Molaren.

Bei den Okklusionskontakten muss unterschieden werden, wie sie zustande kommen. Die Kontakte differieren leicht bei Schlussbiss nach großer Mundöffnung, bei langsamem Mundschluss, bei geringer oder auch großer Öffnung und beim Schlucken. Alle diese Kontakte müssen beim Einschleifen der Schiene Berücksichtigung finden (Ash 2006).

Um diese unterschiedlichen Kontakte herauszufinden, werden daher unterschiedliche Farbfolien verwendet. Dabei wird der Mund zunächst aus einer Öffnungsposition von ca. 20–25 mm heraus **schnell** mehrfach geschlossen, um die ersten schienenzentrischen Kontaktpunkte zu erhalten. Danach erfolgt mit andersfarbiger Folie die Aufzeichnung der Schluckkontakte. Sollten bei diesen Prüfungen Frühkontakte sichtbar sein und kein gleichmäßiger Kontakt der Höcker auf der Schiene erfolgen, so müssen diese Frühkontakte abgeschliffen werden, bis schließlich ein optimaler Zustand erreicht ist. Am Schluss erfolgen dann noch die Kontakte bei **langsamem** Schließkontakt, ebenfalls aus ca. 20–25 mm Höhe heraus, wie es z. B. beim Husten, Niesen oder Gähnen geschehen würde.

Eckzahnführung

Die Eckzahnführung wird in ➤ Kap. 4.4.3 ausführlich beschrieben. Es soll an dieser Stelle nur darauf hingewiesen werden, dass beim Einschleifen der Schiene darauf geachtet werden muss, dass bei der Lateralbewegung kein Kontakt mehr an den Prämolaren und Molaren vorhanden sein darf und bei progener Bewegung des Unterkiefers die oberen Frontzähne ebenfalls nicht belastet werden dürfen.

4.4.9 Prothetische Umsetzung nach Schienenbehandlung

Im vorliegenden Buch wurde die Erfahrung bezüglich der Schienenbehandlung und v. a. der nötigen Vorbehandlung vor Anfertigung einer Schiene vom Autor detailliert beschrieben. Diese Ausführungen und Hinweise basieren auf einer 20-jährigen Erfahrung mit der CMD und auf der Zusammenarbeit mit diversen Zahnärzten und Kieferorthopäden.

Das Hauptziel der Schienenbehandlung bei einer craniomandibulären Dysfunktion ist die Wiederherstellung einer suffizienten Okklusion, welche bei den Patienten mit einer CMD über Jahre verloren gegangen ist. Die Frage nach der richtigen Okklusion beinhaltet daher die Bereiche der prothetischen Behandlung des Zahnarztes, der kieferorthopädischen Behandlung, der orthopädischen/manualtherapeutischen/osteopathischen Behandlung der peripheren Störungen und weitere funktionstherapeutische Bemühungen.

Stellt bereits die prothetische Versorgung bei invasiven größeren Maßnahmen im zahnärztlichen Bereich viele Spezialisten vor Probleme, so gilt dies erst recht, wenn wir es mit einem CMD-Patienten zu tun haben. Liegt keine CMD vor, d. h. haben wir es mit einem intakten craniomandibulären und gesunden muskuloskelettalen System zu tun, so ist die prothetische Versorgung noch relativ „einfach". Dies setzt voraus, dass keine nennenswerten Hartsubstanzverluste (Abrasionen) vorhanden sind, keine CMD vorliegt, keine störenden peripheren muskuloskelettalen Probleme vorhanden sind, die negativ in die Okklusion einstrahlen und keine Parodontitis oder andere parodontalen Schäden vorliegen. Aber selbst dann ist die Beibehaltung der habituellen Intercuspidationsposition (HIKP) nicht einfach und es können eine Fülle von Problemen auftauchen. Wie die prothetische Versorgung mit Erhalt der HIKP durchgeführt werden kann, ist nicht Thema dieses Buches und dieses Kapitels. Hier wird auf das hervorragende Buch von Gerd Christiansen „Nie wieder verlorener Biss" (2007) verwiesen. Christiansen beschreibt in diesem Buch genau, wie die HIKP bei größeren prothetischen Arbeiten umgesetzt werden kann.

Wie sieht es aber bei CMD-Patienten aus, die aufgrund einer verloren gegangenen Okklusion nicht nur eine gestörte Propriozeption im Bereich des ganzen Kauapparats, sondern auch eine Fülle von muskuloskelettalen Problemen und ggf. auch Problemen in anderen Fachbereichen wie HNO, Augenheilkunde und Innere etc. haben, die ebenfalls durch die CMD ausgelöst werden können (siehe die in diesem Buch dazu verfassten Kapitel)?

Unbefriedigende Umsetzungsergebnisse

Die Restauration nach Schienentherapie ergab in den letzten Jahren eine Fülle von Fragen, die zum Teil nur unzureichend und unbefriedigend beantwortet wurden. Diese Fragen wurden vom Autor mit verschiedensten Zahnärzten und Kieferorthopäden in der gemeinsamen Arbeit auch mit den dazugehörigen Zahnlaboren diskutiert. Es gab oft Diskrepanzen zwischen der Vorstellung des Zahnarztes, des Kieferorthopäden, des Patienten, des Zahntechnikers und des Autors, da speziell die Einstellung des Unterkiefers zur prothetischen Versorgung nach der Schienentherapie sehr unzureichend gelöst worden war. Die größte Frage stellte sich dabei nach der Zentrik, denn allein das Problem der Zentrik wurde kontrovers diskutiert. Die Frage nach der korrekten Erhöhung der Zähne war ein weiterer Diskussionspunkt. Sollte man exakt die Höhe nehmen, die die Schiene vorgegeben hatte, denn damit war der Patient ja suffizient und zufriedenstellend eingestellt oder sollte nach Herausnehmen der Schiene im Artikulator so weit abgesenkt werden, bis der erste Zahnkontakt vorhanden war und in dieser Position aufgebaut werden?

Weitere Fragen stellten sich v. a. bei extremen Deckbissen mit der Erhöhung im Seitenzahnbereich, die dann teilweise 5–6 mm hätte betragen müssen, was statisch nicht möglich war. Darüber hinaus ergaben sich weitere Fragen nach der Verzahnung, da es oft nicht möglich war, eine gute Angle-Klasse I einzustellen. Hier war noch die Mithilfe des Kieferorthopäden nötig, der dann eine Vorbehandlung durchführen musste. Ebenfalls konnte die Frage nach der Eckzahnführung nicht immer suffizient beantwortet werden. Ich möchte an dieser Stelle nicht noch weitere Probleme aufzählen, denn von Patient zu Patient ergaben sich teilweise andere Problemfragen und die zahnärztlichen Leser dieses Buches werden sicherlich noch etliche Fragen und Probleme hinzufügen können.

Deswegen soll hier ein Weg vorgeschlagen werden, der sich bei den meisten Patienten als der suffizienteste erwiesen hat. Voraussetzung ist hier, dass der Patient mit seiner Aufbissschiene mindestens 1 Jahr lang komplett beschwerdefrei war und sich in dieser Zeit auch keine Funktionsstörungen eingestellt hatten, die durch eine CMD auslösbar sind, v. a. eine positive Duraspannung mit craniosacralen Störungen, muskuläre Dysfunktionen der ischiocruralen Kette und der Nackenbeuger, rezidivierende Lumbalgien, Kopfschmerzen und vieles andere mehr. Dies bedeutet natürlich nicht, dass der Patient in dieser Zeit durch sportliche Betätigungen, falsche Bewegungen im Schlaf oder am Arbeitsplatz nicht zwischenzeitlich mal eine segmentale Funktionsstörung der Wirbelsäule oder des Beckens erlitten haben kann. Dies wurde aber dann nicht durch die CMD hervorgerufen.

Suffiziente Umsetzung von der Schiene in die Prothetik

Wenn also eine komplette Beschwerdefreiheit des Patienten durch das Tragen der Schiene vorliegt, so ist **diese Position wie auch die Höhe der Schiene exakt die Position, die der Patient benötigt und die dann auch seine neu eingestellte Okklusion beinhaltet.** Das heißt, diese Okklusion stellt nun die „neue" habituelle Intercuspidationsposition (HIKP) dar, die für den Patienten die absolut Beste ist. Dies kann man mit Farbfolien prüfen, in dem man den Patienten mehrfach in die Schiene hineinbeißen lässt. Ist die Freedom-In-Centric-Position (➤ Kap. 4.4.5) dabei identisch, so kann und muss in dieser Position dann auch restauriert werden.

Es gibt nun unterschiedliche Herangehensweisen, diese Schiene 1:1 in die Prothetik umzusetzen. Je nach Zahnlabor und nach Zahnarzt, der dies unterschiedlich gelernt hat, sind die Ergebnisse dann teilweise hervorragend, teilweise nicht ganz zufriedenstellend, da bereits kleinste Abweichungen von der neuen HIKP bei der Umsetzung zu einer Störung der Propriozeptoren führen kann und damit die HIKP verloren geht. Christiansen führt dies auch in seinem Buch folgendermaßen aus: *„Wenn die Höhenunterschiede in den Zahnsegmenten (FZ, SZ li., SZ re.) ein empirisch gefundenes Maß von 0,2 mm überschreiten, besteht die Gefahr einer parafunktionellen Aktivität mit der Folge von Hartsubstanzverlusten oder parodontalem Abbau."* (Christiansen 2007)

Die vom Autor und den mit ihm zusammen kooperierenden Zahnärzten favorisierte Methode bestand bislang darin, zunächst eine Seite des Kiefers, also linker oberer und unterer Quadrant oder rechter oberer und unterer Quadrant mit Provisorien, die über die gleiche Höhe wie die Schiene verfügen, zu rekonstruieren und auf der anderen Seite die hälftige Schiene zu belassen, sodass der Patient hier nicht aus seiner HIKP herauskam. Dies konnte im Artikulator durch den Zahntechniker hervorragend dargestellt werden, wenn die Schiene halbiert und die andere Seite dann prothetisch aufgebaut wurde.

Danach wurde nochmals komplett manualtherapeutisch/osteopathisch durchbehandelt und der Biss mit hälftiger Schiene auf der einen Seite und Provisorien auf der anderen Seite mit Futar überprüft. Sollten sich hier noch minimale Frühkontakte ergeben, so wurden diese dann korrigiert und die Kronen anschließend dann definitiv eingesetzt. Danach erfolgte eine nochmalige Überprüfung dieser zementierten Krone und Inlays nach kompletter Durchbehandlung. Erst dann wurden die anderen zwei Quadranten nach demselben Schema rekonstruiert.

Christiansen beschreibt in seinem Buch eine andere Möglichkeit, nach der Schienentherapie die Restauration der Zähne vorzunehmen: *„Entscheidend ist, in diesen Fällen die Schienenposition ohne weitere Bissnahme in die neue Restauration zu übertragen! Das erscheint umso schwieriger und Risiko behaftet, je mehr alte Restaurationen entfernt werden müssen. Auch in diesen Fällen gelingt der perfekte Transfer mit Hilfe der Occlusionsplatte! Der Unterschied besteht lediglich darin, dass im CMD-Fall die Platte nicht in HIKP-Stellung des Unterkiefers angefertigt wird, sondern in derselben Modellsituation, in der die Schiene angefertigt wurde."* (Christiansen 2007)

Das ausführlichere Vorgehen, mit der Okklusionsplatte die Schiene in die Restauration umzusetzen, soll hier nicht beschrieben werden, das würde den Umfang des Buches sprengen, zumal dies sehr spezielle zahnmedizinische und zahntechnische Ausführungen wären. Hingewiesen werden soll daher auf die Kurse, die Christiansen gibt, und auf sein Buch. Ein weiterer Autor, der sich seit Jahren intensiv mit dieser Methode beschäftigt hat und dieses Verfahren bei CMD-Patienten durchführt, ist Jürgen Dapprich, der seine jahrelange Erfahrung in seinem neu herausgegebenen Buch „Interdisziplinäre Funktionstherapie – Kiefergelenk und Wirbelsäule“ (2015) veröffentlicht hat.

Trotzdem soll an dieser Stelle ein kurzer Abriss der Umsetzung von der Schiene in die Prothetik gegeben werden.

Okklusionsplatte nach Schienentherapie

Ist der Patient durch die Schienentherapie und begleitende orthopädische/physiotherapeutische/osteopathische Therapie subjektiv wie objektiv beschwerdefrei, muss diese Position und damit auch die perfekt hergestellte Funktion prothetisch so exakt umgesetzt werden, dass die Okklusion ganz genau bis auf 8 µm stimmt.

Restauration nach Schienentherapie

Entscheidend ist, dass in diesen Fällen die Schienenposition ohne weitere Bissnahme in die neue Prothetik übertragen werden muss. Dieser perfekte Transfer gelingt ebenfalls mithilfe der Okklusionsplatte. Der Unterschied besteht allerdings darin, dass im CMD-Fall die Platte nicht in HIK-Stellung des Unterkiefers angefertigt wird, sondern in derselben Modellsituation, in der die Schiene angefertigt wurde. Allerdings gilt folgende Anmerkung, dass die Modelle vor Beginn der Restauration nochmals mit einer Kontrolle der Schiene überprüft werden müssen, wenn die Schiene mehrfach eingeschliffen wurde (➤ Abb. 4.99, ➤ Abb. 4.100, ➤ Abb. 4.101).

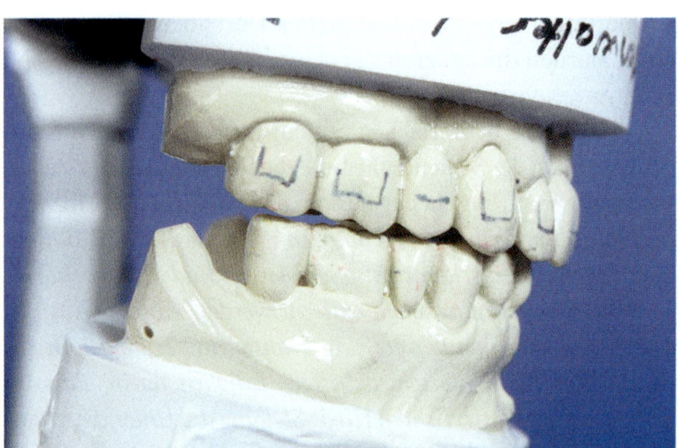

Abb. 4.99 Relation von Oberkiefer zu Unterkiefer nach Entfernung der Schiene [O1019]

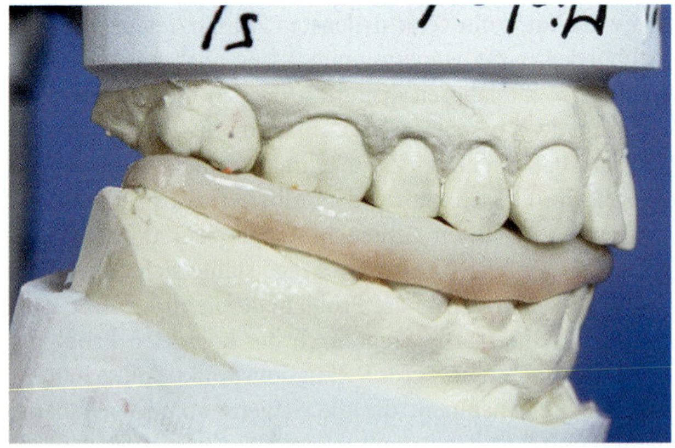

Abb. 4.100 Anfertigung der Positionierungsschiene [O1019]

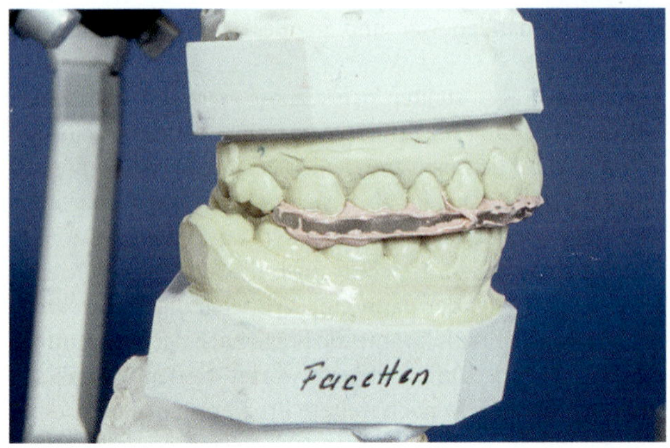

Abb. 4.101 Herstellung der Okklusionsplatte [O1019]

Die Anfertigung laborgefertigter Provisorien

Im Labor angefertigte Provisorien, die zum Austesten der ermittelten Relation in statischer wie in dynamischer Okklusion benutzt werden, können nur dann ihren Zweck erfüllen, wenn

- die Modelle für Provisorien und die endgültige Restauration identisch sind (z. B. Hydrokolloid-Duplikate),
- die Modelle für Provisorien und die endgültige Restauration identisch einartikuliert sind,
- zwischen Provisorien und der endgültigen Restauration keine Relationsbestimmung mehr geschaltet wird.

Auch in diesem Fall erfüllt die Okklusionsplatte erneut sehr präzise ihren Zweck, da beide Modelle mit der gleichen Platte einartikuliert werden. Für den Behandler wird damit ein hohes Maß an Sicherheit gegeben, denn wenn die Provisorien funktionieren, funktioniert damit auch die Restauration (➤ Abb. 4.102).

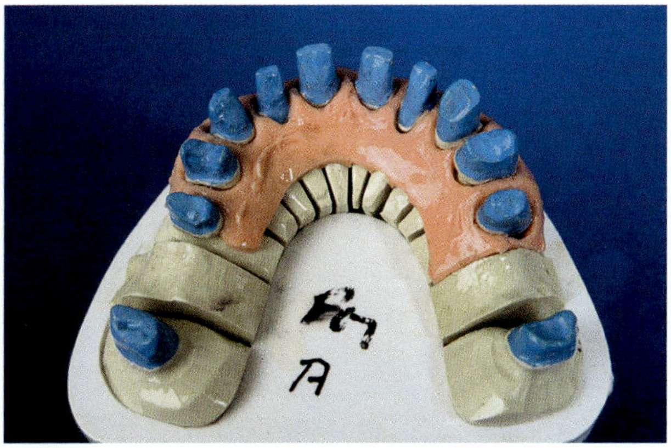

Sägemodell für die endgültige Restauration
→ *Zur Austestung von laborgefertigten Provisorien*

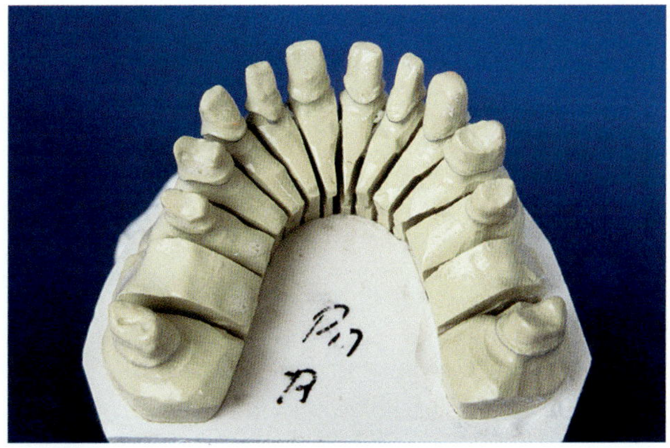

Dublikatmodell für laborgefertigte Provisorien
müssen die Modelle identisch sein

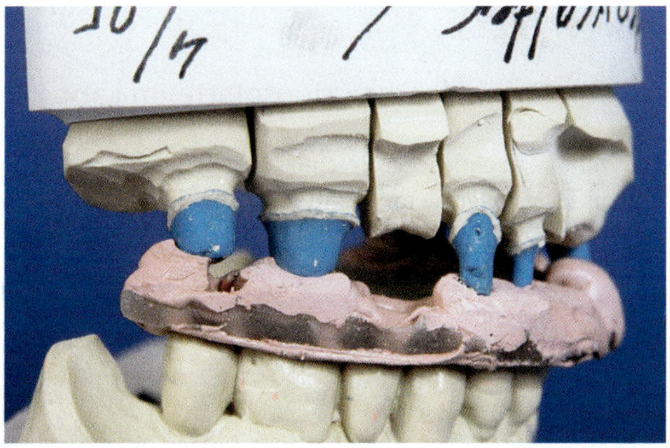

und mit der gleichen Platte

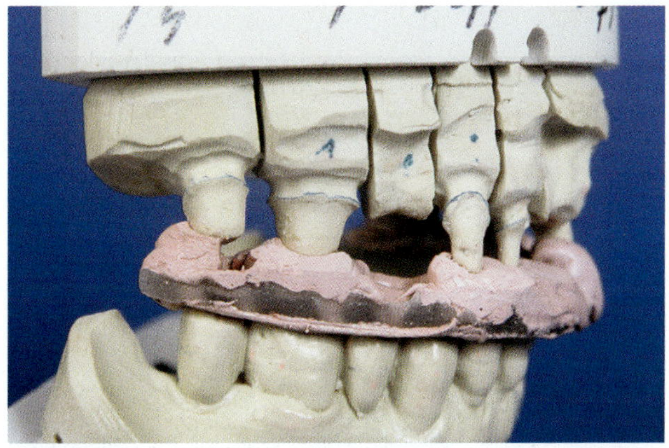

einartikuliert werden.

Abb. 4.102 Säge- und Duplikatmodell [O1019]

Relationstransfer bei Implantatarbeiten

Auch beim Einsetzen von Implantaten wird der Implantologe ohne funktionierende Okklusion nicht zum richtigen Ziel kommen. In diesen Fällen muss neben der Planung des Implantatlagers auch eine Planung des Zahnerhalts zur Abstützung der Okklusionsplatte vorgenommen werden. Das Schema bleibt in diesem Fall identisch. Zunächst wird die Okklusionsplatte angefertigt. Dann muss entschieden werden, welche Zähne vorerst erhalten werden sollen, um die Platte genügend abstützen zu können. Dies bedeutet, dass der Implantologe überlegen muss, welche Zähne man für das implantologische Arbeitsmodell benötigt.

Von Fall zu Fall macht es dabei Sinn, in unterschiedlichen Zeitphasen vorzugehen, wie dies am Beispiel der ➤ Abb. 4.103, ➤ Abb. 4.104 und ➤ Abb. 4.105 gezeigt wird. Auch bei kombinierten Arbeiten belässt man ggf. zu extrahierende Zähne so lange, bis die gefundene Bisslage transferiert wurde. ➤ Abb. 4.106 zeigt, dass in diesem Fall der Zahn 15 für die korrekte Abstützung der Platte essenziell war.

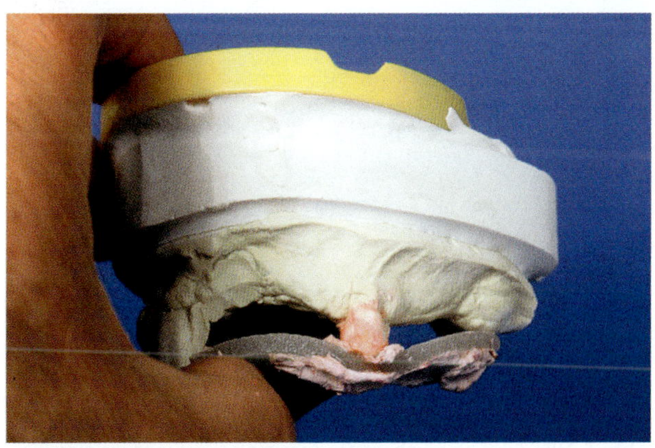

Abb. 4.103 Vor dem Setzen der Implantate wird die Bisslage ermittelt und eine Transferplatte angefertigt. [O1019]

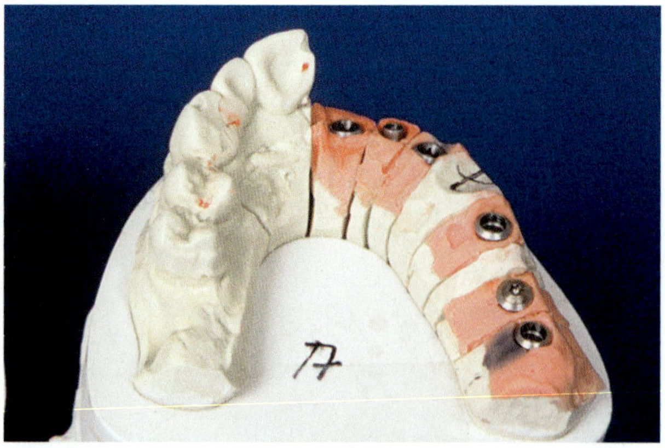

Abb. 4.104 Der Zahn 24 bleibt bis zum Einartikulieren des Sägemodells in situ (Abstützung der Platte) und kann nach Einartikulierung radiert werden. [O1019]

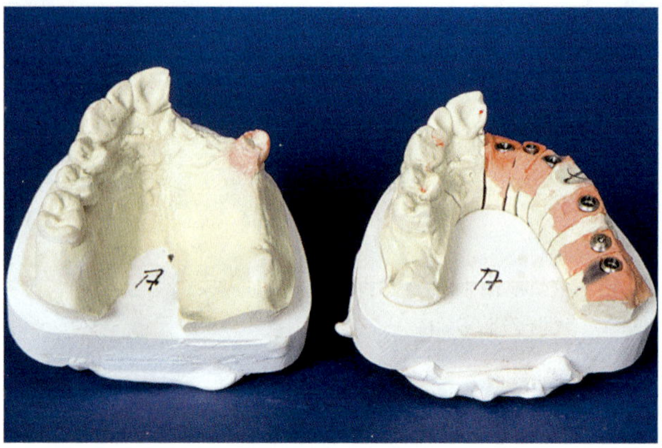

Abb. 4.105 Damit sind beide Modelle identisch einartikuliert. Jetzt kann Zahn 24 radiert bzw. extrahiert werden. [O1019]

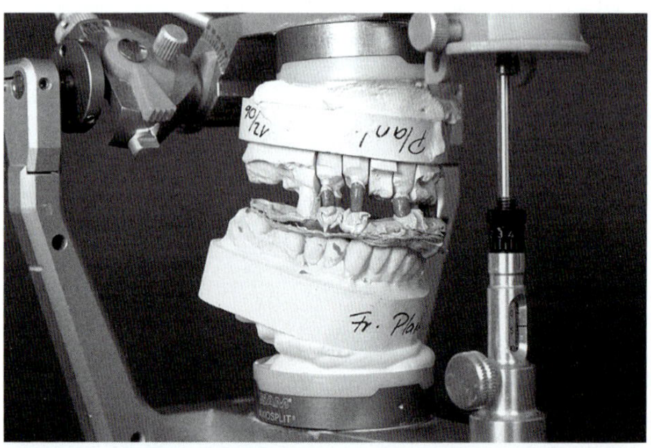

Abb. 4.106 Auch bei kombinierten Arbeiten belässt man die extrahierten Zähne, bis die Bisslage transferiert ist. Im diesem Fall war Zahn 15 für die korrekte Abstützung der Platte essenziell. [O1019]

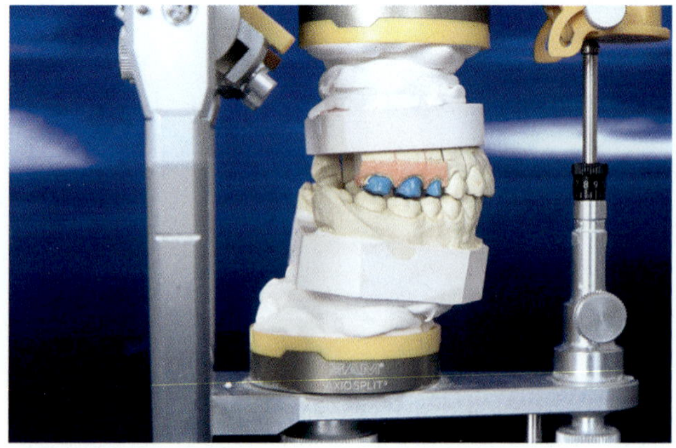

Abb. 4.107 Nach Entfernung der Platte und Absenken des Stützstifts erhält man die gleiche Relation wie eingangs ermittelt. [O1019]

Anwendung der Okklusionsplatte im Labor

Die Platte wird ohne jedes Beschneiden am bereits einartikulierten Gegenkiefer (denn da wurde sie angefertigt) adaptiert. Das Sägemodell wird in Impression gesetzt, dies kann nach 30 min nach der letzten Unterfütterung ohne Gefahr geschehen, das Material ist nun nahezu nicht mehr komprimierbar. Nach 120 min auch in dicken Schichten, soweit sie ausgehärtet sind, sodass keinerlei okklusale Veränderungen mehr befürchtet werden müssen.

Es muss unbedingt darauf geachtet werden, dass vor dem Einartikulieren der Stützstift um 5,0 mm angehoben werden muss, denn bei + 5,0 mm wurde die Platte ja angefertigt! Nun kann einartikuliert werden. Nach Entfernung der Platte und Absenkung des Stützstifts erreicht man die gleichen Kontaktpunkte wie im Originalmodell und die gleiche Bissnahme, wie die Unterkieferschiene es vorgegeben hatte (➤ Abb. 4.107).

KAPITEL

5 Ausblick

Das Editorial der Manuellen Medizin (Ausgabe 6/2008) wurde vom Autor mit den Worten überschrieben: *„Über Jahre angefeindet, etabliert sich allmählich in der Medizin das Wissen um die CMD. Hier stehe ich, ich kann nicht anders, […].“* (Kopp 2008)

Kopp zitiert die letzten Worte des Reformators Martin Luther aus dem Jahr 1521 auf dem Reichstag zu Worms. Mit diesem Zitat schlägt Kopp die Brücke zu seinem eigenen Standpunkt bezüglich der Diagnostik und Therapie der CMD. Über Jahre angefeindet, etabliert sich allmählich in der Medizin das Wissen um die CMD, auch wenn laut Kopp *„[…] noch relativ wenige vergleichende Studien zum wissenschaftlichen Beweis für die Effektivität diagnostischer und therapeutischer Verfahren gerade in der funktionsorientierten Therapie von Schmerzen und Dysfunktionen im Bewegungssystem vorliegen.“* (Kopp 2008)

Deppe formulierte in seinem Aufsatz zur craniomandibulären Dysfunktion seinen Standpunkt folgendermaßen: *„Statt industrieorientiert dem Familienzahnarzt den Einsatz des Lasers schmackhaft zu machen, so eines der Ansinnen des diesjährigen Zahnärztetages, ist es an der Zeit, dass der zahnärztliche Berufsstand das Berufsbild des Oralmediziners entwickelt, das sich an den realen Versorgungsdefiziten orientiert, und Forschung und Konsensbildung einfordert, um dem Bedarf des Niedergelassenen an Konzepten für eine erfolgreiche Behandlung der Patientinnen und Patienten Rechnung zu tragen. Mit CMD könnte endlich ein Anfang gemacht werden.“* (Deppe 2008)

Aufgaben für die Zukunft

Mit dem vorliegenden Buch wurde versucht, die Erkenntnisse und Ergebnisse zahlreicher Studien zusammenzutragen und den Blick für die Zusammenhänge zwischen craniomandibulärem System und Körper zu schärfen. Es soll Ärzte und Physiotherapeuten verschiedener Fachrichtung anregen, über das Problem CMD nachzudenken, neue Wege zu beschreiten und Symptome aus einem anderen Blickwinkel zu betrachten.

Die Forschung der vergangenen Jahre auf dem Gebiet der Fasziensysteme im Körper hilft dabei, die Zusammenhänge zwischen Okklusion, Kiefergelenk, craniomandibulärem System und Körper zu begreifen. Es stehen noch viele Fragen im Raum, aber es wurden auch bereits sehr viele beantwortet.

In diesem Buch wurde der mögliche Zusammenhang zwischen Verbiegung (Skoliose) der Sutura mediana und der Wirbelsäule aufgezeigt. Den Fragen, die sich daraus hinsichtlich der Behandlung im kieferorthopädischen wie orthopädischen Bereich ableiten, sollte dringend nachgegangen werden. Die interdisziplinäre Zusammenarbeit ist hier ein Muss.

Es konnte bereits gezeigt werden, dass die Suturen am Schädel nicht verknöchert sind, sondern wie kleine Gelenke funktionieren, sich somit etwas bewegen können. Bezüglich der Erforschung dieser Beweglichkeit der Schädelknochen wird im Jahr 2016 noch eine Studie laufen, deren Ergebnisse dann veröffentlicht werden.

Praktische Fragen und interdisziplinäre Zusammenarbeit

Auch die Frage nach der besten **vorbereitenden Therapie** für eine optimale Bissnahme muss weiterhin diskutiert werden. Verschiedene Verfahren konkurrieren miteinander und bringen unterschiedliche Ergebnisse am selben Patienten. Aus der Sicht des Autors kann nur das perfekte Zusammenspiel zwischen Arzt und Physiotherapeuten auf der einen Seite, die sich in Richtung CMD weitergebildet haben, und dem Zahnarzt bzw. Kieferorthopäden auf der anderen Seite zu einem wirklich guten Ergebnis führen.

Die Relaxierung der Kau- und Nackenmuskeln allein kann den optimalen Biss nicht hervorbringen. In zahlreichen Untersuchungen konnte mittlerweile nachgewiesen werden, dass **periphere Störungen** (z. B. Beckenschiefstand) die Okklusion ebenfalls beeinflussen. Diese peripheren Störungen müssen deshalb vor der Bissnahme beseitigt werden. Das erfordert eine zeitlich wie räumlich enge Zusammenarbeit der verschiedenen Disziplinen – im besten Fall im selben Haus.

Nicht nur bei der vorbereitenden Therapie, sondern auch bei der **Herstellung der Aufbissschiene** ergeben sich Fragen:

- Wie behandelt man Patienten, die nur wenige Symptome aufweisen und nicht mit einer Aufbissschiene oder mit einem kieferorthopädischen oder zahnärztlichen Verfahren behandelt werden wollen?
- Wie geht man in diesen Fällen vor, wenn sich nach einigen Therapiesitzungen oft auf beiden Seiten (Patient wie Therapeut) eine gewisse Frustration einstellt, weil sich der Erfolg nicht recht einstellen will bzw. kann?

- Wie verfährt man mit Patienten, die einen extremen Deckbiss haben und nach der kompletten Behandlung in einer Position landen, was einen Aufbau von 3–4 mm im Seitenzahnbereich bedeuten würde?
- Kann das Kiefergelenk und können die umgebenden Strukturen dieses nötige Remodelling tolerieren und wenn nicht, welche suboptimale Position sollte man einnehmen?

Auch bei der **Umsetzung von der Schienenposition in die normale Okklusion** ergeben sich eine Fülle von Schwierigkeiten und Fragen, die täglich in der Praxis auftauchen und ebenfalls eine enge interdisziplinäre Zusammenarbeit erfordern.

Dringend erforderlich ist die **Mitarbeit des Physiotherapeuten.** Stelzenmüller führt in seinem Artikel „Physiotherapie im Wandel" dazu einige zukunftweisende Aspekte an. Durch die in Zukunft möglichen Bachelor- und Masterstudiengänge in Physiotherapie wird sich das Berufsbild ändern und es werden mehr Therapeuten wissenschaftlich arbeiten. Als ein Ansatz könnte z. B. vor und nach der Therapie der **Therapieerfolg** mittels EMG gemessen werden (Stelzenmüller 2009). Da CMD-Patienten auch physiotherapeutisch behandelt werden müssen, sollten gemeinsame Ansätze weiterverfolgt und ausgearbeitet werden.

Die in der 3. Auflage kritischen, aber nötigen Ausführungen zur Kieferorthopädie müssen nachdenklich stimmen. Es bedarf dringend einer fachübergreifenden interdisziplinären Ausbildung, die definitiv nicht ausschließlich vom Fachgebiet der Kieferorthopädie oder Zahnmedizin ausgehen darf, sondern paritätisch mit anderen Fachbereichen wie Orthopädie, HNO, Augenheilkunde, Physiotherapie etc. bestückt sein muss.

Die Prämisse muss lauten: weg vom reinen Schönheitsideal und hin zur Funktionalität! Dies nicht nur dringend notwendig wegen der ansonsten gesundheitlichen Probleme, die sich durch kieferorthopädische Behandlungen einstellen können, sondern dann auch wegen der enormen finanziellen Belastungen für das Gesundheitssystem, denn wir sprechen hier von mehr als 10 Millionen Betroffenen.

CMD-Forschung

Immer wieder begegnet man Patienten, die eindeutig eine starke CMD haben, aber praktisch keine Symptome. Bekannt ist, dass über sportliche Aktivitäten die negativen Folgen einer CMD lange Zeit kompensiert werden können. Es gilt zu erforschen, ob es für dieses **Kompensationsvermögen** noch andere Gründe gibt, z. B. eine stabilere Psyche oder eine genetische Disposition. Möglicherweise wird die zukünftige Forschung noch ganz andere Aspekte erbringen wie z. B. die Arbeiten von Hodges und Richardson (1996, 1998) über Patienten mit **chronischen unspezifischen Rückenschmerzen.** Hodges und Richardson konnten zeigen, dass bei diesen Patienten beim Heben eines Arms die tief liegenden Rumpfmuskeln (M. multifidus und M. transversus abdominis) zu spät aktiviert werden. Auch der Zusammenhang zwischen Psyche und Motorik sollte dabei noch genauer erforscht werden. Die Koordination der tiefen Rumpfmuskeln war nämlich auch dann gestört, wenn eigentlich gesunde Personen Angst hatten vor einem nächsten Rückenschmerzereignis, das sie bereits einmal erlitten hatten. Insgesamt sind Patienten anfälliger für spinale Instabilitäten, wenn sie gestörte Reflexantworten ihrer Muskeln haben. Hodges und Richardson konnten darüber hinaus zeigen, dass der M. erector spinae bei Patienten mit unspezifischen chronischen Rückenschmerzen eine verlängerte Reaktionszeit aufweist.

Muskeldysfunktionen sind auch der geeignete Anknüpfungspunkt für die zukünftige CMD-Forschung, denn es gibt fast keinen Patienten mit CMD, der nicht an **multiplen Muskeldysfunktionen** leidet, wie im Muskeltest mit dem Digimax®-Gerät (➤ Kap. 3.1.4), dem MMT-Gerät von SinfoMed® oder per manuellem AK-Muskeltest (➤ Kap. 2.6.1) nachgewiesen werden kann. Die Verbindung von hyporeaktiven (funktionell schwachen) ischiocruralen Muskeln über das Lig. sacrotuberale, dann weiter über den M. erector spinae bis zum Schädel stellt die Schwachpunkte in der muskulären Kette bei CMD dar. Diese funktionell schwache rückwärtige Kette erklärt auch die Haltung der meisten CMD-Patienten mit Fuß- und Knieinstabilität, Beckenkippung, vermehrter BWS-Kyphose, Kopfvorhalteposition etc. Es wäre z. B. interessant, in einer Forschungsarbeit die Messungen von Hodges und Richardson (1996, 1998) an einer Gruppe von CMD-Patienten vor und 6 Monate nach der Behandlung durchzuführen.

Seit Jahren besteht grundsätzlich Übereinstimmung über den Nutzen der Manualtherapie bzw. der manuellen Medizin bei muskuloskelettalen Problemen. Der Nutzen der Manualtherapie bzw. der Osteopathie wird in vielen aussagefähigen Studien unterstrichen. Lediglich die Validität und Effektivität der unterschiedlichen Test- und Behandlungsverfahren werden weiterhin diskutiert. Eine der größten Schwierigkeiten besteht darin, **Doppelblindstudien** in der manuellen Therapie durchzuführen, denn grundsätzlich gilt: Sobald Hand angelegt wird, können sich Befunde verändern. Umso erfreulicher sind die wissenschaftlichen Veröffentlichungen der vergangenen Jahre, die nicht nur den Nutzen der manuellen Medizin beweisen, sondern auch zu neuen Denkweisen anstoßen, wie die bereits erwähnten Arbeiten von Hodges und Richardson (1996, 1998) oder die von Thiel und Richter (2009). Thiel und Richter kommen bei der Analyse relevanter Literatur zum Thema SIG-Dysfunktion und Auswirkung auf die Körperstatik in ihrer Veröffentlichung in der „Manuellen Medizin" (2009) zu dem Schluss, dass bei der Betrachtung von **komplexen biokinematischen Ketten** die Funktion des Beckenrings immer mit einbezogen werden muss, da eine Beckenasymmetrie, die durch eine einseitige ISG-Dysfunktion ausgelöst wurde, immer eine Skoliose der Wirbelsäule verursacht. Auch wenn keine Schmerzsymptomatik vorliegt, wird die Körperstatik damit verändert. Thiel und Richter ziehen folgende Schlussfolgerung: *„Zukünftige Studien, die das Ziel haben, durch eine Mobilisation der ISG den Einfluss von Symptomen auf die Körperstatik zu untersuchen, sollten als alleinigen Messparameter die Wirbelsäulenaufrichtung wählen."* (Thiel und Richter 2009)

Kopf und Becken bilden die zwei Pole der Wirbelsäule, die sich im harmonischen Kräftegleichgewicht befinden müssen. Veränderungen der Okklusion führen zu craniosacralen Dysfunktionen mit **absteigenden segmentalen Funktionsstörungen** der HWS, der LWS und der Beckenstatik. Eine alleinige Behandlung lediglich der Kaumuskeln und der Okklusion wäre bei CMD-Störungen nicht ausreichend, da die Wirbelsäule und das Becken als zentrale Koordinationsstelle des Körpers nicht mit einbezogen werden. Umgekehrt reicht die Behandlung des Beckens mit Aufrichtung der Wirbelsäule nicht aus, sofern die HWS, der Schädel und die Okklusion ihre Störungen noch behalten.

KAPITEL

6 Anhang

6

6.1 Anleitung für Patienten zur selbstständigen Behandlung der Kaumuskulatur, der Kiefergelenke und der Skoliose

6.1.1 Behandlung der Kaumuskulatur

Die Grundvoraussetzungen für die Eigenbehandlung ist entweder ein entspanntes Sitzen oder ein bequemes Liegen. Währen der gesamten Behandlung ist es empfehlenswert, die Zungenspitze entspannt am vorderen Gaumen direkt hinter den oberen Schneidezähne zu positionieren. Ein Zusammenbeißen und damit Kontakt der Zahnreihen sollte vermieden werden.

Die Reihenfolge der Behandlung entspricht in etwa der Abfolge beim Testen der Kaumuskulatur durch den Behandler (> Kap. 4.1.6). Auch mit der Eigenbehandlung fängt man möglichst etwas weiter entfernt von den zentralen Kaumuskeln an, am besten an der Schläfe und oberhalb des Ohrs am M. temporalis.

Behandlung des M. temporalis (> Abb. 6.1)

Von der Schläfe aus wird in kleinen kreisenden Bewegungen entlang der Linie oberhalb des Ohrs mehrfach hintereinander entlang massiert. Bei stärkeren lokalen Verspannungen kann man auch mit etwas stärkerem Druck arbeiten.

Behandlung des M. masseter (> Abb. 6.2)

Man kann den Muskel sowohl im Faserverlauf als auch quer zum Faserverlauf lockern, wobei die Lockerung quer zum Faserverlauf eine bessere Wirkung ergibt, in der Regel aber etwas schmerzhafter ist. In diesem Fall beginnt man besser mit dem Längsverlauf.

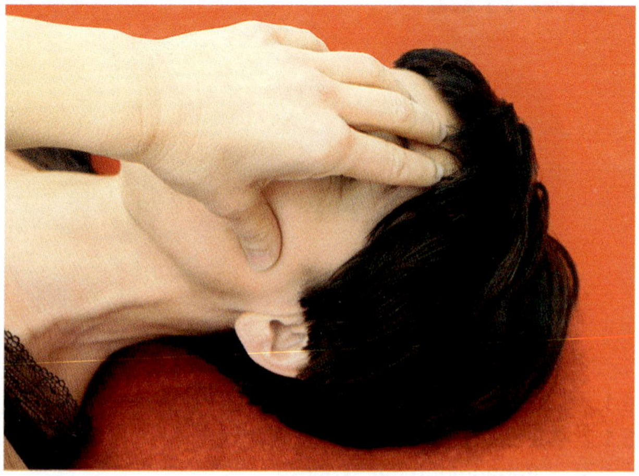

Abb. 6.2 Behandlung des M. masseter [M592]

Zur Therapie stützt man die Finger DII–DIV an der Stirn ab und geht mit dem Daumen vom Ohr quer zur Faserrichtung des M. masseter in Richtung Mundwinkel und dehnt diesen Muskel durch kräftige Quermassage auf. Bei knotigen Veränderungen (Triggerpunkt) kann in dem Bereich mit kreisenden, kräftigen Bewegungen massiert werden.

Lockerung des M. pterygoideus medialis (> Abb. 6.3)

Man platziert die Finger DII–DV in entspannter Weise auf dem Jochbeinbogen, der behandelnde Daumen wird unterhalb des Ohrläppchens hinter den Bogen der Mandibula gelegt und von dort kräftig nach vorn Richtung Kinnspitze ausgestrichen. Diese Therapie kann dadurch unterstützt werden, dass man beim Ausstreichen den Mund etwas gegen Widerstand öffnet.

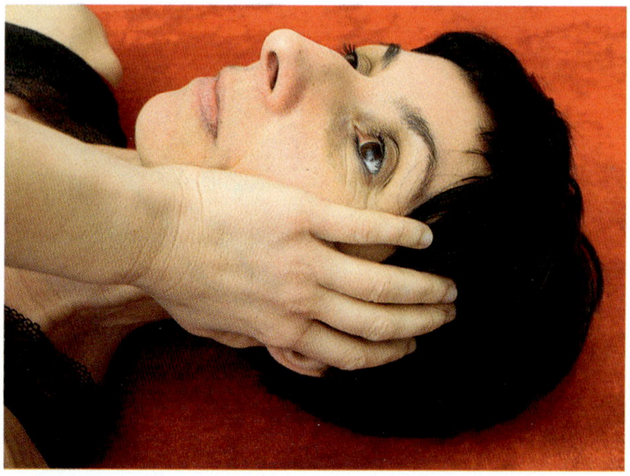

Abb. 6.1 Behandlung des M. temporalis [M592]

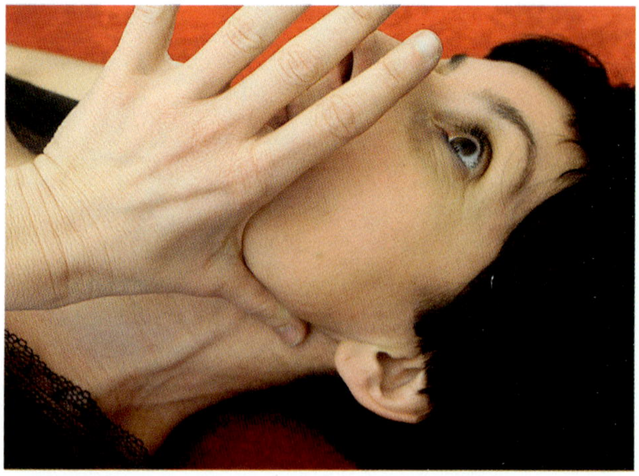

Abb. 6.3 Therapie des M. pterygoideus medialis [M592]

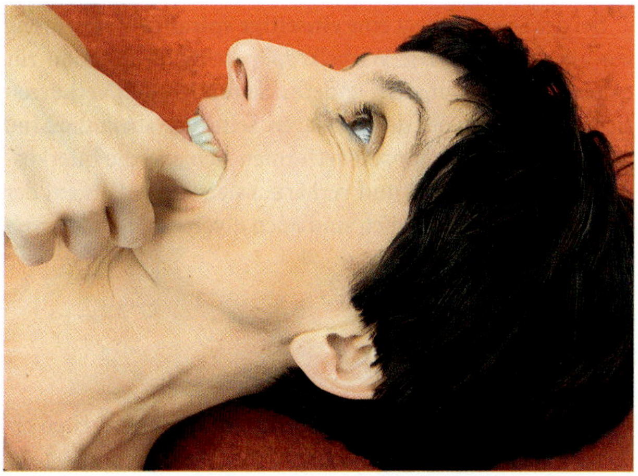

Abb. 6.4 Therapie des M. pterygoideus lateralis [M592]

Behandlung des M. pterygoideus lateralis (➤ Abb. 6.4)

Mit dem Zeigefinger der Hand auf der gleichen Körperseite fährt man entlang der Oberkieferzähne so weit nach hinten, bis man an eine weiche Umschlagfalte kommt. Dies ist das Gewebe, das vor dem M. pterygoideus lateralis liegt, der nicht unmittelbar erreicht werden kann. Durch Bewegen der Fingerkuppe und durch gleichzeitiges Saugen am Finger erreicht man über die Dehnung des Bindegewebes auch eine Dehnung des Muskels.

Behandlung des Mundbodens (➤ Abb. 6.5)

Die Daumen werden unterhalb der Kinnspitze angelegt und mit Druck nach hinten geschoben. Gleichzeitig wird gegen Widerstand der Mund leicht geöffnet. Pro Längsstrich wandert der Daumen dann etwas nach außen, um den gesamten Mundboden zu erfassen.

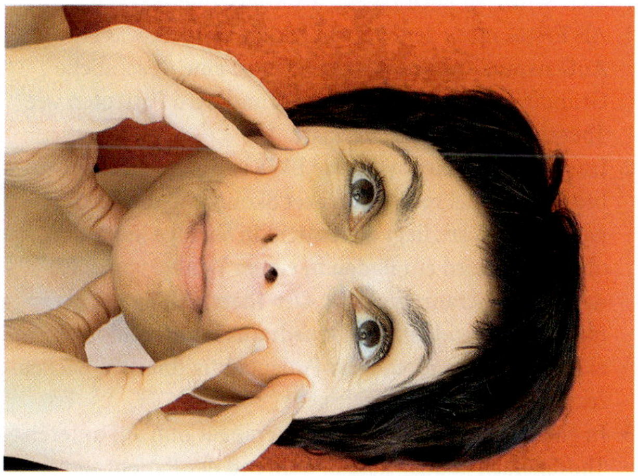

Abb. 6.5 Therapie des Mundbodens [M592]

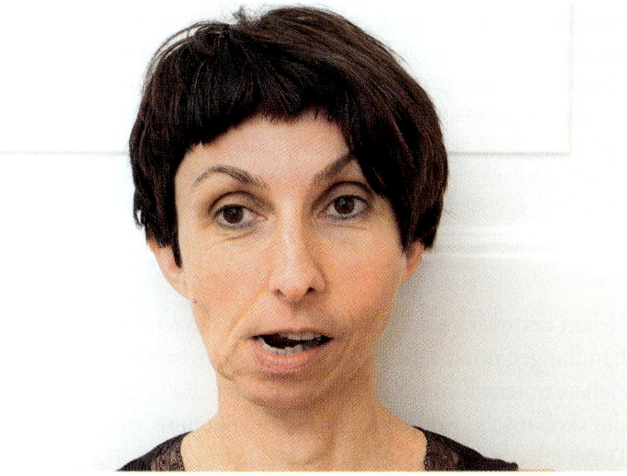

Abb. 6.6 Kieferachter [M592]

6.1.2 Behandlung des Kiefergelenks

Die beste Übung ist der sogenannte Kieferachter (➤ Abb. 6.6), der den Patienten im Rahmen der Spiraldynamik gezeigt wird (www.spiraldynamik.com). Auch bei dieser Übung sollte man entspannt aufrecht sitzen. Das beste Beispiel für einen Kieferachter zeigen uns die Wiederkäuer, z. B. Kühe, die die Kieferachterbewegung in vollendeter Weise vormachen. Zusätzlich unterstützen sie mit ihrer großen Zunge diese Bewegung, indem sie den Nahrungsbrei von einer Seite ihres Mauls zur anderen schieben. Wenn man sich bei der Durchführung des Kieferachters dieses Bild vorstellt, gelingt er sicherlich besser.

Der Mund wird leicht geöffnet und mit dem Unterkiefer eine Schleife nach unten links seitlich durchgeführt, soweit es geht. Dann wird der Unterkiefer in einem oberen Bogen wieder bis zur Mitte zurückgeführt. Zur anderen Seite wird genau dieselbe Bewegung durchgeführt, der Unterkiefer schiebt dann nach rechts unten und führt über einen oberen Bogen wieder in die Mitte zurück.

6.1.3 Behandlung der Skoliose

Es soll an dieser Stelle keine Abhandlung über die diversen Skoliosearten erfolgen, dazu werden geeignete Lehrbücher empfohlen, sondern nur einige wesentliche Punkte erwähnt werden (s. a. ➤ Kap. 3.1.2). Die häufigste Skolioseform ist die rechtskonvexe thorakale Skoliose. Die nachfolgenden Bilder beziehen sich daher auch auf diese Form der Skoliosebehandlung. Leider enden mehr als 25 % dieser Formen bei einer Krümmung von über 100°, ein Drittel immerhin noch über 70°. Die lumbale idiopathische Skoliose weist eine wesentlich günstigere Prognose auf.

6

Die meisten idiopathischen Skoliosen treten während der Wachstumsschübe auf, vor allem bei Mädchen in der Pubertät. In dieser Zeit kann es bereits zu deutlichen CMD-Problemen kommen, oder es wird eine kieferorthopädische Behandlung durchgeführt, durch die die Skoliose verstärkt werden kann. Daher ist gerade in diesem Alter eine exakte und schnelle Diagnose und dann eine suffiziente, intensive Therapie äußerst wichtig, um eine skoliotische Fehlhaltung zu verhindern oder zu verlangsamen.

Neben der operativen Therapie ab ca. 45° nach Cobb und Behandlungen mit diversen Korsettformen zwischen 20° und 45° stehen unterschiedliche Therapieansätze zur Verfügung, um die skoliotische Fehlhaltung bzw. die Skoliose zu behandeln. Dabei gilt der allgemeine Grundsatz: Je früher die Therapie begonnen und je intensiver sie durchgeführt wird, desto größer sind die Erfolge (Jäger und Wirth 1986, Debrunner 2005).

Generell kann bis zu 20° nach Cobb konservativ behandelt werden. Falls aus gewissen Gründen ein Korsett nicht getragen oder eine Operation abgelehnt wird, ist eine konsequente konservative Therapie enorm wichtig, um wenigstens einer weiteren Verschlechterung entgegenzuwirken, falls dies überhaupt möglich ist.

Als Therapieformen stehen allgemeine Krankengymnastik, z. B. mit Übungen am Pezziball oder anderen Geräten, therapeutisches Reiten, die Schroth-Therapie, Gyrotonic/Gyrokinesis, u. a. zur Verfügung. Die vom Autor favorisierten Behandlungsformen sind **Gyrotonic** und **Spiraldynamik,** die beides hervorragende dreidimensionale Therapie- und Behandlungsformen sind. Gyrotonic kann leider nur in speziellen Zentren/Praxen durchgeführt werden, Spiraldynamik nach Erlernen der Übungen auch zu Hause. Die in diesem Buch gezeigten Übungen ersetzen aber keinen Kurs in der Spiraldynamik. Näheres zur Ausbildung und zur Philosophie der Spiraldynamik unter www.spiraldynamik.com.

Anatomische Grundsätze

Durch die Anordnung der Wirbelkörper und der Gelenkfacetten wie auch der diversen Muskelgruppen ist unsere Wirbelsäule wunderbar zu einer abwechselnden spiraligen Verschraubung in alle Richtungen fähig. Sehr deutlich wird dies bei jedem Schritt, bei dem das Sacrum immer entgegengesetzt zum 5. Lendenwirbel rotieren und dabei die Lendenwirbelsäule jedesmal eine funktionelle skoliotische Verdrehung einnehmen muss.

Ähnliches gilt für die BWS. Bei jedem normalen Kreuzgang schwingt ein Arm und das kontralaterale Bein nach vorn, die beiden anderen Extremitäten schwingen nach hinten. Dies führt zu einer Rotation der gesamten Wirbelsäule, des Beckens und des Thorax. Die Hauptrotation erfolgt dabei in der BWS mit jeweils 60° in jede Richtung. Dabei müssen sich die Rippen im Wechsel auf der einen Seite öffnen, auf der anderen schließen.

Bei der Skoliose liegt eine **einseitige spiralige** Verformung vor, die fixiert ist. Die Wirbelkörper stehen in Rotation zur einen, in Seitneigung zur anderen Seite. Dadurch verkürzen sich die Muskeln auf der konkaven Seite, vor allem die Mm. rotatores. Auch die Rippen verformen sich und die Interkostalmuskeln verkürzen und verhärten sich – ebenfalls auf der konkaven Seite. Zusätzlich sind noch diverse andere Muskelgruppen mit betroffen.

Ziel der Therapie

Aus den oben angeführten anatomischen Gegebenheiten ergeben sich die vorrangigen Ziele bei der Therapie:

- Es sollte die axiale Aufrichtung von Becken und Kopf erreicht werden.
- Die 3-dimensionale Mobilisierung der BWS mit dem Ziel der Rippenöffnung und Muskeldehnung auf der konkaven Seite sollte durchgeführt werden.
- Es sollte eine komplette Hüftextension und Dehnung der Hüftkapsel unter Vermeidung einer kompensatorischen Hyperlordose erzielt werden.
- Und es sollten keine symmetrischen Übungen, sondern gezielt asymmetrische Übungen gegen die verkürzten Muskeln und die Fehlhaltung eingesetzt werden.

Übungssequenzen

Grundsätzlich sollte jeder Patient **eine tägliche Übungssequenz** für den Körper durchführen, wobei bei der Skoliosebehandlung die Bereiche untere Extremität, Becken und Thorax definitiv mit eingearbeitet werden sollten. In den Therapiesitzungen können die Übungen unterrichtet werden, die vom Patienten möglichst in den Alltag umgesetzt werden sollten, z. B. die Treppenübung (➤ Abb. 6.10). Außerdem können in den Sitzungen gleichzeitig therapeutische Behandlungen gezielt eingesetzt werden.

Die Therapie wird in verschiedenen aufeinander aufgebauten Schritten nachfolgend als Kurzsequenz erklärt:

1. Als Erstes muss dem Patient erklärt werden, was eine Außenspirale am Becken ist. Dies ist eine wesentliche Grundlage in der Spiraldynamik und wird Patienten wie Therapeuten in Kursen erklärt.
2. Im nächsten Schritt wird die BWS in die Aufrichtung gebracht, d. h. bei rechtskonvexer Skoliose in die Rotation nach links. Dazu liegt der Patient in Seitlage links, der obere Arm wird am Boden in einem Winkel von 120° nach lateral-cranial geführt. Der Therapeut kann dabei mit seinen Händen am M. quadratus lumborum nach cranial schieben, während der Patient aktiv mit dem Becken rechts in die Außenspirale geht (➤ Abb. 6.7).
3. In gleicher Position zieht der Therapeut nun am unteren Thorax nach kaudal-dorsal, während der Patient seinen Arm und Thorax nach cranial-lateral zieht (➤ Abb. 6.8).

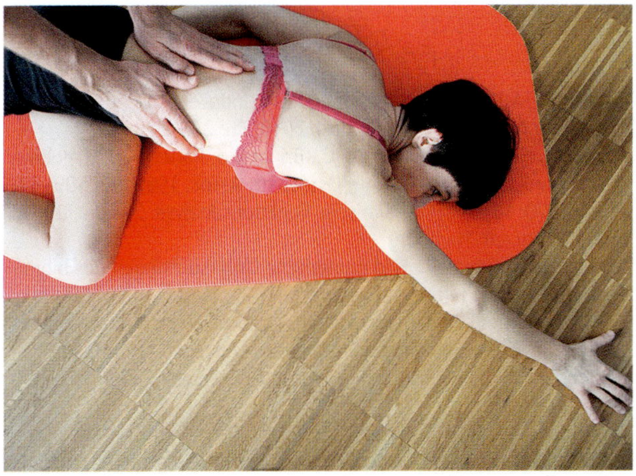

Abb. 6.7 Aktive Außenspirale des Patienten gegen den Schub des Therapeuten [M592]

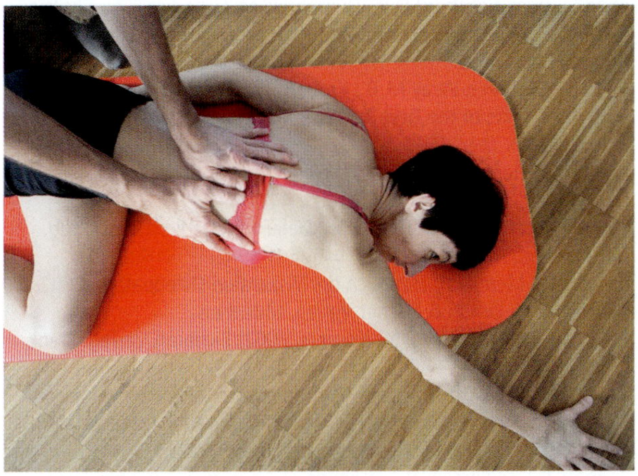

Abb. 6.8 Dehnung des Thorax gegen den Zug des Therapeuten [M592]

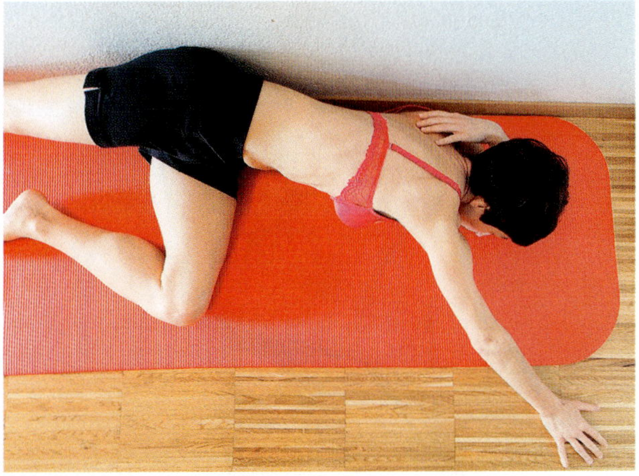

Abb. 6.9 Eigenübung zur BWS-Aufrichtung und Rippendehnung [M592]

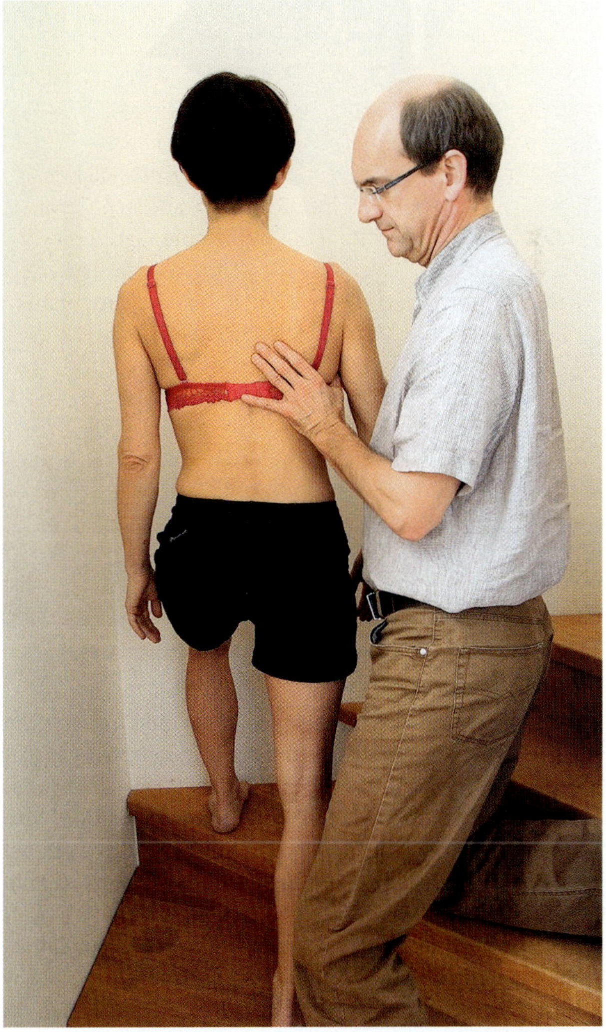

Abb. 6.10 Treppenübung bei rechtskonvexer BWS-Skoliose [M592]

Diese Übung für die BWS-Aufrichtung und Rippenöffnung kann der Patient als Hausaufgabe sehr gut selbst an der Wand durchführen. Die Stellung ist identisch. Das Ziel dabei ist, die Beweglichkeit im Rumpf zu fördern und das Öffnen und Schließen der Rippen am Thorax zu erfühlen. Wichtig ist, dass der Patient während dieser Übung sein Becken an der Wand behält. Als Unterstützung kann noch ein Tennisball zwischen Becken und Wand gelegt werden, der bei der Übung nicht runterfallen darf. Bei der Inspiration zieht man den Arm dann wieder nach cranial-lateral, bei der Exspiration geht man etwas zurück in die Ausgangsstellung. Diese Übung wird mehrfach wiederholt, bis man ein freies Gefühl für Thorax und Rippen bekommen hat (➤ Abb. 6.9).

Eine weitere aktive Übung ist die **Treppenübung.** Diese muss der Patient mit dem Therapeut intensiv üben, da man hierbei die enormen Muskelkräfte der durch die Skoliose falsch ziehenden und verkürzten Muskeln spürt, und der Patient bei den ersten Malen den Stand (fast) nicht allein halten kann. Bei rechtskonvexer Skoliose ist das Standbein rechts, das linke Bein wird eine Treppenstufe hochgestellt. Der Patient verschraubt seinen rechten Fuß spiralförmig, beide Füße sollten Schulterbreit parallel stehen, der Beckenboden wird aktiviert, eine Außenspirale mit dem rechten Becken

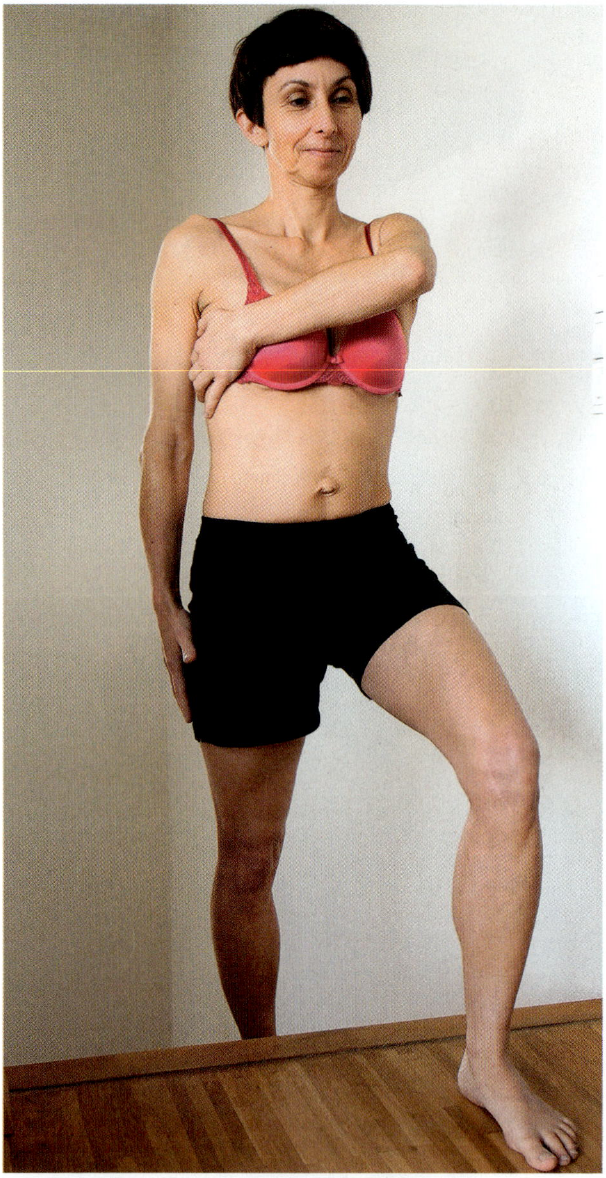

Abb. 6.11 Zug mit der kontralateralen Hand am Thorax [M592]

durchgeführt und der Oberkörper nach links rotiert. Der Kopf sollte geradeaus stehen und die Schultern auf gleicher Höhe (➤ Abb. 6.10). Der Therapeut kontrolliert dabei alle Schritte, wie sie nacheinander eingenommen werden. Man kann zusätzlich mit der linken Hand in Höhe des Apex der Konvexität der Skoliose einen Zug nach anterior-links durchführen, um die Aufrichtung noch zu verbessern (➤ Abb. 6.11). Die LWS-Lordose sollte sich bei dieser Übung abflachen, das Sternum in die Aufrichtung kommen.

Durch weitere Übungen der Spiraldynamik kann man die Ergebnisse noch verbessern und verfeinern, z. B. durch den Yoga-Drehsitz, Beinachsentraining, Fußübungen, etc. Hierzu wird auf die Kurse verwiesen (www.spiraldynamik.com).

6.2 Literatur

Ackerman M. B. Selling orthodontic need. Innocent business decision or guilty pleasure?. J Med Ethics. 2010; 36: 275–278.

Adams T., Heisey R. S., Smith M. C., Briner B. J. Parietal bone mobility in the anesthetized cat. J Am Osteopath Assoc. 1992; 92: 599–622.

Ahlers M. O. Jakstat H. A. Klinische Funktionsanalyse. 2. Aufl., 2000; dentaConcept. Hamburg.

Aktas Y. Experimentelle und numerische Untersuchungen des biomechanischen Verhaltens sofortbelasteter Implantate mit unterschiedlicher Insertionstiefe. Inaugural-Dissertation. Hohe Medizinische Fakultät, Rheinische Friedrich-Wilhelms-Universität Bonn. 2012;

Alexander F. M. Die universelle Konstante im Leben. 2000; Karger Verlag. Freiburg.

Arzouman M. J., Otis L., Kipnis V., Levine D. Observations of the anterior loop of the inferior alveolar canal. Int J Oral Maxillofac Implants. 1993; 8: 295–300.

Ash M. M. Schienentherapie. 3. Aufl. 2006; Elsevier/Urban & Fischer Verlag. München.

Ayad S., Boot-Handford R. P., Humphries M. J., Kadler K. E., Shuttleworth C. A. The Extracellular Matrix (Facts Book). 1998; Academic Press. San Diego.

Ayub E., Glasheen-Wray M. B., Kraus S. L. Head Posture: a Case Study on the Effects of the Rest Position of the Mandibule. J Orthop Sports Phys Ther. 1984; 5: 179

Azad S. C., Zieglgänsberger W. Was wissen wir über die Chronifizierung von Schmerz. Schmerz. 2003; 441–444.

Bahnemann F. Der Bionator in der Kieferorthopädie. 1993; Haug. Heidelberg.

Barral J. P., Mercier P. Lehrbuch der Viszeralen Osteopathie. 2002; Band I + II: Urban & Fischer Verlag. München.

Bauer J. Das Gedächtnis des Körpers. 2002; Eichborn Verlag. Frankfurt am Main.

Bennett R. M. Myofascial pain syndromes and the fibromyalgia syndrome: a comparative analysis. Fricton J. Awad E. Myofascial Pain and Fibromyalgia. 1990; Raven Press. New York.

Bennett T. J. Dynamics of Correction of Abnormal Function. 1977; privatly published. Sierra Madre.

Berke A. Biologie des Auges. WVAO-Bibliothek. 1999; Bd. 10: Wissenschaftliche Vereinigung für Augenoptik und Optometrie. Mainz.

Bernateck M., Fischer M. J. Störfähigkeit des kraniomandibulären Systems. Prospektive kontrollierte Studie bei Patienten mit komplexregionalem Schmerzsyndrom (CRPS Typ1, M. Sudeck). Man Med. 2008; 6: 407–411.

Bernhöft K., Klammt J. Untersuchungen über Beziehungen zwischen funktionellen Störungen an den Kiefergelenken und der Halswirbelsäule. Zahn-, Mund- und Kieferheilkunde mit Zentralblatt. 1988; 76: 36–39.

Bertoli E., Leeuw, M. Prevalence of Suicidal Ideation, Depression and Anxiety in Chronic Temporomandibular Disorder Patients. J Oro Facial Pain Headache. 2016; 30(4): 296–301.

Bettin H., Spassov A., Werner M. H. Asymmetrien bei der Einschätzung des kieferorthopädischen Behandlungsbedarfs. Ethik in der Medizin. 2015; 3: 183–196.

Biesinger E. Der chronische Tinnitus im Zusammenhang mit funktionellen Störungen der HWS. Göbel G. Ohrgeräusche. Psychosomatische Aspekte des komplexen, chronischen Tinnitus. 1992; Quintessenz Verlags-GmbH. Berlin.

Biesinger E. Das C2/C3-Syndrom – Der Einfluss zervikaler Afferenzen auf HNO-ärztliche Krankheitsbilder. Man Med. 1997; 35: 12–19.

Birbaumer N. Dein Gehirn weiß mehr, als du denkst. Neueste Erkenntnisse aus der Hirnforschung. 2014; Ullstein. Berlin.

Bittmann F., Schaefer L. Prüft der Manuelle Muskeltest nach Goodheart die Kraft? Bearbeitete Version des Vortrag auf dem DÄGAK-Kongress „50 Jahre AK" Dresden. 2014;

Bittmann F., Schaefer L. Gerätegestützte Simulation des Manuellen Muskeltests. Vortrag auf dem DÄGAK-Kongress Münster. 2015;
Blood S. D. The craniosacral mechanism and the temporomandibular joint. J Am Osteopath Assoc. 1986; 86: 512–519.
Boenninghaus H. G., Lenatz T. Hals-, Nasen-, Ohrenheilkunde. 2012. Springer. Berlin, Heidelberg, New York.
Bogduk N. Cervical causes of headache and dizziness. Grieve G. Modern Manual Therapy of the Vertebral Column. 1986; Churchill-Livingstone. Edinburgh.
Bogduk N. The neck and headaches. Neurol Clin. 2014; 32(2): 471–487.
Bollen A. M., Cunha-Cruz J., Bakko D. W., Huang G. J., Hujoel P. P. The effects of orthodontic therapy on periodontal health: a systematic review of controlled evidence. J Am Dent Assoc. 2008; 139: 413–422.
Borrell L. N., Burt B. A., Taylor G. W. Prevalence and Trends in Periodontitis in the USA: from the NHANES III to the NHANES, 1988 to 2000. JOR. 2005; 84: 924–930.
Boisserée W. Zahnärztliche prothetische Maßnahmen nach Therapie einer kraniomandibulären Dysfunktion. Teil 1: Die Übertragung der Aufbissschiene in die prothetische Erstversorgung. Man Med. 2003; 41: 224–229.
Brasse M., Tanne K., Matsubara S., Sukuda M., Bumann A. Biomechanische Auswirkungen eines Headgears auf Suturen des Viscerocraniums. IOK. 1996; 28: 2. 253–259.
Bruckmann C., Durstberger G., Matejka M. Das Wiener parodontologische Behandlungskonzept. Teil I. Stomatologie. 2006; 103: 1. 5–10.
Bryden L., Power A. An investigation into the interrelationship between clinical measurement of cervical posture and x-ray measurement of cervical lordosis and hyoid bone position. Manipulative Physiotherapist. 1992; 24: 2. 18–22.
Bumann A., Kopp S., Ewers R. Compression joint as a differential diagnosis in chronic facial pain. Dtsch Zahnärztl Z. 1989; 44: 12. 962–963.
Bumann A., Lotzmann U. Farbatlanten der Zahnmedizin. Bd. 12, Funktionsdiagnostik und Therapieprinzipien. 2000; Thieme. Stuttgart.
Carlsson G. E. Epidemiology and treatment need for temporomandibular disorders. J Orofac Pain. 1999; 13: 232–237.
Carreiro J. Osteopathie in der Kinder- und Jugendmedizin. 2. Aufl., 2011; Elsevier/Urban & Fischer Verlag. München.
Célic R., Pandurić J., Dulcić N. Psychological status in patients with temporomandibular disorders. Int J Prosthodont. 2006; 19: 1. 28–29.
Chaitow L. Soft-Tissue Manipulation. 1988; Thorsons. Wellingborough.
Chaitow L. Modern neuromuscular technics. 1996; Churchill Livingstone. London.
Chole P. A., Parker W. S. Tinnitus and vertigo in patients with temporomanibular disorder. Arch Otolaryngol Head Neck Surg. 1992; 118: 817–821.
Christiansen G. Nie wieder „verlorener Biss". CMD-Compact KG, Ingolstadt. 2008;
Christiansen G. Das Kiefergelenk verstehen. CMD-Compact KG, Ingolstadt. 2012;
Costen J. B. A syndrome of ear and sinus symptoms dependent upon disturbed function of the temporomanibular joint. Ann Otol,. Rhinol Laryngol. 1934; 4: 1–15.
Damasio A. R. Descartes Irrtum. Fühlen, Denken und das Gehirn. List, München. 1995;
Dapprich J. Tinnitus – Kiefergelenk und Wirbelsäule. Tinnitus Forum. 2005; 4: 15–16.
Dapprich J. Die zentrische Kondylenposition – Fiktion oder schon Realität?. ZMK. 2010; 26: 422–423.
Dapprich J. Interdisziplinäre Funktionstherapie – Kiefergelenk und Wirbelsäule. 2015; Deutscher Ärzte-Verlag. Köln.
Debroux J. J. Faszienbehandlung in der Osteopathie. 2004; Hippokrates. Stuttgart.
Debrunner A. Orthopädie – Orthopädische Chirurgie. 1995; Huber. Bern.
Dejung B., Ernst-Sandel B. Triggerpunkte im M. glutaeus medius – eine häufige Ursache von Lumbosakralgie und ischialgiformem Schmerz. Man Med. 1995; 33: 74–78.
De Laat A., Meulemann H., Stevens A., Verbeke G. Correlation between cervical spine and temporomandibular disorders. Clin Oral Investig. 1998; 2: 54–57.
Demasure-Trockels P. et al. Psychosoziale Aspekte bei kieferorthopädisch behandelten und unbehandelten Erwachsenen mit ähnlichen, gut sichtbaren Zahnstellungsfehlern. Fortschritte der Kieferorthopädie. 1995; 56: 77–83.
Deppe C. Craniomandibuläre Dysfunktion – mehr als nur Vorkontakte. Dental Barometer. 2008; 7: 58–63.
Diatchenko L., Nackley A. G., Tchivileva I. E., Shabalina S. A., Maixner W. Genetic architecture of human pain perception. Trends Genet. 2007; 23: 605–613.
Dvorak J., Dvorak V., Schneider W., Spring H., Trischler T. Manuelle Medizin. Diagnostik. 1991; Thieme. Stuttgart.
Duus P. Neurologisch-topische Diagnostik, Anatomie, Physiologie, Klinik. 7. Aufl., 2001; Thieme. Stuttgart.
Edvinsson L., Falck B., Owman C. Possibilities for a cholinergic action on smooth musculature and on sympathetic axons in brain vessel mediated by muscarinic and nicotinic receptors. J Pharmacol Exp Ther. 1977; 200: 117–126.
Elliot JM et al. Differential changes in muscle composition exist in traumatic and nontraumatic neck pain. Spine. 2014; 39(1): 39–47.
Fanghänel J. Der Nucleus ambiguus – nur eine anatomische Nomenklatur. Vortrag auf dem Curriculum Anatomie und Schmerz. 2001;
Farrar W. B. Characteristics of the condylar path in internal derangements of the TMJ. J Prosth Dent. 1978; 39: 319–323.
Feldenkrais M. Bewusstheit durch Bewegung. Der aufrechte Gang. 1968; Insel. Frankfurt am Main.
Fernandez-de-las-Penas et al. Cross- sectional area of cervical multifidus muscle in females with chronic bilateral neck pain compared to controls. The journal of Orthopaedic and Sports Physical Therapy. 2008; 38(4): 175–180.
Fink M., Tschernitschek H., Wähling K., Stiesch-Scholz M. Einfluss okklusaler Veränderungen auf die Funktion der Wirbelsäule. ZWR. 2004; 113: 7/8. 314–321.
Flöter T. Grundlagen der Schmerztherapie. 1998; Medizin & Wissen. München.
Flöter T., Zimmermann M. Der multimorbide Schmerzpatient. 2003; Thieme Verlag. Stuttgart.
Forgione A. B., Metha N. R., McQuade C. F., Westcott W. L. Strength and bite, Part II: Testing isometric strength using a MORA set to a functional criterion. J Craniomandibular Practice. 1992; 10: 1. 13–20.
Forsberg C. M., Hellsing E., Linder-Aronson S., Sheikholeslam A. EMG activity in neck and masticatory muscles in relation to extension and flexion of the head. Eur J Ortho. 1985; 7: 177–184.
Fortin M., Lazáry A., Varga P. P., McCall I., Battié M. C. Paraspinal muscle asymmetry and fat infiltration in patients with symptomatic disc herniation. Eur Spine J. 2016; 25(5): 1452–1459.
Frisch H. Programmierte Untersuchung des Bewegungsapparates. 6. Aufl., 1995; Springer Verlag. Berlin/Heidelberg.
Frost H. M. The Utah paradigm of skeletal physiology: an overview of its insights for bone, cartilage and collagenous tissue organs. J Bone Miner Metab. 2000; 18: 305–316.
Frost R. Applied Kinesiology – A Training Manual and Reference Book of Basic Training Principles and Practices. 2002; North Atlantic Books. Berkeley California.
Frymann V. M. A study of the rhythmic motions of the living cranium. J Am Osteopath Assoc. 1971; 70: 928–945.
Funakoshi M., Fujita H., Takehana S. Relationship between Occlusal Interference and Jaw Muscles Activities in Response to Changes in Head Position. J Dent Res. 1976; 55: 684–690.

Galm R., Rittmeister M., Schmitt E. Vertigo in patients with cervical spine dysfunction. Eur Spine J. 1998; 7: 55–58.

Garten H. Lehrbuch Applied Kinesiology. 2004; Elsevier/Urban & Fischer Verlag. München.

Gelb H. Head, Neck and TMJ Pain and Dysfunction. 3rd ed., 1991; Ishiyaku EuroAmerican. St. Louis.

Gelb H. New Concepts in Craniomandibular and Chronic Pain Management. 1997; Mosby-Wolfe. London.

Gesch D., Bernhardt O., Kirbschus A. Association of malocclusion and functional occlusion with temporomandibular disorders (TMD) in adults: a systematic review of population-based studies. Quintessence Int. 2004; 35: 211–221.

Gesch D., Bernhardt O., Alte D., Kocher T., John U., Hensel E. Malocclusion and clinical signs or subjective symptoms of temporomandibular disorders (TMD) in adults. Results of the population-based Study of Health in Pomerania (SHIP). J Orofac Orthop. 2004; 65: 88–103.

Gesch D., Bernhardt O., Kocher T., John U., Hensel E., Alte D. Association of malocclusion and functional occlusion with signs of temporomandibular disorders in adults: results of the population-based study of health in Pomerania. Angle Orthod. 2004; 74: 512–520.

Gesch D., Bernhardt O., Mack F., John U., Kocher T., Alte D. Association of malocclusion and functional occlusion with subjective symptoms of TMD in adults: results of the Study of Health in Pomerania (SHIP). Angle Orthod. 2005; 75: 183–190.

Goadsby P. J., Lipton R. B., Ferrari M. D. Migraine current understanding and treatment. N Engl J Med. 2002; 346: 4. 257–270.

Goodfriend D. J. Symptomatology and treatment of abnormalities of the mandibular articulation. Dental Cosmos. 1933; 75: 844–852.

Goodheart G. J. Applied Kinesiology, Workshop Procedure Manual. 1965; Privatly published. Grosspoint (MI), USA.

Graber G. Der Einfluss von Psyche und Stress bei dysfunktionsbedingten Erkrankungen des stomatognathen Systems. Hupfauf L., Funktionsstörungen des Kauorgans. 2. Aufl., 1989; Urban und Schwarzenberg. München.

Graber G. Psychosomatik und fronto-lateraler Bruxismus. Myofunktionelle Aspekte der Therapie. Dtsch Zahnärztl Z. 1980; 35: 592–594.

Gray R. J. M., Davies S. J., Quayle A. H. Temporomandibular Disorders: A Clinical Approach. 1995; B. D. A. Publication. 1–7.

Greenough W. T., Bailey C. The anatomy of memory: convergence results across a diversity of tests. Trends Neurol Sci. 1988; 11: 142–147.

Haberfellner H. Wechselwirkung zwischen Gesamtkörperhaltung und Gesichtsbereich. Pädiatrie und Pädologie. 1981; 16: 2. 1203–1225.

Hack G. D., Koritzer R. T., Robinson W. L., Hallgren R. C., Greenman P. E. Anatomic relation between the rectus capitis posterior minor muscle and the dura mater. Spine. 1995; 20: 2484–2486.

Hafez H. S., Shaarawy S. M., Al-Sakiti A. A., Mostafa Y. A. Dental crowding as a caries risk factor: a systematic review. Am J Orthod Dentofacial Orthop. 2012; 142: 443–450.

Haldemann S. Spinal manipulative therapy in sports medicine. Clin Sports Med. 1986; 5: 277–293.

Hecht K. Glycin – ein Bioregulid in neuropsychophysiologischen Prozessen des Menschen, Teil 1. 2010; 130: OM & Ernährung. 2–11.

Hedley G. The Integral Anatomy Series, Vol. 1–3: Cranial and Visceral Fasciae. DVD. 2005; Integral Anatomy Productions.

Helm S., Petersen P. E. Causal relation between malocclusion and caries. Acta Odontol Scand. 1989; 47: 217–221.

Henning P. Das Zwerchfell – ein wichtiger Muskel des Bewegungssystems?. Man Med. 2009; 47: 4. 235–237.

Heymann W v, Köneke C. Tinnitus bei „Hirnstamm-Irritations-Syndrom". Man Med. 2009; 47: 4. 239–246.

Hirsch C. Kraniomandibuläre Dysfunktionen (CMD) bei Kindern und Jugendlichen. Habilitationsschrift an der medizinischen Fakultät an der Universität Halle. 2003;

Hodges P. W., Richardson C. A. Inefficient muscular stablization of the lumbar spine associated with low back pain. A motor control evaluation of transversus abdominis. Spine. 1996; 21: 2640–2650.

Hodges P. W., Richardson C. A. Delayed postural contraction of transversus abdominis in low back pain associated with movement of the lower limb. J Spinal Disord. 1998; 11: 46–56.

Hodges P et al. Rapid atrophy oft he lumbar multifidus follows experimental disc or nerv root injury. Spine (Phila Pa 1976). 2006; 31: 2926–2933.

Hoff M., Schaefer L., Heinke N., Bittmann F. Report on Adaptive Force, a specific neuromuscular function. Eur J Transl Myol – Basic Appl Myol. 2015; 25: 183–189.

Holmes T. H., Rahe R. H. The social readjustment rating scale. J Psychosom Res. 1967; 11: 213–218.

Hornung J. Ursachen, Therapieformen und Komplikationen von Unterkieferfrakturen – eine retrospektive Analyse der Jahre 1994–2005. Dissertation. Medizinsche Fakultät, Heinrich-Heine-Universität, Düsseldorf. 2009;

Hülse M., Losert-Bruggner B. Der Einfluss der Kopfgelenke und/oder der Kiefergelenke auf die Hüftabduktion. Man Med. 2002; 40: 97–100.

Hülse M., Losert-Bruggner B. Die Bedeutung elektromyographischer Messungen in der Diagnostik und Therapie von craniomandibulären Dysfunktionen. Zschr Physiotherap. 2003; 55: 230–234.

Hülse M., Losert-Bruggner B. Die kraniomandibuläre Dysfunktion. Eine nicht beachtete Pathologie des sog. HWS-Schleudertraumas. Man Med. 2009; 47: 1. 7–15.

Hülse M., Losert-Bruggner B., Kuksen J. Schwindel und Kiefergelenksprobleme nach HWS-Trauma. Man Med Osteopath Med. 2001; 39: 20–24.

Hülse M., Losert-Bruggner B., Schöttl R., Zawadski W. Neuromuskulär ausgerichtete Bisslagebestimmung mit Hilfe niedrigfrequenter transcutaner elektrischer Nervenstimulation, Wechselwirkung der kraniozervikalen und kraniomandibulären Region. Man Med. 2003; 41: 120–128.

Hülse M. Neuhuber W. Wolff H. D. Die obere Halswirbelsäule. Pathophysiologie und Klinik 2005; Springer-Verlag. Berlin/Heidelberg.

Huether G. et al. Psychische Belastung und neuronale Plastizität. Kropiunigg U. Stacher A. Ganzheitsmedizin und Psychoneuroimmunologie. Vierter Wiener Dialog. 1997; Facultas. Wien.

Irnich D. Leitfaden Triggerpunkte. 2008; Elsevier GmbH, Urban & Fischer Verlag. München.

Jankelson R. R. Neuromuscular Dental Diagnosis and Treatment. Ishiyaku. 1990; EuroAmerica Publishers. St. Louis/Tokyo.

Jäger M., Wirth C. J. Praxis der Orthopädie. 1986; Thieme Verlag. Stuttgart.

Jaeschke D. HWS-Probleme bei Fehlsichtigkeit. Man Med. 2008; 46: 6. 434

John M. T., Miglioretti D. L., LeResche L., Von Korff M., Critchlow C. W. Widespread pain as a risk factor for dysfunctional temporomandibular disorder pain. Pain. 2003; 102: 257–263.

John M. T., Reissmann D. R., Schierz O., Wassell R. W. Oral health-related quality of life in patients with temporomandibular disorders. J Orofac Pain. 2007; 46–54.

Kapandji I. A. Funktionelle Anatomie der Gelenke. Bd. 3: Rumpf und Wirbelsäule. 2. Aufl., 1992; Enke Verlag. Stuttgart.

Kempf H. G. Zusammenhang zwischen Kiefergelenkserkrankungen und Tinnitus. Tinnitus Forum. 2005; 4: 17–19.

Kendall H. O., Kendall F. P. Developing and Maintaining Good Posture. Phys Ther. 1968; 48: 4. 319–336.

Kjaer P et al. Are MRI-defined fat infiltrations in the multifidus muscles associated with low back pian? BMC Med. 2007; 5: 2.

Klemm S. Okklusionsstörungen und Beweglichkeit der HWS. Man Med. 2009; 47: 4. 255–260.

Kobau C. Ganzheitlich und naturheilkundlich orientierte Zahnmedizin. 1999;

Kobayashi Y., Hansson T. I. Auswirkungen der Okklusion auf den menschlichen Körper. Philipp Journal. 1988; 5: 255–263.
Kokich V. G. Age changes in the human frontozygomatic suture from 20 to 95 years. Am J Orthodont. 1976; 69: 411–430.
Kommissarova IA, Narcissov YR. Molekulare Mechanismen des Präparats Glycin. Terra medica Np 23–25.
Kopp S., Plato G. Schmerzen und Dysfunktionen im craniomandibulären System: Interdisziplinäre Ansätze. Deutscher Zahnärztkalender 2008. Das Jahrbuch der Zahnmedizin. 2008; 67. S. 65–82. Deutscher Zahnärzteverlag.
Kopp S., Plato G., Bumann A. Die Bedeutung der oberen Kopfgelenke bei der Ätiologie von Schmerzen im Kopf-, Hals-, Nackenbereich. Dtsche Zahnärztl Zschr. 1989; 44: 966–967.
Kopp S., Sebald W. G., Plato G. Erkennen und Bewerten von Dysfunktionen und Schmerzphänomenen im kraniomandibulären System. Man Med. 2000; 38: 329–334.
Kopp S. Orientierende Untersuchung des craniomandibulären Systems (CMS) – Teil 1. 1999; 9: ZMK. 532–539.
Kopp S. Hier stehe ich, ich kann nicht anders, … Man Med. 2008; 6:
Korbmacher H., Koch L., Eggers-Stroeder G., Kahl-Nieke B. Interdisziplinäre Betrachtung eines manualtherapeutischen Patientengutes. Man Med. 2006; 44: 12–16.
Krausse J., Lichtenstein C. Your Private Sky. R. Buckminster Fuller. Design als Kunst einer Wissenschaft (Ausstellungskatalog des Museums für Gestaltung Zürich). 2000;
Kravchenko T. I., Moskalenko Y. E., Vartanyan I. A. Russische Forschungsstudien im Bereich der kranialen Osteopathie. Osteopathische Medizin. 2004; 5: 28–29.
Krogh-Poulsen W. Die klinische Untersuchung und Befundaufnahme am Kiefergelenkpatienten durch den Zahnarzt. Gerber A. Weber F. Okklusion und Kiefergelenk. Proceedings of the SSO-Fortbildungskurs. 12. Aufl., 1973; Hans Huber Verlag. Bern.
Krout R. M., Anderson T. P. Role of anterior cervical muscles in production of neck pain. Arch Phys Med Rehab. 1966; 47: 603–611.
Langevin H. M., Huijing P. A. Communicating about fascia: History, pitfalls, and recommendations. Int J Therap Massage Bodywork. 2009; 2: 4. 3–8.
Larsen C. Gut zu Fuß ein Leben lang. 2004; Trias. Stuttgart.
Larsen C. Die zwölf Grade der Freiheit. 2007; Via Nova. Petersberg.
Leaf D. Applied Kinesiology Flowchart Manual III. Mojo-Enterprise. 2000.
Le Cara EC et al. Morphology versus function: the relationship between lumbar multifidus intramuscular adipos tissue and muscle function among patients with low back pain. Archives of Physical Medicine and Rehabilitation. 2014; 95(10): 1846–1852.
Lechner K. H. Kritische Betrachtungen zur Therapie von CMD-Patienten. Man Med. 2008; 46: 386–388.
Leder S. Zentrik? Nein danke!. ZMK. 2012; 26: 589–591.
Lenarz T. Ohrgeräusche – Pathophysiologie, Diagnostik und Therapie. Dt. Ärztebl. 1989; 86(23).
Levy P. H. Physiologic response to dental malocclusion and misplaced mandibular posture: the keys to temporomandibular joint and associated neuromuscular disorders. Basal Facts. 1981; 4: 4. 103–122.
Liem T. Kraniosakrale Osteopathie. Ein praktisches Lehrbuch. 2001; Hippokrates. Stuttgart.
Linari M., Woledge R. C., Curtin N. A. Energy storage during stretch of active single fibres from frog skeletal muscle. J Physiol. 2003; 548: 461–474.
Lippert H. Lehrbuch Anatomie. 7. Aufl., 2006; Elsevier GmbH, Urban & Fischer Verlag. München.
Lippold C., Ehmer U., van den Bos L. Beziehungen zwischen kieferorthopädischen und orthopädischen Befunden. Man Med. 2000; 38: 346–350.
Locher H., Böhni U. Management von Distorsionstraumen der HWS aus manualmedizinischer Sicht. Man Med SAMM, 47. Jahresversammlung, Interlaken. 2006;
Long H., Lai W. No reliable evidence for the association between dental crowding and caries. Evid Based Dent. 2013; 14: 12
Losert-Bruggner B. Therapieresistente Kopfschmerzen, Probleme im Bereich der HWS, Schwindel, Augenbrennen und Tinnitus können ihre Ursache im Zahnsystem haben. Z f Physiotherapeuten. 2000; 11: 1923–1927.
Losert-Bruggner B. Trigeminusneuralgie oder neuromuskuläre Dysfunktion der Kau-, Kopf-, und Halsmuskulatur. Man Med. 2000; 38: 192–197.
Losert-Bruggner B. Die craniomandibuläre Dysfunktion – Das Chamäleon der Schmerzen – Die Bedeutung der Elektromyographie und die Schwierigkeit der Differentialdiagnose bei Zahn-, Kiefer- und Kopfschmerzen an Hand einer Kasuistik. Z f Physiotherapeuten. 2006; 58: 1320–1335.
Losert-Bruggner B., Dudek B., Hülse M. Die kraniomandibuläre Dysfunktion (CMD). Eine mögliche Ursache für chronische Schmerzen und einen nicht erholsamen Schlaf. Man Med. 2010; 48: 343–352.
Lotzmann U. The effect of divergent positions of maximum intercuspation on head posture. J Gnathol. 1991; 10: 1. 63–68.
Okklusion Lotzmann U. Kiefergelenk und Wirbelsäule. ZM. 2002; 92: 9. 1004
Lotzmann U., Steinberg J. M. Klinische Anwendung des Kistler-Meßplattform zur computergestützten Posturographie im Rahmen einer funktionsdiagnostischen Vergleichsstudie. ZWR: Dtsche Zahnärztebl. 1993; 102: 8. 535–545.
Louis R. Vertebroradicular and vertebromedullar dynamics. Anatom Clin. 1981; 3: 1–11.
Madsen H. Zu viel, zu früh, zu lang, zu schlecht: Die deutsche Kieferorthopädie im Licht der Versorgungsforschung – Teil 1. DT today. 2015; 10: 28–29.
Madsen H. Zu viel, zu früh, zu lang, zu schlecht: Die deutsche Kieferorthopädie im Licht der Versorgungsforschung – Teil 2. DT today. 2015; 11: 28–29.
Maghsudi M. Untersuchung zur Validität und diagnostischen Aussagekraft der „kleinen Funktionsanalyse" nach Krogh-Poulsen als Screening Test für craniomandibuläre Dysfunktionen. Dissertation zur Erlangung des Grades eines Doktors der Zahnmedizin. 2000;
Mannino J. R. The application of neurologic reflexes to the treatment of hypertension. J Am Osteopath Assoc. 1979; 79: 225–231.
Markowitz S., Saito K., Moskowitz M. A. Neurogenically mediated leakage of plasma protein occurs from blood vessels in dura mater but not brain. J Neurosci. 1987; 7: 4129–4136.
Marx R. E. Beschreibung und Geschichte der Bisphosphonat-induzierten Osteonekrose der Kiefer. 2013; Quintessenz Verlags-GmbH. Berlin.
Marxkors R., Wolowski A. Unklare Kiefer-Gesichtsbeschwerden. Deutscher Zahnärzte-Verlag, Köln. 1999;
Massion J. Postural Function of Respiratory Muscles. Colloque Respiratory Centres and Afferent Systems. 1976; INSERM. Paris. 175–182.
Meßlinger K. et al. Innervation extrakranialer Gewebe durch Kollateralen von Hirnhautafferenzen. Manuelle Medizin. 2016; 54: 307–314.
Meyer G. Okklusionsstörung als Ursache für chronische Kopfschmerzen. ZBW. 1997; 11: 71–75.
Meyer G. Praxisrelevante interdisziplinäre Aspekte in der zahnmedizinischen Funktionsdiagnostik und Funktionstherapie. Zahnmedizin MM. 2000;
Meyer G. Das Kiefergelenk – nur die Spielwiese der Kieferorthopäden? Vortrag auf dem 5. Curriculum „Anatomie und Schmerz" der Deutschen Gesellschaft zum Studium des Schmerzes e. V. (DGSS). 2002;
Meyer R. Kopfschmerzen aus Sicht des Zahnmediziners. Dtsches Ärztebl. 40. 1997; 94
Micheal D. K., Retzlaff E. W. A preliminary study of cranial bone movement in the squirrel monkey. J Am Osteopath Assoc. 1975; 74: 866–869.
Mitchell F. L., Mitchell P. K. G. Handbuch der Muskel Energie Techniken. Bd. 2005; Hippokrates. Stuttgart. 1–3.

Mohl N. D. Reliability and validity of diagnostic modalities for temporomandibular disorders. Advances in Dental Research. 1993; 7: 2. 113–119.

Mohl N. D., Dixon D. C. Current status of diagnostic procedures for temporomandibular disorders. J Am Dent Assoc. 1994; 125: 56–64.

Mohlin B., Kurol J. To what extent do deviations from an ideal occlusion constitute a health risk?. Swed Dent. 2003; 27: 1–10.

Mohlin B., Axelsson S., Paulin G. et al. TMD in relation to malocclusion and orthodontic treatment. Angle Orthod. 2007; 77: 542–548.

Moskowitz M. A. Basic mechanism in vascular headache. Neurol Clin. 1990; 8: 801–815.

Mountcastle V. B., Powell T. P. Central nervous mechanisms subserving positions, sense and kinesthesis. Bull Johns Hopkins Hosp. 1959; 105: 173–200.

Muehlberger T. et al. Die Anatomie der chirurgischen Migränetherapie. Vortrag auf dem 123. Kongress der Deutschen Gesellschaft für Chirurgie in Berlin. 2006;

Myers T. W. Anatomy Trains. Myofasziale Meridiane. 2004; Elsevier GmbH, Urban & Fischer Verlag. München.

Myers T. W. Anatomy Trains. Myofasziale Leitbahnen. 2. Aufl., 2010; Elsevier GmbH, Urban & Fischer Verlag. München.

Naber M. Das Kiefergelenk als Ursache für Schmerzen im Bewegungsapparat. Therapieoptionen mittels Akupunktur. Schmerz Akupunktur. 2007; 3: 124–128.

Nachtigall W. Biotechnik. Statische Konstruktionen in der Natur. 1971; Quelle Meyer Verlag. Heidelberg.

Nagai M., Kudo A., Matsuno et al. Hyoid Bone Position and Airway Accompanied with Influence of Head Posture (Abs). Nippon Kyosei Shika Gakkai Zasshi. 1989; 48: 2. 214–225.

Nebe E. Behandlung von Unterkiefer-Dysfunktionen mit Magnesium – ein Erfahrungsbericht. Schweiz Monatsschr Zahnmed. 1997; 107: 1. 48–50.

Nebel R. Einfluss von Zahnveränderungen auf die Körperhaltung. Man Med. 2014; 52: 390–401.

Neumann H. D. Manuelle Medizin. 6. Aufl., 2003; Springer Verlag. Berlin/Heidelberg.

Nicolakis P., Piehslinger E., Nicolakis M., Vachuda M., Fialka-Moser V. Zusammenhänge zwischen Haltungsasymmetrien und dem Ruhetonus des M. masseter. Dtsche Zahnärztl Ztschr. 1998; 53: 608–612.

Nilner M. Epidemiologic studies in TMD. McNeill C. Current Controversies in Temporomandibular Disorders. 1992; Quintessence publishing. Chicago.

Nöcker K. Zähne und Halswirbelsäule. Tinnitus Forum. 2005; 2: 13–14.

Obert M., Ohlendorf D., Kopp S. Okklusionsstörungen und Auswirkungen auf den funktionellen Bewegungsraum der Lendenwirbelsäule. Man Med. 2012; 50: 124–131.

Ogawa A., Morimoto T., Hu J. W. et al. Hard-food mastication suppresses complete Freund's adjuvant-induced nociception. Neuroscience. 2003; 122: 1081–1092.

Ohlendorf D., Kopp S. Funktionelle Interdependenzen zwischen Kieferlage und motorischer Kontrolle von Haltung und Bewegung. Man Med. 2014; 52: 509–520.

Ohlendorf D., Heil L., Heil D., Kopp S. Auswirkungen der Probandenmessposition auf die Lage und Bewegungen des Unterkiefers. Vergleich zwischen stehender und sitzender Ausgangsposition. Man Med. 2015; 53: 277–283.

Ohlendorf D., Pusch K., Kopp S. Beinlängendifferenz versus zentrische Lage des Unterkiefers. Man Med. 2008; 46: 418–423.

Ohlendorf D., Parey, Kemper S., Natrup J., Kopp S. Können experimentell herbeigeführte Veränderungen der Okklusion das menschliche Gleichgewicht beeinflussen?. Man Med. 2008; 46: 412–417.

Ohlendorf D., Büntemeyer B., Filmann N., Schwesig R., Kopp S. Posturographische Untersuchungen bei Kindern und jungen Erwachsenen mit und ohne Kreuzbiss. Man Med. 2009; 47: 1. 33–38.

Okeson J. P. Orofacial pain. 1996; Quintessenz Publishing. Chicago.

Olbertz H. P. Orthomolekulare Substitution bei Parodontitis und Regulationsstörungen. Grazer Parodontose-Studie 2005. Verlegerbeilage zur Zeitschrift OM. 2006; 1

Olbertz H. P., Ridder P. H., Volkmann P. H. Biss-Störungen und CMD ganzheitlich integrativ. Zahnmedizinisch-orthopädische und naturheilkundliche Fachartikel. 7. Lübecker hoT-Workshop. 2006;

Ort S., Alfen F. M., Spang C. Isolated lumbar extension resistance exercise fort he rehabilitation of patients with chronic low back pain and degenerative spine conditions – a case series of 445 consecutive patients. Orthopardic Spine Center Dr. Alfen Würzburg.

Otte A. Kognitive Störungen nach traumatischer Distorsion der Halswirbelsäule: Schleudertrauma, quo vadis? Dtsch Ärztebl. 2000; 97: A463.

Otte A. Das Halswirbelsäulentrauma: Neue Wege der funktionellen Bildgebung des Gehirns – Ein Ratgeber für Ärzte und Betroffene. 2001. Springer. Berlin, Heidelberg, New York.

Otte A. et al. The late whiplash syndrome: Current aspects of functional neuroimaging. In: Otte A. et al. Nuclear Medicine in Psychiatry. 2004. Springer. Berlin, Heidelberg, New York. S. 273–288.

Otte A. et al. Zerebrale Befunde nach Halswirbelsäulendistorsionen durch Beschleunigungsmechanismus (HWS Schleudertrauma). 1996 Schweiz Rundschau Med Praxis. 85: 1087–1090.

Otte A. et al. Functional imaging in 200 patients after whiplash injury. J Nucl Med. 1997; 38: 1002.

Otte A. Langzeitfolgen des HWS-Schleudertraumas, Neue Aspekte der funktionellen Bildgebung. 2009. Springer. Berlin, Heidelberg, New York.

Oudhof H. A. J., van Doorenmaalen W. J. Skull morphogenesis and growth: Hemodynamic influence. Acta Anat. 1983; 117: 181–186.

Pawlik G., Schalbe J. Zahnmedizin für Spitzensportler. zm. 2016; 106: 23A. 78–86.

Paoletti S. Fascien. 2001; Urban & Fischer Verlag. München.

Pecina M., Lulic-Dukic O., Pecina-Hrncevic A. Hereditary orthodontic anomalies and idiopathic scoliosis. Int Orthop. 1991; 15: 57–59.

Perkovic S., Ohlendorf D., Kopp S. Kieferorthopädische Befunde und metrische 3-D-Rückenvermessung bei KFO-Patienten nach 3-jähriger Retention. Man Med. 2014; 52: 411–419.

Perry H. T. Facial, Cranial and Cervical Pain Associated with Dysfunctions of the Occlusion and Articulations of the Teeth. Angle Orthod. 1956; 26: 121–128.

Peschke von A. Chronische Kopfschmerzen … nicht unser Problem? DZZ. 2005; 6: 2–3.

Piekartz H. J. M. Dysfunction and Pain. Manual Therapy, Assessment and Management. 2001; Butterworth-Heinemann. Oxford.

Piekartz H. J. M. Kraniofaziale Dysfunktionen und Schmerzen. 2000; Thieme Verlag. Stuttgart.

Pischinger A. Das System der Grundregulation. 9. Aufl., 1998; Haug Verlag. Heidelberg.

Pischinger A. Heine H. Bergsmann O. Perger F. Das System der Grundregulation: Grundlagen für eine ganzheitsbiologische Theorie der Medizin. 1975; Haug Verlag. Heidelberg.

Plato G. Der Weg zur Chronifizierung der kraniomandibulären Dysfunktionen (CMD). Die Sicht des Orthopäden/Manualtherapeuten. Man Med. 2008; 46: 384–385.

Plato G., Kopp S. Kiefergelenk und Schmerzsyndrome. Man Med. 1999; 37: 143–151.

Plesh O., Wolfe F., Lane N. The relationship between fibromyalgia and temporomandibular disorders: prevalence and symptom severity. J Rheumatol. 1996; 23: 1948–1952.

Prager A. Vergleichende Untersuchungen über die Häufigkeit von Zahnstellungs- und Kieferanomalien bei Patienten mit Deformitäten der Wirbelsäule. Fortschr Kieferorthop. 1980; 41: 163–168.

Prechel U., Ottl P., Ahlers M. O., Neff A. Therapie der Kiefergelenkluxation. Ein systematisches Review. Dtsch Arztebl Int. 2018; 115: 5. 59–64.

Radanov B. P., Sturzenegger M., Di Stefano G., Schnidrig A., Mumenthaler M. Ergebnisse der einjährigen Verlaufsstudie nach HWS-Schleudertrauma. Schweiz Med Wschr. 1993; 123: 1545–1552.

Rang N. G., Höppner S. CSO CranioSacralOsteopathie: Kurzlehrbuch für Ärzte und Physiotherapeuten. 1997; Hippokrates Verlag. Stuttgart.

Raphael K. G., Marbach J. J. Widespread pain and the effectiveness of oral splints in myofascial face pain. J Am Dent Assoc. 2001; 132: 305–316.

Rauber A., Kopsch F. Lehrbuch und Atlas der Anatomie des Menschen. Bd. 1: Bewegungsapparat. Tillmann B. Töndury G. 1987; Georg Thieme Verlag. Stuttgart.

Reinike U. et al. Tympanoskopie mit Abschottung der Rundfenstermembran beim idiopathischen Hörsturz. Eine retrospektive Analyse. Zeitschrift HNO. 2013; 4.

Reinhardt R. Osteopathische Medizin. 19 Jhrg. Heft 7. 2018; Elsevier/Urban & Fischer. München. S. 17–20.

Remvig L. et al. Do patients with Ehlers-Danlos Syndrome and/or Hypermobility Syndrome .... In: Findley T. W. Schleip R. Fascia Research. 2007; Elsevier/Urban & Fischer. München.

Retzlaff E. W., Jones L., Mitchell Jr. F., Upledger J., Walsh J. Possible automatic innervation of cranial sutures of primates and other mammals. Anat Rec. 1982; 202: 156A

Retzlaff E. W., Walsh J., Mitchell F., Vredevoogd J. Histological detail of cranial sutures as seen in plastic embedded specimens. Anat Rec. 1984; 208: 145A

Retzlaff E. W. et al. Cranial bone mobility. J Am Osteopath Assoc. 1975; 74: 869–873.

Ridder P. H. Kieferfunktionsstörungen und Zahnfehlstellungen mit ihren Auswirkungen auf die Körperperipherie. Man Med. 1998; 36: 194–212.

Ridder P. H. Die Rolle des Sakrums bei Rückenproblemen. Man Med. 2000; 38: 165–174.

Ridder P. H. Medizinische Probleme durch Gleitsichtgläser?. Optometrie. 2000; 2: 29–33.

Ridder P. H., Coccygis Vortrag auf dem 9. Kongress: Anatomie und Schmerz, „LWS und Abdomen". 2006;

Risse G. Offizielle Anmeldung einer neuen interdisziplinären Fachdisziplin im Funktionsbereich des Kauorgans nach Empfehlung des Wissenschaftsrates, WR. 2005;

Ritter D. Interdisziplinäre Therapie der CMD mit Hilfe der orthopädischen Wirbelsäulenvermessung. Master Thesis. 2002;

Rocabado M. Biomechanical relationship of the cranial, cervical, and hyoid regions. J Craniomandib Pract. 1983; 1: 3. 61–66.

Rodler M. Einfluss einer craniomandibulären Dysfunktion auf die Kraft der Ischiocruralmuskulatur unter Anwendung der Okziput-Sakrum-Schaukel. Masterarbeit zur Erlangung des akademischen Grades Master of Science im Studiengang Sportwissenschaft – Bewegung und Gesundheit am Institut für Sport und Sportwissenschaft der Albert-Ludwigs-Universität Freiburg i. B., 2017;

Rohen J. W. Funktionelle Neuroanatomie. Lehrbuch und Atlas. 6. Aufl., 2001; Schattauer GmbH. Stuttgart.

Rohen J. W., Lütjen-Drecoll E. Funktionelle Embryologie: Die Entwicklung der Funktionssysteme des menschlichen Organismus. 3. Aufl., 2006; Schattauer GmbH. Stuttgart.

Rubach A. Propädeutik der Ohrakupunktur. 2. Aufl., 2000; Hippokrates. Stuttgart.

Rudroff T., Bojsen-Moller J., Poston B., Enoka R. M. Transient recruitment of motor units is altered in weightlifters during sustained submaximal contractions. Med Sci Sport Exer. 2006; 38:

Rudroff T., Justice J. N., Holmes M. R., Matthews S. D., Enoka R. M. Muscle activity and time to task failure differ with load compliance and target force for elbow flexor muscles. J Appl Physiol. 2011; 110: 125–136.

Rudroff T., Kalliokoski K. K., Block D. E., Gould J. R., Klingensmith 3rd W. C., Enoka R. M. PET/CT imaging of age- and task-associated differences in muscle activity during fatiguing contractions. J Appl Physiol. 2013; 114: 1211–1219.

Schaefer L. Synchronisationsphänomene myotendinöser Oszillationen interagierender neuromuskulärer Systeme – mit Betrachtung einer Hypothese bezüglich unterschiedlicher Qualitäten isometerischer Muskelaktion. Dissertation. Universität Potsdam. 2014;

Schaefer L., Bittmann F. Muskuläre Synchronisationseffekte bei Interaktion zwischen zwei Personen. Vortrag auf dem Kongress „50 Jahre AK" Dresden. 2014;

Schilcher C. von. Die Position des Condylus mandibulae – eine kritische Literaturübersicht. Med Diss. Medizinische Fakultät, Bayerische Julius-Maximilians-Universität. Würzburg. 2004;

Seedorf H., Toussaint R., Jakstat H. A. et al. Zusammenhänge zwischen Wirbelsäulen-Funktion, Beckentiefstand und craniomandibulärer Dysfunktion. Dtsche Zahnärztl Ztschr. 1999; 54: 1–4.

Selye H. Einführung in die Lehre vom Adaptationssyndrom. 1953; Thieme Verlag. Stuttgart.

Silvermann J., Rodriguez A. A., Agre J. C. Quantitative cervical flexor strength in healthy subjects and in subjects with mechanical neck pain. Arch Phys Med Rehab. 1991; 72: 679–681.

Skandalakis J. E., Skandalakis P. N., Skandalakis L. J. Surgical Anatomy and Technique. 2nd ed., 2002; Springer. Atlanta.

Slade G. D., Diatchenko L., Bhalang K. et al. Influence of psychological factors on risk of temporomandibular disorders. J Dent Res. 2007; 86: 1120–1125.

Slavicek R. C. Funktion – die Haltung. Slavicek R. Das Kauorgan: Funktionen und Dysfunktionen. 2000; Gamma Medizinisch-Wissenschaftliche Fortbildungsgesellschaft. Klosterneuburg.

Schomacher J., Falla D. Function and structure oft he deep cervical extensor muscles in patients with neck pain. Manual Therapy. 2013; 18(5): 360–366.

Schupp W. Schmerz und Kieferorthopädie. Eine interdisziplinäre Betrachtung kybernetischer Zusammenhänge. Man Med. 2000; 38: 322–328.

Schupp W. Kraniomandibuläre Dysfunktionen und deren periphere Folgen. Eine Literaturübersicht. Man Med. 2005; 43: 29–33.

Schupp W., Säckler I. Überprüfung der Okklusion bei einer kraniomandibulären Dysfunktion mit manualmedizinischer Diagnostik und der Formetric-Vermessung. Man Med. 2005; 43: 331–340.

Schupp W., Zernial P. Die Diagnose von Dysgnathien im frühen Wechselgebiss. Fortbildung DFZ. 1996; 3: 50–57.

Schwalbe H. J., Dörner P., Ziegler B., Subke J., Wolf U., Kiselev J., Franke R. P. Nachweis der Rissbildungsgrenze des humanen Femurs mit Hilfe der Schallemissionsanalyse (SEA). Vortrag auf dem 18. Kolloquium Schallemission. Wetzlar. 2011;

Siegrist M., Lammel C., Jeschke D. Krafttraining an konventionellen bzw. oszillierenden Geräten und Wirbelsäulengymnastik in der Prävention der Osteoporose bei postmenopausalen Frauen. Deutsche Zeitschrift für Sportmedizin. 2006; 57: 182–188.

Siemer A. Einfluss der kieferorthopädischen Behandlung auf die Kaumuskelaktivität bei Klasse I:0 und Klasse II:0 Dysgnathien: Eine biometrische und elektromyographische Studie. 2003; Dissertation. Justus-Liebig-Universität Gießen.

Sonnesen L., Bakke M. Molar bite force in relation to occlusion, craniofacial dimensions, and head posture in pre-orthodontic children. Eur J Orthod. 2005; 27: 1. 58–63.

Spitzer W. O., Skovron M. L., Salmi L. R. et al. Quebec Task force on whiplash-associated disorders: scientific monographs oft he quebec task force on whoiplash-associated disorders. Redifining „whiplash" and ist management. Spine. 1995; 20 (Suppl): 1–73.

Stecco C. Atlas des menschlichen Fasziensystems. 2016; Elsevier/Urban & Fischer. München.

Steinhaus M. Ein (Kopf-)Problem mit vielen Gesichtern. Orthopädie & Rheuma. 2005; 5: 40–42.
Steinmetz A. Kraniomandibuläre Dysfunktionen im Kontext Instrumentalspiel-assoziierter muskuloskelettaler Schmerzsyndrome. Musikphysiologie und Musikermedizin. 2015; 2: 67–71.
Steinmetz A., Ridder P. H. Kiefergelenk-Dysfunktionen bei Geigern. Das Orchester. 2005; 6: 27–30.
Steinmetz A., Ridder P. H., Reichelt A. Craniomandibuläre Dysfunktionen als ein Einflussfaktor für die Entstehung von Überlastungsbeschwerden bei Geigern. Ztschr Musikphysiol Musikermed. 2003; 4: 203–209.
Steinmetz A., Ridder P. H., Methfessel G., Muche B. Professional musicians with craniomandibular dysfunctions treated with oral splints. Cranio. 2009; 27: 4. 221–230.
Steinrücken H. Chirotherapeutisch beeinflussbare Krankheitsbilder. 1980; Hippokrates-Verlag. Stuttgart.
Stelzenmüller W. Physiotherapie im Wandel. Wege zu größerer Therapiesicherheit bei kraniomandibulären Dysfunktionen. Man Med. 2009; 47: 1. 16–22.
Stiles E. G. Manuelle Behandlung der chronischen Lungenerkrankungen. Theoretische Fortschritte und praktische Erfahrungen der Manuellen Medizin. 1979;
Tanne K., Miyasaka J., Yamagata Y., Sachdeva R., Tsutsumi S., Sakuda M. Three-dimensional model of the human craniofacial skeleton: method and preliminary results using finite element analysis. J Biomech Eng. 1988; 10: 246–252.
Teichthal A. J. et al. Fat infiltration of paraspinal muscles is associated with low back pain, disability, and structural abnormalities in community-based adults. Spine Journal. 2015; 15(7): 1593–1601.
Teichthal A. J. et al. Physical inactivity is associated with narrower lumbar intervertebral discs, high fat content of paraspinal muscles and low back pain and disability. Arthritis Research & Therapy. 2015; 17: 114.
Thiel M., Richter M. Wie gesichert ist unser Wissen über ISG-Dysfunktionen und deren Auswirkung auf die Körperstatik? Eine Analyse relevanter Literatur. Man Med. 2009; 47: 1. 52–56.
Todd T. W., Lyon D. W. Endocranial suture closure. Its progress and age relationship. Part I. Adult males of white stock. Am J Phys Anthropol. 1924; 7: 325–384.
Todd T. W., Lyon D. W. Cranial suture closure. Its progress and age relationship. Parts II–IV. Am Phys Anthropol. 1925; 8: 23–45.
Travell J. G., Simons D. G. Myofascial Pain and Dysfunction: The Trigger Point Manual. 1992; Vol. 1 + 2: Lippincott Williams & Wilkins. Baltimore.
Treuenfels von H. Das Gnatho-Vertebral-Syndrom. Erfahrungsheilk. 1989; 11: 805–818.
Tubbs R. S., Watanabe K., Loukas M. et al. The intramzscular course oft he greater occipital nerve: novel findings with potential implications for operative interventions and occipital neuralgia. Surg Neurol Int. 2014; 5.
Türp J. C. Zum Zusammenhang zwischen Myoarthropathien des Kausystems und Ohrenbeschwerden. HNO. 1998; 46: 303–310.
Türp J. C. Okklusionsschienen. Dtsche Zahnärztl Ztschr. 2004; 59: 7. 370–371.
Umstadt E. H., Specht K. B., Von Haussen F. F. Behandlung hyperaktiver Kaumuskulatur mit Botulinumtoxin A., ZMK. 2004; 20: 7/8. 475–485.
Upledger J. E. Lehrbuch der CranioSacralen Therapie. 1994; Haug Verlag. Heidelberg.
Ursin H., Olff M. The stress response. Standford S. C. Salmon P. Stress. From Synapse to Syndrome. 1992; Academic Press. London.
Valentin A. H. Von Zahnarzt zu Zahnarzt. Eine Odyssee für den Künstler?. Das Orchester. 1998; 1: 20–23.
Visscher C. M. et al. Is the experience of pain in patients with temporomandibular disorder associated with the presence of comorbidoity? Eur J Oral Sci. 2016; 124(5): 459–464.
Vogel A. Der Einfluss der Muskulatur auf das orofaziale System Teil 1/Teil 2. Zahnheikunde, Management, Kultur. 2009; 25: 10
Volkmann P.-H. Orthomolekularstudie 2002 zur Darmsanierung ohne Diät. CO-Med. 2003; 3: 1–4.
Vroon P. Drei Hirne im Kopf. Warum wir nicht können, wie wir wollen. 1993; Kreuz Verlag. Zürich.
Wagner H., Puta C., Anders C., Petrovitch A., Schilling N., Scholle H. C. Chronischer unspezifischer Rückenschmerz. Von der Funktionsmorphologie zur Prävention. Man Med. 2009; 47: 1. 39–51.
Walther D. S. Applied Kinesiology. Synopsis. 1st ed., 1988.
Walther D. S. Applied Kinesiology. 1983; II:
Wancura-Kampik I. Segment-Anatomie: Der Schlüssel zu Akupunktur, Neuraltherapie und Manualtherapie. 2009; Elsevier GmbH, Urban & Fischer Verlag. München.
Weinberg L. A. The etiology, diagnosis and treatment of TMJ dysfunction-pain syndrome. Part III: treatment. J Prosthet Dent. 1980; 43: 2. 186–196.
White W. K., White J. E. Central X-ray beam recording: A clinical quantifying system. J Am Osteopath Assoc. 1984; 84: 81–86.
White J. C., Sweet W. H. Pain and the neurosurgeon. A 40 year experience. 1969; C. C. Thomas. Springfield.
Willard F. H. Anatomy of the Fascial System. Lehrertagung der DGOM vom 29.–31.1. 2010;
Wörz R. Differenzierte medikamentöse Schmerztherapie. 2. Aufl., 2001; Urban & Fischer Verlag. München.
Wolff H. D. Neurophysiologische Aspekte des Bewegungssystems. Eine Einführung in die neurophysiologische Theorie der manuellen Medizin. 1996; Springer Verlag. Berlin/Heidelberg.
Wühr E. Form und Funktion des Kraniomandibulären Systems. Manuskript. 2004; http://www.kraniofaziale-orthopaedie.de/download/050814_Form_Funktion.pdf.
Wühr E. Vernetzung des Kraniomandibulären Systems mit anderen Körpersystemen über das Fasziensystem. Manuskript. 2004; http://www.kraniofaziale-orthopaedie.de/download/050812_Vernetzung_Fasziensystem.pdf.
Wühr E. Einfluss der Psyche auf das Kraniomandibuläre System. Manuskript. 2004; http://www.kraniofaziale-orthopaedie.de/download/050814_Form_Funktion.pdf.
www.volker-faust.de/psychiatrie
Zakrzewska J. M. Major problems in neurology: Trigeminal neuralgia. 1995; WB Saunders. Philadelphia.
Zentner A., Filippidis G., Sergl H. G. Holographische Untersuchung zur Darstellung initialer Verformungen eines mazerierten menschlichen Schädels unter der Einwirkung einer orthopädischen Kraft durch einen Headgear mit verschiedenen Zugrichtungen. Fortschr Kieferorthop. 1995; 56: 118–126.
Zieglgänsberger W., Berthele A., Tölle T. R. Understanding neuropathic pain. CNS Spectr. 2005; 10: 298–308.
Zilles K., Rehkämper G. Funktionelle Neuroanatomie. Lehrbuch und Atlas. 2. Aufl., 1994; Springer Verlag. Berlin/Heidelberg.
Zimmermann M. Physiologische Grundlagen des Schmerzes und der Schmerztherapie. Zenz M. Jurna I. Lehrbuch der Schmerztherapie. 1993; WVG. Stuttgart.
Zonnenberg A. J., Van Maanen C. J., Oostendorp R. A., Elvers J. W. Body posture photographs as a diagnostic aid for musculoskeletal disorders related to temporomandibular disorders (TMD). Cranio. 1996; 14: 3. 225–232.
Zusman M. Spinal manipulative therapy: review of some proposed mechanisms and a new hypothesis. Aust J Physiother. 1986; 32: 89–99.

Register